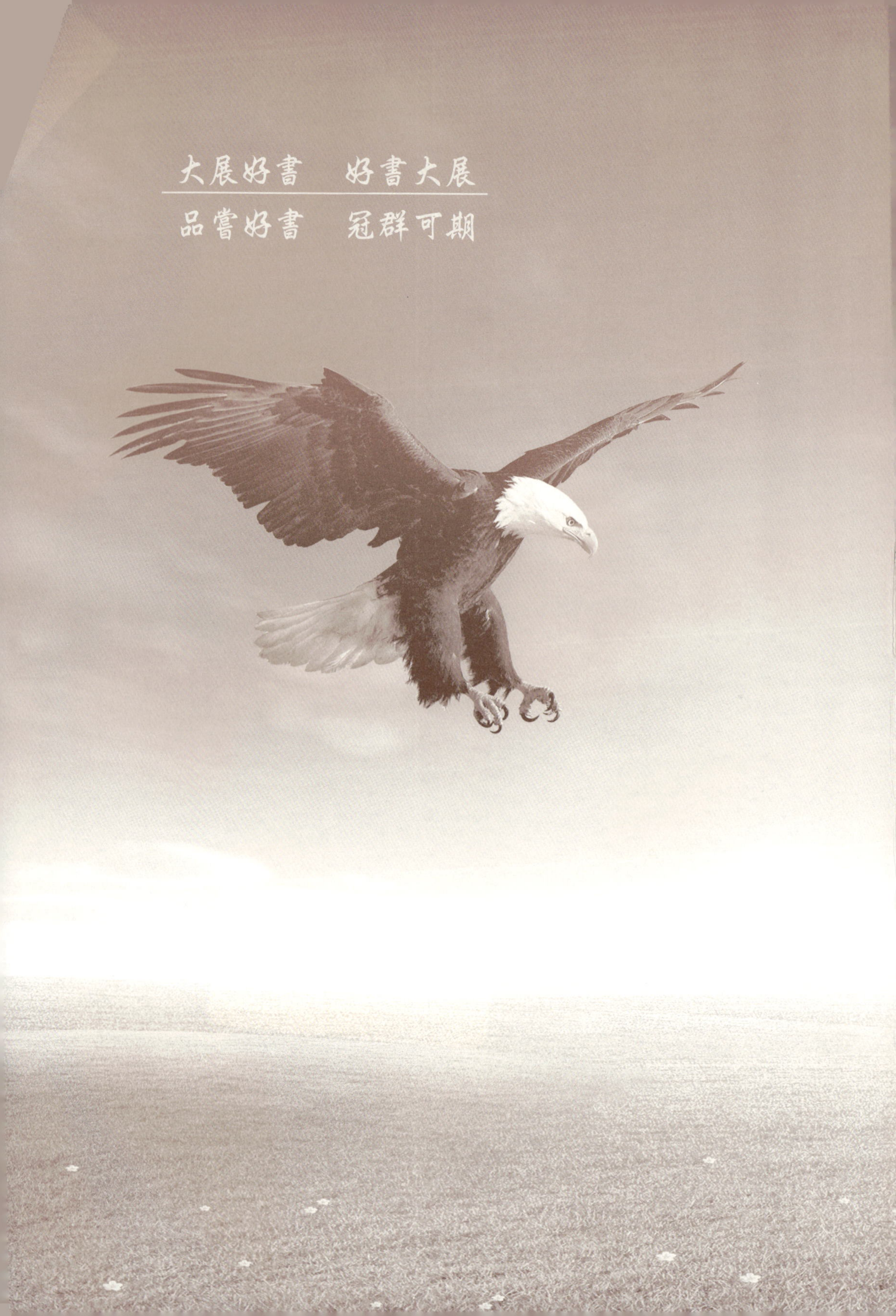
大展好書　好書大展
品嘗好書　冠群可期

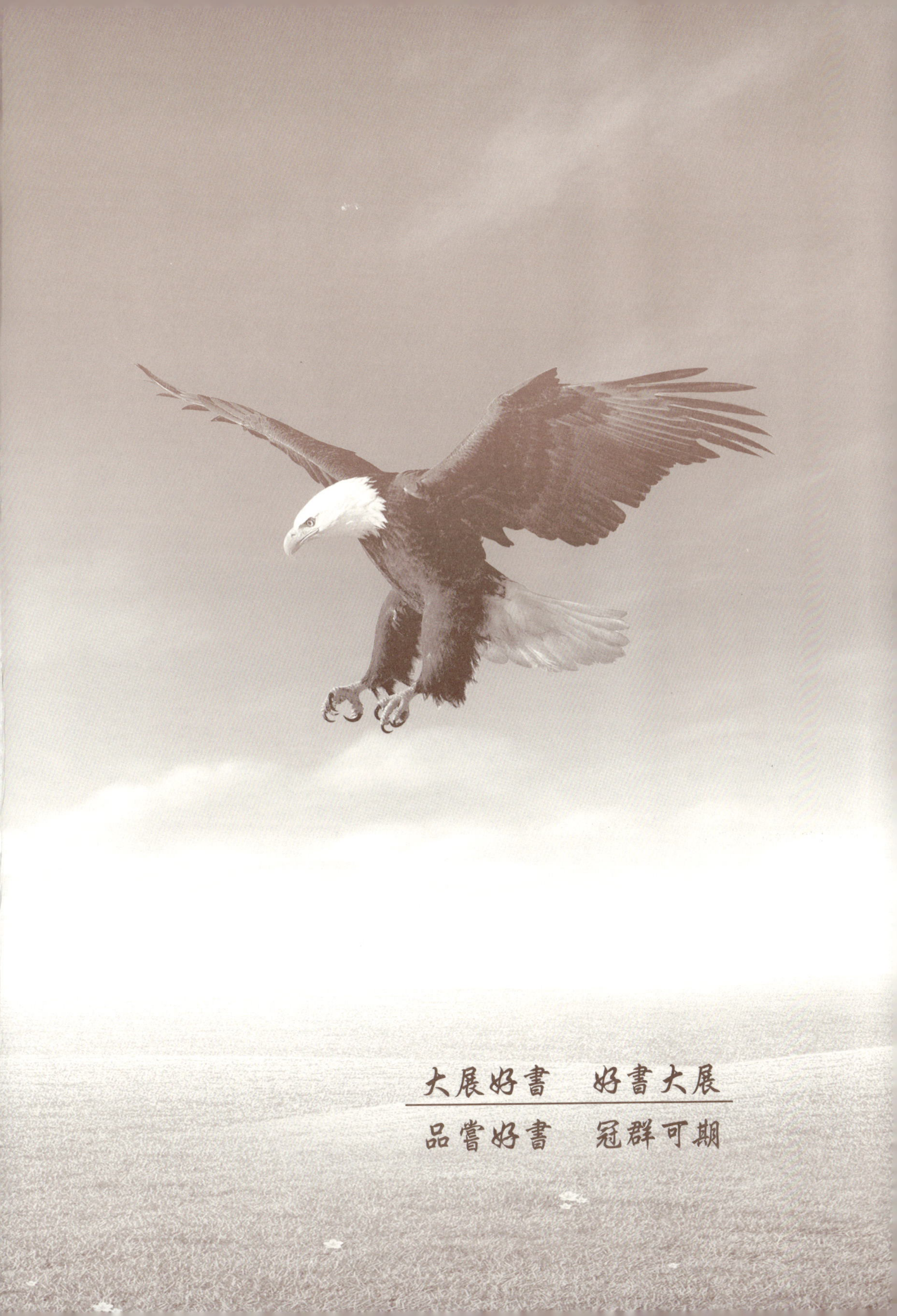
大展好書　好書大展
品嘗好書　冠群可期

周易
與
中醫學

內容提要

謹以本書獻給我國14億同胞及全世界人民。

《周易》是中國文化的代表，是一部將中國哲學、自然科學、社會科學相結合的巨著，是中國文化的元典，對中國各門學科都有著深刻的影響，與中醫學的關係尤為密切。

《周易與中醫學》不僅是一部優秀的科學論著，而且還是一部傑出的養生專著。本書不僅對易學、中醫學、太極科學有高水準的闡述，而且以醫易科學為核心，對生命科學、養生學、營養學等皆有重大啟示。本書開創了醫易科學研究新的里程碑，為中醫學的發展做出了貢獻。

本書不但填補了《周易》與中醫學關係研究的空白，為研究中醫理論打開了新的領域，而且對哲學思維、心理倫理、天文氣象、遺傳生態、仿生物候、語聲氣質等各門社會科學及自然科學，都有著重要的開拓價值。本書因有重大理論突破和學術創新，而成為醫易科學的開山大著。

作者透過對《周易》與自然科學的研究，從《周易》「一陰一陽之謂道」的著名論斷得到啟示，提出陰陽運動是萬事萬物運動的元規律。隨著對《周易》與中醫學關係研究的深入，醫易科學將為中醫學的發展做出更多貢獻。

作者楊力教授是著名國學大師、易學家、中醫理論家，北京周易研究會會長。楊力教授長年在中國中醫科學院研究生院負責研究生教學工作，不但有紮實的中醫學基礎，而且有深厚的傳統文化功底及不凡的文學修養，這些為本書的創作奠定了堅實的基礎。

楊力教授12歲即開始學習《周易》，經過數十年的苦研，著成《周易與中醫學》。本書第一版即廣受好評，楊力教授也因此一舉成名。本書現已增至一百章、一百餘萬字，是中國醫易科學及以《周易》方法論及東方思維探索自然科學的重要著作。

本書深入淺出、引人入勝，既有很高的學術價值，又對各階層讀者皆有啟示，展示了楊力教授論著的獨特魅力。

《周易與中醫學》出版以來，一版再版，皆引起了強烈的反響，經過三十多年的市場考驗，至今仍長銷不衰，可見本書強大的市場生命力。

本書現銷售數已突破 50 萬冊，在國內外廣受好評，目前已有簡體中文、繁體中文、英文、日文、韓文等多種版本，對中國傳統文化的推廣做出了貢獻。

本書在國內外曾多次獲獎，主要獎項有：1993 年世界太極科學金獎、全國優秀科技圖書暢銷獎、北方十省市優秀科技圖書一等獎等。

第三版張序

《易經》是中國古代最重要的元典。《易・繫辭》贊云：「易與天地準，故能彌綸天地之道。」又曰：「易之為書也，廣大悉備，有天道焉，有人道焉，有地道焉。」如以此語讚頌《易傳》，亦尤為允當。《周易》經傳揭示了宇宙人生的基本原理，內容宏富，因而對於中華民族的思想文化以及自然科學都具有深刻的影響。

中醫學歷史悠久，自成體系，其基本觀點與診治方法，皆與現代醫學不同。中醫學有幾千年的歷史，至今仍可與現代醫學各有療效，並行不悖，而且二者可以相互補充。中醫學的基本觀點實源於《周易》。

《莊子・天下》云：「易以道陰陽。」這是對易學內容的最簡明的概括。「陰陽」是《周易》經傳的基本觀念，亦是中醫學的基本觀念，而中醫學的陰陽觀念實源於《周易》。

中醫學的特點，用現今流行的名詞來說，可以說富於辯證思維。所謂辯證思維，即肯定事物的變化，重視事物之間的聯繫，更重視對立與統一的關係。

《易・繫辭》云：「在天成象，在地成形，變化見矣。」這是變化的觀點。又云：「易之為書也不可遠，為道也屢遷，變動不居，……唯變所適。」這更強調了變化的重要性。

又云：「聖人有以見天下之動，而觀其會通。」這是聯繫的觀點。

又云：「一陰一陽之謂道。」「剛柔相推而生變化。」這是對立統一的觀點。這些深湛觀點，也都是中醫學的基本觀點。

《周易》是中國古代辯證思維的寶典，中醫學是運用辯證思維治療各種疾病的典範。我國古代有許多醫家常說「醫易相通」，這是符合實際的。醫易相通，有許多豐富的內容，是值得詳細考察的。

楊力教授是中醫學家，又精研易學，對於「醫易相通」有深切的體會，於是依據自己的研究心得，詳述《周易》與中醫學的關係，撰成《周易與中醫學》一書，詳細揭示「醫易相通」的豐富內容。

本書出版之後，深受國內外讀者的歡迎，現又將出第三版，我受邀為第三版寫一篇序文。我認為本書對易學研究與中醫學研究都具有重要價值，於是略述易學與中醫學的關係，提供讀者參考。是為序。

中國著名哲學家
北京大學教授　張岱年
（時年八十八歲）
1997 年 1 月於北京大學

第三版施序

中國中醫研究院研究生部楊力教授著的《周易與中醫學》一書，出版後引起了強烈的反響，受到了各階層讀者的高度評價。該書出版近8年來，一版再版，一直暢銷不衰，在國內外產生了廣泛的影響，至今印數已達10萬冊。現已有多國文字版本在國外出版，正風靡亞、歐、美等地的多個國家，國際影響甚大，為科技書籍打入市場塑造了典範。

一部學術性很強的科學論著，為什麼能有這樣大的吸引力？

原因有三。

一是《周易》和中醫學是中國傳統文化的兩大瑰寶，二者關係又十分密切。作者楊力教授把這二者有機統一，並進行了理論昇華，使《周易》與中醫學皆大放光彩。這是該書魅力無窮的主要原因之一。

二是該書論述既嚴謹、系統，又很深刻，尤其創見性極強，敢於大膽闡述，大膽注入新鮮血液，故頗受讀者歡迎，這是該書成功的又一重要緣由。

三是該書作者楊力教授遵循了科學人民化的重要原則，科學本來就是人民創造的，不應只掌握在少數人手中，科學只有人民化才能轉化為生產力。該書的重要寫作特點在於既有新穎的理論觀點，又突出了具體應用，因此不但有很高的學術價值，而且對廣大人民皆有所啟示，故深受各階層讀者的喜愛，這便是該書成功打入國內外市場的重要緣由。

該書既是一部優秀的科學技術論著，又是一部傑出的養生專著。在當前科技書銷售處於困境的情況下，該書能暢銷中外，其成功的道路對科技書籍打入市場無疑將是一個很好的借鑑。預計《周易與中醫學》第三版的問世，將使該書進入科技書經典著作行列。

當代著名中醫學家
中國中醫研究院名譽院長
中國科學技術協會常務委員　施奠邦（教授）
中華中醫藥學會副會長
中華醫學會理事

1997年元月

第一版序

《周易與中醫學》即將出版，這是中醫界一件很有意義的事。本書不僅對中醫理論有重要的開拓意義，而且對人體科學等其他相關學科皆具有啟迪作用。更為可貴的是，本書不僅是一部優秀的科技論著，而且還是一部傑出的養生專著。

本書作者落筆不凡，醫理與文采並重，其理論水準之高超、視野之廣闊、思維之深邃，探幽記奇，實屬罕見。

《周易》不僅是中國文化的瑰寶，也是東方科學的嚆矢，博大精深的易理，對哲學、自然科學、文學、史學、人類學、社會學等學科的發展，都起到了巨大的推動作用，尤其對中醫學有著深遠的影響。神奇且光芒四射的易理，以其永不衰減的吸引力為海內外學者所神往，一個探索《周易》奧秘的熱潮正在國內外掀起，學者們力圖叩開這座神秘殿堂的門扉。值此中外易學研究風潮不斷高漲，而醫易科學相關書籍又寥寥無幾之際，本書的問世，正足以急解廣大探索者的津渴。

本書的重要價值，還在於填補了醫易關係研究專著的空白，在《周易》與中醫學之間架起了一座橋樑，為中醫理論的發展打開了新的思路。

細閱本書，筆者不禁拍案叫絕。本書作者所覽諸書之廣，參閱眾說之博，同類書實無與之媲美者。

全書博採古著今說，上索遠古、下迄近今，大凡精粹之說，無不擷選於內，足見作者下得一番苦功。發前人之所未發，明先士之所未明，難其所難，拔高創新，非淵博之士不能及。

全書觀點新穎、脈絡清晰，更難能可貴的是，本書對探索宇宙及人體奧秘之處，能大膽發微，尤其在中醫理論上有一些獨特的見解。吾以為是巨著也，亦可預卜為不朽之著，驚世之作也。

作者楊力教授，堪稱中醫理論家，聰穎絕倫，才氣出眾，醫文皆長，而於醫理尤為洞深。自幼每五官並用，過目不忘，昔號神童，今稱奇才。數十年面壁、伏案苦研未嘗稍懈，其曰：「無論烈日寒冬或月圓花好，皆『獨立高樓，望盡天涯路』。書中字字句句飽蘸心血，章章節節歷盡艱辛。」吾觀其字裡行間均含異彩，理義探幽隱露鋒芒。古人云：「讀書破萬卷，下筆如有神。」「功夫不負有心人。」堪用以移贊之。

今作者索序於余，余不計工拙，亦不擇言，信筆成序，以向讀者舉薦，讀此一書，大有「天外尚有天，樓上猶有樓」之感，請君一睹，必有奇觀也。

中國中醫研究院研究員
北京市人民政府專業顧問　耿鑑庭
中華醫學會醫史學會副主任委員

1988 年冬

第五版前言

《周易與中醫學》自 1989 年出版以來，社會反響強烈，一版再版，現已修訂至第五版。本書 30 多年長銷不衰，始終深受廣大讀者的喜愛，至今銷售已突破 50 萬冊。

《周易與中醫學》是一部百萬字巨著，書中理論豐富，論述精湛，是理論性和可讀性的精彩結合，不僅通俗易懂，更能滿足讀者對《周易》與中醫學關係的相關知識的需求。

本書將《周易》與中醫學進行了高度的融合，是哲學與中醫學相結合的典範，為中醫學的發展打開了一扇窗戶。《周易》是東方哲學的鼻祖，中醫學是中國最早的醫學科學，哲學和科學相合所迸發出的火花，讓大家耳目一新，大開眼界，這也正是本書長銷不衰的原因。

本書第五版增補了象數科學的部分精華內容。象數和義理，是《周易》的兩大核心。其中，象數是義理的根基。

象數思維開創於《周易》，發展應用於《內經》。象數科學宣告中國古代很早就進入了「訊息時代」，它是最古老的也是最現代的科學。醫易科學與象數科學仍在不斷發展進步中。

《周易與中醫學》問世 30 多年來，在筆者和北京科學技術出版社的努力和廣大讀者的大力支持下，不斷走向成熟。相信《周易與中醫學》第五版的出版，將為醫易科學及中醫學的發展做出更大的貢獻。

楊　力

2022 年 2 月

第四版前言

《周易》是中國的文化巨著，是我國文化寶庫中最珍貴的文獻。《周易》對我國的哲學、文學、史學、自然科學、宗教以及其他學科等都有著巨大的影響。歷代對《周易》的註釋、研究繁多，浩瀚的易林組成了不朽的易學，在國內外的深遠影響是罕見的，實有「觀止」之嘆。

《周易》的偉大，不僅在於《易經》和《易傳》，關鍵在於易著三千和受易學滋灌而生根發芽的龐大的易學體系，以及由它衍生的各大學派。《周易》像一眼永不枯竭的井泉，汲之不竭；又像一個無底的寶洞，取之不盡。

《周易》的內核包括象數及易理。象數是易理的基礎，沒有象數便沒有易理，易理之所以有著無窮的魅力，就是因為閃爍著象數的光芒。

《周易》象數理論在中國傳統文化中滲透之廣，應用之妙，沒有任何一種理論能與之相比。古往今來，無論是中醫學，還是哲學思維、天文氣象等，無不與象數密切相關，可見象數原理在中國文化中的重大價值，其中，《周易》象數理論和中醫學的關係尤其密切。

本書的特點在於以系統論述和專題探討相結合的形式，對《周易》與中醫學的聯繫從縱深方面進行了剖析，突出了易學的哲理及其象數思維模式在中醫理論中的重大意義。

《周易與中醫學》不僅揭示了醫易相通的哲理，在醫易應用方面也進行了重要闡述。本書突出了《周易》理論在中醫學、生命科學等方面的應用，在探索生命的奧秘、養生訣竅和抗衰老、康復醫學、腦科學、性科學、語聲科學、藥食學、針灸學、遺傳生命學等方面皆有獨到見解。

中醫學是自然科學的一部分，與《周易》有著不可分割的關聯。《內經》的成書年代與《易傳》較近，深受《周易》的影響。《周易》是一部偉大的哲學巨著，納入了先秦時期陰陽五行學說的精髓，《內經》正是以陰陽五行作為理論基礎的，因此《內經》和《周易》有著特殊的「血緣」關係。

《內經》是中醫理論的奠基，《周易》對《內經》存在著深刻的影響，《周易》的許多哲理、易理都滲入了《內經》；《內經》中的重要基礎理論，如陰陽五行學說、藏象學說、氣化學說等，皆導源於《周易》，《周易》對中醫理論的形成和發展，具有重要的推動作用。

《周易》是《內經》的源頭，《內經》汲取了《周易》的精華，又創造性地發展了《周易》的許多理論，從而成為一部偉大的中醫學巨著。《內經》還對《周易》的一些理論進行了昇華和超越。《內經》充分納入了易理，並把它創造性地和中醫學相結合，有力地推動了中醫學的發展。可見醫易是一脈相承的，醫理源於易理，歷代醫家研究《內經》無不探求於《周易》，我們若要深入研究《內經》，亦有必要沿《周易》系列上下求索，以求其源，繼其流，把中醫學的研究推向新的高度。

《周易》文字古奧、理義難明，且至今尚無一部《周易》與中醫學關係的研究專著。目前《周易》在國內外正愈來愈被人們關注，一個世界性的「《周易》熱」正在掀起，然《周易》與中醫學相關的書籍甚少，遠遠不能滿足人們的渴求，於是筆者夜以繼日，博採名著，廣集眾說，並融入自己多年研究的心得，歷三次修訂，終成是書。

本書分上下兩部，上部從第一篇到第五篇，以五十一章分別對《周易》與中醫學，《周易》與生命科學，《周易》與腦、思維等內容進行闡述。下部從第六篇到第十篇，具體對《周易》與多種學科，《周易》與中醫臨床思維，易、醫著作與中醫學等內容進行發揮。此外，本書還選摘了歷代易學及醫易文選精粹，並附有《易經》《易傳》原文。筆者參閱了大量的《周易》線裝珍本，不僅引用了其中的精華，還參考諸書進行了評析，以期為讀者學習及研究《周易》開闢捷徑，提供登堂入室的津樑。

本書凡三次易稿方就其業，書中的資料是可靠的，論述是深刻的，引述是精湛的，本書曾打印為研究生教材，經講授後獲得歷屆研究生的一致好評，並得到了不少易學同道的肯定。

因索書者甚多，為滿足求學者的需要，余遂不揣愚陋，將本書奉獻於世。

衷心感謝北京科學技術出版社歷任社長和全體職工為本書的出版所付出的努力。尤其感謝本書的責任編輯，前任社長兼總編輯張敬德先生，感謝他的慧眼卓識和伯樂精神，感謝他的巨大支持和他付出的辛勤勞動。

由於筆者水準有限，寫作時間緊促，故謬誤之處在所難免，懇望廣大讀者不吝指教。另外，向曾對本書提出寶貴意見的劉大鈞教授以及余愚、劉銀田、武虹光、付光宏等先生致謝。

楊　力

2018年春於中國中醫科學院研究生部

第三版前言

評價一本書的價值，最公正的便是時間的檢驗。

《周易與中醫學》出版近 8 年來一版再版，長銷不衰，現已第 8 次印刷，銷售數超過 10 萬冊，和暢銷小說不相上下，許多讀者反映百讀不厭，這在科技論著中還是罕見的。

哲學與自然科學有著密切的關聯，古老的哲理一旦注入新鮮血液，便會煥發出新的生命力。市場是無情的，只有經得住市場的考驗才能求得生存、站穩足跟。任何產品都是商品，書籍也是商品，科學書籍也概莫能外。

《周易與中醫學》第三版重點增補了《周易》與生命科學的內容，作者將有幾千年歷史的《周易》及中醫學，與現代科學、哲學相結合，回答了什麼是真正的生命科學這一當今令人困惑的問題。

此外，第三版還增補了《周易》與多種學科，以及諸子百家與中醫學等重要內容，作者對其在這些領域的研究成果進行了精湛的闡發，使該書成為洋洋百章的鴻篇巨著。該書第三版是在第二版獲得成功基礎上的錦上添花。

北京科學技術出版社

1997 年 1 月

第二版前言

《周易與中醫學》第一版剛問世即銷售一空，在各階層讀者中引起了強烈的反響，目前發行量已逾 10 萬冊。本書之所以暢銷不衰，原因在於作者論述既嚴謹、系統，又很深刻，尤其創見性極強，敢於大膽闡述，大膽注入新鮮血液，故頗受讀者歡迎。

一部學術性很強的科學論著，能夠受到讀者的歡迎，關鍵在於作者遵循了科學人民化的重要原則，科學本來就是人民創造的，不應只掌握在少數科學家手中，科學只有人民化才能轉化為生產力。

本書寫作的重要特點在於既有很高的學術價值，又能對廣大人民有所啟迪，這就是本書成功的緣由。

由於購書者頗眾，購書意願甚為強烈，為滿足廣大讀者的需求，我社決定對本書修訂再版。

本書作者不負眾望，增補近 20 萬字，新添了《周易》與性科學、遺傳學、語聲學、生態學、仿生學、天文學諸多內容，在《周易》與人體科學方面又有了新的創見，預計本書的再版，將能滿足廣大讀者的閱讀需求。

另外，本書第一版出版後，廣大讀者對本書提出了許多寶貴意見，謹致感謝。由於水準所限，時間倉促，書中紕繆之處，在所難免，懇望讀者批評指正。

北京科學技術出版社

1990 年 5 月

導言

以《周易》為代表的中華文化，是中醫學植根的豐厚土壤，千百年來哺育著中醫學的成長，為中華民族的繁榮昌盛做出了不朽的貢獻。

中醫學之所以歷數千年而不衰，就是因為有著一套獨特的理論體系，而這一套理論體系正是紮根於易學這一豐厚土壤的。

本書以易學為核心，旁及儒、釋、道，並滲入了古代諸子百家思想，反映了以易學為主體的中華文化與中醫學之間的依存關係。

近幾年來，國內外「《周易》熱」及「中醫熱」幾乎同時掀起，這當然不是偶然的，《周易》和中醫學唇齒相依，經歷了共同的命運。

《周易》可謂中醫學甚至是中華文化的核心，隨著醫易科學的發展，中醫學在國內外的地位愈加提高，醫易科學研究已引起海內外學者廣泛的興趣，這是中醫學研究的新動向，對中醫學走向世界將有深遠的意義。不斷深入的醫易科學研究，必將為中醫學的發展開拓出新的道路，同時也展示了中醫理論發展的新領域。

目錄

上部

第一篇　《周易》易理與中醫學

第三篇　《周易》與生命科學

第四篇 《周易》與腦、思維

第五篇　《周易》與中國導引功、道教內丹修煉

下部

第六篇　《周易》與多種學科

第七篇　諸子百家與中醫學

第八篇　《周易》與中醫臨床思維

第九篇 易、醫著作與中醫學

附　錄

上部

第一篇

《周易》易理與中醫學

易理，即《周易》的理論，包括哲理、物理及事理。其光輝的辯證哲理是中國傳統哲學的巔峰。《周易》的陰陽理論奠定了中國傳統文化的基本特色。易理構成了我國傳統思想文化的核心，《周易》與中醫學有著不可分割的「血緣關係」。

第一章

導　論

中國的《易經》，與西方的《聖經》、伊斯蘭教的《古蘭經》、印度的《吠陀》，號稱世界四大元典，對人類文明有著巨大影響。所以，《易經》不僅是中國的，也是世界的寶典。

中國的文化古老而燦爛，其中，最為輝煌的部分莫過於《周易》。《易經》與《易傳》合稱《周易》，其理論稱為易理。《周易》是一部融哲學、科學、文化為一爐的輝煌古籍。《周易》是中國傳統文化的代表，其對中國文化的影響是無與倫比的。

一、《周易》是我國古代 3000 年文化之大成

第一次中華文化之大成，是以仰韶文化和龍山文化為代表的對新石器時期中國原始社會文化的總結。第二次中華文化之大成是商周甲骨文，這是夏商周青銅文化的結晶。

《易經》是第三次中華文化之大成，是對中國奴隸社會時期符號文化和占筮文化的總結。《易傳》則是中國早期封建社會陰陽文化、倫理文化的集大成著作。

由《易經》和《易傳》兩部巨著相合而成的《周易》則是中國古代戰國以前，歷時 3000 年的文化總結。它匯聚了中國古代的符號、卜筮、陰陽和倫理文化的精華，是中國古代文化最大的一次總結。

二、《周易》是中國傳統文化的主幹

一部易學史可以說就是一部中國文化發展史。《周易》對中國文化的影響，是空前的。

先秦時期，《周易》首先被孔子列為六經之一。漢代，隨著儒學地位的提高，作為儒學經典的《周易》被奉為六經之首。魏晉時期，《周易》被列為三玄之冠。隋唐時期，《周易》被定為十三經之首，從而躍居中國經學領先地位。

尤其在唐代，佛經像潮水般湧進中國，是以《周易》為代表的經學與之

抗衡，捍衛住了中國傳統文化的主體地位，《周易》不愧是中國傳統文化的中流砥柱。宋元時期，《周易》被奉為理學的經典。明清時期，《四庫全書》將易學著作列入諸經之首，更證實了易學在中國文化中的核心地位。

總之，《周易》在中國每一個歷史時期，在傳統文化中都起著主幹作用。

三、《周易》在中國文化中起到承前啟後的樞紐作用

《易經》所以歷數千年而不衰，其奧義在於：易理發揮了承後的樞紐作用，溝通了中國文化的命脈，有力地促進了中國文化的發展。

《周易》是中國文化的主要源頭，和中國的思想文化、社會科學、自然科學、宗教皆有著極為密切的關係。

《周易》在中國文化中始終處於特殊的地位，幾千年來《周易》在中國文化中既是核心又是樞紐，易學的發展史幾乎反映了中國的文化的發展史，因此要瞭解中國，必須瞭解《周易》，研究《周易》對研究中國傳統文化有著深遠的意義。

恩格斯說：「一個民族想要站在科學的最高峰，就一刻也不能沒有理論思維。」（《反杜林論·舊序》）

中華文化，肇始於《周易》。《周易》是我國哲學、自然科學與社會科學相結合的綜合性巨著，是炎黃的智慧結晶，是中國文化的先祖。

《周易》是我國傳統文化極珍貴的文獻，對我國的哲學、文學、史學、自然科學及社會科學都有著巨大的影響。正如班固所說：「易道深矣，人更三聖，世歷三古。」

中國經部書籍包括易、書、詩、禮、春秋、孝經、群經總義、四書、樂、小學等類。易類博大精深，列於經書之首、諸籍之冠，《周易》在中國文化寶庫中的地位可以得見矣。我國大思想家孔子對《易經》極為推崇，提出「易與天地準」「神無方而易無窮」。《四庫全書總目提要》說：「易道廣大，無所不包，旁及天文、地理、樂律、兵法、韻學、算術、以逮方外之爐火，皆可援易以為說。」先秦時期哲學界，異軍突起的《老子》巨著，其許多精湛的哲學觀點也無不出自《周易》。漢代楊雄的《太玄》亦是吸收了《周易》及《老子》之長，而較其他哲學著作高出一籌的時代性哲學著作。《周易》影響之深遠，可見一斑。

「不知易，不足以言太醫。」（《類經附翼》）《類經圖翼》曰：「是以易之為書，一言一字，皆藏醫學之指南。」《周易》與中醫學有著密切的關係，《周易》對中醫學具有重要影響。

《周易》分為《易經》及《易傳》，其中《易經》又稱為本經，是我國西周末年的一部典籍，是殷商到周代自然科學、社會、歷史、哲學的總結，是一部自然科學與哲學密切結合的偉大著作，天文、地理、樂律、兵法、韻學、算術等無不涉及，故《周易》實為「至廣大矣」。《周易》的「至廣大」在於以數、理、象觀察世界。

傳說《周易》為伏羲、文王、周公、孔子四聖合著，即伏羲畫八卦，文王作卦辭，周公著爻辭，孔子撰《易傳》。中國文化思想的三大流派——儒家、道家、墨家，以及諸子百家無不以《易經》為根據。《周易》對中國文化的影響是史無前例的。

《易傳》成書於春秋至戰國中期，是對《易經》的註釋及發揮，《易傳》是對春秋以前，哲學、社會科學、自然科學的總結。《易傳》對《易經》有著重要的發展，是對《易經》的昇華，《易傳》對《易經》的註釋及發揮是對中國文化發展的傑出貢獻。

《周易》內含豐富的辯證法思想，尤其寶貴的是寓有精深的中醫學哲理，故有「醫易同源」之說。

自古以來，《周易》不僅被哲學家、史學家所重視，從漢代始，各家對其的撰注發揮繁多，而且《周易》被醫家所青睞，如明代張景岳的《醫易義》（載於《類經圖翼》），即記載了他從《周易》中悟出的道理。

《周易》理深意宏，是多種學派的起源。中醫學與《周易》有著不可分割的關聯，《內經》中的重要基礎理論，如陰陽學說、藏象學說、氣化學說，即遞嬗於《周易》。《周易》還蘊藏著豐富的中醫學史料，包括 14 種疾病、8 種草藥名稱的記載，還有關於婚嫁不育、心理治療的論述等。欲深入研究《內經》，必求索其源。

《內經》成書年代和《易傳》較近，《易傳》成書於春秋至戰國時期，《內經》成書於戰國至兩漢時期。故《內經》深受《周易》的影響，《周易》的許多哲理、易理都滲入《內經》，《內經》吸收了《周易》的精華，又創造性地發展了《周易》的許多理論，是一部集漢代以前中醫學大成的巨著。《周易》中的不少理論，在《內經》中得到了昇華，《內經》不僅是一部中醫學經典書籍，而且是一部涵蓋天文學、氣象學、心理學、曆算學、生物學、地理學、人類學、哲學、邏輯學等多種學科的偉大的科學文獻，與《周易》交相輝映。

《內經》吸取了《周易》及先秦以來的一些哲學論著、自然科學精粹，因此，《內經》不僅是中醫理論的鼻祖，而且是對其他多種學科，尤其是哲學思想方面皆進行了重要發展的一部著作。《內經》把哲學與中醫學充分地結合起來，對中醫學的發展具有巨大貢獻，同時也對哲學和其他自然科學的發展起到了促進作用。

在思想方面，《易經》為儒家之祖，儒家思想來源於《易經》，儒學以《易經》為德之準心，儒家無不潛心於《易經》。《易傳》即相傳為孔子所作，道家之宗——《老子》，也以《易經》為圭臬。一部《老子》就是《易經》的注文，老子的名言「道生一，一生二，二生三，三生萬物」，便源於《易·繫辭》之「生生之謂易」，《老子》其餘 5000 字亦無不宗之於《易經》。

儒與道，前者遵《易經》「乾剛之陽動」，後者效《易經》「坤順之柔靜」，這是儒、道的不同發展宗旨。《易經》是老子「無為」「守靜」思想的根源。墨家思想也本乎《易經》，其中心思想是認為消長盛衰為宇宙萬物發展的必然規律，這和《易經》之變易一脈相承，以上說明我國學術思想的三大流派，均淵源於《易經》。

《周易》對我國文化影響之廣泛和深遠，至今無任何一部著作可與之相比。

《周易》中雖有一些糟粕，但其哲理、醫寓對中醫學有著重要影響，《周易》可以稱得上是中醫學的源水河頭。故後人有「醫者易也」之說。任何一門學科，有流必有源，必須「上下而求索」之，才能瞭解其全貌。只有清楚其源流，方能知曉整個學科的形成和發展，也才能使這門學科得到進一步的發揚。

《內經》是中醫理論的圭臬，但《內經》並非無源之水，無本之木。《周易》是中國文化之祖，對中國的哲學、自然科學和社會科學都有著重要的影響，中醫學當然也不會脫離其影響。

《周易》對《內經》有著深刻的影響，尤其對中醫理論的形成和發展起了很大的作用，因《周易》納入了中國先秦時期陰陽五行學說的精髓，中醫又是以陰陽五行作為基礎理論的，因此，《周易》和中醫學有著特殊的「血緣」關係。

《易傳》成書於春秋至戰國時期，《內經》成書於戰國至兩漢之間，由於成書時間相距不遠，因此，《內經》充分汲取了《周易》的精華（亦包括戰國時期的陰陽五行學說），並創造性地把它和中醫學相結合。中醫學傳承數千年，為人民的健康做出了巨大貢獻，作為中醫理論奠基的《內經》更是一部偉大的中醫學巨著。

《內經》既受到了《周易》的影響又發展了《周易》，和《周易》共放異彩，有力地推動了中醫學的發展。醫易是一脈相承的，中醫理論源於易理，又發展了易理，歷代醫家研究《內經》，無不求索於《周易》。因此，如要對《內經》及中醫理論深研，就有必要對《周易》進行探索，以求其源，繼其流，為中醫理論的突破獨闢蹊徑，推動中醫學繼續發展。

惜《易經》文字古奧，又含有一些糟粕，因此，有玉被瑕掩之弊，然玉終歸是玉，它的光芒是掩蓋不了的。

四、21 世紀將是醫易科學的世紀

醫易學從《內經》時代起便有了雛形。幾千年來，醫易學經過了漫長的實踐考驗。在無數代醫家的努力下，醫易學的發展已取得了輝煌的成就，如今醫易學正向醫易科學邁進，醫易學也必須昇華為醫易科學才能有更輝煌的發展。

當今，隨著東西方文化的大碰撞、大互補，醫易學昇華為醫易科學的時代已經到來。現在國際上非常重視現代與傳統醫學的結合，醫易科學必將是現代與傳統醫學相碰撞的焦點。

中醫學的辯證思維根源於《周易》太極思維。太極思維是太極科學的精髓，亦是《周易》的根本性思維，其核心是陰陽思維，也即對矛盾法則的高度概括。陰陽矛盾是宇宙萬事萬物的普遍規律，因此，《周易》太極思維揭示的是宇宙萬物最普遍的思維規律。（詳見楊力 1993 年世界太極科學金獎頒獎儀式的演講文《太極科學與生命科學》，載於《首屆世界太極文化研討會論文集》。）

現代醫學與中醫學可互補和相互啟迪，故醫易科學的發展不僅對中醫理論領域的開拓有重大意義，而且也必將是中西醫結合的橋樑。

現在，世界範圍內掀起的「《周易》熱」和「中醫熱」，不但證實了易學和中醫學是中國傳統文化中最光彩奪目的兩大寶藏，而且更證實了醫易科學正在走向世界，醫易科學必將對中國傳統文化在全世界的傳播有重要的推動作用。

隨著醫易科學的發展和推廣，中醫學在國內外的地位將愈加提高，醫易科學研究已引起海內外廣泛的興趣，這是中醫學研究的新動向、新形勢。

21 世紀必將是醫易科學的世紀，醫易科學必將勢不可擋地成為匯通中西醫最強大的動力，為全人類的健康文明再現輝煌。

第二章

《周易》作者和成書年代

伏羲畫八卦，周文王演六十四卦並作卦辭，周公作爻辭……《易經》並非成書於一時，也非一人所寫，《易傳》則是孔子及其弟子所作。

《周易》包括《易經》及《易傳》兩部，《易經》只包括卦畫及卦辭、爻辭，《易傳》則為《彖》《象》《繫辭》《文言》《說卦》《序卦》《雜卦》，其中《彖》《象》《繫辭》各分上下兩篇，故《易傳》共 10 篇，又稱《十翼》。

據傳說，上古三易如下。

《周易》：

為伏羲之易，即《易經》，共六十四卦，以乾卦（為天，☰）為首卦，雖無文字，實為無字之有字，是我國文化之祖，為諸家所宗，乃中國文化之瑰寶。

《連山易》：

為神農之易，又名夏易，特點為以艮卦（為山，☶）為首卦，經卦皆八，別卦為六十四卦，因神農為炎帝，號山氏故稱《連山易》，為夏朝所效，已佚。

《歸藏易》：

為黃帝（軒轅氏）之易，以坤卦（為地，☷）為首卦，為商代政綱所宗，已佚。

由於周以前，文字皆刻於龜甲、鼎器、獸骨、蚌殼之上，難以保存，故《周易》最早的卦符已幾乎佚盡，幸江蘇省海安縣青墩遺址出土的骨角木皿上尚有部分保留。

1973 年湖南省長沙馬王堆三號漢墓出土的帛書，雖然其上記載的卦序與現存的不同，但確實是《周易》六十四卦的又一記載。

關於《周易》的作者，至今尚無定論。

《易・繫辭》中有對《易經》作者的最早記載，其曰：「古者包犧氏之王天下也，仰則觀象於天，俯則觀法於地，……近取諸身，遠取諸物，於是始作八卦。」

漢代班固《漢書・藝文志》提出「易道深矣，人更三聖，世歷三古」，也認為《周易》為「三聖」所作。

《淮南子・要略訓》同樣認為六十四卦為伏羲所作，其曰：「八卦可以識吉凶，伏羲為之六十四變。」於是伏羲作八卦之言，便傳襲至今，後又有文王演六十四卦並作卦辭，周公作爻辭，孔子作《易傳》之說。

五四運動後，學界普遍認為《易經》成書於殷周時期，非伏羲、文王所作。根據其爻辭分析，該書從素材積累到成書時間較長，非出自一人之手，乃集眾人之大成。

關於《易傳》的作者，曾相傳為孔子，最早記載於司馬遷《史記・孔子世家》，其曰：「孔子晚而喜易，序彖、繫、象、說卦、文言。」此說影響極深，直達千年之久，迄至宋代方有人提出懷疑，宋代歐陽修懷疑《繫辭》非孔子所作，清代康有為否定《彖》《象》為孔子所撰，認為《易傳》各篇非出自一時一人之手。

關於《易傳》的成書年代，由於《易傳》由十翼組成，故是先後而出的，據易學者分析：根據爻辭記載的歷史年月，可推測《易傳》中的《彖》為春秋時期的作品，再根據對 1973 年長沙馬王堆三號漢墓出土文物——帛書《周易》的研究，可推測《易傳》其餘幾篇，皆先後成於春秋至戰國中期，因此《易傳》的成書時代應為春秋至戰國中葉（本段資料來源於張立文《周易思想研究》）。

古人但做學問，不求名利，因此皆希望所撰之書託名於伏羲、神農、黃帝、孔子等聖人，故造成現在無法考訂作者的結局。

第三章

《周易》的組成結構及基本內容

《周易》由《易經》及《易傳》兩部巨著組成。

其內容博大精深，正如《四庫全書總目》所說：「易道廣大，無所不包，旁及天文，地理，樂律，兵法，韻學，算術，以逮方外之爐火，皆可援易以為說。」

第一節 《周易》的組成結構

《周易》由《易經》及《易傳》組成。

《易經》由卦辭及爻辭組成。卦辭與爻辭（舊稱繇）今稱筮辭。

《易經》共六十四卦，每卦六爻，共 384 條爻辭，乾坤兩卦又各有 1 條用爻爻辭，故共 386 條爻辭。每卦各列卦形、卦名、卦辭，每爻各列爻題、爻辭。

爻題皆由兩字組成：一個表示爻的次序，另一個代表爻的性質。爻的次序是自下而上，第一爻用「初」字，第二爻用「二」字，第三爻用「三」字，第四爻用「四」字，第五爻用「五」字，第六爻用「上」字；爻的性質由「九」（陽爻）和「六」（陰爻）組成。卦辭和爻辭共450 條，凡 4900 多個字（《周易古經今注》舊序）。

《易傳》即《彖》《象》《文言》《繫辭》《說卦》《序卦》《雜卦》（其中《彖》《象》《繫辭》各分上下兩篇）共 10 篇（又稱《十翼》），成書於東周，傳說為孔子所作，其實非一人所寫。

《周易》無論是從史學、哲學、社會學和自然科學的角度來看，價值都是很大的，它記述了從殷商至西周末期的社會、經濟、自然的狀況，在經濟方面包括農業、畜牧業、漁業，在社會方面包括封侯、建國、階級、婚姻、家庭、家族等。

關於人們的生活習慣、風俗、信仰、祭祀、飲食、衣物等描述，乃至軍事方面的征伐、守衛和法制方面的訴訟等內容，《周易》也都有論及。

《周易》所涉範圍極廣，甚至還包括人們的思想意識、道德觀念、政治觀點等。

第二節 《周易》的基本內容

《易經》：為六十四卦及相應卦辭和爻辭。

《易傳》：包括《彖》《象》《文言》《繫辭》《說卦》《序卦》《雜卦》。

（1）《彖》：分上下兩篇，只解《易經》卦象、卦名和卦辭，不解爻辭，乃斷卦義之文。

（2）《象》：分上下兩篇，為釋卦辭、爻辭之文，《象》又分為《小象》及《大象》，解卦辭的為《大象》，釋爻辭的為《小象》。

（3）《文言》：釋乾、坤兩卦之文。

（4）《繫辭》：分為上下兩篇，為釋卦辭、爻辭之文，為《易傳》中之重要部分，蘊含著許多寶貴的哲理，提出了許多重要命題，如「一陰一陽之謂道」「生生之謂易」「易則變，變則通，通則久」等精闢觀點，都是《周易》的精髓。

（5）《說卦》：解說卦象及卦文之文。

（6）《序卦》：解釋六十四卦排列順序之文。

（7）《雜卦》：闡釋六十四卦中相反卦義之文。

第四章

《周易》的流派及歷代重要著作

從孔子倡舉義理派開始，易學便開始了象數派及義理派之爭，義理固然是易學的精髓，象數更是易學的瑰寶，《周易》的神秘與深奧之處，就是在於象數。

第一節 《周易》的流派及其成就

《易經》是一部博大精深的巨著，歷代受到哲學家和自然科學家們的關注，春秋末期的《易傳》對《易經》進行了註釋及發揮。《易經》及《易傳》合稱《周易》，是我國哲學及自然科學的胚基。

歷代探索《周易》者甚多，從先秦至近代，註釋發揮《周易》之著作繁多，浩瀚的易林形成了中國的易學系統。易理對中國的哲學、史學、文學、自然科學、社會科學均產生了巨大的影響，歷代哲學家、文史學家、自然科學家們無不奉之為圭臬。

《易經》是《周易》的本經，為六經之首。《易經》凡六十四卦，每卦六爻，共三百八十四爻，卦有卦名與卦辭，爻有爻題與爻辭，因是以占筮形式成書，故未被秦始皇燒燬而得以保留下來。

古人由卦辭、爻辭占卜人事吉凶，但《易經》客觀上記錄了一些上古社會的風貌，且蘊含有一定的哲學雛形。《易傳》是繼《易經》之後最為閃光的著作，是易林中的明珠，中國文化的瑰寶。《易傳》對《易經》的註釋大大地超過了《易經》原有的水準，《易經》《易傳》交相輝映，合 3000 多部《周易》系列書籍文獻，組成了一部交融著哲學、自然科學、社會科學的偉大文獻系列，成為炎黃文化的寶貴財富。

易學是「經學」的重要內容之一，《周易》的研究從漢代開始，大致分為象數派及義理派兩大流派，《易傳》多以象數解經，而《論語》《呂氏春秋》《戰國策》等則為義理派，不談象數。受上述影響，歷代對《周易》的研究皆分為兩大派，漢代重象數，魏晉重義理。

象數派是以取象（即取八卦所象徵的各種物象）來闡述卦辭和爻辭，如「乾」取象為天，「坤」取象為地。在漢代，象數派以《易緯》為代表，

《京氏易傳》及《周易章句》《焦氏易林》等亦為象數派的典型。

義理派是以卦意來解釋卦辭及爻辭的，如對坎卦，不取水象而取「陷」「險」義，以一陽陷二陰之中；乾卦不取天象，而取「健」「剛」義；坤卦不取地而取「柔」義。此說以魏晉王弼《周易注》為代表。

象數、義理兩派各有特色，對《周易》的研究皆具有積極的意義。宋代大儒朱熹把義理和象數相互融合，充分發揮二者對易學研究的互補作用。中醫學偏於象數派，但也滲入了義理觀點，明代張景岳《類經圖翼》著名的《醫易義》便是以象數及義理互參立論的經典著作。

對《周易》的研究，以漢代和宋代為兩大代表時期，漢代偏重於訓詁，多註釋而少發揮，比較墨守原文不敢越雷池一步，宋代則不然，敢於大膽發揮，其特點為象義並重，分為取象派及取義派兩大流派。元明以來，象數派與義理派多有對峙，客觀上推進了易學的發展。

漢代是易學發展的重要時期，出現了許多易學的重要著作，如孟喜的《周易章句》、焦贛的《焦氏易林》、京房的《京氏易傳》、荀爽的《周易注》、虞翻的《周易注》等，皆為漢代易學的主幹；魏伯陽《周易參同契》及鄭玄所注《易緯》八種，亦都是漢代《周易》研究的重要成就，總稱為漢易，漢易的特點為以象數解義，故屬於象數派。

漢代對《周易》研究的主要成就為《易緯》系列的問世，「緯」是對「經」的佐翼，六經皆有緯，《易經》之緯為《易緯》，成書於西漢，為易經疏注的名著，經傳之羽翼，對《周易》影響很大，惜已佚。後經東漢鄭玄註釋，主要有：《易緯・乾鑿度》《易緯・乾坤鑿度》《易緯・坤靈圖》《易緯・稽覽圖》《易緯・乾元序制紀》《易緯・通卦驗》二卷、《易緯・辨終備》一卷。其中《易緯・乾鑿度》《易緯・乾坤鑿度》《河圖緯》《易緯・坤靈圖》等較著名，《易緯》也屬於象數派，在易學史及哲學史上有一定的地位，其中的陰陽理論對中醫學的影響較大。

《易緯・乾鑿度》《易緯・乾坤鑿度》《易緯・坤靈圖》，被漢代經師列為《易經》的翼佐（對《十翼》的補充），可見該書在易林中的重要地位（《十翼》為春秋戰國時期的《易傳》）。漢代除《易緯》之外，《京氏易傳》對易學的影響亦較大。

總之，漢代對《周易》的主要貢獻是鄭玄注的《易緯》系列珍籍，《京氏易傳》《周易章句》《焦氏易林》《周易參同契》等的影響也很大。此外，唐代孔穎達的《周易正義》，宋代大儒朱熹的《周易本義》、程頤的《易傳》，元代寶巴的《周易奧義》，明清時期王夫子的《周易內傳》及《周易外傳》，都是研究《周易》的重要文獻。

魏晉時期易學的主要發展是大易學家王弼作《周易注》，對義理派的發展起到了重要的促進作用。王弼的《周易注》還保留了漢代費直及鄭玄的象數觀點，並把經傳合為一冊，對《周易》的研究具有積極意義。

唐代易學又稱唐易，孔穎達接受了王弼的義理觀點，著《周易正義》，李鼎祚的《周易集解》彙集了義理派的成就，使義理派得到了進一步的發展。

宋代是研究易學的一個重要時期，這個時期的易學，稱為宋易。在此階段，大批研究《周易》的著作湧現於世，對《周易》的研究起了很大的推動作用。除朱熹的《周易本義》（該書集宋以前《周易》研究之大成）之外，還有程頤的《易傳》、司馬光的《溫公易說》、趙善譽的《易說》、林栗的《周易經傳集解》、李杞的《周易詳解》、邵伯溫之《易學辨惑》、吳沆的《易璇璣》、項安世的《周易玩辭》、趙以夫的《易通》、蔡淵的《易象意言》、魏了翁的《周易要義》、董楷的《周易傳義》、丁易東的《周易象義》等，對《周易》的研究皆起了一定的積極作用。

宋代邵雍著《皇極經世》，承接了陳摶道士的學術觀點，並有了新的發展，邵雍注重圖說，故又稱圖數之學。邵雍還奉獻了先天圖（六十四卦序圖）。北宋以圖說易之風盛行，這和邵雍的影響是分不開的。宋代義理派以程頤為代表，其著《易傳》為易學傑作之一。宋代大儒朱熹合義理派及象數派入《周易本義》，集宋代以來易學之大成，乃象數義理合著之傑作。明代《五經大全》，採用了程、朱之說，一直沿用至清代。

清代也是易學研究的輝煌時期，研究易學的書籍迭出，而且大多有新的見地。如陳夢雷的《周易淺述》、杭辛齋的《學易筆談》、朱軾的《周易傳義》、查慎行的《周易玩辭集解》、惠棟的《周易述》、謝維岳的《易象數理分解》、尚秉和的《周易尚氏學》、姚配中的《周易姚氏學》、李光地的《周易觀象》、黃宗羲的《易學象數論》、任啟運的《周易洗心》，《周易》的研究進入了一個新的階段。

漢代、宋代、清代是《周易》研究的三大高峰。此外，唐代有七十六家易（記載於《唐志》），元代、明代也有不少名作，如元代胡震的《周易衍義》，明代胡廣的《周易大全》、蔣士龍的《易解心燈》。明代還以圖解《周易》著稱，如劉定之的《易經圖釋》、呂懷的《周易卦變圖傳》，都說明了歷代研究《周易》之著作層出不窮。

此外，宋代劉牧的《易數鉤隱圖》提出了圖（河圖）九書（洛書）十的觀點。宋元時期亦有對《周易》的考校、訓詁等，如宋代蔡淵的《周易經傳訓解》，元代趙汸的《周易文詮》，明代董守諭的《卦變考略》，說明歷代對《周易》研究極為重視。

近代高亨的《周易古經今注》《周易大傳今注》、李鏡池的《周易探源》、馮友蘭主編的《中國哲學史新編》、張立文的《周易思想研究》、劉大鈞的《周易概論》等，都是研究《周易》的傑作，其中有不少新的發揮。

總之，《周易》歷代名著甚眾，說明炎黃子孫對《周易》是極其重視的。進一步發掘和探索《周易》，是繼承發揚國家文化遺產的重要任務。

第二節 歷代重要易學著作

一、《周易》研究，側重於註釋的歷代著作選列

《子夏易傳》：為說易之書最古者，真本已佚，春秋時期卜商著。

《易傳》：相傳為春秋時期孔子所著。

《周易注》：漢代鄭玄著。

《周易注》：三國時期魏國王弼著。

《周易正義》：三國時期魏國王弼、晉代韓康伯為《周易》所作之注，唐代孔穎達在此基礎上作疏。

《周易口訣義》：唐代史徵著。

《周易釋文》：唐代陸德明著。

《周易集解》：唐代李鼎祚著。

《易傳》：宋代程頤著。

《溫公易說》：宋代司馬光著。

《周易新講義》：宋代耿南仲著。

《周易本義》：宋代朱熹著。

《易說》：宋代趙善譽著。

《周易經傳集解》：宋代林栗著。

《周易詳解》：宋代李杞著。

《周易淺述》：清代陳夢雷著。

《周易函書約注》：清代胡煦著。

《周易傳義》：清代朱軾著。

《周易玩辭集解》：清代查慎行著。

《周易述》：清代惠棟著。

《周易章句證異》：清代翟均廉著。

《御纂周易折中》：清代李光地著。

《周易稗疏》：清代王夫之著。
《周易尚氏學》：清代尚秉和著。
《周易解故》：清代丁晏著。
《周易姚氏學》：清代姚配中著。
《周易古經今注》：近代高亨著。

二、《周易》研究，側重於發揮的歷代著作選列

《易緯・乾坤鑿度》：作者不詳，漢代鄭玄注。
《易緯・乾鑿度》：作者不詳，漢代鄭玄注。
《易學辨惑》：宋代邵伯溫著。
《易小傳》：宋代沈該著。
《易璇璣》：宋代吳沆著。
《易原》：宋代程大昌著。
《周易義海撮要》：宋代李衡著。
《周易玩辭》：宋代項安世著。
《周易總義》：宋代易祓著。
《易通》：宋代趙以夫著。
《易象意言》：宋代蔡淵著。
《周易要義》：宋代魏了翁著。
《易學啟蒙小傳》：宋代稅與權著。
《易學啟蒙》：宋代胡方平著。
《周易傳義》：宋代董楷著。
《周易象義》：宋代丁易東著。
《易燈傳》：宋代，作者不詳。
《易原奧義》：元代寶巴著。
《周易衍義》：元代胡震著。
《周易爻變義蘊》：元代陳應潤著。
《周易大全》：明代胡廣著。
《易用》：明代陳祖念著。
《易象》：明代黃道周著。
《易象解》：明代劉濂著。
《六爻原義》：明代金瑤著。
《周易生生真傳》：明代俞國人著。
《易解心燈》：明代蔣士龍著。

《易學象數論》：清代黃宗羲著。
《周易洗心》：清代任啟運著。
《讀易辨疑》：清代李開先著。
《易象數理分解》：清代謝維岳著。
《周易觀象》：清代李光地著。
《學易筆談》：清代杭辛齋著。

三、《周易》圖解選列

《易緯・坤靈圖》：漢代鄭玄著。
《易數鉤隱圖》：宋代劉牧著。
《易圖說》：宋代吳仁傑著。
《易圖通辨》：宋代雷思齋著。
《周易圖說》：元代錢義方著。
《周易旁註圖說》：明代朱升著。
《易經圖釋》：明代劉定之著。
《周易卦變圖傳》：明代呂懷著。
《伏羲圖贊》：明代陳弟著。
《易圖親見》：明代來集之著。
《易芪圖說》：清代潘咸著。
《易圖疏義》：清代劉鳴坷著。
《周易後天歸圖》：清代黎由高著。
《易圖明辨》：清代胡渭著。

四、河圖洛書專著選列

《太極圖說》：宋代周敦頤著。
《易數勾隱圖》：宋代劉牧著。
《河洛定儀贊》：明代俞國人著。
《河洛真傳》：明代俞國人著。
《河圖發微》：明代陳士槐著。
《河圖洛書原舛編》：清代毛奇齡著。
《河洛先天圖說》：清代劉天真著。

五、《周易》考略、訓詁選列

《周易經傳訓解》：宋代蔡淵著。

《古易音訓》：宋代呂祖謙著。
《周易文詮》：元代趙汸著。
《讀易考原》：元代蕭漢中著。
《卦變考略》：明代董守諭著。
《古周易訂詁》：明代何楷著。
《周易象訓》：清代姚球著。
《周易校勘記》：清代阮元著。

六、《周易》占筮之書

《易林》：漢代焦延壽著。
《京氏易傳》：漢代京房著。
《玄珠密語》：唐代王冰著。
《觀象玩占》：唐代李淳風著。
《皇極經世》：宋代邵雍著。
《周易古占法》：宋代程迥著。
《奇門遁甲符應經》：宋代楊維德著。
《易筮通變》：宋代雷思著。
《遁甲演義》：明代程道士著。
《奇門遁甲占驗》：明代程道士著。
《星學大成》：明代萬民英著。
《星占三卷》：明代劉孔照著。
《星命總括》：明代耶律純著。
《奇門遁甲》：明代，作者不詳。
《黃帝奇門遁甲圖》：明代，作者不詳。
《通占大象曆星經六卷》：明代，作者不詳。
《周易筮述》：清代王宏著。
《春秋占筮書》：清代毛奇齡著。
《易學筮貞》：清代趙世時著。
《六壬大全》：郭御青著。
《六壬指南》：陳公獻著。
《六壬大全》：作者不詳。
《周易筮辭考》：現代李鏡池著。

第五章

《周易》的性質

《周易》是一部占筮形式的哲學巨著，是我國早期哲學思想的搖籃。

《周易》是一部哲學巨著，融哲學、自然科學、社會科學為一體，雖為占筮性質的書籍，但為我國早期哲學思想的搖籃。《周易》哲學思想的特點：從占筮向天象、人象的過渡及轉化。

《易傳》對《易經》中的陰陽觀念進行了發展和補充，並將當時的陰陽思潮融入其中，使《易經》脫去了占筮的外衣，真正成為一部偉大的哲學巨著，幾千年來對中醫學、哲學、自然科學、社會科學的發展都有著巨大的影響。

「傳」是解「經」的，《易經》的時代背景為奴隸社會，《易傳》的時代背景為封建制社會早期。

《易經》成書於殷周時期，當時，為奴隸社會的鼎盛時期，由於社會相對穩定，故天文、曆法、農業、工業相應蓬勃發展起來。如在天文、曆法方面，商代甲骨文已有了干支紀日、圭表觀日、漏刻計時、日食閏月等記載，《易經》的科學思維和哲學胚基就是在這樣的社會背景下孕育出來的。然而，商代是奴隸社會，生產水準及科學水準相對較低，人們的認識能力尚有限，因此當時宗教神學占筮的觀念也不可避免地反映於《易經》之中，使《易經》披上了占筮的外衣，同時也夾雜了一些宗教、神學的色彩。

但《易經》的卜筮只不過是一種形式，其卜筮辭是當時社會實踐、生產實踐和對自然現象觀察的積累。因此，透過卜筮的外衣，《易經》的內裡閃爍的光彩隱隱可見，這正是《易經》的價值。

《易經》雖披著卜筮的外衣，其卜筮辭卻有反鬼神的內容，可見《易經》不是一部單純的占筮書籍。

總之，應這樣看待《易經》的性質：形式上是一部占筮書，但其內容卻為殷周社會生產、科研的紀實，孕育著中國早期文化的胚芽，是中國古代科學思維、哲學、文化的啟蒙。

《易傳》包括《彖》上下、《象》上下、《繫辭》上下、《文言》《說卦》《序卦》《雜卦》，先後成書於春秋至戰國中葉。該時期由於鐵的應用，生產力大大向前推進，工農業生產水準不斷提高，經濟繁榮。與封建社會相適應的新思潮蓬勃興起，諸子百家開始活躍，學術爭鳴氣氛濃厚，儒家、道家、陰陽五行學派都得到了充分的發展。

當時生產力水準高度發展，科學思維和哲學觀念也必然隨之發展起來，《易傳》就是在這樣的背景中誕生的。《易傳》的作者們把當時的陰陽五行觀念及諸子百家之說納入《易傳》，並重新整理了《易經》。

《易傳》借《易經》發揚了當時的科學、哲學思維，終於使《易經》脫去了占筮的外衣，躍居於中國諸書之首，《周易》因此昇華為一部哲學、自然科學、社會科學的綜合性巨著，是中國文化不朽的傑作。數千年來，《周易》對中國的文化、科技的發展具有巨大的影響和推動作用。

第六章

《周易》的基本原理

《周易》以「一陰一陽之謂道」的著名論斷，提出了陰陽運動是宇宙運動的元規律（就像愛因斯坦的相對論一樣），開創了東方瑰麗的陰陽文化……

一、「一陰一陽之謂道」

《周易》的陰陽觀是鮮明的，其「一陰一陽之謂道」的陰陽觀是易學的中流砥柱，既是易學的哲學基本原理，也是六十四卦結構的基本原則。

「一陰一陽」體現了陰陽的對立統一關係。《周易》的陰陽對立統一，不僅反映於對卦辭、爻辭之闡述，也體現在陰爻、陽爻的爻畫方面。如「--」為陰爻，「—」為陽爻，六十四卦的變化就在於這一陰一陽爻之變，「道」指規律，《周易》以「一陰一陽之謂道」，點明了陰陽二氣的變化是宇宙的基本規律。

《周易》還提出「剛柔相推而生變化」（《易．繫辭》），「陰陽合德，而剛柔有體」，其剛、柔，乃陰陽之義，皆說明陰陽是一切變化的根源。《周易》又提出「陰陽不測之謂神」，指出陰陽二氣是宇宙運動的根本。

二、「易窮則變，變則通，通則久」

「易窮則變，變則通，通則久」，語出《易．繫辭》，是《周易》強調變易的重要命題。《周易》以陰陽對立為基石，以變易為核心，二者組成《周易》的思想基礎，是《周易》的靈魂，對中國自然科學的發展產生了巨大的影響。

原文「剛柔相推，變在其中」「日月相推而明生焉」「剛柔相易」「一闔一闢謂之變」「變化者，進退之象也」「往來不窮謂之通」「道有變動故曰爻」等，都說明了《周易》認為事物處於不停的運動變化之中，這種觀點是十分可貴的。

《周易》還強調「交感」（即運動）是變易的主要形式之一，如曰：「天地交而萬物通。」《易．泰卦．彖》曰：「泰，小往而大來。」《易．

歸妹卦・彖》曰：「天地不交而萬物不興。」《易・咸卦・彖》：「天地感而萬物化生。」

三、「生生之謂易」

《周易》強調陰陽相易而化生萬物，「生」不是憑空而來的，是天地之交感而來，故原文又曰：「天地之大德曰生。」「天地絪緼，萬物化醇。」此兩句即「天地交而萬物通」之意，為《老子》「道生一，一生二，二生三，三生萬物」之搖籃，說明《周易》強調新生、新興。

四、「仰則觀象於天，俯則觀法於地……近取諸身，遠取諸物」

《周易》提出，一個人之所以能「體天地之撰」「通神明之德」，是由「觀象」而得來的。

原文「君子觀其象而玩其辭」「天垂象，見吉凶」「天地變化，聖人效之」，都說明《周易》的唯物思想是濃厚的，是由「觀象」而來的，故曰：「象其物宜，是故謂之象。」

《周易》尤注意法天地而觀萬物，如「易與天地準」「見天下之動而觀其會通」，即取象天地而認識萬物，這說明《周易》的宇宙觀是唯物的，是以天地為本源的。

第七章

「元、亨、利、貞」析

元，大也。亨，通也。利，和也。貞，正也。《易經》逢此四字為大吉，因為元、亨、利、貞象徵運動、變化和新生。

元、亨、利、貞四字在《周易》卦辭、爻辭中頻繁出現，不明此四字之義，則難曉全書之旨，故試作初探如下。

一、卦氣天德

《說文》：「元，始也。」《爾雅釋詁》：「元，首也。」「元」為宏大、首始之意。亨，通也；利，和也；貞，正也（子夏語）。《易傳》解釋為：元，善也；亨，美也；利，物也；貞，正也。故知元、亨、利、貞四字義為卦氣之天德。

如乾卦為「大哉乾元，萬物資始，乃統天。雲行雨施，品物流形。……乾道變化，各正性命，保合大和，乃『利貞』。首出庶物，萬國咸寧」；坤卦為「至哉坤元，萬物資生，乃順承天。坤厚載物，德合無疆。含弘光大，品物咸亨」。

乾坤二卦之萬物資生、品物流形、各正性命、保合大和，體現了元、亨、利、貞為卦氣之天德，也即為卦性之真善美。自然界萬物無乾坤之元而無以生，無乾坤之亨而無以通。

利，和也。平和，平衡，萬事萬物除了需要化生、運動之外，還要有一定的平衡才能維持常態。

貞，正也。萬事萬物的生化。運動、平衡都必須要有一個規律，即必循一定的綱紀，才不致紊亂，此即貞的含義。

其餘卦象，如屯卦的元、亨、利、貞，以屯蓄之德為主；離卦的元、亨、利、貞以麗日之德為主；巽卦的元、亨、利、貞，以和風之德為主；坎卦的元、亨、利、貞，以柔水之德為要；震卦為振陽之德等，都說明了元、亨、利、貞是卦氣性德之總合。

概言之，「元」為氣化之始，庶物之所由出，「亨」為氣之通達，品物之所流運。「利」為氣之平衡，萬物得此而和諧，「貞」為氣之綱紀，萬物得之而正固。

二、祭祀

《經意》：「元，大也，亨即享字，祭也。利即利益之利。貞占向，凡卜筮逢有元、亨、利、貞之辭，則該卦示可舉行大亨之祭，乃有利之占向。

如筮遇乾、坤、屯、需、臨、萃等卦，因有『元、亨、利、貞』等四字則吉，可行祭向占，如筮逢晉卦，歸妹卦，剝卦等，因無『元、亨、利、貞』四字則凶，遇事將多加審慎。」

三、人德

《文言》曰：「『元』者，善之長也；『亨』者，嘉之會也；『利』者，義之和也；『貞』者，事之干也。君子體仁，足以長人，嘉會足以合禮，利足以和義，貞固足以干事，君子行此四德者，古曰乾，元、亨、利、貞。」

故元又為仁之義，儒家以仁義為本，是以強調元仁之德，亨為禮之宗，利以義為旨，貞以正為性，此說可以用以釋部分卦辭、爻辭。

第八章

《周易》與中醫理論

明代大醫家張景岳曰：「陰陽雖備於《內經》，變化莫大乎《周易》。」陰陽是中醫學的核心理論，《周易》是陰陽學說的起源，沒有《易經》便沒有中國陰陽文化，更沒有中醫學……

第一節 《周易》與中醫學的特殊關係

「易具醫之理，醫得易為用」，中醫學的思想體系以及《內經》中大量吸取的《周易》論辭及命題，體現了中醫學和《周易》的特殊「血緣關係」。《周易》是中醫理論的起源，中醫基礎理論基本上源於《周易》。如中醫陰陽五行學說、藏象學說、氣化學說、運氣學說、中醫病機學說等，無不胎始於《周易》。

（1）《周易》陰爻、陽爻的陰陽關係，以及《周易》卦象所寓的陰陽哲理是中醫陰陽學說的起源。

（2）《周易》無極、太極圖是中醫精氣學說、陰陽學說的根基。

（3）《周易》爻象、卦象是中醫藏象學說的導源。

（4）《周易》六爻與中醫六經、六經體系、六經辨證密切相關。

（5）《周易》乾元坤牝，陰爻、陽爻八卦佈陣，是中醫氣化學說、運氣學說干支格局的藍圖。

（6）《周易》乾坤天地是中醫氣一元論的溯源。

（7）《周易》河洛數理與中醫九宮八風、子午流注、靈龜八法、七損八益密切相關。

（8）《周易》坎離二卦與中醫心腎相交、命門學說、腎間動氣密切相關。

（9）《周易》河洛與五行生成數、中醫五行學說相關。

（10）《周易》卦爻天、地、人位與中醫三維醫學密切相關，是中醫整體觀的藍本。

（11）《周易》圓道是中醫圓運動的導源。

（12）《周易》中和觀與中醫平衡論、協調論密切相關。

第二節 《周易》與《內經》理論體系的「血緣關係」

《周易》比《內經》成書早，其豐富的哲理及自然科學的原胚必然滲入《內經》，《內經》吸吮了《周易》的精粹，並對其進行了發展。

《周易》與《內經》的關係主要體現在以下幾個方面。

一、《周易》對《內經》陰陽學說的影響

《周易》的《易經》雖未直接言陰陽，但陰陽觀念已寓含於剛柔及卦爻之中。《易傳》已明確提出陰陽概念，如《易·繫辭》中「一陰一陽之謂道」，即言陰陽矛盾運動是事物發展的動力。

《易傳》是一部偉大的哲學著作。《莊子·天下》言「易以道陰陽」，即言陰陽學說是《周易》思想的核心。而《周易》的陰陽又是以「--」「—」，即陰爻、陽爻為體現的，陰陽的對立、統一、消長、轉化皆取決於這兩個基本符號的變化。

陰陽概念最早出於伯陽父用陰陽二氣的變化來說明地震，《國語·周語》：「陽伏而不能出，陰迫而不能蒸，於是有地震。」以後老子的「萬物負陰而抱陽」進一步明確了陰陽的對立統一關係，但真正把陰陽作為完整的哲學體系是《易傳》。

《易傳》的特點是用陰爻、陽爻兩個基本符號來體現陰陽的關係，這樣就使《易經》陰、陽爻擺脫了占筮的束縛，而昇華為哲學的範疇，使《周易》質變為一部偉大的哲學著作。

《周易》的哲學觀點在於認為陰陽的矛盾運動存在於天地萬物之中，包括社會現象，擴大了陰陽的普遍意義，即陰陽的對立統一運動變化決定著一切事物的發生、發展和轉化。

《內經》在《周易》和當時陰陽學說思想的影響下，吸取了《周易》的陰陽理論精華，《內經》對《周易》陰陽哲學的發展，在於把陰陽哲學與中醫學相結合，有力地促進了中醫學的發展。《內經》不但設專篇討論陰陽，而且全書皆貫穿了陰陽哲理，是醫理和哲理相結合的典範。

《內經》的《陰陽應象大論》《陰陽離合論》等對陰陽皆有專論，所提出的命題，都有很高的哲理。如《素問·陰陽應象大論》之「陰陽者，天地之道也，萬物之綱紀，變化之父母，生殺之本始，神明之府也。」「陰在內，陽之守也；陽在外，陰之使也。」《素問·上古天真論》的「法於陰陽，和於術數」等皆是。

《素問・陰陽離合論》以陰陽離合精闢地概括了陰陽之間的辯證關係，寓含了陰陽分之為二、合之為一的對立統一觀點，並提出了「陽予之正，陰為之主」（即陰是根本，陽是主導）的觀點，進一步明確了陰陽之間的主導關係。

此外，《內經》還把陰陽與自然界四時及人體相結合，創造性地提出了四時五臟陰陽的觀點，把陰陽哲學靈活地應用於解釋中醫學，是對陰陽特殊性的發展。這是《內經》最卓越的成就，也是對《周易》的超越。

二、《周易》對《內經》藏象學說的影響

《周易》框架是以卦爻象為基礎的，卦象、爻象構成了《周易》的形式，《易經》以卦、爻象作為事物的象徵，一部《易經》實際上就是一部大「象」。如《易・繫辭》說：「是故易者，象也。象也者，像也。」宇宙間的萬物雖然錯綜複雜，變化萬千，然掌握了象的規律便可執簡馭繁，系統地認識事物的變化規律。

《易經》中的六十四卦象、三百八十六爻象，因能「引而伸之，觸類而長之」，從而可以包羅萬象。故《周易》之象又有萬象之稱，《易經》的象，是客觀事物的形象，是人們從實踐中透過觀察事物現象而抽象出來的意象。正如《易・繫辭》「見乃謂之象」，即已由直觀的現象，抽象為意象。如此，一卦、一爻便可系統歸類許多類事物，可見《周易》之象具有代數性質，因此，法象便可知常達變，掌握自然規律。《易經》的象除注重天象、物象之外，還注重人象（即社會現象），故《易經》的卦象，可以算得上是一幅天、物、人象相關的縮影。

《內經》法《周易》之象，創造了獨特的中醫藏象學說，為中醫學基礎理論的形成和發展奠定了基石。所謂「藏」，即內藏（內臟）；「象」即在外的徵象，由於外象是內藏（內臟）的徵象，故由象便能瞭解藏（內臟），這是中醫藏象學說在診斷學上的應用。

中醫藏象學說是據外象研究人體內臟生理病理規律及其相互關係的學說。中醫藏象學說的特點在於：

其一，把天象和藏象相聯繫，如《素問・六節藏象論》「心者，生之本，……通於夏氣」；

其二，形象和神象相統一，如五神藏理論，即五神內藏於五臟，由五神的徵象，可以瞭解內象五臟的狀況；

其三，法卦象議病象，如法《易經》既濟、未濟卦議心腎不交病理，法乾、坤卦議陰陽偏盛病理，法巽卦以觀肝病等。

以上說明，《內經》把《周易》象理應用於中醫藏象學說，對中醫的發展起到了很大的推動作用。

三、《周易》對《內經》氣化學說的影響

《周易》的「爻」是氣化的象徵，由於「爻」之升降變動而使卦發生變動。「爻」代表著陰陽氣化，由「爻」之動而有卦之變，故「爻」是氣化的始祖。

《周易》是一部體現變易之書，其變易表現於卦變，而根源於爻變，由於爻變而產生陰陽氣化的變動，如由於爻的升降、增減而發生「潛龍勿用」「亢龍有悔」，所謂「履霜堅冰至」「牽一髮而動全身」。

《周易》「生生之謂易」「窮則變，變則通，通則久」，皆說明氣化孕育於《周易》。

《內經》氣化起源於《周易》，有太易始有太素。《內經》氣化學說在《周易》太極陰陽氣化的基礎上發展了運氣學說及氣機升降學說。運氣學說著重於論述自然界的氣化，主要透過五運六氣理論說明天時、地理、疾病之間的關係；氣機升降學說則以論述人體臟腑精氣的升降為樞要。

中醫氣化學說貫穿於中醫的生理、病理、診斷、治療之中，是中醫基礎理論的核心。中醫氣化學說的特點在於把自然界氣化和人體氣化有機地結合起來，是對《周易》氣化的昇華。總之，《周易》對《內經》有著巨大的影響，《內經》對《周易》中的許多觀點進行了發展。

《內經》是中醫理論的圭臬。《內經》淵源於《周易》又發展了《周易》，《周易》對中醫理論的形成和發展具有極大的推動作用。

第九章

醫易相通焦點

《周易》與中醫學相通的焦點是思維模式的同源，主要集中於運動觀、整體觀和平衡觀。

醫易相通的論點也是醫易科學的精髓，所以，中醫學的指導思想應是整體衡動觀而非整體恆動觀。

第一節 運動觀

《周易》強調的是圓道，目前有學者強調《周易》圓道觀與中醫思維密切相關，劉長林提出《周易》蘊藏著圓道規律。

所謂圓道，指宇宙存在著圓的運動規律，《周易》六十四卦是一個大圓，每一卦六爻是一個小圓，一切都充滿著圓的循環，正如《易・泰卦》所言：「無平不陂，無往不復。」

《易・繫辭》中「往來不窮，謂之通」「日往則月來，月往則日來，日月相推而明生焉，寒往則暑來，暑往則寒來，寒暑相推而歲成焉」等都反映著圓道的現象，太極圖可以說是圓道的縮影，蘊含著圓的循環。

《周易》圓道是一種動態循環，一切都存在著週期性的往復，這一規律對中醫理論有著重要的影響。圓道觀奠定了整體觀的基礎，整體，是圓的整體，整體觀實際上是一種圓的體現。陰陽五行學說更是滲透了圓道的觀點，如陰陽的相互作用，五行的生剋制約等無不是圓的現象。中醫時間醫學也是《周易》循環論圓節律的具體反映。

第二節 整體觀

中醫「人——自然——社會」三維醫學，導源於《周易》「人——自然——社會」三維觀。三維觀的實質是整體觀，整體觀是系統論的核心，系統論是把握整體和部分動態關係的理論。

《內經》的原始系統論也同源於《周易》的系統模式，《周易》是一種儲備各種訊息的開放系統，其中，六十四卦是一個大訊息系統，每一個卦是一個小訊息系統，是六十四卦大系統的組成部分。系統中的任何一個局部的變化都牽動著整個大系統的變化，如《周易》六十四卦每一爻的變化都影響著六十四卦，所謂「牽一髮而動全身」，說明系統不但是整體的，而且是動態的，動態中的整體，動態中的協調。

《周易》八卦、六十四卦都是系統模式，蘊含著現代系統論的基本原理，對《內經》系統論的形成產生了深刻的影響，如中醫五行理論、藏象理論、十二經絡的聯繫，以及方劑學中君臣佐使的組成原則等，皆用系統的結構和觀點把握人體的生理病理規律。

以上說明中醫的整體觀念重視人體自身的統一及其與外界環境的統一性，中醫的整體觀正是在《周易》系統論基礎上的應用和發展。

第三節 平衡觀

《周易》強調均衡、中和及對稱。《周易》八卦及六十四卦的卦爻排列都是對等的（圖 11－9），另外，八經卦的爻卦結構亦可以說明。

乾☰ 坎☵ 震☳ 巽☴

坤☷ 離☲ 艮☶ 兌☱

再如，十二消息卦的爻卦排列，也反映了陰陽消長的對稱性及均衡性。

復䷗ 臨䷒ 泰䷊ 大壯䷡ 夬䷪ 乾䷀

姤䷫ 遁䷠ 否䷋ 觀 ䷓ 剝䷖ 坤䷁

可見，《周易》所反映的陰陽消長盛衰是均衡的、對稱的和互補的，奠定了中醫平衡觀的基礎。

中醫平衡觀是建立在對立統一基礎上的，包括自然界的平衡、人體內的平衡，以及體內外之間的平衡。其中，自然界的平衡以運氣學說為代表，主要指由勝、復、鬱、發規律達到氣候的穩態平衡；人體內部的平衡則包括臟腑的相關及經絡的調節，並由氣機升降出入形式完成體內外的協調與平衡。

中醫的平衡理論主要根源於《周易》的陰陽平衡觀，《周易》陰陽平衡觀是對立統一觀，亦是平衡的統一觀，滲透在中醫的自然觀、社會觀和人體的生理病理之中。

《周易》的陰陽平衡觀除反映在八卦、六十四卦爻結構及太極圖等方面，在文字方面也蘊含著精闢的陰陽平衡理論。如《易・繫辭》曰：「陽卦多陰，陰卦多陽，其故何也。」又如《易・豐卦・彖》曰：「日中則昃，月盈則食，天地盈虛，與時消息，而況於人乎。」

中和觀是平衡觀的核心，中和是為了趨於平衡。《易傳》主要為儒家所作，故揉進了儒家的「中庸」之道，為哲學方面的「中和」之說奠定了基礎。如《易・繫辭》的「陰陽合德，剛柔有體」，《易・雜卦》的「乾剛坤柔」，《易・說卦》的「水火不相逮，雷風不相悖，山澤通氣」，以及《易・乾卦・彖》的「保合大和，乃利貞」等，皆強調陰陽的調和（即和諧），包括量方面的均和、對等，及質方面的協調、統一。

《內經》受《周易》中和觀的滲透，無論在基礎理論和臨床治療方面，都蘊含了「和」的思想，實際上也就是平衡論的體現，如在基礎理論方面，強調陰陽調和，故《素問・生氣通天論》曰：「凡陰陽之要，陽密乃固，兩者不和，若春無秋，若冬無夏，因而和之，是謂聖度。故陽強不能密，陰氣乃絕，陰平陽密，精神乃治。」即言陰陽和則治，陰陽不和則亂。

所謂和，也即平和、平衡之意。糾正不和的方法是調和，即「以平為期」。八法中的和法是一個運用極廣的治療大法，如和解表裡、調和營衛、和解肝脾等皆屬於和法的範疇。

此外，調整陰陽、糾其偏衰、補偏救弊、適其寒溫以及和其血氣等亦都屬於調和的治療方法，調和的目的在於平衡陰陽，這些皆表明《周易》的中和思想對中醫的基礎理論及臨床治療都有著深刻的影響。

第十章

《周易》近代研究概況

20 世紀的社會動盪給《周易》帶來了災難，新時期，中國迎來了科學、文化的春天。隨著科學易、人文易的崛起，《周易》的血液又源源不斷地注入到了各門學科之中，更加展示著她強大的生命力。

近代對《周易》的研究已很少有註釋、校勘，多為結合自然科學多種學科的特點對《周易》某一方面進行探索，也即從多層次、多角度、多途徑對《周易》進行探討。

由於《周易》是一門多學科的綜合性巨著和方法學導源，與自然科學、哲學、社會科學都有著密切聯繫。因此近代各學科都在向《周易》索寶，揭示《周易》的奧秘，以獲得開拓和啟迪。

近代國內外研究《周易》的特點是：已從註釋、校勘、發揮等轉入對易理的探索，包括八卦佈陣原理、河圖洛書的數學之謎、太極圖的蘊意及《周易》象數的奧義及其對現代科學的影響等。目前，已有學者從月球運動的規律，找出了《周易》太極、河洛、八卦的天文背景。

《周易》寓含宇宙的起源、自然界的演變、社會的變遷和生命發生的哲理，其奧秘一直被中外學者所探求。《易經》早在 17 世紀時即以拉丁文譯本傳於世界，19 世紀之後，研究《易經》的國家逐漸增多，現《周易》已被譯為法文、日文、英文、德文、朝鮮文、拉丁文、荷蘭文等廣泛傳於世界。以歐洲和日本、美國、朝鮮最為推崇，據稱美國有 7 個版本，年銷量 10 餘萬冊。日本側重於易理，歐美多注重從《易經》中探索哲學奧義。

《易經》八卦、太極圖中寓含與相對論相似的觀點，對傾慕《易經》的愛因斯坦來說，或許有所啟迪。《愛因斯坦文集》曾有「令人驚奇的倒是這些發現（在中國）全都做出來了」之言。

歐洲計算機先驅萊布尼茲從《周易》六十四卦中發現數字二進制原理，即陰爻「--」為「0」，陽爻「—」為「1」，對電腦的發展很有開拓意義。我國學者楊振寧博士也說他對德國物理學家拿破鐵（La Porte Otte）的奇偶性對等不滅定律提出異議，亦是從《易經》陰陽消長原理而受到啟示的。李政道、楊振寧從太極八卦中得到啟示後，提出了原子能態二組的奇性和偶性，雖然是不滅的，但不是一成不變的，而是存在著盛衰消長的變化，這一偉大發現曾使這二位學者榮獲諾貝爾物理學獎。

國外有學者還發現我國八卦圖和強子八重態的對稱性類似，另外，原子的 8 電子穩定結構也與八卦相合。

有人甚至認為伏羲八卦次序圖和原子核子鏈反應酷似。蔡福裔受《周易》八卦的啟示，著《八卦與原子》，提出了新的元素週期，是門捷列夫元素週期表之外的新發展。

電腦二進制與伏羲六十四卦見圖 10－1（伏羲六十四卦見圖 11－9～圖 11－11）。

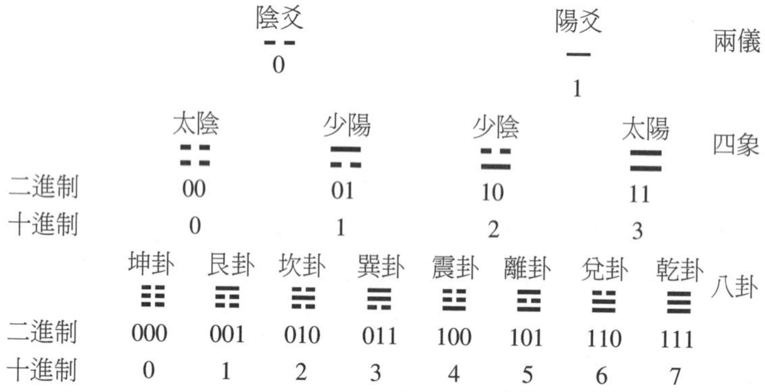

	太陰	少陽	少陰	太陽	四象
二進制	00	01	10	11	
十進制	0	1	2	3	

陰爻 0　陽爻 1　兩儀

	坤卦	艮卦	坎卦	巽卦	震卦	離卦	兌卦	乾卦	八卦
二進制	000	001	010	011	100	101	110	111	
十進制	0	1	2	3	4	5	6	7	

圖 10-1　二進制與伏羲六十四卦

其餘類推至六十四卦（本資料來源於《周易參同契新探》）

伏羲六十四卦圖即先天卦圖，從剝卦至乾卦為 1 至 63 卦，可以與西方微積分及萊布尼茲的二進制數學相聯繫。

八經卦重疊為六十四別卦的原理，以及其六十四進制的 64 代碼，還被認為與分子遺傳學中的三體遺傳密碼表的不同排列相似，即《易經》六十四卦方陣圖與生物工程中遺傳密碼的排列相合，對進一步研究人類生命與壽命問題有所啟示。目前還有人認為，「原子能態」的奇偶性組合和太極的原理很相似。

中國數學家劉蔚華認為：「周易三角」（太極一兩儀一四象一八卦）的數學結構寓有深奧的數學原理。

東漢魏伯陽所著《周易參同契》為探索生命科學開了先河。

1985 年 4 月 29 日炎黃子孫——王贛駿博士，參加了美國的第十七次航天飛機太空飛行，成為首位登上太空的華人。為了紀念這次飛行，他在他的航天服右臂縫上了一個畫有太極圖的臂章，上繡「DDM」三個英文字母

（他的試驗名稱的縮寫）以示他的學術成就源遠流長，說明中華民族對《周易》太極圖的崇拜。

《周易》八卦級數對促進我國土木工程的發展起了一定作用。

《周易》八卦對我國兵法佈陣也很有影響，如三國時期諸葛亮的八卦陣佈局，東吳大將陸遜闖入陣中不能出，亦是法《周易》八卦創造出來的。

在音律方面，易經學者用易卦結合干支，推算六十甲子每一個所值的五音及五行，對應宮商角徵羽五音，即所謂「納音」。其基本原理即是本於易經「大衍之數」。

明代朱載堉在《律呂精義》中闡述河圖洛書與音律的關係時說：「洛書之數九，故黃鍾之律長九寸，因而九之，得八十一分，與縱黍之長相合。河圖之數十，故黃鍾之度長十寸，因而十之，得百分，與橫黍之廣相合，蓋河圖之偶，洛書之奇，參伍錯綜，而律變二數方備，此乃天地自然之妙，非由人力安排者也。」

以上說明《周易》絕不是一部迷信的筮書。古代本就醫巫混淆，否則《周易》難以保留至今，其象、數、理閃爍著的光輝，將照亮自然科學發展的道路。

太極八卦、河圖洛書符號是人類智慧的象徵，曾作為人類第一次向太空聯絡的信號，一度被譽為地球文化的象徵。

近代遺傳基因 DNA（脫氧核糖核酸）、RNA（核糖核酸）與太極八卦陰陽的對立統一很有相似之處，德國戈德伯格發現的人體兩種對立的調節體系 cAMP（環磷酸腺苷）與 cGMP（環磷酸鳥苷）也離不開太極陰陽體系。

日本對《周易》亦極為推崇，研究《周易》的學者眾多，其著作也不少，如《漢易研究》就是一部日本學者研究《易經》比較優秀的著作。日本還保留有一些在中國已佚之易書，日本東京早就成立了易學會，並有專刊，據稱美國也收藏了幾百本易學古籍。

韓國亦很崇拜《周易》，同樣也成立了易學會。

此外，台灣和港澳同胞也很推崇自己祖先的寶藏，許多學者對《周易》進行了探索，也出版了不少研究《周易》的專著、書籍、論文，如陳立方主編的《易學應用之研究》等，對《周易》的研究都具有積極作用。此外，東南亞的僑胞對《周易》也很關注，如新加坡田新亞所著《易卦的科學本質》，水準也較高。上述都說明了《周易》在國內外都備受青睞。

20 世紀 60 年代後期以後，對《周易》的探索陷入了停滯狀態。近年來，國內外又掀起了研究《周易》的熱潮，出現了許多探索《周易》的文章。其中高亨的《周易大傳今注》《周易古經今注》，李鏡池的《周易探源》，張立文的《周易思想研究》，劉大鈞的《周易概論》，周士一、潘啟明的《周易參同契新探》，朱伯昆的《易學哲學史》等相繼出版，影響都比較大。

另外，還有許多探索《周易》的優秀論文，如劉蔚華《談易數之謎》，余敦康《從〈易經〉到〈易傳〉》，丁善懿《中國傳統易學與現代科技管理》，張武《周易研究的新收穫、新特點、新趨勢》，徐子評《〈河圖〉〈洛書〉密碼試譯》，徐精誠《試論一幅鮮明的哲學畫面・太極圖》，智旭子《太極八卦與現代科學》，孫岱忠《〈易經〉八卦與祖國醫學》，朱燦生《太極——科學的燈塔》，傅立勤《干支紀年・五運六氣與太極》等。

僅中醫界，近年來出現了數千篇醫易聯繫的論文，其中許多文章都很有見地，如吳家俊《周易參同契是本什麼書》《〈時病易〉序文》；趙天敏《「河圖」與「洛書」初探》、謝惠康《對中醫學理論核心——「陰陽學說」科學性的探討》等，都說明了中醫界十分重視醫易的關係。

目前，周易學會的工作逐漸展開，中國中醫科學院研究生院亦開設了《周易》與中醫學專題講座，深受研究生歡迎。武漢、貴陽成立了易經學會，並舉辦了醫易術數研討會。南京、山東等地開辦了醫易學習班及函授班，雲南開了醫易研討會，武漢召開了中國周易學術討論會及全國醫易研討會，濟南召開了國際周易學術會議，人們對《周易》的研究熱潮空前高漲。美國、日本、德國、丹麥等國和台灣、香港等地的易學專家都出席了會議，反映了國內外的「《周易》熱」盛況。

河南張仲景國醫大學專門開設了《易經》課程，以醫易理論進行教學，有些刊物還專門開闢了醫易專欄。濟南還成立了「山東大學周易研究中心」，其意義實不同凡響，足見《周易》在中醫界的影響和地位。

目前，《周易》已成為方法學導源，國內外許多學科都從中獲得啟示，以開闢新的途徑。總之，為進一步揭示《周易》與中醫學的關係，更好地促進中醫理論的發展，有必要加強中醫界研究《周易》的措施，探索《周易》對中醫的影響，開闢中醫理論研究的新領域，無疑是發揚中醫學的新使命。

上部

第二篇

《周易》象數與中醫學

《周易》的精華在於象數，象數是易學的瑰寶，沒有象數便沒有易理。象的價值不僅在它的外形，更在於它的內涵，數是一種抽象思維，是對象的補充。象、數二者相輔相成，共同組成易學的思維框架。象數和自然科學的關係尤為密切，象數是自然科學的靈魂。

第十一章

八卦與中醫學

神秘的八卦，是《周易》的象徵，象數的核心。八卦是陰陽運動規律的高度濃縮，宇宙時空相交的標誌，尤其先、後天八卦的關係堪稱傳統生命科學的搖籃。

第一節 八卦來源、排列及種類

一、八卦的來源

我國最早記載八卦的文獻是《書經・顧命》的《天球河圖傳》：「河圖、八卦、伏羲王天下，龍馬出河，遂則其文以畫八卦。」

八卦，為《易經》的主要內容，《易・繫辭》曰：「古者包犧氏之王天下也，仰則觀象於天，俯則觀法於地，……近取諸身，遠取諸物，於是始作八卦，以通神明之德，以類萬物之情。」傳說八卦肇始於伏羲氏，其實，八卦究竟為何人所畫，至今尚無定論。以陰爻（--）和陽爻（—）為基礎，組成八經卦和六十四別卦，八經卦指乾、坤、震、巽、坎、離、艮、兌，其符號如下。

乾☰	坤☷	震☳	巽☴
坎☵	離☲	艮☶	兌☱

八卦歌訣

乾三連	坤三斷	震仰盂	艮覆碗
☰	☷	☳	☶
離中虛	坎中滿	兌上缺	巽下斷
☲	☵	☱	☴

八卦分為伏羲八卦及文王八卦，如圖 11－1～圖 11－4。

八卦亦為古天文學觀察日月運動的標誌。如《易・繫辭》「天地定位」，即表示先天八卦，以四方四隅八個方位象徵著日影的變化，古時用圭（土堆）測日影以紀時曆（稱為「晷景」），故又有「卦者，推究其『晷景』也」之言。

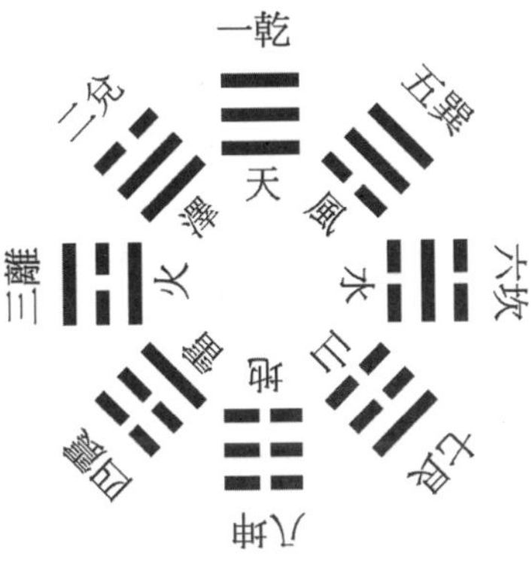

圖 11－1　伏羲八卦方位

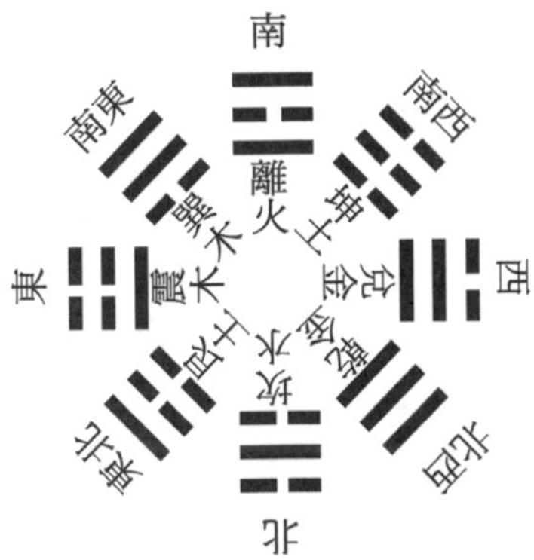

圖 11－2　文王八卦方位

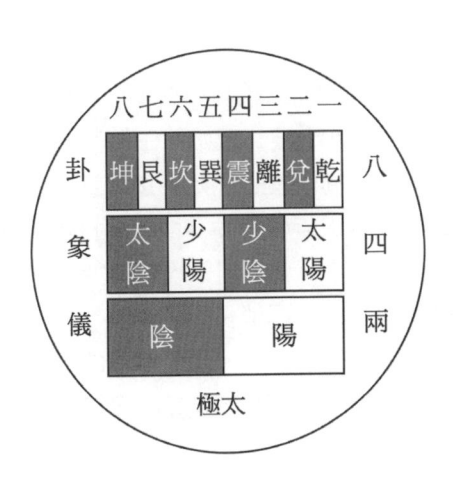

圖 11－3　伏羲八卦次序

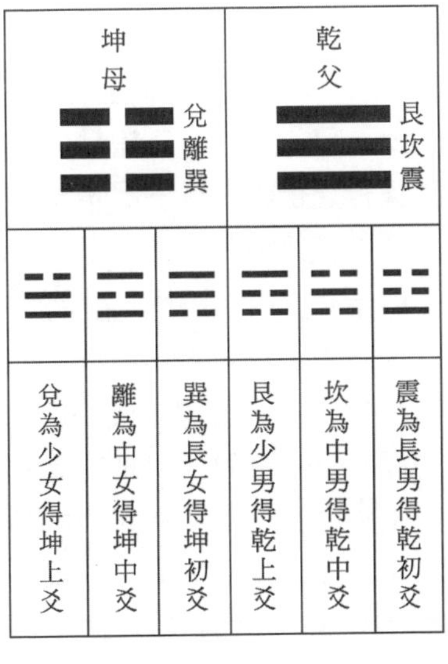

圖 11－4　文王八卦次序

對「卦」字之剖析也可說明上述道理，「卦」字由「圭」及「卜」構成，其中，圭指土堆，即古代最早的日影投射測儀，以後發展為圭表測日影，卜為觀察之意，卦即指觀察日月運行之紀變。

古代天文觀察天象分為蓋天派、渾天派及宣夜派 3 種。

所謂蓋天派，即指人站在天內觀察天象，天呈現一個半圓形，而古人認為大地是方的，故有「天圓地方」說，《周易》屬於此派。

渾天派為站在天外觀察天象，因此天是一個渾圓的；宣夜派是指於夜晚觀察天象。中醫學亦屬蓋天派。

二、八卦的爻象和排列

關於八卦的爻

八卦以符號反映客觀現象，卦象統率爻象。

八卦的畫線稱「爻」，「—」為陽爻，性剛屬陽；「--」為陰爻，性柔屬陰。「一陰一陽之謂道」，這陰陽二爻，代表陰陽二氣，萬物的性能即由這陰陽二氣演化。

對於陰爻和陽爻這兩個符號的含義，大約有如下幾種看法：

（1）男女生殖器的原始象徵。

（2）龜卜兆紋的演化。

（3）蓍草占筮的徵象。

不管原本代表何物，這兩個符號皆寓有陰陽的對立統一觀點，是陰陽的徵象，這一點是可以肯定的。

爻，為八卦結構的基本單位，爻有三個含義：一指日光，二指月光（「爻，皎也」），三指日月之交輝投射（「爻，交會也」）。爻本身即為日月運行之標誌，以下用先天八卦圖對爻象結構加以說明（圖 11－5）。

初爻線組成的內圈〔圖 11－6（1）〕，以乾坤為起始，由坤卦陰極一陽生開始，至乾卦陽極為陰消陽長，自乾卦陽極一陰長開始，迄坤卦為陰長陽消，乃先天八卦的陰陽消長規律，象徵太陽周年視運動及地球周日視運動的日影變化。中爻線組成的中圈〔圖 11－6（2）〕，則以坎離為始終，標誌一周年及一日內，地球公轉一周和自轉一周的陰陽消長變化。

由上爻線及中爻線組成的外圈〔圖 11－6（3）〕，代表月球的週月視運動，即從坤卦始為朔（初一），到離卦為上弦，至乾卦為望（十五），迄坎卦為下弦，終坤卦復為朔月。

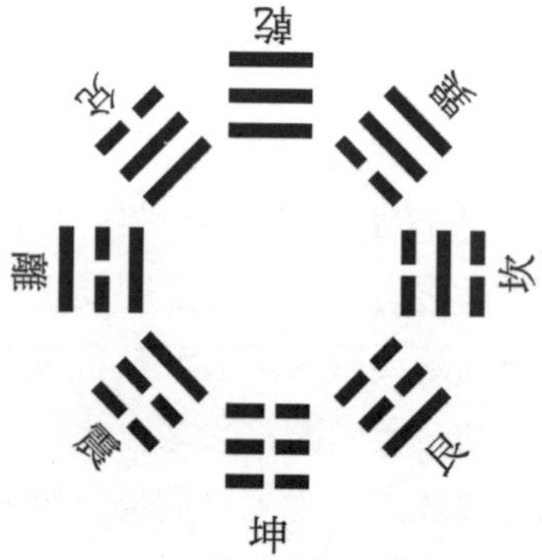

圖 11－5　先天八卦

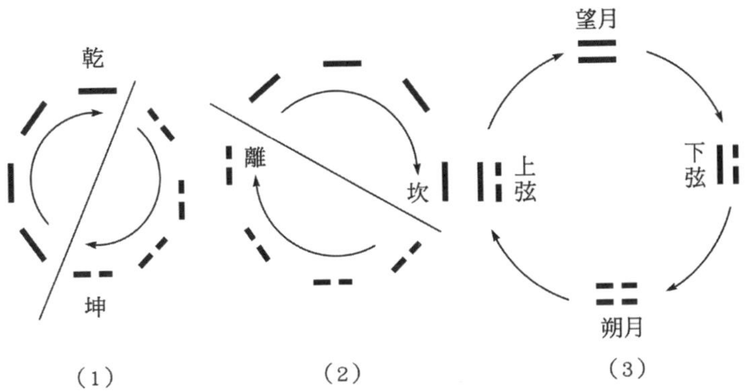

圖 11－6　爻象示意

關於八卦的排列

1973 年在長沙馬王堆三號漢墓新出土的帛書《周易》八卦的排列順序為：乾、艮、坎、震、坤、兌、離、巽，是先天八卦及後天八卦之外的另一種排法。

關於八卦的象：「八卦成列，象在其中矣。」

八卦的每一卦都有其象徵（表 11－1）。

乾卦☰為天　　坤卦☷為地　　震卦☳為雷　　巽卦☴為風

坎卦☵為水　　離卦☲為火　　艮卦☶為山　　兌卦☱為澤

表 11－1　八卦象徵

乾	坤	震	巽	坎	離	艮	兌
健	順	動	入	陷	麗	止	說

遠取諸物

乾	坤	震	巽	坎	離	艮	兌
馬	牛	龍	雞	豕	雉	狗	羊

近取諸身

乾	坤	震	巽	坎	離	艮	兌
首	腹	足	股	耳	目	手	口

家庭法象

乾	坤	震	巽	坎	離	艮	兌
父	母	長男	長女	中男	中女	少男	少女

其天地、雷風、水火、山澤，四個陰陽對立面，萬事萬物的變化發展，無不由於陰陽對立面的相互轉化而形成新的對立統一。因此，陰爻（--）和陽爻（—）是演變「八卦」的基礎。而「八卦」又是演變六十四卦的根基。八卦是宇宙萬物氣化的最高標誌，八卦以其陽爻（—）代表陽性動力，以陰爻（--）代表陰性物質，故八卦是陰陽氣化的徵象。

三、八卦的種類

八卦分為先天八卦和後天八卦二種，先天八卦因相傳為伏羲氏發明，故又叫「伏羲八卦」。後天八卦相傳由周文王所創，故又叫「文王八卦」。經考證並非為伏羲和文王所創，究竟八卦由誰始創，至今尚無定論，但八卦是勞動人民長期從社會生活實踐中總結而得的。八卦有其物質基礎且具有樸素的唯物主義及辯證法思想，這又是不容置疑的。

先天八卦與後天八卦其卦形、卦象皆相等同，區別僅在於排列方位和順序。

先天八卦：乾南坤北，離東坎西（圖 11－7）。

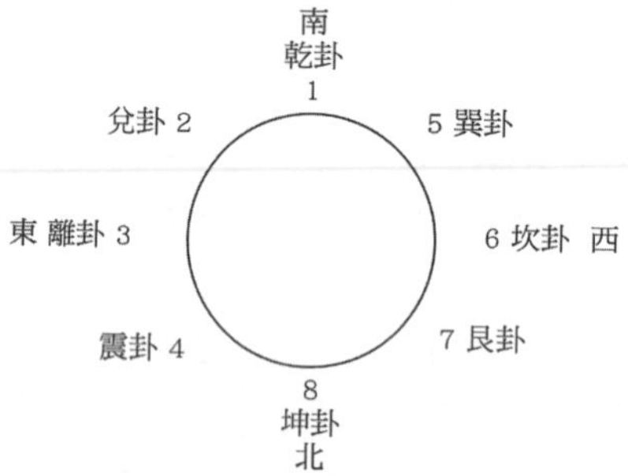

圖 11－7　先天八卦方位示意

後天八卦：離南坎北，震東兌西（圖 11－8）。

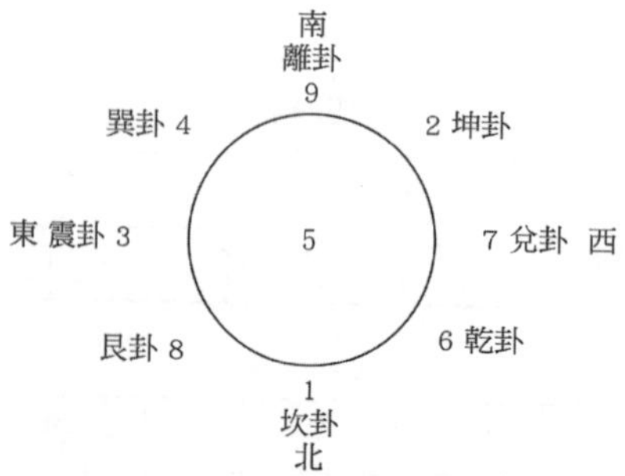

圖 11－8　後天八卦方位示意

後天八卦以離坎定南北，震兌向東西，故以震、離、兌、坎劃分東、南、西、北，代表春溫、夏熱、秋涼、冬寒，以及萬物的生、長、化、收、藏等 8 個階段，如《易・說卦》曰：「萬物出乎震，震，東方也，……離也者，明也，萬物皆相見，南方之卦也，……坤也者，地也，萬物皆致養焉，……兌，正秋也，萬物之所說也，……坎者水也，正北方之卦也，……萬物之所歸也，……艮，東北之卦也，萬物之所成終，而所成始也，故曰：成言乎艮。」後人多採用後天八卦（文王八卦），《內經》九宮八風亦是採用後天八卦。

第二節 六十四卦組成、排列及含義

八卦又稱八經卦，是六十四別卦（亦稱六十四重卦）的基礎，其演變方法為：每一別卦由兩個經卦相重疊而成，如別卦蒙卦䷃由艮卦☶及坎卦☵所重疊而成，其中，艮卦（象山）為上卦，坎卦（象水）為下卦，於是蒙卦的特點為山下出泉水。

六十四卦組成如下：

兩乾乃乾	兩坤乃坤	兩震乃震	兩巽乃巽
䷀	䷁	䷲	䷸
兩坎乃坎	兩離乃離	兩艮乃艮	兩兌乃兌
䷜	䷝	䷳	䷹

天上地下否
䷋ ䷊
否 泰
天下地上泰

天上雷下無妄
䷘ ䷡
無妄 大壯
天下雷上大壯

天上風下姤
䷫ ䷈
姤 小畜
天下風上小畜

天上水下訟
䷅ ䷄
訟 需
天下水上需

天上火下同人
䷌ ䷍
同人 大有
天下火上大有

天上山下遯
䷠ ䷙
遯 大畜
天下山上大畜

天上澤下履
䷉ ䷪
履 夬
天下澤上夬

其餘類推如下。

地 復⇅豫 雷　　地 升⇅觀 風　　地 師⇅比 水　　地 明夷⇅晉 火　　地 謙⇅剝 山　　地 臨⇅萃 澤

雷 恆⇅益 風　　雷 解⇅屯 水　　雷 豐⇅噬嗑 火　　雷 小過⇅頤 山　　雷 歸妹⇅隨 澤

風 渙⇅井 水　　風 家人⇅鼎 火　　風 漸⇅蠱 山　　風 中孚⇅大過 澤

水 既濟⇅未濟 火　　水 蹇⇅蒙 山　　水 節⇅困 澤

火 旅⇅賁 山　　火 睽⇅革 澤

山 損⇅咸 澤

一宮：	乾為天	天風姤	天山遯	天地否
	風地觀	山地剝	火地晉	火天大有
二宮：	坎為水	水澤節	水雷屯	水火既濟
	澤火革	雷火豐	地火明夷	地水師
三宮：	艮為山	山火賁	山天大畜	山澤損
	火澤睽	天澤履	風澤中孚	風山漸
四宮：	震為雷	雷地豫	雷水解	雷風恆
	地風升	水風井	澤風大過	澤雷隨
五宮：	巽為風	風天小畜	風火家人	風雷益
	天雷無妄	火雷噬嗑	山雷頤	山風蠱
六宮：	離為火	火山旅	火風鼎	火水未濟
	山水蒙	風水渙	天水訟	天火同人

七宮：坤為地　　地雷復　　地澤臨　　地天泰
　　　雷天大壯　澤天夬　　水天需　　水地比
八宮：兌為澤　　澤水困　　澤地萃　　澤山咸
　　　水山蹇　　地山謙　　雷山小過　雷澤歸妹

伏羲六十四卦排列次序，如圖 11－9～圖 11－11 及表 11－2。

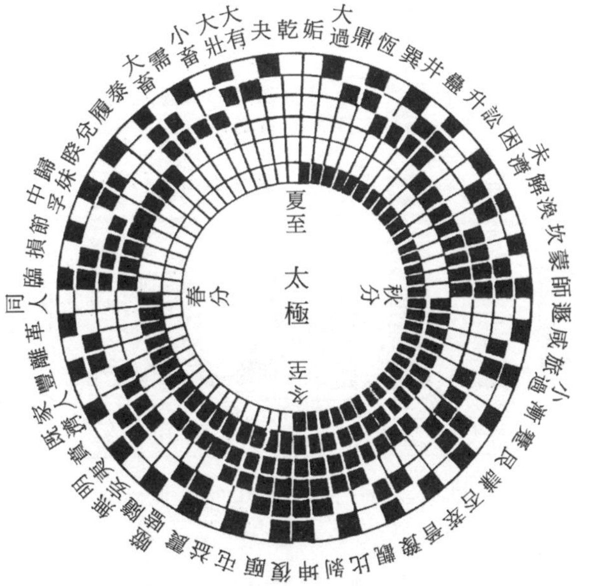

圖 11－9　伏羲六十四卦次序圓圖

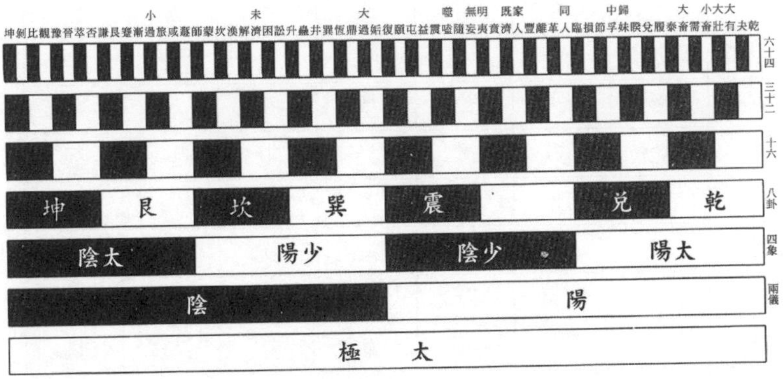

圖 11－10　伏羲六十四卦次序長圖

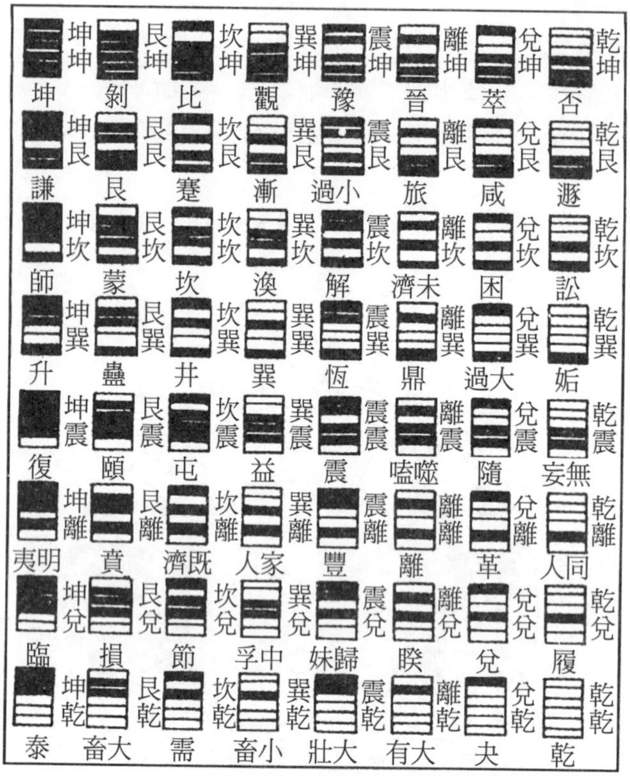

圖 11－11　伏羲六十四卦次序方圖

表 11－2　六十四別卦

上卦／下卦	乾 ☰ 天	坤 ☷ 地	震 ☳ 雷	巽 ☴ 風	坎 ☵ 水	離 ☲ 火	艮 ☶ 山	兌 ☱ 澤
乾☰天	乾	泰	大壯	小畜	需	大有	大畜	夬
坤☷地	否	坤	豫	觀	比	晉	剝	萃
震☳雷	無妄	復	震	益	屯	噬嗑	頤	隨
巽☴風	姤	升	恆	巽	井	鼎	蠱	大過
坎☵水	訟	師	解	渙	坎	未濟	蒙	困
離☲火	同人	明夷	豐	家人	既濟	離	賁	革
艮☶山	遯	謙	小過	漸	蹇	旅	艮	咸
兌☱澤	履	臨	歸妹	中孚	節	睽	損	兌

第三節 八卦性質及意義

八卦象徵自然的來源及演化。

《老子》曰：「道生一，一生二，二生三，三生萬物，萬物負陰而抱陽，沖氣以為和。」「道生一」指太極為混沌元氣，動則生陽，靜則生陰，陰陽環抱而生兩儀，即「一生二」。兩儀生四象，四象再演變成八卦，八卦分別象徵天、地、雷、風、水、火、山、澤，這 8 種物質是自然界萬物衍生的物質基礎。其中以乾、坤二卦為萬物之母，萬物生於天地宇宙之間，如《易・序卦》曰：「有天地然後有萬物。」《易・乾卦・文言》：「與天地合其德，與日月合其明。」因此，八卦不是玄虛的東西，而是一種物質性的，寓有辯證雛形的結構。

《周易》以 8 種物質構成宇宙和運動變化的觀點。從而象天地雷風水火山澤，其中水火為萬物之源陰陽之基，風雷為之鼓動，山澤終於成形。有了山澤，生物開始滋生，生命亦開始孕育，人類因此而繁衍。正如《易經》曰：「乾，元也。」即言乾卦純陽，至健至剛，《易・乾卦・彖》曰：「大哉乾元，萬物資始，乃統天。」「坤，元也」，言坤卦純陰，其性至柔至順，《易・坤卦・彖》曰：「至哉坤元，萬物資生，乃順承天。」

《周易》尤重視乾元，認為乾元是自然界萬物賴以資始的動力，此元一動，則天地日月皆動，而且是永恆的運動，運轉不息的運動，這種運動貫穿於事物的自始至終，影響著事物的發生和發展。

正如《易經》原文所說：「乾，元、亨、利、貞。」所謂乾，即指乾為天，是一種自然界宇宙萬物運動的無形動力，元、亨、利、貞是乾卦四德，元是《周易》強調元氣的動力作用，是氣一元論的胎源。「亨，通也；利，宜也；貞，正也」，即指事物有了運動之後，才能旁達通應，利宜萬物，這是自然發展的必然規律，天地正道。

《內經》的《天元紀大論》引《太始天元冊》曰：「太虛寥廓，肇基化元，萬物資始，五運終天，布氣真靈，揔統坤元。」義理相同，說明《周易》對中醫基本理論有深遠的影響。

《周易》重視坤，坤六爻皆為「--」，故為純陰之卦。

宇宙萬物「孤陰不生，獨陽不長」，萬物資生除陽剛之用外還必有陰柔之體，即天地必須陰陽氣交，始能生化萬物。故《易經》原文曰：「坤，元、亨，利牝馬之貞。」元，大也，《說文》：「元，始也。」亨，通運也；利，利益；貞，正也，亦作占、卜釋。坤體廣厚，備載萬物，乾坤相交，陰得陽助，萬物始生。

《內經》：「陰陽者，天地之道也，萬物之綱紀，變化之父母，生殺之本始，神明之府也。」其義一致，可見《內經》基本理論是起源於《周易》的。

《周易》除重視乾坤二卦對宇宙的化生之外，還強調水火在化生萬物中的重要意義。

如坎卦☵為水，《易・說卦》曰：「坎者，水也，正北方之卦也。」水為至陰，有水才有生命。離卦為火，火生土，土為萬物之母，故有水火才生萬物。另外，離坎又可釋為日月，有日月運轉，才能寒暑相移，陰陽調節。故《易經》原文曰：「習坎，有孚維心，亨。」虞翻曰：「如月行天，故習坎為孚也。」又曰：「坎為心，乾二五旁行流坤，陰陽會合，故亨也。」《易經》原文：「離，利貞，亨。畜牝牛，吉。」《易・離卦・彖》曰：「離，麗也，日月麗乎天。」虞翻曰：「坎為月，離為日，日月麗天也。」《易・說卦》曰：「離也者，明也。」「燥萬物者，莫熯乎火。」

《周易》極重視日月的生化作用，如《易・繫辭》曰：「日往則月來，月往則日來，日月相推而明生焉。」

《周易》還認為震巽雷風在宇宙自然界的發生發展中有重要的鼓動作用。

如《易・震卦・象》曰：「震來厲，乘剛也。」《易・說卦》曰：「萬物出乎震，震，東方也。」「齊乎巽，巽，東南也。齊也者，言萬物之絜齊也。」

此外，《周易》還提出艮、兌二卦在自然界萬物形成中的作用，如《易・說卦》說：「山澤通氣，然後能變化，既成萬物也。」「艮，東北之卦也，萬物之所成終而所成始也。」

以上說明《周易》由八卦論述了自然界的形成及演變，指出天地、水火、風雷、山澤在宇宙中的重要意義，突出了自然界是運動的、物質的觀點。如《易・說卦》曰：「天地定位，山澤通氣，雷風相薄。」「雷以動之，風以散之，雨以潤之，日以烜之，艮以止之，兌以說之，乾以君之，坤以藏之。」「動萬物者莫疾乎雷，橈萬物者莫疾乎風，燥萬物者莫熯乎火，說萬物者莫說乎澤，潤萬物者莫潤乎水，終萬物始萬物者莫盛乎艮。」

《內經》在《周易》的影響下，也極為重視天地水火土金造化萬物的作用。如《素問・天元紀大論》說：「神在天為風，在地為木；在天為熱，在地為火；在天為濕，在地為土；在天為燥，在地為金；在天為寒，在地為水。故在天為氣，在地成形，形氣相感而化生萬物矣。」

以上更進一步證實了醫易相通的理論。

第四節 八卦與中醫陰陽理論

《周易》八經卦及六十四別卦都蘊含有精湛的陰陽理論，無論是每一單卦，或是八經卦之間，以及六十四卦之中都體現了這一理論，對中醫學的陰陽學說產生了深刻的影響。《周易》八卦強調陰陽的關係，包括剛柔相濟及損益相彰、水火既濟等，如《易・繫辭》中「陰陽合德，而剛柔有體」「剛柔者，晝夜之象也」「八卦成列，象在其中，……剛柔相推，變在其中」。

八卦的物質基礎是陰陽，陰陽的產生是日光的向背。

八卦中寓含的陰陽理論是非常豐碩的，它寓含著陰陽的對立制約關係，陰陽的互根互用原理，以及陰陽的消長轉化作用。

如八卦和六十四卦都由陰爻（--）和陽爻（—）組成，體現了每一卦中陰陽的互依和互制，即使乾卦純陽☰也有坤卦純陰☷與之相對。每一卦中都存在著陰陽的消長轉化現象，如《易經》乾卦「初九，潛龍勿用。九二，見龍在田，利見大人。九三，君子終日乾乾，夕惕若，厲，無咎。九四，或躍在淵，無咎。九五，飛龍在天，利見大人。上九，亢龍有悔」，言初爻，居於地下，陽氣微弱；九二爻陽氣漸長，萬物始初；九五爻，陽氣旺盛，萬物飛騰活躍；上九，陽盛之極，開始陰長，物極必反。

再如，《易經》坤卦「初六，履霜堅冰至」，言初六為陰卦之初爻，乃一陰初長，陰氣尚微，冰凍非一日之寒，初六僅為冰凍之前奏，待陰氣漸長，始可成為堅冰，至上六，陰盛至極，又陰極必陽。由乾、坤二卦，陰陽的微、盛、消長、轉化，可以看出八卦中充滿了陰陽哲理。

八卦中的陰陽消長轉化及其在中醫學的應用

八經卦及六十四別卦皆體現了自然界陰陽消長轉化的規律，因此，常被應用於代表方位和氣候，見圖 11－12。

《周易》六十四卦，體現著陰陽消長規律，六十四卦的順序還象徵著萬物的生成與發展。坤卦為陰極，重陰必陽，故復卦初爻為陽爻䷗，代表冬至一陽生，陽氣來復，以後自復至乾初爻皆為陽爻，且陽爻自下而上，逐漸增多，陽氣漸長，陰氣漸退。

至春分「同人」卦䷌，離下乾上，陽爻居多數，代表陽氣漸盛，陰氣漸盡，至大壯卦䷡，陽氣已大盛。待至夬卦䷪，陽爻已增至五，五陽在下，僅一陰在上，代表陽氣將極，陰已漸殆盡。自泰卦至乾卦，皆以三陽爻基下，說明陽氣內蓄。如泰卦䷊、大畜卦䷙、需卦䷄、小畜卦䷈、大壯卦䷡、大有卦䷍、夬卦䷪ 、乾卦䷀，迄乾卦䷀，陽盛頂極。故自復卦至乾卦提示了陰極陽生，陽長陰消的規律。乾卦䷀為陽極，重陽必陰。故姤卦䷫

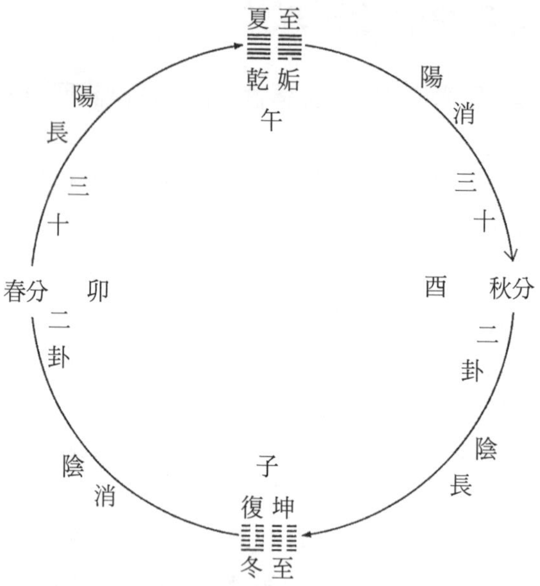

圖 11－12　《周易》六十四卦陰陽消長

的初爻為陰爻，代表夏至一陰長，陰氣來復。此後自姤卦至坤卦，初爻皆為陰爻，以後陰爻自下而上，逐漸遞增，陰氣漸長，陽氣漸退。

至秋分，師卦䷆坎下坤上，陰爻居多數，表示陰氣漸盛，陽氣漸盡。至比卦䷇坤下坎上，陰爻已增至五。《易・比卦・象》曰：「地上有水，比。」說明陰已隆盛。到剝卦䷖時，五陰在下，僅一陽在上，示陰氣將極，陽氣漸殆盡。自否卦至坤卦，皆以坤卦三陰爻為基，說明陰氣內蓄。如否卦䷋、萃卦䷬、晉卦䷢、豫卦䷏、觀卦䷓、比卦䷇、剝卦䷖、坤卦䷁，至坤卦䷁時，陰盛至極，故自姤卦至坤卦，說明了陽極陰生，陰長陽消的規律。

以上透過六十四卦卦爻組成分析，說明了《周易》八卦、六十四卦蘊含著深刻的陰陽哲理。

八卦之中的陰陽劃分，見圖 11－13。

坎卦為隆冬，至陰之極，一陽初生；震卦東方春也，陰消陽長，陽氣漸盛；離卦五月夏至，陽之極也，陽極陰長；兌卦七月秋也，陽消陰長，陰氣漸盛；坎卦重陰必陽，陽又復初生。

中醫學以文王八卦為基礎，合卦象、方位、時令、干支自為一體。

即自子至亥，以成東西南北之方，秋冬春夏之位，子午為陰陽之極，卯酉為陰陽之間，是為四正。四正定而四隅立，二十四節氣分居，而時序順，

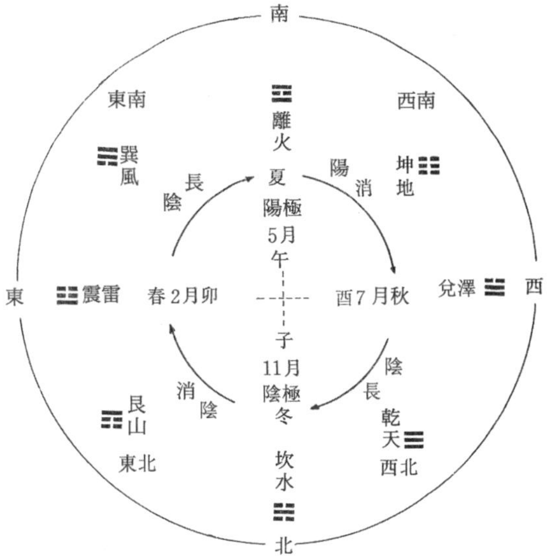

圖 11－13　八卦陰陽消長方位

以一歲言，則冬至以後屬陽，夏至以後屬陰，以一日言，則子時以後屬陽，午時以後屬陰。臨床上用以分析陰陽消長，氣機升降，頗具實踐意義。

此外，八卦在中醫學還被《內經》用於九宮八風，以之闡述氣象風雨與疾病的關係。針灸學上以運八卦的方法進行推拿治療小兒疾病。

在中醫理論方面，八卦卦象還被用於藏象生理及病理。如坎卦象水，與腎相關，離卦象火，與心相關；既濟卦與心腎相交生理的關聯，未濟卦與心腎不交病理的關聯，蠱卦與脾胃的關係；以及在治療學方面，汗、吐、下、和、溫、清、消、補八法等都說明了八卦對中醫學有著深遠的影響。

第五節　《周易》卦爻象與中醫陰陽理論

一、卦爻象中寓含的陰陽盛衰消長規律

《周易》其《易經》並未直言陰陽，《易經》的陰陽萌芽體現在卦、爻象之變化方面，亦即是由卦象來體現的。另外爻辭亦蘊含著陰陽消長盛衰現象，乾、坤二卦就很典型。

《周易》的陰陽觀得到明確反映的是《易傳》，《易傳》在《易經》陰陽觀點的啟迪下又吸收了當時（戰國時期）陰陽五行思潮的影響，對《易

經》的解釋則體現明顯的陰陽觀。如《易・乾卦・象》曰：「潛龍勿用，陽在下也。」《易・坤卦・象》曰：「履霜堅冰，陰始凝也。」《易・文言》曰：「潛龍勿用，陽氣潛藏。」「陰疑於陽必戰，為其嫌於無陽也。」

六爻本身就象徵著一個陰陽消長的週期。

正如薛敬軒先生所言：「卦之六爻，皆陰陽自然之數。如一年有十二月，十一月一陽生，至四月六陽滿，五月一陰生，至十月六陰滿，十一月又一陽生。如日有十二時，子時一陽生，至巳時六陽滿，午時一陰生，至亥時六陰滿，子時又一陽生，大而一年，小而一日之運，六爻無不包括，故六爻添一爻固不成造化，減一爻亦不成造化，皆陰陽自然之數。」（引自《易象數理分解》，謝維岳）

《易・繫辭》著名命題「一陰一陽之謂道」是《周易》的精髓，概括了陰陽的對立統一規律。

陰陽理論是易理的核心，無論是卦象或是爻象都蘊含著陰陽哲理，以爻象而言，陰爻（--）象徵陰，陽爻（—）象徵陽；以卦象而言，由陰爻和陽爻的多少構成陰卦和陽卦。

陰爻和陽爻兩儀分別各生一陰一陽即成四象：

老陰（太陰）⚏　　　少陰⚎

老陽（太陽）⚌　　　少陽⚍

四象之上再分別生一陰一陽即成八卦：

坤☷　艮☶　坎☵　巽☴　震☳　離☲　兌☱　乾☰

八卦再生一陰一陽而成十六卦，同理，十六卦生為三十二卦，三十二卦生為六十四卦。

二、《周易》卦象陰陽消長轉化規律對中醫學的影響

無論八經卦、六十四別卦，還是一卦中的六爻位，都蘊含著陰陽盛衰消息的易理，如圖 11－9。

中醫學氣候、方位多採用文王八卦方位圖。無論伏羲八卦或文王八卦，都存在著陰陽消長轉化規律，儘管排列方位不一致，但陰陽的轉化規律卻是一致的，如下。

乾卦☰	陽盛極	坤卦☷	陰盛極
離卦☲	陰陽極一陰生	坎卦☵	陰極一陽生
巽卦☴	陽消陰長	震卦☳	陰消陽長
艮卦☶	陰長陽弱	兌卦☱	陽長陰弱

同樣，六十四別卦也反映著陰陽消長轉化規律，如下。

乾卦䷀	陽盛極	坤卦䷁	陰盛極
姤卦䷫	陽極一陰生	復卦䷗	陰極一陽長
遯卦䷠	陽多陰少	臨卦䷒	陰多陽少
坎卦䷜	陰中含陽	離卦䷝	陽中含陰
否卦䷋	陰陽平衡	泰卦䷊	陰陽平衡
觀卦䷓	陽消陰長	大壯卦䷡	陰消陽長
剝卦䷖	陰長陽弱	夬卦䷪	陽長陰弱

上表剝卦䷖的上九為陽爻，又轉化到復卦的初九䷗，此後又從師卦䷆→謙卦䷎→豫卦䷏→比卦䷇→剝卦䷖。亦即陽爻從初九→九二→九三→九四→九五→上九，到了剝卦的上九已到極點，不能再升了，於是又復回復卦的初九。易經的卦，初爻大多意味著變起於微，第六爻代表著物極必反。這樣體現了陰陽的轉化現象。

一卦之中，爻數及爻位的變易，亦反映著陰陽的消長規律，即使是純陽卦或純陰卦中也存在著陰陽的盛衰。每一卦有六爻，自下往上爻位分為初、二、三、四、五、上六位。

九代表陽爻，六代表陰爻，如坎卦䷜第一爻為陰爻䷜即稱初六，第二爻為陽爻稱九二，第三爻為陰爻稱六三，第四爻亦為陰爻，稱六四，第五爻為陽爻，稱九五，第六爻又為陰爻，稱上六。正如《易傳・說卦》曰：「故易六畫而成卦，分陰分陽，迭用柔剛，故易六位而成章。」

《易傳》又把第五、六爻象天，第三、四爻象人，第一、二爻象地，即所謂易卦六爻象天、地、人三才之說。《易經》六爻是一個陰陽組合系統，反映著陰陽的盛衰消長及轉化。如乾卦䷀，雖然每爻皆為陽爻，而《易經》原文的論述卻有陽氣由微到盛，由盛轉陰的變易。

原文「初九，潛龍勿用」，即言初爻陽氣尚微，宜潛勿過用。「九二，見龍在田，利見大人」言到第二爻陽已漸盛，可以出潛活動。「九四，或躍在淵，無咎」，即第四爻，陽已旺盛，或飛躍或潛隱可以靈活變化。「九五，飛龍在天，利見大人」，言第五爻，陽已大盛，可以盡施陽剛之德。「上九，亢龍，有悔」，言至第六爻，該卦陽已盛極，「有悔」含物極必反，陽極必陰之意。

同樣，坤卦雖為純陰卦，但原文也充分體現了其間陰陽的盛衰規律，如「初六，履霜堅冰至」，指出坤卦雖為堅陰，亦係從微寒開始，積涼而成，說明陰寒由微到盛的漸變過程。

《易・坤卦・象》中「龍戰於野，其道窮也」，又指出了陰盛至極，物極必反，故「窮則變，變則通，通則久矣」。

《易經》卦象三陰三陽的轉化，如泰卦䷊由乾坤二卦組成，下三爻為陽爻，上三爻為陰爻，三陽盡則轉三陰。如《易經》原文「六四，翩翩，不富以其鄰，不戒以孚」即言六四已過其中，陽極則陰，乾盡則坤，翩翩，飛翔貌，寓三陰翩然轉復之意。同樣，否卦䷋，由坤乾二卦組成，下三爻為陰，上三爻為陽，坤陰盡則乾陽生，陰交於陽，陽交於陰。故《易・否卦・象》曰：「天地不交，否。」即言三陰盡則三陽生，否則天地不交致氣道閉塞不通。可見《易經》卦象之中已經包含了三陰三陽的相互關係，對中醫學產生了深遠的影響。

三、《內經》三陰三陽起源於《周易》卦象

首先在臟腑經絡方面，《內經》以三陰三陽分配十二經，並敘述了三陰三陽經絡氣血多少問題，反映了經脈的表裡關係以及臟腑的功能特點。

此外，《內經》還以三陰三陽配月份以反映四時六氣陰陽盛衰的氣候變化。如《素問・脈解》以三陰三陽配四時六氣的陰陽消長分析六經病，尤其是一年中陰陽氣化盛衰對人體生理病理的影響，體現了六經與臟腑經絡的密切關係，為雜病六經分證奠定了基礎。

如《素問・脈解》所載：

太陽
- 氣候：陽氣出在上而陰氣盛
- 物候：陽氣凍解，地氣而出
- 病候：腫腰椎痛

少陽
- 氣候：陽氣盡而陰氣盛
- 物候：陰氣藏物也
- 病候：心脅痛

陽明
- 氣候：盛陽之陰也
- 物候：陽氣長物
- 病候：惡人與火，頭痛鼻鼽腹腫

太陰
- 氣候：陰氣下衰，陽氣且出
- 物候：萬物氣皆藏於中
- 病候：病脹，食則嘔

少陰 { 氣候：秋氣始至，微霜始下
物候：萬物陽氣皆傷，方殺萬物，陰陽內奪
病候：腰痛，面黑如地色 }

厥陰 { 氣候：陽中之陰
物候：一俯而不仰也
病候：癩疝，少腹腫 }

太陽、少陽、陽明、太陰、少陰、厥陰六個位象，與卦象六爻位相似，卦象六爻位中已寓含三陰三陽消長之意。每一卦都寓含少、壯、老三個階段，及始生、漸盛、旺盛、盛極、始衰、轉復等六位，並且在《易・說卦》中已有長男（太陽）——長女（太陰），中男（中陽）——中女（中陰）及少男（少陽）——少女（少陰）之詞了。

如《易・說卦》曰：「乾，天也，故稱乎父；坤，地也，故稱乎母；震，一索而得男，故謂之長男；巽，一索而得女，故謂之長女；坎再索而得男，故謂之中男；離，再索而得女，故謂之中女；艮，三索而得男，故謂之少男；兌，三索而得女，故謂之少女。」《素問・熱論》把《易經》三陰三陽應用於解釋外感熱病的傳變規律及其相互關係，創立了外感熱病六經分證，為《傷寒論》六經辨證奠定了基礎。

如《素問・熱論》曰：「傷寒一日，巨陽受之，故頭項痛，腰脊強，二日陽明受之，陽明主肉，其脈挾鼻絡於目，故身熱目痛而鼻乾，不得臥也。三日少陽受之，少陽主膽，其脈循脅絡於耳，故胸脅痛而耳聾。三陽經絡皆受其病，而未入於臟者，故可汗而已。四日太陰受之，太陰脈布胃中絡於嗌，故腹滿而嗌乾。五日少陰受之，少陰脈貫腎絡於肺，系舌本，故口燥舌乾而渴。六日厥陰受之，厥陰脈循陰器而絡於肝，故煩滿而囊縮。」充分體現了六經之間的整體聯繫性。

張仲景《傷寒論》以太陽病、陽明病、少陽病、太陰病、少陰病、厥陰病六病的形式體現了六經分之為六，合之為一的整體關係。六經六個病證既相關聯又能各自獨立為六個病證體系，是《素問・熱論》六經病互相聯繫卻未能各自為病證體系的昇華，為中醫外感熱病的發展有傑出貢獻。

《周易》六爻位所象的六個階段即由初微→漸盛→旺盛→盛極→始衰→來復組成，《易・乾卦》是典型反映。《內經》的六經三陰三陽分證即導源於此。《傷寒論》六經辨證從太陽病到厥陰病雖然和《易經》六位盛衰次序不盡等同，但同樣體現了邪正盛衰轉化的六個位象。

其中太陽病、陽明病、少陽病、太陰病、少陰病、厥陰病有三陰三陽微盛、旺極、始衰、衰極、來復的變經趨勢，歸納了外感熱病的演變規律。說明《內經》《傷寒論》的六經與《周易》的六位爻象密切相關，體現了《周易》《內經》對《傷寒論》的影響。

四、《周易》卦象陰陽互根、互約、依存關係對中醫學的影響

陰陽是既對立又統一的，陰根於陽，陽根於陰，無陽則陰無以生，無陰則陽無以化，太極圖陰陽合抱充分體現了陰陽的依存關係。《易經》卦象的結構也無不存在著陰陽的互根原理，從太極陰陽圖到四象再到八卦的形成，其陰陽都是相互為根的，見表 11－3。

表 11－3　太極陰陽衍化

太極							
陰				陽			
太陰		少陽		少陰		太陽	
坤　陰	艮　陽	巽　陰	坎　陽	離　陰	震　陽	兑　陰	乾　陽

八卦中陰陽爻的排列和數量亦都是相對應和均衡的，如：

乾卦☰—☷坤卦

離卦☲—☵坎卦

艮卦☶—☱兑卦

巽卦☴—☳震卦

再從六十四卦看，其陰陽爻的排列和數量亦是相對應和均衡的，如圖 11－9。

《內經》充分吸取了《周易》的陰陽互根觀點，提出「陰在內，陽之守也；陽在外，陰之使也」，及「凡陰陽之要，陽密乃固，……陽強不能密，陰氣乃絕，陰平陽秘，精神乃治，陰陽離決，精氣乃絕」的著名論點，在中醫學中指導意義極大。

另外，《內經》根據陰陽互根理論，提出了三陰三陽開闔樞理論，進一步深化了六經之間的相互作用。三陰三陽開闔樞理論，記載於《素問・陰陽離合論》及《靈樞・根結》，如《素問・陰陽離合論》：「是故三陽之離合也，太陽為開，陽明為闔，少陽為樞。……是故三陰之離合也，太陰為開，厥陰為闔，少陰為樞。」開主外出，闔主內入，樞主內外出入，體現了三陰三陽分而言之，陰陽備有其經；合而言之，表裡同歸一氣，既相互協調又各盡其職的理論。

《靈樞・根結》：「太陽為開，陽明為闔，少陽為樞，故開折，則肉節

瀆而暴病起矣。……闔折，則氣無所止息而痿疾起矣。……樞折，即骨繇而不安於地。……太陰為開，厥陰為闔，少陰為樞。故開折，則倉廩無所輸，膈洞。……闔折，即氣絕而喜悲。……樞折，則脈有所結而不通。」

《內經》從開闔樞的角度闡述了雜病病機，為中醫病機學的研究另闢了新徑。此外，三陰三陽開闔樞理論還在中醫治療學提出了開補法、闔瀉法及樞和法三種治療方法，豐富了中醫治療學的內容。

《內經》還根據三陰三陽創立了標本中氣理論，標本中氣理論由風、熱、濕、燥、寒、火六氣與三陰三陽的本、標、中的從化關係反映了人生活在氣交之中，人的生理病理隨六氣而變化的觀點，標本中氣理論的實質就是在陰陽互根基礎之上的陰陽氣化理論。

標本中氣的從化關係主要是指三組相互承制的關係，即燥濕調停、水火既濟、風火相助。在生理狀況下，六經與六氣之間的承制關係，即由於標本中氣的從化關係而保持著相對的平衡。這種相對平衡一旦遭到破壞，體內的陰陽就會失去平衡，從而導致疾病的發生，因此，標本中氣的從化關係對疾病的發生有很大的影響。

標本中氣理論說明，天時六氣變遷推移，都遵循一定規律，倘若失其常態，造成太過不及或勝復發作，六氣就會演變成六淫。

由於人體臟腑經絡外應六氣，六氣內應臟腑，因此，隨著六淫的變化，自然界水火、燥濕、寒熱亦發生失調，會對人體的陰陽平衡產生影響，所以人的病理與六淫邪氣密切相關。

但外邪對人體疾病的發生和發展的影響也並非無規律可循，標本中氣從化理論即是六淫對人體疾病發生發展影響的概括。簡言之，標本中氣從化規律就是對《周易》陰陽互根理論的發展（標本中氣從化規律見表 11－4）。

表 11－4　標本中氣

三陰三陽 / 標本中氣	少陽●	陽明▲	太陽■	厥陰▲	少陰■	太陰●
本	火	燥	寒	風	熱	濕
中氣	厥陰	太陰	少陰	少陽	太陽	陽明
標	少陽	陽明	太陽	厥陰	少陰	太陰

註：●—從本；■—從本從標；▲—從中。

（本表資料來源：《內經》教材，第二版）

三陰三陽開闔樞理論及標本中氣理論還被應用於說明《傷寒論》六經之中的氣化關係，張仲景雖未明確提出開闔樞及標本中氣問題，但從脈證、病機及用藥特點來看是貫穿著這兩種學術思想的，並且在《內經》的基礎上有所發揚。《傷寒論》六經氣化的特點是表裡內外的聯貫性，開闔樞理論正體現了這一精神。

正如張景岳所說：「此總三陰為言，亦有內外之分也，太陰為開，居陰分之表也；厥陰為闔，居陰分之裡也；少陰為樞，居陰分之中也。」開者主出，闔者主入，樞者主出入之間，亦與三陽之義同，強調了三陰三陽開闔樞之間的表裡關係。

《素問・六微旨大論》說：「少陽之上，火氣治之，中見厥陰；陽明之上，燥氣治之，中見太陰；太陽之上，寒氣治之，中見少陰；厥陰之上，風氣治之，中見少陽；少陰之上，熱氣治之，中見太陽；太陰之上，濕氣治之，中見陽明。所謂本也，本之下，中之見也；見之下，氣之標也。本標不同，氣應異象。」其中，少陽，太陰從本化，因少陽本火而標陽，太陰本濕而標陰，二者標本同氣，故從本化；少陰、太陽從本或從標化，因少陰本熱標陰，太陽本寒標陽，標本異氣故從本或從標化；陽明厥陰從中見化，因燥從濕化，風助火威，自然之性也，這和《易・乾卦・文言》中「同氣相求，水流濕，火就燥」原理一致。

標本中氣從化理論體現了《周易》陰陽互根，寒熱相移的原理，是《傷寒論》六經氣化的基礎，對《傷寒論》六經傳變有很大影響。《傷寒論》六經氣化的實質，仍然是三陰三陽氣化的反映，標本中氣和開闔樞氣化理論，共同構成傷寒六經氣化的整體，二者分別從縱橫兩個角度闡述了傷寒六經之間的相互關係，為研究《傷寒論》六經理論提供了一條途徑。

以上說明《內經》在《周易》陰陽互根理論的啟迪下，創造了三陰三陽開闔樞理論及標本中氣理論，對內科雜病及《傷寒論》的研究起了一定的作用。

此外，《周易》以乾坤為天地之門戶，如《易・繫辭》曰：「是故闔戶謂之坤，闢戶謂之乾，一闔一闢謂之變。」《內經》吸收了乾坤天地門戶的說法，提出了「天門地戶」說，如《素問・五運行大論》說：「所謂戊己分者，奎壁角軫，則天地之門戶也。」

張景岳解釋為「是日之長也，時之暖也，萬物之發生也，皆從奎壁始；日之短也，時之寒也，萬物之收藏也，皆從角軫起，故曰春分司啟，秋分司閉。……然自奎壁而南，日就陽道，故曰天門，角軫而北，日就陰道，故曰地戶」，即從奎壁戊位開始日漸長陽氣漸盛，猶如打開了天門，到角軫己位則日漸短陰氣漸隆而陽氣收閉，猶如打開了地戶，故曰天門地戶。

故天門地戶可作為由春入夏，由秋入冬之標誌，《內經》以天門地戶說明氣候由陰出陽，由陽入陰，體現了一年四季陰陽消長轉化盛衰的規律。

《內經》天門地戶如圖 11－14 所示。

故張景岳曰：「是以伏羲六十四卦方圖，以乾居西北，坤居東南，正合天門地戶之義。」

上述說明《內經》已吸取了《周易》卦爻三陰三陽的精華，並已應用於雜病。

此外，《內經》還把《周易》卦爻三陰三陽應用於外感熱病方面，說明了《周易》卦爻三陰三陽在中醫學中被廣泛應用。

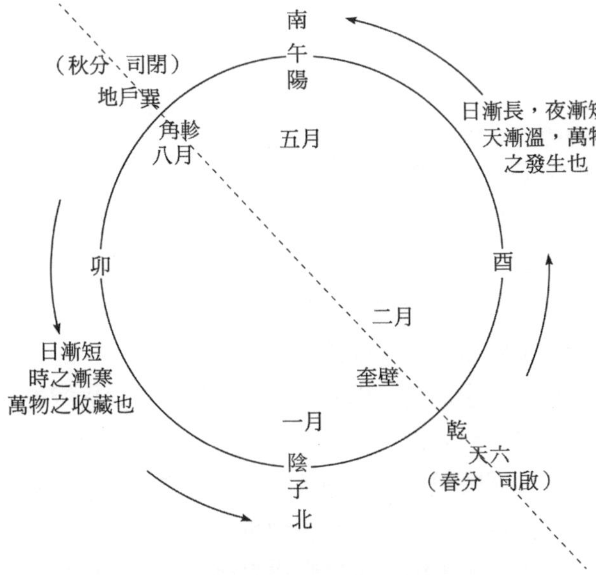

圖 11－14　《內經》天門地戶

第十二章

太極圖與中醫理論

美麗的太極圖，是八卦的核心，也是易理的高度概括，其陰陽合抱，是宇宙事物變化發展的縮影，其蘊含的哲理高深，不愧為天下第一圖。

第一節 太極圖解

太極圖是八卦的核心，也是《周易》的精髓，《易經》蘊含有太極的思想，但明確提出太極一詞則始於《易傳》，如《易・繫辭》曰：「易有太極。」至於太極圖源出何書，有人認為出自《道藏》，其實無從考據，究竟出自何處，尚待考證。

關於太極圖的來源有如下觀點。

（1）「太極」文字記載始出於《周易》，如《易・繫辭》曰：「易有太極，是生兩儀，兩儀生四象，四象生八卦。」

（2）太極圖畫來源有如下幾種說法。

①太極圖始出於東漢魏伯陽《周易參同契》系列。

②太極圖首載於宋代朱熹《太極圖說解》，相傳為朱熹透過蔡季通從西蜀隱士索得，載入《朱子全書》，流傳至今。

③太極圖出自宋代周敦頤《太極圖說》，傳言宋代道士陳摶授太極圖予周敦頤，授先天圖予邵雍，授河圖洛書予劉牧。

太極，「太」，大也，「極」，無窮無盡也。太極即無限之意，包括時間的無限及空間的無極，所謂無極指無方向、無形狀、無限量的太始混沌元氣，即所謂「道生一」。既代表宏觀世界的無限，亦象徵微觀世界的無極。

太極圖（圖 12－1）從無極到太極，是《周易》宇宙生成論的基本觀點。《周易》認為宇宙本體於無極，即混沌元氣，「太」字在我國遠古數學中曾被作為未知數的代表，說明「太」字有無限的意義。因此，太極即表示宇宙是無窮無盡的。

太極的物質基礎是陰陽二氣。《易・繫辭》曰：「一陰一陽之謂道。」陰陽不是孤立的、分割的，而是互抱的，太極圖（圖 12－2）即較好地體現了這一宗旨，所謂「一生二」。

無極（混沌）

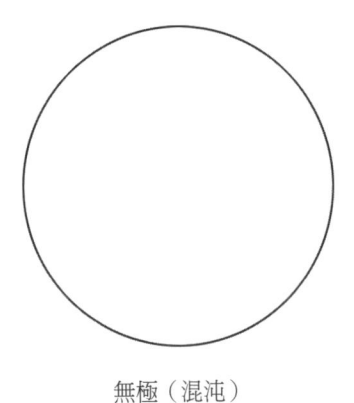

圖 12－1　太極（1）

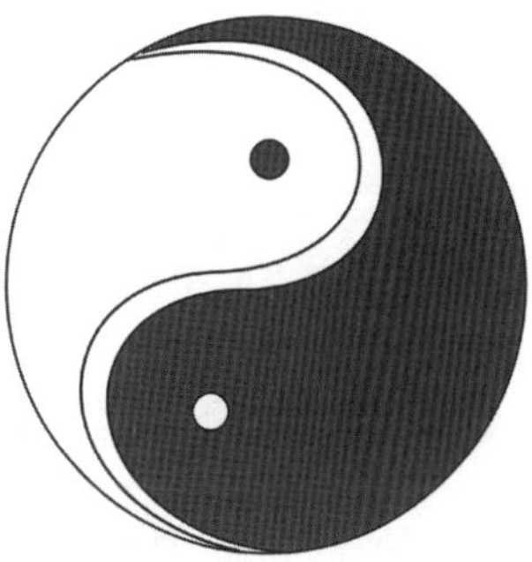

圖 12－2　太極（2）

負陰而抱陽，陽中有陰，陰中有陽，陰陽是互相聯繫、互相制約，分之為二、合之為一的統一體。然陽中又有至陽，陰中尚有至陰，陰極則陽生，陽極則陰長，終於構成了完整的最能象徵陰陽對立統一關係的太極圖（圖12－3）。

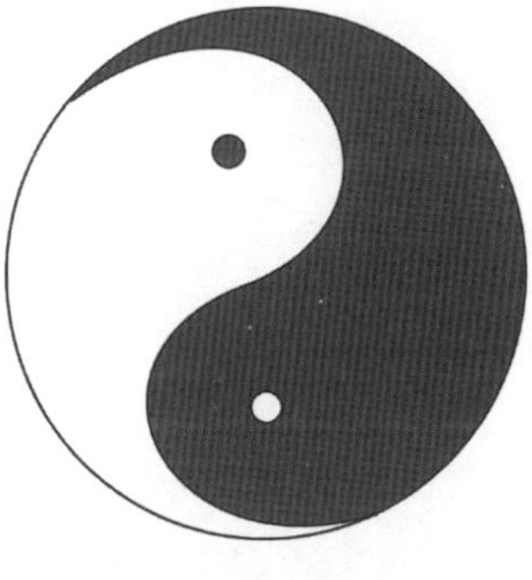

圖 12－3　太極（3）

太極圖是圓形的，蘊含著氣一元論的原理，認為宇宙萬物始於元氣，元氣為氣化之始，故太極亦即「無極」，亦謂「太虛」，其始為圓形，意即在此。

太極圖的陰陽線為何不以直線而用環抱曲線？不以直線，象徵陰陽雖然各半，但是相對的，而非絕對，此時陰多陽少，彼時陰少陽多，陰陽不是絕對平均的，而是互為消長、互為制約的。至於黑眼和白眼，代表至陰、至陽，象徵陰極陽生、陽極陰長，陰陽是互相轉化的，白眼和黑眼亦表示陰中含陽、陽中含陰之意。

至於太極圖陰陽合抱之間的曲線區，則表示陰陽之間的消長是漸變而不是突變。從數字來說，太極圖蘊含著由「零」到「一」，由「一」到「二」，由「二」到「四」，由「四」到「八」，由「八」到「十六」，再到「三十二」「六十四」，乃至無窮。

第二節 太極圖的哲學寓意

太極圖是圓形的，代表宇宙混沌氣一元為始，故是氣一元論的徵象。太極分含陰陽，寓有陰陽消長的自然規律，太極圖的曲線，蘊含有事物的變化發展規律。太極圖體現著事物的量變、質變規律。

太極圖的陰陽各半，由小到大，由大到小，說明事物不是靜止的，是發展著的、轉化著的和運動著的。太極圖的至陰至陽，表示事物物極必反，重陰必陽、重陽必陰的道理，如圖 12－4。

宇宙由混沌狀態演化為太極陰陽合抱而化生萬物，其演變規律為：無極→太極→兩儀→四象→八卦→六十四卦。這是《周易》宇宙觀的精粹，體現

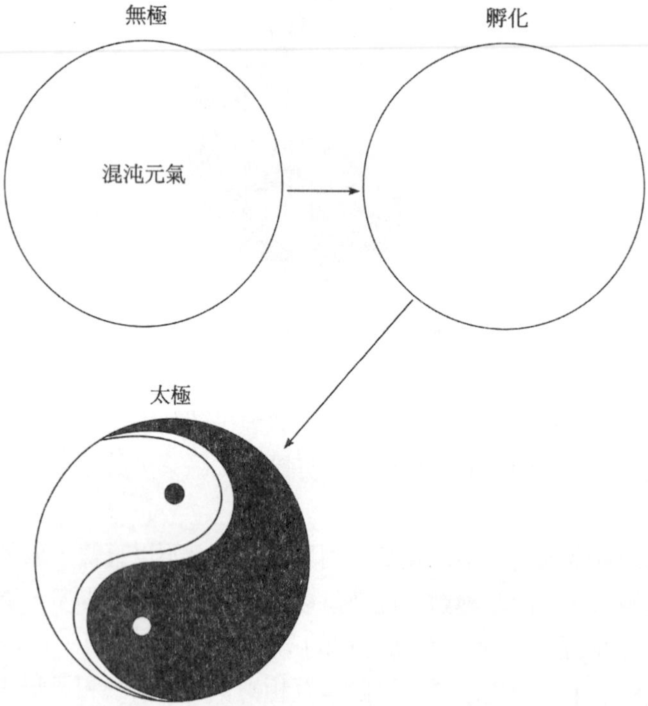

圖 12－4　太極發生

了「一分為二」「合二為一」的思想（圖 12－4，圖 12－10）。

太極圖強調運動變化，如《易傳·繫辭》說：「易有太極，是生兩儀，兩儀生四象，四象生八卦。」即指出太極陰陽消長變化是派生萬物的本源。宋代周敦頤所著《太極圖說》曰：「無極而太極，太極動而生陽，動極而靜，靜而生陰，靜極而動，一動一靜，互為其根。」皆說明太極圖富有深刻的唯物辯證法思想。

太極圖是宇宙事物變化發展規律的縮影，蘊含著高深的哲理。

第三節 太極圖與陰陽氣化

太極圖是陰陽氣化的象徵圖，太極圖是宇宙陰陽氣化的縮影，《易·繫辭》曰：「一陰一陽之謂道。」太極圖不僅強調宇宙萬物肇基元始，而且十分注意陰陽的對立統一關係，認為是事物發展的根本動力。

《內經》提出「陰陽者，天地之道也，萬物之綱紀，變化之父母，生殺之本始，神明之府也」，說明中醫學在易理的影響下，同樣重視陰陽氣化在事物發生發展中的意義。

太極圖的陰陽轉化存在著由量變到質變，和「陽長則陰消」「陰消則陽長」的規律，《內經》「重陽必陰，重陰必陽」「寒極生熱，熱極生寒」與之意義相同。

太極圖的陰陽消長轉化規律實際上總結了八卦中的陰陽關係。八卦由陰爻和陽爻組成，每一個卦象中都寓含著陰陽的消長轉化，在整體的八卦中，同樣也包含著陰陽的消長，氣機的升降。如一年四季中，冬至一陽生，復卦正處冬至，夏至一陰長，姤卦位於夏至，如圖 12－5。

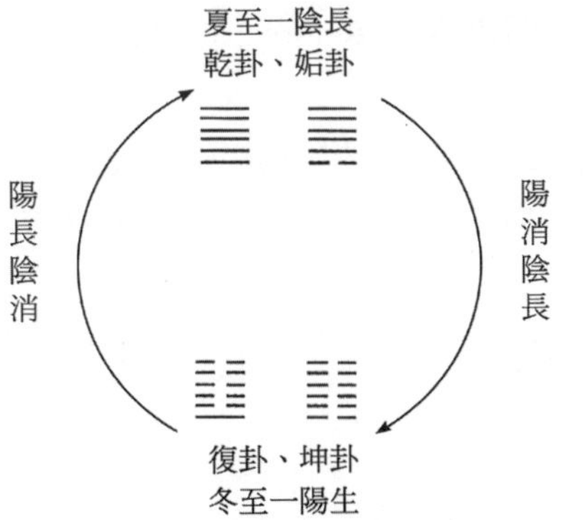

圖 12－5　太極陰陽消長

陰陽存在著互相依存、互相制約的規律，太極圖陰陽合抱，體現了陰陽依存的關係，即「陽以陰為基，陰以陽為用」「陽根於陰」「陰根於陽」「孤陰不生，孤陽不長」。《內經》「陰在內，陽之守也，陽在外，陰之使也」與之同義。

陰陽的依存、制約關係是事物發展的前提，制中有化，化中有制，亦制亦化，事物才能正常發展。正如張景岳所說：「造化之機，不可無生，亦不可無制，無生則發育無由，無制則亢而為害，必須生中有制，制中有生，才能運行不息，相輔相成。」

如陰陽之間失於制約，就會發生偏勝，甚至離決，生機則無法維持，如《內經》曰：「陰陽離決，精氣乃竭。」

第四節 太極與《周易》

神秘而魅力無窮的太極，是東方文化的象徵。

太極一詞最早見於《周易》，如：「易有太極，是生兩儀。」（《易·繫辭》）「太」，大也，「極」，無極，無限之謂，太極指天地混沌未開闢之先的原始狀態，故《周易》認為太極即太始，為宇宙的最初本原，至高無上的本體，而太極圖則可視為象徵宇宙演化的模式圖。

太極圖是陰陽對立統一的徵象，是陰陽協調的巧妙結合，又是圓運動的標誌。

一、《易傳》對太極的重大貢獻

（一）《易傳》賦予了太極陰陽氣化的內涵，對陰陽理論的發展具有重大意義。

《易傳》對太極的重大貢獻，除了命名之外，還賦予了陰陽氣化的內涵。

陰陽和太極相結合是陰陽氣化理論發展的重要里程碑，對陰陽氣化理論的發展具有劃時代的意義。早在《易傳》即已把太極陰陽氣化作為化生萬物的本源。如曰：

易有太極，是生兩儀，兩儀生四象，四象生八卦。……一陰一陽之謂道。

（《易·繫辭》）

文中「太極」一詞為《易傳》首次提出，「兩儀」指陰陽合抱，「兩儀生四象」則指陰陽氣化。「一陰一陽之謂道」，道，即太極，指出了「太極」即是陰陽氣化的統一體。總的意思是所謂「易有太極」，指無極生太極，「太極」指天地乾坤，「兩儀」指陰陽二氣，「四象」指少陽⚎，老陽⚌，少陰⚍，老陰⚏，即春夏秋冬四時陰陽消長，八卦即天、地、風、雷、水、火、山、澤，象徵金、土、木、水、火五行，《易傳》的這一著名的命題是太極陰陽氣化的導源。

對陰陽的相互作用，在《易傳》中也不乏記載，如曰：

陰疑於陽必戰，為其嫌於無陽也。

（《易・坤卦・文言》）

二氣感應以相與。

（《易・咸卦・彖》）

《易傳》還以柔剛健順來表達陰陽的相互作用，如曰：

內陰而外陽，內柔而外剛。

（《易・否卦・彖》）

《易傳》非常重視太極陰陽氣化，《易傳》開創的太極陰陽氣化對陰陽氣化的發展，具有十分重要的價值。為諸子百家及易學太極陰陽學說的發展之先河，也為中國太極陰陽文化的發展做了傑出的貢獻。

由於太極陰陽具有濃縮陰陽相互作用的優勢，故《易傳》一提出，即立刻得到了易學家及諸子百家的重視，從而得到了長足的發展。首先，《老子》：

萬物負陰而抱陽。（《老子・章四十二》）

明確指出了陰陽合抱。

《莊子》亦曰：

陰陽四時運行，各得其序。（《莊子・知北遊》）

《荀子》提出：

天地合而萬物生，陰陽接而變化起。

（《荀子・禮論》）

《管子》則曰：

天地（陰陽）和氣，和則萬物從。

（《管子・幼官圖》）

《呂氏春秋》亦曰：

天氣下降，地氣上騰，天地（陰陽）和同，草木繁動。

（《呂氏春秋・孟春紀・孟春》）

《淮南子》亦提出：

合陰而為陽。（《淮南子・天文訓》）

《春秋繁露》則曰：

獨陰不生，獨陽不生，陰陽與天地參而後生。

（《春秋繁露·順命》）

足見諸子百家對太極陰陽氣化都有一定的發揮，雖然沒有直接提出太極二字，但實際上都是對太極陰陽氣化的闡述，反映了《易傳》太極陰陽氣化所產生的深刻影響。

（二）《易傳》陰陽氣化理論對太極圖的產生奠定了基礎。

《易傳》太極陰陽氣化理論在易學家中的影響更大，並得到了進一步的發展。首先，是創造了太極圖，並在此基礎上對太極陰陽氣化進行了進一步發揮，漢代魏伯陽《周易參同契》的水火匡廓圖（圖 12－6）、月體納甲圖（圖 12－7），是最早的太極陰陽魚模式，魏伯陽的月體陰陽消長觀點很可能為太極圖的最早萌芽。

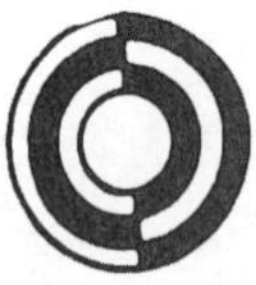

圖 12－6　水火匡廓

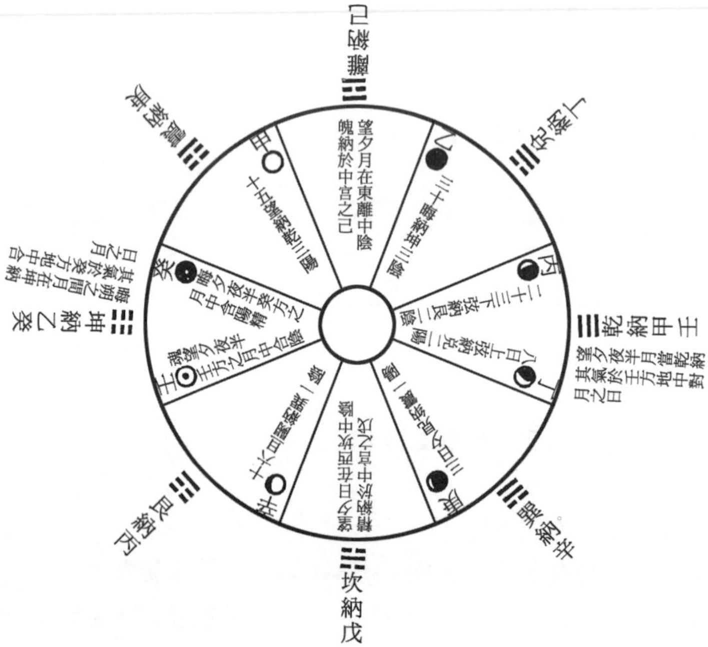

圖 12－7　月體納甲

周敦頤的《太極圖說》源自《道藏》所載《上方大洞真無妙經圖》，他把古時道教的修煉圖發展為宇宙發生圖。

道教修煉的太極圖，明顯是在《周易參同契》水火匡廓圖的基礎上，以道教的內丹修煉（又稱道丹修煉）為目的而畫，並非真正的太極圖，而是與宗教相合的產物。

真正的太極圖和道教修煉沒有關係，而是從生產實踐中發展而來。陰陽魚的組合，源自上古時代的魚紋，亦即是圖騰崇拜的產物（圖 12－8）。上古時代對魚的崇拜可以從半坡彩陶的人面魚看出，雙魚追逐圖有可能是太極圖的前身，如今的太極圖可能是在雙魚圖的基礎上逐漸演化而來的。很可能是易、道學家們在太極陰陽理論的基礎上的共同產物，如圖 12－9～圖 12－11。

圖 12－8　上古陰陽魚圖騰崇拜

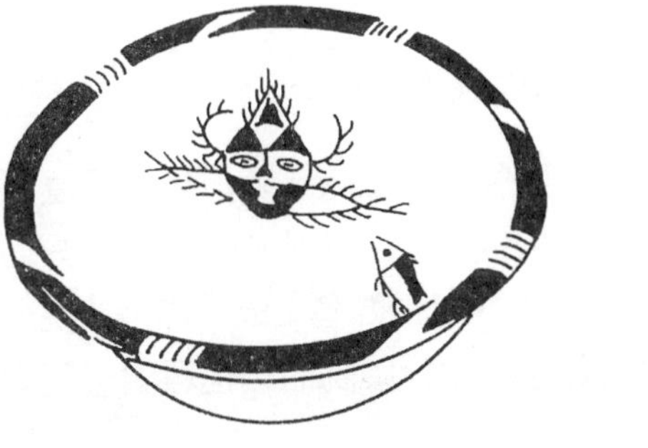

圖 12－9　人面魚

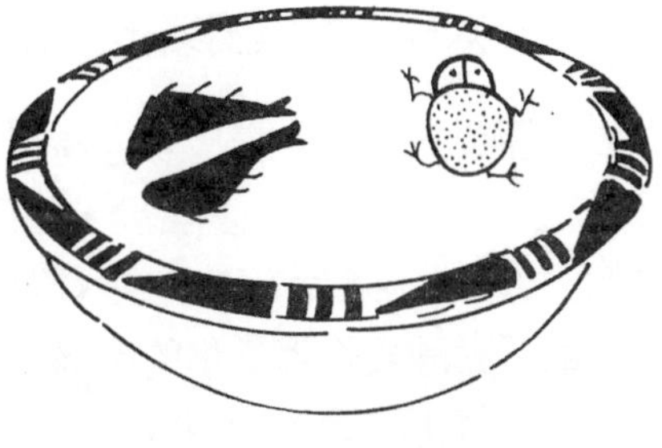

圖 12－10　雙魚追逐

太極圖無論出自月相的盈虧消長，或是魚圖騰，或是紡錘軸等，都和生產勞動有密切關係。說明太極圖深為歷代人民所注重，太極圖不但代表了哲學家們的成就，而且也是古代勞動人民智慧的縮影。

當然究竟太極圖是出自誰之手，現在還不得而知。將太極圖宣傳於世的主要人物是宋代大儒朱熹及陳摶、邵雍、周敦頤。朱熹獲太極圖，並載於《周易本義》。陳摶的先天太極圖也對太極圖的流傳起到了有力的宣傳作用。

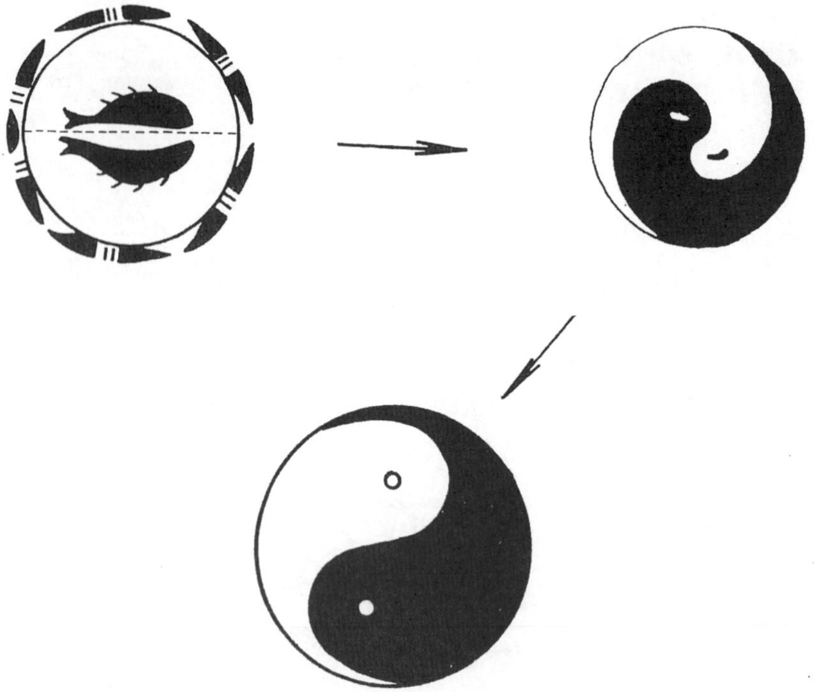

圖 12－11　太極圖形成

二、太極圖對陰陽氣化理論發展的重要影響

太極圖推出後，宋代三大易學家——周敦頤、邵雍、陳摶對太極陰陽氣化理論進行了更進一步發展，如周敦頤提出著名的「太極動而生陽，靜而生陰」（《太極圖說》），在《易傳》「動為陽，靜為陰」的基礎上，進一步強調了動靜與陰陽氣化的關係，大大豐富了太極陰陽的氣化理論，其著《易通・動靜》還進一步指出：

水陰根陽，火陽根陰，五行陰陽，陰陽太極。四時運行，萬物終始。

把太極陰陽氣化和水火相聯繫，邵雍的《皇極經世》對太極陰陽氣化論曰：

太極既分，兩儀立矣。陽下交於陰，陰上交於陽，四象生矣。陽交於陰，陰交於陽而生天之四象；剛交於柔，柔交於剛而生地之四象。於是八卦成矣。八卦相措，然後萬物生焉。

（《皇極經世・觀物外》）

充分闡述了太極陰陽氣交，進一步闡述了太極陰陽氣化。

程頤的《伊川易傳》亦充分發揮了太極陰陽氣交的理論，如曰：

陰始生於下與陽相遇，天地相遇也，陰陽不相交遇則萬物不生。

（《伊川易傳・姤》）

剝（卦）極則復（卦）來，陰極則陽生。

（《伊川易傳・復》）

尤其太極最初就與八卦相緊密結合，從《易傳》「易有太極，是生兩儀，兩儀生四象，四象生八卦」就標誌著太極與八卦是密切相關的，陳摶的「先天太極圖」實際上就是《易傳》太極八卦的圖現。太極與八卦的結合，所謂「太極含陰陽，陰陽含八卦」，其優勢在於更能充分反映陰陽氣化的盛衰消長狀況。

綜上所述，《易傳》提出太極一八卦陰陽氣化理論為陰陽氣化理論的昇華做了傑出的貢獻，主要意義如下。

第一，最先確立了太極與陰陽的統一，開創了太極與陰陽的氣化關係（「易有太極，是生兩儀」）。

第二，把太極和四時（四象）相結合——「兩儀生四象」，加強了太極陰陽與自然界四時陰陽消長的聯繫。

第三，把太極和八卦相聯繫（「易有太極，……生八卦」），更突出了太極陰陽氣化的物質性。

總之，太極陰陽氣化理論是陰陽理論的昇華，對陰陽學說以及太極理論都有重大意義。

第五節　太極與陰陽文化

中國文化是陰陽文化，《周易》是陰陽文化的總源，太極文化是陰陽文化的代表。

太極陰陽被廣泛應用於中國的傳統文化中，是中國傳統文化的一株奇葩。太極陰陽在中國文化中有著驚人的滲透力，幾乎遍及中國傳統文化的每一個角落，其影響之深遠，是十分罕見的。儒家和道家都視之為己學，無不以太極陰陽為正統宗傳。太極陰陽的應用極為廣泛，包括哲學、易學、古天文學、儒家、道家、中醫學等無不涉及，茲擇其要點介紹如下。

一、太極陰陽與宇宙發生及宇宙本體

首先用太極陰陽觀點解釋宇宙發生的是《易傳》，其曰：

易有太極，是生兩儀，兩儀生四象，四象生八卦……

（《易・繫辭》）

《易傳》提出了太極陰陽氣化是宇宙萬物發生的根源，太極是宇宙的本體。《易傳》對陰陽氣化的精闢闡述，以及所強調的「一陰一陽之謂道」，表明《易傳》的太極是指陰陽氣化，而非超陰陽之上的另外實體。太極的宇宙本體論觀點被唯物主義一派的易學家所繼承，然而由於《易傳》沒有明確指出太極的物質性，而又提出「形而上者謂之道，形而下者謂之器」（《易·繫辭》），於是《易傳》的「太極」「道」「器」又被宋明理學家作為「天理」「心」的化身，在宋明時期產生了深遠的社會影響。

《老子》提出：

道生一，一生二，二生三，三生萬物。

（《老子·章四十二》）

《老子》中的「一生二」「萬物負陰而抱陽」，說明《老子》的觀點依然是陰陽氣化的宇宙發生說，只不過沒有直接說出「太極」二字而已，但與《易傳》不同的是，《老子》提出的是三分法。三分法的起源仍然可能是受八卦上、中、下三爻的影響，三爻也是八卦六爻六分法的基礎。《老子》的宇宙本體則是「道」，是超越太極之上的絕對本體。

自從宋代推出太極圖後，太極陰陽作為宇宙發生的解釋得到了更加深入的發展，如周敦頤的《太極圖說》開創了用圖說的方式對太極陰陽氣化與宇宙發生的關係進行闡述的先例。周敦頤的《太極圖說》把太極圖從道教的內丹修煉中昇華出來，作為解釋宇宙發生的工具，是用易理解釋宇宙規律的傑作。以後用太極解釋宇宙發生的學者，皆未超過周敦頤。

從《易傳》到宋代周敦頤《太極圖說》，太極陰陽從理義闡發到圖說發揮皆被逐漸昇華。《太極圖說》的闡述促進了太極陰陽氣化的發展，提高了太極陰陽氣化的哲學高度。

二、太極陰陽與古時道教的內丹修煉

（一）太極陰陽在《周易參同契》中的應用

古時道教的內丹修煉理論最早見於漢代《周易參同契》，《周易參同契》是內丹修煉理論的開山著作。《周易參同契》以乾坤坎離四卦為主體，其中乾坤為鼎爐，坎離水火升降於其間，曰：

乾坤者，易之門戶，眾卦之父母。

坎離匡廓，運轂正軸，

牝牡四卦，以為橐籥。

再以月體納甲及十二消息卦把握火候消息所謂：

朔旦為復，歸乎坤元。

消息應鍾律，升降據斗樞。

故《周易參同契》的原理主要是指氣運：

周流行六虛，升降於中。

氣運的火候以日、月運行作為參照系，如曰：

坎戊日精，離己日光，日月為易，剛柔相當。

《周易參同契》的水火匡廓圖和月體納甲圖（圖 12－6，圖 12－7）體現了太極陰陽的氣化與卦氣（十二消息卦）相結合的優勢，在煉丹火候「消息」（增減）的掌握方面充分反映了煉丹與日、月相應的特點，並提出了內丹修煉必須與宇宙相合的重要原則。這也是《周易參同契》對內丹修煉的傑出貢獻。《周易參同契》對內丹修煉的成就主要為下述幾方面。

第一，把《周易》八卦作為內丹修煉的主要框架，奠定了易理作為內丹修煉的理論基礎。

第二，把月體納甲與十二消息卦相結合，使內丹修煉與日、月運行緊密相應，創造了內丹修煉的生理時鐘思想。

第三，太極陰陽與卦氣相參，進一步突出了內丹修煉與宇宙陰陽氣化相應的重要原則。

總之，《周易參同契》的重要貢獻，在於對易理的引申發揮，開創了儒、道同源於易的理論先河，為儒道合一奠定了理論基礎。

（二）太極陰陽以《無極圖》的形式為道教內丹修煉所用

陳摶的《無極圖》來源於《道藏・上方大洞真元妙經圖》的《太極先天圖》，如圖 12－12。《太極先天圖》又來源於《周易參同契》，但進行了補充，把《易經》「乾坤坎離」和「太極生兩儀」與《老子》「復歸於無極」「復歸於樸」相結合，也即是《周易》《老子》相合的產物。《太極先天圖》後來被周敦頤發展為《無極圖》，用以闡述宇宙發生規律，對易學及哲學的發展都有著重要的作用。陳摶的《無極圖》與周敦頤的《無極圖》後為道教內丹修煉所用。根據黃宗炎《圖學辨惑》，《無極圖》自下而上的含意如下。

1. 玄牝之門

玄牝之門指「人身命門兩腎空隙之處，氣之所由以生，是為祖氣。凡人五官百骸之運用知覺，皆根於此」。

2. 煉精化氣，煉氣化神（精氣神）

煉有形之精，化為微芒之氣；煉依稀呼吸之氣，化為出入有無之神。

3. 五氣朝元

左木火，右金水，中土為之聯絡樞紐，分別代表心肝脾肺腎五臟。以心腎水火升降為中心，以土為樞紐，將五臟之氣由四方向中央土凝聚。

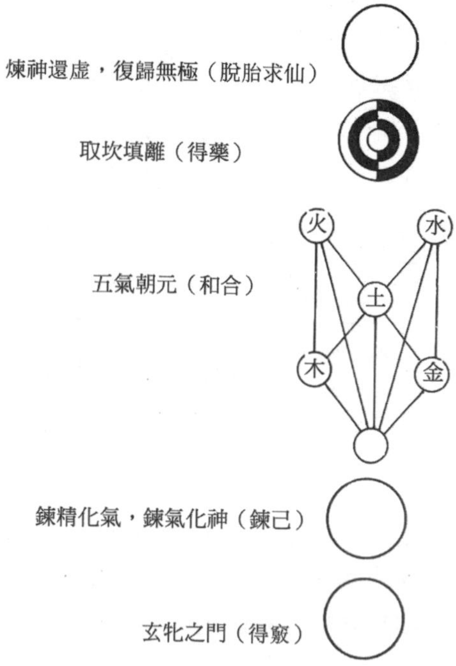

圖 12－12　無極圖（示意）

4. 取坎填離

目的在於使後天坎離相填濟後變為先天乾坤，使水火相交，修煉孕結「聖胎」於中央。

5. 煉神還虛，復歸無極

從有到無，復歸無極，進入到虛無的「神仙」境界。

道教的神仙修煉，其目的大多是修煉精氣神，以「脫胎換骨」成為「神仙」。其總的原則是由太極復歸無極，亦即由有返無、復樸歸真之意。

原文：

乃方士修煉之術，其義自下而上，以明逆則成丹之法。其大較重在水火，火性炎上，逆之使下，則火不燥烈，唯溫養而和煥；水性潤下，逆之使上，則水不卑濕，唯滋養而澤。滋養之至，接續不已；溫養之至，緊固而不敗；律以老氏虛無之道已為有意。其最下圈名為玄牝之門，玄牝即谷神。牝者竅也，谷者虛也，指人身命門兩腎空隙之處，氣之所由以生，是為祖氣。凡人五官百骸之運用知覺，皆根於此。於是提其祖氣上升為稍上一圈，名為煉精化氣，煉氣化神。煉有形之精，化為微芒之氣。煉依希呼吸之氣，化為出入有無之神。使貫徹於五臟六腑，而為中層之左木火，右金水，中土相聯絡之一圈，名為五氣朝元。行之而得也，則水火交媾而為孕。又其上之中分黑白而相間雜之一圈，名為取坎填離，乃成聖胎。又使復還於無始，而為最上之一圈，名為煉神還虛，復歸無極，而功用至矣。

（三）太極陰陽在道教內丹修煉各派中的發展

太極陰陽除以太極圖的形式為內丹修煉所用之外，還被道教內丹修煉各派加以發展，對道教修煉及養生理論的發展有重要的促進作用。

1.《性命圭旨》對太極的發揮

《性命圭旨》是道教著名的內丹修煉專著，對內丹修煉理論在性命原理方面進行了重要的發揮，對內丹修煉的許多原理都進行了獨特的闡述，是丹家必修之書。

在太極陰陽方面，《性命圭旨》認為人身也是一太極，修煉不應與太極造化（陰陽氣化）相悖，自身太極和天地太極最終必然相合，如：

吾身之太極，生生化化，與天地終，……既有天地萬物，各有太極俱焉。

（《性命圭旨・太極發揮》）

《性命圭旨》還把無極喻為人出生之前，太極喻為生後，故修煉應還原人本來之真面目（真樸）如曰：

儒曰太極，所謂無極而太極者，不可極而極之謂也，凡人之始生之初，一點靈光，而所以主張乎形骸者，太極也。父母未生以前一片太虛，而所以不屬於形骸者，無極也，度師曰：「欲識本來真面目，未生身處一輪明。」

2.《黃庭經》中的太和陰陽奧義

《黃庭經》是道教內丹的重要經典之一，其修煉理論仍以太極陰陽氣化為依據，無非提法不同，謂曰「太和陰陽」而已，如曰：

仙人道士非有異，積精所致為專年，人皆食穀與五味，獨食陰陽太和氣，故能不死天相既。

（《黃庭經・中和章第十四》）

《黃庭經》認為凡夫俗子但知食五穀五味，而「仙家」卻「獨食陰陽太和氣」，所以「能不死與天相既」。所謂「陰陽太和氣」即指宇宙太極陰陽所化之氣。《黃庭經》不僅強調宇宙，還同樣認為人體也為陰陽氣化之體，提出修煉要本於陰陽之氣，如曰：

通我精華調陰陽，七孔（心）已通不知老，還坐天門（腦，泥丸）候陰陽，下於咽喉通神明，過華蓋（肺）下清且涼。

（《黃庭經・精液章第十七》）

其中「調陰陽」「候陰陽」皆指修煉時要注意掌握人體陰陽氣化的規

律。《黃庭經》還專列「陰陽章」討論內丹修煉對人體陰陽氣化所起的重要作用。如曰：

陰陽列布如流星，肝氣似環終無端，肺之為氣三焦起，伏於天門候故道。清液醴泉通六腑，隨鼻上下開二耳，窺視天地存童子，調和精華理髮齒。

（《黃庭經·陰陽章第十九》）

《黃庭經》提出，內煉烹運之機，使自身陰陽氣化通達於內外，猶如流星運往於天空。在心神的主宰之下，肝氣左升，肺氣右降，沿著陰陽氣化的故道循環無端，無終無止。氣化為津，上承醴泉，下通六腑，滋五官榮六竅，待氣煉至爐火純青時，自能調和一身精華髮齒，強調了陰陽氣化在內丹修煉中的重要性。

此外，《黃庭經》還認為需不斷引身外陰陽太和之氣，和人體陰陽氣化相結合，封藏於黃庭，所謂：

循護七竅去不祥，日月列布張陰陽，優於太陰成其形，五臟之主腎為精。出入二氣入黃庭，呼吸虛無見吾形，強我筋骨血脈成。

（《黃庭經·循護章第二十二》）

總之，太極陰陽氣化在《黃庭經》內丹修煉中占重要地位。

3.《悟真篇》的太極修煉

《悟真篇》是道教內丹修煉的四大經典之一，在內丹修煉方面有重要的指導意義，為歷代內丹修煉的必讀著作。在內丹修煉方面，《悟真篇》同樣非常重視太極陰陽，主要為以下幾方面。

（1）強調真陰真陽在內丹修煉中的重要意義。

《悟真篇》中的真陽指腎水（坎陽、命火），真陰謂心火（離火），只有真陰與真陽相結合，坎離才能既濟，如是，腎水才能溫升，心火始能下降，肝魂肺魄也才能「入聖」，所謂：

雄裡內含雌質，真陰卻抱陽精。

兩般和合藥方成，點化魂靈魄聖。

（《悟真篇·西江月·十二之七》）

（2）重視陰陽相交在內丹修煉中的作用。

《悟真篇》極為重視陰陽氣交在內煉中的妙用。它提出內丹修煉時陰陽氣交則天長久遠，「陰陽否隔即成愆」，如曰：

牛女情緣道合，龜蛇類稟天然。蟾烏遇朔合嬋娟，二氣相資運轉。總是乾坤妙用，誰人達此詮。陰陽否隔即成愆，怎得天長久遠。

（《悟真篇·西江月·十二之十二》）

此即以牛郎、織女，龜、蛇，日、月，喻北方坎水、南方離火和乾陽坤陰的陰陽氣交，若能促使坎離二氣相資，乾坤二氣妙用，方能得內丹修煉的真詮，強調內丹修煉時一定要注意交通心神。再如：

大丹妙用法乾坤，……一自虛無兆質，兩儀因一開根。四象不離二體，八卦互為祖孫，萬象生乎變動，……顧易道妙盡乾坤之理，……否泰交，則陰陽或升或降，屯蒙作，則動靜在朝在昏，坎離為男女水火，震兌乃龍虎魂魄。

（《悟真篇》附錄《讀周易參同契》）

文中透過兩儀四象，否泰相交，屯蒙動靜，坎離水火等，體現了陰陽氣交在道教內丹修煉中的重要地位。

（3）注意人體陰陽氣化與自然的合和。

《悟真篇》強調內丹修煉時人體的陰陽氣化要與自然相合，具體要把火候與周天的陰陽氣化相統一，即要順應日、月周天所致的陰陽消長規律。如曰：

仰觀造化工夫妙，日還西出月東歸。天是地，地是天，反覆陰陽合自然，識得五行顛倒處，指日昇遐歸洞天。

（《悟真篇·石橋歌》）

文中「反覆陰陽合自然」即強調人體陰陽氣化必須與自然界陰陽氣化相吻合。

上文略舉內丹修煉的幾部經典，以說明太極陰陽在道教內丹修煉中的重要作用。

三、太極陰陽在中醫學中的應用

太極陰陽在中醫學中的作用十分重要，整個中醫理論都是以陰陽作為理論框架的，中醫的理、法、方、藥無不以陰陽為基礎。陰陽貫穿於中醫學的各個方面。以下僅論太極陰陽在中醫學中的重要應用。

將太極陰陽引入中醫理論，其中具有獨特意義的命門太極陰陽，對中醫理論的發展頗有價值。命門在《內經》以「目」的含義出現，如《靈樞·根結》曰：

命門者，目也。

《難經》提出了「左腎右命門」的觀點，首次把命門與腎氣相聯繫，使命門的含義得到了昇華。如曰：

命門者，諸神精之所舍，原氣之所繫也；故男子以藏精，女子以系胞。

（《難經·三十九難》）

《難經》時代已經發展了命門對維繫人身生命的重要意義，奠定了命門的理論基礎，但對命門的部位還不能統一。

關於命門的部位有以下幾種說法。

第一，左腎右命門說。「兩腎者，非皆腎也，其左者為腎，右者為命門。」（《難經・五十八難》）

第二，兩腎命門說。明代虞搏：「兩腎總號為命門。」（《醫學正傳》）

第三，命門居腎間說。明代趙獻可：「命門在人身之中，對臍附脊骨，自上數下，則為十四椎；自下而上，則為七椎。」（《醫貫・內經十二官論》）

命門理論的發展也經過了三個階段。

第一階段：《難經》提出命門與腎密切相關，並提出了命門是「腎間動氣」，為「原氣之所繫」，可「藏精」「系胞」，和生命科學有很大的關係。如曰：

此五臟六腑之本，十二經脈之根，呼吸之門，三焦之原。

（《難經・八難》）

以現代醫學的觀點來看，《難經》時代已注意到了命門不僅與泌尿系統有關，而且與內分泌系統及生殖系統相關，但對腎與命門還存在著混淆的情況。

第二階段：對命門的認識已提高到「腎間動氣」的高度，即認為命門為生命之源。此說以明代趙獻可、孫一奎為代表。

趙獻可在《素問・刺禁論》「七節之旁，中有小心」及督脈命門穴的啟發下，提出命門居兩腎中間，其重要性在於把命門從腎獨立出來，並指出命門為人身的動力，猶如「走馬燈」中的燈火，認為火是生命的原始動力，為人身之先生，乃生命之火種。如曰：

相火稟命於命門，真水又隨相火。……火在水之先。人生先生命門火，……男女以火為先，……若無一點先天火氣，盡屬死灰矣。故曰：「主不明則十二官危。」

（《醫貫・內經十二官論》）

孫一奎亦曰：

命門乃兩腎中間之動氣，非水非火，乃造化之樞紐，陰陽之根蒂。

（《醫旨緒餘・命門圖說》）

孫一奎強調了命門為生命之初始動力，也指出了命門為陰陽之根蒂，但他又認為命門「非水非火」，乃元氣發動之處，居坎中兩陰之間，所謂：

坎中之陽，即兩腎中間動氣，謂之陽則可，謂之火則不可。

（《醫旨緒餘·右腎水火辨》）

趙、孫二者對命門理論的發展是著重強調了命火的重要性，把命門理論又提高到一個新的高度，但由於忽視了真水的作用，因此對命門理論的發展還不夠完備。

第三階段，命門太極陰陽的發展階段。這個階段是命門理論發展的最高階段，趙獻可和孫一奎已把太極陰陽引入命門說中，如趙獻可說：「火為陽氣之根，水為陰血之根，……其根則原於先天太極之真。」（《醫貫·陰陽論》）孫一奎亦說：「此原氣者，即太極之本體也。」

張景岳最得太極陰陽之真諦，他在太極陰陽的啟發下，提出命門元陰元陽理論，對命門學說的發展起到了重要的作用。張景岳的成就在於強調命門元陰元陽互根理論，提出：

命門者，為水火之府，為陰陽之宅。

（《類經附翼·求正錄·三焦包絡命門辨》）

命門之火，謂之元氣；命門之水，謂之元精，五液充則形體賴以強壯，五氣治則營衛賴以和調，此命門之水火，即十二臟之化源。

（《類經附翼·求正錄·三焦包絡命門辨》）

張景岳對命門理論的重要發展，在於根據太極陰陽理論提出了臟腑陰陽與命門元陰元陽之間的互根關係及病理因果關係，並突出了命門元陰元陽的主要作用。張景岳的命門元陰元陽理論不但完備了命門學說，在理、法、方、藥方面都把命門學說提高到了一個新的高度，尤其為中醫陰陽理論的發展開闢了新的領域。

張景岳《類經圖翼》中的《大寶論》和《真陰論》就是對元陰元陽的專論。

有學者提出血漿中 cAMP（環磷酸腺苷）和 cGMP（環磷酸鳥苷）的含量及其比值的變化，可以反映人體陰虛和陽虛的變化，如 cAMP 含量明顯升高，cAMP 與 cGMP 的比值明顯升高，則呈現陰虛指徵；反之，cGMP 含量明顯增高，cAMP 與 cGMP 比值明顯降低則呈現陽虛指徵。即陰虛者 cAMP 增高（陰分不足）或 cGMP 降低（陽分有餘，陽亢陰虛）；陽虛者 cGMP 增高（陽分不足）或 cAMP 降低（陰分有餘，陰盛陽虛），上述為從生物化學的角度看人體的元陰元陽。再從內分泌的角度來看，命門元陰元陽的功能與下丘腦効垂體効腎上腺軸、下丘腦効垂體効甲狀腺軸，以及下丘腦効垂體効性腺軸有密切關係，無論垂體、腎上腺或性腺的功能亢進或減退，都會導致元陰元陽的變化而影響整個人體的陰陽調節。

中醫學中命門的元陰元陽與太極陰陽存在密切的關係。

第六節 太極體系與天文學

太極陰陽理論的光輝之處還在於它的陰陽合抱曲線蘊含著月亮運動的規律。朱燦生揭示了太極一四象一六十四卦對應的月亮運動週期變化，提出太極一六十四卦來源於月亮運動。

其理論是用月亮的六十四種位相來標記日地空間陰陽二氣的消長，六十四卦代表著近點月四象的相似週期，六十二卦則代表著近地點與遠地點兩儀的相似週期。

付立勤研究認為干支紀年、五運六氣，皆以「太極」為背景，繼《周易》用太極一六十四卦揭示了近點月與朔望月會合週期的結構後用五運六氣學說，進一步揭示了近點月、朔望月與回歸年會合週期的結構。

可見太極體系是日、地、月準週期結構體系之一，研究太極體系對宇宙學、天文學都將具有深遠的意義。

綜上所述，太極圖寓有高深的哲學易理，是《周易》文化寶庫裡的一顆明珠。

第七節 太極圖與時間醫學

太極是一個廣博的訊息儲備結構。太極圖既蘊含了太陽周年視運動的陰陽消長關係，又象徵著月亮周月運動的陰陽規律，還反映著一晝夜地球繞太陽自轉的地球周日視運動的陰陽消長關係，因此，太極圖具有季、月、日的時間生理時鐘縮影訊息，如圖 12－13～圖 12－16。

圖 12－14～圖 12－16 說明，太極圖蘊藏著由於日、地、月三者相互運動，而產生的陰陽消長關係的變化訊息。

太極圖是宇宙模式圖，標誌著宇宙萬物的化生和演變，也象徵著人體的生命曲線。

人與自然是相順應的，太極圖既反映了宇宙日、地、月的陰陽消長規律，亦為人體陰陽盛衰消長的象徵。

人體生、長、壯、老、已的生命過程，也是陰陽由陽始生、陽漸盛、陽盛旺到陰始生、陰漸盛、陰盛極的消長轉化階段，人體的養生防病應遵循此原則。

《周易》太極陰陽合抱，黑色的魚頭為老陰，象徵冬季，白色的魚尾為

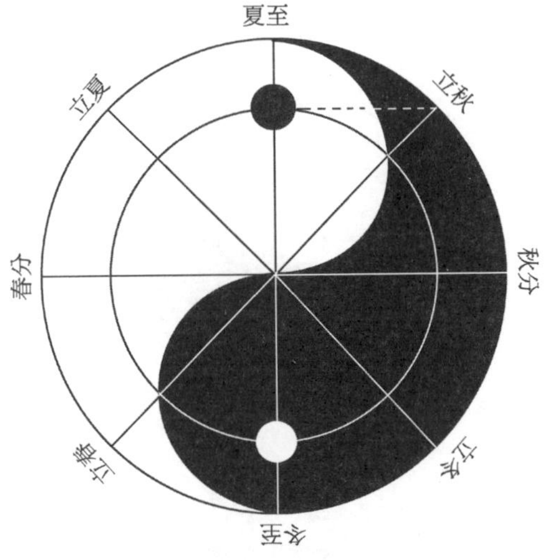

圖 12－13　太極四季時間

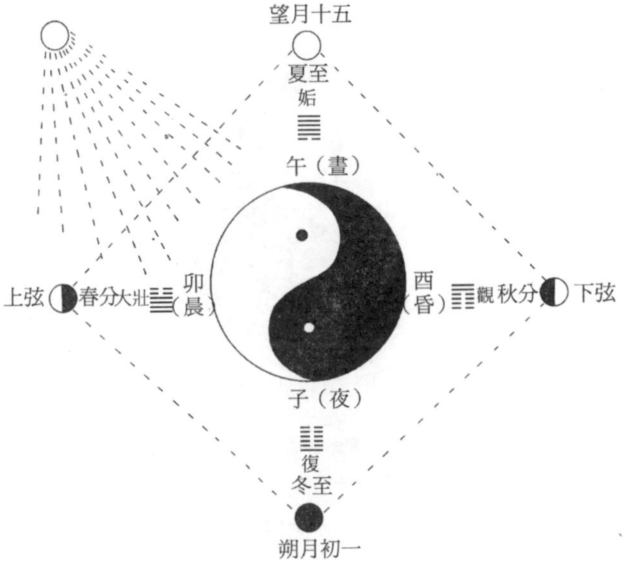

圖 12－14　太極的季、月、日陰陽消長訊息

少陽，代表春季，白魚頭為老陽，代表夏季，黑魚尾為少陰，象徵秋季。腎位正北方，對應冬氣，冬至寒冷，陰極一陽生。肝位正東方，對應春氣，春氣溫暖。心位正南方，對應夏氣，夏至炎熱，陽極一陰長。肺位正西方，對應秋氣，秋氣涼燥。冬至以後陰漸消，陽漸長，夏至以後，陽漸消，陰漸長，如是，時空和藏象相結合，形成了「四時——五臟——陰陽」相關理

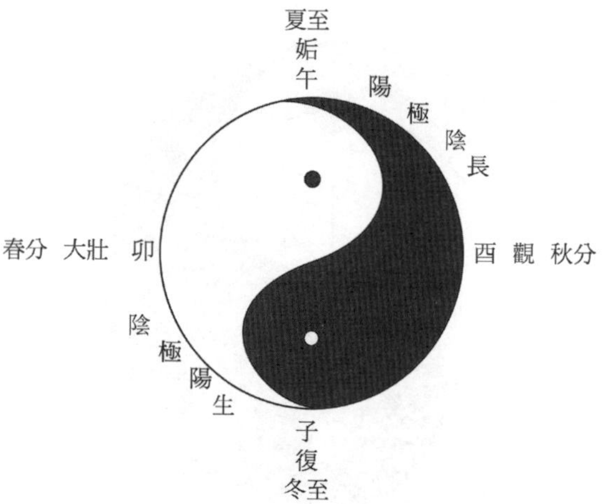

圖 12－15　太極子午陰陽消長

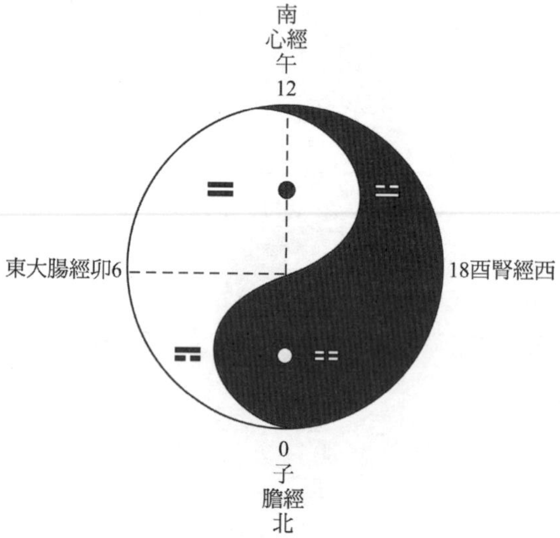

圖 12－16　太極日時間

論，這就是中醫藏象時間醫學的由來。

時間醫學的精髓是生理時鐘醫學，無論年生理時鐘，還是月、日生理時鐘，均根源於日、地、月的運行，其時間節律的象徵，皆可追溯於太極圖的描述。太極陰陽環抱旋轉一周，為一年四季寒暑交替，標誌著地球繞太陽一周，也係一日晝夜晨昏地球自轉一周的象徵，同樣為人體生、長、壯、老、已生命週期的縮影。

太極圖是宇宙和人體生理時鐘的模式圖，是空間與時間相結合的模式圖。太極圖陰陽環抱呈螺旋式旋轉著，其陰陽運動並非封閉，太極圖是一個立體的陰陽運動圖，而不是平面圖，「S」曲線是陰陽生理時鐘節律的模擬。以太極原理為指導的時間醫學正在崛起，包括時間生理學、時間病理學、時間治療學等，展示著中醫時間醫學的燦爛前景。

第八節 太極與五行升降

五行源於陰陽，陰陽合抱於太極，故五行與太極關係密切，如《太極圖說》中「太極一氣產陰陽，陰陽化合生五行，五行既萌含萬物」，如圖12－17。

水為至陰，故居於下，值陰之極位；火為至陽，則居於上，處陽之盛位；木主升發故居於左，方位在東：金主收降，則位於右，方位在西；土為成數之母，故居於中。氣化運行，陰陽升降，故腎水上濟，心火下降；肝木左升，肺金右降，此即太極陰陽化生五行，五行化生五臟之原理，故臟腑氣機升降應追溯於太極。

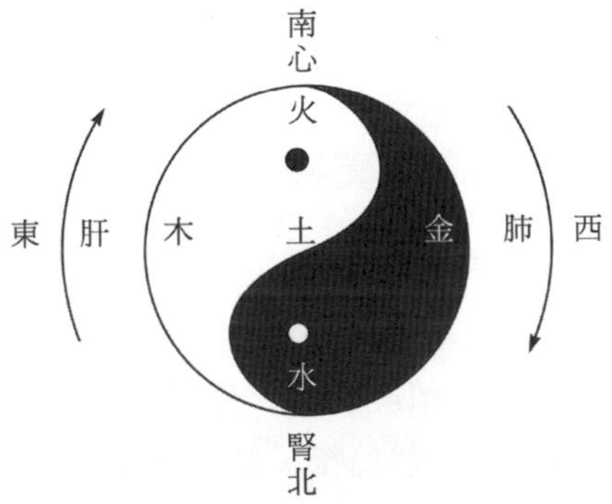

圖 12－17　太極五行時間升降

第九節 太極與中醫氣學說

中醫氣學說是中醫理論的基礎，溯源於《周易》，與太極陰陽理論的關係甚為密切。《周易》太極圖蘊含著氣一元論的原理，太極圖的圓圈，即表示宇宙造化之始，混沌元氣胎始於一，一指元氣，乃天地萬物化生的共同本源。元氣運動則生化，元氣統一於太極，太極含陰陽，陰陽一分為二，是故太極生兩儀；陰陽繼續分化，則兩儀生四象；陰陽無窮運動，故四象生八卦，從而萬物衍生。

老子又提出「道生一，一生二，二生三，三生萬物」的思想，即在《周易》一分為二的基礎上，提出一分為三的理論，對中醫學的三陰三陽理論頗有影響。以後黃老之學，在老子道學的基礎上創立了氣一元論，因此溯其源流，《周易》是氣一元論的本源。

中醫學充分接受了《周易》及黃老之學的氣一元理論，並將之和中醫學密切結合，構成了有自己特色的中醫氣學說，貫穿於中醫的生理、病理及治療中，中醫氣學說的精華在於以下四點。

一、氣是人體生命活動的根本

氣，是人體一切活動的基本因素，氣化是氣的化生運化過程。中醫認為氣是人體生命活動的根本，如《難經・八難》：「氣者，人之根本也，根絕則莖葉枯矣。」

中醫認為元氣為氣之根，出於命門，如《難經・三十六難》：「命門者，……元氣之所繫也。」氣是構成人體最基本的物質，亦是維持人體生命活動的最基本元素，如《素問・寶命全形論》曰：「人以天地之氣生。」《素問・六節藏象論》亦言：「氣和而生，津液相成，神乃自生。」等皆說明氣是人體活動的本源。

二、氣總分為宗氣、元氣及真氣

宗氣為營衛之氣及胸中清氣所組成，為後天之氣，積於胸中，藏之於上氣海——膻中，功能為鼓血運、司呼吸、運言語，為心肺之氣的體現。《靈樞・邪客》篇：「故宗氣積於胸中，出於喉嚨，以貫心脈，而行呼吸焉。」「宗氣留於海，其下者注於氣街，其上者走於息道。」（《靈樞・刺節真邪》）皆說明宗氣與人體血行、呼吸和言語密切相關。

元氣為腎、命門之氣，乃先天之氣，根於命門，出之於腎，藏於丹田下氣海。為人身氣之動源，人體諸氣之根。如徐大椿《命門元氣論》：「命門為元氣之根，真火之宅，一陽居二陰之間，薰育之主，五臟之陰氣非此不能滋，五臟之陽氣非此不能發。」

真氣為宗氣及元氣之總合，包括先後二天之氣，行於人體周身。如《靈樞・刺節真邪》曰：「真氣者，所受於天，與谷氣並而充身也。」其行於經絡者，又稱經氣，亦為人體之正氣，乃臟腑氣化活動的基本要素，為維持人體生命活動的保證。

三、氣化是氣的活動過程

所謂氣化，即氣的運化、生化。中醫氣化理論包括自然界氣化及人體臟腑的氣化活動，中醫認為人的生理、病理及治療過程，就是氣化的過程。

自然界氣化指自然界陰陽氣（天地之氣）的運動變化，有了正常的氣候，才有正常的生化。如《素問・天元紀大論》曰：「太虛寥廓，肇基化元，萬物資始，五運終天。」與《易・繫辭》中「乾知大始，坤化成物」一脈相承。《素問・五運行大論》又說：「燥以乾之，暑以蒸之，風以動之，濕以潤之，寒以堅之，火以溫之。故風寒在下，燥熱在上，濕氣在中，火遊行其間，寒暑六入，故令虛而生化也。」說明六氣的運化是物化的保證，沒有正常六氣的氣化作用，就不可能產生萬物，生命也不可能產生。

總之，有了自然界宇宙的正常氣化活動，人體臟腑的氣化方能進行，人體的生命活動亦才能維持，因此氣化包括人體內外氣的活動及其相互關係。

四、氣機升降出入運動是氣化活動的集中體現

氣化活動是以氣機升降出入運動為體現的。所謂氣機升降出入運動，即氣的交感作用。在宇宙自然界表現為天地之氣的升降交感作用，如《素問・天元紀大論》曰：「故在天為氣，在地成形，形氣相感而化生萬物矣。」又如《素問・六微旨大論》曰：「氣之升降，天地之更用也，……升已而降，降者謂天；降已而升，升者謂地。天氣下降，氣流於地；地氣上升，氣騰於天。故高下相召，升降相因，而變作矣。」《素問・六微旨大論》又說：「何謂氣交，……上下之位，氣交之中，人之居也。」說明天地存在著氣交運動。

於人體而言，臟腑之氣在不停地升降出入運動著。升降是體內臟之氣之間的銜接，出入則是人體內氣與大自然外氣之間的聯繫，因此升降出入運動是人體內外環境維持統一的樞要，升降出入運動是生命活動得以維持的保證。正如《素問・六微旨大論》曰：「出入廢則神機化滅，升降息則氣立孤危。故非出入，則無以生長壯老已；非升降，則無以生長化收藏。」

上述說明，中醫學深受氣一元論的影響，《內經》充分吸收了氣一元論的觀點，對中醫學理論的形成和發展具有力的推動作用。《內經》對氣一元論進行了重要的發展，把氣與中醫學相結合，充分應用氣來解釋中醫學的生理、病理及診治，創立了有特色的中醫氣學說。氣一元論在中醫學中已經由哲學觀念昇華為中醫的重要基礎理論，並與陰陽學說相結合，是中醫學的重要理論，為中醫學的永存和發展做出了不朽的貢獻。

第十三章

河圖洛書與中醫理論

龍馬負來的河圖，神龜背上的洛書，是《易經》象數的結晶，那高深莫測的河洛之數便是生成數的發端，生命科學的搖籃。

第一節 河圖洛書圖解

據言，《河圖洛書》出自宋代劉牧的《易數鉤隱圖》。《河圖洛書》是兩種數字圖像的合稱。關於《河圖洛書》的來源，相傳河圖為龍馬負圖，洛書為神龜背圖。即言遠古時期，伏羲氏據龍馬藍圖治理國家，夏朝大禹據神龜圖案治水，即《易・繫辭》「河出圖，洛出書」之據。河，指黃河；洛，係洛水。

相傳八卦出於伏羲氏，據後人傳曰：「伏羲時，有龍馬出於河，身有文如八卦，伏羲取法之，以畫八卦；夏禹時，有神龜出於洛水，背上有文字，禹取法之，以作書。」

《廣博物誌》十四引《屍子》：「禹理洪水，觀於河。見白面長人魚身出曰：『吾河精也。』授禹河圖而還於淵中。」《墨子・非攻》載：「天命文王，伐殷有國，泰顛來賓河出綠圖。」

河圖洛書究竟出自何書？

《易・繫辭》：「河出圖，洛出書，聖人則之。」說明伏羲八卦出自河圖，洛書。

記載河圖洛書最早的文獻是《尚書・顧命》，其云：「大玉、夷玉、天球、河圖在東序。」即河圖與大玉、夷玉、天球（三種天體儀）同列於東序。河圖在此書中被記載為一種刻有龍馬負圖的玉儀，在周成王死時與大玉、夷玉、天球共陳列於東廂祭室。

《顧命傳》曰：「河圖，八卦；伏羲王天下，龍馬出河，遂則其文以畫八卦，謂之河圖。」

《漢書・五行志》亦曰：「伏羲氏繼天而王，受河圖而畫之，八卦是也，禹治洪水，賜洛書而陳之，洪範是也。」

易圖為易學的主要內容之一，易圖包括符號及圖像兩個內容。符號指

《易經》八卦、六十四卦，圖像則有河圖洛書、先天圖和後天圖，皆為《易經》的主要內容。其中，符號源於殷周時期，而河圖洛書、先天圖等在過去被認為早已佚失，後經道家藏匿得以保存，至宋方由陳摶推出。

劉大鈞先生考證，根據 1977 年，阜陽縣雙古堆發掘的西漢汝陽侯墓，出土文物「太乙九宮占盤」的「洛書」記載，以及 1973 年長沙馬王堆出土的帛書《易經》六十四卦先天圖排列，證實了《周易》圖說在西漢初已存在。

河圖數字起源於《易・繫辭》「凡天地之數，五十有五」，洛書最早記載於漢代鄭玄《易緯・乾鑿度》也可證明此觀點（劉大鈞《「圖」「書」二學與西漢古易》，載於金文傑《大易探微》序言）。如是說明易圖學說源於《易經》，發展於漢代，推出於宋元，是易學的主要組成內容。

有學者認為，洛書的起源可能與彗星有關。有兩個物理學家曾在美國德克薩斯大學做過這樣一個試驗，他們讓氫氣經由電場和磁場，帶電的氣體發出了白熾光，接著出現了一個「卍」字，這兩位物理學家認為，彗星的氣體尾巴通過地球磁場的時候，可能產生與上述物理實驗同樣的現象——出現白熾光且在天空中出現「卍」字。

這個「卍」字看起來比月亮還大，如若真是這樣，這種天體物理現象從古代起就不斷重複，必將對人們產生極其深刻的影響，洛書的構制或許受啟於彗星而得。

「卍」字在中世紀是基督教徒神聖的象徵。世界上最早的彗星記錄在我國公元前 611 年，而《周易》萌發於殷商之際，並且由河圖（圖 13－1）、洛書（圖 13－2）而來；如果洛書確是受彗星「卍」字之啟而構制，那麼，我國關於彗星的認識與記錄則更早。

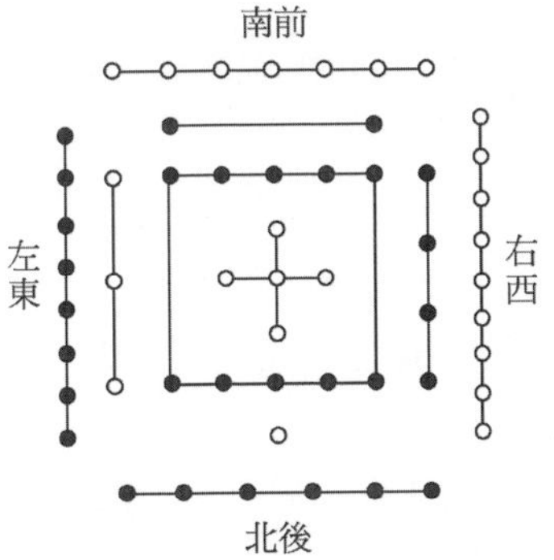

圖 13－1　河圖

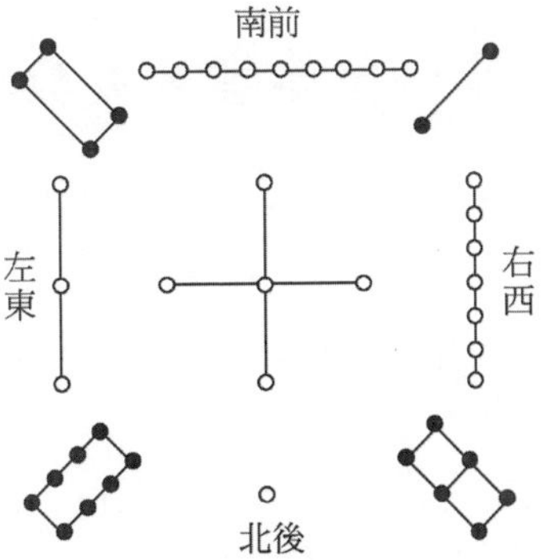

圖 13－2　洛書

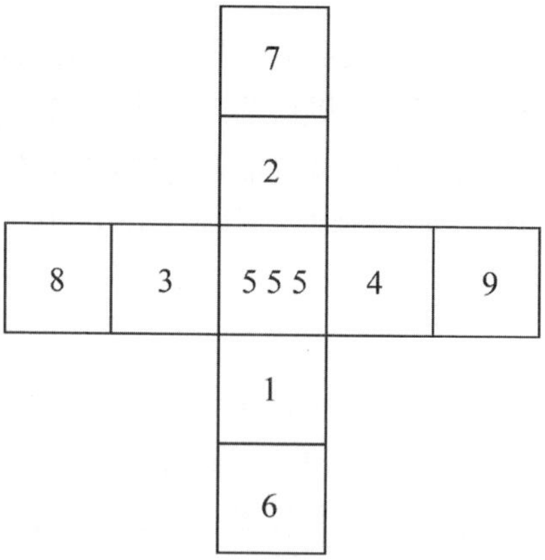

圖 13－3　河圖數字示意（1）

（一）河圖

「河圖」由白、黑圈點組成，係一幅數字圖像（圖 13－1，圖 13－3）。

這些數字的排列順序是：「伏羲氏王天下，龍馬負圖之河。其數一六居下，二七居上，三八居左，四九居右，五十居中。伏羲則之，以畫八卦」。

（二）洛書

「大禹治水，神龜負圖之洛，文刊於背。其數戴九履一，左三右七，二四為肩，六八為足，五居於中，禹因以第之，以成九疇。」（《類經附翼．醫易》）

河圖洛書為十進制，所用數字為圖十書九。

清代萬年淳《易拇》曰：「河圖外方而內圓，圓中藏方，……洛書外圓而內方，方中藏圓。」即陰中含陽，陽中含陰之義。

第二節　河圖洛書生成數與五行

河圖洛書的數字，《易．繫辭》說：「天一，地二，天三，地四，天五，地六，天七，地八，天九，地十。」易學稱之曰「天地數」。這些數字代表生數及成數，生數為一至五，象徵事物的發生，成數六至十，代表事物的形成。

《尚書．洪範》曰：「五行一曰水，二曰火，三曰木，四曰金，五曰土。」見圖 13－4～圖 13－6。

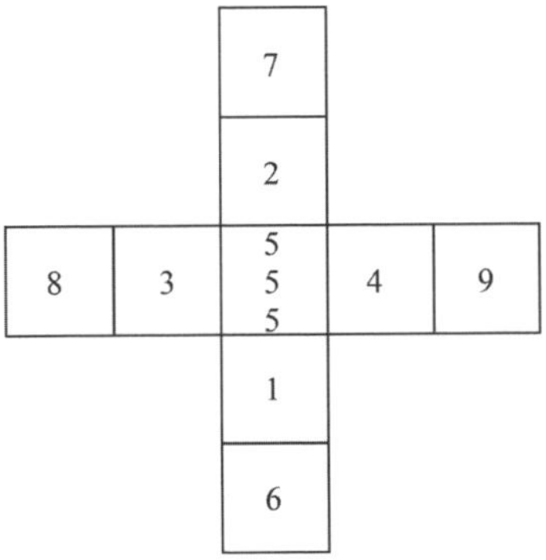

圖 13－4　河圖數字示意（2）

2	7	4
3	5	9
8	1	6

河圖

4	9	2
3	5	7
8	1	6

洛書

圖 13－5　河洛數字

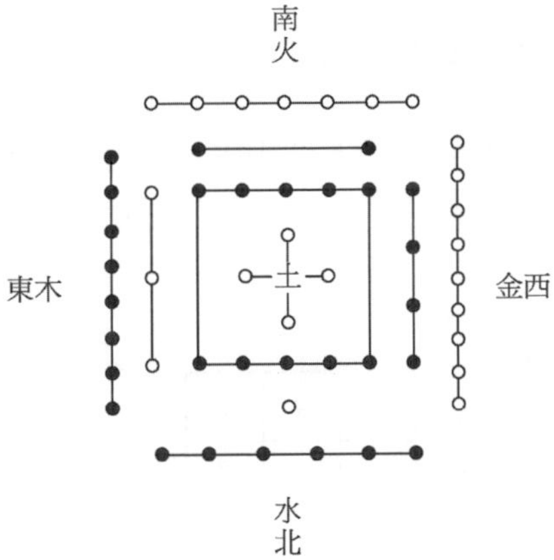

圖 13－6　河圖五行

河圖洛書的生成數象徵五行，即陰陽化生五行，五行衍生萬物。關於五行，《尚書・洪範》載曰：「五行一曰水，二曰火，三曰木，四曰金，五曰土。」水數為一，代表陰，陰為陽之基，故生數起於一；火數為二，代表陽，陰無陽無以化，故火數為二；水陰火陽，陰陽氣化，萬物始能化生，有水火才有木，故木數三；有木才有金，故金數四；土為萬物之母，「土者，萬物所資生也」，土為生數之祖，故生數、成數皆為五。河圖及洛書，土皆居於中，五為萬物之母，故其餘成數皆必加五乃成。

《類經圖翼》曰：「天一生水，地六成之；地二生火，天七成之；天三生木，地八成之；地四生金，天九成之；天五生土，地十成之。」

張景岳說：「水為萬物之先，故水數一。化生已兆，必分陰陽。既有天一之陽水，必有地二之陰火，故火次之，其數則二。陰陽既合，必有發生，水氣生木，故木次之，其數則三。既有發生，必有收殺，燥氣生金，故金次之，其數則四。至若天五生土，地十成之……」

河圖之陽數生於一，極於九，陰數生於二，極於八。以九為陽數之極，一為陽數之始，此即《素問・三部九候論》之「天地之至數，始於一，終於九焉」，這是中國古代數字的特點。

河圖與洛書的數字體系是相互關聯的，河圖總數為 55，洛書總數為 45，二數之和為 100。河洛皆以五數居中央，以奇數統偶數，以陽統陰，方圓相藏，奇偶相合，故有「河圖以天地合五方，乃大衍之數，洛書以陰陽合五行，稱生成數」之說。漢代劉歆曰：「河圖洛書相為經緯，八卦九章相為表裡。」

第三節　河圖洛書與日、月、地體系的時空關係

河圖洛書的數字排列和日運行週期相應，在方位和時間方面都與太陽視運動吻合，反映了一年四季陰陽盛衰消長的氣化規律，如圖 13－7。

		南		
	4	9	2	
東	3	5	7	西
	8	1	6	
		北		

圖 13－7　洛書方位

以洛書為例，一數居正北方位，為一年之陰極，時值冬至；九數居正南方位，為一年之陽極，時值夏至；從一到九為陰消陽長，由寒到熱，從九到一又為陽消陰長，從熱到寒。

三處東方時值春分，其氣溫，七位西方為秋分之令，其氣涼。如此說明河圖洛書的數字代表著空間方位和時間時令，並且還象徵四季六氣的熱度和光的強弱。一數熱度最低，光度最弱，九數熱度最高，光度至強。

東方三為拂曉之際光線尚弱，西方七為黃昏之時，光線已轉弱，如是由數字可以代表光度和熱度。

中醫藏象方位學

洛書為人體藏象方位學奠定了基礎。正北方為坎卦，坎屬水，水性寒，北方生寒，寒氣通於腎，故腎位正北方。正南方為離卦，離為火，火性熱，南方生熱，熱氣通於心，故心位正南方。正東方為震卦，震為雷，雷風相薄，風性溫，東方生風，風氣通於肝，故肝位正東方。正西方為兌卦，兌屬澤，澤性涼，西方生涼燥，燥氣通於肺，故肺位正西方。中央屬坤土，土性陰濕，濕氣通於脾，故脾居正中。

圖 13－8 表示四隅之數與月之圓缺盈虧有關。其中，二為西南隅反映月之「朔」（即新月），四為東南隅，代表「上弦」；八為東北隅，代表滿月；六為西北隅，代表「下弦」。

河圖洛書的數字排列反映了日、月、地週期運轉，四季更迭，陰陽消長及寒暑轉換的時空意義。

（上弦）　　　　（朔）
東南隅　　　　西南隅

4	9	2
3	5	7
8	1	6

東北隅　　　　西北隅
（望）　　　　（下弦）

圖 13－8　洛書四隅與月盈虧關係

第四節　河圖洛書與九宮八風

洛書數字排列即每一宮中各有一個數字，稱為洛書九宮數，其排列的順序是為「戴九履一，左三右七，二四為肩，六八為足」。

其中，一為坎水居於正北，九為離火位於正南，三為震木臨東，七為兌金居西，二四坤巽皆面南，各居西南和東南，六八乾艮皆面北，各位西北和東北，五為中央居中宮，按東南西北的方位為：左三、上九、右七、下一。

（一）數字結構

陽數一，陰數二，陰陽相合，一加二等於三，再由三相乘而分屬正四方。即東方震宮為三，三乘三等於九，即南方的離宮為九數，三乘九等於二十七，西方的兌宮即為七，三乘七等於二十一，北方的坎宮即為一，一三得三，又復返東方的震宮三。

其中奇數為陽，代表了四季春、夏、秋、冬和一日晝、夜、晨、昏的溫度和光度的變化。如三代表春溫，九代表夏熱，七為秋涼，一是冬寒；以及三為黎明，晨曦始出，光線漸強；九為正午日頭正中，故光熱最強；七是下午，太陽偏西，光熱漸弱；一是夜間，光熱最弱。

其中偶數為陰，以二為始，乘二而為四隅之數。如陰數從西南隅的坤宮二數開始，二二得四，則東南角的巽宮就是四；二四得八，則東北角的艮宮為八；二八十六，則西北角的乾宮是六；二六十二則復至西南角的坤宮仍是二。

圖中數字陰數二乘五等於十，所以交叉、四方相加皆為十。如上九加下一等於十，左三加右七亦為十，四與六交叉相加是十，二與八交叉相加仍是十。陽數三乘五等於十五，所以圖中數字縱橫相加都等於十五。如正中直線九、五、一相加是十五，正中橫線三、五、七相加亦是十五；其餘，上橫線數四、九、二相加，下橫線數八、一、六相加，東側直線四、三、八相加，西側直線二、七、六相加，以及兩交叉線四、五、六相加，二、五、八相加皆等於十五。

另外，如陽數相加的和乘五，以及陰數相加的和乘五皆等於一百，即陽數一、三、七、九相加等於二十，乘五等於一百，陰數：二、四、六、八相加等於二十，乘五亦等於一百。

洛書數字被應用於九宮八風，九個數字組成九個宮，即一數葉蟄宮，二數玄委宮，三數倉門宮，四數陰洛宮，五數招搖宮，六數新洛宮，七數倉果宮，八數天留宮，九數上天宮，每宮分別代表方位及時令。

上天宮、葉蟄宮、倉門宮、倉果宮各居南，北、東、西四正方位；招搖宮屬中央，玄委宮、陰洛宮、天留宮、新洛宮分別屬西南、東南、東北、西北四隅。

由於太一從九宮推移，節氣開始交換，陰陽開始消長，氣候發生變化，導致各種風向產生。如東宮嬰兒風，南宮大弱風，北宮大剛風，西宮剛風，西南宮謀風，東南宮弱風，東北宮凶風，西北宮折風。

九宮八風根據斗綱建月（圖 13－9），即「太一」（北極星）居中不動，北斗七星圍繞太一順時針方向運轉於外，以「太一」為標誌，一年旋指十二辰以建二十四時節。從冬至開始，斗杓從正北坎位起，正月建寅，年復一周。

斗綱建月和八卦、數字、星位相配合，把天際分為九宮以應九野，即構成九宮八風，見圖 13－10。

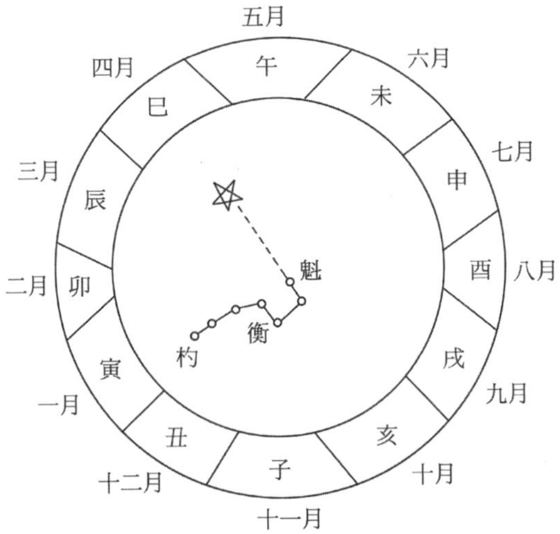

圖 13－9　斗綱建月

東南 陰洛宮　巽 ☴ 立夏　弱風 四	南 上天宮　離 ☲ 夏至　大弱風 九	西南 謀風　坤 ☷ 立秋　玄委宮 二
震 ☳ 倉東門宮　春分　嬰兒風 三	中央 招搖宮　五	兌 ☱ 剛風　秋分　倉果西宮 七
八 天留宮　艮 ☶ 立春　凶風 東北	一 葉蟄宮　坎 ☵ 冬至　大剛風 北	六 折風　乾 ☰ 立冬　新洛宮 西北

圖 13－10　九宮八風

（二）太一移宮

一年之中，太一依次移行中央和八方的九宮，每一方為一宮，每宮約四十六天，占三個節氣。

太一從一宮移向另一宮時，當天和前後幾天，氣候和風雨皆發生變化。每一宮有一代表風，這便是九宮八風的由來。

太一在每一年中，按九宮方位依次移行，從冬至這一天起，於葉蟄宮（冬至、小寒、大寒），居46天；第47天也即立春之日，移至天留宮（立春、雨水、驚蟄），居46天；期滿後，於春分之日移至倉門宮（春分、清明、穀雨），居46天；於立夏之日移至陰洛宮（立夏、小滿、芒種），居45天；於夏至之日移至上天宮（夏至、小暑、大暑），居46天；於立秋之日移至玄委宮（立秋、處暑、白露），居46天；於秋分之日移至倉果宮（秋分、寒露、霜降），居46天；於立冬之日移至新洛宮（立冬、小雪、大雪），居45天後，復又回葉蟄宮。

如此，河洛之數與八卦方位、斗綱建月、時辰相結合，便組成了代表四方四隅，四立二分二至時空關係的九宮八風圖，寓日月星辰、方位、時令於一體。

第十四章

《周易》的象與中醫學

《周易》之精華在象與數，各種易圖，包括八卦、太極圖、河圖洛書，都是易象的瑰寶，其中巨大的訊息儲備是天道、物道和人道的縮影，也是東方象形文化的先驅。

第一節 《周易》象、數、易概念及相互關係

《易經》「觀物取象」，《易傳》「觀象取意」。

《易・繫辭》說：「易者，象也；象也者，像也。」象，即形象徵象之謂。在《易經》中，象包括兩個含義：卦象及爻象。所謂卦象，包括卦位，指八卦與六十四卦所象之事物及其位置關係；所謂爻象，即陰陽兩爻所象之事物。

數也有二個含義，一曰陰陽數，如奇數為陽數，偶數為陰數；二曰爻數，包括爻位，以爻之位次表明事物之位置關係，數又以九為陽，六為陰。故有「天下之萬數出於一偶一奇，天下之萬象出於一方一圓」之說。

《周易》以象、數組成符號和公式，是易學最古老的語言，用以說明宇宙間的自然現象及社會現象。

象、數、易並不是孤立的。象，主要指陽爻（—）與陰爻（--）；數則為奇偶；而易的實質是陰陽的對立統一關係。實際上，象、數、易是互相關聯的一個統一體系。

象、數是易學的基本內容，《周易》之精華在象與數，象分為卦象及爻象，包括卦畫符號及易圖，皆包含豐富的訊息，是天道、物道和人道的縮影。象的價值不僅在於它的外形，更在於它的內涵。符號由筮數演變而來，《周易》的符號化，象徵著易學領域的開放。

數包括爻數及圖數，數以象為基礎，數是一種抽象思維，數的目的在於說明象，是對象的補充，象、數二者相輔相成，共同構成易學的思維框架，成為《周易》認識及說明事物的工具。

象與數是密切相關的，數是有物質基礎的，數來源於象，所謂「象以定數」「數以徵象」。《後漢書・律曆志》曰：「物生而後有象，象而後有

滋，滋而後有數。」《漢書》：「自伏羲畫八卦，由數起。」每個卦象都包含了一定的數，象數是易學最古老的語言，易卦符號也就是數的體現，具有表象的作用，《周易》把筮數符號化，因此象、數二者實為一體。

易，變也，即交易、變易之謂。《周易》指爻、卦之變也，一部《周易》全在一個易字。所謂「生生之謂易」「易窮則變，變則通，通則久」，易體現了宇宙間萬事萬物都處於不斷運動、變化和矛盾之中，哲理精深之至，令人歎為觀止。

陰為柔，陽為剛，剛柔相推，變在其中矣。

在《周易》象、數的影響下，中醫理論的組成框架也具有象、數的特點，如中醫陰陽學說、五行學說、氣學說、三才整體觀、藏象學說等，無不以象數為基礎，說明《周易》之象、數對中醫學的深刻影響。

第二節 《周易》卦象與中醫學

一、卦象概念

卦、爻組成萬物之象，《易經本義》：「象者，卦之上下兩象及兩象之六爻。」卦象即指八卦及六十四卦所象徵的事物。其中，八經卦象八種事物，六十四別卦象不同類的事物，基本上可包羅萬象。

卦的本質分陰卦及陽卦兩大類，所象事物則為剛性事物及柔性事物兩種，陽卦和陰卦的劃分標準由爻畫數的奇偶決定。如乾☰震☳坎☵艮☶，爻畫數皆為奇數，故為陽卦，象剛性事物；而坤☷巽☴離☲兌☱，爻畫數皆為偶數，故為陰卦，象柔性事物。

《易象數理分解・卦象》曰：「卦有象者，乾三奇圓象天，坤六偶斷象地，震一陽發動象雷，巽一陰善入象風，坎內陽外陰象水，離外陽內陰象火，艮一陽附於二陰爻之上象山，兌一陰缺於二剛爻之上象澤。」

其中，乾坤二卦為萬象之祖。如《周易正義》：「以乾坤其易之門戶邪，其餘諸卦及爻皆從乾坤而出。」乾為純剛，坤為至柔，剛柔相剋而萬物見矣。乾為天，坤為地，如《類經圖翼・醫易》：「天圓而動，地方而靜，靜者動之基，動者靜之機，剛柔推蕩，易之動靜也。」

卦象的特點是，八經卦象為基礎卦象，分別象形八大事物。如乾☰象天，坤☷象地，震☳象雷，巽☴象風，坎☵象水，離☲象火，艮☶象山，兌☱象澤，各象根據上述基本特性，又分別象所類之物。

如乾卦☰為三陽爻組成，象性純陽，屬剛，又乾為天，象位在上，故凡屬陽性的，剛質的，以及在上的事物皆歸屬於乾卦所象。以自然而言，凡宇宙天道、金屬堅剛，俱歸屬乾象，以其性陽質剛也。又以社會事物而言，因乾屬天，君位至高，乾為衣在上之故，故君、衣皆為乾所象。

又如坤卦☷，為三陰爻構成，象性純陰，屬柔，坤為地，象位在下，故凡屬陰性的，質柔的，在下的事物皆歸屬於坤卦所象。以自然而言，凡宇宙地道，陰性物質皆屬坤象，因性柔質陰故也。社會方面，臣民因在下故屬坤象。故乾坤二卦為陰陽剛柔的總象。

其餘震卦☳為雷，屬剛質，陽卦性動，故象動性、陽性，及剛性的事物。巽卦☴為風，屬陰卦質柔性動，故凡陰柔，柔中有剛，靜中有動的事物則為巽所象，如德行之美，花葉之麗，皆屬巽德，象之於巽卦，故巽卦主象美好溫柔的事物。坎卦☵為水，屬陽卦，陽剛，凡水、雨、雲、民眾皆屬於水象，又坎為險卦，所謂坎坷險陰，此因江河之水形成險陰也。離卦☲為火，為陰卦、柔卦，象光明、明德，因「離為日」，德普光明之意，為陽中有陰，柔中有剛的象性。艮卦☶為山，陽卦質剛，象高處、高貴、高德的事物，又「艮，止也」，故亦象猶山一般盤而不動之物象。兌卦☱為澤，陰卦質柔，象低下，陰柔之事物。

以上是以爻畫的奇偶數對八卦氣的又一種概括。

二、中醫應用八卦象氣

《靈樞・九宮八風》合「九宮」「八卦」「八風」為一體，以觀測天象、氣象並應用於曆法（圖 13－10）。

九宮的排列據文王八卦方位圖，每一卦應三個節氣，即坎卦居葉蟄宮，應冬至、小寒、大寒；艮卦居天留宮，應立春、雨水、驚蟄；震卦居倉門宮，應春分、清明、穀雨；巽卦居陰洛宮，應立夏、小滿、芒種；離卦居上天宮，應夏至、小暑、大暑；坤卦居玄委宮，應立秋、處暑、白露；兌卦居倉果宮，應秋分、寒露、霜降；乾卦居新洛宮，應立冬、小雪、大雪。

「太一」一年遞移九宮，歷經二十四節氣，每宮居約 46 天、三節氣，移宮即換季節，卦象移，風、象、氣象亦隨之而移。

冬至為坎氣，坎氣至，陰盛寒極，陽氣初生，起大剛風；立春為艮氣，艮氣至，春寒氣涼，陽氣尚微，起凶風；春分為震氣，震氣至，春溫氣暖，陽氣漸盛，陰氣漸退，起嬰兒風；立夏，巽氣至，夏熱氣暑，陽氣已盛，陰氣已消，起弱風；夏至，離氣至，天熱日炎，陽氣已極，陰氣始生，起大弱風；立秋，坤氣至，氣漸轉涼，陰氣始微，起謀風；秋分，兌氣至，天寒氣涼，陽氣漸消，陰氣已盛，起剛風。

在《易緯・通卦驗》已有關於八卦氣的記載，八卦反映全年氣象、物象，如「凡易八卦之氣，驗應各如其法度，則陰陽和，六律調，風雨時，五穀成熟，人民取昌，……故設卦設象已知有無，夫八卦繆亂，則綱紀壞敗，日月星辰失其行，陰陽不和，四時易政，八卦氣不效，則災異氣臻，八卦氣應失常」。又曰：「乾，西北也，主立冬，人定白氣出，直乾，此正氣也，氣出右，萬物半死，氣出左，萬物傷，乾氣不至，則立夏有寒，傷禾稼，萬物多死，人民疾疫，應在其衝。乾氣見於冬至之分，則陽氣火盛當藏不藏，蟄蟲冬行。」

此外，《易緯》還強調指出了卦氣、風氣的反常對病候的影響，如曰：「當至不至，則萬物大旱，大豆不為，人足太陰脈虛，多病振寒；未當至而至，則人足太陰脈盛，多病暴逆，臚脹心痛，大旱，應在夏至。」

以上為八卦氣在中醫學上的應用。

三、六十四別卦卦象

六十四別卦卦象由八經卦象演變而來，即由兩個經卦相重疊組成，亦稱為卦位。卦位的具體組合及所象事物有兩種規律。

（一）同卦相疊

同卦相疊即別卦由兩個相同的經卦相重疊構成，象一種事物，如兩乾重疊為天䷀，雙坤相疊為地䷁。兩艮相疊為山䷳，兩震相重為雷䷲，兩兌相疊為澤䷹。

（二）異卦相疊

異卦相疊即別卦由不同的兩個經卦組成，象徵兩種有相互聯繫的事物，包括上下相關、內外相應、前後相連、左右並列。

1. 異卦相疊，上下相關

例如，蒙卦䷃，上卦為艮（山），下卦為坎（水）。

《易・蒙卦・象》：「山下出泉水。」山和水雖是兩種事物，卻是上下關係。

2. 異卦相疊，內外相應

例如，明夷卦䷣，雖指兩種事物，但這兩種事物之間存在著內外聯繫，《易傳》以下卦為內卦，以上卦為外卦，故《易・明夷卦・彖》曰：「內文明而外柔順。」或釋為因內卦為離，離為火，外卦為坤，坤屬土，以火生土是也。

3. 異卦相疊，前後相連

例如，需卦䷄，《易傳》又以上卦為前卦，下卦為後卦，需卦前卦為坎（水、險卦），後卦為乾（天、剛、健也），雖有險在前，但因有堅強後盾，故可化險為夷。

4. 異卦相疊，左右並列

例如，屯卦䷂，此以上卦為左，下卦為右，屯卦上卦為坎（水），下卦為震（雷），雷行雨降，雷雨並列，故該卦兩卦相重為左右平行關係（本段參考《周易大傳今注・卦位》，高亨著）。

四、卦象與病象

古人根據八卦四季圖，依八卦位置，合二十四節令，將氣象與病象相結合，如圖 14－1。

圖 14－1～圖 14－3，說明無論文王八卦，或消息卦，以及伏羲六十四卦，都以八卦為方位，結合二十四節令，體現一年四季的寒暑更移，四季變遷，都蘊含著陰陽消長轉化規律。

文王八卦的陰陽消長規律前已述及，現就伏羲六十四卦的陰陽消長規律與病象的聯繫敘述如下。

冬至坤卦䷁，卦由雙坤相重，六爻全陰，天地閉藏，陰氣至盛，寒氣通應於腎，民善病腎。水寒剋火，腎寒過盛，心火、命火皆受其戕，故易呈陽虛陰寒之象，腎陽不足，命火衰弱及心陽虛者，水腫、怔忡等疾，易罹於此期。

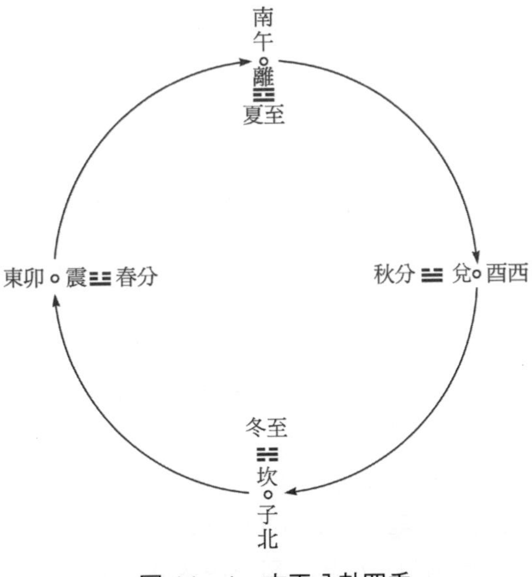

圖 14－1　文王八卦四季

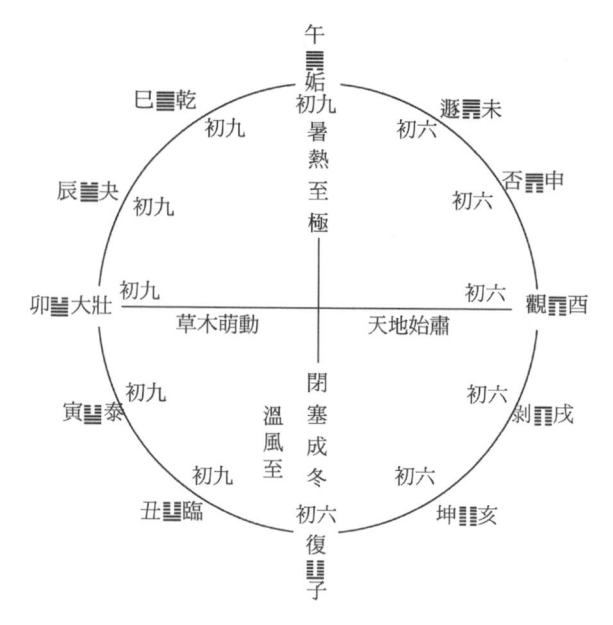

圖 14－2　卦氣消息

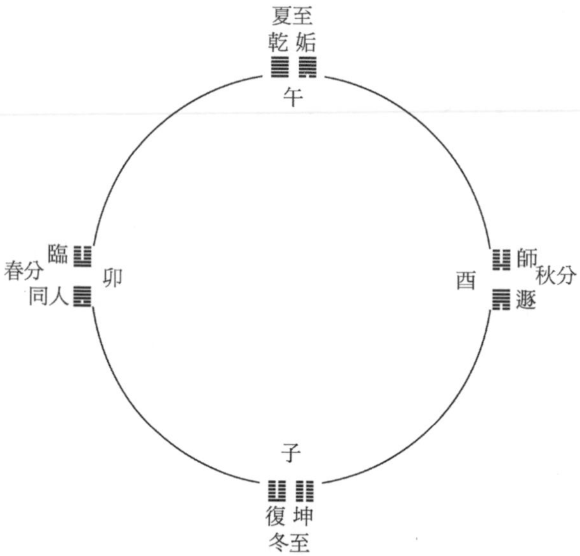

圖 14－3　伏羲六十四卦方位節令

至復卦䷗，下震上坤，陰極陽復，一陽生於五陰之下，陰氣下降，陽氣初升。迄春分時值臨卦䷒，上坤下兌四陰之下已有二陽，陽長陰消，天氣漸暖，東風起，陽虛者日見好轉。風氣應於肝，風善鼓動，肝主溫升，肝虛者，無力振奮，故此時肝病易復，肝木虛，中土失制，脾病變生，素肝氣旺者被風所鼓激，生升無制，又易出現肝氣之患。

到乾卦☰，夏至時，天暑日熱，陽氣至盛，火氣通盛於心，民善病心。陽熱盛極，陽盛之體或火熱疾患，皆易於此期加重。

至姤卦☴，上乾下巽，陽極陰生，一陰生於五陽之下。迄遯卦☶上乾下艮，四陽之下已生二陰，陰長陽消，天氣漸涼，西風起，陰虛者，日見起色。秋燥應於肺金，肺金主涼降，燥則上逆，故民善病肺，如肺氣上逆，咳嗽等疾。

卦象象徵著陰陽的消長轉化規律，不獨物候隨之有相應變化，人體疾病亦與之相應，足見卦象與病象密切相關。

五、卦位與藏象的關係

前已述及，卦位發生變化時，所象事物亦隨之而異。《易經》六十四別卦，由八經卦相重疊組成，是以卦象發生改變，更加包羅萬象，同時也體現了事物之間的相互聯繫。

中醫受《易經》的影響，亦極為重視臟腑之間的相互關係，如受既濟卦的影響，既濟卦為上水、下火組成，即䷾，火性炎上，水性潤下，故既濟卦象陰陽交合之象。

如《易・既濟卦・象》：「水在火上，既濟。」為吉象，未濟卦為上火下水構成，即䷿，為凶象，如《易・未濟卦》：「六三，未濟，征凶。」以火自炎上，水自潤下，水火分離，陰陽不交，而為凶象。

《易經》重視既濟的陰陽交合作用，中醫亦強調心腎之間的既濟關係，如鄭欽安《醫理真傳》：「離為火，屬陽氣也，而真陰寄焉。中一爻，即地也，地生二火，在人為心，一點真陰藏於二陽之中，居於正南之位，有人君之象，為十二官之尊，萬神之宰，人身之主也，故曰心藏神。坎中真陽，肇自乾元一也，離中真陰肇自坤元二也，一而二，二而一，彼此互為其根。」「坎為水，屬陰，血也，而真陽寓焉。中一爻，即天也，天一生水，在身為腎，一點真陽，含於二陰之中，居於至陰之地。乃人身立命之根，真種子也。」「故子時一陽發動，起真水上交於心，午時一陰初生，降心火下交於腎，一升一降，往來不窮，性命於是乎立。」

蓋位下者以上升為順，位上者，以下降為和，而況火性炎上，水性下沉，自然之理也，因此，藏象理論認為心腎相交是正常生理。心腎相交，水火既濟，氣機升降才能正常，心腎陰陽始能合調。如此，心火不致過熱，腎水不會過寒，心腎剛柔互相制約，人體陰陽才能保持平衡；反之，如心腎不交，水火未濟，勢必導致心火不能下照腎水，腎水不能上濟心火，則火炎於上，水寒於下。如是，離卦兩火之中只一點真水，豈能經住灼耗？坎卦兩水之中亦只一點真火，怎能耐陰霾之寒？故心火上炎，腎水下寒，諸疾必然變生。此外，《傷寒論》少陰病的寒化、熱化證，亦與心腎水火相交或既濟有很大關係。

以上說明卦位對中醫藏象理論，有著深遠的影響。

第三節　《周易》爻象與中醫學

一、爻象概念

《周易》之卦，由六爻組成，每一卦又以爻之奇偶數定卦的陰陽屬性，即所謂爻象，其中又以爻畫的數量，奇偶及爻位定剛柔關係，從而影響爻象。其規律為如下。

（一）剛柔相勝則同象

一卦六爻之中，僅有一爻為陽，或只有一爻為陰，如是則剛柔相勝，同象一屬性，或剛勝柔，或柔勝剛而同象。如夬卦䷪，為五陽爻一陰爻，故剛勝柔。《易・夬卦・彖》：「剛決柔也。」故該卦象剛。又如剝卦䷖，五陰爻一陽爻，故柔勝剛。《易・剝卦・彖》：「柔變剛也。」故該卦象柔。

（二）剛柔相應亦同象

一卦六爻之中，由於剛柔之位次不同而構成彼此相應，從而象同一性質的事物。

如比卦䷇，五柔應一剛，全卦反從剛，呈五柔維護一剛之狀。《易・比卦・彖》：「上下應也。」再如小畜卦䷈，五剛應一柔，全卦反從柔，呈五剛應和一柔之象。《易・小畜卦・彖》：「柔得位而上下應之。」

（三）剛柔得中

指剛或柔居上卦之中位或下卦之中位，亦即每一卦的中爻為剛或柔，則剛柔得中，象徵剛柔調和。如既濟卦䷾為一陽爻及一陰爻分居上下卦之中位，為剛柔得中，陰陽調和，水火既濟。

二、爻象理論在中醫學中的應用

（一）爻象剛柔理論對中醫理論的影響

《周易》的陰陽協調理論，主要反映於剛柔關係，《周易》極為強調剛柔的關係，如《易・繫辭》曰：「上下無常，剛柔相易。」「陰陽合德，剛柔有體。」剛柔關係主要視剛、柔爻所居之位而定。

在《周易》的影響下，中醫理論認為脾胃居中，脾為燥土屬剛，胃為陰土性柔。正常情況下，燥濕調和，剛柔相濟，升降相因。如燥濕失調，燥不敵濕，則中土濕蘊，水飲四伏；中軸不轉，濕不敵燥，則胃氣上逆，升降反作。故調理脾胃剛柔燥濕，是保證中軸氣機樞轉的關鍵。

元代李東垣，注重於補中助脾之剛，清代葉天士則擇於涼潤濟胃之柔，如此則脾胃剛柔得濟。

同理，心火為剛燥之臟，腎水為柔陰之器，心腎水火既濟關乎心腎之剛柔；肺為燥金，肝為血臟，一燥一濕，全在剛柔得當。因此，燥濕、水火、氣陰的適中是剛柔相濟、陰陽調和的根本。

（二）《周易》爻、卦象損益理論在中醫理論中的意義

《周易》損益理論，主要在於「損剛益柔」「損益盈虛」以及「損極反益，益極反損」。乾為剛，坤為柔，陽主施，陰持受，故基本為損陽益陰觀點。如損卦☶兌下艮上，《易・損卦・彖》：「損下益上，其道上行，……損剛益柔有時。損益盈虛，與時偕行。」即指出，損者是損益盈虛，《易傳》亦曰：「損者，損過而就中。」亦說明損是損其太過。故《易・雜卦》：「損益衰盛之始也。」

益卦☴，震下巽上，《易・益卦・彖》：「益，損上益下。」上指乾天，下指坤地，故益指益柔、益陰。

損益是相對的，也是互為轉化的，總的原理為損太過，益不足。如《易・序卦》曰：「損而不已必益，益而不已必決。」總之，損益是為了維護剛柔的協調，陰陽的平衡。

中醫理論吸取了《周易》的損益理論，貫穿於中醫的理、法、方、藥之中，對中醫學起到了深刻的影響。

1. 理論方面

中醫理論受《周易》損剛益柔的影響，在維持陰陽平衡方面，重視抑陽益陰的學術觀點，代表醫家朱丹溪，曾提出「陽常有餘，陰常不足」的論點。

朱丹溪受《周易》損剛益柔、損乾益坤的影響，認為「天之陽氣為氣，地之陰氣為血，故氣常有餘，血常不足」，從而創造了著名的養陰論，為中醫的滋陰學說開闢了新徑。

《素問・陰陽應象大論》提出「七損八益」為養生原則，道理亦在於陰為陽基，制陽益陰，因為人體「年四十而陰氣自半矣」。

2. 立法方面

在治則方面，《內經》提出「損有餘而益不足」「損者溫之」；在治法方面，亦以「損盈益虛」為原則。

《素問．陰陽應象大論》：「因其重而減之，因其衰而彰之。形不足者，溫之以氣；精不足者，補之以味。」又如《難經．十四難》提出「損其肺者，益其氣；損其心者，調其營衛；損其脾者，調其飲食，適其寒溫；損其肝者，緩其中；損其腎者，益其精」等不勝枚舉。

3. 方藥方面

中醫按損益原則制方配藥，補中有瀉，開中有闔，損益相彰，如六味地黃湯的三補三瀉，枳朮丸的一開一闔，都體現了以損益相彰、相輔相成為立論基礎的配伍原則。

以上說明《周易》損益理論對中醫理、法、方、藥的影響，頗為廣泛。

第四節 《周易》象與《內經》藏象學說

《內經》藏象學說，淵源於《周易》的卦象，並進行了發展。何謂象？《易．繫辭》曰：「象者，像也。」《說文》的「易」條：「日月為易，象陰陽也。」「象」條：「凡象之屬皆從象。」象亦象徵、形象之謂。

《周易》的象，是由卦象來體現的，即不同的卦，象徵不同的事物，《周易》極重視「象」，不僅有卦象事物，而且釋卦亦用象作題，如《易傳》的《象》等。

總之，《周易》的象包括卦象及爻象兩種，前者象卦義及卦位，後者象爻位及爻義，總為現象、藏象兩大含意，即顯露的象與隱匿的象。顯露的象是直接可見的，如天象、物象，《易．繫辭》：「天垂象。」「象其物宜，是故謂之象。」對於藏象，包括兩個含意，一為象人體之臟，一為取類比象，即所謂法象。

關於法象，《易．繫辭》曰：「智者，觀其象辭則思過半矣。」即言由觀形象到抽象思維的過渡，《周易》卦象之中蘊含著豐富的藏象思想，包括藏象生理及病理，《易．說卦》曰：「坎為水，……其於人也，為加憂，為心病，為耳痛，為血卦，為赤。」「離為火，……其於人也，為大腹。」再如《易經》的「天一生水」亦被中醫學用於解釋「天癸」等，皆可說明之。

《內經》的藏象學說，包括天象、物象及藏象，將三者合而為一，是對藏象學說的重要發展。如《素問．六節藏象論》曰：「心者，生之本，神之變也，其華在面，其充在血脈，為陽中之太陽，通於夏氣。」「各以氣命其藏。」即言人體藏象與四時氣候是相應的，如夏火合心，春木合肝，長夏合脾土，秋金合肺，冬水合腎是也。

又《素問・陰陽應象大論》曰：「東方生風，風生木，木生酸，酸生肝，肝生筋，筋生心，肝主目。其在天為玄，在人為道，在地為化，化生五味，道生智，玄生神，神在天為風，在地為木，在體為筋，在臟為肝，在色為蒼，在音為角，在聲為呼，在變動為握，在竅為目，在味為酸，在志為怒。怒傷肝，悲勝怒；風傷筋，燥勝風；酸傷筋，辛勝酸。」

皆說明《內經》藏象學說把天象、物象、藏象三者合而為一，並將陰陽五行貫穿於其中，是人與天地相應的整體觀的精華，為中醫內外相應，以外揣內的診斷特色奠定了理論基礎。

中醫藏象學說，不僅重視象形，而且重視象神，並將形、神合為一體。如《素問・宣明五氣》曰：「五臟所藏，心藏神，肺藏魄，肝藏魂，脾藏意，腎藏志，是謂五臟所藏。」即言五神藏於五臟的神臟合一觀點。

此外，中醫藏象學說在易理的啟迪下發展了《周易》的法象。如《素問・五臟生成》曰：「五臟之象，可以類推。」《靈樞・外揣》曰：「故遠者司外揣內，近者司內揣外。」說明了中醫藏象學說是黑箱理論的典型。

總之，中醫藏象學說導源於《周易》，並在天象、物象和藏象三結合中，進行了發展。尤其在接受易理取類比象的基礎上，中醫學對法象有了新的突破，創立了頗具特色的中醫理論核心——中醫藏象學說，賦予了中醫學永恆的生命力。

以上說明《周易》的象與中醫學有著密切的關係，尤其對中醫藏象學說的形成和發展起著積極的推動作用。

第十五章

《周易》的數與中醫學

《易經》是一門「宇宙代數學」，易數是易學的精髓之一，蘊含著許多學問，中醫、天文、曆數、兵法等，無不與易數一脈相承，足見易數的無窮魅力。

第一節 《周易》數的概念

德國著名數學家高斯說過：「數學是科學的皇后。」

數，是對具體事物的數量抽象，是事物由定量到定性的過程。《易經》的特點在於由符號系統及文字系統兩個部分組成，符號系統又稱象數系統，易是符號的哲學，符號是數與象的綜合體現。

數，產生於原始社會中期，為生產實踐所需要，由於最早被應用於占筮，因此被披上了神秘的色彩，後被《易經》納入。如是象、數、理、占為《易經》的主幹，故前賢曰：「明易之道，先舉天地之數也。」

《易經》是我國古代解釋宇宙數學的模式，是一門「宇宙代數學」，易是用數字表示的「大炁運圖」。易之數包括筮數、位數、時數及物數，易數分為數理及圖數兩個部分，是易學的精髓之一。

《周易》之數，分為數理及圖數，包括太極爻卦之數及河圖洛書之數兩大系統。這些數字的組成及符號結構、含義，皆有一定的自然科學及哲學背景。

《周易》之數（以下簡稱「易數」），含有精闢的數理邏輯，是古代數學的胚胎。「易數」是數理和哲理的結晶，易數也是我國數學之鼻祖。我國最早的算經——《周髀算經》及《九章算術》即淵源於易數。我國古代對易數即已十分重視，易數被廣泛應用於天文、曆法、羅盤、音律、丈量、占筮等方面，中醫學將其應用於運氣、時間醫學、針灸、養生學等方面，又稱為中醫術數學。

易數的特點為其突出的數理哲學，而其寓含的數學原理在地球上是最早的，如「周易三角」比「巴斯加三角」早 2000 年，故《漢書・律曆志》曰：「自伏羲畫八卦，由數起。」

前已述及《周易》的數，源於《易經》的卦爻，天只有一個，故以「⚊」為符號，稱為陽爻，地有水陸兩部分，因此以「⚋」為符號，稱之陰爻，陽爻與陰爻是易數體系的基本元素。

陰爻和陽爻構成奇偶律，是自然數中的基本矛盾，故《易・繫辭》曰：「爻也者，效天下之動者也。」天一，地二，此之謂也，這就是所謂的太極生兩儀。兩個符號交相搭配，組成四種符號：「⚌」（老陽）；「⚏」（老陰）；「⚎」（少陽）；「⚍」（少陰），即所謂兩儀生四象。

三爻為一組，交相搭配，又可組成 8 個圖像：☰乾☷坤☵坎☲離☳震☴巽☶艮☱兌，即四象生八卦。一生二，二生四，四生八，八卦相重又構成六十四卦，見圖 15－1。

歐洲數學家萊布尼茲創立的二進制與陰、陽爻異曲同工。現代電腦的「0」「1」二進位法與《易經》的六十四卦的排列方法的吻合，並非偶然，這說明《易經》的八卦，寓有深奧的數學哲理。

《易經》的陰「⚋」與電腦的關、「0」一致，易經的陽「⚊」與電腦的開、「1」相同，《易經》與電腦都以兩種符號和其不同位置來記數，故都是二元數學。《易經》六十四卦，每卦六爻，共 384 爻，用以演繹宇宙萬事萬物的動靜變化。其中，爻的排列和爻數寓含著現代數理、物理和哲理，

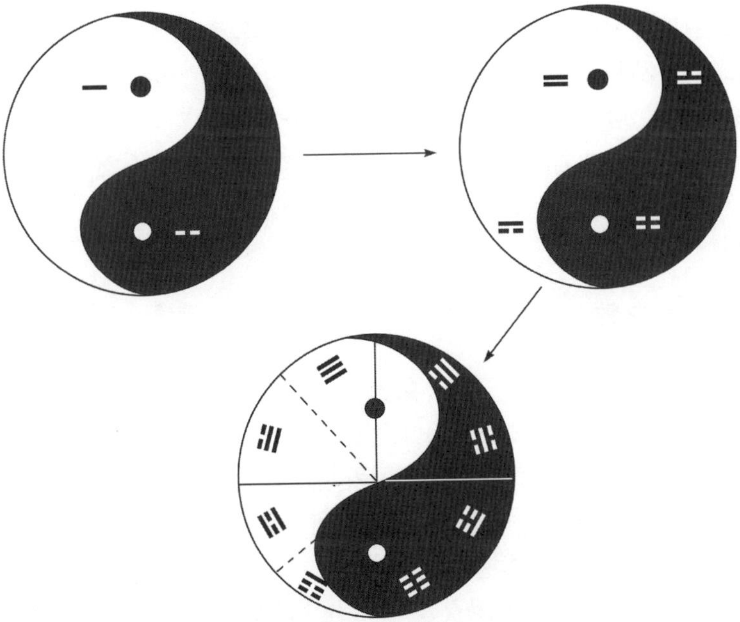

圖 15－1　太極八卦衍生

如《易經》陰陽兩爻，共為三畫，一生二，二生三，三生萬物。

八卦一生二，二生四的過程，與氨基酸生成中一生二，二生四的生成過程不謀而合，以上都說明「周易三角」的精密數字結構是易學輝煌的成就之一。海外曾有學者用近代之高次方程式的代數方法註釋易經，可見易、數理之深奧矣。

《易・繫辭》曰：「天一，地二，天三，地四，天五，地六，天七，地八，天九，地十。」《易經》以陽爻一畫象天，故天數為一；以陰爻兩畫象地，故地數為二。其餘奇數皆為陽數，陽數為天數，如三、五、七、九；偶數四、六、八、十則為地數。

《易經》中的數字是後學生成數的起始，如《漢書・律曆志》引《易經》曰：「天一，地二；天三，地四；天五，地六；天七，地八；天九，地十。天數五，地數五，五位相得而各有合。天數二十五，地數三十。凡天地之數五十有五。」

《易經》最注重一、二、三數，《老子》亦云：「道生一，一生二，二生三，三生萬物，萬物負陰而抱陽，沖氣以為和。」易數認為，一為天數，二為地數，這兩個基本數反映於八卦的組成符號陽爻及陰爻，《易經》重視天地乾坤，認為乾坤天地是萬物化生之源。如《易・繫辭》曰：「天地絪緼，萬物化醇。」

有人認為陽爻（—）代表天；陰爻（--）代表地，因地為水陸兩部分組成。又由於《易經》萬物生化不言陰陽而言男女，如《易・繫辭》曰：「男女媾精，萬物化生。」故有人認為八卦的爻象徵生殖器，「—」象男根，「--」象女陰（郭沫若《周易時代的社會生活》）。

荀子也說：「易之咸，見夫婦。」（《荀子・大略》）咸，感也，即交感之意，指夫婦陰陽合而有子。《易經》的數不是憑空捏造的，而是有其物質基礎的。

一、佈陣之數

象、數、易是《易經》三寶，象為《易經》之體，易為《易經》之用，數則為《易經》之根。《易經》卦象來源於爻數、爻位的變化。六十四別卦卦陣由八經卦組成，八經卦又由爻數及爻位的變化決定，只要一個爻數或一個爻位發生變化，整個卦象就會發生改變，這就是數在八卦中的重要意義——決定著卦象的內容和性質。

陰爻（--）占兩個數，陽爻（—）占一個數，爻數為奇者，卦為陽；爻數為偶者，卦為陰（即所謂奇偶數律），可見數在八卦中的重要意義。而陰爻與陽爻合之為三個數，即一長畫，兩短畫，共三畫，是「一生二、二生三、三生萬物」之宗始，這就是無極生太極，陰陽生萬物的胎數。

八卦即由這三個數變化而成，它們亦象徵著天、地、人三者，可見《周易》之數以一、二、三為數中之要。

《內經》五運六氣、干支格局的組成也傚法於《周易》的陰陽爻及奇偶數律布八卦之陣。五運六氣亦以陽干、陽支，陰乾、陰支組成甲子，從而推測六十年的氣象萬千，同樣以奇、偶數決定陰陽。

二、占筮之數

易學中的筮法揲蓍成卦可能寓含精深的數理。《易・繫辭》載曰：「大衍之數五十，其用四十有九，分而為二以象兩，掛一以象三，揲之以四，以象四時，歸奇於扐以象閏，五歲再閏，故再扐而後掛，天數五，地數五。五位相得而各有合，天數二十有五，地數三十，凡天地之數五十有五，此所以成變化而行鬼神也。乾之策，二百一十有六，坤之策，百四十有四，凡三百有六十，當期之日，二篇之策，萬有一千五百二十，當萬物之數也。是故四營而成易，十有八變而成卦，八卦而小成。引而伸之，觸類而長之，天下之能事畢矣。」此為古人占筮之法，古人在占筮時可能遇到以下數字。

36，有九個四，故為老陽之數。

32，有八個四，故為少陰之數。

28，有七個四，故為少陽之數。

24，有六個四，故為老陰之數。

由於九與六分別為老陽之數及老陰之數，因此逢陽爻為九就要變為陰爻，遇陰爻為六就要變為陽爻，如是卜到的卦就要變為其他卦，新的卦稱為「之卦」或「變卦」。故九六為可變之爻，七八為不易之爻。遇到可變之爻即要以變卦占之。

上述為《周易》占筮之術數，《周易》是占筮形式的書，故占筮之術數，為學習《周易》卦辭、爻辭的階梯。

三、藏象之數

《易・繫辭》曰：「天一，地二；天三，地四；天五，地六；天七，地八；天九，地十。」「天數五，地數五，五位相得而各有合，此所以成變化而行鬼神也。」這是生成數之前身。生成數記載於《尚書・洪範》：「正義曰，天一生水，地二生火，天三生木，地四生金，天五生土，此其生數也。地六成水，天七成火，地八成木，天九成金，地十成土，故謂之成數也。」

五行生成數胎源於河圖之數，如圖 13－5。

圖數說明《內經》藏象之數來源於河圖，《素問・金匱真言論》：「東方青色，入通於肝，開竅於目，……其數八，……南方赤色，入通於心，開竅於耳，……其數七，……中央黃色，入通於脾，開竅於口，……其數五，……西方白色，入通於肺，開竅於鼻，……其數九，……北方黑色，入通於腎，開竅於二陰，……其數六，……」其五臟之數即由河圖生數加土數五推演而來。

《內經》藏象之數在運氣七篇亦有記載，如《素問・五常政大論》曰：「敷和之紀，木德周行，……其臟肝，……其應春，……其數八。升明之紀，正陽而治，……其臟心，……其應夏，……其數七。備化之紀，氣協天休，……其臟脾，……其應長夏，……其數五。審平之紀，收而不爭，……其臟肺，……其應秋，……其數九。靜順之紀，藏而勿害，……其臟腎，……其應冬，……其數六。」

以上說明了《內經》藏象之數與《周易》數的胎源關係。

第二節 爻卦太極易數

一、爻卦易數

爻卦易數是《周易》最基本的數，為象數之起源。爻，為易數最基本的符號，包括陽爻（—）及陰爻（--），陽爻為一畫，陰爻為二畫，共為三個數，二個符號，為八卦象數結構的基礎。

爻卦象數並非憑空臆構的東西，爻卦象數是對自然現象的模擬，是一種抽象的象數精髓。爻象數的變化牽動著卦象數的變化。爻象數的陽爻（—）一畫象徵天，陰爻（--）二畫代表地，是易數對客觀自然現象的最高濃縮。爻卦象數最根本的意義在於體現了陰陽的對立統一原理，包括爻之間的對立統一及卦之間的對立統一，是一分為二思想的集中體現。

二、太極易數

太極易數是陰陽二爻的統一體，是合二為一的象徵，太極易數是陰陽二氣盈虛消長變化的象徵，也是太極術數衍化為八卦的原胚，如圖 15－1。

《易・繫辭》曰：「易有太極，是生兩儀，兩儀生四象，四象生八卦。」太極易數與爻卦易數是密切相關的整體，太極爻卦易數體系濃縮了宇宙演化的過程。

第三節 河洛易數

一、河洛易數代表著陰陽的消長規律

太極爻卦易數及河洛易數皆為地、日運行及地、月運行的標誌。河圖洛書數字既象徵著地球公轉一年的陰陽變化，也代表著地球自轉一周的陰陽消長規律。如河圖一、六位於北方，為氣溫及光熱最低之時；三、八處於東方，為陰陽消長之溫季；二七居於南方，乃極光強之時；四九正位西方為陰長陽消之涼期。

洛書以一位北面而為陰極，九居正南而為陽極，三處東方乃陰陽消長之際，七置西方亦陰陽消長之期，說明河洛數字象徵著日月運行的標誌和陰陽消長、寒暑的變遷。

二、河洛易數象徵著宇宙萬物的發生和終結

數理的根本是河圖，河洛易數是爻卦太極易數的進一步演化。爻卦太極易數集中反映了宇宙萬物的化生，象徵了萬物的起源，河洛易數則代表了萬物的生、長、化、收、藏。

生物的整個生命過程，也蘊含於河洛易數之中。如河圖生成數集中了萬物的生長演化過程，其天一為水，地二為火，天三生木，地四生金，天五生土，即為生數之祖，而水火土為萬物之源。木代表萬物之生，金象徵萬物之成，皆表明河洛五行生成數象徵著萬物之發生和終結。

三、河洛數字方陣體現了自然平衡的原理

河洛之數為先天數，是古代數學和算盤的起源。河洛之數，體現著平衡的原理，尤以洛書為著，如洛書縱橫斜相加皆為十五。洛書上下、左右、四

(1)

4	9	2
3	5	7
8	1	6

→

(2)

2	9	4
7	5	3
6	1	8

→

(3)

6	1	8
7	5	3
2	9	4

→

(4)

8	1	6
3	5	7
4	9	2

(5)

8	3	4
1	5	9
6	7	2

→

(6)

6	7	2
1	5	9
8	3	4

→

(7)

2	7	6
9	5	1
4	3	8

→

(8)

4	3	8
9	5	1
2	7	6

方、四隅的數之和皆均等。如上九加下一，左三加右七，右上隅二加左下隅八，右下隅六加左上角四皆為十。洛書三三方陣尤其體現了平衡的原理，如下列三三方陣八圖縱橫相加皆為十五，以示平衡的奇妙。

前賢根據河洛方陣的平衡原理，從三三方陣到九九方陣創立了百餘圖，在兵家、建築學等方面皆有參考意義。

第四節 關於《周易》術數

術數興起於漢代，漢代劉歆《七略・術數略》中關於術數的內容有天文、曆數、五行、蓍龜、雜占、形法，如天文術數之「天文者，序二十八宿，步五星日月」（《漢書・藝文志》）。古代的術數擺脫不了巫術的影響，又摻雜有星占術「以紀吉凶之象」。

陰陽五行學說興起於戰國時期，即以術數為基礎，如木、火、土、金、水是術數中的「五行」範疇。

《周易》的術數內容豐富，整個「易數體系」都是為了闡述事物的運動變化。爻數是易數的根基，如六爻為陰數，九爻為陽數，其餘「大衍之數」、河洛之數、五行生成數、太極函數、八卦級數等都是《周易》寶貴的術數。

《內經》吸取了易學的術數理論（圖 15－2，圖 15－3），並廣泛應用於中醫學，包括陰陽五行、藏象、針灸、九宮八風等。正如《內經》所言：「法於陰陽，和於術數。」（《素問・上古天真論》）

其數曰：「天數五，地數五，五位相得而各有合，天數二十有五，地數

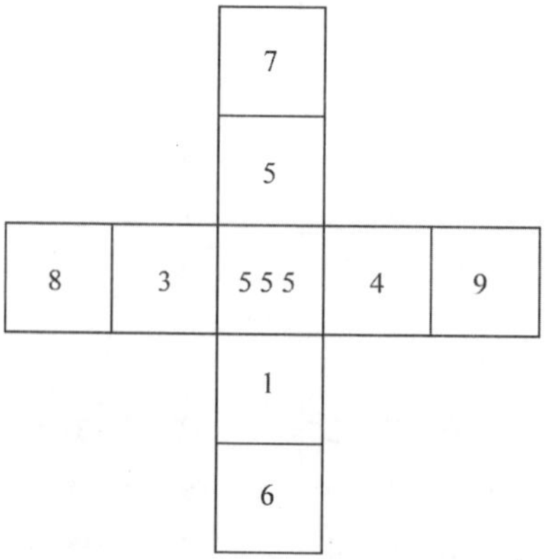

圖 15－2 河圖之數示意

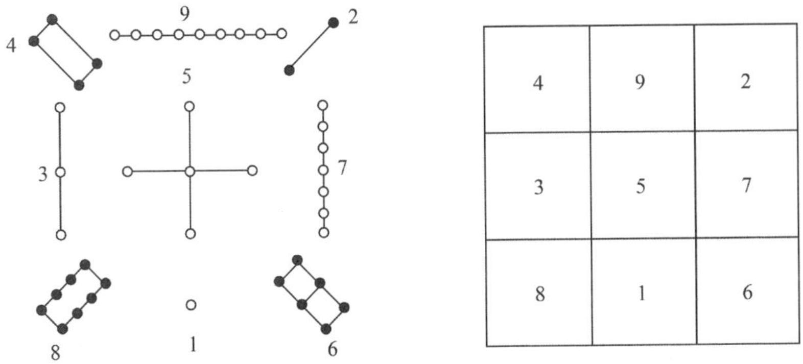

圖 15－3　洛書之數示意

三十，凡天地之數，五十有五，此所以成變化而行鬼神也。」（《易・繫辭》）

其數曰：「戴九履一，左三右七，二四為肩，六八為足，五居中央。」

《易經》，河圖洛書的生數、成數是相關聯的。《易・繫辭》以奇偶分天數、地數，其中一、三、五、七、九，五個奇數為天數；二、四、六、八、十，五個偶數為地數，並指出一切數字莫不由天地之數變化而成，如《易・繫辭》認為以這些數字為基礎，「此所以成變化而行鬼神也。」

《易經》的天地數最高為十，河圖數最高為十，洛書數最高為九。《易經》、河圖洛書都極為重視「五」，如《易・繫辭》曰：「天數五，地數五，五位相得而各有合。」河圖與洛書皆以五居中央，因五為中土，為成數之母，沈括在《夢溪筆談》中說：「河圖中宮之五為衍母。」

張景岳《類經圖翼・氣數統論》稱五為數祖：「天數五，一三五七九是也；地數五，二四六八十是也。天數二十五，五其五也；地數三十，六其五也。小衍為十，兩其五也；大衍五十，十其五也，故又曰五為數祖。」又引邵子曰：「天地之本起於中，夫數之中者，五與六也。五居一三七九之中，故曰五居天中，為生數之主。」

關於「六」數，《易經》稱六為老陰之數，張景岳說：「六居二四八十之中，故曰六居地中，為成數之主。天元紀大論曰：天以六為節，地以五為制。是以萬候之數，總不離於五與六也，而五六之用，其變見於昭著者，尤有顯證。如初春之桃五其瓣，天之所生也；深冬之雪六其出，地之所成也。造化之妙，夫豈偶然？

故以五而言，則天有五星，地有五嶽，人有五常，以至五色、五味、五穀、五畜之類，無非五也。而十根於一，百根於十，小之而釐毫塵秒，大之而億兆無量，總屬五之所化，而皆統於天之五中也。以六而言，則天有六合，歲有六氣，卦有六爻，以至六律、六呂、六甲、六藝之類，無非六也。而老陽之數三十六，老陰之數二十四，合之而為六十；少陽之數二十八，少陰之數三十二，合之亦為六十。總屬六之所化，而皆統於地之六中也。……天元紀大論曰：所以欲知天地之陰陽者，應天之氣，動而不息，故五歲而右遷；應地之氣，靜而守位，故六期而環會，五六相合，而七百二十氣為一紀。」（《類經圖翼・氣數統論》）

關於「九」數，我國古代多以九為極數，《易經》定「九」為老陽之數，洛書的最高數為九，《素問・三部九候論》曰：「始於一，終於九焉。」

《周易》中一、二、三、五、六、九這6個數字含意較多，後世應用較廣，對中醫學的影響亦比較大。

第五節 《周易》的數及其對中醫五行學說的價值

《易・繫辭》雖然有「天一、地二、天三、地四、天五……」之說，但沒有具體和五行對應，而五行學說實際上脫胎於河圖，《易・繫辭》亦認為上述數字為變化之祖，故曰：「此所以成變化而行鬼神也。」五行學說早為五材說（古人認為木、火、土、金、水是5種最基本的物質），如《國語・鄭語》：「故先王以土與金、木、水、火雜，以成百物。」

最早把數字和五行相對應的是《尚書・洪範》：「一曰水、二曰火、三曰木、四曰金、五曰土。」並指出了五行的性能為：「水曰潤下，火曰炎上，木曰曲直，金曰從革，土爰稼穡。潤下作鹹，炎上作苦，曲直作酸，從革作辛，稼穡作甘。」為中醫五行學說奠定了基礎。

五行與河圖生成數密切相關，張景岳《類經圖翼》對二者的關係進行了精湛的論述：「五行之理，原出自然，天地生成，莫不有數，聖人察河圖而推定之。其序曰：天一生水，地六成之，地二生火，天七成之，……天五生土，地十成之。……如草木未實，胎卵未生，莫不先由於水，而後成形，是水為萬物之先，故水數一。化生已兆，必分陰陽，既有天一之陽水，必有地二之陰火，故火次之，其數則二。陰陽既合，必有發生，水氣生木，故木次之，其數則三。既有發生，必有收殺，燥氣生金，故金次之，其數則四。至若天五生土，地十成之。」（《類經圖翼・五行生成數解》）

河圖中五居中央，內圈之一、二、三、四為生數，分別加五則成六、七、八、九、十之成數，構成外列（生成數詳見本書第十三章第二節）。

河圖的五行生成數，其數字既象徵著陰陽的次序，又包含著氣數的盛衰，如張景岳說：「水王於子，子者陽生之初，一者陽起之數，故水曰一。火王於午，午者陰生之初，二者陰起之數，故火曰二。木王東方，東者陽也，三者奇數亦陽也，故木曰三。金王西方，西者陰也，四者偶數亦陰也，故金曰四。土王中宮而統乎四維，五為數中，故土曰五。」（《類經圖翼・五行生成數解》）

河圖五行生成數，寓含了陰陽消息的哲理，因此中醫的五行並不是五個孤立的物質，五行也蘊含著陰陽消息的規律，故「五行即陰陽之質，陰陽即五行之氣，氣非質不立，質非氣不行，行也者，所以行陰陽之氣也」（《類經圖翼・五行統論》）。

河圖數字是現代系統論的模式，對五行學說的系統論有著深刻的影響，中醫五行學說的精粹即在於其物質性及其系統性，為中醫整體觀理論的重要組成部分，故對中醫五行理論的價值應重新評估。

第六節　《周易》的數與九宮八風之數

九宮八風記載於《靈樞・九宮八風篇》，九宮八風是指「太一」在一年之中，從中央和八方的九宮方向，按次移行所產生的氣候變化。其數字與洛書圖數有密切關係（詳見第十三章第四節）。

第十六章

「干支紀時」快速推算新法

干支紀時是時間醫學的重點，快速推算干支對於時間醫學的應用有很大的意義，這套快速推算方法無須背歌訣，不必記公式，能迅速推出年、月、日和時的干支，是最簡單，也是最快的推算方法。

隨著時間醫學的崛起，「干支紀時」的推算顯得愈來愈重要，這與臨床用藥、運氣推算、子午流注等都有密切的聯繫。

「干支紀時」包括紀年、紀月、紀日和紀時，其推算方法雖有過一些記載和介紹，但都需要背記歌訣或硬套公式，既繁雜而又難以掌握。

現把最近的研究結果介紹於下，其特點為不必套記公式或背誦歌訣，只需簡單計算即可，其方法如下。

一、年干支計算法

公元元年的干支是辛酉，只要記住辛酉這一干支，即可簡便而又迅速地推算出公元前後任何一年的干支。

1. 求公元後某一年的干支

干：直接取所求年份的個位數。

支：以所求年份數目除 12，取其餘數。

然後，以辛酉為起點，按干支順序依次推出年干和年支（正推），逆干支順序而推則為反推。

公元前←　　　　→公元後

己	庚	辛	壬	癸	甲	乙	丙	丁	戊	己	庚	辛	壬	癸	甲	乙	丙	丁	戊	己	庚	辛	壬
酉	戌	亥	子	丑	寅	卯	辰	巳	午	未	申	酉	戌	亥	子	丑	寅	卯	辰	巳	午	未	申
−12	−11	−10	−9	−8	−7	−6	−5	−4	−3	−2	−1	1	2	3	4	5	6	4	8	9	10	11	12

公元元年

例 1　求公元 1846 年的干支

干：6（1846 年的個位數是 6）

支：10（1846÷12，得餘數為 10）

以辛酉為起點（即 1），正推，得 1846 年的干支是丙午。

附註：如干、支數為 0，則取辛酉的前一個干支，即庚申。

例 2　求公元 2050 年的干支

干：0——庚

支：10（2050÷12 餘數 10）——午

2050 年為庚午。

2. 求公元前某一年的干支

算法與上法一樣，只是要反推，即逆干支順序而推，或用 10 和 12 分別減去原得數後再正推。要注意，此時的起點與上法不同，反推時以辛酉為 0，以辛酉前一干支即庚申為 1，正推則以辛酉的下一干支即壬戌為 1，或直取公元前負數即可。

例 1　求公元前 231 年的干支

干：1

支：11（231÷12 餘數 11）

1 和 11 為反推時的干支數，只要直接取表內公元前負數即可，即為庚戌。如要正推，則還要用 10，12 減去此二數。即干為 10－1＝9，支為 12－11＝1，以壬戌為 1，正推，結果為庚戌。

如不以辛酉作起點，也可以任何一個已知年干支為起點推算。一般可以當年為起點，方法如下。

以所要求的年數減已知年數（或當年），得數的個位數即為年干數，得數除以 12 所得的餘數即為年支數。干支數為正數時正推，為負數時反推，或按第一個方法變為正推。

應注意的是，已知年干支作為 0，正推時以已知年干支的後一干支為 1，反推時以已知年干支的前一年干支為 1。

例 2　已知 1985 年是乙丑年，求 1999 年的干支

1999－1985＝14

干：4

支：2（14÷12 餘數為 2）

按乙 0 丙 1……的順序正推得年干為己，按丑 0 寅 1……的順序正推得年支為卯，故 1999 年為己卯年。

又如：求 1932 年的干支

1932－1985＝－53

反推干支數：干：3

支：5

正推干支數：干：10－3＝7

支：12－5＝7

1932 年的干支為壬申。

二、月干支計算法

每個農曆月與十二地支的配對是固定的，即正月寅、二月卯、三月辰……冬月子、臘月丑。

十天干則要輪流與之相配，因此，首先求出正月的月干，就可依次推出該年中各月的干支。

正月	二月	三月	四月	五月	六月	七月	八月	九月	十月	十一月	十二月
寅	卯	辰	巳	午	未	申	酉	戌	亥	子	丑

求月的干支先要知道或者算出年干支，然後根據年干支求出正月干支。

年干為甲、乙、丙、丁、戊之年的月干支分別與年干為己、庚、辛、壬、癸之年的月干支相同，即己年與甲年的月干支相同，餘類推。

將年干的甲、乙、丙、丁、戊分別定為 1、2、3、4、5，則只要在該年的年干數上加 1，然後按得數向後正推，即得正月的月干。

詳細方法見下列例子。

甲	乙	丙	丁	戊
己	庚	辛	壬	癸
1	2	3	4	5

例 1　求 1985 年（乙丑年）的月干支

乙為 2，加 1 則為 3，從乙開始，向後正推 3 位，至戊，則知乙丑年正月干支為戊寅，以後各月依次為二月己卯、三月庚辰。

己、庚、辛、壬、癸各年的月干支分別按甲、乙、丙、丁各年的月干支計算方法求之。

例 2　求庚午年的月干支

庚年的月干支與乙年同，按乙年的月干支算法求之即得（見上例），故庚午年的月干支為正月戊寅、二月己卯、三月庚辰……

三、日干支計算法

以某一個已知日干支作為起點（取大家易記住的 1984 年元月 1 日的干支甲午）。

1. 所求之年在 1984 年後

（1）將所求的年、月、日的數目分別減去 1984 年 1 月 1 日的數目，得年差、月差、日差，並算出閏年數、大月數、2 月數。

（2）（年差×5）+（月差×30）+日差+閏年數+大月數−（2 月數×2），得總日差。

（3）總日差的個位數為日干數，總日差除以 12 所得餘數為日支數。

例：已知 1984 年 1 月 1 日是甲午日，求 1999 年 9 月 10 日的干支

① 1999. 9. 10.

1984. 1. 1.

15. 8. 9.

閏年數：4（15 年中閏 3 次，加上 1984 年本身是閏年）大月數：5（從 1 月到 9 月有 5 個大月）

二月數：1（從 1 月到 9 月只有 1 個 2 月）

②$15\times5+8\times30+9+5+4-1\times2=331$

干：1

支：7（331÷12 所得餘數為 7）

以甲午作起點（干支數作為 0 和 0），其後之干支序數依次為 1、1，2、2，3、3……由此推得 1999 年 9 月 10 日是乙丑日。

2. 所求之年在 1984 年之前

計算步驟與原理與上同，但需要注意幾點。

（1）必須以 1984、1、1 減去所求之年的年、月、日。

（2）當月差為負數時，後面的大月數和 2 月數也要為負數。

（3）最後求出的干支數為正數時，用反推法，為負數時，用正推法。當然，反推法可以變換為正推法（見「年干支計算法」）。

例：求 1930 年 8 月 24 日的干支

① 1984. 1. 1.

1930. 8. 24.

54 −7 −23

閏年數：13（54 年中閏 13 次，1984 年不計入）

大月數：−4（注意要依月差的正負號取）

二月數：－1

②54×5－7×30－23＋13－4＋2＝48

干：8
支：0（此為反推干支數）

變正推則為：10－8＝2 ——丙
0 無須變 ——午

推得 1930 年 8 月 24 日為丙午日。

3. 求日干的注意事項

（1）算閏年數及 2 月數時，只取 2 月 29 日在運算範圍內的閏年及 2 月 28 日在運算範圍內的平年，取大月數也只能取 31 日在運算範圍內的大月。

例如，從 1984 年 1 月 1 日到 1999 年 9 月 10 日閏年數有 4，但若從 1984 年 3 月 1 日到 1999 年 9 月 10 日則閏年數只有 3，因為 1984 年 2 月 29 日（閏）不在運算範圍內。

從 1 月 1 日到 9 月 10 日有 5 個大月，但從 1 月到 8 月 30 日則只有 4 個大月，因為 8 月 31 日未包括在運算的時間範圍內。

從 1984 年 1 月 1 日往後算年數時要把 1984 年這個閏年算在內，但從 1984 年 1 月 1 日往前算閏年數時，則不能把 1984 年作為一個閏年數算上，因為此時 2 月根本未參加運算。

算 2 月數之理亦然，從 1 月到 2 月，2 月數算 0，只有從 1 月到 2 月以後的月份，2 月數才能算 1。

（2）注意曆法有 100 年停閏而 400 年不停閏的規律。停閏一次，則閏年數減 1，如求 19 世紀中某一日的干支，在計算閏年數時須減 1，餘類推。

四、時干支計算法

每日十二時辰，分別以十二地支固定表示，即夜晚 11 點——翌日 1 點為子，1—3 點為丑，3—5 點為寅，5—7 點為卯，以此類推。

時支固定不變，時干則輪流與之相配，因此，求時辰的干支首先要求出該日子時的時干，然後依次推出各時辰的干支。

11—1	1—3	3—5	5—7	7—9	9—11	11—1	1—3	3—5	5—7	7—9	9—11
子	丑	寅	卯	辰	巳	午	未	申	酉	戌	亥

同求月干支一樣，只要求出甲、乙、丙、丁、戊各日的時干支，就可知己、庚、辛、壬、癸各日的時干支。

甲	乙	丙	丁	戊
己	庚	辛	壬	癸
1	2	3	4	5

將日干數減 1，然後按此得數，以日干為始，向後正推，即得該日子時的天干，其餘各時則可依次而推得。

例 1：求丙寅日的時干支

丙數為 3，減 1 則為 2，然後以丙為始向後正推到戊，故丙寅日的時干依次為：戊子、己丑、庚寅、辛卯等。

例 2：求辛未日的時干支

辛日的時干支同丙日，依丙日時干支計算法求之即得（見上例）。

第十七章

《周易》的易與中醫學

易，即變易，是《周易》活的靈魂，《周易》的精髓全在一個「易」字。變易與不易是陰陽動靜的根蒂，宇宙萬事萬物無時無刻不在變化之中。孔子曰：「逝者如斯夫！」說的正是這個道理。沒有易便沒有生命，這就是《周易》的易與中醫學的精髓所在。

第一節　「易」的概念

《周易》的精髓全在一個「易」字。易，《說文》曰：「日月為易，象陰陽也。」《易緯・乾鑿度》說：「易一名而含三義：所謂易也，變易也，不易也。」易即變、變動、變化、轉變之謂，此外還有交易和簡易之意。

不易和變易是對立統一的，有變易必有不易，變易是一分為二，不易為合二為一。

正如邵伯溫的《語錄》說：「天地萬物莫不以一為本，原於一而衍之以為萬，窮天下之數而復歸於一。」不易和變易的關係，也是動與靜的對立和統一，動是絕對的，靜是相對的，亦即變易是絕對的，不易是相對的。變易與不易這一對矛盾運動是事物發生發展變化的根本法則。

簡易是指執簡馭繁，即掌握了八卦、爻象變易的原理，宇宙萬事萬物即可歸於其宗，縱宇宙道理變化萬千也可得矣。

交易是透過八卦的相互錯疊，表明宇宙事物是互相滲透、互相交織的，說明事物的運動發展不是孤立進行，而是互相聯繫的。

《易經》透過陰爻和陽爻變生卦象，《說文》曰：「爻，交也。」意即指陰陽交錯，而生變化的矛盾運動。萬事萬物皆變生於此，故《易・繫辭》曰：「生生之謂易。」

《易・繫辭》又曰：「易窮則變，變則通，通則久。」即強調一個變字，因為有晝夜日月的變動才有爻，故《易・繫辭》曰：「道有變動，故曰爻。」何謂道？《易・繫辭》又曰：「一陰一陽之謂道。」道即陰陽變化的規律，《易經》的易，不是憑空而來的，是有其物質基礎的，是陰陽變化的結果。《易・繫辭》曰：「陰陽不測之謂神。」即言陰陽處於不停的運動變化之中。

《周易》之「易」，體現於爻象、爻數、爻位及卦象、卦位的變化，寓含了深刻的運動變化哲理。《周易》從無極到太極，從太極到兩儀，從兩儀到四象，從四象到八卦，又從八經卦到六十四別卦，無不體現一個變字，是物質不滅、運動不絕的反映。

「交」是變易的必要過程。《易・歸妹卦・彖》曰：「天地不交而萬物不興。」無交則無以變，無變則無以生。如泰卦䷊乾下坤上，象徵天地氣交則萬物資生，萬事吉。否卦䷋坤下乾上，象徵天地不交，閉塞不通。泰卦及否卦包含了事物的轉化意義，故否泰二卦說明「交」在變易中的重要作用。

《周易》的易，不僅言天地，還包括社會、個體本身，即天在變，地在變，人亦在變，事物在變，萬事萬物無時無刻不在變化之中，俗語「三日不見，當刮目相看」就是這個道理。沒有「易」，便沒有生命，因此易、變、交，是《周易》重要的宇宙觀。

第二節 《周易》易理與中醫氣化學說

《周易》易理對中醫學有著重要影響，《周易》中運動變化產生萬事萬物，變化萬事萬物的觀點是中醫氣化學說的奠基思想，如《易・繫辭》中「剛柔相推，而生變化」「窮則變，變則通，通則久」「在天成象，在地成形，變化見矣」「生生之謂易」「一陰一陽之謂道」等。泰卦乾下坤上，象徵天氣下降，地氣上升，是氣機升降理論的搖籃。

《內經》在《周易》易理的影響下建立了以氣機升降為核心，以氣的生化、變化為基礎的中醫氣化學說，在中醫理、法、方、藥等方面一直有效地貫穿於實踐，這是《周易》對中醫理論的重要貢獻。

氣化，即氣的化生、變化，有氣方有化。《素問・天元紀大論》曰：「物生謂之化，物極謂之變，陰陽不測謂之神。」《易經》乾、坤卦亦體現了乾元是氣化之源，如「乾，元、亨、利、貞」，乾為陽剛，元為萬物之始，故萬物賴資乾元而生化不息。

坤為純陰，為乾元化生的物質基礎，故《易・坤卦・彖》曰：「至哉坤元，萬物資生，乃順承天，坤厚載物，德合無疆，含弘光大，品物咸亨。」故《易・繫辭》曰：「乾坤，其易之門邪？乾，陽物也；坤，陰物也。陰陽合德，而剛柔有體。」「乾坤成列，而易立乎其中矣。」皆指出陰陽氣化出於乾坤，出於日月，又如《易・繫辭》曰：「變化者，進退之象也。」

上述理論奠定了《內經》氣化學說，氣化源於宇宙日月運動的理論基礎，故《素問・天元紀大論》曰：「太虛寥廓，肇基化元，萬物資始，五運終天，布氣真靈，摠統坤元，九星懸朗，七曜周旋，曰陰曰陽，曰柔曰剛，幽顯既位，寒暑弛張，生生化化，品物咸章。」可見《內經》氣化學說是淵源於《周易》的。

《內經》氣化學說對《周易》氣化理論進行了重要的發展，把宇宙氣化貫穿於人體，並在《周易》天地氣交理論的基礎上創立了人體氣機升降學說，如《素問・六微旨大論》曰：「何謂氣交？……上下之位，氣交之中，人之居也。」「升降出入，無器不有。」「故無不出入，無不升降。」

《素問・刺禁論》：「肝生於左，肺藏於右，心部於表，腎治於裡，脾為之使，胃為之市。」肝氣行於左，肺氣行於右，心氣行於表，腎氣行於裡，是中醫臟氣升降的縮影。

升降出入運動是維持人體內外環境動態平衡的保證，升降與出入配合，共同完成升清降濁的作用。有升必有降，無出亦無入，升降是體內裡氣之間的聯繫，出入則是裡氣與外氣的交接，有出入才能保證人體內外環境的統一，從而維持著人體的生命活動。

《素問・六微旨大論》：「非出入，則無以生長壯老已；非升降，則無以生長化收藏。」如升降運動停止，則生命終結，故「出入廢則神機化滅，升降息則氣立孤危」，可見升降出入運動是人體臟腑氣機的運動形式，也是人體臟腑功能的體現，對人體生命的存亡有著重要意義。

《易・繫辭》曰：「一闔一闢之謂變。」宇宙之門一閉一開，萬物一入一出，是謂之變。「利用出入，民咸用之謂之神」，「闔闢」「出入」都是升降出入運動理論之始祖，如圖 17－1。

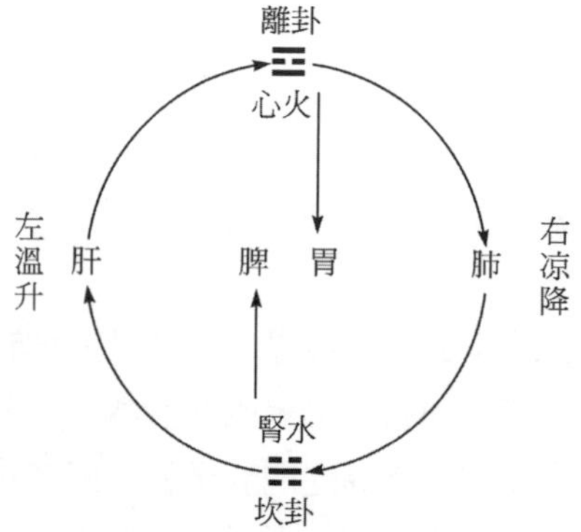

圖 17－1　臟腑氣機升降

腎水屬坎水（腎陰），內蘊坎陽（腎陽），在腎間動氣（命火）的發動下，坎中一陽溫升。腎陽暖土煦木，腎陰涵養肝木之升發。在中土樞軸的轉動下，肝脾溫升，肺胃涼降。心火屬火（內含心陰），心陰下蔭，戊土得潤，胃土和降。心陽下煦，肺金不涼，始能順降。如此，在腎陽命火的發動下，中土樞軸轉動，肝脾溫升而肺胃涼降，共同完成臟腑的升降功能，從而完成人體的氣血升降運動。

中醫氣機升降學說還發展了《周易》法時理論，創立了臟氣升降法時理論，是時間醫學的重要內容。

《易經》離坎卦象徵日月運動，原文曰：「日月麗乎天。」中醫氣機升降理論中，離為日午，為陽氣上升之極；坎為子夜，為陰氣下降之至。伏羲六十四卦從復卦至乾卦，為陽生於子而極於午，統三十二卦，以應前之半生；自姤卦至坤卦，為陰生於午而極於子，統三十二卦，以應後之半生，為中醫氣機升降理論起源的藍圖（圖 17－2，圖 17－3）。

圖 17－2、圖 17－3 說明了四時及晝夜陰陽消長的規律，即陽極一陰生，陰極一陽長，子後則氣升，午後則氣降。子午二時是陰陽氣交的分界點，也是陰陽消長的起點，此時期陰陽兩極分化處陰陽偏極之期，在午時則為陽盛之極，而子時則為陰盛之至。卯酉時刻又為陰陽平衡之際，子時到卯時為陽氣生長階段，午到酉時又為陰氣生長之期。

晝夜的「子、午、卯、酉」之時辰，四季之「二分二至」的節令，為陰陽氣交之樞。由於晝夜和四季在這些時期陰陽二氣消長轉化比較明顯，故對人體氣機升降影響較大，可以看出人體的氣機升降是建立在陰陽的消長轉化基礎上的。

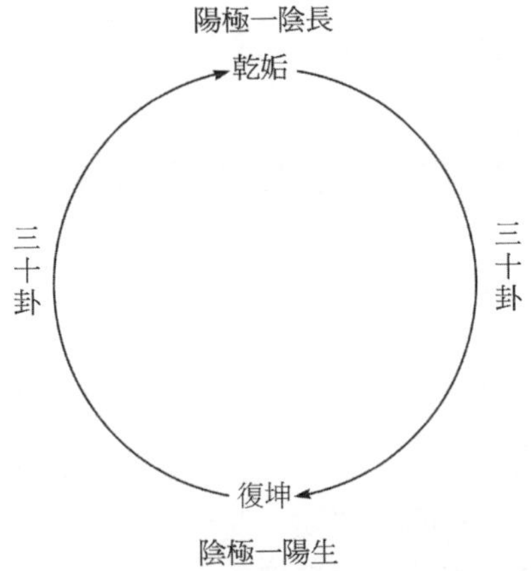

圖 17－2　伏羲六十四卦陰陽升降

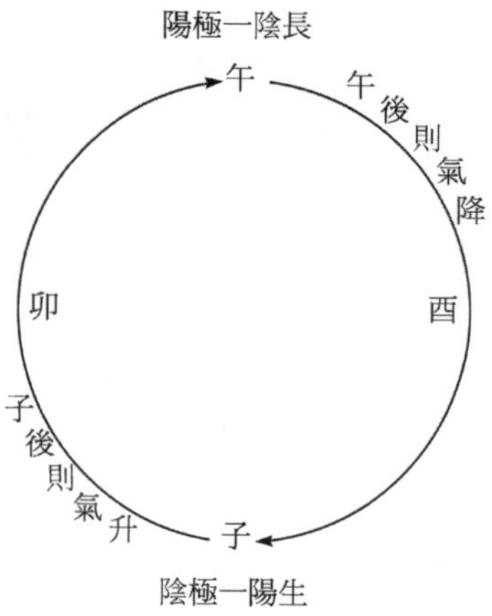

圖 17－3　氣機升降

《醫原》也說：「天地之道，陰陽而已矣；陰陽之理，升降而已矣。自開闢以至混沌，一大升也，……以一歲言之，自冬至一陽生，以至芒種，而此陽之升極也。自夏至一陰生，以至大雪，此陰之降而極也。……一日之內，子半而陽生。寅卯而日出於天，陽之升也；午半而陰生，酉戌而日入於地，陰之降也。……考之先天八卦，自震而乾，為陽之升；由巽而坤，為陰之降。」

鄭欽安則說：「子時一陽發動，起腎水上交於心，降心火下交於腎。」人體的氣機升降建立在陰陽消長轉化的基礎上。

上述說明中醫氣機升降學說是法天、法時、法藏的。中醫氣機升降學說不但吸收了《周易》天地氣交及四時消長的精華，而且將天地氣交理論應用於人體，創造了人體臟氣的升降學說，是對《周易》天地氣交的一大發展，也是對中醫理論的傑出貢獻。

第三節　《周易》變易與中醫疾病傳變

《周易》之易的主要含義之一是變易，即變化，在《易經》裡卦象、卦位的變化，爻數、爻位的變化，都稱為變易。

從太極變至六十四卦，說明卦象和卦位，爻象和爻位都在不停地變動、變化和轉變，正如《易・繫辭》之「爻者，言乎變也」之意，即只要爻位和爻數發生變化，則卦象必然發生改變，《周易》從首卦乾卦到終卦未濟卦都在變化著，故「易」是《周易》之精髓。

易理與醫理、醫易同源，即同變化之源，有變必有常，有常方有變，是常者易之體，變者易之用，常為常規，變為違常，故常與變是一對矛盾統一體。又因常者易知，變者難識，故不通變，便不足以知常，不知常不足以通變，因此必知常達變才能掌握事物的變化規律。

萬物都在不停變化著，疾病也不例外，中醫極為重視疾病的演變。《內經》對疾病傳變規律已有專篇論述，如《靈樞・病傳》篇，此外《素問・玉機真臟論》《素問・皮部論》《素問・咳論》《素問・臟氣法時論》《素問・熱論》《素問・太陰陽明論》《素問・氣厥論》等許多篇章都有關於疾病傳變的論述。

《內經》將疾病傳變規律分為表裡傳及生剋傳兩大形式。

所謂表裡傳即指疾病由表入裡的傳變，是疾病由淺入深的演化，包括由皮毛內傳臟腑，如《素問・皮部論》：「是故百病之始生也，必先於皮毛，邪中之則腠理開，開則入客於絡脈，留而不去，傳入於經，留而不去，傳入於腑，廩於腸胃。」

此外，還包括臟腑之間表裡關係傳，如《素問・咳論》曰：「五臟之久咳，乃移於六腑，脾咳不已，則胃受之。」以及按「相合」規律傳，如《素問・痺論》曰：「五臟皆有合，病久而不去者，內舍於其合也。故骨痺不已，復感於邪，內舍於腎。筋痺不已，復感於邪，內舍於肝。」

表裡傳還包括按三陰三陽六經之序傳，如《素問・熱論》：「傷寒一日，巨陽受之，……二日陽明受之，……三日少陽受之，……四日太陰受之，……五日少陰受之，……六日厥陰受之，……」

此外，上下相傳亦屬於由表入裡傳的範疇，如《素問・太陰陽明論》：「故曰陽病者上行極而下，陰病者下行極而上。故傷於風者，上先受之；傷於濕者，下先受之。」總之，無論由表入裡，還是由上到下，或由下向上，其傳變規律總是由外向內，由淺入深的。

所謂生剋傳是指五臟疾病按照相剋規律傳變，如《靈樞・病傳》之「大氣入臟奈何？……病先發於心，一日而之肺，三日而之肝，五日而之脾」。

疾病是變化萬千的，既有表裡傳、生剋傳之常，亦有「傳不以次」之變，如《素問・痺論》曰：「五臟皆有合，病久而不去者，內舍於其合也。故骨痺不已，復感於邪，內舍於腎。筋痺不已，復感於邪，內舍於肝。」及《素問・玉機真臟論》言「五臟相通，移皆有次，五臟有病，則各傳其所勝」，是為病傳之常，而《素問・玉機真臟論》又言「然其卒發者，不必治於傳，或其傳化有不以次，不以次入者，憂恐悲喜怒，令不得以其次」，則為病傳之變。

病傳的常與變，取決於機體正氣的強弱，體質的盛衰，感邪的輕重，受邪前臟器狀況以及受邪後治療的得當與否。

又《傷寒論》病傳之常為六經循經傳，病傳之變為直中、越經傳等，如原文第 301 條「少陰病始得之，反發熱，脈沉者，麻黃附子細辛湯主之」即為直中少陰的條目。

《溫病條辨》病傳之常為衛→氣→營→血。病傳之變如「逆傳心包」，《溫病條辨》中「溫邪上受，首先犯肺，逆傳心包」即是。

《周易》的變易思想滲透和影響著《內經》，中醫在疾病的傳與變方面，充分反映了這一理論：疾病是變化萬千的，是相互影響和發展著的，沒有孤立、靜止、不變的疾病；疾病的發展雖然有一定的規律可循，但並非都循常規，因此要充分應用易理以掌握疾病之變。

第十八章

奇門遁甲、六壬、夢和祝由

奇門遁甲具有傳奇色彩，因其有古代天文學的背景，又以《易經》八卦為基礎，並融入了陰陽五行和天干地支，所以歷史上兵家、天文家、曆算家等，無不以之為借鑑。

第一節 《周易》與奇門遁甲及六壬

《易經》本來就是一部以占筮為形式之書，因此易林三千中有不少提及《周易》占筮的著作，如漢代焦贛的《焦氏易林》，宋代朱熹的《周易本義》、邵雍的《皇極經世》、程迥的《周易古占法》、雷思齊的《易筮通變》，清代王宏的《周易筮述》、毛奇齡的《春秋占筮書》等。近代高亨先生的《周易大傳今注》對《周易》占筮也有提及。

《周易》有卦辭 64 條，爻辭 386 條，古人在此基礎上衍生出奇門遁甲及六壬。奇門遁甲偏重於天象，六壬偏重於人事，都起於漢代，盛於南北朝之後，特點是將天、地、人（三維）與方位、節令（時空）相結合，以八卦為基礎，包羅萬象。

奇門遁甲、六壬、太乙合稱為「三式」，所謂「六壬遁甲，遁通於壬，壬以人事為切，遁以天文為優」是也。

奇門遁甲和六壬有著濃厚的古代天文學背景，如奇門遁甲以九星為準，六壬以四象（青龍、白虎、朱雀、玄武）及其相應的二十八星宿（東方青龍應角、亢、氐、房、心、尾、箕；南方朱雀應井、鬼、柳、星、張、翼、軫；西方白虎應奎、婁、胃、昴、畢、觜、參；北方玄武應斗、牛、女、虛、危、室、壁）為基礎。奇門遁甲參以九宮，六壬配以河洛五行，二者皆以二十四節氣為時序。奇門遁甲及六壬皆注重天文曆法的時空背景。

第二節 奇門遁甲

奇門遁甲是從《周易》中衍生出來的。奇門遁甲的奇，以天干「乙、丙、丁」為三奇；門，以八卦變相「開、休、生、傷、杜、景、死、驚」為八門，故曰「奇門」。「遁甲」，遁，隱也，甲為十天干之首，獨以之尊，故演占中，甲不獨占一格，隱於戊、己、庚、辛、壬、癸六儀之後，以三奇、六儀分佈九宮、八門、九星。奇門遁甲起源於漢代《易緯・乾鑿度》的太一行九宮，主要書籍有宋代楊維德的《奇門遁甲符應經》，明代程道士撰的《遁甲演義》，以及《奇門遁甲占驗》。

三奇：為十干中的乙、丙、丁。因日生於乙，月明於丙，丁為南極是星精，故乙、丙、丁皆謂之奇。

六儀：以甲為諸陽之首，以戊、己、庚、辛、壬、癸為六儀，六甲為甲子、甲戌、甲申、甲午、甲辰、甲寅。

八門：開、休、生、傷、杜、景、死、驚是謂八門，以占人事。

九星及九宮：指天蓬主一宮，天芮主二宮，天衝主三宮，天輔主四宮，天禽主五宮，天心主六宮，天柱主七宮，天任主八宮，天英主九宮。

遁甲：「以甲為太乙人君之象，為十干之首，常隱六儀之下，故謂之遁甲。」（《遁甲演義》）

《奇門遁甲符應經》說：「遁，隱性；甲，儀也。六甲六儀互為演之而為遁甲，造式三重，法象三才，上層象天，布九星，中層象人，開八門，下

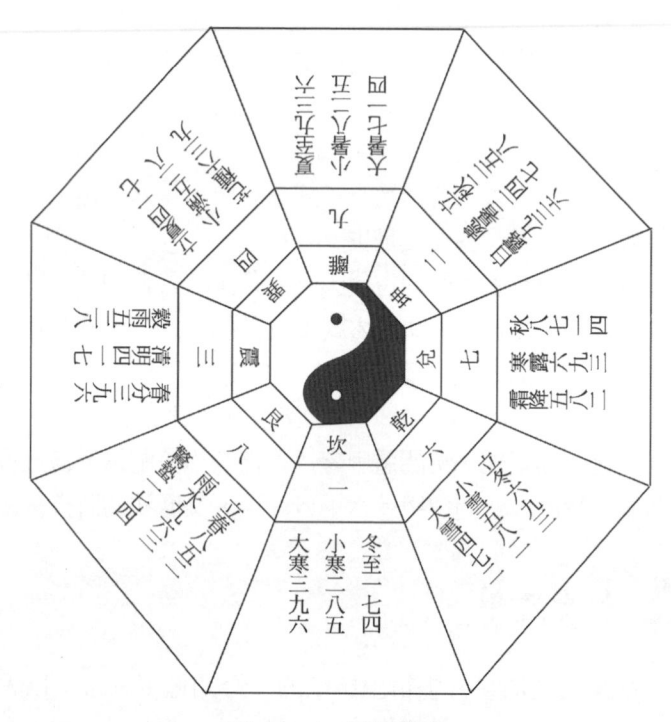

圖 18－1　陰陽總圖

層象地，布八卦，以鎮八方，隨冬夏二至，立陰陽二遁，一順一逆，以布三奇六儀也。」（圖 18－1 ~ 圖 18－3）。

昔黃帝始創奇門四千三百二十局法，乃歲按八卦分八節，一節有三氣，一年二十四節氣，七十二候。每候有五日，一年三百六十日。每日有十二時，一年共四千三百二十時，一時為一局。

《奇門遁甲占驗》列有天時、地利、人和、見貴、謀望、主將、客將、胎孕、遺失、捕剿、疾病等項。

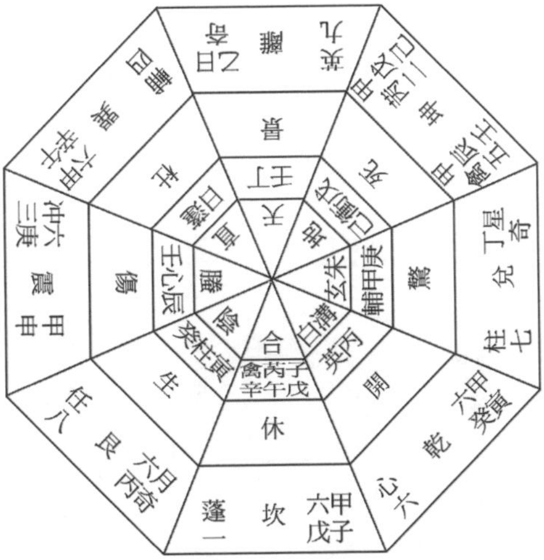

圖 18－2　陽遁一局

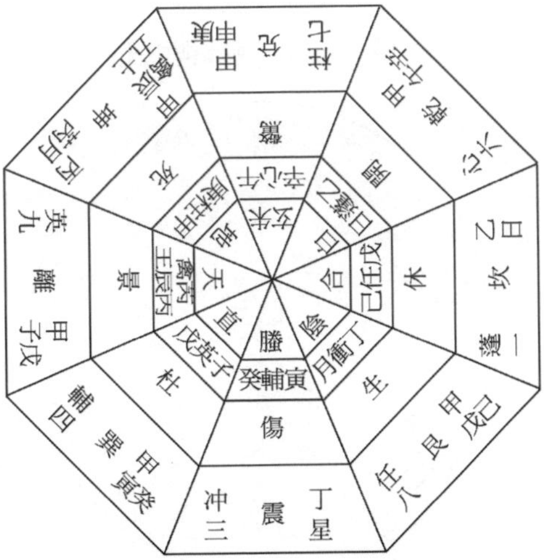

圖 18－3　陰遁一局

第三節 六壬

六壬亦由《周易》衍生，六壬注重五行河洛，五行（水、火、木、金、土）以水為首，壬為陽水，癸為陰水，故壬有含陰取陽之意，壬共有六個（壬申、壬午、壬辰、壬寅、壬子、壬戌）。六壬相關的書籍有《六壬大全》（郭御青著）、《六壬指南》（陳公獻著）及《六壬直指》《六壬金絞剪》等。

「壬」，壬主水也，在河圖洛書中，所謂「天一生水，舉陰以起陽」，故稱為壬。一個甲子中壬有六個，即壬申、壬午、壬辰、壬寅、壬子、壬戌，故稱為六壬。六壬與奇門遁甲不同，不是用九宮之式，而是分為四課，經過三傳至六十四課，並以五行河圖洛書為基礎，如圖 18－4，圖 18－5。

奇門遁甲及六壬起源於《周易》，多傳於民間，僅供研究《周易》參考。

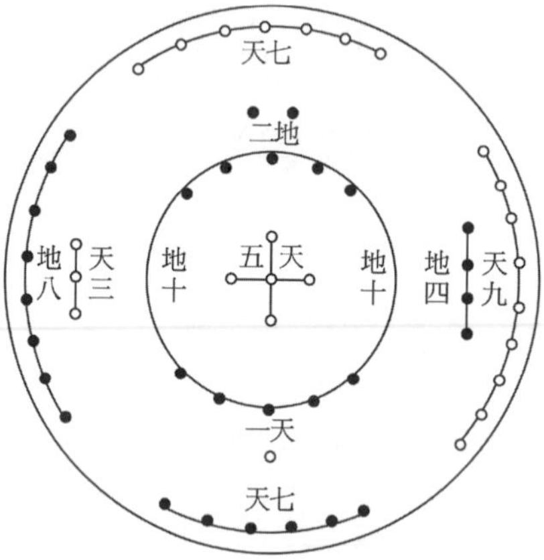

圖 18－4　河圖與六壬

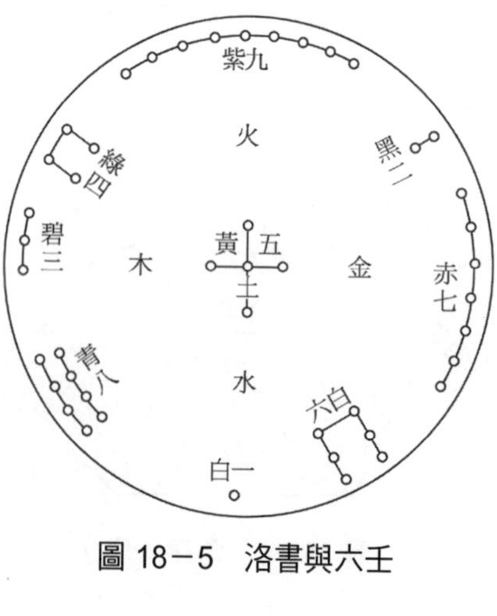

圖 18－5　洛書與六壬

第四節 奇門遁甲與運氣

（一）五運六氣和奇門遁甲的共同點

（1）二者皆以《周易》天、地、人三才觀為指導，即皆立足於天、地、人三者的整體關係原理。奇門遁甲有天盤、地盤、人盤，三盤合參，其中天盤是九星，人盤為八門，地盤是九宮八風。五運六氣有天氣、地氣和人氣，「人在氣交之中」「大氣舉之也」，說明二者都強調天、地、人的整體關係。另外二者都以《周易》陰陽理論為立論基礎，如五運六氣之「陽干太過陰干不及」，奇門遁甲之陰遁、陽遁。

（2）五運六氣和奇門遁甲都以干支甲子為格局。五運六氣的氣化運轉以六十年干支甲子表為依據，無論大運、司天、在泉，皆以干支甲子為演繹工具。奇門遁甲同樣以六十花甲為格局，如「三奇」「六儀」「奇門」「遁甲」，陰遁起局，陽遁起局，都以干支甲子為基礎。

（3）五運六氣和奇門遁甲都和二十四節氣聯繫緊密，二者都以太陽回歸年為基礎。其中奇門遁甲把二十四節氣分佈於九宮八卦之中，每一宮（卦）包含 3 個節氣。並且陽遁起局和陰遁起局皆嚴格以節令劃分，如陽遁起局為冬至到夏至，陰遁起局的則從夏至到冬至。五運六氣主客氣每一步皆為 4 個節氣，六步共 24 個節氣，同樣和二十四節氣緊密聯繫。

（二）五運六氣和奇門遁甲的不同點

（1）五運六氣更強調天與人的關係，尤其突出天象；奇門遁甲則立論於天、地、人三者相合，還與八卦、九宮、洛書相結合。

（2）五運六氣主要反映「天象——物候——病候」的關係，因此古人多將其應用於論述農業、林業、畜牧業及中醫學等方面的觀點。奇門遁甲因為強調天、地、人的整體關係，多被古人應用於論述兵家、人事等方面的觀點。

綜上所述，五運六氣和奇門遁甲都以《周易》陰陽五行為立論基礎，以干支甲子為格局。二者都是國家寶貴的文化遺產。

第五節 夢

夢是生理與心理的綜合反映，現代醫學認為，夢是在大腦普遍抑制的背景上出現的興奮活動，是大腦部分高級神經活動在睡眠狀態下的持續。夢分為生理性及病理性兩大類，生理性夢包括幻想夢、再現夢及靈感夢，為白晝在大腦中留下的印象的重現，也包括心理的感傳或對外界刺激的回饋。病理性夢的產生則多為內源性，往往來源於神經、精神性疾病，多為惡夢，因此可以反映一些疾病狀態。

中醫最早的病機專論《諸病源候論》指出了夢與臟腑虛弱的關係：「夫虛勞之人，血氣衰損，臟腑虛弱，易於傷邪，邪從外集內，未有定舍，反淫於臟，不得定處，與榮衛俱行，而與魂魄飛揚，使人臥不得安，喜夢。」

《內經》亦極為強調夢能反映臟氣的虛實盛衰，如《素問・方盛衰論》：「腎氣虛則使人夢見舟船溺人，……肝氣虛則夢見菌香生草，得其時則夢伏樹下不敢起。心氣虛則夢救火陽物，得其時則夢燔灼。」

再如《素問・脈要精微論》曰：「是知陰盛則夢涉大水恐懼，陽盛則夢大火燔灼，陰陽俱盛則夢相殺毀傷。」

《靈樞・淫邪發夢》亦言：「陰氣盛，則夢涉大水而恐懼；陽氣盛，則夢大火而燔焫；陰陽俱盛，則夢相殺。上盛則夢飛，下盛則夢墮。」又言：「厥氣客於心，則夢見丘山煙火；客於肺，則夢飛揚，……」

因為人體臟氣內虛則外邪易入，使魂魄不舍而多夢。如根據七情與五臟的關係，夢怒則可能為肝氣盛，夢恐懼則提示腎氣虛，夢哭為肺氣虛，夢笑為心氣虛，夢歌為脾氣虛。上述皆屬於內源性夢。

第六節 祝　由

「祝由」是我國古代巫醫結合的產物，所謂「祝」，咒也。祝由，即占說病之緣由。

我國遠古時期因針藥還落後，因此那時巫重於醫，巫先於醫，是當時比較重要的「醫療」手段。巫祝法，在甲骨文中有記載，如殷墟甲骨文即有「武丁病齒，上帝可賜癒」的筮辭[1]。

我國遠古時期（夏商奴隸社會時）巫祝盛行，在唐代及元代仍設有祝由專科。《內經》對祝由也有討論，如《素問・移精變氣論》記載透過祝由可以達到移精變氣的目的。這是人們在醫療技術尚不發達時退而寄託於怪力亂神的行為，應當摒棄。

參考文獻

〔1〕胡厚宣．甲骨學商史論叢初集・殷人疾病考〔M〕．‖民國叢書：第1編．上海：上海書局．

第十九章

《周易》與中醫望診

第一節 中醫「相面術」

中醫「相面術」，主要包括望頭顱、顏面、眉、鼻、口、人中、眼、耳及頭髮等部分，屬中醫望診內容之一。上述部位除可用以診斷各種疾病之外，對判斷疾病發展等都有一定意義。

「相面」，即透過觀察面部而診斷疾病，在中醫學中有很大價值。「有諸內者，必形於外」，這是「以象測藏」的具體應用。

古時即有扁鵲望虢太子疾病的記載，《內經》所謂「望而知之謂之神」，人的面部是望測疾病的代表部位，因為面部是經絡匯聚之處，「十二經脈，三百六十五絡，其血氣皆上於面而走空竅，……其氣之津液皆上薰於面」，故《靈樞・邪氣臟腑病形》曰：「諸陽之會，皆在於面。」經絡是臟腑的橋樑，因此面部集中反映了內在臟腑的精氣狀況，故面部是人體內臟的「外鏡」，列百部之靈居，溝通五臟之神路。故前賢有「有氣神者，夜則藏之於心，日則見之於眼目」之說。

《內經》對相面診斷疾病有專篇論述，如《靈樞・五色》曰：「明堂骨高以起，平以直，五臟次於中央，六腑挾其兩側，首面上於闕庭，王宮在於下極。五臟安於胸中。」由面部可以望內臟的狀況，該篇提出：「部骨陷者，必不免於病矣，其色部乘襲者，雖病甚，不死矣。」

面部骨陷或色澤改變則提示相應部位有疾病，該篇還提到面部五官分明，遠望即眉目清晰，輪廓分明者壽，如曰：「明堂者，鼻也。闕者，眉間也。庭者，顏也。蕃者，頰側也。蔽者，耳門也。其間欲方大，去之十步，皆見於外，如是者壽，必中百歲。」

《靈樞・五閱五使》也有論記，如：「五官已辨，闕庭必張，乃立明堂。明堂廣大，蕃蔽見外，方壁高基，引垂居外，五色乃治，平博廣大，壽中百歲。」高壽者常見五官清晰，天庭飽滿，眉宇開闊，鼻堂高起，耳垂下墜。圖 19－1 為《內經》人體臟腑面相圖。

面是望診的重要部位。例如，眼為一身之日月，含藏而不露，黑白分明，瞳子端定，目光敏銳為佳；鼻為中嶽，其形屬土，為一面之表，肺之開

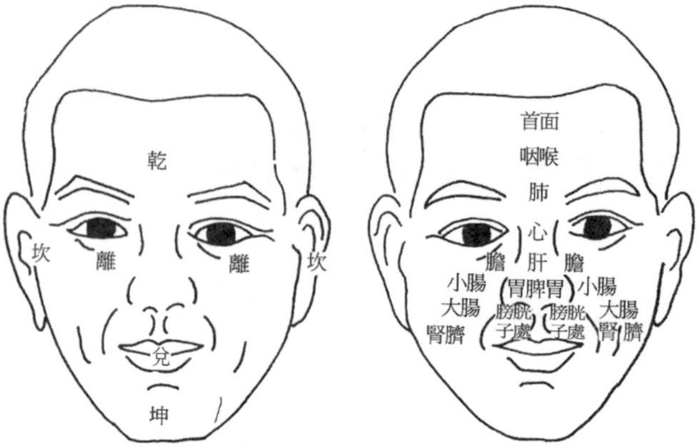

圖 19－1　人體臟腑面相

竅；口為城廓之門戶，端正微閉不露齒，口方正，唇若點朱者為宜；耳上貫腦而通心胸，為心之司，腎之候也，耳豐厚寬實，輪廓分明，耳垂過面如垂珠，紅潤明亮為宜；眉毛密黑，寬廣清長入鬢，首尾豐盈，高居額中為宜。另外，印堂天庭氣充明亮為宜，如《神相全》：「印堂為紫氣星，在面眉頭中間要豐闊平正，兩眉舒展。」《人面總論》亦認為「天庭欲起司空平，中正廣闊印堂清」是健康的表現，見圖 19－1。

一、顱面

人的顱面大約有圓頂橢圓面型、圓頂圓面型、方面圓頂型及圓頂尖面型 4 種，如圓頂圓面者，多氣質憨厚、樸實、勤懇、實幹；圓頂橢圓面型者，多個性活潑機靈，能說善辯；方面圓頂者，性格大多穩重自持、坦率；圓頂尖面者，稟性多陰，善謀、城府較深。

中國古代文獻中有許多據顱面型與人的氣質及壽夭關係的記載，如《內經》認為，小頭長面、青色之人屬木形人，氣質有才、多疑、勞心、少力，能春夏不能秋冬；面型尖而色赤之人屬火形之人，精力充沛，氣質外向、思維敏捷、性急、不壽暴死；圓面大頭面黃者，屬土形之人，穩重、敦厚、勤懇實幹，方面白色者，屬金形之人，氣質內向、精明沉著，善為官吏，能秋冬不能春夏；面不平、色黑小頭者，水形之人，藏而不露、性格陰沉，能秋冬不能春夏。

前賢對顱相也有許多精闢論述，如曰：「頭者，一身之尊，百骸之長，諸陽之會，五行之宗，居高而圓，象天之德也。」古人認為額前聳起隆而厚，額寬，髮際豐隆骨起高，是為吉壽之相。「形有餘者，頭頂圓厚，腹背豐隆，額潤四方，唇紅齒白，耳圓如輪，鼻直如膽，眼分黑白。」「鼻須樑柱端直，印堂平潤，山根連印，年壽高隆，準圓庫起，形如懸膽，齊如截筒，色鮮黃明，口須方大唇紅。」（《麻衣先生人相篇》）

二、面色

色是臟腑氣血之外現，人體臟腑精氣通過氣血的運化，從經絡而榮於外，所謂血榮於色，氣充於澤，可見人體內外氣血是相貫互榮的，從外部色診便能瞭解內臟精氣的盛衰，正如《望診遵經》所言：「五色應於外，五臟應於內，猶根本與枝葉也。」

面部是經絡貫注最集中的部位，所謂「十二經脈、三百六十五絡，其血氣皆上於面而走空竅，……其氣之津液皆上薰於面」，因此面部最能反映人體精氣的狀況。

中醫觀面，尤注重觀神色，神色是機體生命活動的反映，也是臟腑氣血盛衰的外露徵象。由神色的晦、明、露、藏，可推測疾病的預後。面色能迅速反映疾病的寒熱虛實和精氣的盛衰存亡。

臨床上，色澤失去明潤光澤，顯示臟腑精氣不能外榮，所謂臟病於內，色應於外，因此從面色的變化能夠觀察到內體的變化，如《素問・刺熱》曰：「肝熱病者，左頰先赤；心熱病者，顏先赤；脾熱病者，鼻先赤；肺熱病者，右頰先赤；腎熱病者，頤先赤。」

中醫望色極為強調望神色，有神之色為面色光澤明潤，含而不露，如《素問・五臟生成》：「青如翠羽者生，赤如雞冠者生，黃如蟹腹者生，白如豕膏者生，黑如烏羽者生，……」無神之色晦滯枯憔，浮露於外，如《素問・脈要精微論》曰：「赤欲如白裹朱，不欲如赭；白欲如鵝羽，不欲如鹽。」顯露於外、毫無光澤的顏色，稱為真臟色。

五臟的真臟色根據《內經》記載，肝的真臟色是「青如草茲」，脾則「黃如枳實」，心為「赤如衃血」，腎為「黑如炲」。真臟色象徵臟腑精氣將竭，提示病情危重，由於真臟色多枯涸無澤，浮露於外，故又稱夭色。如果久榻病人忽然面色嬌豔如妝，彷彿「精微象見」，其實是迴光返照，稱為「妝色」，《素問・脈要精微論》曰：「五色精微象見矣，其壽不久也。」

中醫觀面色內容豐富且獨具特色。面色還可作為中醫體質分類的參考，即一定的色澤象徵一定的體質，如面赤者多為火形之人，面青者多為木形之人，面黃多為土形之人，面黑多為水形之人，面白多為金形之人。

《靈樞・陰陽二十五人》：「木形之人，……其為人蒼色，小頭，……火形之人，……其為人赤色，……土形之人，……其為人黃色，……金形之人，……其為人方面，白色，……水形之人，……其為人黑色，……」

三、眉

眉為腎所主，為腎之外候；肺主皮毛，故眉毛候腎及肺，也反映氣血的盛衰狀況，因此眉毛為反映腎及衰老的重要標誌。

古人認為眉毛的粗細長短、色澤以及眉間距（眉宇）可以大致反映人的體質強弱，例如，眉毛濃密者體質較強，精力多充沛；眉毛疏淡者，體質多弱，精力偏差。

四、目

眼睛是心靈的窗戶，又是人體內臟的「外鏡」。醫學之父希波克拉底曾說「眼睛如何，身體如何」，強調了眼睛在人體中的重要意義。眼睛是人體的重要訊息站，和人體臟腑有著千絲萬縷的聯繫，如《靈樞・邪氣臟腑病形》曰：「十二經脈，三百六十五絡，其血氣皆上於面而走空竅，其精陽氣上走於目而為睛。」《靈樞・口問》曰：「目者，宗脈之所聚也。」眼與臟腑密切相關，故《靈樞・五癃津液別》說：「五臟六腑，……目為之候。」

觀目的要旨在於察目神，神通於心，外應於目，目是傳神的器官，芝加哥大學的依克哈德・海斯認為：「從解剖學觀點來看，眼睛是大腦的延伸。」

目神最能反映人的體質，如顧盼流星、神采飛揚的人多為火形之人；目光炯炯、神態自若的人多為金形之人；而左顧右盼、神采奕奕的人又多為木形之人；顧盼緩慢、目不斜視的人多屬土形之人；目光深邃、神情專注者常為水形之人。

另外，中醫根據《周易》八卦，將外眼劃分為八廓配六腑觀察內臟，有一定的特色，八廓主要分屬於六腑及心包、命門，為水廓、風廓、天廓、地廓、火廓、雷廓、澤廓及山廓。

八廓與八卦相配，其中，水廓為瞳仁屬坎卦☵，配屬膀胱，又稱津液廓；風廓為黑珠，屬巽卦☴，配屬膽，又名養化廓；天廓為白珠屬乾卦☰，配屬大腸，又名傳導廓；地廓為上下眼胞，屬坤卦☷，配屬胃，又名水谷廓；火廓為內眥，屬離卦☲，配屬小腸，又名抱陽廓；雷廓為內眥，屬震卦☳，配屬命門，又名關泉廓；澤廓為外眥，屬兌卦☱，配屬三焦，又名清淨廓；山廓為外眥，屬艮卦☶，配屬包絡，又名會陰廓。

五、鼻

鼻位於人體面部的中央，是面部望診的重要部分，《靈樞・五色》曰：「五色獨決於明堂乎？……明堂者，鼻也。」

面色可以取決於鼻，鼻部望診的重要意義在於「中以候中」，鼻部集中了五臟的精氣，鼻頭候脾胃，其根部（稱為山根）候心肺，周圍候六腑，下部候生殖，因此鼻對臟腑精氣變化的反映是比較重要的。另外，鼻、口、臍三處皆居中而相對應，故共為診脾的要地。

古人常將鼻與壽夭聯繫起來，例如，古人認為鼻岳高起，端直豐厚，色澤紅潤，準頭圓，鼻孔不露，所謂「光潤豐起，高隆端直如懸膽」，主壽；反之鼻塌不正，準頭不圓，鼻孔翻露，壁薄色枯，是謂夭。

六、唇

唇猶如人體肌肉的另一面「外鏡」，因唇為肌肉之本，脾主肌肉，唇為脾之外竅，因此觀唇相，能窺知全身肌肉狀況。如唇枯槁，則提示全身肌肉津虧失濡；唇潤紅，則提示周身肌肉氣充血足，故《靈樞・經脈》說：「足太陰氣絕者，則脈不榮肌肉。唇舌者，肌肉之本也，脈不榮則肌肉軟，肌肉軟則舌萎人中滿，人中滿則唇反，唇反者，肉先死。」

現代醫學也認為，唇部有著豐富的毛細血管，能靈敏地反映內臟的疾病。口唇的周圍稱為唇四白，反映臟腑氣血的盛衰尤為靈敏，如《素問・六節藏象論》曰：「脾，……其華在唇四白。」臨床上口周青灰為心陽虛衰，口周發藍是中毒的險訊，口周蒼白是氣血不足的徵象等。唇為口之城廓，言語之門戶，唇宜豐潤而紅，方正端平。

七、人中

人中也是面部望診的重要部位，是面部經絡交錯、氣血貫注的要地，是反映腎、命門、陽氣存亡的重要部位。人中的形態、色澤，可以提示疾病的狀態和人體的精氣存亡。《靈樞・五色》曰：「面王（鼻）以下者，膀胱子處也。」人中候人體生殖、泌尿系統。

根據筆者的臨床觀察，人中與生命中樞及內分泌系統密切相關，例如，天癸氣竭、衝任不足的患者，人中往往呈現黑褐色或有黑斑；臨床上腎上腺皮質功能不全的患者、席漢綜合徵患者，人中部位常黑色隱隱或有黑斑。腎氣衰竭的患者，人中更顯黑色，故人中色黑常提示命火大衰，腎氣將竭，古代文獻中也有「人中黑者，死」的記載，因此，人中常作為中樞復甦的重要穴位。

由於人中能反映命火、腎氣的盛衰，故古人常把人中的色澤、形狀與人的壽夭相聯繫，例如，古人認為人中明潤，象徵命火足、腎氣充，故多壽；反之，如人中發暗而憔悴，則提示命火微、腎氣衰，則多夭。

八、耳

耳是人體重要的訊息站，前人稱為「采聽官」，也是人體臟腑的重要外相。耳為人體宗脈之所聚，如《靈樞・口問》曰：「耳者，宗脈之所聚也。」耳部是人體訊息輸入較為集中的地方之一，人體各臟器、各部位於耳部皆有集中反映點，因此耳是重要的人體體表外竅。

耳為腎竅，腎氣通於耳，腎氣的盛衰決定著人體的健康，因此，古人認為耳的狀況對人的壽夭最有獨特價值。

古人認為，耳廓寬大厚實潤澤，耳垂肥厚下垂者壽；反之，耳廓瘦小而薄、澤黯，耳垂小而皺不能下垂者夭。《靈樞・本臟》曰：「耳堅者，腎堅；耳薄不堅者，腎脆。」貝潤蒲曾對 50 名 80 歲以上的長壽老人進行耳診統計，發現長壽老人耳廓的特點是耳廓長和耳垂大，據測量，80 歲以上老人耳廓的長度皆在 7 公分以上（一般人為 5 ~ 8 公分），有的甚至達到 8.5 公分，80 歲以上老人耳垂長度都在 1.8 公分以上（一般人為 1 ~ 2.5 公分），有的竟達 3.2 公分〔1〕。

《內經》還記述了耳的外形與氣血盛衰的關係，如《靈樞・陰陽二十五人》曰：「血氣盛則眉美以長，耳色美；血氣皆少則耳焦惡色。」

此外，古人還認為耳的形狀和色澤不僅可以反映疾病進程，對判斷人的氣質也有一定的參考價值。

例如，古人認為耳圓而色紅者，性多活潑樂觀；耳大而下垂色黃者，性多緩而忍耐；耳尖細而色黑者，城府多深而善謀；耳長而色蒼者，性多急躁多疑；耳大而色白者，性多穩重自持。

九、髮

頭髮為首之冠，為顱腦之外華，頭髮和腎、腦的關係最為密切，腎氣的盛衰直接影響著頭髮的生長狀況，如《素問・六節藏象論》曰：「腎者，……精之處也，其華在髮。」《素問・上古天真論》曰：「女子七歲，腎氣盛，齒更髮長。……五八，腎氣衰，髮墜齒槁。……八八，則齒髮去。」髮是腎之外華，後人又有「髮為血之餘」之說，故其本在血，其標在髮，因此由頭髮的枯潤、色澤及疏密脫存，可以瞭解腎氣的盛衰和氣血的盈虧變化。

消渴、虛勞、瘀血等在頭髮上也有表現。頭髮是腎之外華，象徵著腎氣的盛衰，因此古人認為髮也能反映人的壽夭。

例如，古人認為頭髮黑亮光澤茂密者壽，頭髮憔黃稀疏者夭。一個人的頭髮約有 10 萬根，壽命 3～5 年，每天長 0.33 毫米，頭髮過少或脫落、早白，皆可能為疾病的徵兆。

第二節 手

手中有紋，亦象木之有理，木之美紋者，名為奇材，手之美紋者，乃貴質也。

民間傳說認為，手掌中的 4 條線各有一定的象徵，如無分叉，深而長直，色澤明潤，為吉；反之分叉多，淺而短曲，色澤枯晦滯暗，為逆（圖 19－2，圖 19－3）。

通貫掌是唐氏綜合徵的特徵性表現之一（圖 19－4）。

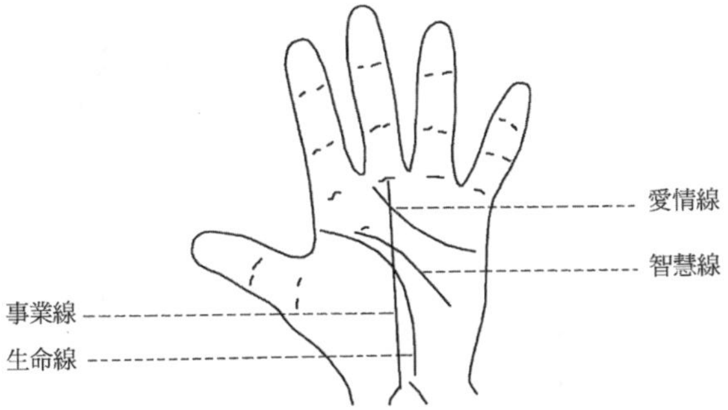

圖 19－2　手紋相

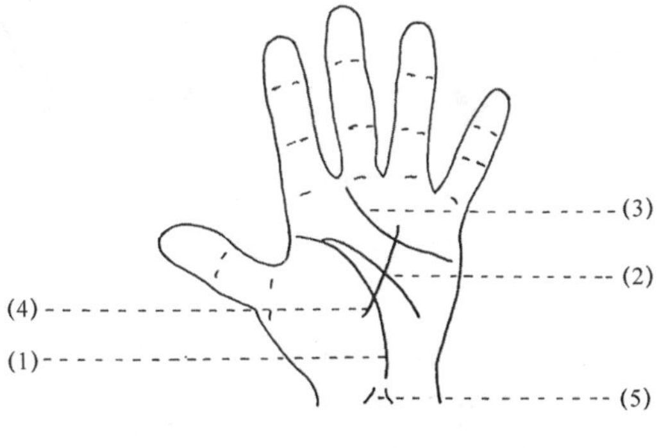

圖 19－3　手紋名稱

（1）拇指橫屈紋　（2）手掌橫屈紋　（3）四指橫屈紋

（4）健壯線　（5）掌底三角

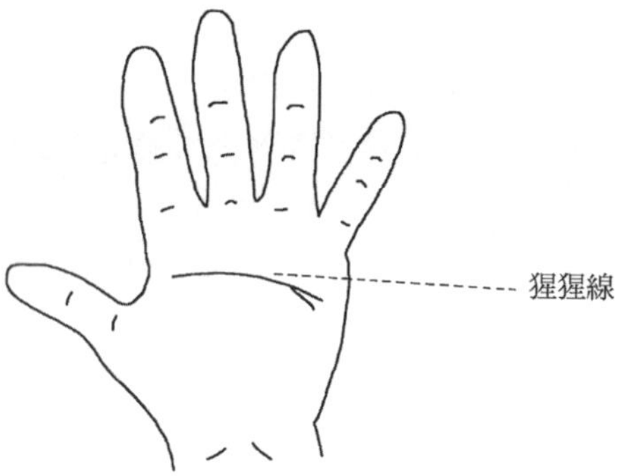

圖 19－4　通貫掌

指紋為細手紋，屬於恆紋。在胚胎時期即已形成，在法醫學上被作為驗證身分的鐵憑，社會上用以作憑證信驗，研究指紋與掌紋的學科稱為皮紋學，在遺傳學上有重要價值。手指紋圖見圖 19－5～圖 19－8。

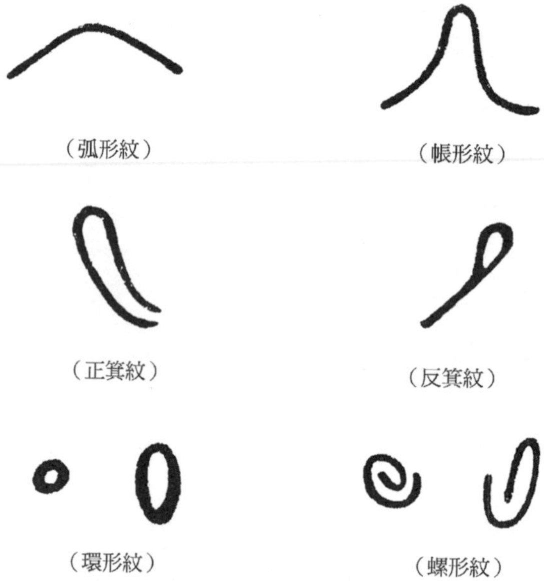

圖 19－5　指紋圖形

中國人及其他黃種人的指紋箕形紋較少，白種人箕形紋較多，指紋的形狀變化及紋線總數的變化對性染色體及常染色體畸變性疾病皆有一定的診斷意義。其中，性染色體變異主要有指紋紋線總數的變化，而常染色體畸變則主要表現在指形的變化方面，指形及指紋的紋數對某些遺傳性疾病有一定診斷意義。

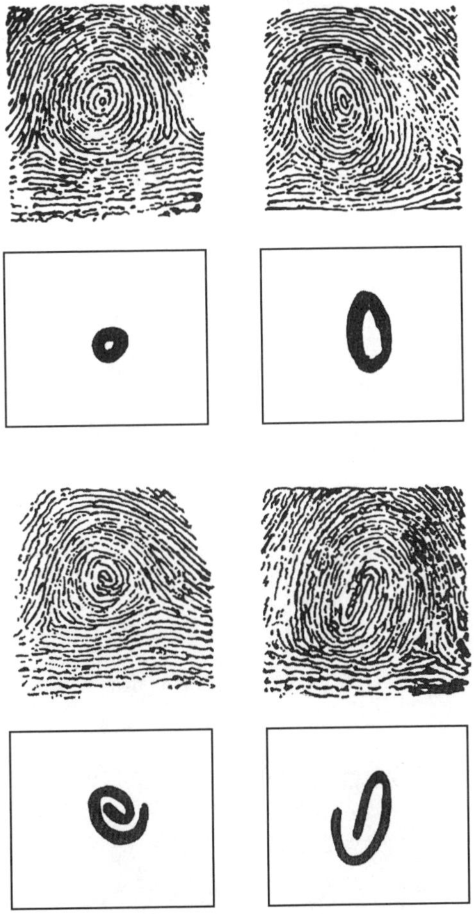

圖 19－6　指紋圖形（1）（環形、螺形紋）

參考文獻

〔1〕貝潤浦．耳廓望診的臨床應用〔J〕．遼寧中醫雜誌，1983，12：15．

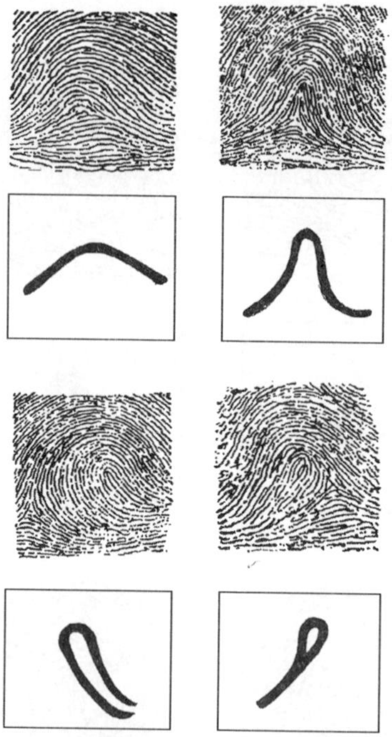

圖 19－7　指紋圖形（2）（弧形、帳形、箕形紋）

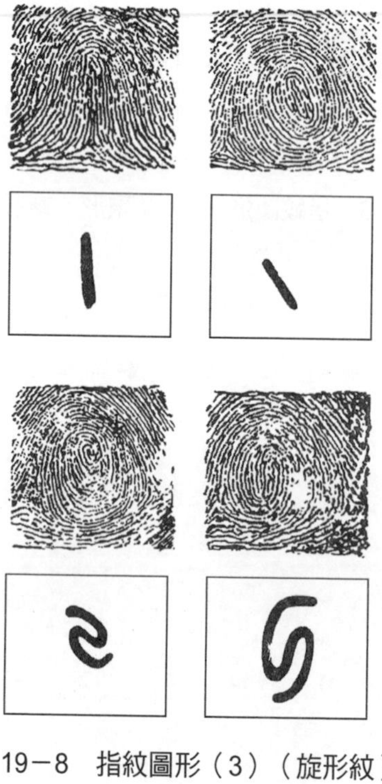

圖 19－8　指紋圖形（3）（旋形紋）

第二十章

《周易》與五運六氣、九宮八風及觀星

人是一個小宇宙，天是大宇宙，人無時無刻不與天同呼吸共命運。

古人對天象的觀察與探索在殷墟甲骨文中已有記載，如《殷墟契前編》所載：「乙卯卜，昱丙雨。」

第一節 《內經》五運六氣

《內經》五運六氣理論使用干支甲子演繹，十天干與十二地支相互配合，組成甲子，配合六輪，即成六十年甲子週期表。

五運六氣分主氣主運及客氣客運，主運主氣是固定不變的，客運客氣則隨甲子週期輪轉。五運六氣根據甲子週期表的干支年號，干代表大運，支代表司天、在泉，干與支代表的五運與六氣合參，如表20－1～表20－3。

表20－1　天干化五行（大運）

甲	己	化	土	運
乙	庚	化	金	運
丙	辛	化	水	運
丁	壬	化	木	運
戊	癸	化	火	運

表20－2　地支配六氣（司天）

巳亥—風—厥陰風木
子午—熱—少陰君火
寅申—火—少陽相火
丑未—濕—太陰濕土
卯酉—燥—陽明燥金
辰戌—寒—太陽寒水

表 20－3　地支配五行（歲支）

辰戌丑未一土
申酉一金
亥子一水
寅卯一木
巳午一火

如 1987 年為丁卯年，丁壬木運，故該年大運為木，氣候為風主令，風氣流行，內應於肝，當年人體肝氣偏旺，又卯酉陽明燥金司天，少陰君火在泉，則上半年屬燥氣當令，下半年為火氣主司，進一步還可根據三陰三陽的關係而得出全年六步的氣候。

此外運氣學說還把一年分為固定的 5 個階段氣候，即每年大寒→春分→芒種→處暑→立冬 5 個階段，每一階段為 73 日零 5 刻，分別由木→火→土→金→水主司，所謂「起於木而終於水」是為主運五步。

以風、熱、火、燥、寒、濕六氣分司一年六步（每步 60 天零 87 刻，由大寒→春分→小暑→大暑→秋分→小寒，分別為木→君火→相火→土→金→水六氣主司）為主氣。

主運主氣是固定的，客氣是變化的，必須主客之氣合參。

第二節　《靈樞・九宮八風》

《靈樞・九宮八風》以九宮八卦分佈四方四隅及中央，配以四立二分二至節令，觀察太一遊宮（又稱太乙遊宮）。

太一遊宮指太一在一年之中，冬至日從葉蟄宮起始周遊九宮方位，每一宮為 3 個節氣，約 46 天。

太一（太乙），即北辰（北極星）。太一移宮，並非指太一從一宮走向另一宮，而是指斗綱建月一年在天空通過的九個方位，即北極星居中，斗過於外，北斗七星圍繞北極星而轉，其斗杓旋指十二辰的 8 個方位而言，太一從一宮輪移九宮。

《靈樞・九宮八風》：「所謂變者，太一居五宮之日，病風折樹木，揚沙石，……風從所居之鄉來為實風，主生，長養萬物。」「太一移日，天必應之以風雨，以其日風雨則吉，歲美民安少病矣。」太一在移宮（交換季節）那日，必有風雨（氣象）之變，又曰：「太一入徙立於中宮，乃朝八風。」所謂八風，象徵著八節方位季節的氣候變化。

《靈樞・九宮八風》用大弱風、謀風、剛風、折風、大剛風、凶風、嬰兒風、弱風分別代表八方氣候特徵，如「風從南方來，名曰大弱風，……風從西南方來，名曰謀風」等，並以實風及虛風代表正常氣候及反常氣候，如曰：「風從其所居之鄉（指當令之風）來為實風，主生，長養萬物；從其衝後來（指不當令之風）為虛風，傷人者也，主殺，主害者。」衝者，指對衝，指氣候相反。同樣，「太一居子，風從南方來，火反勝也」（張景岳《類經》），這樣的氣候也不順。

《靈樞・九宮八風》還闡述了氣候與疾病的關係，指出：「太一移日，天必應之以風雨，以其日風雨則吉，歲美民安少病矣，先之則多雨，後之則多旱。」「風從西方來，名曰剛風，其傷人也，內舍於肺，外在於皮膚，其氣主為燥。」

第三節 觀星

《素問・氣交變大論》有觀察五星的記載，即觀察歲星（木星）、熒惑星（火星）、鎮星（土星）、太白星（金星）、辰星（水星）的光芒、運行、遠近、留走。如「芒而大倍常之一，其化甚」，言運星的光芒大於正常一倍的，「大常之二，其眚即也」，言運星的光芒大於正常兩倍。

「歲運太過，畏星失色而兼其母，不及則色兼其所不勝」，言歲運太過，被運星所克制的星（畏星）就會變得暗淡無光，並兼見所不勝之星的色澤；歲運不及，所不勝及所勝之星光芒倍增。《素問・氣交變大論》又曰：「故大則喜怒邇，小則禍福遠。」總而言之，古人對五星的行速、亮度、方向、軌道早已有所觀察歸納。

第二十一章

《周易》的時空觀、動靜觀和陰陽觀

時空觀、動靜觀和陰陽觀，是《周易》的三大基本觀點。時空觀告訴我們，時間不能倒退，空間不會重演，過去的不再復返，一切時空都是新的。動靜觀的精髓是一切事物皆統一於相對平衡，即動態平衡，所以新的平衡必須不斷被打破，事物才能發展，這是《周易》活的精髓。陰陽觀是《周易》的核心理論，宇宙一切事物都是陰陽的相互作用，沒有陰陽運動便沒有世界，更沒有生命，生命是陰陽運動的產物……

太極、八卦、河圖洛書都包含著古人對宇宙的三大認識，即時空觀、動靜觀及陰陽觀。

第一節 太極、八卦、河圖洛書的時空統一論與整體觀

哲學家艾思奇指出：「物質的運動表現在時間和空間中，所以時間空間是物質的存在形式。不能設想有離開時間空間而運動的物質，也不能設想和物質的運動無關的時間和空間。」

時空是客觀存在的，是否承認時空的客觀存在是唯物主義與唯心主義的區別。既沒有時空之外獨立存在著的物質，也沒有和物質運動沒有關係的時空。正如列寧所說：「世界上除了運動著的物質，什麼也沒有，而運動著的物質只有在空間和時間之內才能運動。」時間代表物質運動的速度，空間象徵物質運動的規模，時間和空間都是無限的。時間不能倒退，空間不會重演，過去的不再復返，一切時空都是新的。

太極、八卦、河圖洛書集中反映了時空與物質的這一關係，體現了《周易》的時空觀。

宇宙時空統一的觀點認為時間和空間是合為一體不可分割的。既沒有離開時間的空間，也不存在沒有空間的時間，空間和時間不能單獨存在，把這

二者合為一個統一體的是物質運動。宇宙萬事萬物都是運動著的時間和空間的統一體。時間和空間是一對矛盾統一體，是相互制約相互依存的。忽視哪一方的作用，都會對物質運動帶來影響。

空間和時間往往既能成為物質運動的促成條件，也能成為阻礙物質運動的因素。人們往往比較注重時間觀念，而空間觀念則常被忽視。事實上，空間觀念常常對物質運動起著更大的影響。比如地球這個空間，可謂廣闊，但將要成為人類發展的限制。空間亦可以成為影響工作效率的重要因素等。

總之，萬事萬物既要注意時間觀念，更不能忽視空間觀念。把握好時間與空間在事物運動中的相輔相成作用，是事物發展的關鍵。

宇宙是天地世界萬物的總稱，故宇宙觀又稱為世界觀。《淮南子・齊俗訓》：「古往今來謂之宙，四方上下謂之宇。」宇，《廣韻》：「大也。」《玉篇》：「方也，四方上下也，子曰，天地四方曰宇。」宙，《玉篇》：「居也，徐鍇曰，凡天地之居萬物。」《說文》段註：「謂舟車自此至彼而復還此，如循環然，故其字從由，如軸字從由也。」故宇宙的含義應是如車軸轉動著的天地萬物，因此，宇宙不僅是空間的無窮無盡，而且還包含著時間的無始無終。

宇宙便是世界萬物無窮無盡，無始無終的時空綜合含義，也即宇宙是所有的時間和空間的總稱。就是說，宇宙是時間與空間的統一體。

宇宙，無論是在宏觀世界還是微觀世界都是無極無限的，在微觀世界是無限小的，人類的認識已由分子、原子，小到電子、質子、基本粒子……宇宙在宏觀世界則是無限大的。當然，從哲學的角度來看，宇宙應是無限大、無限可分的，然而客觀存在是否如此，現在誰也無法證實。

太極圖、伏羲六十四卦圓圖和河圖洛書圖代表著物質運動的時空關係。

太極圖，從時間而言，其陰陽兩極，從陰極到陽極，從陽極到陰極，代表著一晝夜子時到午時，午時到子時，或一年四季從冬至到夏至，夏至到冬至的推移。從空間而論，陰極象徵北方，陽極象徵南方。陰極與陽極之間是東方，陽極與陰極之間則為西方，四隅則分別代表東北、東南、西南及西北四個方向。在氣候上，太極圖中的四方和四隅還分別標誌二分、二至、四立（春分、秋分、夏至、冬至及立冬、立春、立夏、立秋）寒暑推移的氣象變遷，即老陰⚏為冬至，老陽⚌為夏至，少陽⚎為春分，少陰⚍為秋分。

伏羲六十四卦圓圖，同樣為宇宙時空統一規律的縮寫。以伏羲六十四卦而言，從復卦至乾卦，代表從冬季的中間點，經過春季，至夏季的中間點，從姤卦至坤卦象徵從夏季的中間點，經過秋季，至冬季的中間點。伏羲六十四卦還有著極強的空間方位意義，即坤卦為冬至，為北方；臨卦為春分，為東方；乾卦為夏至，為南方；遯卦為秋分，為西方。以後天八卦而言，則坎卦為冬至代表北方，震卦為春分象徵東方，離卦為夏至標誌南方，兌卦為秋分代表西方。

河圖洛書同樣包含了宇宙時空統一規律的訊息，既為一年四季和一晝夜的時間推移的象徵，又為四方四隅的空間標誌。如洛書圖的下方「一」數代表節令冬至，氣候寒冷，方位北方；左邊「三」數代表節令春分，氣候溫暖，方位東方；上方「九」數，節令夏至，氣候炎熱，方位南方；右邊「七」數，節令秋分，氣候涼燥，方位西方。洛書實際上與後天（文王）八卦相吻合，其特點在於四方四隅的標誌極為明確，故被《易緯》及中醫學用與八卦相配合。

河圖同樣為宇宙時空統一規律的縮影。河圖下方「一」數為水之生數，代表北方，氣候寒冷，節令冬至，物候主藏；左邊「三」數為木之生數，代表東方，節令春分，氣候溫暖，物候主生；上方「七」數為火之成數，代表南方，氣候炎熱，節令夏至，物候主長；右邊「九」數為金之成數，代表西方，物候主收，節令為秋分，氣候涼燥。

無論太極圖、伏羲六十四卦圓圖、河圖洛書，其方位時間都與太陽視運動相吻合，反映了日、月、地體系的時空關係，為曆法、天象、氣候、方位、節令、物候的綜合統一體，都象徵著宇宙時空統一的規律。只不過，太極圖由陰陽魚的合抱來體現，伏羲六十四卦則由卦爻為之反映，而河圖洛書則用數字作為標誌，皆體現了《周易》以象數論事的特點。

四者之間又可以互相配合以加強表達能力。如太極與伏羲六十四卦配合為太極六十四卦圓圖；洛書與後天八卦配合，組成九宮八風圖，使時間和方位的體現都更加優越，故《易緯》以之創造了太一九宮圖，為奇門遁甲奠定了基礎，中醫學以之創立了九宮八風圖（載於《靈樞・九宮八風》），用於闡釋天象、氣候、物候、病候，對中醫時間醫學和方位醫學的應用都有著重要的指導意義。

附　八卦定位是宇宙空間關係的縮影

八卦明確的空間方位為宇宙物質運動相互關係的縮影。八卦四方四隅的時空結構還蘊含著事物運動的方陣聯繫規律。在微觀方面，八卦圖與強子八重態的對稱性相吻合，元素週期表最外層為 8 個電子，六十四卦方陣圖與遺傳密碼的排列相似。

在宏觀方面，八卦圖濃縮了月相的 8 個時位變化。《周易參同契》中月體納甲所提及的 8 個月相對位和八卦方陣的時空定位相契（圖 12－7）。

第二節 太極、八卦、河圖洛書的運動靜止統一論與平衡觀

太極、八卦、河圖洛書都集中反映了宇宙運動與靜止的統一觀。必須強調的是，運動是永恆的、絕對的、無條件的，靜止是相對的、暫時的、有條件的。運動和相對靜止的統一觀實際上就是運動與平衡的統一觀。

運動與相對靜止的統一觀的精髓在於平衡，即在於維持相對的平衡。平衡是物質運動的重要形式，一切物質都存在著平衡，平衡是生命存在的根本條件。《周易》全面地、集中地反映了這一規律。

什麼叫平衡？恩格斯說：「平衡等於吸引勝過排斥。」「平衡是和運動分不開的。」

太極、八卦、河圖洛書都集中體現了平衡原理，即運動中的平衡和平衡中的運動。這種平衡是一種活的平衡，動態的平衡。

活的平衡，指平衡不是不變的、絕對的，而是動態的、相對的，並不是時時刻刻都平衡著。也就是說，平衡指的是總體的平衡，但局部並不一定都平衡，總體的平衡是透過無數個局部的不平衡發展而來的。

如太極圖用「S」曲線表示陰陽消長關係。「S」曲線只有中點平衡，其餘的點均是不平衡的。太極圖只有通過中心點的線是平衡的，其餘線均不平衡。也就是說，太極圖的總體是平衡的，但各個局部的陰陽運動都是在不斷地消長、變化著的。平衡只有一次，即在太極「S」曲線中點 S_1 位的平衡，如圖 21－1。

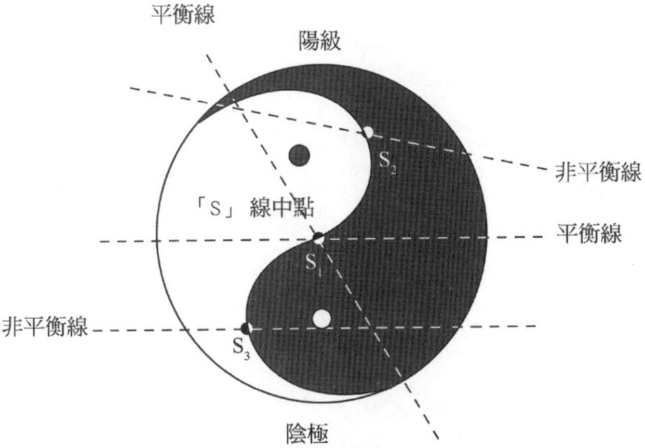

圖 21－1　太極平衡示意

圖 21－1 說明太極圖還寓含著陰陽平衡的更深奧的哲理，即在穩定系統時是平衡的（如在「S」曲線中點時），而在非穩定系統時又是不平衡的（在「S」曲線中點以外的任何一點，如 S_2、S_3 點）。說明《周易》平衡觀是由不平衡→平衡→不平衡的不斷運動發展著的平衡觀。

陰陽的平衡觀建立在陰陽消長的基礎上，陰陽的消長正是為了維持平衡。陰陽不斷地消長，因此新的平衡也在不斷地被打破，故所謂活的平衡就是指既平衡又不平衡，這是《周易》平衡理論的精髓。

六十四卦圓圖的平衡是由陰陽爻的排列來體現的。六十四卦圓圖共 6 個圈，其平衡特點是由每一圈的平衡組合成總體的平衡。6 個圈的平衡組合不同，但都是平衡排列的，其嚴密性實在令人驚嘆不已。

河圖洛書是由數字組合成圖像來襯托平衡原理的。特點是方位平衡較突出。尤其是洛書，其四方四隅中央都非常鮮明，洛書的橫數及縱數相加都等於 15，可以組合成各種方陣，顯示平衡原理，可以算得上是一組「平衡魔方陣」。

整個易學的平衡理論由易（運動）與不易（相對靜止）兩大方面實現，下面分別論述之。

一、易

「易」既是《易經》的書名，又是易理的核心。易，即變易，變更，蘊含著事物的運動、變化、發展三大奧義。

易，是《周易》的中心論點。易包含著變易、不易、簡易及交易四大含義，是《周易》宇宙觀的四大觀點。這四大觀點的核心是陰陽的相互作用，故「易」字應作日、月解釋為主（當然還有其他方面的解釋）。日為陽，月為陰，象徵宇宙萬物的發生源於陰陽的相互作用，正如《說文》：「日月為易，象陰陽也。」而變易則象徵事物在不停地運動著、變化著和發展著。

易的運動指的是陰陽的相互作用，正如《易・繫辭》：「一陰一陽之謂道。」宇宙萬物的發生在於運動，所謂「生生之謂易」（《易・繫辭》），這是《周易》最光輝的思想，即生命在於運動，運動為萬物之母，這也是宇宙發生學的根本法則。無論天體星球的產生，還是生物的進化，抑或大地的出現等，無不是由於運動而成。

二、不易

不易，是《周易》的主要觀點之一。關於易的含義，《易緯・乾鑿度》：「簡易、變易和不易。」即不易和易是《周易》之易的兩大含義。

周易的運動觀是易與不易的統一觀。不易，指事物的相對靜止，不易是事物分化的條件，也是生命活動的根本條件。

《周易》的易和不易是對立的統一體，是《周易》的精髓。其中，易是絕對的、永恆的；不易是相對的、暫時的。事物之所以能維持一定的平衡狀態，就是由於易和不易的統一，也即是運動和相對靜止之間的統一。動與靜既然是對立的，二者統一的條件就是互相制約、互相依存的。

如泰卦提示，必須天、地卦相交感，自然界才能太平；而否卦則示天、地之氣不相交感，致自然界失去動態平衡。再如既濟卦，寓水、火必須互濟，坎離交通，才能保持平衡關係。

《易經》的平衡主要由陰陽調和，水火既濟（既濟卦、未濟卦），剛柔相濟體現，如《易・繫辭》曰：「動靜有常，剛柔斷矣。」亦反映了動與靜之間的相互關係。平衡是動與靜之間對立統一的產物。平衡是相對的，目的在於維持相對的靜止，平衡也是動態的，是發展中的平衡。

《周易》平衡觀對各門學科都有重要影響，在社會科學方面，《周易》平衡觀是儒家中庸觀的立論基礎。孔子的「過猶不及」是儒家社會觀的重要準則。此外，自然科學方面也無不滲透著《周易》的平衡原理。

對中醫學的影響尤為深刻的是《內經》運氣七篇對平衡理論的精闢論述，滲透在運氣學說的各個方面，如《素問・氣交變大論》說：「夫五運之政，猶權衡也，高者抑之，下者舉之，化者應之，變者復之。」自然界存在著驚人的「權衡」能力。自然氣候的相對穩態，是生命賴以存在的根本條件。這種神奇的自穩衡態能力不僅存在於自然環境中，在人體也維持著精細的平衡，如經絡氣血的權衡或是臟氣陰陽的協調。

這些平衡觀點在《內經》中有十分精闢的論述，如《素問・血氣形志》曰：「夫人之常數，太陽常多血少氣，少陽常少血多氣，陽明常多氣多血，少陰常少血多氣，厥陰常多血少氣，太陰常多氣少血，此天之常數。」即說明人體的經絡氣血是表裡均衡分配的，此經多氣則彼經少氣，彼經多血則此經少血，《內經》稱之為「天之常數」，說明陰陽平衡是一種自然現象。在臟腑陰陽方面，同樣呈現一種自然平衡規律，如「五臟為陰，六腑為陽」（《靈樞・壽夭剛柔》），「故背為陽，陽中之陽，心也。……腹為陰，陰中之陰，腎也」（《素問・金匱真言論》），皆可說明。

平衡是適應的手段，是生存的條件。人類維持人體穩態的能力，是生物在億萬年進化過程中，不斷演化而保存下來的，也是自然選擇的功績。人不但在生理上存在著平衡的能力，在心理方面也具有驚人的平衡能力。

人類的心理平衡能力勝過一切有生命之物，這也是人在複雜的社會環境中鍛鍊出來的。在某種情況下，社會生存條件比自然生存條件更加難以平衡。試想人如果沒有其他生物所不能匹比的心理平衡能力，那麼又怎能戰勝人類社會帶來的種種厄運，而能生存下來呢？

附　平衡醫學

中醫學是最早的平衡醫學。中醫汲取了《周易》的平衡思想，進行了卓越的再創造，建立了嚴密而科學的中醫平衡醫學，並貫穿於中醫的理、法、方、藥中，指導著中醫的理論和實踐。如在生理上強調自體的平衡狀態，在病理方面突出失衡病態的研究，在診斷上注意失衡徵兆，在治療方面則著手於糾正失衡，目的都在於恢復人體的平衡狀態。

人體強大的適應能力往往導致人體的異常平衡。異常平衡包括負性平衡及超正性平衡，皆屬於病態平衡，其危害性甚大。從社會心理方面來看，負性平衡使人呈現一種甘居落後，苟且偷安的痲痺心態，從表面看來似乎過得很安穩，實際上是一種負性心態平衡；而超正性平衡，則使人在心理上呈現一種自命不凡，清高自負的精神狀態，雖然都是異常的平衡，但也是人的一種適應能力，是人生存的條件。

人體在病理上也常常呈現異常平衡，即負性平衡及超正性平衡，這兩種平衡同樣都屬於病態平衡。其危害在於掩蓋了內在疾病的發展。

負性平衡是指人體處於低閾的平衡，往往由於陰陽偏虧所致，本質屬虛。由於人體的耐受性極強，這種負性平衡可以維持相當長的時期，客觀上為許多潛病的隱匿創造了條件，待發覺時，已失去了最佳治療時期。如腎陽虛導致的腎負性平衡，可隱伏多年，人體處於適應狀態而未能發覺，待發覺時，代償功能已瀕臨絕竭。

超正性平衡則指人體處於高閾的平衡，多由陰陽偏亢所致，本質多實。雖然超正性平衡的維持時間沒有負性平衡長，但同樣掩蓋了潛病的發展，待發覺時，疾病已進入晚期。例如某些內分泌紊亂疾病，如甲狀腺功能亢進，腎上腺皮質功能亢進，垂體功能亢進，最初呈現的陽亢興奮狀態，即被人體的適應能力掩蓋了，並以超正性平衡維持著，待檢查出來時，身體已經受到了很大的傷害。

人體無論是正常的還是異常的，負性的還是超正性的平衡，都體現了平衡在生命活動中的重要性。

生命活動是永恆的運動過程，但也離不開必要的靜止，也即離不開相對的平衡。平衡總是由不平衡發展為新的平衡，新的平衡又將不斷被打破。於是便獲得了新的生命，事物也就取得了新的進展。

第三節　太極、八卦、河圖洛書的陰陽對立統一論與運動觀

無論從《易經》到《易傳》或從八卦到太極河洛，都蘊含著豐富的陰陽運動哲理。《周易》陰陽的對立統一觀是由陰陽的相互作用體現的。

《周易》陰陽對立統一論的精髓在於陰陽相互作用產生運動，運動產生萬物，故生命在於運動。正如《易・繫辭》：「一陰一陽之謂道。」「有天地，然後有萬物。」「天地絪縕，萬物化醇。」生命是物質運動的存在形式，沒有不運動的生命，也沒有不運動的物質。運動是物質的根本屬性。運動是物質自己的運動，物質的存在及運動皆沒有任何外來的意志。

3000 年前《周易》對物質本質的認識就已明確為「萬物的化醇」是由於天地之氣「絪縕」，萬物產生於天地運動，這些論點無疑是十分光輝的。

太極圖以陰陽魚合抱體現陰陽的對立統一觀。陰陽既鮮明對立，但又緊密依附於一個圓的統一體中。太極圖是宇宙陰陽相互作用的縮影，太極圖集中反映了陰陽之間的互根關係。圖示雖然簡明，但卻奧義無窮，把一個無窮無盡的宇宙運動規律，以一個圓一條曲線即盡收眼底，其精煉、清晰程度真令人歎為觀止。

六十四卦圓圖，陰陽爻雖然黑白分明，明顯對立，但卻組成一個銜接吻合的陰陽統一體。由六十四個陰陽爻分佈不同的卦，排列組成一個陰陽和諧的統一體，其組合的協調性實在是巧奪天工。

河圖洛書同樣為陰陽對立統一的縮影，但河圖洛書的陰陽關係是由奇、偶數來體現的，其統一體是以方中有圓，圓中有方的形式表達的。在代表五維（東、西、南、北、中）的數字中，除河圖中央「五」之外，其餘各方皆為奇數與偶數相對應。河圖或洛書四方皆以奇數為代表，四隅則皆排列偶數，由奇偶數排列的對立及組合關係，反映了陰陽的對立統一原理。

陰陽的對立統一還以陰陽的消長轉化運動為基礎，陰陽正是透過其消長轉化來實現統一的。

陰陽的對立統一表現為陰陽的相互依存及相互制約作用，陰陽的相互作用產生運動，陰陽運動產生萬物。陰陽運動和宇宙萬物的發生有密切關係，是宇宙萬物衍生的普遍規律（詳見本書第二十三章）。

太極、八卦、河圖洛書，在陰陽相互作用的表示上可謂各顯神通，《周易》不愧是我國 6000 年文化史上的經典著作。

第二十二章

太極八卦宇宙全息律

《易經》蘊藏著豐富的全息概念。全息，即每一個小的局部都包含著一個大的整體，這個整體是時空的整體，這個局部也是時空的局部。

第一節 全息律含義及其源流

所謂全息，一般指全息技術，是一種光學照相的新方法，在顯示形象方面有獨特優點。全息照的是物體的光波，即使物體已經不存在了，但只要重現物體的光波，就能使原始物體「再現」。

最早的全息概念被引申為全息學。20 世紀 60 年代，人們又發現了新的全息術，從一個小窗口，便可看到全息圖像，也即每一個小的局部都包含著一個大的整體，這樣全息圖又被賦予了空間的概念。

全息理論則是借鑑全息技術原理的一門理論，主要借用了全息的時空原理，即全息理論具備了再現原形的性能及小局部寓含了大整體訊息的特點。也就是說，全息理論具備了時空的和整體的縮影。

八卦是宇宙大全息，整個六十四卦系列則是中國古代社會的全息「圖像」。《易經》卦辭和爻辭之所以包羅萬象，觸類旁通，就是因其具有全息性質。

太極圖、八卦圖都是宇宙的全息「縮影圖」，濃縮著宇宙的重要基本規律，如宇宙陰陽運動互根規律，陰陽消長轉化規律及陰陽平衡規律，是宇宙運動規律的全息縮影。

太極圖、八卦圖理論之所以與自然界萬事萬物的運動規律相吻合，就是因其賦有全息內涵。正如《易・繫辭》：「夫易廣矣，大矣，以言乎遠則不御，以言乎邇則靜而正，以言乎天地之間則備矣。」縱觀《易經》太極八卦理論，宏觀、微觀世界無所不包，低級、高級、簡單、複雜，無所不備，實為「廣矣、大矣」。

我國 2000 多年前的《內經》在全息理論方面已有卓越的貢獻，如《靈樞・五色》篇即已發現五官含有五臟的訊息，如曰：「明堂骨（鼻）高以起，平以直，五臟次於中央，六腑挾其兩側。」即鼻及其兩側包攬著內臟的全部訊息。此外，《內經》還提出了顏面、目、脈象、人中、舌象及前臂都為內臟訊息的縮影，並認為「內外相應，上以候上，下以候下，中以候中」，奠定了中醫診斷學的基礎。《內經》的這些診法實際上就是全息診法，充分體現了生物體的部分是整體的縮影的全息原理。

15 世紀，醫學之父希波克拉底提出，「在身體最大部分中所存在的，也同樣存在於最小部分中」，以及「有什麼樣的眼睛就有什麼樣的身體」，已經寓含全息的理念。

16 世紀，達爾文注意到了部分與整體之間的緊密關係。18 世紀（1755 年），美國科學家發現了植物細胞的全息現象，即每一個植物細胞中都包含著產生一個完整的植株的全部基因，在一定的條件下，這個細胞即可發育成植株。19 世紀，德國生物學家海克爾提出了生物發生律，即「個體發生是種系發生的，簡單而又迅速的重演」（《普遍生物形態學》，1866）。19 世紀，匈牙利學者 Lgnace Vom Peezely 發現了虹膜上的 30～41 個組織器官定位點。

20 世紀 50 年代，法國的 Nogier P 認為耳廓像一個倒立的胚胎，從而創立了耳針療法。

美國、日本的研究者還提出了手掌、足掌的內臟投射區。

第二節 《周易》太極八卦全息律的原理

《周易》太極八卦全息律體現的原理是陰陽理論。整個宇宙自然界萬事萬物都存在著陰陽消長理論，無論從簡單到複雜，從低級到高級，或從微觀到宏觀，都是陰陽二氣的相互作用。《周易》太極八卦體現的正是這一理論，因此《周易》太極八卦理論是全息的，也即是宇宙統一理論——陰陽相互運動的徵象。

《周易》太極八卦陰陽理論，是宇宙統一的全息規律，宇宙萬事萬物都蘊含著這一規律，即陰陽的對立制約，互根互用，消長平衡及相互轉化規律。

由於《周易》太極八卦是萬物陰陽運動的標誌，因此宇宙萬事萬物都存在著太極和八卦全息。太極八卦全息律無論在微觀世界或宏觀世界都有充分的體現，如生物遺傳密碼即呈現八卦全息律。儘管地球上的生物有 200 多萬種，但都存在著遺傳密碼的八卦全息律，六十四卦的排列順序與 RNA（核糖核酸）鹼基三聯體的排列順序異曲同工。

生物遺傳學認為 DNA（脫氧核糖核酸）將遺傳訊息轉錄於 RNA 後，

mRNA（信使核糖核酸）只有四個鹼基，要對應 20 個氨基酸，不能重疊，不能標點，只有三個字母的編碼最適宜（即三聯體）。

另外，RNA 上的 4 個鹼基為兩種性質相對立的嘌呤和嘧啶所組成，可看作太極陰陽兩儀。其中，鳥嘌呤與胞嘧啶對應，腺嘌呤與尿嘧啶對應，與太極陰陽兩儀生四象中的老陽對應老陰，少陽對應少陰相一致，提示太極陰陽全息普遍存在於微觀世界之中。

從人體的發生過程來看，從受精卵到分裂為 2 個子細胞的裂球，再分裂為 4 個細胞，再到 8 個細胞，16 個細胞，32 個細胞到 64 個細胞……呈現的是太極八卦的發生規律。

在宏觀世界，太極八卦模式也普遍存在著，無論從宇宙的發生學或宇宙的運動規律都體現著太極八卦的運動規律，充分說明太極八卦運動規律是宇宙萬物的運動規律，太極八卦是宇宙的全息律。

第三節 太極圖是宇宙運動規律的縮影

從宏觀世界看太極八卦全息，可以發現宇宙萬物呈現著太極式的陰陽消長運動，太極圖的確可以算作是宇宙運動規律的縮寫。

宇宙宏觀世界同樣和太極八卦相一致，如月亮的圓缺盈虧消長規律與太極陰陽消長模式驚人地吻合。地球運動產生的晝夜陰陽消長變化和一年冬夏消長轉變亦是一個太極八卦陰陽消長圖。

形成太陽系的星雲團，在 47 億年前，同樣是一團蘊藏著陰陽二氣的太極星雲。

宇宙是圓的，太陽是圓的，地球、月球……各星球都是圓的，就像一個圓的太極圖，而且其中都存在著陰陽消長變化的週期性運動。

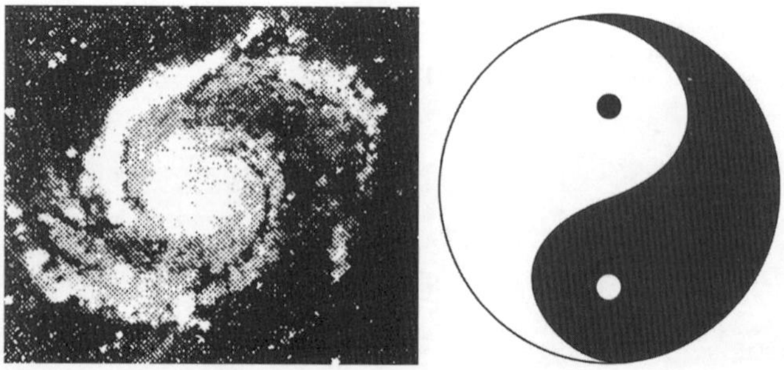

圖 22－1　漩渦星雲與太極

再從銀河系的螺旋式漩渦運動來看，太極陰陽魚的漩渦轉動可以說是銀河系漩渦運動的微型模式，如圖 22－1。

可見，從宏觀規律來看，宇宙萬物無不呈現著太極運動模式，太極圖完全可謂宇宙運動規律的縮影。

第四節 人體太極八卦全息

在人體方面，也普遍存在著太極八卦全息原理，並且突出表現為太極陰陽全息律，如《素問・金匱真言論》曰：「夫言人之陰陽，則外為陽，內為陰。言人身之陰陽，則背為陽，腹為陰。言人身之臟腑中陰陽，則臟者為陰，腑者為陽。」也正如《素問・陰陽離合論》所言：「陰陽者，數之可十，推之可百，數之可千，推之可萬，萬之大不可勝數。」故而，一個小的局部陰陽的變化便可反映整體陰陽的變化。由於陰陽的這一規律是宇宙全息的，所以在人體的各個局部也必然存在著上述規律。

人體不但普遍存在著太極陰陽全息，而且普遍存在著八卦全息。人體是一個大八卦，各部又都充滿著小八卦全息。眼、臍、耳、手、足、腹、舌、脈等，都存在著八卦全息，並且都可以八卦定方位。八卦全息體現了人體的相關性和整體性（詳見本書第二十四章）。

人體八卦全息律在中醫學上有很大的應用價值，無論針灸、推拿、按摩等方面，都可以根據八卦全息的排列順序及與內臟的關係定位取穴。

人體是一個大太極，而各部位又都存在著小太極，大腦及五臟都存在著太極兩儀，就是說整個人體是一個大陰陽合抱體，而其他各部又都是小合抱體，在中醫學上有著重大的實踐意義，即人體從大腦到各臟、各部位都存在著兩半陰陽的偏差，為治療學上調整左右兩半陰陽提供了理論基礎。

第五節 人體全息元特區

20 世紀，張穎清教授提出了全息元理論，即在一個生物體中，功能和結構與其周圍部分，有相對明顯的邊界及相對獨立的部分，被稱為全息元。一個全息元上各部位，與整體中其他全息元都有對應部位。

人體存在著大全息元，大全息元中又有小全息元。雖然，每一個全息元都包含著整體的訊息，但各全息元之間對整體訊息的濃縮度又是有差別的。雖然耳、眼、手掌、足掌、臍……都能反映五臟的訊息，但人中部位、山根部位、口周部位的全息更為重要。

這就是說，人體存在著全息元特區，即有著全身訊息濃縮度較高的全息元。中醫正是應用這些全息元特區進行診治的。

一、陰陽全息元特區

根據太極陰陽宇宙全息原理，人體是一個大太極全息元，人體的各個部分又是一個小太極全息元，小太極陰陽包含著整體陰陽的全息。正如《素問・寶命全形論》：「人生有形，不離陰陽。」《靈樞・壽夭剛柔》亦曰：「是故內有陰陽，外亦有陰陽。在內者，五臟為陰，六腑為陽；在外者，筋骨為陰，皮膚為陽。」人體任何一個部位都存在著陰陽全息。

人體不僅在每個部位存在著陰陽全息，而且從人體發出的所有訊息都包含著整體的陰陽全息。如人體表現出的神態，所呈現的色澤，發出的聲音，反映出的脈象，分泌出的液體，排出的濁物等，無不包含著整體的陰陽全息。明代大醫家張景岳：「醫道雖繁，而可以一言蔽之者，曰陰陽而已。故證有陰陽，脈有陰陽，藥有陰陽，……設能明徹陰陽，則醫理雖玄，思過半矣。」（《景岳全書・傳忠錄》）

人體無處、無時、無物……無不是整體陰陽全息的體現。包含人體整體陰陽訊息的全息元，對陰陽訊息的濃縮度並不都是相等的，集中較強的為脈、舌等全息元。中醫憑「三寸之脈」「五寸之舌」便能把握全身陰陽的變化，就是因為中醫掌握了《周易》陰陽全息特區的緣故。

二、經絡全息元特區

人體的經絡是全息存在的，而且同樣存在的是經絡陰陽全息。人體經絡系統分為正經及奇經兩大類，兩大類經絡縱橫交錯、遍及全身，溝通了全身的訊息，因此，經絡系統可以說是全身的訊息流。每一個穴位或多或少都包含著整體經絡的訊息，每一個穴位都像是全身的窗口，透過這個窗口，便可窺獲整體的全息。

經絡的全息元對整體訊息的儲備率也是不等的，有的穴位有較高的整體訊息儲備，如垂體、腎上腺皮質的盛衰，在人中穴處有重要反映，因此人中能作為救急復甦之用。

著名的經絡學「十二皮部」（《素問・皮部論》）把全身皮膚分為十二個部分，分屬於十二經脈，每一個皮部即成為一個經絡全息元，反映著整個人體病變的訊息，如不注意發現十二皮部反映的病變訊息，病變就會發展為疾病，故《素問・皮部論》曰：「凡十二經脈者，皮之部也。……故皮者有分部，不與而生大病也。」

十二皮部中所反映的整體訊息的濃縮度亦各不相同。頭面五官的皮部往往是全息元特區，頭面五官的皮膚呈現各個內臟的全息元特區，如顏面皮膚的望診分佈，鼻及周圍皮膚的內臟配屬，耳廓的內臟分佈，以及眼的五輪八廓等，都說明頭面五官是人體重要的全息元特區，在這些部位都高度濃縮了內臟的訊息，突出了局部與整體的關係。

三、藏象全息元特區

藏，指體內的內臟；象，指表現於外的生理。明代大醫家張景岳說：「象，形象也。藏居於內，形見於外，故曰藏象。」（《類經》）「有諸內者，必形於外」，因此，從藏象學說的角度來看，人體每一個全息元都包含著藏象全息。

如寸口脈象，是人體重要藏象全息特區，人體內部的許多重要訊息，包括五臟、氣血等許多變化都可由脈象反映出來，因此，脈象被作為中醫診病的主要依據，如《素問・經脈別論》：「毛脈合精，行氣於腑，腑精神明，留於四臟，氣歸於權衡。權衡以平，氣口成寸，以決死生。」其中，將寸口脈象稱為「氣口」，即言寸口脈是人體氣全的全息元特區，由寸口部可以測知人體的臟氣全息。

以上說明，人體存在著無數大大小小的全息元，而全息元特區是反映人體整體訊息的重要全息元，因為在這些部位對整體訊息的濃縮更為集中。

綜上所述，《周易》蘊藏著太極八卦宇宙全息律，對研究萬事萬物的規律有重要的全息價值。

第二十三章

《周易》與宇宙發生

無論宇宙微觀世界還是宏觀世界的發生，從太陽系的發生，乃至生命的緣起，都無不是陰陽相互運動的結果，都可用太極—八卦衍生律進行概括，這更證實了《易經》「一陰一陽之謂道」的光輝論斷！

第一節 陰陽爻發生律的奧義

深奧莫測的八卦，其基本結構模式卻僅以陽爻（—）和陰爻（--）所組成。陰爻和陽爻組成一個單卦，單卦再組成八經卦，由八經卦再組成六十四卦，乃至無窮，這就是爻卦發生律。

其寓含著的真理在於象徵著宇宙萬事萬物的發生，包括從微觀到宏觀，從簡單到複雜，從低級到高級，皆由陰陽二氣相互作用而成，這是《周易》宇宙發生學的核心觀點。

陰陽爻發生律，是宇宙萬物發生的普遍規律。物理學中的陰電和陽電，化學中的陰離子和陽離子，生物化學環核苷酸中的 cAMP（環磷酸腺苷）與 cGMP（環磷酸鳥苷），胚胎學中的精子和卵子，中醫學的元陰和元陽，數學中的正數和負數，磁場中的陽極和陰極等，都是一陰一陽為基本組合，並且以陰陽之間的相互作用為基本運動形式。陰陽互為依存，互為制約，由此而促成萬事萬物的發生和發展。這就是《周易》八卦陰陽爻發生律的內涵，適用於宇宙一切事物的發生規律。

第二節 河圖洛書——宇宙萬物衍生圖

河圖洛書衍生的特點在於由「河洛五生數」對萬物的衍生作用，體現了宇宙萬物的衍生規律。其中，河圖洛書都寓含著生成數，這些數字實可謂宇宙萬物的衍生係數。

從一到五，這五個數為生數，都主生。如一數是水數，水為至陰，為萬物的物質基礎，故水為生命數的首數；二數為火，火為萬物氣化的原動力，故火位居生數二；三數為木，木代表生發之氣，有催發鼓動的作用，故木也為生數；四數為金，金代表成熟，象徵萬物之收穫、收斂，金在五數之中，相對而言代表收成，但實際上仍然有生性，意味著令物熟透的活力。

《尚書・洪範》曰：「金曰從革。」從革，即言金有韌性，可任意變革為他物，如鐵可以被打鑄成各種形狀的鐵器。五數為土，土為萬物之母，有土才能衍生萬物。可見一至五皆具生性，對萬物衍生都各自有著重要意義。

河洛五生數被《尚書・洪範》發展為五行相生數，如木生火，火生土，土生金、金生水，水生木，創造了五行相生規律，為五行學說的淵源，並且是中醫學的重要基礎理論。

五生數不僅適用於自然界，而且同樣適用於人體，如河洛一數之生，按照五行規律，一為水，內應於人體的腎，腎在人體氣機升降運動中為升降的動力。坎陽發動，腎陽溫升，脾土得以溫煦而中氣足，肝木得溫，生發之氣蒸騰，心火得交而離蔭下濟，足見腎氣溫升則人體生機始得生發。

河洛二數為火，火內應於心，心主血脈，心火之生，意味著營血周流全身，煦養五臟六腑、四支百脈，使生機如火一樣旺盛。

河洛三數為木，木內應於肝，故肝主升發，膽為甲木，肝為乙木，肝膽之氣象徵春生之性，體內的臟氣有了木性的鼓動，才能生機振奮，氣血和暢。

河洛四數為金，金內應於肺，金性為成熟的活力，體現於肺則意味著肺對生機的平衡，適宜的順降是為了更好地升發。

河洛五數為土，土內應於脾，土的生發體現為土對氣機升降軸的調節，中土為氣機升降的樞紐，只有中土的生發作用正常，清升濁降才能進行，如此生命活動才能完成。

此外，河洛五生數還被中醫《內經》應用於六氣，即寒化一，火化二，風化三，燥化四，雨化五。六氣雖能成為六淫，危害人體，但宇宙萬物的生長，包括人的生存又離不開六氣，正如《素問・五運行大論》：「暑以蒸之，風以動之，濕以潤之，寒以堅之，火以溫之。」

對河洛五生數的分析，說明了河洛之數對宇宙萬物的衍生有著普遍意義。

第三節　太極—八卦衍生律的設想

太極——八卦衍生律，載於《易・繫辭》：「易有太極，是生兩儀，兩儀生四象，四象生八卦。」

太極——八卦衍生律是宇宙萬物的普遍規律，體現著萬物產生於陰陽的相互作用，如圖 23－1。

太極為陰陽二氣的合抱體，為萬物衍生前的狀態，正如《易・繫辭》：「天地絪緼，萬物化醇。」絪緼，指萬物化生前的原始氣態，是一種蘊含著陰陽兩氣的原始太氣。

所謂太極，是無極的，無界的，一旦陰陽氣發生作用，產生萬物，才由無極、無界衍生為有極有界的物體，即所謂太極生兩儀，兩儀再生四象，四象再生八卦，乃至衍生無窮無盡的萬物。萬物的發生蘊藏於陰陽的合抱，萬物的發展取決於陰陽二氣的相互作用。宇宙自然界生命的起源就開始於原始大氣，《周易》稱之為「絪緼」。太極——八卦衍生律提示了宇宙萬物源於一個統一體之中。

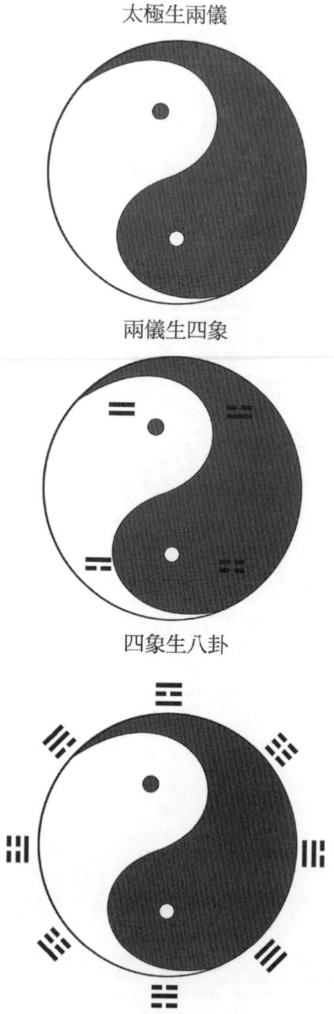

圖 23－1　太極八卦發生示意

偉大的生物學家達爾文強調地球上一切生命的起源都是統一的，不同的物種都演變於一個共同的種類，因此魚類也與人類擁有共同的祖先。

進化論學者認為「生命來自生命，但最初的生命來自非生命」，這便是生物進化起源統一的最好說明。

根據太極——八卦衍生律可以設想，宇宙萬物無論從微觀到宏觀，從簡單到複雜，從低級到高級，其衍生的規律都可以統一於太極八卦衍生律。後文試從宇宙宏觀及微觀的發生進行分析，以解釋這一假說。

第四節 生命的起源——太極微觀衍生律

什麼是生命？恩格斯在《反杜林論》中提到「生命是蛋白體的存在方式」，生命是蛋白體的運動，蛋白質是生命的物質基礎。

生命的起源是生物學的一個重大問題。生命除了從親體產生之外，是否還可自然發生？

17 世紀巴斯德以實驗研究駁斥了自然發生論，從此生物學界對生命起源的探討沉默了多年。到 20 世紀，人們又重新開始進行探索。

生命的起源是從非生命的物質演變成為原始生命的過程，亦即最初是一個「化學進化的階段」。

1876 年恩格斯提出了「化學起源論」，他在《反杜林論》中指出：「生命的起源必然是由化學的途徑實現的。」正如有的學者所言：「生命來自生命，但最初的生命來自非生命。」[1]

宇宙至今已有 200 億年歷史，太陽系至少也有 46 億年歷史，在這漫長的歲月中，經歷了一個生命化學的過程，如圖 23－2。

《周易》在生命的起源問題上，提出了「天地絪縕，萬物化醇」的著名論斷。絪縕，指氤氳，為陰陽二氣交融時產生的氣化現象，由氣化的作用而產生萬物。醇，有機化合物的一類，指萬物醞釀的生機。氤氳之氣即原始太氣，是生命化學起源最原始的物質基礎。

原始太氣是由於天地互相作用而產生的。《周易》極為重視天地的交感，如泰卦即由天卦及地卦組成，象徵「坤氣上升以成天道，乾氣下降而成地道」。《易・序卦》亦言：「有天地然後萬物生焉。」皆言天地二氣相交為氣化的動力。

天地的相互作用，包括天體星球的運動，日月的運轉，行星的劃空，隕石的墜落，火山的爆發，宇宙射線和地球的磁力，甚至霹靂、閃電、海潮等所發生的各種能量變化，都是生命演化的「催化劑」。

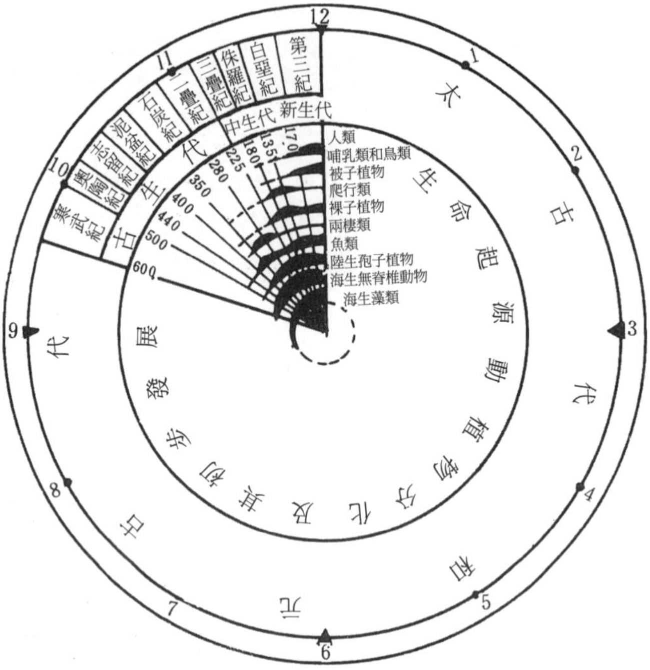

圖 23－2　生命進化地史時鐘

在各種能量如熱能、光能、電能、磁力、放射能等的激化下，生命化學逐漸由無機物演化為有機小分子，再演變為生物大分子，逐漸形成蛋白質，從而產生生命。

《周易》「天地絪縕，萬物化醇」點明了宇宙運動產生氣化，氣化產生物化，物化產生生命的規律，蘊含著生命起源的光輝原理。

在生命的起源問題上，《周易》堅持的是唯物主義觀點，以歷史唯物主義來看，《周易》的這些觀點象徵著東方文明的先進性。

《內經》在生命的起源問題上與《易經》是一致的，如《素問・天元紀大論》說：「故在天為氣，在地成形，形氣相感而化生萬物矣。」「太虛寥廓，肇基化元，萬物資始，五運終天，布氣真靈，揔統坤元，九星懸朗，七曜周旋，曰陰曰陽，曰柔曰剛，幽顯既位，寒暑弛張，生生化化，品物咸章。」

《內經》同樣認為宇宙運動產生氣化，氣化產生萬物。《內經》所蘊含的生命起源觀點是光輝的和唯物的，進一步證實了中國古代在生命起源認識上的科學性，體現了中國科學史的先進性。

《周易》強調萬物始於原始太空，天地之氣的交感，太極圖則標誌著萬物源於太虛混沌之氣，河洛之數強調萬物始於一，《老子》強調萬物始於「道」。混沌太初說和現代認為生命起源於最早的化學反應是一致的，說明《周易》太極、八卦、河洛衍生律在宇宙萬物發生學中的普遍意義。

第五節 《周易》與人體發生

德國植物學家施萊登及動物學家施旺發現了細胞，宣告著對生物進化的研究進入了一個重要的階段。

細胞的產生是生物進化的重要里程碑。生命從非細胞形態進化到細胞形態經過了漫長的階段，主要包括原始細胞膜的形成、前原核細胞的形成以及真核細胞的形成 3 個時期。

人體的發生學是從細胞開始的，是卵子和精子的結合，《周易》在人體的發生學上有著重要的價值。

首先，《周易》強調精是人體發生的物質基礎，並認為此精氣的產生是男女合德，即「男女媾精」所致，如《易・繫辭》曰：「男女媾精，萬物化生。」「陰陽合德，剛柔有體。」在幾千年前對人體的發生即有如此精闢的論斷，無疑是唯物的，先進的。

《周易》與人體發生學的重要價值尤其在於人體發生的過程竟與《周易》太極八卦衍生模式相吻合，即人的受精卵從合子分裂為兩個子細胞的裂球，再到四細胞期，八細胞期，十六、三十二細胞期而組成為一個類似八卦圓形的早期胚泡。

與《易・繫辭》中「太極生兩儀，兩儀生四象，四象生八卦」的觀點一致，證實了太極——八卦衍生規律的普遍意義。

從精子和卵子的發生過程來看，如精子的發生，精原細胞經過數次有絲分裂產生初級精母細胞，又分化為精子細胞到形成精子的過程，即呈現「一分為二、二分為四、四分為八」的太極——八卦衍生律。

卵子的發育過程從原始卵泡至初級卵泡到次級卵泡，最後形成無數個成熟卵泡，其衍生規律仍然與太極——八卦衍生律相吻合。

向更微觀的方向探索，精原細胞之前和原始卵泡之前的細胞發生過程，必然也呈現同一規律，提示太極——八卦衍生律在超微觀發生學上同樣是普遍的規律。

太極——八卦衍生律普遍存在於微觀世界，說明太極——八卦衍生律是自然界客觀存在的規律，是有其科學性和實踐性的。宇宙萬物，起源於陰陽的相互作用。這一真理存在於宇宙萬物的發生，包括宏觀天體的演化及微觀生命的起源。

第六節 從太陽系的發生看太極宏觀衍生律

微觀世界的發生遵守著同一個衍生規律，那麼宏觀世界又是如何呢？從太陽系的發生可以得出答案。

太陽系是由八大行星圍繞著太陽旋轉所組成的星系。太陽系只是廣袤宇宙中的一個星系，八大行星分別沿不同的軌道圍繞著太陽進行圓周式的運動，太陽和各大行星自身也在不停地旋轉著，如圖 23－3。

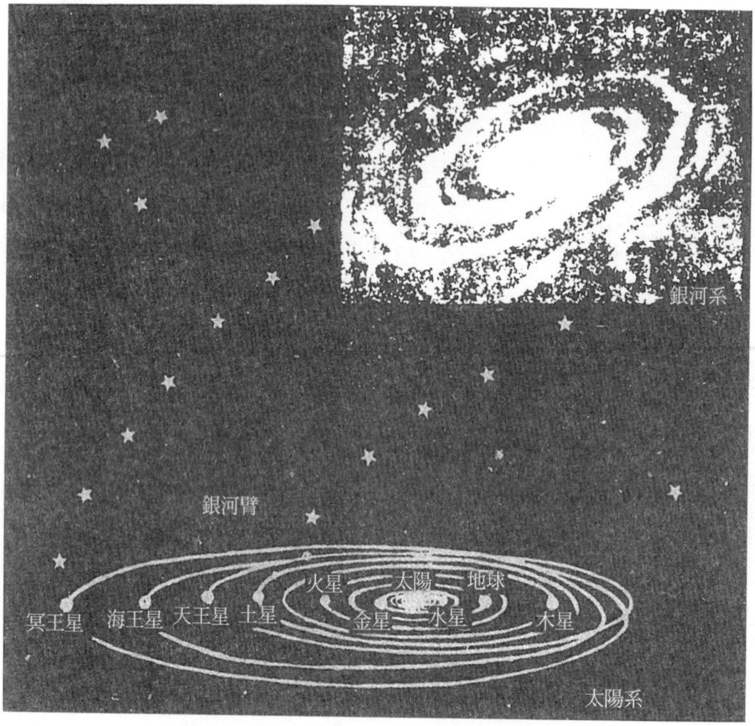

圖 23－3 太陽系──銀河系示意

太陽系是如何發生的？1755 年，德國哲學家康德，在其論著《自然通史和天體論》中提出著名的星雲假說，提出太陽系天體，產生於一個共同的瀰漫星雲。星雲之間由牛頓的萬有引力作用互相吸引而維繫著，形成一個統一體（牛頓萬有引力：任何物體之間都有相互吸引力，這個力的大小與各個物體的質量成正比，而與它們之間的距離的平方成反比）。

1796 年法國著名數學家拉普拉斯的《宇宙體系論》同樣提出太陽系起

源於星雲，即整個太陽系產生於一團自轉著的星雲，這團星雲由瀰漫的氣體逐漸凝聚收縮而成。現代天文學的觀點認為這個星雲隨著收縮而溫度轉高並不漸冷，其收縮是由於自身的引力所導致。

現代觀點認為，恆星的前身是由氫、氦所組成的星雲狀氣體雲，在自身的引力下收縮，中心開始凝聚，溫度隨著收縮而升高，並開始出現熱核反應，一個恆星就誕生了。在恆星的外面，可能還有殘餘的氫雲，猶如蠶繭，殘餘的氫雲收縮凝聚則變成小行星。

太陽系的起源同樣經歷這樣的過程，但太陽是一個特殊的恆星，其中心引力很大，故收縮度很強，溫度極高，熱核反應強烈，猶如一團燃燒的大火球。周圍的星雲分裂成環狀，每個環形成一個行星，從而構成了太陽系。宇宙內與太陽系相似天體的形成大致如此。目前，法國巴黎天文台發現了一個和太陽系一樣的天體，命名為 HD44594，位於船尾座東南，為 6.6 等星，光譜已測出其溫度、年齡、重力和太陽相近，唯重元素的量稍多，說明宇宙中星系的起源過程是大致相同的。

現代觀點和 18 世紀康德星雲假說提出太陽系起源於一團星際凝聚氣團——氣體星雲是一致的。我國《周易》則在 3000 多年前就提出宇宙產生於太極混沌之氣及天地氤氳之氣，如《易・繫辭》曰：「易有太極，是生兩儀。」「天地絪縕，萬物化醇。」《易・序卦》：「有天地，然後有萬物。」限於當時的科學水準，《周易》只能提出混沌看法，但已經認識到天地萬物產生於物質自身的運動，對宇宙的衍生否認任何外來的意志，無疑是歷史唯物主義的觀點，是十分光輝的。

宇宙發生於「無」的觀點，正逐漸被引起重視。150 億年前，也即在宇宙大爆炸之前，宇宙是一個廣袤原真空，但「真空不空，真空有能量」，其總能量為引力能量和非引力能量之和。引力能量是負的，非引力能量是正的，一般情況兩者抵消，而使總能量為零。當在某種情況下，真空極化能將引力能和非引力能分開，真空就出現顯現的能量，宇宙大爆炸也許就是這兩種能量的分離。宇宙極早期的所謂暴漲時期，就是因相變將真空中的非引力能全部釋放出來的過程。

上述宇宙產生於「無」的過程和易學「無極生太極」、老子「道生於無」的哲理極為近似，故 1982 年，英國劍橋大學召開的宇宙起源學術會議提出：「宇宙創生於無的可能性是非常有趣的，應該進一步研究。」中國 3000 年前的「無極生太極」「有生於無」的觀點，竟和當代宇宙發生學的最新觀點相吻合，足見中國古代哲學思想之先進。

宇宙是無窮無盡、無始無終的。我國古代天文學亦十分發達，如《素問・天元紀大論》已經進一步論述了天體運動產生萬物，如曰：「太虛寥廓，肇基化元，萬物資始，五運終天，布氣真靈，揔統坤元，九星懸朗，七曜周旋，曰陰曰陽，曰柔曰剛，幽顯既位，寒暑弛張，生生化化，品物咸章。」

《素問・五運行大論》還明確強調了天體運動與萬物的關係猶如根本與枝葉，如曰：「天垂象，地成形，七曜緯虛，五行麗地。……形精之動，猶根本之與枝葉也。」皆說明我國古代天文學思想是唯物的和先進的。

文藝復興時期，人們對宇宙的認知範圍不斷擴大，但也未突破太陽系。16 世紀哥白尼提出日心說，認為宇宙就是太陽系。實際上太陽系的前身（50 億年前）只不過是宇宙裡的一團塵埃——氣體雲。

隨著現代科學的發展，天文視野已擴大到銀河系及河外星系。銀河系是由 1000 億顆恆星組成的旋轉星帶，直徑約 10 萬光年（1 光年為光 1 年內傳播的距離）。目前天文視野對宇宙的觀察已發展到以「百億光年」為尺度的廣闊空間，離地球最遠可達到 150 億光年，可觀察到數十億計的星際。

廣袤無垠的宇宙究竟有多大，究竟有沒有邊際，究竟有多少星系存在？誰也不知道，但各星系的衍生必然遵循一個普遍規律——產生於物質自身的運動。

綜上所述，微觀的生命發生學及宏觀的宇宙發生學，都與《周易》的太極——八卦衍生律相吻合，有力地證實了《周易》太極——八卦衍生律是宇宙的普遍規律，是宇宙萬物發生的縮影。

參考文獻

〔1〕陳世驤．關於物種主義〔J〕．動物分類學報，1979，4．

上部

第三篇

《周易》與生命科學

生命科學、養生科學、腦科學是醫易科學的三大內涵。這三大內涵的研究目標皆為生命現象。

生命現象至今仍然是一門最棘手的學問，尤其人體科學更是難上加難的學科，只有整個自然科學進入一個更高的境界時，生命科學才有可能獲得突破性進展。

博大精深的易理蘊含著生命科學的奧秘，尤其醫與易的融合在揭示生命科學方面，蘊藏著驚人的潛力。

第二十四章

《周易》與人體生命科學

當今，最複雜的科學莫過於生命科學。世界上，為什麼會有「我」？「我」死了會是什麼？誰能回答這些問題？3000 年前的《易經》已經蘊藏著一把打開人體生命科學的鑰匙。生命運動是陰陽的運動，《易經》的「陰陽合德，而剛柔有體」，是最早的生命起源論斷，易理是宇宙陰陽運動規律的最高概括，因此，以《易經》為主、《內經》為輔的醫易科學是生命科學的最高理論指導。

第一節 生命的緣起

生命，充滿了無限的活力，是多麼神聖，然而又是神秘難測的。生命究竟是怎樣產生的？這一奧秘至今還尚待揭開。

《周易》劃時代的陰陽理論「一陰一陽之謂道」表明，宇宙萬物皆陰陽所成，無論廣袤無際的宏觀世界或無限細小的微觀領域，皆無不是由陰性物質和陽性物質所組成。

那麼，生命之源呢？生命究竟是如何產生的？我國 3000 多年前的《周易》認為生命是陰陽相互作用的產物。

《周易》又可以說是一部生命科學的導源。「易」為「」，即日、月。日為陽、月為陰，「易」即日、月運動的象徵，《周易》即是陰陽運動規律的總結。日、月象徵宇宙運動，宇宙運動產生氣化，氣化產生生命，所以生命源於宇宙陰陽運動，生命在於運動，這是《周易》生命科學的最高理論導源。

《周易》又進一步指出：

陰陽合德，而剛柔有體。

（《易・繫辭》）

《周易》中這一著名論斷表明生命緣起於陰陽的交合。最早的陰陽又是什麼？《周易》提出是氤氳之氣，所謂氤氳之氣是最原始的陰陽元氣。

陰陽元氣從何而來？《周易》曰：「有天地，然後萬物生焉。」即由於宇宙天體的運動，產生陰陽的消長轉化，從而產生陰陽氣化，氣化產生生命，所謂「天地絪緼，萬物化醇」（《易・繫辭》）。

《周易》的陰陽理論既是宇宙萬物發生的理論，也是生命起源的光輝理論。太極圖包含著《周易》的生命起源理論，其陰陽合抱可以說就是生命起源的高度濃縮，所謂「陰陽合德，而剛柔有體」。

由於太極圖是陰陽相互作用的徵象，所以也是生命起源的標誌。太極陰陽消長，代表著生命過程的生、長、化、收、藏過程。如何順應太極陰陽以養生及抗衰老，是生命科學中的重大問題（詳見本書第二十七章）。

在生命的起源上，有一個有趣的問題，即先有雞還是先有蛋的問題，也是陰生陽，還是陽生陰的問題。當然應該先有蛋，因為相對而言，雞為陽，陽主動，蛋為陰，陰主靜，陰是物質基礎，陽生於陰，所以應該先有蛋後有雞，也即先有陰，後有陽。這就表明陰是萬物形成之母。

其實對於這一問題河圖生成數早已進行瞭解答，河圖的正北方是「一」與坎水相應，水為陰，因此「一」是陰數之母，所以水是最重要的陰性物質，生命的全部過程皆離不開水，也即先有陰靜，後有陽動。正南方是「二」與離火相應，離為火、為日（《易・說卦》），故火為陽，「二」是陽數之祖，陰陽合德產生氣化，氣化產生生命。

河圖生成數又是生命之數，象徵著萬物的生、長、化、收、藏過程。中央「五」數代表地，地為萬化之源，各成數之所以要和「五」相結合，就是因為地氣在生命過程中的重大作用。

生命不但離不開天氣，更不能離開地氣。萬物，包括人，要茁壯成長就必須立足於地氣，地氣是生命的根底。

中國古人養生十分重視地氣，現代人只重視天氣、陽氣而忽視地氣，經常與大地隔絕，是錯誤的，人們必須重新評價地氣、陰氣在養生長壽中的重大意義。

《周易》的生命之源與《內經》《道德經》是一致的，《老子》對於生命的起源持「有生於無」及「道生一」的觀點，如：

天下萬物生於「有」，「有」生於「無」。

（《老子・章四十》）

道生一，一生二，二生三，三生萬物。

（《老子・章四十二》）

有，指有形；無，指無形，即陰陽未判之前的混沌無極前期。混沌無極相當於最微小的「有」，即「道生一」的「一」階段，因此，有生於「無」的「無」，又相當於「道生一」的「道」。由於《老子》對「道」的闡述，陷入了客觀唯心主義的道路，所以萬物的起源也落入虛無，如：

有物渾成，先天地生。寂兮寥兮，獨立而不改，周行而不殆，可以為天地母。吾不知其名，強字之曰「道」。

（《老子·章二十五》）

《老子》認為作為萬物之母的「道」是先天地生，獨立不變的造物主。

《莊子》則把《老子》客觀唯心主義的生命觀推向了主觀唯心主義，即以其絕對相對主義的「齊物論」把生死等同化，取消了生死的質的區別，如：

方生方死，方死方生。

（《莊子·齊物論》）

莊子的妻子死了，眾人皆落淚，獨莊子鼓盆而歌，足見其生死等同的觀念。這個觀念決定了莊子的逍遙達生觀，也影響了道教修煉「成仙」的觀念，所以修煉「成仙」是道教重要的生命觀。

莊子的觀點也並非不可取。死，也是生命的一個組成部分，有生必有死，所以沒有必要對死有太多的恐懼；但探究如何讓死來得更晚一點，來得更合乎自然，所謂「道法自然」，則又是必要的。

總之，生和死是一對矛盾統一體，死是不可避免的，正確對待死，延緩衰老與死亡的到來，是生命科學的重要研究內容。

佛家的生命觀是否認死亡，信仰生死輪迴，認為圓寂既是生命的終點，又是生命的起點，修來世是佛家重要的生命觀。

比較而言，《周易》的生命觀不但有光輝的唯物主義內涵，而且養生觀十分積極，如重生輕死，強調「生生之謂易」，突出「日新之謂盛德」，在幾千年前便有這樣的觀點是十分可貴的。

附　取坎填離與生命科學

《周易》可以說就是生命科學的濃縮，其中蘊含著生命科學的許多奧秘。

取坎填離是指藉助任督升降，取坎中一陽填補離中一陰，從而把後天坎離還原為先天乾坤。

人在出生前乾卦☰、坤卦☷的陰陽都處於混沌狀態，並且是涵藏著的。出生後，即開始陰陽互用，形成離卦☲、坎卦☵，所以人一出生就意味著陰陽開始耗散，因此必須不斷地進行坎離交泰，使水火既濟、陰陽回歸，才能恢復陰陽的涵藏，生命也才能延長，這就是坎離交泰的重大意義。由心腎相交，任督升降，人體不斷維持陰陽既濟以保持陰陽的涵藏，所以《易經》以乾、坤二卦列於六十四卦之首，而又以既濟、未濟兩卦排在六十四卦最後。

既濟卦䷾上坎下離，水性潤下而火性炎上，故坎離交泰、水火既濟，意味著陰陽互交；而未濟卦䷿上離下坎、火水未濟，故陰陽離絕耗散。人的一生應以恢復陰陽的涵藏為宗旨，促使陰陽涵藏則生，反之加速陰陽耗散則亡，這就是《周易》在養生學中的最高指導理論。

第二節 人體生命科學進展概略

當今，至為複雜的科學莫過於人體科學，其中多少奧秘尚等待人們揭示。歷代科學家付出了諸多努力，但人體的奧秘卻遲遲難以揭開，人體科學是一門極為高深的學問，只有整個自然科學進入一個新的領域時，人體科學的研究才可能有突破性的進展。

人體科學的研究一直進展緩慢。17 世紀時，英國科學家哈維發現了血液循環，從而把生理學確立為科學。19 世紀是生物科學的發展時期，出現了生物科學征途上的 3 個偉大創紀，英國的達爾文 1859 年的震驚世界的巨著《物種起源》創立了生物進化論，解決了人類的起源問題，第一次把生物學提到完全科學的高度上。法國巴斯德發現了酵母中的微生物，首創生命起源學說。德國植物學家施萊登及動物學家施旺創立了細胞學說，揭示了生物起源的秘密。1965 年 9 月 17 日，我國試製成功胰島素，標誌著生命科學進入了一個新的時代。展望 21 世紀，必將出現從自然科學向人體生命科學反攻的大回合。

令人驚奇的是，幾千年前的《周易》蘊藏著一把打開人體生命科學大門的鑰匙，《周易》中神秘莫測的八卦、太極、河洛竟蘊含著人體生命科學的奧秘。揭示這些潛科學或許對人體生命科學具有深遠的意義。

附　對陰氣的重新評價（陰氣與生命）

人們一般比較重視陽氣，對陰氣的印象常常被病態觀念所影響，其實，陰氣對人體也非常重要。

《周易》不但重視陽氣，也很強調陰氣，在八卦中，有 4 個卦為陰卦，坤（地）、坎（水）、兌（澤）、艮（山）象徵陰氣，占一半，如論述坤卦「應地無疆，……厚德載物」「萬物資生，乃順承天」；坎卦「坎為水」「水流而不盈」；兌卦「剛中而柔外，說以利貞」；艮卦「艮為山」。另一半為陽卦，即乾（天）、離（火）、震（雷）、巽（風），如「大哉乾元，萬物資始，乃統天」「乾為天」「離，麗也，……大人以繼明照於四方」「離也者，明也」「離為火，為日」「震為雷」「震來厲，乘剛也」「巽為風」，說明八卦中一半陽熱起動，而另一半則陰潤儲備，然而無論是陽熱起動，還是陰柔儲備，都是生命活動不可缺少的方面。

在自然界中，陰氣多存於海洋、高山濃林之中，可以補充人體的陰氣，《內經》提出「陰精所奉其人壽，陽精所降其人夭」，就是指秉天之陰氣濃厚者壽，因此，養生家除接受日精天陽之氣外，還注意接收地陰之氣。古人養生家喜好打赤足，所謂赤足大仙，就是除讓頭頂百會穴接收天氣之外，還讓地氣從湧泉穴灌入。

從人體的生命活動來說，保養陰氣，減少耗散，是長壽的秘訣之一，因為陽氣是源於陰精的，如《素問・陰陽應象大論》認為「精化為氣」「精食（飼）氣」，該篇又提出「壯火散氣」「少火生氣」，即言保護陰氣，減少耗散是維護陽氣的根本。人的一生中，陰極易耗散，故張景岳言：「不知此一陰字，正陽氣之根也。」王冰提出「壯水之主，以制陽光」，溫病學家吳鞠通強調「存得一分陰液，便有一分生機」等，皆強調陰氣的重要意義。

陰包括精血津液，是陽氣化生的基礎，故護陰與護陽具有同等重要的意義，古代養生家的還精補腦，吞津咽液，都是保陰的方法。女性壽命大多比男人長，就是因為女性陰氣偏濃，陽氣耗散較小，細胞分裂較緩的緣故；而男人大多性剛氣盛，陽氣耗散較大，細胞分裂較速，故壽命大多不如女性長，壽命鐘撥轉得太快。

生理陰盛和病理陰盛有本質的差別，注意養益生理陰氣對健康有極重要的意義，因此對於陰氣在人體中的重要意義，從認識論上應該重新評價。在養生學中，道家、佛家的養生方法即以靜為主，許多著名的道家、佛家養生者，壽命都相當長，道理就在於養益陰氣。

第三節　八卦與人體生命科學

無論宏觀世界還是微觀世界，都令人驚奇地呈現著八卦的組合原理。如宏觀世界太陽系行星的組合，微觀世界細胞原子的結構，皆體現著八卦結構的規律。

雖然八卦組合至今尚未能被完全破譯，但八卦代表著四方四隅的組合，反映著千千萬萬事物之間的聯繫，亦體現著宇宙四種力的總合與統一。

楊永忠提出八卦的組合原理存在著引力、電磁力、強相互作用力和弱相互作用力的統一。強相互作用力和弱相互作用力是原子核內的兩種基本作用力。楊永忠認為八卦演化出的六十四卦和三百八十四爻，反映了原子結構的不同類型。元素週期表中最外層的 8 個電子作為繁衍各種不同類型的原子結構的標準。八卦二二相偶的組合原理，可以揭示不同類型原子結構的組合傳遞規律（楊永忠《八卦的組合原理和四種力的統一》）。

八卦的組合規律及衍化規律普遍存在於宇宙物質結構之中，人體是一個大八卦結構，頭為乾，足為震，兌、艮居左右，巽、坤、乾、艮分位四隅，象徵各臟腑。八卦配人體結構如《易‧說卦》：「乾為首，坤為腹，震為足，巽為股，坎為耳，離為目，艮為手，兌為口。」（圖 24－1）

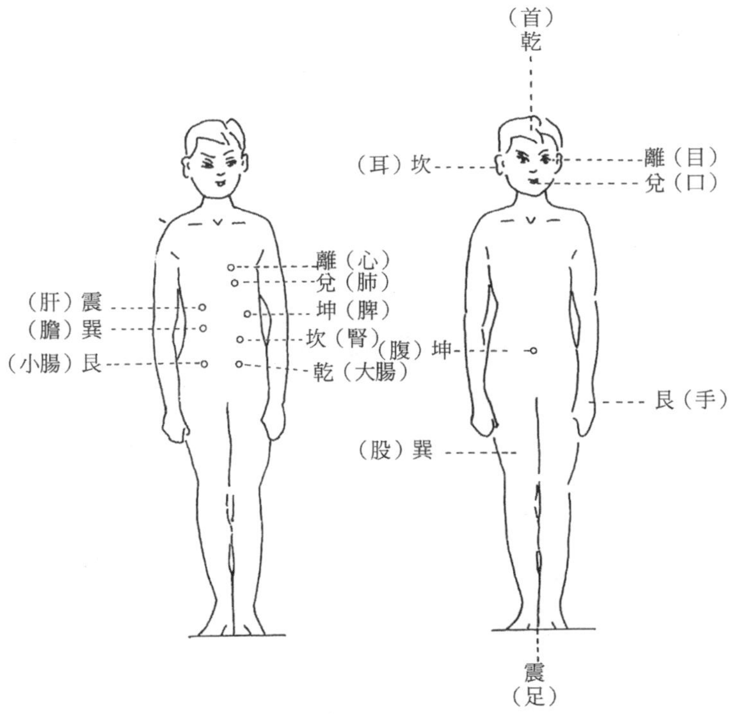

圖 24－1　人體八卦

一、八卦氣與人體臟氣

離為火卦，「日以烜之」，象徵人體生命氣化的原動力，和人體命門，與心相應，心為火臟，「命門者，……原氣之所繫也。」震卦為雷，雷以動之，「雷起也」，對人體生命活動有重要的鼓動激化作用，和人體膽、肝相應，膽主升發之氣，「十一臟取決於膽」。巽卦為風，風以散之，為生命活動中不可缺少的疏泄作用，因肝主疏泄，故與肝相應。兌卦為說，說者，悅也，喻臟氣中不可少的和諧，調和作用，在人體應肺，肺為相輔之官，主治節是也。艮卦為山，艮以止之，象徵生命活動需要有相對的靜止，從而保持相對的平衡，與人體脾相應，「脾者，土也，治中央」是也。坎卦為水，雨以潤之，象徵人體需要陰的滋濡，在人體與腎相應，「腎者水臟」「腎藏精」之故。坤卦象地，坤以藏之，比喻人體生命活動離不開必要的儲備，在人體應脾胃，「脾胃大小腸三焦膀胱者，倉廩之本，營之居也。」乾為君，象徵人體生命活動必須有總的主宰，在人應腦，因腦為統帥之故。

八卦氣規律適用於宇宙萬物，包括人體生命活動在內，八卦氣亦是物質的運動，為宇宙自然界運動規律的縮影。

二、人體八卦全息

生物全息律是張穎清在 1980 年提出的觀點，指生物的任何一個小部分都具有整體的一切訊息，亦即生物的每一個小部分都具有整體的縮影。生物全息律強調事物的整體與局部之間全息性質的聯繫。

1982 年葉眺新又提出了「自然全息」的觀點，認為整個宇宙、自然界都存在著全息律，宇宙宏觀系統（大到天體運行）和微觀系統（小到電子、質子的旋轉等），都存在著全息律。

《周易》太極八卦是一幅宇宙全息縮影圖。八卦是一個宇宙大全息，而六十四卦則是整個自然界、社會、人類的全息。六十四卦包含著哲學、自然科學和社會科學的全息，包羅萬象的八卦系列，每一卦是一個小的宇宙全息，而整個六十四卦是一個大全息。以人體而言，人體是一個大八卦全息，人體各個局部又是一個小八卦全息，如面部、手足、眼、耳、腹等皆分別為小八卦全息圖景，如圖 24－2～圖 24－12。

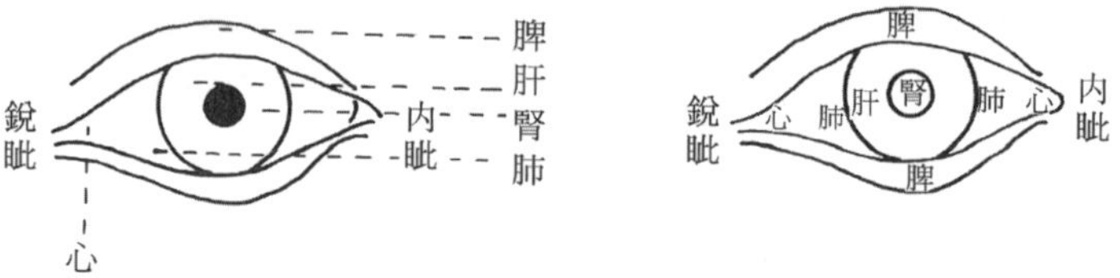

圖 24－2　人體眼全息

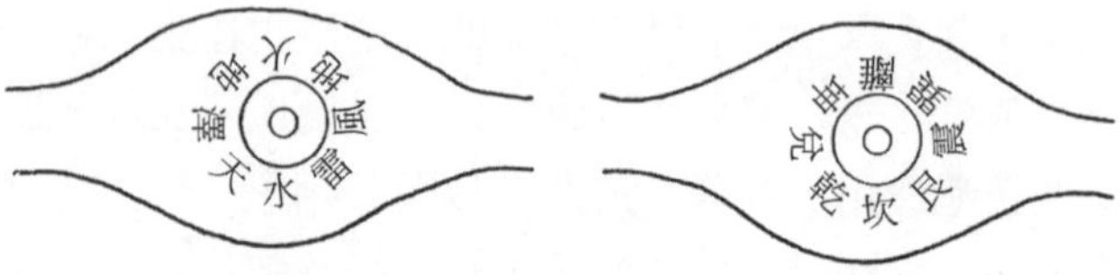

圖 24－3　人體眼八卦全息（1）

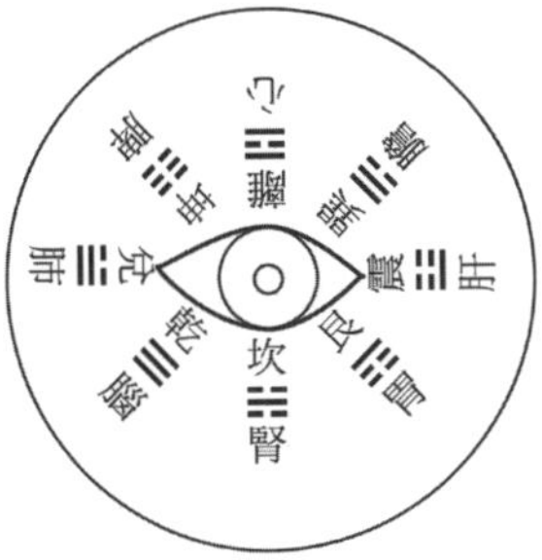

圖 24－4　人體眼八卦全息（2）

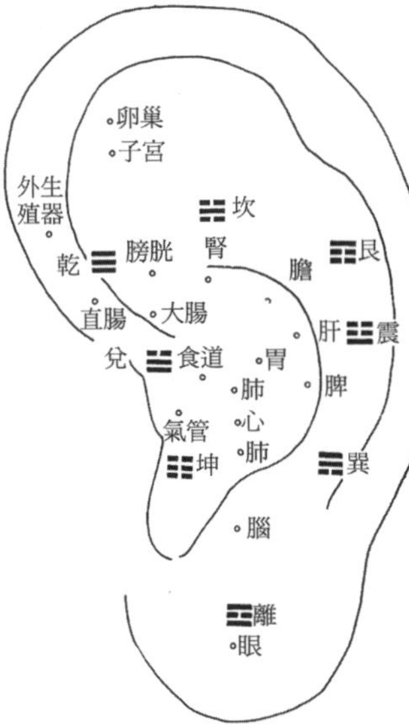

圖 24－5　人體耳八卦全息

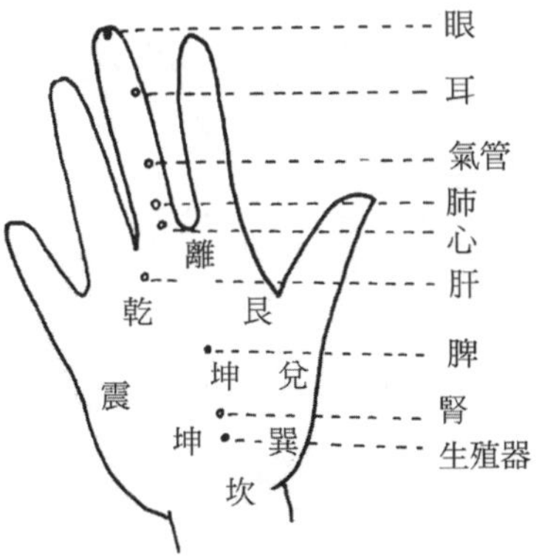

圖 24－6　手八卦全息圖

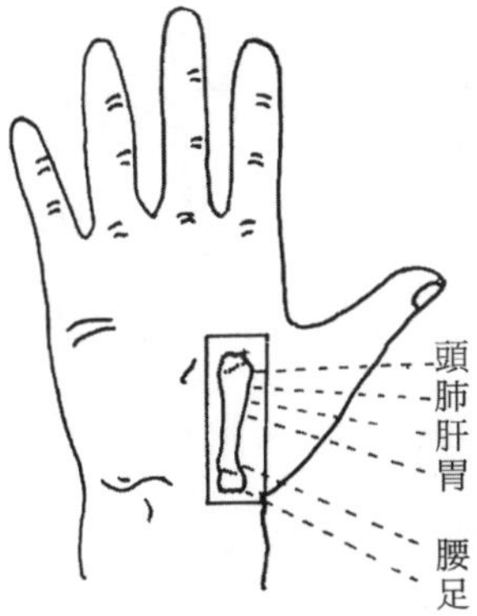

24－7　手第二掌骨全息

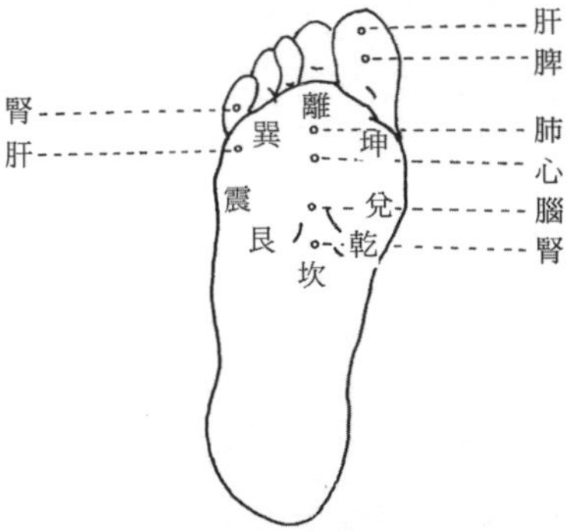

圖 24－8　人體足八卦全息

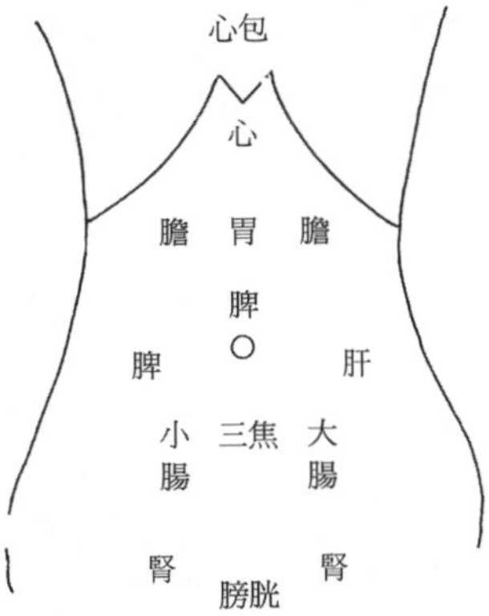

圖 24－9 人體腹全息

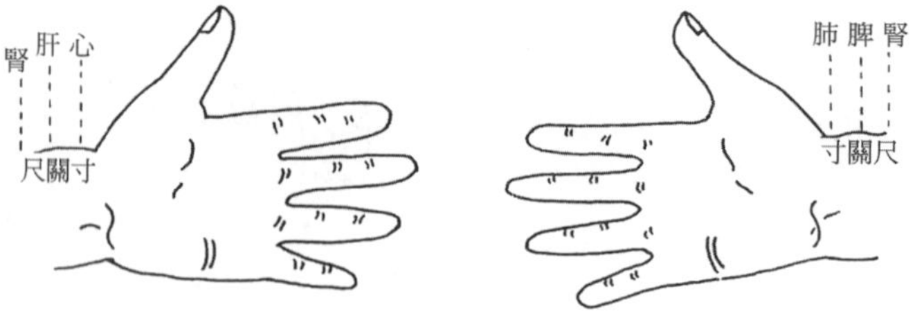

（1）左手寸關尺全息　（2）右手寸關尺全息

圖 24－10　脈象全息

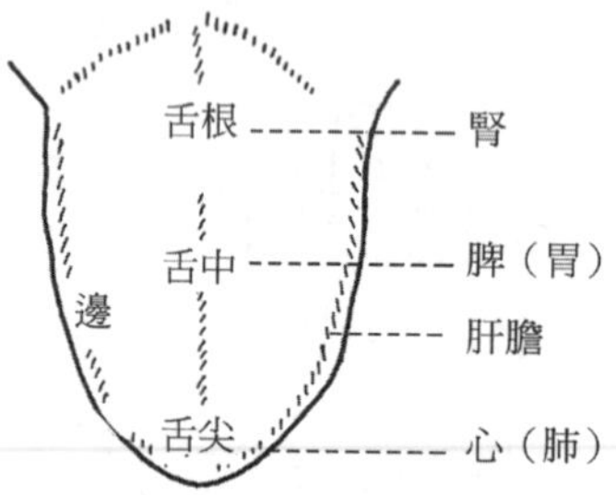

圖 24－11　人體舌全息

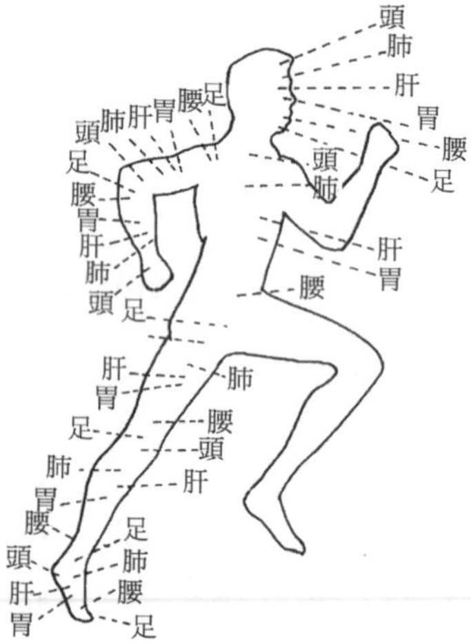

圖 24－12　人體全息

八卦結構規律以全息形式存在於人體各部，對中醫的診斷、治療和針灸都有著很大的實際意義（圖 24－13，圖 24－14）。

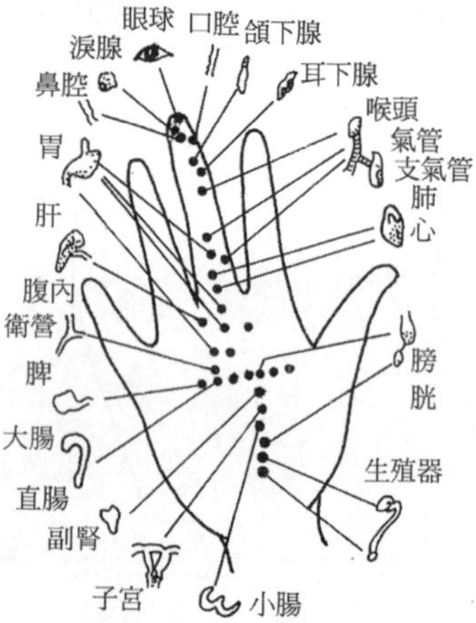

圖 24－13　手掌全息

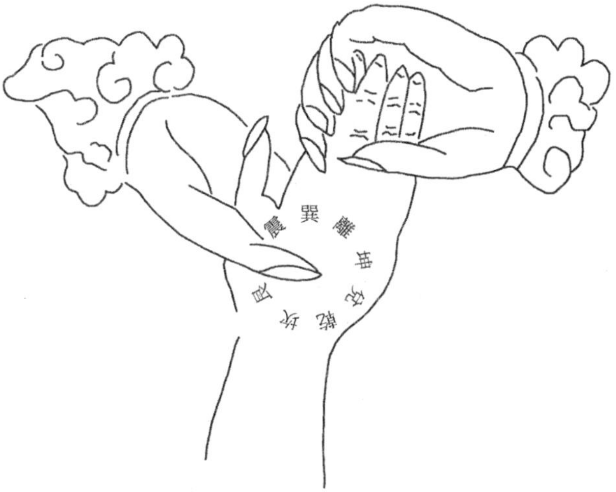

圖 24－14　古代運八卦

中醫學有豐富的全息內容，無論經絡、臟腑、五行等都存在著全息律。《內經》即有面部全息的記載，如《靈樞・五色》曰：「明堂骨高以起，平以直，五臟次於中央，六腑挾其兩側，首面上於闕庭，王宮在於下極」「庭者，首面也，闕上者，咽喉也；闕中者，肺也；下極者，心也；直下者，肝也；肝左者，膽也；下者，脾也；方上者，胃也；中央者，大腸也；挾大腸者，腎也；當腎者，臍也；面王以上者，小腸也；面王以下者，膀胱子處也」。

目前，耳針、手針、足針等都建立在全息的基礎上，全息診法成為了中醫診法的重要特色之一，這和八卦全息的原理是分不開的。

三、六十四卦與人體生命科學

六十四卦象徵著人體的生命規律，從坤卦→泰卦→乾卦→否卦→坤卦，為生、長、壯、老、已的標誌。其中，坤陰氣隆盛，為萬物資生，乃生命的開始；至泰卦，是水火各半陰陽均衡之際，生命逐漸興旺；迄乾卦，乃太陽當頂、陽氣鼎盛之期，為生命的高峰；臨否卦，陽氣漸衰，陰陽不能互交，生命力逐漸下降，乃至衰老死亡。故前三十二卦應人之前半生，後三十二卦象人之後半世。

正如張景岳所言：「陽生於子而極於午，故復曰天根，至乾為三十二卦，以應前之一世；陰生於午而極於子，故姤曰月窟，至坤為三十二卦，以應後之半生，前一世始於復之一陽，漸次增添，至乾而陽盛已極，乃象人之自少至壯；後半生始於姤之一陰，漸次耗減，至坤而陽盡已終，乃象人之自衰至老。縱觀之，則象在初爻，其乾盡於午，坤盡於子，當二至之令，為天地之中而左右以判，左主升而右主降，升則陽居東南，主春夏之發生，以應人之漸長，降則陰居西北，主秋冬之收斂，以應人之漸消。」

皆說明八卦對於人體生命科學的研究有著廣闊的前景。

第四節 太極與人體生命科學

太極，太，大也；極，至也。太極既是宏觀世界的縮影，也是至小的微觀世界的概括，太極蘊含著整個宇宙的陰陽運動規律。天地是一個大宇宙，人是一個小宇宙，人體結構存在著大太極和小太極。人體是一個大太極，是一個陰陽合抱的整體，《易・繫辭》早已有論述，如「陰陽合德，而剛柔有體」，明確指出人體是一個陰陽合抱的整體。

中醫認為，陰陽原同一氣，命門為元陰元陽之宅，水火之根蒂，也就是說，人體臟氣的陰陽，胎源和統一於命門的元陰元陽，人體存在著太極全息。

從人體的發生學來看，人體胚胎最早細胞的形成與結構是按照太極八卦衍生結構進行的。如正常人染色體為 46 條，其中兩條為性染色體，男子精細胞可產生含 X 染色體的精子及含 Y 染色體的精子，女性卵母細胞只含 X 染色體，受精時，卵子（含 X 染色體）和含 X 染色體的精子結合即成女性，與含 Y 染色體的精子結合即成男性。陰陽雌雄的發生從精卵結合時便開始了。

人的發生過程，從受精卵到合子，從合子到分裂為兩個子細胞的裂球，再到四細胞期，八細胞期，十六、三十二細胞期……正如《易・繫辭》：「太極生兩儀，兩儀生四象，四象生八卦。」人體的發生過程和太極八卦的衍生模式相吻合，如圖 24－15。

人體是一個大太極，而人體各部分又都存在著小太極，大腦也同樣存在著太極陰陽，戰國時期《莊子・逍遙遊》認為：「窮髮之北有冥海者，天池也，有魚焉。」冥海即腦海，魚指陰陽魚，窮髮之際指髮際。

此外，人體的兩肺也是一個小陰陽合抱體，以及肝臟合抱的左右兩葉，嘴、眼、兩手、兩足合抱……無不是一個小太極圖形。這些潛在的現象提示了太極原理對研究人體生命科學有著深遠的意義。

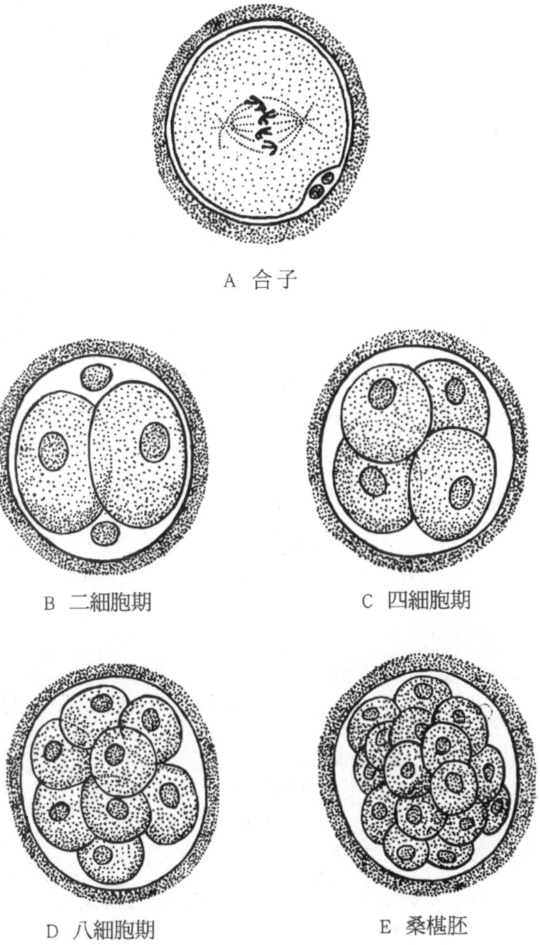

圖 24－15　人體受精卵分裂

人體這個陰陽合體，從大腦到兩足，其陰陽都不是均等的，其中一半陰氣偏盛，另一半陽氣偏旺，這個現象在《內經》裡早已有論述，如《素問・陰陽應象大論》曰：「左右者，陰陽之道路也。」指出陰陽氣化在人體兩半不是均等的，從臟腑氣化和臟腑升降方面亦可證實這一理論，如《素問・刺禁論》曰：「肝生於左，肺藏於右。」《素問・金匱真言論》曰：「背為陽，陽中之陰，肺也；……腹為陰，陰中之陽，肝也。」故從臟腑陰陽的劃分來看，肺的陽氣偏盛於右。肺主氣，肝藏血，氣屬陽，血屬陰，而肺氣行於右（氣化偏右），肝氣行於左（氣化偏左），故人體右邊的陽氣相對盛於左邊。

再據《難經・三十六難》左腎右命門之說，命門為生命之火種，其陽氣盛於腎，亦蘊含了人體左右兩半陰陽並非均等的原理。由於人體左右兩半陰陽偏盛不一，因此各具陰陽特性，如陽盛者右腦較為發達，思維分析力相對較強，陰盛者左腦較為發達，辨識能力及精細技巧相對優勢。

此外，右手脈比左手脈強，右邊相對比左邊耐寒，瘡癤火疾多發生在右面等，說明人體是一個陰陽合體的大太極，並且左右兩半的陰陽是有所偏勝的。

在治療疾病時，不但要注意調整臟腑的陰陽，還應注意人體左右兩半的陰陽偏盛情況。八卦及太極原理皆說明《周易》在探索人體生命的奧秘方面有著新的領域。

附　太極科學與生命科學

——1993 年世界太極科學金獎頒獎大會演講文

以《周易》為代表的中華文化曾經為中國及世界文化的發展，做出了卓越的貢獻。《周易》是中國文化的瑰寶，中國文化中最為閃光的巨著，其對世界的影響是無與倫比的。

《周易》是中國文化的總源頭，太極科學是易理的精髓，中國的文化是陰陽文化，《周易》的核心理論是陰陽理論，太極科學是陰陽理論最精闢的概括。太極科學是東方思維之母，是生命科學的最高理論指導，21 世紀必將是太極科學的世紀。

（一）太極思維是東方思維之母

太陽最早從地球的東方升起，從伏羲畫八卦開始，黃河流域便孕育了人類思維的最早萌芽，作為東方思維之母的太極思維日愈顯示了它強大的生命力。

太極思維是太極科學的精髓，太極思維是《周易》的根本性思維，其核心是陰陽思維，也即是對矛盾法則的高度概括。陰陽矛盾是宇宙萬事萬物的普遍規律，因此太極思維揭示的是宇宙萬物最普遍的思維規律。

宇宙間萬事萬物皆可歸納於陰陽兩大範疇之內，太極思維則是陰陽思維規律的高度濃縮。太極圖的陰陽魚是陰陽運動相互作用的象徵，它標誌著陰陽相互依存，相互制約和相互轉化的動態協作。「S」曲線則意味著事物兩對立面之間的轉化是螺旋式的、非平衡態的發展關係，而不是靜止的、絕對均衡的對稱關係。

東方思維的特徵是圓的思維，太極圖的圓由陰陽魚的首尾交貫所構成，其運動規律意味著思維的螺旋發展形式，蘊藏著《周易》否定之否定思維規律的原胚。

總之，具有高度象數思維的特色，濃縮了東方思維特徵的太極思維，必將在下一世紀的思維科學中進一步展示它的優勢。

（二）太極科學是生命科學的最高理論指導

當今至為複雜的科學莫過於人體生命科學，多少奧秘尚待我們去揭示，對此歷代科學家付出了多少努力，但人體奧秘卻遲遲難以揭開；然而令人驚奇的是，積累了幾千年中華民族智慧的《周易》已蘊藏著一把打開人體生命科學的鑰匙。《周易》神秘莫測的八卦、太極，河圖洛書蘊含著人體生命科學的奧秘，揭示這些潛科學，對展示人體生命科學的前景將具有深遠的意義。

宇宙是一個大太極，人是一個小太極，人體生命運動同樣是陰陽運動。人體的陰陽變化根源於宇宙運動所產生的陰陽變化，故探索人體的生命現象是不能孤立進行的，必須與宇宙太極陰陽變化相聯繫。

易理是生命科學的最高理論，太極科學是易理的核心，對人體科學有著極為重要的指導意義，人體科學要有新的突破必須以太極科學為啟導。

《周易》太極原理是揭示宇宙陰陽規律的科學。陰陽運動規律是宇宙萬事萬物的普遍規律。無論宏觀或微觀的事物，其運動規律都是太極陰陽運動規律，都可以用太極原理進行概括。

中醫學屬於人體科學範疇，和太極科學有著極為重要的關係。人體科學要有新的突破，必須以太極科學為啟導。

現在國際上十分重視太極科學，作為太極科學發源地的中國，更應對太極科學的發展做出新的貢獻。

（三）21 世紀將是太極科學的世紀

21 世紀是東西方文化大碰撞的世紀，太極科學必將是東西方文化碰撞的焦點。西方科學以實驗科學為先導，東方科學則以思維科學為優勢。實驗科學需要思維科學的啟導，思維科學提出的理論又需要實驗科學來證實。當西方實驗科學陷入困境的時候，又每每轉向尋求東方思維科學的啟示。至今世界上受易理啟導而獲諾貝爾獎的科學家已有 4 名。

展望 21 世紀，古老而悠久的太極理論必將煥發出新的魅力，並以勢不可當的威力登上世界科學舞台，為開拓新的科學領域而再次展示她不朽的生命力。

（全文見附錄一）

第五節　河圖洛書與人體生命科學

河圖洛書以數字之謎為著稱，又為易圖之主要圖符之一，其圖之奧義以及數之密碼，歷代不知吸引了多少探索者。多少年來雖已揭示了一些奧秘，然而其數字密碼及排列，至今尚未完全被破譯。河洛與人體生命科學的關係主要在於河洛與臟腑的關係，河洛臟腑位置學和河洛臟腑數字學，蘊藏著臟腑的生命特徵。

一、河圖與五臟

《易・繫辭》曰：「天一、地二，天三、地四，天五、地六，天七、地八，天九、地十。」為五行生成數之胎源。五行生成數首載於《尚書・洪範》：「天一生水，地二生火，天三生木，地四生金，天五生土，此其生數也。地六成水，天七成火，地八成木，天九成金，地十成土，故謂之成數也。」見圖 24－16。

河圖蘊藏著的五行生成數，象徵著自然界萬物的生成及終止，與人體臟腑的生理特徵密切相關。

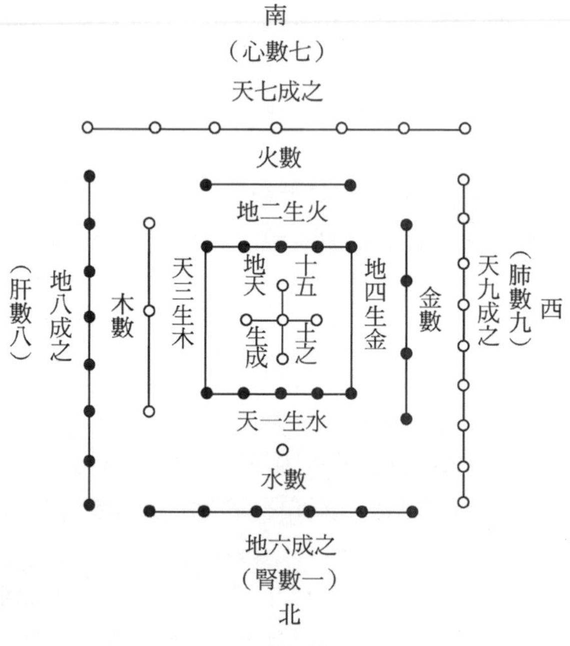

圖 24－16　河圖藏象數方位

（一）「天一生水」與腎為水臟

水為河圖生數「一」，水為至陰，為生命之源，萬物之祖，故水為天之始數，腎水居北方屬坎卦。

腎水並非純陰，一陽爻含於兩陰爻之間，兩真水含藏一真火，因此腎陽極其寶貴不能耗散。腎水蟄藏，故腎為封藏之本，《內經》說：「年四十，陰氣自半。」提示了中年人保腎精的重要意義。腎為藏精之所，精為氣之母，足少陰腎經「挾舌本」，其精氣上注於舌，舌下金津、玉液為腎水之上源，唾為腎液，故從中年起應保精吞津以救腎水。腎陰為五臟之陰之根本，腎陰關係著全身陰陽的平衡，因水為天數之始，萬物之基，故顧護腎陰（精）為養生的第一要義。腎為天一之水，水生木，肝屬木，故肝腎有重要的同源關係，養腎水以濟肝之陰對老年病學極有意義。

坎卦腎水，離卦心火，坎離交泰，水火既濟，是人體生命學中的重要環節，故養生家極力推崇取坎填離、填精補腦，認為是延緩衰老的手段。

人出生之後乾卦由純陽卦☰變為兩陽含一陰的離卦☲，坤卦由純陰卦☷變為兩陰含一陽的坎卦☵，故道家創立取坎填離、乾坤交媾的理論即以坎中之陽填離，而使離卦恢復為乾卦☰，以離中之陰返濟腎水，使坎卦返還為純陰坤卦☷。

由此償濟人體日愈耗損之腎陰而達養生之目的，也說明水不僅在自然界、生物界，而且在人體生命科學中皆為至關重要的物質。保護腎陰（精）在人體生命科學中占有重要地位。

（二）「地二生火」與心為火臟

河圖第二位數為火，火位正南方，屬離卦。火為日，象徵陽氣，為水之動源。有水火，陰陽才能氣化，萬物始能衍生，火代表著溫熱陽性。火氣通於心，故人體心火應離卦，火生土，脾應土，故心脾有著密切關係。《尚書‧洪範》曰：「火曰炎上。」故火常易耗散。

人體之火除心火（君火）之外尚有命門相火，肝腎龍雷之火等，無論君火還是相火，皆以內斂為宜，忌諱浮越。又心主藏神，故中國歷代生命學家皆注意斂神寧火以潛陽固陰，《周易》提出「潛龍勿用」「亢龍有悔」即示稚陽應護、盛陽宜潛，於生命學有重要意義。《內經》十分重視心的作用，提出「心動則五臟六腑皆搖」（《靈樞‧口問》），「失神者死，得神者生也」（《靈樞‧天年》），「故主明則下安，以此養生則壽」（《素問‧靈蘭秘典》）。總之，心對人體生理、病理影響極大。

中國歷代養生家皆注意心神內守，寧斂心火，如孔子「坐忘」，老子「虛無」，莊子「養神」「守一」，佛家「禪定」修習，道家「煉己」修心等，內斂離火，保護心神在人體生命學中有著重要意義。

（三）「天三生木」與肝為風臟

木為河圖三之數，木代表新生，標誌著萬物之萌動，象徵著生命之始，故《周易》八卦以震卦應春，方位向東。震屬雷，《易・說卦》曰：「震，動也。」「萬物出乎震，震，東方也。」「震為雷。」人體肝屬木秉風雷之性，故肝為人體升發之臟，在人體生命科學中有重要意義。肝氣旺者意氣風發、欣欣向榮，肝氣虛者萎靡不振、消極頹廢，故人體生命力的旺盛與衰減與肝的鼓動很有關聯。風雷對大自然陰陽寒溫的調節有很大的作用，同樣，肝對人體陰陽氣血皆有著重要的作用。肝能調節血量，故《內經》稱肝為「罷極之本」。

此外，肝藏魂，又有調節心神的作用，可見肝在人體中亦有極大意義。保養肝臟的關鍵在於木性升發，故應助其溫升。晨練可以助肝氣溫升，對全身陽氣的升發皆有裨益，這是有其理論依據的。木喜調達忌惡鬱，故調節情志，保持心情舒暢是養肝的關鍵。

中國老壽星們幾乎都是樂天派，他們到老還眼明手快，目為肝之竅，目明說明肝氣未衰。《靈樞・天年》說：「五十歲，肝氣始衰，肝葉始薄，膽汁始滅，目始不明。」說明肝氣是最早衰老的「臟氣」，因肝屬風木之臟，應雷震之卦，故剛勁主動易於耗損，可見少動怒，調暢情志，保護肝氣在人體生命科學中是不可忽視的問題。老壽星之所以眼明肝不衰，就是因為樂觀豁達宜於肝氣條達，因此延緩了衰老的進程。

（四）「地四生金」與肺為金臟

河圖的四為終數，象徵萬物有始必有終，有生長必有收肅。四為兌卦位西方，《易・說卦》曰：「兌以說之。」指酉乃萬物成熟之意。兌卦象澤，滋潤大地，人體肺應兌金，肺津四布，滋潤五臟。《素問・經脈別論》：「肺朝百脈。」「水精四布，五經並行。」肺應兌，處酉月主萬物之收，人體應之，肺宜肅降。人到中年，肺氣宜斂，人的一生中，肝為升發之臟，主動，損耗最大，衰退也最早，《靈樞・天年》提出五十歲肝氣即始衰。肺氣主收，耗損相對為小，故衰老較遲，五臟中僅早於腎，八十歲，肺始衰。《靈樞・天年》：「五十歲，肝氣始衰，肝葉始薄，膽汁始滅，目始不明。六十歲，心氣始衰，苦憂悲，血氣懈惰，故好臥。七十歲，脾氣虛，皮膚枯。八十歲，肺氣衰，魄離，故言善誤。九十歲，腎氣焦，四臟經脈空虛。百歲，五臟皆虛，神氣皆去，形骸獨居而終矣。」肺為金，燥氣通於肺，最易損耗肺津，故保持肺的潤澤是保護肺的重要環節。

肺為人體水之高源，高源化竭則水精不能四布。肺主氣，一生中肺氣耗散不少，故中年以後必須注意潤肺、斂肺，以順其生理特性。導引功中採氣、收氣就是保護肺氣的重要措施，在人體生命學中頗具意義。

（五）「天五生土」與脾為土臟

五為河圖之母數，土為萬物之母，成數賴之以衍生，五位中央，象坤卦，屬土。土應長夏主萬物之長養，《易・說卦》曰：「坤也者，地也，萬物皆致養焉。」又曰：「坤以藏之。」《易・坤卦・彖》曰：「至哉坤元，萬物資生，乃順承天，坤厚載物，德合無疆。」皆主土的長養及藏性，人體以脾應之，脾為萬物生化之源，故健脾培土是維護生命的重要基礎。

在人體氣機升降過程中，脾又為樞轉的中軸，左右著人體臟腑的氣機升降。五臟中，脾土的負荷極大，故應注意節制飲食保護脾土，有的養生家主張「辟穀」（節食），即為了讓脾土休息以保其健運而暫時不進食的功法。

國外有每週減食一次者，就是為了使脾胃得到休息調整的機會，健運脾土為維持人體生命活動的主要環節。中醫極為重視脾土，亦十分注重胃氣，認為有胃氣則生，無胃氣則死，李東垣的《脾胃論》便是保護脾胃的名著。保護脾土在生命過程中具有重要的意義。

二、洛書與五臟

洛書的數字代表著方位和光熱溫度，人體五臟應之，在時間及生命科學中有一定意義。如洛書「一」位屬正北，象徵一年和一日中溫度最低，光線最弱之時，一以寒水為事。以人體而言，一年中之冬季，一日之子夜皆為陰氣較盛、陽氣偏弱之時，人體以腎應之，此階段應注意保護陽氣。此時期又為「子時一陽生」「陰極一陽長」之際，故道教修煉「內丹」主張此階段應「進火」以助陽之生。

洛書「九」位居正南，則標誌一年和一晝夜中溫度最高，熱力最大，光線最強的階段，以火熱為事。以人體而言，一年中之夏季，一日之午時皆為陽氣旺盛，陰氣偏弱之時，人體以心應之。此時期應注意保護陰氣，防止陽灼。此時又為「午時一陰生」，故道教修煉「內丹」主張此時應「退火」以宜陰之長。

河圖洛書為人體臟腑方位學奠定了基礎。如腎屬水，為坎卦，位於正北方，「北方生寒」，寒氣通於腎；心屬火，為離卦，位於正南方，「南方生熱」，熱氣通於心；肝屬木，居正東方；肺屬燥金，居正西方。

綜上所述，太極、八卦、河洛與人體生命科學密切相關，對於在探索人體科學的奧秘有著深遠的意義。

第二十五章

《周易》八卦人氣質探秘

第一節 《周易》八卦人氣質分類及臨床意義

《周易》八卦象徵 8 種物質屬性，即乾卦☰象天性健，坤卦☷象地性柔，震卦☳象雷性剛，巽卦☴象風性馴，坎卦☵象水性柔，離卦☲象火性烈，艮卦☶象山秉厚，兌卦☱象澤性順，雖為八卦，實為金木水火土 5 種屬性。其中，因離為日，離卦秉火之性；坎卦屬水性；震雷巽風共為木性，坤地艮山均為土性；乾卦、兌卦為金性，故古人將八卦人總括為 5 種類型人，具體介紹如下。

一、離卦人及其臨床意義

（一）氣質

離卦象火，屬火，秉天火之氣，如《易・說卦》曰：「離為火，為日。」《易・離卦・彖》曰：「離，麗也，日月麗乎天。」離為日，坎為月，其秉性可見矣。《易・離卦・象》亦曰：「大人以繼明照於四方。」太陽高懸天空，普照四宇，故秉離質之人，得天陽之光熱，必陽性旺盛火氣充足。火性炎上，火性外越，故離卦人的氣質呈高度外向。面赤體實，熱情激動，上進奮發，行走如飛，動作是爆發性的，思維是閃電般的，有發明家的素質，目光敏銳，《易・說卦》曰：「離為目。」耐寒惡熱恰似「冬天裡的一把火」，但該型人易出現自大浮誇、驕傲好鬥、野心勃勃等情況。

（二）形徵

離卦人為火形之人，頭小面赤，體實粗壯，脈大多呈數或洪大；眼睛不大，但顧盼流星。

（三）疾病易罹傾向

離卦人，火氣偏盛，火氣通於心，心為火臟，心主血脈，故該型人易罹心血管疾病，如冠心病，動脈硬化等疾病；又因火能動風、傷血，故該型人還有腦卒中、腦出血等疾病的潛在傾向。

離卦人陽氣旺盛，陽盛則熱，除易患熱證、實證之外，熱灼陰津，故又易陽亢陰虛，在精神病方面易得躁狂症。

（四）壽夭

該型人陽氣偏盛，陽氣耗散過大，火灼陰津故壽命偏短，易患卒病（急性病）和暴死。

《易・離卦・象》：「突如其來如，焚如，死如，棄如。」

二、坎卦人及其臨床意義

（一）氣質

坎卦象水，屬水，秉天之水氣，性至陰柔，《易・說卦》曰：「坎為水。」又曰：「坎，陷也。」一陽陷於二陰之中，坎為水，水性下沉，故坎卦人高度內向。《易・坎卦・彖》曰：「習坎，重險也。」《易・坎卦》曰：「初六，習坎，入於坎窞，凶。」

坎卦陰重而伏險，故秉坎卦人多陰而沉靜，城府較深，且善謀，長於心計，有參謀家的素質。

此型人水氣較重，水性蟄藏，故坎卦質人多陰而不外露，表面上靜得宛如一潭水。

《易・說卦》曰：「坎為耳。」坎卦人耳朵特別靈敏，善於暗中聆聽及觀風象。此型人可呈現消沉、抑鬱、麻木不仁或陰險、詭秘的性格。

《易・坎卦・彖》又曰：「水流而不盈。行險而不失其信，維心亨，乃以剛中也。行有尚，往有功也。」含義極深，坎卦人如水流迂曲一樣坎坷不平，甚至有歷經險境的可能，因此非常守信，並賦有內在的剛勁。

總之坎卦人即使身處逆境，也百折不撓，持久有恆，終有成功之時。《易・坎卦・象》曰：「水洊至，習坎。君子以常德行。」坎卦人能像流水一樣持久有恆，又像涓涓泉水無聲無息地滋潤著大地，默默地奉獻著。

（二）形徵

坎卦人為水形之人，面黑體瘦，身高中等，脈沉；目深耳大。

（三）疾病易罹傾向

坎卦人屬水，水性寒，寒氣通於腎，故易患腎系疾病，如水腫、腰痛、厥證、不孕症、五更瀉等疾病。寒性凝滯、收引，故坎卦人又有患氣血不通、經絡痺阻類疾病的可能性。

坎卦人秉天之水氣，性本多陰少陽，加之水性寒涼易傷陽氣，因此陽氣不足，陰氣偏盛，易患腎陽虛衰，命火不足之疾。精神疾患方面易患憂鬱型精神疾病。

（四）壽夭

該型人因陰氣較重，陽氣耗損較少之故，壽命較長。

三、坤卦人及其臨床意義

（一）氣質

坤卦象地，屬土，秉地土之氣，故性陰而質順。

《易・說卦》曰：「坤為地，為母。」「坤，順也。」《易・坤卦・彖》曰：「柔順利貞。」秉坤質則厚道柔順。《易・坤卦・象》曰：「君子以厚德載物。」《易・說卦》曰：「坤以藏之。」坤秉地土之質而藏貯不露，因此坤卦人多偏於內向型。

《易・坤卦・彖》曰：「坤厚載物，德合無疆。」「君子以厚德載物」，因此坤卦人多寬容厚道，勤懇實幹，安詳謙恭，具有實幹家的素質。又坤屬土，土性濕，濕性黏滯而重濁，故坤卦人氣血運行較緩，氣質穩定如山，但此類型人反應較慢，言行較遲緩，對新事物欠敏感，有的人易出現安於現狀與世無爭的情況。

（二）形徵

坤卦人為土形之人，面黃頭大，矮而敦實，脈緩；唇厚鼻大。

（三）疾病易罹傾向

坤卦人屬土，性陰氣濕，濕氣通於脾，故該型人常有脾系疾患的潛在患病傾向，如腹痛泄瀉、水腫等病。由於濕性重濁、黏滯，故該型人氣血運行較為緩慢而易積濕生痰，多有罹患痰飲、積聚等證的傾向，並易出現內臟下垂等。

（四）壽夭

此型人氣血運行緩慢，陰陽趨於調和但偏陰，少急性病而多長壽。

四、乾卦人及其臨床意義

（一）氣質

乾卦象天，屬金，秉天之金氣，故性剛健堅正。《易・說卦》曰：「乾為天，為玉，為金。」又曰：「乾，健也。」《易・乾卦・彖》曰：「大哉乾元，萬物資始，乃統天。」故秉乾卦人多心胸寬廣，富有遠見，穩重自持，組織力強，具有領導者的素質。正如《易・說卦》所言，乾「為君，為父」。《易・說卦》又曰：「乾為首。」故此型人多寬額聰慧，有大將風度，胸懷廣闊如天空。

此類人的性格常剛健自強不息，正如《易・乾卦・象》：「天行健，君子以自強不息。」但這一型人往往有虛偽、虛榮心、自尊心過強的一面，甚至以「我」獨尊，非「我」莫屬。

（二）形徵

乾卦人為金形之人，額寬面白臉方，骨大體魁，身高中等，脈大而勁。

（三）疾病易罹傾向

乾卦人秉天地燥金之氣，陽氣偏盛，金氣較濃，陽氣主熱，金氣主燥，燥氣通於肺，故該型人易罹肺系疾病，尤以燥熱性疾病為多，如慢性支氣管炎、便秘等，燥易灼津，故又常患有陰津不足所致的疾病。

（四）壽夭

乾卦人大多豁達大度，虛懷若谷，因此壽命一般偏長，但燥陽之氣易傷陰津，故壽命只屬中等。

五、巽卦人及其臨床意義

（一）氣質

巽卦象風，屬木，秉天之風氣，如《易・說卦》曰：「巽為木，為風。」風性屬陽主動，《易・說卦》又曰：「風以散之。」故該型亦偏陽性。巽卦屬木，秉風木之性，風氣散之，木性條達，風又主動，故該型人好動性急，敏捷能幹，思維靈敏，善於外務，有外交家的素質。

巽卦人來去匆匆，恰似一陣風，但風性善變，因此巽卦人多不穩定，一會兒似狂風，一會兒又像柔風，時而柔順，時而又剛犟。正如《易・巽卦・彖》所曰：「柔皆順乎剛。」「剛巽乎中正而志行。」此外，巽卦人易多疑善妒，敏感猜忌，心胸偏窄。

（二）形徵

巽卦人為木形之人，面青體瘦，身稍長或小巧玲瓏，脈弦。

（三）疾病易罹傾向

巽卦人多風氣，風氣通於肝，故該型多有罹患肝系疾病的潛在傾向。風性善動，故可有肝風內動的傾向，易患高血壓、腦卒中及過敏性疾病。風性善變，故該型人神經系統多不穩定，並易罹神經系統失調的疾患，如肝鬱、癔症等。

（四）壽夭

該型人心急好動，陽氣耗散較速，壽命偏短。

八卦人分為上述五型，其餘艮、兌、震三卦皆併入上列五卦之中，如艮卦實際上屬於坤卦質型，因艮象山，《易・說卦》曰：「艮為山。」故艮卦人亦屬土，性敦實如山，秉順調和，德善知足，如《易・艮卦・彖》曰：「艮，止也。」

《易・說卦》：「艮，悅也。」悅，和悅之謂，故秉艮質者柔順厚道，與坤卦同質。兌卦象澤，澤性濕，《易・兌卦・彖》曰：「剛中而柔外。」《易・說卦》曰：「兌，說也。」故秉兌卦之性者，質陰而內向。震卦屬雷主動，《易・說卦》曰：「震，動也。」《易・震卦・彖》曰：「震來厲，乘剛也。」即言震質屬陽主動，秉震質者則剛中有柔，雖威震而善則已。《易・震卦・彖》曰：「震驚百里，驚遠而懼邇也。」《易・震卦・象》曰：「君子以恐懼修省。」說明震卦基本與巽卦同質。綜上，八卦人氣質實屬五種氣質。

八卦人除先天因素和社會因素之外，與地理環境也很有關。南方日火偏重，故離卦人偏多；北方陰水較隆，因此坎卦人較眾；東方臨海風大，故巽卦人較多；西方燥烈之天，乾卦人偏勝；中央為濕土和多山之地，坤卦人較多。

八卦人雖歸納為離卦人、坎卦人、坤卦人、乾卦人及巽卦人五種，但現代人社交頻繁，後天影響較大，因此實際上單純或典型的某一卦質者極少，大多數呈交叉型、混合型和相兼型等情況。如單純的離卦人並不多見，常見的是同時存在巽卦人和離卦人氣質特點的交叉型；坤卦人和坎卦人的氣質特點常並見；乾卦人和坤卦人的氣質特點常並見。因此，判斷一個人的八卦人氣質，應全面合參。

六、八卦人氣質特點

（一）八卦人氣質為陰陽與五行相結合的典範

《周易》八卦人氣質體現著陰陽與五行的有機結合，如離卦人（火）屬陽盛型，坎卦人（水）屬陰盛型，乾卦人（金）屬陰陽均衡偏陽型，巽卦人（木）屬偏陽型，坤卦人（土）屬陰陽均衡偏陰型，如表 25－1。

表 25－1　八卦氣質陰陽五行

八卦氣質	五行	陰陽
坎卦人	水	陰盛型
離卦人	火	陽盛型
乾卦人	金	陰陽均衡偏陽型
巽卦人	木	偏陽型
坤卦人	土	陰陽均衡偏陰型

（二）八卦人氣質同氣相求

八卦人氣質各有特點，如《易・說卦》曰：「雷以動之，風以散之，雨以潤之，日以烜之，艮以止之，兌以說之，乾以君之，坤以藏之。」八卦人氣質有同性相趨的規則，如《易・乾卦・文言》曰：「同氣相求，水流濕，火就燥。」氣質相同的人容易接近，善於合作，如坤卦人（土）與坎卦人（水）皆屬陰，氣質相近，故善合；巽卦人（木）與離卦人（火）皆屬陽，氣質相通，故喜近。坤卦人（土）和巽卦人（木）不願多接觸，因為氣質不同，風性善動，土性黏滯，一個迅速，一個緩慢，故常不合；坎卦人（水）與離卦人（火），水火不相容，故此二類人多難共處，這就是民間所說的「八字不合」。

（三）八卦人氣質雖相異，但皆能和諧共處

正如《易・說卦》曰：「山澤通氣，雷風相薄，水火不相射。」表明無論宇宙自然界，或是社會人類，雖秉性不同，然完全可以和諧相處，即使性質相反的物質或人，同樣能融於一個統一體之中。

第二節　《內經》的氣質理論及其臨床意義

《內經》氣質理論的特點和《周易》一樣，亦是心理和氣質的統一，並以陰陽及五行為分類的理論基礎，詳細記載於《靈樞・陰陽二十五人》及《靈樞・通天》等篇，其中《靈樞・陰陽二十五人》篇以火、金、木、土、水為分類的基礎，列為火形之人，金形之人，木形之人，土形之人，水形之人，如原文曰：「木形之人，……其為人蒼色，小頭，長面，大肩背，直身，小手足；好有才，勞心，少力，多憂勞於事；能春夏，不能秋冬，感而病生。」

《靈樞・通天》以陰陽為基礎分為陽偏盛、陰偏盛及陰陽均衡等五種陰陽態人，具體為太陽之人、少陽之人、陽明之人、太陰之人及少陰之人，如原文曰：「太陰之人，貪而不仁，下齊湛湛，好內而惡出，心和而不發，不務於時，動而後之。」

一、病因病理內涵

《內經》氣質理論除了以生理、心理的個體差異為核心之外，還存在病理的內涵，如《靈樞・陰陽二十五人》記載了各型人的疾病易感傾向，如曰：「木形之人，……能春夏不能秋冬，感而病生；火形之人，……不壽暴死，能春夏不能秋冬，秋冬感而病生。」

《靈樞·通天》還指出了太陰之人病理特點為陰血濁，衛氣澀，陰陽不和；少陰之人為六腑不調，「其血易脫，其氣易敗」；太陽之人易狂，陰陽皆脫者，暴死；少陽之人，實陰而虛陽，中氣不足，「病不起也」，臨床上有一定參考價值。

在病因方面，《內經》氣質理論強調氣質在病因中的意義，認為疾病的發生與人體氣質有很大的關係，包括心理和生理方面的個體差異，認為發病除與體質的強弱密切相關外，還與心理精神狀況有關，故《內經》很重視勇怯在發病學上的意義。

二、治療依據

《內經》氣質理論還根據陰陽五態人的氣血多少，提出了治療的個體差異性，並指出了治療原則。

如《靈樞·通天》曰：「太陰之人，多陰而無陽，其陰血濁，其衛氣澀，陰陽不和，緩筋而厚皮，不之疾瀉，不能移之。……太陽之人，多陽而少陰。……無脫其陰而瀉其陽，……審有餘不足，盛則瀉之，虛則補之，不盛不虛，以經取之，此所以調陰陽，別五態之人者也。」

又如《素問·三部九候論》說：「必先度其形之肥瘦，以調其氣之虛實，實則瀉之，虛則補之。」

《靈樞·逆順肥瘦》說：「年質壯大，血氣充盈，膚革堅固，因加以邪，刺此者，深而留之。……瘦人者，皮薄色少，肉廉廉然，薄唇輕言，其血清，氣滑，易脫於氣，易損於血，刺此者，淺而疾之。」說明《內經》立法治則無不以體質狀況為準繩。

三、辨證、診斷的依據

《內經》氣質理論在診斷上極為重視個體氣質狀況，並常以之作為疾病預後的根據，如《素問·三部九候》曰：「決死生奈何？……形盛脈細，少氣不足以息者危。形瘦脈大，胸中多氣者死。」

《素問·經脈別論》曰：「診病之道，觀人勇怯，骨肉皮膚，能知其情，以為診法也。」

《內經》氣質理論經過歷代的發展已形成《內經》氣質學說，貫穿於中醫理、法、方、藥之中，有很重要的實踐意義。

《內經》氣質學說在《周易》八卦氣質的基礎上進行了重要的發展，對中醫基礎理論的充實和提高起到了有力的推動作用。

第三節　國內外對人的氣質分類的比較

國內外對人的氣質分類的比較見表25－2。

表25－2　國內外對人的氣質分類的比較

《周易》八卦人	離卦人	巽卦人	坤卦人	乾卦人	坎卦人
	離屬火，秉天之火氣，面赤體實，脈數或洪；熱情激動，上進奮發，勇敢無畏，思維迅速，擅長發明，有創見，屬高度外向型；多有野心，好鬥；耐寒惡熱，易罹心系疾患，壽短	巽屬木，秉天之風氣，面黃體瘦，脈弦；性急，好動，敏捷能幹，善於外交，屬外向型；善變不穩定，敏感多疑，見風使舵；易罹肝系疾患，壽中	坤屬土，秉天之土性，面黃體胖，矮而頭大，脈緩；柔順厚道，勤懇實幹，穩定持久，屬內向型；思維較慢，反應較緩；易罹脾系疾患，壽長	乾屬金，秉天之金氣，面白，高額方臉，大骨體魁，脈大；胸懷寬廣，具有遠見，富於精力，有組織才能，穩重自持；易虛偽，虛榮心、自尊心過強等；易罹肺系疾患，壽中	坎屬水，秉天之水氣，面黑體瘦細長，脈沉；城府較深，高度內向，善謀，長於心計；易陰險、詭秘，或消沉抑鬱；易罹腎系疾患，壽長
《內經》陰陽五態人	太陽之人	少陽之人	太陰之人	陰陽和平之人	少陰之人
	多陽少陰，居處于于，好言大事，無能而虛說，志發於四野，舉措不顧是非，為事如常自用，事雖敗而常無悔	多陽少陰，諟諦好自貴，有小小官，則高自宜，好為外交而不內附	多陰無陽，貪而不仁，下齊湛湛，好內而惡出，心和而不發，不務於時，動而後之	陰陽均等，居處安靜，無為懼懼，無為欣欣，婉然從物，或與不爭，與時變化，尊則謙謙，譚而不治，是謂至治	多陰少陽，小貪而賊心，見人有亡，常若有得，好傷好害，見人有榮，乃反慍怒，心疾而無恩
《內經》陰陽二十五人	火形之人	木形之人	土形之人	金形之人	水形之人
	「其為人赤色，……小頭，……小手足，……疾心，行搖肩，背肉滿，有氣，輕財，……多慮，見事明，好顏，急心，不壽暴死；能春夏，不能秋冬」	「其為人蒼色，小頭，長面，大肩背，直身，小手足；好有才，勞心，少力，多憂勞於事；能春夏，不能秋冬」	「其為人黃色，圓面，大頭，……大腹，……多肉，……行安地，……安心，好利人，不喜權勢，善附人也；能秋冬，不能春夏」	「其為人方面，白色，小頭，……小腹，小手足，如骨發踵外，骨輕，身清廉，急心，靜悍，善為吏；能秋冬，不能春夏」	「其為人黑色，面不平，大頭，廉頤，小肩，……下尻長，背延延然；不敬畏，善欺紿人，戮死；能秋冬，不能春夏」
希波克拉底（希臘）	膽汁質	多血質	黏液質		抑鬱質
	勇敢膽大，熱情易於激動，直率，精力旺盛，外向	反應快，敏捷，靈活善變	安靜穩重，忍耐性強，性格遲緩		孤僻多疑善妒，長於觀察及思索

格瑞奇米爾（德國）	矮壯型（強力型）		肌肉型（中等）		瘦長型（弱力型）
	膀大腰粗，手足粗短，矮而體壯，性格外向，易興奮激動		肌肉發達，體格適中，活動力強，性格內向		肢長體瘦，孤僻沉靜，多思善慮
巴甫洛夫（蘇聯）	興奮型	活潑型	安靜型		抑制型
	興奮有力，易激動，好勝喜鬥，強而不均衡，屬強而不平衡型	活潑機靈，樂觀，反應快，思維敏捷，屬強、平衡而靈活型	均衡適中，安靜，從容，有節制力，屬強、平衡而不靈活型		膽小抑制，不果斷，遲緩被動，屬弱型
古川竹二（日本）	B 型		AB 型	O 型	A 型
	活潑善言，長於交際，不踏實，輕信，注意力易分散		兼具 A、B 型性格	堅定沉著，自信穩定，精力充沛，自制力強	勞心多慮，富於感情，成見較深，常計較

提示

（1）比較國內外氣質分類，可見《周易》八卦人氣質是世界上最早、最科學的氣質分類法。《內經》對其進行了重要發展，《內經》氣質理論把《周易》八卦氣質和人體生理、病理相結合，應用於中醫學，為中醫的基礎理論之一，對臨床實踐有極大的指導價值。

（2）《周易》和《內經》的氣質分類，其優越性在於，應用陰陽五行理論把人的氣質和宇宙萬物的氣性相通應，體現了人類氣質與宇宙自然界物質屬性的統一性，是生物——物理屬性的有機結合，提示自然界生物——物理氣性可以互補，為中醫藥食學奠定了理論基礎。

（3）《周易》和《內經》氣質分類突出了人與社會的關係，強調人的氣質不是孤立的，並且是可以改變的。

（4）《周易》和《內經》的氣質分類的先進性還在於，此 3 種氣質分類是心質與體質的統一，體現了形神統一的體質觀。

（5）《周易》和《內經》的氣質分類，體現了人的氣質能隨著人的陰陽氣血的虛實盛衰發生改變，強調了後天影響對人體氣質的重要性。

第二十六章

《周易》與性生命科學

性，是人的本能之一，科學為之可以養生，《陰符經》曰：「淫聲美色破骨之斧鋸也。」中國擁有數千年以《易經》理論為指導的性養生歷史，包括房中導引功、房中術等方法，是我國傳統養生的瑰寶，發掘這些寶藏對人類的保健有重要價值。

第一節 概 述

性科學是研究性的生理病理及其臨床表現的學科，包括性生理學和性臨床學。

性研究的發展一直十分緩慢，20 世紀 60 年代，美國學者瑪斯特斯和約翰遜經數十年研究，出版了《人類性反應》一書，是性探索從秘而不宣走向公開研究的開始，也是對以往性文化禁忌的挑戰。丹麥生理學家喬姆·瓦格納提出「盆腔截流綜合徵」，他認為男下位式及側位式可以緩和「截流」，使血脈順暢，減輕陽痿症狀[1]。

20 世紀後葉，性科學的探索已經在世界上逐漸發展，並取得了一定的成就，隨著性心理學、性生物學、性病理學、性社會學等研究的深入，性科學逐漸體現出其對養生保健及家庭社會穩定的重要作用。

第二節 中國性科學源流

中國性科學源遠流長，早在遠古時期，古代中國人已開始了對性學科的探索，即認為人之所以能繁衍，是生殖器官的功勞。古人對生殖器的崇拜，是最早的性文化，如新疆發現的岩畫，即有遠古生殖器崇拜的象徵（《人民日報》1983 年 3 月 16 日）。

性科學最早萌芽於 3000 多年前殷周時期的《易經》，郭沫若認為《易經》的陰爻（--）和陽爻（—），有可能是男女生殖器的象徵。聞一多認為八卦為男女交合的過程，如坎卦☵即為典型的交合象徵，其餘各卦則是不同的交合標誌。

八卦的起源是廣源性的，是對宇宙萬事萬物陰陽運動的綜合性概括，與天文〔圭表，日（—）月（--）運動〕、地理〔大陸（—）和海洋（--）〕，生殖崇拜〔男（—）女（--）〕等都有密切關係。在遠古時期生殖崇拜的背景下，生殖崇拜與八卦的起源有一定關聯也是可能的。

《易經》並不忌諱性科學，並且已有男女性愛的描述，如咸卦即詳細記載了男女相感，自下而上，從足至口的愛撫觸摸過程。如《易・咸卦》：「初六，咸（感也）其拇；六二，咸其腓；九三，咸其股，……九四，貞吉，悔亡，憧憧往來，朋從爾思；九五，咸其脢（脊背），無悔；上六，成其輔頰舌。」說明數千年前的中國已有了對性的論述。

此外，《周易》還很重視男女交合對人類的繁衍意義，如《易・繫辭》曰：「男女媾精，萬物化生。」「陰陽合德，而剛柔有體。」《易・序卦》亦曰：「有男女然後有夫婦，有夫婦然後有父子，有父子然後有君臣。」

《易・序卦》還強調夫妻關係在人類社會中的重要意義，如：「夫婦之道，不可以不久也，故受之以恆，恆者久也。」《周易》的損益理論對中醫性科學有重要影響（詳見本章第三節）。有學者認為《周易參同契》中描述的既是煉丹術，也是房中術，即把煉丹原理應用於房中術，包括「火候」的掌握、運氣、「進陽火」「退陰符」等過程（荷蘭・高羅佩 R.H.Via Gulik《中國古代房內考》）。

1899 年出土於河南省小屯村的殷墟甲骨文中，已有性科學方面的記載，殷墟甲骨文及西周甲骨文反映的是商周的文化，說明在商周時期性文化已經反映在文字上了，如「女」字及「乳」字都以突出的乳房作象形標誌，「孕」字，則以碩大的乳頭及腹部為象形。

兩千多年前的《內經》也論述了男女交合產生後代的意義，如《靈樞・決氣》曰：「兩神相搏，合而成形，常先身生，是謂精。」此外在《內經》中還對人體第一性徵的生理發育（卵巢、月經、精液等）進行了精闢的論述，如《素問・上古天真論》曰：「女子七歲，……二七而天癸（卵巢，雌性激素）至，任脈通，太衝脈盛，月事（月經）以時下，故有子。……七七，任脈虛，太衝脈衰少，天癸竭，地道不通，故形壞而無子也。」「丈夫八歲，……二八，腎氣盛，天癸（睪丸，雄激素）至，精氣溢瀉，陰陽和，故能有子。……七八，肝氣衰，筋不能動，天癸竭，精少，……而無子耳。」《素問・金匱真言論》還強調保精的重要意義，如曰「精者，身之本也」，並論述了腎、精、腦髓三者之間的關係，為後世房中還精補腦術奠定了理論基礎。如「腎藏精」（《靈樞・本神》）、「腎生骨髓」（《素問・痿論》）、「腦為髓之海」（《靈樞・海論》）、「人始生，先成精，精成而腦髓生」（《靈樞·經脈》），強調了腎、精與腦髓之間的關係。

此外，《內經》還提出「肝主疏泄」，為陽痿的病理生理及治療提供了理論基礎。《內經》還突出了性慾過度與衰老之間的關係，如《素問·上古天真論》：「上古之人，其知道者，法於陰陽，和於術數，……故能形與神俱，而盡終其天年，度百歲乃去。今時之人不然也，以酒為漿，以妄為常，醉以入房，以欲竭其精，以耗散其真，不知持滿，不時御神，務快其心，逆於生樂，起居無節，故半百而衰也。」

其中，「和於術數」包括「七損八益」等房中養生術以及「不知持滿」「還精補腦術」等養生方法。

此外，在中醫的長期實踐中，對性事障礙的疾病，如陽痿等，已經積累了較多的經驗和治療方法，尤其強調精神因素對陽痿早洩的影響。近代中國的男科學無論在西醫和中醫方面都得到蓬勃發展，對中醫性科學的發展有積極的推動作用。

儒學之宗師孔子及孟子，對性並不迴避，並且指出性是人的本能，並把性和食並列為同等重要地位，如告子曰：「食、色，性也。」另外，儒家高度強調倫理道德，對中國性道德的發展具有深遠的影響和重大的作用。

宗教對性科學的發展也具有極大的作用。道教尊之為神仙的彭祖相傳高壽 800 餘歲，通曉養性之術，包括房中還精補腦之術，如《千金方》假托其名曰：「彭祖曰，……年至四十，須識房中之術，夫房中術者，其道甚近，而人莫能行，……是以人年四十以下，即服房中之藥者，皆所以速禍，慎之，慎之。」

馬王堆出土的《十問》也有彭祖強調保護精的記載，如曰：「彭祖合（答）曰：『人氣莫如竣（朘）精，竣（朘）氣宛（菀）閉，百脈生疾，竣（朘）氣不成，不能繁生，故壽盡在竣（朘）。竣（朘）之葆愛，兼予成駐（佐），是故道者發明唾手循辟（臂），靡（摩）腹從陰從陽，必先吐陳，乃翕（吸）竣（朘）氣，與竣（朘）通息，與竣（朘）飲食，飲食完竣（朘），如養赤子。』」（據《馬王堆醫書考注》周一謀、蕭佐桃主編）

《十問》提出，人的壽命與攝精有很大的關係，並描述了保精的方法，具體為，先進行吐納呼吸，然後垂手引臂，撫摸腹部，從陰引陽，收斂精氣蓄於陰部。

佛家戒淫慾，尤其出家的信徒是絕對戒性慾的，但印度教有的則恰恰相反，有些密宗教派甚至認為房中術是修行的必要途徑，這與印度教早期的性崇拜是分不開的。

總之，中國宗教從不同的角度，對性科學的發展起到了一定的影響。

第三節 《周易》損益理論與中醫性科學

《周易》是損益理論的鼻祖，《易經》和《易傳》都有關於損益理論的精闢論述，如《易·損卦·彖》曰：「損益盈虛，與時偕行。」以及「損剛益柔」，提出了損益的原則及損益的時間理論。《易·雜卦》還提出：「損、益，盛衰之始也。」《易·繫辭》中「損而不已必益」「益而不已必決」等皆指出盛者必損，衰者必益的原則，因此損益是建立在盛衰的基礎上的，即盛必損，衰必益是也。

《內經》將《周易》損益理論充分應用於中醫學上，貫穿於中醫的理、法、方、藥之中，如中醫的虛實理論，就是《周易》損益理論的發展。《內經》「虛則補之，實則瀉之」治療法就是《周易》損益理論的再創造。

《內經》還把《周易》損益理論應用於房中術，成為性科學中的獨特內容。《素問·至真要大論》的「七損八益」即是專指房中，是對《周易》損益理論的應用，在長沙馬王堆漢墓出土的《天下至道談》中已得到證實。

《素問·陰陽應象大論》：「能知七損八益，則二者可調，不知用此，則早衰之節也。」指出不科學的性生活可以導致早衰，原文又曰：「年四十，而陰氣自半也，起居衰矣。年五十，體重，耳目不聰明矣。年六十，陰痿，氣大衰，九竅不利，下虛上實，涕泣俱出矣。」故曰：「知之（知曉『七損八益』術的）者強，不知者老。」可見，《周易》損益理論在性科學中有著重要的指導意義。

《周易》在性科學中有著重要的指導意義，《周易》損益理論一直被中醫用於指導房中術。後世在《周易》損益理論以及《內經》「七損八益」理論的影響下，大膽地創造了具有保健意義的房中術，中醫許多名著都有這方面的論述。房中專著據《漢書·藝文志》記載有八家，如《容成陰道》二十六卷《玉房秘訣》《仙經》《素女經》《玉房指要》等，惜已佚遺。只在《正統道藏》《千金方》《醫心方》《婦人大全良方》《廣嗣紀要》中有部分散在引載而得以保存。

此外，關於房中術，在唐代孫思邈《千金方》中也有許多論述。如認為「男不可無女，女不可無男」，客觀地肯定了性生活的重要性。日本丹波康賴所著《醫心方》中也引載了《玉房秘訣》《玉房指要》《仙經》《素女經》等房中術內容。晉代葛洪的《抱朴子》中也有房中術的記載，並提出：「夫陰陽之術，高，可以治小疾。」著名的馬王堆漢墓，1973 年出土的簡書中，《養生方》《合陰陽方》《天下至道談》即有「七損八益」的具體方法，說明《周易》損益理論在房中術中有著重要的指導意義。

第四節 馬王堆漢墓出土簡書中房中術對《周易》損益理論的應用

1973 年長沙馬王堆三號漢墓出土簡書中的《天下至道談》所載房中術「七損八益」術，即為《周易》損益理論應用於性科學的具體記載。

其曰：「氣有八益，有（又）有七孫（損），不能用八益去七孫（損），則行年卌而陰氣自半也，五十而起居衰，六十而耳目不蔥（聰）明，七十下枯上縲（脫），陰氣不用，淉泣留（流）出。令之復壯有道，去七孫（損）以振其病，用八益以貳其氣，是故老者復壯，壯〔者〕不衰。」原文對「七損八益」進行了闡述，認為不科學的性生活將導致早衰，進而提出損益理論在房中術的具體應用。

八益：

指房中術中八種對身體有益的情況。

〔原文〕一曰治氣，二曰致沫，三曰智（知）時，四曰畜氣，五曰和沫，六曰竊氣，七曰寺（待）贏，八曰定頃（傾）。

〔註〕

治氣：性事前調節呼吸。

致沫：讓唾津內生。

智時：掌握綢繆之時進行。

畜氣：引氣蓄積於下。

和沫：互相茹吞津沫。

竊氣：蓄積精氣於下。

寺贏：寺，持也。贏，滿。要知持滿（保精）。

定頃：避免妄洩。

〔方法〕治八益，旦起起坐，直脊，開尻，翕州，印（抑）下之，曰治氣；飲食，垂尻，直脊，翕周（州），通氣焉，曰致沫；先戲兩樂，交欲為之，曰智（知）時；為而耎脊，翕周（州），抑（抑）下之，曰畜（蓄）氣；為而物（勿）亟勿數，出入和治，曰和沫；出臥，令人起之，怒擇（釋）之，曰竊（積）氣；幾已，內脊，毋嬞（動），翕氣，印（抑）下之，靜身須之，曰寺（侍、待）贏（贏）。已而灑之，怒而捨之，曰定頃（傾），此胃（謂）八益。

〔意譯〕交接之前，要先調節呼吸，舒展筋骨使心怡神往，必要時先稍進飲食以養精蓄銳，事前雙方先取樂待欲。即行之，要柔和緩慢，既進後配合呼吸，周身放鬆，引氣下集不要頻繁出入以使精得蓄，待精出即止。事後安靜休息，注意保暖。切不可再施強洩，如能掌握上述技巧，則對身體有補益作用。

七損：

指房中術中七種對身體有害的情況。

〔原文〕一曰閉，二曰洩，三曰渴（竭），四曰勿，五曰煩，六曰絕，七曰費。

〔註〕

閉：指精道閉塞不通。

洩：指男精早洩。

渴：當作竭，言其精氣短竭或精液竭盡之意。

勿：後文作帶，藉以形容陽痿不舉。

煩：指交媾時心慌意亂，煩躁不安。

絕：依後文所述，是指當女方根本沒有性慾時，男方強行交合，同而有損身心健康，如同陷入絕境。

費：意為交合時過於疾速求快，徒然耗傷精氣。

〔方法〕為之而疾痛，曰內閉；為之出汗，曰外洩；為之不已，曰楬（竭），秦（臻）欲之而不能，曰勿（帶）；為之椯（喘）息中亂，曰煩；弗欲強之，曰絕；為之秦（臻）疾，曰費；此謂七孫（損）。

〔意譯〕違反科學原則，包括對方不欲而強行之；或動作粗暴只圖自己快樂；或勞累後交接；或無節制縱慾導致性交疼痛（稱為「閉」）；或出汗過多（「外洩」），精竭（「楬」），圖快耗精（「費」），喘息煩亂（「喘」「煩」），陽痿不舉，（勿）等情況，對身體都是有害的，謂之「七損」。

第五節 《醫心方》房中術對《周易》損益理論的應用

我國房中術對《周易》損益理論的應用是比較難得的。《玉房秘訣》《仙經》《素女經》《玉房指要》皆有精闢論述，部分引載於《千金方》《醫心方》《正統道藏》中，是研究房中術的重要參考文獻。

男女性生活存在著七損八益的情況。一益稱為固精；二益謂之安氣；三益稱之利藏；四益名曰強骨；五益稱為調脈；六益謂之蓄血；七益稱之益液；八益稱為道體（具體動作略）。

一損稱為絕氣；二損稱之溢精；三損謂之奪脈；四損謂之氣洩；五損謂機關厥傷；六損謂之百閉；七損謂之血竭（具體動作略）。

《醫心方》載《玉房秘訣》「七損八益」的主要內容為行房導致健康損壞而產生疾病。其原因主要為一方不欲而強行為之，以及醉飽之後，勞倦汗出後，剛行二便後，疾行後或交合過急，或一方有疾病或疾病剛癒，皆易導致不良後果。例如，損傷筋骨、鬱證，頭暈目眩、喘息、傷精、腹熱、癰疽、陽痿、經閉、血精等。

第六節 房中導引功

房中導引功即性生活導引功，本來是一種重要的養性命功，但由於中國古代長期處於封建社會，因此大有談性色變之諱。由於歷史原因，歷代醫家、養生家之著作皆鮮有敢問津者，因此許多寶貴的房中導引功幾近湮滅。目前文獻記載多為散存，既言也多隱言略筆。

道教房中導引功是一份寶貴的養生遺產，道教宗師彭祖就是一位精於房中導引功之士，相傳高壽 800 餘歲。中國道教的創始人——張道陵（東漢）也修煉房中術，強調「實精」（保精、固精），如其著《老子想爾注》曰：「古仙士實精以生，今人失精以死，大信也。」佛家密宗也有陰陽合氣術（房中術）。此外道家修煉名著，葛洪的《抱朴子》也提倡房中導引功，提出「還精補腦」的原則。關於房中導引功的記載，除道家經典匯著《正統道藏》及日本《醫心方》之外，《千金方》引彭祖及《仙經》亦保留了一部分關於房中導引功的論述。

一、房中導引功

在性生活時行導引功以達健身防病的目的，包括吞津、吐納等。

《千金方》載《仙經》曰：「令人長生不老，先與女戲，飲玉漿。玉漿，口中津也，使男女感動，以左手握持，思存丹田，口有赤氣，內黃外白，變為日月，徘徊丹田（臍下三寸）中，俱入泥垣（百會下三寸），兩半合成一團，閉氣深內勿出入，但上下徐徐咽氣，情動欲出，急退之。」

還曰：「男女俱仙之道，深內勿動精，思臍中赤色大如雞子形，乃徐徐出入，情動乃退，一日一夕，可數十為定，令人益壽。男女各息意共存思之，可猛念之。御女之法，能一月再洩，一歲二十四洩，皆得二百歲。」《醫心方》載《玉房指要》引彭祖：「當交接時，多含舌液及唾，使人胃中豁然，如服湯藥，消渴立癒。」

馬王堆醫書《合陰陽方》亦載曰：「凡將合陰陽之方，土捾陽（手腕），揗村（肘）房，抵夜（腋）旁，上竈綱（腋窩上部），抵領鄉（頸項），揗拯匡（承漿、承光穴），覆周環（環面一周），下缺盆，過醴津（乳暈），陵勃海（下丹田氣海），上常山（曲骨部位，即恥骨聯合部），入玄門（陰戶），御交筋（陰蒂），上欱（合）精神，乃能久視而與天地牟（侔）存。」（部分註釋據周一謀、蕭佐桃主編的《馬王堆醫書考注》，由天津科學技術出版社 1979 年出版）

房中導引功還可有明目健耳的作用。《醫心方》引巫子都曰：「令人目明之道，臨動欲施時，仰頭閉氣，大呼（深呼吸），瞋目（目定視）左右視，縮腹還精氣，令入百脈中也。」「令耳不聾之法，臨欲施瀉，大咽氣，合齒閉氣，令耳中蕭蕭聲，復縮腹，合氣，流布，至堅，至老不聾。」

二、房中陰陽導引功

在性生活時雙方互取陰精陽氣以行補益。具體方法如《千金方》引彭祖曰：「採氣之道，但深接勿動，使良久氣上面熱，以口相當，引取女氣而吞之，可疏疏進退，意動便止，緩息眠目，偃臥道分，身體更強。」又云：「凡人習交合之時，常以鼻多內氣，口微吐氣，自然益矣，交會畢蒸熱，是得氣也。」「不欲令氣未感動，陽氣微弱，即為交合，必須先徐徐嬉戲，使神和意感良久，乃可令得陰氣。」「數交而一瀉，精氣隨長，不能使人虛也，若不數交，交而即瀉，則不得益。洩之精氣，自然生長，但遲微，不如數交接不洩之速也。」

第七節 仿生房中術

仿生房中術是模仿動物的交合，變換方式，以增強夫妻感情的房中術。出自我國古代房中書《素女經》，記載於《醫心方》卷二十八・九法第十二，包括以下 9 種：龍翻法、虎步法、猿搏法、蟬附法、龜騰法、鳳翔法、免吮毫法、魚接鱗法、鶴交頸法。

仿生房中術功除可增加夫妻之間的情趣之外，對一些患有疾病的人也有一定益處。例如，魚接鱗法適於男有輕度陽痿者，因為可以緩和「盆腔截流綜合徵」，使血脈流通不受阻，從而緩解陽痿的發生。

此外，關於仿生房中術，《洞玄子》亦記載曰：「凡玉莖，或左擊右擊，若猛將之破陣；或緣上驀下，若野馬之跳澗；或出或沒，若（游）波之群鷗；或深築淺挑，若鴉臼之雀喙；或深擊淺刺，若大石之投海；或緩聳遲推，若凍蛇之入窟；或疾擬急刺，若驚鼠之透穴；或抬頭拘足，若鶬鷹之揄狡兔；或抬上頓下，若大帆之遇狂風。」（《醫心方・卷二十八・九狀第十四》）

1973年長沙馬王堆三號漢墓出土的《合陰陽方》也有仿生房中術的記載，如曰：「一曰虎遊，二曰蟬柎（附），三曰斥（尺）蠖，四曰囷（麕）桷，五曰蝗磔，六曰爰（猨）據，七曰瞻（詹）諸，八曰兔鶩，九曰青（蜻）令（蛉），十曰魚嘬。」（《馬王堆醫書考注》周一謀、蕭佐桃主編）即言房中術應如上述十種動物的動作姿態，如虎之遊步，蟬之俯著，蠖之緣木，蟑之觸角，蝗之展翅，猴之引物，蟾之躍動，兔之奔跑，蜻之飛翔和魚之吞餌等，皆可借鑑。

第八節 房中週期

損益週期除存在於整個人體生命過程之中，還存在於女子月經週期及男子精滿週期，因此損益理論對於性週期有很大意義。總的原則是不遵照生理性週期行房則為損，遵照生理性週期則為益。

女子性週期是以月經週期為基礎的，在月經後 7～14 天，為生理性慾高峰期，血中雌激素（求偶素）濃度最高。胞宮呈增質分泌階段，玉液較多，玉門（宮頸口）溫度偏高，即所謂陰熱時期。此時，合陰陽為益。排卵期後雌激素水平下降，迄月經來前一週，性慾為低峰階段，玉液減少，玉門較乾，溫度偏低，稱為陰冷時期。此時，女方性慾缺乏，若合陰陽，則多為「勉而行之」，男方也得不到陰分的滋養。

科學的房中週期應以女方為主，女方月經後第 5～15 天為合陰陽之最佳時期，雙方均可受益。總之，應以女方生理性週期為基礎，配合男方性週期進行調整。

此外，合陰陽的時間應以雙方陰陽的虛實狀況而定，一般而言，陰虧者應夜合為宜，陽虛者以晝合為佳，當然並不排除其他合宜時間。

古人養生十分重視交合忌諱，許多記載都強調逢虛日（大風暴雨、大寒大暑、陰晦日食、雷電霹靂）凶時、惡劣環境、體虛疾病、疲勞飢餓、心情不佳等情況下，都應禁忌交合。

如《醫心方》載《玉房秘訣》云：「合陰陽有七忌。第一之忌：晦朔弦望，以合陰陽，損氣，以是生子，子必形殘，宜深慎之。第二之忌：雷風天地震動，以合陰陽，血脈湧，以是生子，子必癰腫。第三之忌：新飲酒，飽食，穀氣未行，以合陰陽，腹中彭亨，小便白濁，以是生子，子必癲狂。第四之忌：新小便，精氣竭，以合陰陽，經脈得澀，以是生子，必妖孽。第五之忌：勞倦重擔，志氣未安，以合陰陽，筋腰苦痛，以是生子，子必夭殘。」

《千金方》亦曰：「交會者當避，……及弦望晦朔、大風、大雨、大霧、大寒、大暑，雷、電、霹靂，天地晦暝，日月薄蝕，虹霓地動。……《黃帝雜禁忌》曰：人有所怒，血氣未定，因以交合，令人發癰疽。又不可忍小便交合，使人淋，莖中痛；面失血色，及遠行疲乏來入房，為五勞虛損，少子；且婦人月事未絕，而與交合，令人成病。」（《千金方·卷二十七·養性·房中補益》）

《婦人規》則曰：「凡交會下種之時，古云宜擇吉日良時，天德月德，……然惟天日晴明，光風霽月，時和氣爽，及情思清寧，精神閒裕之況，……於斯得子，非惟少疾，而必且聰慧賢明。」在適宜的時候交合，不僅對雙方健康有益，而且與下一代的稟質大有關係。

第九節　房中損益

損益理論在房中術中的應用，主要體現在掌握出精時間及交合動作方面，符合生理規律則為益，反之則為損。

提示：房中術損益要旨

（1）在女子性週期高峰階段合之是謂益，反之為損。因男女性生活為陰陽合和，陽以陰為基，故應以女子為主，方能雙方獲益。

（2）陰陽互補是謂益，早洩則為損。如《玉房指要》曰：「但接而勿施，能一日一夕數十交而不失精者，諸病甚愈，年壽日益。」

（3）女方「勉而為之」是謂損，雙方經過「嬉戲」後到「綢繆之時」是謂益。所謂「綢繆之時」，《醫心方》載《玉房秘訣》云：「一曰面赤，則徐徐合之；二曰乳堅鼻汗，則徐徐內之；三曰溢乾咽唾，則徐徐搖之；四曰陰滑，則徐徐深之；五曰尻傳液，則徐徐刔（斷也，即結束之意）之。」而「玉莖不怒，和氣不至；怒而不大，肌氣不至；大而不堅，骨氣不至；堅而不熱，神氣不至」（《醫心方·卷二十八》），則不宜交合。《廣嗣紀要·協期》亦曰：「男女未交合之時，男有三至，女有五至。……男有三至者，謂陽道奮昂而振者，肝氣至也；壯大而熱者，心氣至也；堅勁而久者，腎氣至也。……女有五至者，面上赤起，眉靨乍生，心氣至也；眼光涎瀝，斜覷送情，肝氣至也；低頭不語，鼻中涕出，肺氣至也；交頸相偎，其身自動，脾氣至也；玉戶開張，瓊液浸潤，腎氣至也。」始可為之。

（4）動作柔緩是謂益，粗暴快速是謂損。過頻過猛皆易導致縱慾精竭。正如《素女經》曰：「陰陽交接度，為之奈何？……性必舒遲淺內徐動，出入欲希。」《玉房秘訣》曰：「振搖踴躍，使陰精先竭也。」馬王堆出土《養生方》亦曰：「暴進暴退，良氣不節。」

（5）事畢汗出過多，氣喘心亂，頭昏眼花甚而引陰中拘攣，少腹灼熱是為損；而事後精神舒展，心情愉快，是謂益。故《千金方》引載《素女經》：「人年二十者，四日一洩；三十者，八日一洩；四十者，十六日一洩；五十者，二十日一洩；六十者，閉精勿洩，若體力猶壯者，一月一洩。」道教《陰符經》曰「淫聲美色破骨之斧鋸也」，誠良訓也。

（6）病後，勞累，飢餓，不悅，酒後，悲怒等時交接是謂損，容易導致「房癆」，《傷寒論》即有病後陰陽易的論述。

（7）陰陽合時，雙方應有節奏地進行柔緩的呼吸和吐納，意念美好的願望，然後緩緩進入夢鄉，並保證長時間睡眠，方能恢復。因此，只宜夜合，不宜晝交。

綜上所述，《易經》陰陽理論以及損益理論在性科學上有著重要的指導意義，尤其在房中導引功及房中週期方面極有啟迪價值。易理在性科學中的應用說明，進一步應用易理，對性科學的發展將具有深遠的意義。

參考文獻

〔1〕馬曉年．性研究第三座里程碑〔J〕．科學博覽，1989．

第二十七章

《周易》與衰老壽說生命科學

千古最難一死，有生必有死，衰老和死亡雖然是不可抗拒的自然規律，卻是可以延緩的。《周易》陰陽消長理論認為生命是一個陰陽消長盛衰變化的過程，太極生理時鐘蘊藏著衰老和抗衰老的奧秘，弘揚這一理論，將為抗衰老的研究打開新的突破口。

第一節 現代衰老機制

衰老的理論有 300 多種，有生必有死，任何人都逃脫不了死亡的來臨。衰老死亡是生命進化過程中早已安排好的固定程序，是一種循序漸進的全面的演變過程。當然，由於某種原因，也可能發生突變性驟衰。

一、壽命鐘說

此說認為衰老是種系生命的固定程序，稱為「壽命鐘」。壽命鐘是在受精卵受精的瞬間，也即生命發生的一剎那間編好了的生命密碼，是種系進化的結果，個體無法控制。儘管個體的壽命可有長短，但絕不能超出種系壽命的上限，也就是說不同種類的動物有不同的「天壽」。持這種觀點的人認為衰老從受精卵就已經開始，人生下來就已經開始衰老了，因此衰老是與生命同時進行的。另一種觀點則認為衰老是在生長停止後才開始的。

人體大約由 60 萬億個細胞構成，細胞是生命的最基本單位。衰老發生於細胞內，說明衰老是一種全面性的緩慢演進過程，而不是局部發生的。衰老發生於細胞核的染色體上，因此可以由攜帶訊息的遺傳基因固定下來。為了證實衰老發生於細胞內，科學家們用液氮把細胞冷凍（零下 200℃）後，發現細胞可以保持青春。因此，有人設想採用冷凍和降溫的方法來延緩衰老。另外，有的生物學家把長壽鼠的細胞移植到短壽鼠的細胞內，發現短壽鼠竟能延長壽命，這都說明衰老很可能受細胞內的壽命鐘所控制。

（一）細胞分裂次數說

1961 年，美國生物學家海弗利克（Hayflick）從人胚肺二倍體成纖維細胞的實驗中發現，細胞分裂的極限為 50 次，分裂週期為 2.4 年（即每 2.4 年分裂一代），稱為 Hayflick 極限。海弗利克認為，至成人時，細胞已分裂40 代，到 70 歲時正接近 50 代。他們取出老年人的細胞，分裂 20 次便死亡了，說明人的壽命取決於細胞分裂的速度及週期。巴西的醫學家們用綿羊胚胎細胞研究衰老，之所以失敗，是因為無力改變細胞分裂的極限。

可見細胞核的壽齡是固定的，它存在著自己的時控系統，人類現在還無法闖入這個禁區。

人類壽命上限的計算方法為：細胞分裂次數（50）×細胞分裂週期（2.5）＝人的壽命上限（125 歲）。

基克伍德（Jirkwood）等對 Hayflick 極限提出質疑，他們發現，在人胚胎二倍體成纖維細胞群中，有一種特殊細胞以一定的概率出現，能影響 Hayflick 極限，這種轉化了的「不死細胞」可以不斷增加，但遺憾的是，常被人體免疫細胞破壞。為什麼人體免疫系統要消滅這些能改變細胞分裂極限的細胞？目前還是一個謎。

（二）生長期長短說

生物學家浦風（Buffon）提出哺乳動物壽命取決於生長期的長短，壽命為生長期的 5～7 倍，人類的生長期為 20～25 年，因此人的壽限應為 100～175 歲。

（三）性成熟期長短說

有的學者認為壽命與性成熟期的長短有關，哺乳動物的最高壽限為其性成熟期的 8～10 倍。計算方法為：

人的性成熟期（14 ~ 15 歲）×8～10＝112～150 歲。

（四）變易係數說

蘇聯的阿列克賽・日爾蒙斯基，1983 年提出自然界演化間隔的變異係數（宇宙變易係數）為 15.15，每 11 年人生要發生一次大變異，因此他認為 11 年×15.15 ≈ 167（歲）為人類的壽限。

上述 4 種學說各有所長，以前三種的說服力較強，但至今尚無統一的定論。

二、遺傳基因說

根據家族長壽及同卵生長壽分析，壽命是由基因遺傳的。Medewer1952 年發現人體存在著修復基因，可以對染色體起抑制監視作用，隨著年齡的增長，其作用逐漸喪失。國外學者哈特（Hart）等人在研究中注意到，老年細胞的修復力最低，說明衰老與細胞基因密切相關。

壽命的長短與家庭嫡親有直接關係，即壽命不僅與血緣族代密切相關，而且母親的壽命對後代的影響較大。此外，長子、長孫的壽命更易受遺傳因素的影響，說明個體壽命的長短由生殖細胞的性染色體由親代向子代傳遞，並受遺傳基因嚴密控制。

為什麼人到了一定的年齡就會衰老？為什麼衰老、壽夭與遺傳的關係這樣大？難道真的如一些學者猜想的那樣在 DNA 分子中存在著某種特殊的遺傳訊息（壽命鐘基因）？總之，控制生物壽命的基因是否存在，至今還是一個難解的謎。

瑞士巴塞爾研究所的瓦爾特・格林，使用抑制基因的方法讓果蠅推遲衰老。他認為衰老受屬於衰老控制機制的調節基因調控，他在這種基因中加入 1 個分子，這種分子在溫度稍高於實驗室的常溫條件下，能凍結調節基因的功能。

瓦爾特・格林先分離出調節基因，然後注入控制分子，再將這種基因移到果蠅的卵中，可影響一大批新生的果蠅。實驗分為兩組，第一組果蠅在常溫下生活，第二組稍高於常溫，結果，稍高於常溫下生活的果蠅壽命延長 40%。此實驗的機制在於注入了控制分子，使之抑制主管衰老進程的基因的功能（《參考消息》1990 年 5 月 29 日據法國《青年週刊》）。此實驗說明控制衰老的基因是存在的，並有人為調控的可能。

另外，從種系壽命來說，不同的種系有不同的壽命，並且每一物種都存在著固定的生命極限，如人可活到百歲，龜可活幾百歲甚至上千歲，雞隻可活 30 歲，狗約 20 歲，小鼠最多為 3 歲。

上述皆說明生物的壽衰確與遺傳密切相關。

三、蛋白質衰變說

生命以蛋白質為存在形式，生命產生於蛋白質，因此，生命的衰老也應發生在蛋白質。持上述觀點的人認為，生命衰老的主要根源在細胞質，即蛋白質的改變，而不是細胞核。

有的學者認為，衰老的產生是由於核蛋白對基因的失控，他們認為組蛋白的核蛋白可以抑制全部基因的活性，一般情況下 90%的基因都被制約著。當細胞衰老時，非組蛋白發生變化，激活了那些平時不用的基因，從而使基因泛溢，生命淪陷污濁，很快走向衰老死亡。

1963 年，Orgel 提出蛋白質合成差錯導致衰老，他認為，在蛋白質的合成過程中，無論哪一個環節發生差錯，包括 DNA 的複製、DNA 的轉錄等，都可導致蛋白質合成異常，產生的異常蛋白質逐漸堆積在細胞內，致使細胞不能正常活動，終至衰老。

蘇聯的麥德維德夫（Medvedev）持同樣觀點，他發現氨基酸錯排，導致異常蛋白質的堆積可致衰老。1970 年，弗羅爾基斯（Frolkis）也注意到細胞的基因發生異常，會導致細胞內蛋白質合成障礙，從而使生命活動無法進行。另外，美國洛克菲勒大學的細胞生物學家尤金尼亞發現，人老化時會出現一種特殊的「衰老蛋白質」，存在於人體結締組織細胞中，這種變性蛋白質的出現可以說是衰老的信號。

1924 年，國外學者魯齊卡提出蛋白膠體，他發現隨著人的年齡增長，蛋白膠體異常交聯會增多，使組織變硬，細胞通透性降低，酶活性下降，細胞失去彈性而發生老化。1963 年，Bjovksten 提出，交聯破壞作用甚至可發生於細胞核的 DNA 上，DNA 雙股結構的股間交聯，使大分子失去正常作用，最終導致細胞衰老。

哈蒙（Harmen）1956 年提出自由基學說。自由基是一種具有高度氧化活性的游離基，會損壞細胞膜，嚴重破壞蛋白質結構。由於自由基帶著奇數電子，有高度的自由能及強氧化力，因此易產生過氧化基及羥基，易與蛋白質、核酸、脂肪等物質發生過氧化反應，使蛋白質嚴重變性，導致衰老。

上述諸多衰老機制均由蛋白質異常引起，足見蛋白質變性在衰老學說中的重要地位。

四、腦衰說

持腦衰說觀點者認為，衰老並不發生於細胞中，而是發生在大腦中。他們認為，腦細胞是人體細胞中分化度最高的細胞，不能再生。自出生以後，腦細胞只會減少，不會再增加。

人從 30 歲開始，大腦每天即有 10 萬個腦細胞死亡。醫學家們注意到，一定年齡之後，人腦細胞神經軸突末梢合成的化學遞質減少，合成核糖核酸的能力減退，腦細胞的各種代謝率下降。

還有一種觀點認為，腦成長得快，衰老也應早，腦在胎兒期即發育很快，腦的生長速度大大快於形體，到 6 個月時，嬰兒的腦重量已達到成人的一半，到達兒童期腦重量已接近成人，這樣便可以解釋為什麼兒童頭部比例較大。然持腦先衰觀點者的理由並不充足，因為很少有腦生理性衰老先於形體衰老的現象（病理性腦衰老除外）。

1976 年，弗朗克斯（Franks）、芬奇（Finon）等發現大腦有「衰老控制中心」，在下丘腦及垂體。下丘腦是人體的重要調節中樞，下丘腦由垂體遙控人體的內分泌系統，從而維持內外環境的平衡。一旦這個衰老中樞「失職」，人體內分泌功能及各種生理功能都將發生紊亂而導致衰老。

1980 年，E vevitt 明確提出下丘腦是人體的「衰老鐘」。美國學者登克來（Dencla），透過動物實驗推測，垂體會定期釋放一種激素，他稱之為「死亡激素」。這種激素會阻止人體細胞利用甲狀腺素，導致蛋白質代謝異常而發生衰老。他切除了鼠的垂體，但給予各種垂體激素，待原來已分泌的「死亡激素」從體內排出，鼠的壽命得到了延長。

另外，有學者認為，大腦細胞空間最易受到脂褐素的堆積，衰老開始時腦細胞空間已被占據了一半，從而影響腦細胞的代謝而致衰老來臨。還有的學者認為，腦細胞的生化代謝容易減退，腦血管壁易被脂質沉積而形成硬化，諸如種種，都認為大腦是衰老的主要根源。

五、其他衰老學說

（一）內分泌紊亂學說

內分泌系統是人體的重要調控系統，因受下丘腦、垂體控制，故又稱為神經內分泌系統。內分泌紊亂對衰老有重要的影響，但並非為衰老的原發病變。內分泌腺包括垂體、腎上腺、甲狀腺、性腺、胸腺，無論其中的任何一個腺體發生功能減退，均會引起整個內分泌系統紊亂的連鎖反應，從而誘發生命迅速衰老。目前已注意到性腺功能減退，可使胸腺缺少刺激而萎縮，促使衰老迅速發展。

另外，垂體分泌的「死亡激素」對甲狀腺細胞的抑制是導致衰老的一個新觀點。

（二）免疫學因素

免疫系統是人體重要的防禦功能網，其引起衰老的因素主要為免疫潛能減少和自身免疫功能增強。主要表現為免疫器官隨年齡增長而退化，包括胸腺的逐漸萎縮，脾和淋巴結的退行性變化，具體為細胞免疫的下降，如 T 淋巴細胞的活性下降，淋巴細胞總數減少以及體液免疫水平下降。

目前有研究發現淋巴細胞減少為死亡先兆，死亡前三年淋巴細胞減少也許正是壽命鐘的安排。

1962 年，沃霍德（WoHord）提出自身免疫理論，主要原理為免疫監視功能失靈，把自身組織誤認為異物而排斥，進而發生的一系列破壞性反應，而導致衰老。

由於免疫監視系統的失職，導致細胞的異常增生不能限制，而自身的正常細胞卻被破壞。既不能清除異己，又不能消滅外來，更不能監視突變，防禦系統變成了破壞系統，於是加速了衰老的速度。

以上為現代科學的各種衰老機制學說。

第二節 太極八卦生理時鐘與抗衰老

一、太極八卦生理時鐘的含義

人的生命過程是太極八卦陰陽消長的過程，也即呈現著太極八卦生理時鐘的固定程式。從出生到死亡，蘊含著陽長陰消、陽消陰長的過程（圖27－1）。

人出生後，自子時，陽氣逐漸生長，至卯時陽長加速，陽盛極時則相當於太極圖的午時；午時陽極一陰生，至酉時，陰氣生長加速，衰老來臨，到子時陽氣漸亡陰氣盛極，死亡將至。

根據太極陰陽消長理論，衰老與死亡是生命必然出現的過程，是不可避免的。陽生意味著生命的開始，陽生之後必然逐漸陰長，陰氣充斥勢必導致生命的終止。陰盛陽必衰，生與死和陰與陽一樣，是一對矛盾統一體，故死亡是不可避免的，死亡是生死矛盾統一的結果。

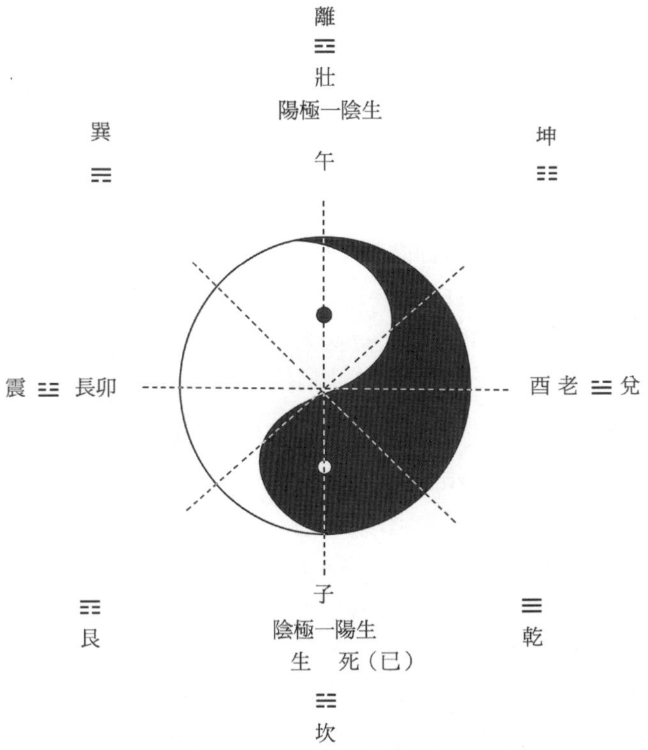

圖 27－1 太極八卦生理時鐘

太極八卦生理時鐘強調生長衰老是按照從陰極一陽生之後的太極生命函數展開的，生長衰老的過程遵循的是太極八卦生理時鐘的過程，和壽命鐘的觀點是一致的。

從宇宙星球的生滅來看，宇宙星球同樣存在著產生和衰亡的過程，宇宙大爆炸產生新的星體，新的星體又發生著膨脹和收縮的演變。「黑洞」就是衰老而坍縮的星體，100 億年後，黑洞又重新爆炸，產生新的星體。當然宇宙星球的產生和衰亡週期要長得多了，可以說是幾百億年才能完成一個回合。說明衰老是大自然的必然規律，任何物質都逃脫不了衰老。

任何物質都存在著陰陽消長的客觀規律，因此，衰老和死亡必然存在，人的生命過程無論長短都必然遵行太極八卦生理時鐘的生長衰亡規律，也即陰陽消長盛衰變化的規律。

二、太極八卦生理時鐘對抗衰老的啟示

對於衰老的開始時間，目前有三種觀點，其一，從受精卵開始，理由是人一生下來就已經很老了，像一個小老人；其二，從性成熟期開始，依據是有些動物交配產卵後即死亡或即開始衰老；其三，人的生長期一結束，衰老即開始。

根據太極八卦生理時鐘理論，陽極一陰生，提示衰老開始於陽極，也就是太極圖的午時。於後天八卦而言，則產生於離卦，離卦為陽之極，陽極則陰生，故《易・離卦》曰：「日昃之離。」日昃謂中陽已偏，表明陽極一陰生，陽氣開始漸衰。

人的一生與太極八卦生理時鐘相吻合。壽命越長則陽極越遠，衰老開始得也越晚。每一物種都有固定的壽命，人的壽命相對較長，為 100～125 歲，《內經》稱之為「天年」，《內經》也認為人的壽命為百歲，如《靈樞・天年》：「百歲，五臟皆虛，神氣皆去，形骸獨居而終矣。」

如 100 歲的壽命，按照太極八卦生理時鐘理論，陽極應為 50 歲，即 50 歲開始衰老，80 歲的壽命則陽極為 40 歲，即 40 歲才開始衰老。性成熟期只在卯時階段，並不屬於陽極階段，因此不可能出現衰老，如以人而言，女子性成熟期為 13～15 歲，男子為 15～17 歲，這個年齡正值荳蔻年華，根本談不上衰老。再以生長期結束即發生衰老的觀點而言，人的生長期結束為 20 歲左右，還是青年期，也談不上衰老，即使壽命只有 60 歲的人，陽極期也要到 30 歲，陽極階段為人的體力、智力、生殖力的旺盛時期，故根據太極八卦生理時鐘理論，衰老應開始於陽極一陰生階段，即 30 歲、40 歲、50 歲，但也只是開始，從午時到酉時，雖然陽已漸消陰已漸長，但占優勢的仍

然是陽氣，只有到酉時以後，陽氣才處於劣勢，於是從酉時開始衰老大幅度加速，到子時則衰亡，上述為太極八卦生理時鐘對衰老機制的啟示。

衰老的起始時間在陽極，說明只要延長陽極期以前的任何階段，使陽極盛期推遲，則衰老必將得到延緩。因此，人在中年以前要注意盡量減慢衰老的速度。但現代的人，往往不注意推延陽極期的到來，在中年以前過用陽氣，導致陽極期提早到來，衰老也就接踵而至。如過度操勞，長期超負荷勞動，工作過度緊張，早婚、早育等皆可導致早衰的來臨。

如世界上有的拳擊名將，因為在壯年以前過度興奮，導致衰老出現得很早，因此，中年階段是人體生命週期的重要轉折點，在中年以前尤其要注意防止超過生理限度的勞累，延緩陽極期的到來，則可使衰老週期延長。

三、衰老的產生機制

按照太極八卦生理時鐘的陰陽消長理論，衰老是由於陰分的增長，陽分的消減所致。所謂「陰分」在這裡當然不是指的生理性的陰氣，而是病理性的陰氣。陽主動，陰主靜，病理性陰分的增長，主要包括陽性的動勢減弱，陰性的惰態增大。

具體為細胞代謝活力消退，各種代謝物質的活性減弱以及生命的運轉過程出現惰性，細胞活動遲滯，調節失靈，細胞運動速度減慢等，尤其各種陰性惰性物質的出現或大量增加，更加阻礙了細胞的運動過程。

現代醫學已注意到隨著增齡，一些惰性物質在人體內逐漸出現、增高、甚至堆積，佔據了細胞的空間，阻礙了細胞的代謝活動。如脂褐素的大量出現；控制基因的組蛋白功能減退，導致基因的堆積；垂體分泌的抑制細胞利用甲狀腺素的「死亡激素」；還有由於蛋白質合成過程的差錯，隨年齡增長，異常蛋白質堆積在細胞內（即所謂「細胞間隙佔據學說」，細胞間隙因被代謝「垃圾」堆積，阻礙了細胞的正常代謝）；過度異常的交聯干擾使結締組織細胞通透性下降，代謝滯緩；甚至 DNA 發生股間交聯，使細胞活力弱化，或在 DNA 鏈上出現「衰老基因」；「失水代謝物」在毛細血管中出現，阻塞了體內流體的流動，使新陳代謝滯緩；大腦內起傳遞物質作用的乙醯膽鹼逐漸減少，細胞活力減弱；膽固醇及其他脂類物在血管壁沉積，影響血液流動；體內脂肪的堆積……諸此種種不勝枚舉，都說明了「陰分」的增長經由各種渠道作用於細胞，使細胞本身的活性降低或產生大量的「陰分」物質（惰性物質）使細胞不能正常活動，生命過程失於正常，從而產生衰老。這實際上就是陰長導致陽消的過程。

生命在於運動，細胞是生命的基本單位，細胞活動是生命活動的基本形式，細胞的運動受到阻礙，自然宣告衰老的來臨。

陰長陽消導致生命衰老，「陰」長的目的，在於削弱「陽」的活力，使「陽」不能正常運動，因此，提示生命在於運動，運動產生生命，運動是物質存在的基本條件。

細胞不能正常運動則導致衰老，說明抗衰老的原則應該是維持和恢復細胞的正常運動。

四、衰老能延緩嗎？

衰老完全可以延緩。人體的潛力是巨大的，若方法得當，人不但能延緩衰老，還能「返老還童」，但再次衰老和死亡終究難免。

根據太極八卦生理時鐘的陰陽消長理論，陰極一陽生，故人有「返老還童」的可能。世界上也確有少數老年人出現頭髮逐漸變黑，智齒生長的特殊現象，當然他們最終也難脫死亡。

根據太極八卦生理時鐘的陰陽消長理論，盛極必衰，陽極一陰生，故有觀點：如能延長陽盛極期（午時）以前的任何一個階段，都有可能推遲陽極點的到來，從而延長生理時鐘。尤其要延長卯點（性發育期成熟）以前的階段，也即在少年時期盡力發展智力，加速大腦的發育。這樣由於卯時的推後，午時陽極盛年的時期就可後移，那麼衰老就可大大延後。

英國神經生理學家科斯塞利斯和宋勒也提出人腦越發達，越長壽；人腦工作越早，越持久，腦細胞的老化過程就發展得越慢。腦為人體的中樞，正如《周易》所言「乾為首」「乾為君」，腦不衰則全身不衰。

第三節 腦與抗衰老

腦是人體中衰老最慢的器官，腦有著巨大的潛力。儘管人從 30 歲開始，每天即有腦細胞相繼死去，但人腦仍存在著驚人的儲備。

美國科學家馮利皮・戴爾門德透過老齡鼠實驗發現，在險惡而複雜的環境（有貓威脅的地方）中，老齡鼠可長出新的神經根。險惡而複雜的環境還可促使與智力發育相關的細胞大量增生，雖然僅是動物實驗，但也給人類抗衰老的研究帶來了曙光。

此外，有科學家經過研究後提出，近一個世紀以來，人腦的平均重量在增加，還有學者發現女性腦細胞雖然從 40 歲時就開始萎縮，但過 50 歲後其萎縮速度又會減緩，變得比男性慢，提示腦的衰老速度在一生中可能存在著週期。

過去判斷死亡的依據是呼吸、心跳的停止，現在認為死亡判決取決於大腦，現在還有科學家進行斷離人頭的科學研究。一些科學家正力圖使斷頭復合，有的國家甚至進行斷頭移植研究，說明人腦確實有強大的生命力。

腦為人體的中樞器官，對生命活動具有重要的調控作用。正如《周易》所言「乾為首」「乾為君」，群龍不能無首，因此，抗衰老的重心應放在腦，只要腦不衰，身體的其他部位就有希望了。

中醫也非常強調腦對全身的重要影響，如《內經》中「心者，君主之官也，神明出焉」「五臟六腑，心為之主」「主不明則十二官危」「心者，五臟六腑之大主也，精神之所舍也，……心傷則神去，神去則死矣」，都表明腦是全身各大系統的總轄，要全身不衰，必須腦不衰，足見防止腦衰老對延緩衰老的重大意義。

據文獻記載，1959 年，Sacher 根據 Friedentnol 1910 年提出腦部發育與壽命相關論，即腦部發育與壽命成正比，哺乳動物中人的腦最發達，壽命也最長，說明腦與壽命確實相關。

怎樣才能防止腦衰老？首先在於要用腦。逆水行舟不進則退，退休了的人主管人事、社交的那一部分腦細胞會很快衰退，說明抗腦衰老的原則仍然是「用進廢退」。

腦細胞確有強大生命力，但「生命在於運動」，腦子越用越靈，《周易》中「生生之為易」就是強調運動才能再生。腦存在著巨大的潛力，即使衰老也只是部分地進行，因此減緩腦功能的衰退是大有前途的。科學家們（如 1981 年美國科學家斯佩里）研究發現，人腦左半球主管語言和抽象思維，右半球主管音樂藝術和形象思維。

腦具有強大的生命力和儲備能力，是人體的中樞器官，對腦的研究在抗衰老中有著重要的意義。

第四節　「負性重演」生命返還與抗衰老

《易・泰卦》曰：「無往不復。」《易・繫辭》亦曰：「日往則月來，月往則日來，……寒往則暑來，暑往則寒來。」宇宙的物質運動存在著週期性的往返。當然，返回的不是原物，也不是原路原時返回，而是進入一個更新的高度上的週期性運動，也就是說返還運動是總體的往返而不是某一個具體個體的循環重複。

宇宙存在著膨脹和收縮的往返大回合，生命同樣存在著往返的週期運動。人的性細胞中的遺傳基因，即可由受精卵「長生不死」，進行生命的往返運動。整個生物界包括人類都在不停地進行著生與死的往返運動，但不是某一個個體原物的往返，而是整個生物界生命活動的週期往返運動，否則就會陷入唯心循環論的泥坑，就不是唯物主義的觀點。極少數人即使年老後反而出現髮黑齒出等現象，但仍然避免不了衰老和死亡。

《老子》中同樣體現了運動存在著往返週期的觀點，如「反者，道之動」（《老子・章四十》），即認為往返是宇宙運動的規律。老子還有「專氣致柔，能如嬰兒乎」「復歸於樸」（《老子・章二十八》）的觀點。

需要注意迴光返照的情況，患者久病在床，突然出現面色紅潤、神采奕奕，但不久即進入更嚴重的衰弱。

第五節　運動與抗衰老

「生命在於運動」這一光輝論斷是永不衰退的真理。

辯證唯物主義認為，運動是物質的存在形式，運動是物質不可分割的根本屬性。

運動是絕對的，靜止是相對的，運動與靜止是矛盾統一體，靜止只是運動的特殊狀態。也就是說，運動是無條件的，永恆的，普遍的，絕對的；而靜止則是有條件的，暫時的，相對的，這是辯證唯物主義的動靜觀。動與靜雖然是一個矛盾統一體的兩個方面，二者互相依存，但動是矛盾的主導方面。

生命無時無刻不存在著運動，即使人躺在床上「不動」，可是從宏觀上看，仍然隨著地球在進行繞太陽的圓周運動；從微觀上看，身體裡的千千萬萬個細胞內的電子正在圍繞著原子不停地旋轉著，細胞和組織器官內的一切理化活動也仍然進行著，只不過是減慢了速度而已，呼吸、心跳更沒有停止，心電波、腦電波在不停地標出曲線……生命的運動是絕對的、永恆的，靜止只是相對的，在一定條件下的。

強調「生命在於運動」是為了增強「陽」的活力，去除「陰」的惰性，而「生命在於靜止」的目的又在於「節能」，以維持細胞更持久的活性。

適宜的運動對細胞的生命活動有著重要意義，尤其中年以後，人體細胞內的陰性惰性成分增多，阻礙細胞的正常活動。加強運動可使血流加速，氣血活動加快，有助於去除這些隨著年齡增長而大量出現的惰性物質，延緩衰老。

人們可透過運動達到養生、延緩衰老的目的，尤其適於肥胖者及中年人，因為運動能促進新陳代謝，去除體內廢物。運動養生的優勢在於所需時間短，每次僅 15～30 分鐘即可，日久可以稍延長一些時間。

運動養生的優勢還在於使血流加速，衝擊和打開微循環系統以抗衰老。微循環系統是生命物質的交換場所。微循環系統的儲備力量之巨大，足夠供給人體受用一生。代謝廢物的沉積和黏著，淤塞了許多血管床，使管腔狹窄，甚至閉塞。加強運動，使血流加速，就可以把淤積在血管裡的垃圾沖洗出去，充分發揮微循環的作用，對延緩衰老非常有益。

運動可以幫助人體生發陽氣，故晨練最為適宜，簡便易行。人們可任意選擇一種運動（跑、跳、步行、游泳、騎車等均可），注意運動時調整呼吸（胸式及腹式呼吸交替進行）。

第六節 陽氣與生命

氣，古文作炁，即言氣寓火之意，有動力之作用。

《易・繫辭》中「精氣為物，遊魂為變」「變動不居，周流六虛」即強調了氣既是一種物質，亦是一種周流於六虛（空間）中的物質流。《周易》在幾千年前就對氣有這樣唯物的認識，即使從今天來看也是前沿的，北宋張載亦強調：「太虛不能無氣，氣不能不聚而為萬物。」

陽化氣，陰成形，故氣是屬於陽性的物質，具有陽性動力，與形相對而言，氣稱為陽氣，形謂之陰形。其中，先天之氣又稱為「炁」，如《入藥鏡》曰：「先天炁，後天氣，得之者，常似醉。」如以虛實而論，則又虛者為「炁」，實者為「氣」。前者主要源自先天，後者則來自後天，二者皆具有生命動力之作用。

中醫以氣化及氣機升降活動作為氣的運動形式，並以藏於腎的先天之氣為人體的元真之氣，乃生命活動之根基。《內經》稱之為真氣，如曰：「真氣者，所受於天，與穀氣並而充身者也。」（《靈樞・刺節真邪論》）

《難經》則謂之原氣，如：「命門者，諸神經之所舍，原氣之所繫也。」真氣包含人的宗氣（心肺之氣）、中氣（脾胃之氣）、腎氣以及經氣（經絡之氣）。

陽氣為生命的火種，火種熄滅則生命終結，故保護陽氣、減少陽的損耗，是抗衰老的重要環節。

蠟燭燃燒得越旺，熄滅得就越快，生命雖然在於運動，但合理調節動與靜，動養生和靜養生相配合，是保護陽氣、延長生命的關鍵。動與靜是運動內容的統一，只強調生命在於運動，而忽視「生命在於靜止」，則不是全面、辯證的養生觀。

第七節 水與抗衰老

河圖洛書和天一生水的觀點，皆認為水為生命之母，強調萬物皆源於水。《周易》：「天一、地二、天三、地四、天五、地六、天七、地八、天九、地十。」其中「天一」即突出一為萬數之首，一為水數，故水為萬物之始。《尚書・洪範》：「一曰水。」《類經圖翼》：「天一生水。」皆強調了水在萬物中的重要意義。

偉大的生物學家達爾文在《物種起源》中提出，人類由猿進化而來，國外有學者向更遠古時代推測，人的祖先可能是遠古時期的魚類。在這一點上，我國的祖先早已有「先見之明」了。在我國 6000 多年前的仰韶文化時期，有兩條魚占顯著位置的族徽，為雙魚銜人面紋。

魚兒離不開水，由魚到人雖然已經過了億萬年的演化過程，人已經進化到陸地生活了，但是，水依然是人類維持生命的重要物質。人沒有食物尚能活幾週，但沒有水則只能維持 3 天。

水既然和生命活動關係如此密切，那麼和衰老機制也必然相關。因為水是細胞傳遞代謝物質的媒介，缺少水則細胞代謝不能正常進行，衰老也就來臨了，足見水的重要價值。

水質與生命的關係也非常密切，長壽者所居環境，大多是水質比較好的地方，含有對人體細胞代謝有益的礦物質、微量元素，水質不好的地區的居民容易患各種疾病，現在許多地方由於生態環境被破壞，水源品質急遽下降，十分不利於人的健康，因此，保護水質，使水源不被污染，對人類抗衰延壽具有重要意義。

生命以蛋白質為存在形式，而水則是蛋白質的存在條件。人體的含水量約為 70%，水是物質訊息交換的媒介，人早期的始祖源於海洋水生動物，故人即使已經離開海洋億萬年了，卻仍然離不開水。

水在中醫中稱為津液，清代醫家吳鞠通說：「存得一分津液，便有一分生機。」他高度強調了津液對人體的重要意義。在長期的生活實踐中，中醫創造了許多保津的養生方法，如吞津法。口中津液出自金津和玉液，和脾腎關係密切。由於足少陰腎經「挾舌本」，足太陰脾經「連舌本，散舌下」，又舌根為腎所主，故口中津液與腎的關係更加密切。腎主五臟之陰，唾液分泌正常，標誌著腎氣充盛，能蒸騰腎水上濡清竅，津為腎液，故吞津能養生延壽。

古書記載，有一閨閣小姐，日漸消瘦，疲倦乏力。大夫診之，並未發現七情因素，後發現門角丟有大量瓜子殼，頓悟乃津液損失所致，遂令其侍女將瓜子殼每日煮水分服之，小姐服瓜子殼水後，果然津氣漸復，皮膚漸潤而癒。

體液分為細胞內液及細胞外液，血漿是體液變化的標誌，間質液是血漿的貯水庫。細胞內液及細胞外液由電解質共同維持著一定的生理滲透壓，使血液保持合理的濃度。故養生應注意早晚飲適量的水以稀釋血漿濃度，加快濁物排出，對血脂、膽固醇高的人更有益處。

人的皮膚、呼吸、九竅、二便，每天都要消耗大量的水分，而腸、腎都有回收水的功能，能維持水液出入的平衡，所以也不必過量飲水，以免增加心腎負擔。

水和人體生命的關係是非常密切的，注意飲水衛生對預防衰老有著重要影響。

現在，國外有學者提倡「水中分娩」，認為子宮內的羊水是一個小海洋，胎兒在小海洋中發育，出生也應在海洋水中。經過實踐，發現在水中誕生的嬰兒，其成長與大自然更加適應、融和，足見生命與水之密切關係。

綜上所述，易理對衰老壽說有著重要的指導意義。易理動靜統一觀的啟示，太極八卦生理時鐘的意義以及易理反向運動的思考等，都對衰老壽說有著不可估量的指導價值。易理作為人類最古老的理論之一，對人類最棘手的課題蘊含著最新的啟示。

第八節　死　亡

一、概言

生與死是生命過程的一對矛盾統一體。有生必有死，死，是不可避免的。

什麼是死亡？

按照中醫傳統的觀點，形神合一曰生，形神分離曰死。腦為神之宅，說明中醫最先認為腦死亡為死亡的標準。《內經》：「得神者昌，失神者亡。」

死亡，分為自然死亡和非自然死亡兩類。

（一）自然死亡

可稱為壽終正寢。壽終正寢標誌著生命的氣數已盡，燭光自然熄滅，這種死亡應該是無痛苦的，無悔的，許多壽終正寢的老者，死後面容安詳自如，甚至面帶笑容，就是這個緣故。

（二）非自然死亡

是因為疾病，或者其他原因所致，這種死亡是痛苦和遺憾的，死者也多面帶苦楚。

既然自然死亡是無痛苦和無悔的，人們就應正視死亡，解除對死亡的恐懼和痛苦，讓死亡來得安樂一些。

佛教的創立者釋迦牟尼放棄高貴的王位，離別美麗的妻子和兒子出家修佛，主要的原因即在於他立志解除人們對死亡的痛苦和恐懼。佛家提出三世輪迴，期望用「不死」「再生」來幫助人們解除對死亡的痛苦和恐懼。

政治家則用「死得其所」強調無悔之死，以樹立革命的生死觀。

社會學家提出安樂死，目的在於早日結束死前的痛苦。

醫學家則想盡一切辦法延緩死亡，也是為了減小死亡給人們帶來的痛苦。其實，死亡是生命過程的終結，是生命整體的發展過程，是避免不了的。

二、死亡

（一）陰陽盛衰週期

生命過程是陰陽盛衰消長的過程，也即陰消陽長，陽消陰長的過程，是生、長、壯、老、已的過程，簡單說就是生與死的過程。

人體的陰陽盛衰消長週期，來自宇宙中日、月運動的週期，包括年週期、月週期及日週期。

由於陰陽盛衰產生氣機的升降變化，產生子午時刻（23 點一翌日 1 點，11—13 點）和「二至」時期（冬至、夏至），見圖 27－2。由於陰陽氣交的偏極，容易形成陽極和陰極，導致陰陽偏勝、水火不濟、虧血失交，所以這兩個時期最易導致死亡。

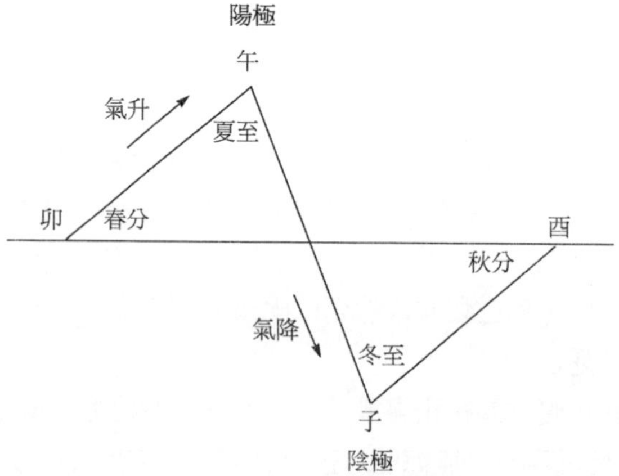

圖 27－2　子午陰陽氣機升降

陽氣亢盛的疾病和一些出血性疾病患者，例如，腦出血患者，易在午時和夏至這些時刻死亡或病情加重。反之，陽衰陰盛之疾病的患者，如腎衰竭、心力衰竭、心肌梗塞等病的患者，則易在子時夜半和冬至前後死亡或病情惡化。同樣，由於子午時是氣機升降的偏極點，所以氣盛極或氣衰極的疾病患者也容易在這兩個時刻死亡。

（二）五行生剋

中醫強調被克之時，往往是病情加重或死亡的時期。《內經》中多次提及。

夫邪氣之客於身也，以勝相加（相剋），至其所生而癒（生子臟時），至其所不勝而甚（死於被魁時日），至於所生而持（生已時日），自得其位而起（本臟當日之時日）。必先定五臟之脈，……死生之期也。

（《素問・臟氣法時論》）

所以，根據五臟相剋理論，《內經》明確指出以下內容。

肝見庚辛死，心見壬癸死，脾見甲乙死，肺見丙丁死，腎見戊己死，是謂真臟見皆死。

（《素問・平人氣象論》）

《素問・臟氣法時論》還對各臟的死亡時刻進行了具體的論述。

病在肝，癒在夏，夏不癒，甚於秋，秋不死，持於冬，起於春，禁當風。肝病者，癒在丙丁，丙丁不癒，加於庚辛，庚辛不死，持於壬癸，起於甲乙。肝病者，平旦慧，下晡甚，夜半靜。

《內經》在生剋原理的指導下，總結了許多脈舌與死亡的關係。

脈逆四時，為不可治。……所謂逆四時者，春得肺脈，夏得腎脈，秋得心脈，冬得脾脈。

（《素問・玉機真臟論》）

（三）經絡

經絡，是人體最敏感的系統。傳統的觀點認為「久病入絡」，其實初病最先入絡，許多疾病最早的先兆即出現於絡脈。

經絡系統可能是一種特殊的生命活動方式，屬於微觀層次上的新結構，因此，人體臟腑的病理變化，哪怕是極微小的疾患，亦能從經絡上窺出端倪。實踐證實，離人體愈遠、愈細小的絡脈部位，愈具有最早反映體內疾病訊息的現象，如虹膜診、甲皺微診、舌下絡診、鞏膜絡診等。

太陽之脈，其終也，戴眼反折瘈瘲，其色白，絕汗乃出，出則死矣。少陽終者，耳聾百節皆縱，目睘絕系，絕系一日半死；其死也，色先青白，乃死矣。陽明終者，口目動作，善驚妄言，色黃，其上下經盛，不仁，則終矣。少陰終者，面黑齒長而垢，腹脹閉，上下不通而終矣。太陰終者，腹脹閉不得息，善噫善嘔，嘔則逆，逆則面赤，不逆則上下不通，不通則面黑，皮毛焦而終矣。厥陰終者，中熱嗌乾，善溺心煩，甚則舌捲，卵上縮而終矣。此十二經之所敗也。

（《素問・診要經終論》）

此外，在《靈樞・終止》中也同樣有十二經終的論述。

（四）《易經》

1. 八卦氣質

《易・離卦・象》所曰：「突如其來如，焚如，死如，棄如。」離卦人火氣偏盛，火氣通於心，心主神明，故離卦人多患心腦血管疾病，往往死於腦卒中、腦出血等疾病。

《內經》也提出火形之人多暴死，如《靈樞・陰陽二十五人》曰：「火形之人，……急心，不壽暴死。」

坎卦人屬水，偏陰盛，由於水性下沉，陰斂陽藏，所以多長壽，少猝死。

巽卦人屬木，陽氣偏旺，風性散動，氣運疾速，陽氣耗散快，所以也易猝死。

坤卦人屬土，偏陰，氣運緩慢，陰陽調和，少急性病，所以少暴死。

乾卦人屬金，氣血調和，陰陽少亢，因此也少猝死。

2. 太極

太極圖是陰陽運動規律的高度濃縮。生命的過程是陰陽消長轉化的過程，太極圖陰陽合抱，是陰陽消長轉化最典型的標誌。

生命的規律是：陰消陽長，意味著生；陽消陰長，則預告著死。太極圖的陽魚，象徵著生與長，陰魚則代表著老與亡。

太極八卦生理時鐘提示，陰極一陽生，陽極一陰長，即指出生命起生於陰極，衰老起步於陽極，生命終止於陰極。距陰極愈近，表示衰老的程度愈重，離死亡的時間也愈近。這就提示了陰極是自然壽終的標誌。

孔子曰：「五十而知天命。」說的就是這個道理，因為人生到了五十之際，陰分明顯加重，衰老大踏步來臨。

陰極是一生中陽消陰盛的標誌期，標誌著陽氣的衰亡，所以也意味著死亡的到來，因此太極圖也啟示了陰盛是衰老死亡的主要因素，延緩陰盛是延緩衰老、死亡的重要措施。

如何延緩陰盛？

人老了，生命活動即開始出現惰性，而且隨著年齡的增大而倍增，最後形成惡性循環，陽虛則陰愈甚，陰愈甚又導致陽愈虛。終於形成不可逆轉的陰盛而導致死亡。

事實上，隨著年齡的增長，由於陽氣運化的不力，人體的陰分物質也逐漸滯留，其根源在於陽衰陰盛，因此，50 歲以上的人，要注意益氣消陰，只有阻斷陽消陰長的演變，才能有效地延緩衰老，延緩死亡。

3. 河圖洛書

河圖洛書是五行的搖籃。透過河洛之數與五行相結合構成獨特的河洛生命數，標誌著生命的生、長、壯、老、已過程。

河洛生命數，是河洛生成數與生、長、化、收、藏五化的結合。五化和五臟相關，是生命的標誌。即天三生木，木氣主生，方位在東，外應春溫，內應肝氣；地二生火，火氣主長，方位在南，外應夏熱，內應心氣；天五生土，土氣主化，方位在中，外應長夏濕，內應脾氣；地四生金，金氣主收，方位在西，外應秋涼，內應肺氣；天一生水，水氣主藏，方位在北，外應冬寒，內應腎氣。

河洛生命數象徵著河洛時空與臟氣的特定關係，提示了臟氣生終與時空的關係。如肝氣生於東而終於秋，心氣生於南而終於冬，肺氣生於西而終於夏，腎氣生於北而終於長夏。

（五）死亡的標準

傳統上，呼吸、心跳停止即死亡。

中醫對死亡的認識是比較先進的，中醫認為「失神者死」，即神死即可認為已死，腦為神明之府，所以，中醫的神死，即所謂腦死亡，與今天的腦死亡標準一致，證實了形神分離，才是真正的死亡。

第二十八章

《周易》與語聲生命科學

語言，是生命交換訊息的形式；聲波，是訊息的載體。聲音和語言都是物質運動的產物，都帶有能量，是人體生命訊息的重要內容。

第一節 語聲訊息概言

聲音是一種能量也是一種生命訊息，是在物質運動過程中產生的，自然界萬物的運動都會產生能量，在能量的釋放過程中都會產生聲音，聲音也象徵著物質運動的程度。物質運動程度愈高，產生的聲音也愈大。一切物質都有波動的性質，聲音是在大氣中由聲源傳送到聽者的聲波，聲波是一種縱波，能引起人耳聽覺的聲波頻率範圍為 20～20000 赫茲，聲波有一定的頻率、振幅和波長，波的傳播，實際上就是能量的傳遞，也就是說聲波可以產生功率。

一般而言，聲波的速度取決於壓強變化與相應密度變化的比值，聲波在固體中的傳播速度比在空氣中的傳播速度要快得多，故俯聽鐵軌可以提前聽到火車奔馳的聲音。由於聲波在水中的傳播距離最遠，且傳播速度可達 1400 米／秒，故聲吶系統即是利用聲波在水中的反射來進行測控的。

由於聲波碰到障礙物會反折，故醫學中利用回聲定位的原理進行診察疾病，如超聲檢查，已廣泛應用於探測腫瘤等。聲音碰到的障礙物愈強，反射愈劇，甚至可以構成聲雲發生奇異的反折回聲。

在大氣密度分佈有很大差異的情況下，聲波和光波經過大氣的折射和全反射，人們有時能聽到和看到極遙遠處的聲音及景物，如海市蜃樓。如宋代科學家沈括《夢溪筆談》即有海市蜃樓的記載：「登州海中，時有雲氣，如宮室台觀城堞、人物車馬冠蓋，歷歷可見，謂之『海市』。」又「歐陽文忠曾出使河朔，過高唐縣，驛舍中夜有鬼神，自空中過，其說甚詳，此不具紀。聞本處父老云，『二十年前嘗晝過縣，亦歷歷見人物。」

聲音還有共振現象，即共鳴。

此外，沈括在《夢溪筆談》中還提到，剪一紙人放在琴弦上，當彈其他琴絃時，碰到和放紙人的弦音調相同的弦時，可發生共鳴，紙人就會跟著上、下移動，都說明聲波存在著共振現象。

語言是大腦物質活動的產物，是意識活動的形式之一，是生命體交換訊息的形式。

總之，聲音和語言都是物質運動的產物，都帶有能量，對人體的生命活動都有重要意義。

第二節 《周易》符「咒」

咒：同呪，祈禱。《後漢書・七一諒輔傳》曰：「時夏大旱……輔乃自暴庭中，慷慨呪曰。」咒，是一種密語，如馬王堆五字口訣：嗡、啊、嘛、嗒、哞。《說文》曰：「祝者，咒也。」古書《祝由十三科》即有許多關於咒的記載。

八卦就是最早的語言符「咒」，每一個卦便是一個符「咒」。如乾卦☰及坤卦☷象徵著對天地的無限敬畏，並稱之為父、母卦，《易・說卦》曰：「乾為天、為國、為君、為父。」「坤為地、為母。」震卦☳被崇為雷，巽卦☴被尊為風，離卦☲被奉為太陽（「離為日」），艮卦☶被敬為山，坎卦☵被尊為水，兌卦☱被崇為澤。總之，八個卦象徵著八個「符咒」。

《易經》卦符是最早的文化象徵，與巫師的咒符當然不同。《易經》最早是以卦符形式出現的，卦辭則是周文王後來補充的。大自然中的一切陰陽動靜、水火、剛柔、燥濕，全總括於八個符咒之中。

六十四卦的每一個卦同樣是一個咒符，皆有祈禱之義，卦辭猶如佛家經咒，其含義皆無量無際。

如《易經》的「元、亨、利、貞」，在許多卦爻辭中頻繁出現，有祈禱之含義，相當於佛經淨土宗的「南無阿彌陀佛」。元，大也，始也，博也；亨，美也，通也；利，和也；貞，正也。萬事萬物以「德合無疆，含弘光大」為吉祥如意。六十四卦三百八十六爻辭中，逢此四字則吉，逆此四字則凶。如《易・比卦》：「吉，原、筮，元永貞，無咎。」《易・泰卦》：「小往大來，吉，亨。」《易經》的「咒辭」是吉祥祈詞和警語祈咒，與少數術士巫師以《易經》卦辭行咒的性質大相逕庭。

此外，太極圖、河圖洛書和八卦一樣，為一種符「咒」，是濃縮了大自然萬物陰陽運動規律的符「咒」，同樣蘊含著《易經》「元、亨、利、貞」的意義。「元、亨、利、貞」四「咒」為浩然正氣，萬事萬物如此，人的氣質同樣如是，「正氣存內，邪不可干」，「妖魔」自被震懾，「鬼邪」必然畏退。這種符「咒」和佛家的佛咒，道家的道咒的目的一致，均嚮往美好的事物，修身養性，和巫師的惡毒詛咒則是風馬牛不相及的，二者不能相提並論。

第三節 「咒」語

咒，梵語也稱「陀羅尼」咒義，佛教認為是「總持」，謂總一切功德，持無量義理，為諸佛秘而不宣之語。

咒在佛教密宗中為真言，意為真實不妄的言辭。《大日經疏》卷一：「真言，梵日曼怛羅，即是真語如語不妄不異之音。」

佛教有息咒、增咒、懷咒、殊咒等。

佛教的心經（《般若波羅蜜多心經》）對經與咒的關係解釋道：「或經或咒，原同一體，若顯若密，本無異致。所謂顯即是密，密即是顯，經即是咒，咒即是經，經是顯咒，咒是密經，顯說即密咒之利益，密咒亦詮顯說之妙義。則此可知全經妙義總攝在此咒中，而全咒密益亦無不統該顯說文中。」佛教認為一切神咒皆是諸佛神妙不測之密語，故咒為五不翻（不解釋）中秘密不翻。

總之，佛教的咒語，要旨為宣發自己內心的篤誠祈禱，「清淨六根」，排除妄欲邪念，儘早進入「佛境」，因此「持咒」實為佛教苦度之「乘棧」，如《般若波羅蜜多心經咒》共 4 句 18 字：「揭諦揭諦，波羅揭諦，波羅僧揭諦，菩提娑婆訶（譯：度去吧度去吧，度到彼岸去吧，願大眾都度到彼岸去吧，快快地來成就無上佛菩提呀）。」

佛教的《般若波羅蜜多心經》是中國佛教最主要的奉經之一，全文僅 260 字，為觀自在菩薩的威德，是「照見五蘊皆空，度一切苦厄」的總持。《般若波羅蜜多咒》是大神咒、大明咒、無上咒、無等咒等，即能「照見無明虛妄，成就無上菩提」達到內心「圓滿」的狀態。全咒 18 字表露了佛菩薩救度眾生的悲心深切。

再如佛教淨土宗的「南無阿彌陀佛」心咒以及淨口業真言：「唵，哆唎哆唎，摩訶哆唎，哆哆唎，娑婆訶（譯：南無大慈大悲，救苦救難，廣大靈感觀世音菩薩）」等都是一種對佛的篤誠和對眾生苦度的悲憫。

此外，還有大乘十小咒：「囊謨三滿哆，母馱喃，阿缽囉底，賀多舍，娑囊喃，怛侄他，唵，佉佉，佉呬，佉呬，吽吽，入縛囉，入縛囉，缽囉入縛囉、缽囉入縛囉，底瑟姹，底瑟姹，瑟致哩，瑟致哩，娑發吒、娑發吒，扇底迦、室哩曳、娑縛訶。」

佛母準提神咒

南無颯哆喃　三藐三菩陀
俱胝喃　怛侄他
唵　折戾主戾
準提娑婆訶咒

七佛滅罪真言

離婆離婆帝　求訶求訶帝
陀羅尼帝　尼訶囉帝
毗黎你帝　摩訶伽帝
真陵乾帝　娑婆訶

大悲咒

南無、喝囉怛那、哆囉夜耶。
南無、阿唎耶，婆盧羯帝、爍缽囉耶。
菩提薩埵婆耶。摩訶薩埵婆耶。
摩訶迦盧尼迦耶。唵，薩皤囉罰曳，數怛那怛寫。

具有總持意義的密宗咒語「嗡、啊、吽」代表大遍照如來，無量壽如來及阿界如來三佛（據《瑜伽大教王經》）。觀世音菩薩《六字大明咒》：「唵、嘛、呢、叭、彌、吽」，其意仍然是對觀世音菩薩的篤誠。

總之，無論是《大悲咒》，還是《六字大明咒》《總持咒》等，都是對菩薩諸佛的篤誠祈禱，故「持咒」被佛教徒稱為佛海苦渡之「大筏」，涅槃佛道之「大乘」。

附　祝由與咒禱

祝，古為男巫之稱，《周禮・春官》：「大祝掌六祝之辭。」祝，也作咒解，《集韻》：「或作呪，亦作詋詶。」

由於古代中醫源於巫，故在中醫學發展的過程中，相當長一段時期內處於醫巫並存的狀態。《素問・移精變氣論》：「黃帝問曰：余聞古之治病，惟其移精變氣，可祝由而已。今世治病，毒藥治其內，針石治其外，或癒或不癒，何也？岐伯對曰：往古人居禽獸之間，動作以避寒，陰居以避暑，內無眷慕之累，外無伸宦之形，此恬憺之世，邪不能深入也。故毒藥不能治其內，針石不能治其外，故可移精祝由而已。當今之世不然，憂患緣其內，苦形傷其外，又失四時之從，逆寒暑之宜，賊風數至，虛邪朝夕，內至五臟骨髓，外傷空竅肌膚，所以小病必甚，大病必死，故祝由不能已也。」可見祝由並不能治療疾病。

在古代民間，祝由被用於祈告、符咒等，是巫醫並存的延續。例如，祝由、咒禁、書禁、禁科等，《山海經》曰：「有靈山。巫咸、巫即、巫肦、巫彭、巫姑、巫真、巫禮、巫抵、巫謝、巫羅十巫，從此升降，百藥爰在。」（《山海經・大荒西經》）。

第四節 中醫語聲醫學

我國早在公元前的殷商時期對音聲致病即有所認識，如殷墟甲骨文即有「疾音、疾耳、疾言」的記載。公元前 2 世紀的《靈樞・憂恚無言》即已闡述了人體發音的結構及機制，如：「喉嚨者，氣之所以上下者也；會厭者，音聲之戶也；口唇者，音聲之扇也；舌者，音聲之機也。」

《易經》八卦為五音角、徵、宮、商、羽的胎始。其中，震雷卦及巽風卦為角，為高頻音；離卦應徵音；坤卦、艮卦應宮音，為低頻音；乾卦、兌卦應商音；坎卦應羽音。《內經》將五音與五臟相配合，用以作為五臟的象徵之一，如表 28－1。

中醫《內經》極為重視五音，在運氣七篇中被作為五音建運太少相生，並以之推運五步。尤其《內經》非常重視音聲和內臟的關係，提出五音和五臟相應的理論，在診斷疾病方面具有重大價值。總之，《內經》把五音與中醫學相結合，並用之解釋中醫的病理及診斷，對中醫學做出了重要貢獻。

表 28－1　八卦五音應五臟

卦象	震、巽	離	坤、艮	乾、兌	坎
五行	木	火	土	金	水
五音	角	徵	宮	商	羽
五臟	肝	心	脾	肺	腎
五聲	呼	笑	歌	哭	呻
音頻	長而高	高而尖	重而濁	強而響	低而沉

一、五音內應五臟的理論基礎

中醫認為聲音發自於喉，喉為肺竅，為肺所司。氣是聲源的動力，肺主出氣，腎主納氣，肺腎之氣出於喉，運於齒、舌、唇始能發音，所謂肺為聲音之源，腎為聲音之根。此外，肺為宗氣之源，「宗氣積於胸中，出於喉嚨」（《靈樞・邪客》），故充足的宗氣是音聲發源的重要條件。此外，脾胃又為中氣之所出，中氣上榮，始能發聲，又肝主疏泄，對聲門的啟閉有一定的作用，心主血脈，氣血運行通暢，聲室得營血的濡養才能發音，因此五臟都與聲音有密切的關係。五臟精氣的充盛是聲音正常的根本，故《仁齋直指方》曰：「心為聲音之主，肺為聲音之門，腎為聲音之根。」甚是。

此外，在經絡方面，和喉有直接聯繫的有手太陰肺經「循於喉」（從肺系橫出腋下），手少陰心經「上挾咽」，足少陰腎經「循喉嚨」，足厥陰肝經「循喉嚨之後」，即肺、腎、心、肝其經氣皆直接貫喉。另外，手陽明大腸經，足陽明胃經，足太陰脾經的循行亦近於喉。

奇經八脈之中，任脈貫喉（「至咽喉」），衝脈「出於頏顙」（咽部），衝脈、任脈「會於咽喉」，故《靈樞・邪氣臟腑病形》：「十二經脈、三百六十五絡，其血氣皆上於面而走空竅，其精陽氣上走於目為睛，其別氣走於耳而為聽。」皆說明咽喉與人體臟腑經絡都有密切關係，而咽喉又是音聲之腑，足見音聲與臟腑經絡密切相關。

二、五音內應五臟的臨床意義

（一）音聲對臟腑虛實的診斷意義

音聲是五臟的外露信號之一，音聲的變化是疾病的重要訊息之一。一台機器是否出現問題靠聲音便可識別，同樣，對於人體的疾病也可根據音聲的變化而進行判斷。

音聲高低、長短、快慢的變化，對臟腑的虛實狀況皆有重要的預報意義。大抵聲洪則臟實，聲怯則臟虛，如《素問・脈要精微論》：「言而微，終日乃復言者，此奪氣也。」指出言微而終日重複言語者為奪氣，尤其為腎虛氣奪的標誌。因腎為音聲之根，腎氣虛不能上攝，故言微而重複。

此外，音聲尤能反映宗氣的狀況，宗氣為心肺之氣，積於胸中，上走息道，與言語、音聲、呼吸的強弱密切相關，宗氣虛則言語低微而難以接續。如臨床上，胸痹（包括現代醫學的冠心病、心肌炎後遺症）即常以言語低微，難以接續為發病前兆，故「心為聲音之主，肺為聲音之門」（《直指方》）的理論甚是。

音聲在診斷實證中的作用在《內經》中也早已有記載，如《素問・脈要精微論》：「聲如從室中言，是中氣之濕也。」總之，臟腑一旦患病，其病理訊息都會在音聲上有所體現。如脾病聲慢、腎病聲沉、肺病聲促、心病聲高、肝病聲鬱，故音聲的變化可以反映臟腑的狀況。如《金匱要略・臟腑經絡先後病脈證》曰：「病人語聲寂然喜驚呼者，骨節間病，語聲喑喑然不徹者，心膈間病，語聲啾啾然細而長者，頭中病。」及《內經》「膽病者，善太息」（《靈樞・邪氣臟腑病形》）等皆可說明。

（二）音聲異常對疾病的診斷意義

久病音聲嘶啞常提示臟精將絕，預後不良，琴將壞時其聲必嘶啞，臟腑將敗時，其聲必破碎，如肺氣損傷而致的「金破不鳴」，亦「弦絕者，其音嘶敗，木敷者，其葉發（落），病深者，其聲噦」（《素問・寶命全形論》）。古代名醫扁鵲亦曰：「病人五臟已奪，神明不守，聲嘶者死。」

現代醫學認為聲音嘶啞是喉癌的早期信號，尤其 40 歲以上的中老年人，如出現兩週以上不明原因的頑固性聲音嘶啞，尤應注意喉癌的隱患。

此外，嚴重心臟病、腎臟疾患，因氣血鬱滯，導致喉水腫，也可以出現聲啞。總之，聲音嘶啞的出現往往揭示疾病深重，預後不良，臨床醫師應引起警惕。

發聲異常（聲帶本身無異常）往往為內分泌疾患的徵兆，如成年男性出現「童聲」或「女聲」應考慮性腺功能低下的情況。成年男子如出現聲尖而銳，常為隱睪症、兩性人、先天性睪丸發育不全或睪丸炎等疾患，如係因病切除睪丸的患者，則應考慮補充雄激素。

女性出現「雄雞聲」，為男性化的表現，應懷疑先天性卵巢發育不全、兩性人或其他卵巢疾患，如卵巢腫瘤、卵巢結核等皆可導致雌激素水平低下，如因病用雄激素療法者，則應注意停藥或減量，以免引起異性化。

（三）失音的診斷價值

失音分為竅閉和內奪兩種，竅閉屬實證，內奪為虛證，腎為音聲之根，肺為音聲之標，虛多屬腎，實多責肺，故竅閉多為肺實，內奪則為腎虛。

失音主要對肺、腎疾患有較大的預報意義，如《素問・脈解》：「內奪而厥，則為喑俳，此腎虛也。」內奪失音又稱為喑，常和俳（四肢不遂）伴發，故稱為喑俳，為腎虛重症，屬現代醫學的腦血管瘤、腦部腫瘤、腦膿腫、神經梅毒等病的主要症狀。總之，失音屬內奪，多為臟竭的不祥信號，預後多不良，如《醫學入門》曰：「內傷虛損，因瘡失音者不治，病人陰陽俱絕，失音不能言者，三日半死矣。」

竅閉失音主要為肺竅閉，所謂「金實則無聲」，一般為外感，如《素問・氣交變大論》說：「歲火不及，寒乃大行，……民病胸中痛，脅支滿，……心痛暴喑，……」

（四）噦、鄭聲、譫語的診斷意義

噦即呃逆，久病最忌諱發噦，《內經》早已有「病深者，其聲噦」之告誡。《素問・三部九候論》亦云：「若有七診之病，其脈候亦敗者死矣，必發噦噫。」提示病深入臟，預後不良。熱病極期出現噦呃，也為不祥之兆，如《靈樞・熱病》：「熱病不可刺者有九：一曰，汗不出，大顴發赤，噦者死。」

此外，噦也可預報腎竭，如腎虛不納，虛氣上逆，又稱脫呃，為真元大虛之凶兆。正如林珮琴所說：「『虛脫』呃則非大補真元，必難鎮攝也。」（《類證治裁・呃逆》）產後出現則更為不祥，如《證治準繩・雜病》：「產後呃逆，此惡候也。」

現代醫學認為呃逆和中樞神經中毒及炎症有關，因此臨床表現常常較為嚴重，常出現於腦炎、腦膜炎、腦瘤、腦出血、腦血栓、脊髓癆、狂犬病及破傷風。肝昏迷、尿毒症出現噦呃則預後更為不良。

1. 鄭聲的診斷意義

鄭聲也有重要的診斷意義，所謂鄭聲，指出現於生命瀕危、精神散亂時的一種語言重複、聲音低沉、斷續難接的語聲症狀，為臟大虛之凶象。如《傷寒論・辨陽明病脈證並治》提出「實則譫語，虛則鄭聲」，即明確指出了鄭聲的本質。

鄭聲無論出現於亡陰或亡陽之際，皆為危候凶兆，如伴厥冷面白，汗出如珠，息微脈弱，則為亡陽之凶象，而面潮、膚燸、膚熱、舌紅、氣促脈芤，則又為亡陰之險候。

2. 譫語妄言的診斷意義

譫語為神志不清時出現的語聲，常發生於高熱實證，如《傷寒論》220條：「二陽並病，太陽證罷，但發潮熱，手足漐漐汗出，大便難而譫語者，下之則癒，宜大承氣湯。」

譫語與鄭聲的區別是，譫語屬實，鄭聲屬虛，二者雖都提示病情危重，但鄭聲屬虛，故情況更為不利，無論亡陰鄭聲或亡陽鄭聲，都顯示病情重篤。

妄言為說話失倫，言語顛倒，為精神病的症狀，發生於精神錯亂，神志恍惚的情況下，如《張氏醫通・神志門》中「癲之為證，……精神恍惚，語言錯亂，……言語有頭無尾，穢潔不知，……皆由鬱痰鼓塞心包，神不守舍，俗名痰迷心竅」。

綜上所述，《周易》與語聲學同樣有著密切的關係，尤其《易經》是語聲訊息最早的發源。現代研究若欲揭開語聲科學訊息這一領域的奧秘，《易經》將是一條重要的途徑。

第二十九章

《周易》與生理時鐘生命科學

生理時鐘，是一種自然週期規律，是宇宙存在的普遍現象。《周易》的太極鐘提示生理時鐘的基礎是陰陽消長轉化，也即生理時鐘的實質是陰陽的交替。

第一節 生理時鐘概述

生理時鐘（biological clock）指生物的週期節律現象。宇宙存在著自然節律，是自然界週期節律的一種反映，是宇宙萬事萬物的週期節律，而生物的週期節律現象體現著生物的適應能力，也是生物在演化過程中逐漸形成的一種本能。

生理時鐘是一種普遍現象，從低級到高級，從簡單到複雜的生物都存在著生物節律現象，如植物定期開花，應時變色。最簡單的單細胞生物，亦由理化作用存在著週期節律。人類和哺乳動物的週期節律就更明顯了，動物的發情、覓食、睡眠、啼鳴、遷徙等都存在著明顯的節律性。人的體溫、血壓、血糖、呼吸、脈搏、激素、酶，甚至白細胞等無不存在著晝夜節律。生理時鐘現象是普遍存在的自然現象。

將人或動物置於無明暗交替的環境，人和動物仍可保持明顯晝夜節律，說明生理時鐘是億萬年來形成的生物節律固有裝置，是不容易改變的。

第二節 宇宙存在著週期律

宇宙萬物的運動都存在著週期律，無論宏觀或微觀，都體現著自然回合，如星體的膨脹與收縮，星球的圓周運動等，都存在著自然週期。

由於太陽系星體的運動，地球呈現年節律、月節律及日節律。年節律為地球繞太陽一周產生的春夏秋冬四季週期，月節律為月球繞地球運行一周所致的朔望盈虧（月圓、月缺）節律。地球自轉一周形成晝夜節律，即日節律，太陽黑子活動約 11 年為一個週期，皆說明太陽系的星體運動存在著週期節律，這些週期節律是影響地球生命生理時鐘的天文背景。

宇宙存在著的週期既無限大也無限小，週期套著週期旋轉不止。宇宙週期無限大到可以幾百億年為一週期，如宇宙大爆炸到收縮，從收縮又到爆炸的宇宙回合大週期；小到微觀世界的層子運動週期，說明宇宙運動存在週期律。

第三節 生理時鐘的產生機制

一、生理時鐘概述

生理時鐘的產生機制有兩種，一種是基因生理時鐘，即生物在億萬年的進化過程中，對外界環境的適應節律，由基因遺傳下來。這種基因生理時鐘，一代代傳下去，對後代形成了深刻的影響，很難改變。另一種屬於應激生理時鐘，由個體在後天環境所獲得，是生物適應能力的體現。

美國哈佛大學的生物學家們發現人體生理時鐘存在於大腦組織視交叉上核區域，松果體分泌的褪黑素透過調控視交叉上核，調節人體的睡眠和覺醒週期。

二、影響生理時鐘形成的機制

影響生理時鐘形成的因素有宇宙自然因素及社會心理因素兩方面。

（一）宇宙「脈衝」與生理時鐘

人是宇宙的造物，人生活在宇宙之中，必然與大自然休戚相關。

宇宙大自然給地球上的生物帶來各種週期性的影響，諸如四季、晝夜、朔望等。宇宙星體的運動，其引力、磁力、電力、輻射，甚至遙遠太空傳來的脈衝力等因素無不影響著地球上的生物，無論低等生物，還是高等生物皆無可避免。嚴酷的自然環境鍛鍊了生物的適應能力，為了生存，生物必須不斷地調整節律以適應惡劣的環境，這些都說明影響生物週期節律的主要根源是宇宙。

人身上的大小週期皆有可能和宇宙「脈衝」相關，而且週期愈長的，可能脈衝來源離地球愈近，週期愈短的，則脈衝來源可能離地球愈遠。人體的心跳波幅，腦電節奏說不定是和哪個遙遠的星球脈衝步調一致，也可能是自律的。離體心臟一經起動即不停跳動，可以說地球上生物週期的動力來源有可能與太空星球運動的「脈衝」有關。

中國古代對生理時鐘的認識很早，3000 多年前的《周易》中已有對萬物與大自然關係的論述，如《易·繫辭》：「日往則月來，月往則日來，日月相推而明生焉，寒往則暑來，……尺蠖之屈以求信也，龍蛇之蟄以存身也。」「日月之道，貞明者也。」說明《周易》極為重視日、月對地球的影響。

自然界是一個大宇宙，人體是一個小宇宙，小宇宙與大宇宙的運動節奏合拍，呼吸與共，這個觀點在《內經》中多有體現。如《靈樞·歲露論》中「人與天地相參也，與日月相應也」，即言人與自然節律相應；《素問·四時刺逆從論》「是故春氣在經脈，夏氣在孫絡，長夏氣在肌肉，秋氣在皮膚，冬氣在骨髓中」，為近似周年節律；《靈樞·歲露論》中「故月滿則海水西盛，人血氣積，肌肉充，皮膚致，……至其月廓空，則海水東盛，人氣血虛，其衛氣去，形獨居，肌肉減，皮膚縱」，則近似周月節律；《素問·生氣通天論》中「平旦人氣生，日中而陽氣隆，日西而陽氣已虛，氣門乃閉」，又為近似晝夜節律。此外，人體經氣的流注，應時進退猶如潮汐的漲落，則極似於潮汐節律（記載於《靈樞·營氣》），足見《內經》非常注重宇宙日月對人體節律的影響，說明 2500 年前的《內經》早已關注天文背景與人體生理時鐘的密切關係。

地球上的生物與宇宙是同呼吸共命運的，人體內有幾十種元素，和地球、海洋相通，生物億萬年來共同生活於一個天地之中，哪有不受宇宙影響的道理。

（二）社會心理與生理時鐘

心理因素對生理時鐘有著重大的潛在影響。如同屋的女性月經期會漸趨同步，儘管有研究認為，人的汗液散發的激素會互相影響，其影響機制為散發的激素由鼻黏膜吸收進入體內，作用於卵巢所致，但心理因素的作用也不可忽視。心理因素是影響週期節律不可低估的潛在因素，同一環境的人，起居週期無形中也會漸趨同步。

社會心理因素對人體生理時鐘節律有著重要影響，如《靈樞·五十營》曰：「天周二十八宿，宿三十六分，人氣行一周，千八分，日行二十八宿，人經脈上下，左右，前後二十八脈，周身十六丈二尺，以應二十八宿。」地球歷經千萬個春秋，才值宇宙一呼一吸，因此從古代到現代幾千年時間，天體的運轉速度是不會有太大變化的，但影響生理時鐘節律的不僅有宇宙天體的因素，社會環境人為因素同樣起著重要作用。

第四節 太極鐘及其重要啟示

整個自然界存在的週期節律，其實質皆為太極陰陽消長節律。無論宏觀還是微觀的節律，實際上都是陰陽節律。太極是陰陽消長的象徵，是宇宙週期節律的基礎。宇宙中的週期節律，長的如可達幾百億年的宇宙張縮週期，短的如僅以毫秒計算的腦電波節律，無論任何週期，皆立足於陰陽的消長。因此，生理時鐘實質上是一種太極鐘。

宇宙萬物無論從低級到高級，從簡單到複雜，所呈現的週期節律，都符合太極陰陽消長節律。從宏觀來看，宇宙的爆炸與收縮回合、月亮的盈虧週期、太陽黑子的活動週期、地球的晝夜週期等都是陰陽消長週期。微觀方面，人體細胞分子呈現著 cAMP 與 cGMP 的晝夜振盪，這是人體陰陽消長變化的物質基礎。其中，白晝 cAMP（陽性）濃度大於 cGMP（陰性），夜晚 cGMP（陰性）濃度大於 cAMP（陽性），人體由於 cAMP 與 cGMP 濃度的變化而呈現生理上的陰陽消長變化。說明分子水平的週期節律同樣是陰陽節律。

再如人的情緒週期呈現著興奮（陽性）與抑制（陰性）週期，體力週期也反映著旺盛（陽性）與減弱（陰性）週期。智力週期更不例外，同樣存在思維敏捷（陽性）與思維滯緩（陰性）週期，實際上都是陰陽消長週期。植物白晝花開（陽性），夜晚花閉（陰性）；有些動物的體色在白晝變深（陽性），夜晚變淡（陰性）；春天樹葉生長（陽性），秋天樹葉掉落（陰性）；有些動物白天跑跳覓食（陽性），夜晚蜷臥休息（陰性）等，所呈現的都是太極鐘。可見宇宙萬物產生節律的基礎是陰陽消長，陰陽交替。

陽主動，陰主靜，生理時鐘受陰陽消長的影響。女性的生理時鐘對陰陽的消長有明顯的反應。在月經結束後，雌激素分泌逐漸增多，陰分變濃，陰主靜，性沉，質重，運動速度慢，故在此階段女性常感到體沉肢重，人懶而發困；而月經前一階段，雌激素血水平下降，孕酮水平增高，陽分上升，陰分下降，因為陽主動，性升，質輕，運動速度快，故在這一時期，女性多感覺身體變輕，靈活而好動，興奮性增高。這些現象皆說明生理時鐘的基礎是陰陽的消長轉化。

宇宙萬物產生節律的基礎是陰陽消長，生理時鐘的實質是陰陽交替，因此，生理時鐘的關鍵在於維持一定的陰陽消長週期，並非必須同宇宙「合拍」，個體完全可以按照自身的節律進行。

生物節律是生物在億萬年的進化過程中為了適應嚴酷的環境而逐漸形成的。如以晝夜節律而言，大部分生物呈現同步節律，即白晝興奮、活動、進食，夜晚則抑制、睡眠、休息；小部分生物則恰恰相反，呈現為逆步節律，即夜晚活動，白晝睡眠，如貓、鼠、貓頭鷹、蚊子等，都屬逆步節律的動物。植物也一樣，大部分白天開花，夜晚閉合，如太陽花最為典型；少數則相反，如曇花則是在夜晚開花。生物節律皆建立在太極陰陽消長的基礎之上。

大自然中有足夠的證據證明生物存在著內源節律，如貓白天懶洋洋，夜晚則靈敏、活躍。就是人體的臟器也並不是步調一致的，夜晚肝臟工作最辛苦，要進行解毒、儲備工作，中午則處於休息狀態，因此中午不宜飲酒，以免增加肝臟的負擔。

將具有近似晝夜節律的人置於無明暗交替的實驗室。最初這些人儘管無光照刺激，仍可保留晝夜節律起居，因為這種晝夜節律是生物進化經過億萬年而形成，並且由基因紮根於體內的，已經打下了深深的烙印，是不容易消失的。

法國學者米契爾・瑟飛令自己置身於隔離光線的實驗室內，發現自己的日週期為 25 小時。據報導，美國海洋學家在加拉帕戈斯群島附近的海底發現了許多生命稠密區，萬丈深的海底並無陽光，卻有稠密的海底生命存在。英國南極觀察所拍攝的照片顯示，在冰雪覆蓋的南極海下，生物世界五彩繽紛，各色海葵、各種苔類、極長的海藻、各種魚類及脊椎動物令人驚奇地茂盛繁殖著。以上都說明並非所有生命都需要陽光。

美國學者發現了調控人體生理時鐘的確切部位，說明人體存在著控制生理時鐘的裝置，更證實了生物可以有自我節律。生物經過長期進化，一方面存在著與宇宙「脈衝」相適應的週期節律，同時也存在著自律振盪。有科學家從動物垂體中提取分離出 β－內啡肽及抗 β－內啡肽，前者有節能儲備作用，對動物起到冬眠的意義；後者恰好相反，對動物起著去冬眠的作用。證實了生物體存在著左右週期節律的物質基礎，提出了生物週期是可以改變的。生物可以按照自己的節律生存，並非必須與宇宙星體運動合拍。總之，千千萬萬個「小宇宙」雖然與大宇宙休戚相關，但每個「小宇宙」又都是一個獨立的個體，因此它們也必然存在著自己的時控節律。

在太極鐘理論的啟示下，生物完全可以按照自己的需要選擇節律，但必須基於一定的陰陽消長週期。人類活動完全可以不與地球晝夜同步，甚至還可能更合適。地球憑藉大氣層抵擋來自宇宙的各種輻射、引力、放射線，尤其是來自太陽的輻射。

太陽進入黑子活動週期的峰期時，對生物的影響更大；而地球處於夜晚的一面是背對太陽的，一些來自太陽的輻射和其他干擾波被地球擋住了，人的情緒由晝日面對太陽時的煩躁變得寧靜和集中，尤其腦力勞動者在夜間工作效率倍增。事實上，人類的許多重大決策，重大發明都是在深夜完成的。總之，人類不應武斷地放棄夜晚這樣高效率的時段。

炎熱的夏季更適宜在月光下工作。現在有學者強調，對人類來說，月亮與太陽一樣重要。如果沒有月亮的引潮力引起海洋強烈的起伏，導致地心的變化而形成強大的磁場阻力，那麼外來的輻射線不知會使多少地球上的生物死亡。

另外，人的許多週期都立足於月亮的圓缺週期。如月經週期 28 天，情緒週期也為 28 天，智力週期和體力週期分別為 23 天和 33 天，皆與月亮圓缺週期相近。甚至很多人與之相吻合，說明了月亮與人的密切關係。

夜晚工作將會獲得煩亂的白晝所收不到的效果。當然，改變工作習慣需要有一定的適應階段。總之，地球上 95%以上的人都處於相同工作節奏，對地球空間的合理利用不能不說是一個很大的浪費。

事實上人完全有背離代代遺傳的晝夜節律的能力。有學者曾測定，夜晚睡眠的人上午 8～9 點腎上腺皮質激素分泌最高，夜晚 2 點最低；如果改在白天睡眠，則該激素的分泌節律很快即顛倒過來，生命同樣可以照常進行。說明人有驚人的適應能力。

由於陰陽是不停消長著的，在一個個體內，總體而言陰陽是均衡的；但太極圖的「S」曲線提示，在每一個局部，除了在一定的階段陰陽是均等的之外，其餘時間陰陽都不是平衡的，呈現著「此盈彼虧」「此虧彼盈」的狀態，這就提示了生物節律是呈波浪形節奏的。生命的振盪呈現出大小不同的波幅，也即各種不同的週期。

從太極圖的「S」曲線來看，除了在「S」曲線的中點線陰陽處於平衡狀態之外，其餘各點皆呈現不同的起伏，這就是太極鐘波幅，提示生命振盪的節奏是此起彼伏的。太極圖的「S」曲線是一種無序的穩態，表明生物節律並非完全同宇宙同步，而是存在著自己的無序節律。

此外，還有學者提出興奮週期是 28 天，智力週期是 23 天，而體力週期則為 33 天。

生物存在著自體節律，生物具有調控生命節奏的裝置，生理時鐘的實質是太極鐘。

第五節　太極鐘的重要性

一、與壽命鐘的聯繫

根據太極鐘的陰陽消長理論，人體的壽命鐘存在著漫長的生、長、壯、老、已週期，是人的一生中最大的陰陽消長週期。太極陰陽合抱理論提示人的前半生為陽長階段，後半生為陰長時期，陽長為生命的開始，陰長為衰老的來臨。按陽極一陰生理論，陽極的時間越延後，則陰長的時刻亦到來得越遲。如是則奠定了延長生長期則可延長壽命的理論基礎。如果能在生長期階段控制細胞的分裂次數及延長細胞分裂週期，則可以達到推遲陽極到來的目的。《易・離卦》曰：「日昃之離。」昃，《易・豐卦》曰：「日中則昃。」日昃昳中也表示日頭過午。即言離卦在後天八卦中猶如日正當頂，為一年之陽極，盛極必衰，示太陽即將偏離。事實上，人到中年日過午，則意味著衰老已經來臨。

隨著生物學的飛速發展，人們發現生物體遺傳基因中可能存在著的時控基因，或許可被應用於調撥壽命鐘。細胞分裂的週期如能延長，則生命極限將會被不斷改寫。同樣，還可以人為地控制動物的細胞分裂週期，使之加速生長或延緩生長，以適應人類的需要。

總之，陰陽消長是自然界週期節律的根本，生理時鐘的關鍵是陰陽消長的交替，並非一定要與冬夏週期和晝夜週期相應，完全可以發展生物體本身的律控系統。如是，一年生動物、一年生植物，完全可以人工縮短其生長週期，使之變成一季生動物、一季生植物。同樣也可根據需要人工延長生長週期，變成二年生或三年生動植物。人類本身人為地延長陰陽消長週期以延長壽命也並非不可能。

二、與晝夜節律的聯繫

生理時鐘的實質是太極陰陽消長節律，因此只要建立一定的陰陽節奏，完全可以打破依賴太陽的晝夜節律。人體細胞中，cAMP（環磷酸腺苷）、cGMP（環磷酸鳥苷），分別為陰陽兩種屬性，影響著人體的陰陽消長。調控這兩種物質即可駕馭人體的陰陽起伏節奏，既可應用於打破晝夜節奏又可應用於時間治療學。由於可以人為使陰陽消長週期延長或縮短，故可使藥物的效用最大限度提高，這在治療學中有重大意義。

此外，人類可以不必囿於晝夜交替而能夠充分利用夜晚優勢，便可避免所有人同用一個晝夜節律，白晝擠在一個空間工作的弊端。

許多地方已用光照改變生物的陰陽消長週期，如要使陽性週期提前，則可提前進行光照，而欲延長陽性週期，則可使光照延長。目前已廣泛應用於動物飼養及植物栽培，如用光照縮短黑夜時間，使母雞多生蛋，說明打破晝夜節律在生產上具有重要意義。

太極鐘提示了當地球無力承載更多人口，而人類暫時不能遷居外星時，或有向地下發展的可能性。地下居住大大減小了太陽輻射的損害。據國外科學家觀察，在洞穴中生活，生理時鐘放慢了一半，在洞穴中連續工作 20～24 小時，主觀感覺只有 8～10 小時，睡眠 7～14 小時，主觀感覺只睡了 7 小時。這大大發揮了醒覺狀態的優勢，為縮短睡眠時間提供了可能性，且既可以延長有效生命而且不必侵占地面綠色植物的棲息地。對保持地球生態平衡，延續地球生命具有重要意義。

第六節 生理時鐘計算法

一、從冬至日起算法

生理時鐘存在著個體差異，但仍有一定的規律可循，有的人的週期與月亮的朔望週期相吻合；有的人則對太陽日的子、午、卯、酉及春、夏、秋、冬較為敏感。因此，計算生理時鐘狀況應採用陰陽合曆的陰曆，因為這種曆法既包括了太陽周年視運動，又包含了月亮周月視運動，可以較全面地兼顧日月對人體生理時鐘的影響。

具體計算為從冬至日起算。從冬至日起算的原因在於，根據太極鐘陰陽消長理論，冬至一陽生，為一年陰陽消長的起點。

計算時，先算出從冬至日到計算日的總天數，然後除以 28，所得餘數即為情緒週期日；除以 23 所得餘數為體力週期日；除以 33 所得餘數則為智力週期日，這樣便可知道所求的這一天是生理時鐘的高潮階段還是低潮時期。例如，求 1990 年 3 月 12 日的生理時鐘狀況，則從陰曆冬至日（1989 年 12 月 22 日）算起，到 1990 年 3 月 12 日共 80 天，分別除以 28、23、33，所得餘數為 24、11、14，這樣便知 1990 年 3 月 12 日為情緒週期的第 24 天，處於低潮回升階段；體力週期的第 11 天，處於交界階段；智力週期的第 14 天，處於高潮狀態，見圖 29－1。

高潮與低潮之間存在著「臨界日」「臨界時」「臨界月」。即在一年裡，一月之中，一天之內都有交界低潮期，在這個階段不宜選擇手術或劇烈藥物治療。有人統計一生之中交界期約占 1／5。

二、從出生日起算法

人從出生之日起，即開始了生理時鐘節律，故應從生日起算，方法分以下兩個步驟（以陽曆計算）：

（一）先算出總生活天數

（計算年－出生年）×365＋閏年數（年總數÷4）±（出生日至計算日

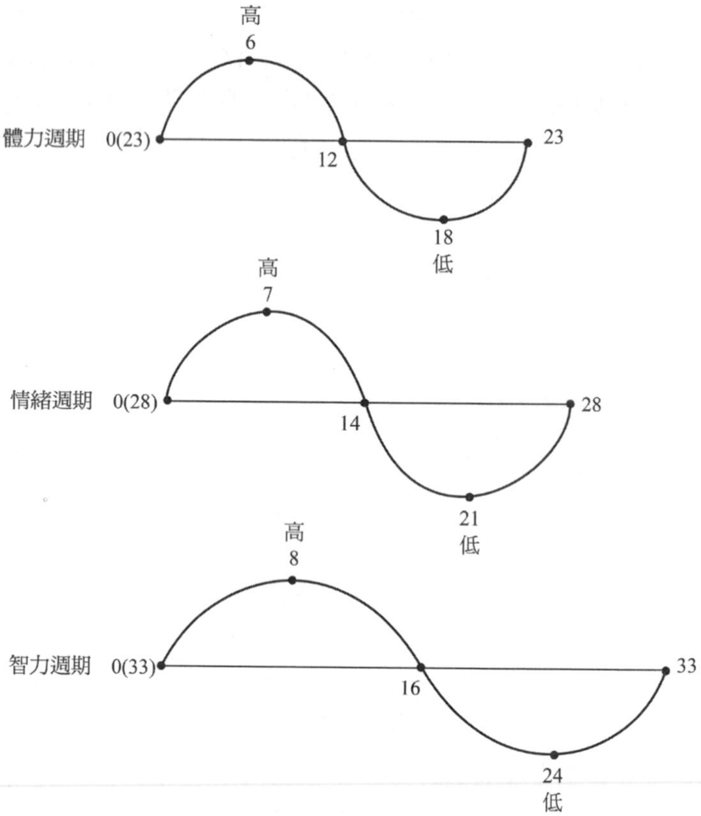

圖 29－1　生理時鐘峰值週期示意

的天數）。

「±」，若計算日在出生日之後，則為加號；若計算日在出生日之前，則為減號。

（二）再算出各週期的餘數

即把總生活天數分別除以 23（體力週期）、28（情緒週期）、33（智力週期），將所得餘數和圖 29－1 生理時鐘峰值週期示意對照即可得出該日生理時鐘狀況。

例 1　某人 1990 年 6 月 9 日的生理時鐘狀況（出生日期為 1989 年 6 月 5 日）。

總生活天數：

90－89＝1（總年數）

1×365＝365

閏年數為 0。

因該日在出生日之後，故為加號，即：

365＋（9－5）＝369（總生活天數）

各週期餘數如下。

體力週期：369÷23 餘 1，為高潮起升日。

情緒週期：369÷28 餘 5，為高潮上升階段。

智力週期：369÷33 餘 6，為高潮上升階段。

例 2　某人 1990 年 6 月 1 日的生理時鐘狀況（出生日期為1989 年 6 月 5 日）。

總生活天數：

90－89＝1（總年數）

1×365＝365

閏年數為 0。

因計算日在出生日之前，故應為減號，即：

365－（5－1）＝361（總生活天數）

各週期餘數如下。

體力週期：361÷23 餘 16，為低潮階段。

情緒週期：361÷28 餘 25，為低潮回升階段。

智力週期：361÷33 餘 31，為低潮回升階段。

例 3　某人 1990 年 12 月 23 日生理時鐘狀況（出生日期為1946 年 11 月 24 日）。

總生活天數：

90－46＝44（總年數）

44×365＝16060

$$16060+\frac{44}{4}\text{（閏年數）}=16071$$

因計算日在出生日之後，故應為加號：

16071＋（12 月 23 日－11 月 24 日）

＝16071＋29

＝16100（總生活天數）

各週期餘數如下。

體力週期：16100÷23 餘 0，為臨界日（高低潮交界日）。

情緒週期：16100÷28 餘 0，為臨界日。

智力週期：16100÷33 餘 29，為低潮回升階段。

例 4　計算某人 1990 年 3 月 25 日生理時鐘狀況（出生日期為 1958 年 4

月26日）。總生活天數：

（90－58）＝32（總年數）

32×365＝11680

$11680+\frac{34}{4}$（閏年數）＝11688

因計算日在出生日之前，故應為減號，即：

11688－（4月26日－3月25日）

＝11688－31

＝11657（總生活天數）

各週期餘數如下。

體力週期：11657÷23餘19，為低潮回升階段。

情緒週期：11657÷28餘9，為高潮階段。

智力週期：11657÷33餘8，為高潮階段。

應注意下列幾種情況。

（1）如餘數為0，則為臨界日（高低潮交界日）。

（2）如有兩個低潮日相交叉（相疊），則為危險日。

（3）如3個週期皆處低潮階段，則為生理時鐘低潮階段。

（4）如3個週期皆逢高潮階段，則為生理時鐘高潮階段。

如能掌握好情緒、體力、智力的生物節奏，充分利用高潮期，注意低潮期，尤其是臨界日，對提高工作效率，避免意外發生，都將有積極意義。

三、人體感覺鐘的應用

人體無論是內臟、五官或體表組織，敏感度都存在著時鐘現象，這在診斷學上具有重大意義。

根據太極陰陽消長週期的理論，半夜為陰極時期，中午為陽極階段，這兩個時期處於太極圖的兩極階段，陰陽偏極，氣血不繼，故夜半由於陰偏極，陽氣往往不接而致陽虛陰病明顯，如心力衰竭、腎衰都在夜半加重；中午陽偏極，陰血難以上繼，故陰虛陽盛病必然加重，如高血壓、眩暈、頭痛、鼻衄、瘡瘍等。

早晨和黃昏為太極圖的中點，正值陰陽平衡時期，早晨陽長陰消，為陽與陰平階段，陽虛者不能與陰平衡，故早晨陽虛疾病易暴露，如雞鳴瀉；黃昏陰長陽消，為陰與陽平衡時期，陰虛者無力與陽平衡，故黃昏時，陰虛病較易發跡，如癆瘵，往往顯露於黃昏。

另外，從五臟陰陽來看，五臟之中，亦分陰陽，根據《素問・金匱真言論》所述，心為陽中之陽臟，腎為陰中之陰臟，故心火病多發生於午時和夏季；腎水病則加重於子時和冬季。

現代醫學也認為，在一晝夜之內，人體的敏感度是不一樣的，尤其過敏性疾病及呼吸系統疾病在晚上的敏感度較大，而人體對疾病的耐受度則晚上較差。因此診斷過敏性疾病，晚上比較靈敏，如有的醫生觀察夜晚人體對組織胺的反應比上午大 60%左右。

由於身體對藥物的感受性也存在著時間差異，因此，在時間治療學方面，生理時鐘有著廣闊的前景，除應用晝夜陰陽消長規律因勢利導調整陰陽之外，尤其要注意配合人體內臟的功能節奏用藥。

如肝臟夜晚負荷最重，保肝藥應在睡前服用；心臟在白天的擔子最沉，益心氣藥應在白天服用；抗癌藥應在內臟對抗癌毒性耐受力最強的時候服用，才可減輕毒性。經過一夜的休整，上午 8—9 點是促腎上腺皮質激素及皮質醇分泌的高峰時期，對人體臟腑功能有著重要的促進作用，因此 9—11 點是人體生理功能的高潮階段，在這個時候服用藥效峻烈的藥、抗癌藥和施行手術，人體耐受力皆較強，腎臟的排毒能力也正處於相對較強階段，故較能達到治療的預期目的。

人體不但生理存在著週期，病理也同樣存在著節律，在這方面《內經》中有著許多記載，如《靈樞・順氣一日分為四時》：「夫百病者，多以旦慧晝安，夕加夜甚。」即指出疾病在一天內有著定時的變化。

在發病學方面，中醫也早已注意到疾病發生的生理時鐘規律，實質上仍然是發病週期與太極陰陽消長的關係。《素問・金匱真言論》曰：「故春善病鼽衄，仲夏善病胸脅，長夏善病洞洩寒中，秋善病風瘧，冬善病痺厥。」季節性病，實際上屬於生理時鐘病理。

此外，還有許多疾病都呈現著週期性，如週期性發熱、週期性出血、週期性腹瀉、週期性皮疹等不勝枚舉，甚至連癌的增長速度都存在著週期性。在治療上要充分利用其週期用藥和治療，才能有更好的效果。

在優生學方面，中醫非常重視「種子」（男女媾精）時的狀況，男女雙方如選擇生理時鐘的最佳時期「種子」，則對優化後代的體質、智力都有很重要的意義；而在臨界日所成的胎種必然不合乎理想。

綜上所述，《周易》對生理時鐘有重要的指導意義，尤其太極圖蘊含的陰陽消長轉化原理為生物節奏的理論基礎。生理時鐘實際上體現的是太極鐘，為生物內節律存在的依據。太極鐘理論對生理時鐘的發展具有重要的開拓意義。

第三十章

《周易》反向運動律與生命科學

《易經》曰：「是故知幽明之故，原始反終，故知死生之說。」指出宇宙萬事萬物，有正必有反，有虛必有實，有顯必有隱，有生必有死。生與死是生命現象的統一體，要認識生，不能不探索死。一個個體雖然死了，但卻給整個種系的發展留下了進化的基因。

第一節 《周易》反向運動律

事物的運動規律，有正向必有反向，正反兩向運動共同組成一個運動的週期回合。無論宏觀、微觀世界都存在著正反兩向運動，從宏觀來看，如宇宙大爆炸的膨脹運動（正）與收縮運動（反）的交替；再從微觀分析，電子的運動同樣存在著往返波形，在基因遺傳運動方面有正向的轉錄過程（DNA→RNA），也有反向轉錄過程（DNA←RNA）。

1975 年特明（Temin）等發現了反轉錄酶，證實了 RNA 的遺傳訊息能反錄於 DNA 上，打破了傳統的單向遺傳法則（中心法則）。可見微觀世界同樣存在著反向運動。

物理學中引力與排斥力，物質與空間，北極磁力與南極磁力，化學中吸引與排斥，都屬於正反兩向運動的統一體。

數學中有正數必有負數，有實數必有虛數。一切物質有實物質，必有虛物質，有顯物質，必有隱物質，也即有正存在物質必有反存在物質，有實運動必有虛運動。有慢宇宙必有快宇宙，有實空間也必有虛空間等。

《周易》尤其注意宇宙物質的虛實問題，並提出了「損益（實）盈虛」的原則。如《易・損卦・彖》曰：「損益盈虛，與時偕行。」因為有正反兩向運動的存在，因此必然有陰陽、虛實、顯隱的物質運動形式存在。太極圖的黑白陰陽魚實際象徵著幽顯正反兩向的物質運動，八卦及六十四卦圓圖（圖 11－9）三百八十四爻的排列也是黑白相兼，虛實各半的。

在探索《周易》反向運動的過程中，河圖及洛書的實心點及空心點的奧義終於揭開了，河圖及洛書蘊含著虛數及實數（圖 13－1，圖 13－2）。洛書的黑點及白點實際上既是陰陽數的標誌，也是虛實數的象徵，除中心的 5

之外，其餘 2、4、6、8 皆為虛數（幽數），1、3、7、9 為實數（顯數）恰好虛實各半，即四方是實數，四隅是虛數。河圖也同樣以黑白點代表生成數的虛數及實數。這一切都是宇宙物質正反兩向運動的統一體。正反兩向運動都同樣是運動週期的重要組成部分，有反向運動才有正向運動，暫時後退是為了更好地前進。

《易・泰卦》曰：「無往不復。」事物運動沒有不還返的。《易・繫辭》亦曰：「日往則月來，月往則日來，……寒往則暑來，暑往則寒來。」萬事萬物的運動有來必有往，有往必有復，是存在著週期回合性的。

《老子》也明確提出「反者，道之動」，指出事物存在著正反兩個方向的運動。正向運動是前進，那麼反向運動是否為倒退重複？當然不是，反向運動是運動的另一表現形式，也是前進性的運動。《老子》的「反者，道之動」即明確指出反向運動也是事物的運動規律之一。

1932 年，美國物理學家安德生等人，在遙遠太空的宇宙射線中，意外地發現了帶正電的粒子——正電子。此後，其他科學家從元素的裂變過程中，又發現了反質子和反中子。

萬物的運動有正必有反，有虛必有實，正向運動和反向運動是事物運動的統一體，反向運動是客觀存在的物質運動。

第二節 反向運動與同源器官

人類的進化過程是漫長的，包括整個生物界進化的 34 億年歷史。300 萬年前地球才開始出現人類的蹤跡。人類在胚胎時期微縮了整個種系的發展，證實了人與地球上存在的 150 萬種生物，由相同祖先進化而來，難怪泰勒斯（公元前 624—前 564）提出「生命起源於海水」（現在新觀點認為由無機物演化為有機物和外星的碰撞激化有關）。

從無機物到有機物，從單細胞生物到多細胞生物，從無脊椎動物到有脊椎動物，經歷一次又一次的飛躍，才演變為人類。

人類經過了原核生物、原腸動物、蠕形動物、脊索動物、魚類、兩棲類、爬行類、猿類的漫長演變階段。在胚胎時期，每一個小小的階段都記錄了整個古生物學發展的痕跡，說明人與整個生物系統同源。人的胚胎時期發育又證實了人和所有的脊椎動物，如魚類、哺乳類、靈長類等皆有親緣關係。

無論是泥盆紀（3 億年前）時期的魚類，還是二疊紀（2 億 5 千萬年前）時期的爬行類以及侏儸紀（1 億 5 千年前）時期的鳥類，白堊紀（6200

萬年前）時期的哺乳類，第三紀（200 多萬年前）時期的猴類和第四紀時期的猿類，都是人類的前身，這就是進化史上的「同源」含義。

在生物進化過程中存在著「同源」「同功」現象。所謂同源器官，現代生物學認為起源相同，結構和部位相似，但形態和功能不同的器官，為同源器官，如脊椎動物的四肢即是。

同功器官則是功能相似，但起源和構造不同的器官，如鳥及昆蟲的翅膀，鳥的翅膀由前肢演化而來，昆蟲的翅膀則由胸板和側板的一側擴張而來。同源又同功的器官也有，如鳥和蝙蝠的翅膀，人的手和馬的前腿（李難主編《生物進化論》）等。

「同源」包括種系進化同源及胚胎發生同源兩種情況。種系進化的同源、同功器官，在人類身上，有許多已經退化了。

第三節　同源器官在中醫學和現代醫學上的應用價值

同源指在生物進化史上的同功、同源以及胚胎發生學上的同源關係，同源器官間有很密切的親緣關係。

人體的器官在胚胎發育時期分別起源於三個胚層，起源越近的，出生後，關係也就越密切。

胚胎時期的演化過程，即是生物進化的「活化石」，也就是種族進化的縮演。如人的個體發生，從受精卵開始，歷經囊胚、原腸胚、三胚層，反映了整個脊椎動物的進化過程。三胚層胚盤包括外、內、中胚層，由此而衍生人體的全部組織和器官。

人體發生學、人體胚胎時期的同源關係如表 30－1。

表 30－1　三胚層胚盤起源及衍生模式

內胚層	氣管、支氣管及肺上皮
	胃腸、肝、胰、膀胱上皮、臍、輸尿管上皮
	咽、甲狀腺、鼓室、鼓管、扁桃體、甲狀旁腺上皮
中胚層	頭部：頭骨、牙、結締組織、肌肉
	軸旁：軀幹肌肉、軀幹骨骼、結締組織、真皮
	中介：泌尿與生殖系統、生殖腺、管道及附屬腺 內臟的結締組織肌肉，胸膜腔、腹膜腔及心包腔的漿
	側板：膜血液及淋巴細胞，心、血管、脾、腎上腺皮質、淋巴系統

- 外胚層
  - 表面外胚層：表皮、毛髮、指甲、皮膚腺、乳腺、垂體前葉、牙釉質、內耳、晶狀體
  - 神經外胚層
    - 神經嵴
      - 腦脊神經節
      - 腦神經和脊神經
      - 腎上腺髓質
      - 色素細胞
    - 神經管
      - 中樞神經系統
      - 視網膜
      - 松果體
      - 垂體後葉

註：資料引自（加）穆爾．人體發生學〔M〕．何澤湧，譯．北京：人民衛生出版社，1982：52．

同源器官雖然外形和功能有所不同，但都存在著潛在的病理聯繫，因此同源器官在探索潛病和早期診斷方面有著獨特的意義。

胚胎時期器官的「同源」關係，提示了人體臟器之間新的相關性的理論依據，充實了中醫的藏象內容，對中醫理論的發展有著深遠的意義。

一、腎上腺和性腺同源的病理意義

腎上腺和性腺為胚胎同源器官，二者都發生於中胚層，因此存在著親緣關係。在生理方面，二者存在著互補作用，如腎上腺皮質和性腺都分泌性激素，因此二者在病理上隱伏著病理因果關係。

臨床上腎上腺皮質功能減退（艾迪生病），則性激素分泌減少，而腎上腺皮質功能亢進（庫欣綜合徵），則性激素分泌增加，最終皆可導致性腺代償失調，而發生腎源性內分泌紊亂，因此臨床上腎上腺與性腺之間常存在著潛病的隱患。

二、肺與皮膚同源的病理意義

根據生物演化的依據，肺與皮膚在最原始的無脊椎動物的始祖——單細胞動物，就已是同源同功器官了。

中醫早已注意到了肺與皮膚的特殊關係，如「肺合皮毛」「皮毛受邪，必內應於肺」，因此皮毛受邪即應注意肺的傳變。如寒邪束表，肺必受遏；皮膚出現瘙癢、黑棘皮病、皮肌炎，應警惕肺部惡性腫瘤的潛在危險性。

三、內分泌與神經系統同源的病理意義

內分泌與神經系統從生物系統演化史來看是同源的。成體海鞘的神經腺，可視為垂體的原始結構（《脊椎動物身體》美・羅默），說明內分泌與神經系統的親緣關係，要追溯到無脊椎動物階段，內分泌與神經最原始的合作——神經分泌作用，即由神經內分泌系統產生神經分泌物來完成。至關重要的內分泌腺——垂體，也受下丘腦的指揮。

下丘腦神經內分泌細胞具有神經和內分泌兩種特性，能釋放神經激素作用於垂體，從而起到調節內分泌的作用，而內分泌的協調與否又影響著神經系統，二者生理上的親緣關係，必然導致病理上互為隱患。神經系統失調引起內分泌紊亂，內分泌紊亂又是導致神經系統疾患的因素，如青春期、更年期內分泌變化最易誘發精神病。可見，內分泌與神經系統，由進化史上的親緣關係，逐步形成了二者在病理方面的特殊關係。

四、經絡與神經系統同源的病理意義

經絡是中醫獨特的組成部分，在生物系統進化史中，雖然沒有涉及經絡，但根據中國 2000 多年來的實踐，經絡是一種傳導系統。按照中醫理論，經絡內連臟腑，外絡肢節，是溝通人體臟腑組織的橋樑，也是經氣運送的通道。

神經系統是管理、支配和調整人體各系統的機構，具有訊息的接受、傳導、處理和儲存的決定性作用。神經系統來源於外胚層神經節，目前雖然還沒有證實經絡在系統發生學上的起源問題，但根據經絡系統的結構、功能等與神經系統有類似之處並密切相關，按照生物進化論的同源理論，可推測經絡系統在發生學上和神經系統有同源的可能。

從功能上看，經絡系統亦為傳導系統，與神經系統有互補作用，可以相互增強功能。在病理方面，二者互為影響，如神經系統障礙的患者，經絡系統刺激的反應性可表現為遲緩；反之，經絡的反應性也可以反映神經系統正常與否。這就是二者可能存在著的同源關係。

五、乳腺和汗腺同源的病理意義

乳腺是特殊的汗腺，也即由汗腺演化而來，皆發生於胚胎時期的外胚層，因此，乳腺和汗腺有著特殊的親緣關係。臨床上，皮膚和乳腺癌有著獨特的病理關聯，如皮膚反覆出現瘙癢、皮疹、帶狀皰疹、黑棘皮病或皮肌炎、周圍神經炎等，常提示有乳腺癌的潛在可能。

此外，根據乳腺和汗腺的同源關係，乳癰初期可用麻黃湯發汗解表，而乳癰伴虛汗者則予桂枝湯，汗止乳癰自癒。這些都說明乳腺和汗腺的「同源」理論對指導臨床實踐具有重要的價值。

六、骨與腎同源的病理意義

骨與腎在發生學上是同源器官，皆發生於胚胎外胚層，故二者在生理、病理上均極為相關。中醫藏象學說認為「腎主骨」「腎生骨髓」，極為強調腎與骨的關係。

臨床上，骨病常從腎治，骨之堅脆為腎盛衰的徵兆。如《素問・上古天真論》說：「女子七歲，……四七，筋骨堅，髮長極，身體盛壯。」「筋骨解墮，天癸盡矣，故髮鬢白，身體重，行步不正，而無子耳。」

七、生殖與泌尿系統同源的病理意義

生殖與泌尿系統胚胎同源，皆發生於中胚層，不僅生殖腺與腎上腺同為產生甾類激素的組織，前庭大腺與尿道球腺也是同源的。二者解剖位置鄰近，因此生殖與泌尿系統有著千絲萬縷的聯繫，在病理方面存在著因果關係。如前庭腺炎患者常出現陽痿、不育等，而泌尿系統感染則常導致前庭大腺炎。

八、血液與淋巴同源的病理意義

血液的系統演化也是從簡單到複雜的，最早的單細胞動物是由原生質的流動來實現體液循環的。動物血液循環是從開管循環進化為閉管循環的。最早的開管系統，血液、淋巴和組織液不分，因此血液與體液最早就是同功同源的，說明津液和氣血從最原始時期就有特殊的「親緣」關係。這也是中醫「津液同源」的又一理論依據。

血管及淋巴管為胚胎同源，皆起於中胚層，血管系統是胚胎最早的器官系統。淋巴管的發生比血管晚約 2 週，所有的淋巴細胞皆起源於卵黃囊壁的造血幹細胞。目前，另一種觀點認為，最早的淋巴管來自靜脈內皮發出的毛細管分支[1]，可見血液系統與淋巴系統有著特殊的親緣關係。在生理方面，淋巴來自組織液，而組織液又來自血漿。由毛細血管濾出的組織液進入毛細血管後，經淋巴管再回流入靜脈，淋巴循環是體循環的一個支流，因此可以說，淋巴系統是血液循環系統的延伸和補充，淋巴系統除起到衛禦作用外，還具有調節和平衡血液及組織間液的作用。

由於血液和淋巴系統的親緣關係，因此在病理上也互為因果關係。如淋巴回流障礙可以導致血液、體液循環障礙而發生水腫；同樣血液循環不良，也可引起淋巴、體液循環失常而發生體液的動態平衡失調，從而產生諸種疾患。這些都體現了組織和器官同源在病理生理上的意義。

九、肝與胃腸同源的病理意義

脊索動物的肝，是消化管腹面生出的一個大突起，具有儲存及轉化作用，胃腸與肝在胚胎發生學上也同樣為同源器官，它們都發生於內胚層。

中醫認為肝脾有互相制約，互相滋生的作用，且在病理方面也互為病理因果關係，如肝病首先有傳脾的可能，《金匱要略》言「見肝之病，知肝傳脾，當先實脾」，即體現了肝脾之間的親緣關係。

十、膀胱與肺同源的病理意義

膀胱與肺在胚胎發生學上是同源器官，二者皆起源於中胚層。從動物系統進化史來看，尿囊在爬行類、鳥類及某些哺乳類動物中有呼吸功能。排泄系統最早是原生動物的伸縮胞，如變形蟲的伸縮胞，既有呼吸作用，又有排泄功能，是呼吸與排泄的同功器官，為「肺腎同源」提供了進化論的理論依據。《內經》亦云：「三焦膀胱者，腠理毫毛其應。」（《靈樞・本臟》）

泌尿系統與呼吸系統始終有著親緣的互補關係，和中醫理論強調肺腎與水津氣化的密切關係是一致的，即認為肺為水之上源，腎為水之下源。高源化竭則腎液無輸，說明了肺與腎的密切關係。

人類的泌尿系統雖然已經沒有呼吸功能，但在津液氣化方面和肺—皮毛（「肺主皮毛」）依然存在著互補作用。如人類的皮毛仍有呼吸和排泄作用，與膀胱泌尿系統配合默契。皮膚因其呼吸與排泄功能，是肺腎的重要輔助器官，因此，皮膚與肺腎在病理上也互為影響，在潛病方面具有一定意義。

從生物系統進化論的角度來看，人體臟器之間存在著胚胎同源和進化史上的生理同功同源，這種「同源」的親緣關係在中醫病理生理上具有重要的臨床實踐意義。

綜上所述，《周易》強調反向運動律，在人體生命科學方面有重要的指導意義，尤其意識的反向運動作為物質運動的反作用力，對激發和起抑被長期抑制的潛意識有重大作用。

參考文獻

〔1〕（加）穆爾．人體發生學〔M〕．何澤湧，譯．北京：人民衛生出版社，1982：52．

第三十一章

《周易》與仿生生命科學

《易經》曰：「觀鳥獸之文。」人類進化歷史僅幾千年，而生物進化已有億萬年，各種生物在進化的長河中各顯神通，現在能生存下來的生物無不具有各自的「絕招」，向各種生物取經，借鑑它們的生存經驗，這就是仿生生命科學的深遠意義。

第一節 《周易》中的仿生學思想

世界上的一切生物都要遵循最基本的宇宙規律，即使萬物之靈的人類也不能例外。生物在億萬年的進化過程中，在嚴酷的環境中鍛鍊了強大的適應能力，戰勝了一次又一次的災難而生存下來。

物競天擇，為了避免被無情的自然淘汰，生物不得不拼命發展自己的適應能力，在進化的長河中各顯神通。現在能生存下來的生物無不具有各自的「絕招」。人雖然是生物中最高等的，但也只是千千萬萬種生物中的一種，猶如滄海中的一滴水而已。雖然人的許多高超本領為其他生物所不備，但億萬種生物的一技之長，又往往為人類所缺欠，有的恰恰是人類所需要的，可見仿生學是一個廣闊的領域，值得人類不斷研究。

仿生學即是把生物體結構與功能的工作原理應用於生產、生活實踐的科學，是一門古老而又年輕的科學。

古代仿生學，遠在我國文明史的早期即已萌芽。我國出土的 6000 多年前的彩圖上即有魚的形象，如圖 31－1。

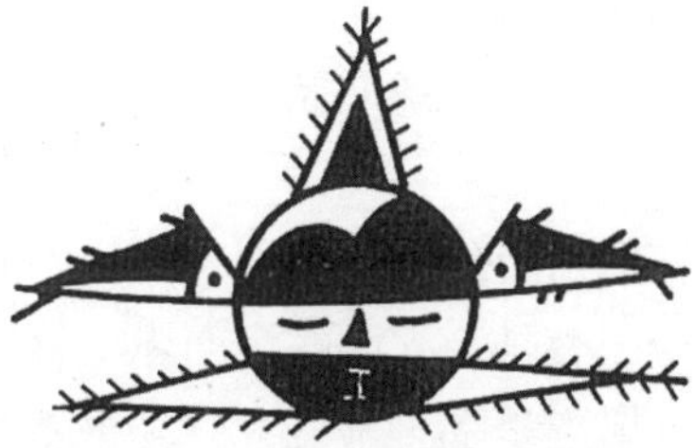

圖 31－1　仰韶文化陰陽魚

3000 多年前的《周易》已出現仿生學啟蒙，如《易・繫辭》明確指出要觀鳥獸，要向其他生物「取經」，以指導實踐。故強調指出：「古者包犧氏之王天下也，仰則觀象於天，俯則觀法於地，觀鳥獸之文，與地之宜，近取諸身，遠取諸物，於是始作八卦。」

出土的殷周時期的甲骨文中，有不少即是仿生而來的文字。甲骨文中大部分是象形文字，如干支文字中，「巳」字為像蛇之形，「子」字像鼠之形，「丑」字像牛頭，「寅」字像立著的虎面等。戰國時期的《山海經》也記載著我國的仿生學成就，是仿生學研究的重要參考資料。

我國仿生學源遠流長，長期以來為人民的生產實踐及社會實踐做出了卓越的貢獻。目前已滲透到醫藥、基因工程、天文、農業、畜牧業、體育、藝術、文學、工業、國防等各領域，對我國科學的發展，具有促進作用。

現代仿生學正式建立於 1960 年，是一門新興的科學，是生物學原理和現代工程技術相結合的科學，對各門學科的發展都有著深遠的意義。

第二節 仿生中醫學

仿生中醫學是把生物學應用到中醫學上的一門科學。

唐代孫思邈的《千金方》記載用羊靨（羊的甲狀腺）治療癭病（單純性甲狀腺腫大）。中醫還使用豬胰（豬的胰腺）治療消渴病。

中醫的象形治療促使了仿生中藥學的出現。例如，核桃溝橫如腦，酷似大腦兩半球，故仿之以補腦；穿山甲、地龍生性善動，用之以通絡；龜鱉性靜，以之育陰；蟬蟲擅鳴，取之以開音等。

象形治療對中藥學的發展起到了積極的推動作用。

第三節 仿生導引功

《周易》非常重視仿生，除了在《易經》突出靈龜之外，在《易傳》裡也極為強調仿生。如《易・繫辭》曰：「仰則觀象於天，俯則觀法於地，觀鳥獸之文，與地之宜，近取諸身，遠取諸物。」其中「觀鳥獸」即強調了仿生的重要性。

仿生導引功，中國在遠古時代即已出現，如《山海經》即有蛇導引功的記載：「西北海之外，……有神，人面蛇身而赤，直目正乘，其瞑乃晦，其視乃明，不食不寢不息，風雨是謁，是燭九陰，是謂燭龍。」（《山海經・大荒北經》）

此外，《山海經・海外北經》亦有蛇導引功的記載，如曰：「鍾山之神，名曰燭陰，視為晝，瞑為夜，吹為冬，呼為夏，不飲，不食，不息，息為風，身長千里。在無之東。其為物，人面，蛇身，赤色，居鍾山下。」

1973 年，長沙馬王堆出土的《行氣玉珮銘》即有仿龜導引功的記載，如曰：「行氣，深則蓄，蓄則伸，伸則下，下則定，定則固，固則萌，萌則長，長則退，退則天，天幾春在上，地幾春在下，順則生，逆則死。」說明在戰國時期的仿龜導引功已很盛行。《莊子・刻意》也有「熊經鳥申，為壽而已矣」的記載。

三國時期，我國著名大醫家華佗創立的導引功——「五禽戲」，就是仿照五種動物的行為而編。《後漢書・華佗傳》載曰：「佗語普曰：『……吾有一術，名五禽之戲：一曰虎，二曰鹿，三曰熊，四曰猿，五曰鳥。亦以除疾，兼利蹶足，以當導引。體有不快，起作一禽之戲，怡而汗出，因以著粉，身體輕便而欲食。』」具體如下。

仿虎：仿虎之勇猛和速度，如模仿其撲按，急轉，猛衝等動作，以增長猛勁，疏通血脈。

效鹿：效鹿之柔順舒張，如效鹿的伸頸、探身、回首、仰脖、奔跑等，以伸長筋骨，活動肢體。

取熊：取熊之沉穩剛健，如邁步、下蹲、伸掌等，以強腰，提高臀部肌肉力量。

學猿：學猿之靈敏好動，如跳躍、拉攀、伸張等，以益靈性、健體。

練鶴：練鶴之悠然挺拔，如亮翅、飛翔、撲翅等，以擴胸強心肺。

仿生導引功最突出的成就有下列幾點。

一、龜蛇冬眠與靜導引功

在生物進化的漫長過程中，為了適應環境，許多動物不得不採取冬眠的辦法節約能量，保存實力，以便度過寒冬。目前，科學家們仿照冬眠動物，準備設置人用睡眠冰櫃，如是，或可延長壽命。外靜內動的靜導引功可以節約能量，並不斷增強儲備能力。

增加儲備能力是延壽的重要環節之一，中醫十分強調腎與衰老壽夭的關係，就是因為「腎主蟄藏」。靜導引功可以減少陽氣的耗散，能有效地保護生機，延長壽命，是十分值得推崇的。

二、胎息

古人仿照龜的緩慢呼吸，《山海經》中燭龍的「不息」以及胎兒的呼吸，提出了胎息的概念。

中醫有「三焦膀胱者，腠理毫毛其應」（《靈樞．本臟》）的觀點，腠理即毛孔，本句指出腠理毛孔與三焦元真之氣存在著相應的關係。《難經．三十一難》也指出：「三焦者，……氣之所終始也。」《難經．三十八難》亦云：「三焦也，有原氣之別焉，主持諸氣。」兩句皆突出了三焦與元氣的關係。《金匱要略．臟腑經絡先後病脈證》亦曰：「腠者，是三焦通會元真之處。」突出強調了毛孔是元真之氣出入之處所。

三、仿生辟穀食氣

辟穀即不食，《山海經》中有燭龍「不食」的記載。辟穀可以養生的原因在於，食物的消化、吸收、轉化、儲存皆需要消耗大量的能量，不但整個消化系統的負荷極重，而且心、肺的負擔也必然加重。進食後，尤其飽食後心跳加快，呼吸加深，肝臟以及其他臟器也間接投入「戰鬥」。

全身大量的血液都支持消化系統，大腦供血減少，使人昏昏欲睡，不能再工作，這就是所謂的「飯飽神虛」。因此在不影響儲備的前提下，酌減飲食具有減輕人體負擔的意義，至少一週之內應輕斷食一次，以減輕脾胃負擔，使其有一個調整的機會。

食氣，是仿照烏龜吞氣的一種養生方法。遠古時代就已流傳食氣，包括食光（吞日、月之精）的方法，如《山海經》中有食氣為生的記載：「有繼無民，繼無民任姓，無骨子，食氣、魚。」（《山海經．大荒北經》）

四、仿生腹部導引功

壽命長的動物，大多以腹式呼吸為主，如龜、蛇。龜用腹部呼吸，蛇則用腹部行走，它們的壽命都很長。腹式呼吸對延長生命有積極作用的原因在於，腹腔內有除心、腦、肺之外的全部臟器，包括消化系統、泌尿系統、生殖系統及內分泌系統和循環系統的一部分，並有大量的血管神經分佈。

腹部導引功的優點在於促進腸蠕動，是有效的「通便藥」，故對延緩衰老有重要意義。

另外，腹部導引功還包括盆腔運動，即在進行腹部大呼吸的同時，配合提肛及舒肛運動以及縮腹上舉，目的在於促進盆腔血流，盆腔中的臟器涉及人的內分泌系統、生殖系統和泌尿系統，是不可忽視的部分。

腹部導引功無論在跑、走、坐、臥、工間、課餘時皆可進行，方便易行，每日堅持，對消除腹部脂肪、排除腸道廢物、改善腹部血液循環、促進腹部及盆腔臟器的生命活動等皆有重要意義。腹部導引功是腹部臟器的按摩功，對腹部臟器的健康十分有益。

五、仿生脊柱功

脊柱不但是人體的支柱，更重要的是，脊柱內藏脊髓及其神經根，是神經系統的重要部位。加強脊柱的堅韌性對保護脊髓、維持人體生命活動有十分重要的意義。

仿龜進行伸縮頸運動可以改善頸部血液循環，預防頸椎病及頸動脈血栓形成。頸動脈血栓形成易導致椎動脈和基動脈供血不足而出現頭暈、頭痛，故伸縮頸運動或許有利於預防老年人的頸椎病及其他相關疾病。

長期不良姿勢易導致椎間盤突出，影響下肢運動。因此，人應仿蛇，學習脊柱功，以保持脊柱健康。

中醫認為腰為腎之府，腰脊功可令腰部強健，強腰即健腎。腎為人體先天之本，腎氣的盛衰決定著人的生、長、壯、老、已全部生命過程，故常進行腰脊功是強腰健腎抗衰老的重要環節。

六、仿生爬行功

爬行是一種全身運動，除類人猿及人類外，幾乎所有的哺乳動物及爬行動物都是用四肢行走的。爬行功的優點在於頸部、脊柱及腹部的運動強度都比較大，可同時進行腰腹運動，彌補人類直立行走後身體其他部位缺乏鍛鍊之不足，並且胸式呼吸和腹式呼吸比較均衡。如能每天堅持爬行幾圈，對身體將大有裨益。

上述仿生導引功吸收了一些動物運動的優點，補充和矯正了人體的不足，對人體的養生極有好處。此外，仿生房中術對人體的性保健也有諸多益處，仿生中醫學的前景十分廣闊。

綜上所述，淵源於《周易》的仿生學，至今已成為一門既古老又前沿的學科，《周易》的仿生思想至今仍有重要的啟迪價值。

第三十二章

《周易》與遺傳生命科學

遺傳學是生命科學的重大奧秘，令人驚奇的是易理和遺傳原理竟密切相通，八卦、六十四卦與遺傳密碼相暗合，現代遺傳學如引進易理，必將有新的突破。

第一節 遺傳學概述

一、遺傳學給人類帶來了福音

遺傳和變異是生命現象的必然過程，研究生物遺傳和變異的學科稱為遺傳學。遺傳學是探索人體生命奧秘的學科之一，主要包括遺傳物質的本質、遺傳物質的傳遞及遺傳訊息的實現 3 個中心內容。

遺傳學的發展經歷了細胞遺傳學、微生物遺傳學及分子遺傳學 3 個階段。

細胞遺傳學主要發展於 19 世紀末至 20 世紀初葉，解決了遺傳學的細胞學基礎問題，即遺傳學的物質基礎問題，這是一個根本問題。這個階段的主要貢獻是博韋里（Boveri）和薩頓（Sutton）發現了染色體的作用；摩爾根（Morgan）進一步證實了孟德爾定律，創立了基因學說，提出了遺傳的根源在於細胞核內染色體的基因。

微生物遺傳學主要發展於 20 世紀中葉，生物遺傳學進入了一個重要的轉折點——微生物時代。主要成就為艾弗里（Avery）證實了脫氧核糖核酸（DNA）為遺傳的主要物質。

分子遺傳學發展於 20 世紀後半葉至 21 世紀，此階段是生物學、遺傳學迅猛發展的時期，並取得了重大的突破，生物遺傳學進入了新的轉折時期，即從細胞學水平躍入了分子水平。

1961 年，克里克等人證明了核苷酸三聯體為一組密碼子，代表 20 種標準氨基酸，並提出了遺傳訊息傳遞的中心法則。

此後，尼倫伯格等人破譯了遺傳密碼，攻克了生物遺傳工程的最後一道難關，20 世紀 70 年代，美國科學家特明（Temin）發現了「反轉錄酶」，提出了轉錄可以倒逆的理論，為基因工程開闢了新的領域。

總之，遺傳密碼的破譯，中心法則的確定，蛋白質和核酸的人工合成，是近代分子遺傳學發展的三大成就。遺傳複製機制的揭示，對工業、農業、醫療衛生和國防科學的發展都有重大意義。

二、遺傳學對農牧業的貢獻

遺傳學對農業、牧業的作用，首先體現在育種方面。遺傳學提供了品種改良的理論基礎，目前在水稻、小麥、棉花、玉米、高粱的育種方面已經取得了一定的成績。

展望今後，隨著遺傳學的不斷發展，在品種的改良方面，無論在農業或牧業皆將取得更大的成就。

雜交育種培育新品種不但比自然進化速度快，而且品質優良，是對自然選擇的挑戰。另外，目前生物固氮工程取得的進展，也為解決農業肥料問題帶來了光明的前景。

三、遺傳學對工業的貢獻

遺傳學對工業的貢獻首先體現在醫藥工業，在基因工程的應用上，下丘腦激素、胰島素、干擾素的人工合成相繼獲得成功。我國 1976 年成功合成了人工胰島素，給內分泌疾病及糖尿病患者帶來了福音。又由於基因工程的應用，抗生素的生產水準也在不斷更新，大大提高了人類對各種病菌的抵抗能力。

在環保方面，應用基因工程，利用微生物可以處理「三廢」。此外，令人振奮的是，透過基因工程，應用工業微生物可以採油開礦，回收處理，甚至可以生產出人工食用油、人工蛋白食品等，前景十分廣闊。

在國防工業方面，隨著基因工程的發展，或許可以利用基因武器對抗原子武器、化學武器及生物武器。

四、遺傳學對醫學的貢獻

首先，遺傳學的發展為治療遺傳性疾病帶來了希望。透過「基因療法」，以正常基因取代缺陷基因，即可治癒遺傳性疾病。

在抗癌方面，隨著對致癌基因密碼、抗癌基因密碼的研究，科學家對癌症的機制有了新的發現。

癌基因由美國的希布納（Huebner）和托達羅（Todaro）於 1969 年提出，其觀點為癌基因全息，即全身所有細胞都存在著致癌遺傳訊息。正常癌基因被抑制，不會脫軌，只有當調控功能失常時，才會發生癌變，即由原癌基因活化為癌基因。

癌基因學說揭示了細胞 DNA 由於單個鹼基的差別，導致了三聯體密碼的變化，使氨基酸發生改變，從而發生癌變。

1976 年，近代遺傳學者在膀胱癌細胞中發現了第一個癌基因，在約 6000bp 中有一個鹼基 T 取代了鹼基 G，致三聯體密碼發生 GGc→GTc 的變化，使氨基酸由甘氨酸變為了纈氨酸，從而導致癌變。

第二節 生命遺傳機制

現代醫學認為遺傳是一種複製工程，是生命過程中最複雜的內容。生命以蛋白質為基礎，生命的延續要靠蛋白質來實現，故生命的遺傳也體現在蛋白質與核酸的關係。

細胞核中的染色體是遺傳的基礎，即染色體和基因是決定遺傳的主要因素。染色體和基因為細胞核內的主要成分。

人類的染色體總計 46 條，分為兩大組，其中，一半（23 條）來自父方精子，另一半來源於母方卵子，染色體包括常染色體及性染色體，無論男女都有 22 對常染色體，另外 1 對為性染色體，男女性別的區別即取決於性染色體。

人類的性染色體分為 X 染色體和 Y 染色體兩類。女性的兩條性染色體均為 X 染色體，男性的兩條性染色體中，一條為 X 染色體，另一條則小得多，為 Y 染色體。

男女的區別在於女性的細胞中所有染色體大小、形態都完全相同，男性則有 1 對染色體不相同，即性染色體。

遺傳過程以染色體上的基因為主要物質基礎，基因為存在於染色體上定點部位的訊息載體。人類基因組含有 31.6 億個 DNA 鹼基對，其中部分鹼基對組成了 2 萬～2.5 萬個基因，每一對染色體的每一基因位點上，都有兩個成對的基因。

基因中遺傳訊息的傳遞是由核酸來實現的，實際上就是核酸的複製。核酸是核蛋白的組成成分之一，核酸的分子結構儲藏著生物的遺傳訊息。

核酸包含 DNA（脫氧核糖核酸）及 RNA（核糖核酸）兩大類，以 DNA 為主。在 DNA 分子中，又由四對配對的嘌呤和嘧啶鹼基組成。具體為腺嘌呤（A）與胸腺嘧啶（T）相對應，鳥嘌呤（G）與胞嘧啶（C）相對應，即 A—T，G—C 相對應。

分子生物學的中心法則如下。

DNA	轉錄	mRNA	翻譯	多肽鏈		控制細胞結構
（脫氧核糖核酸）	⟶	（信使核糖核酸）	⟶	（組成蛋白質）	<	調節新陳代謝

脫氧核糖核酸把儲存的遺傳訊息轉錄於作為模板的信使核糖核酸上，信使核糖核酸將遺傳訊息進行「翻譯」，合成多肽鏈。

近代特明（Temin）等人對勞斯肉瘤病毒進行研究，發現了反轉錄酶，證實了 RNA 可以反轉錄於 DNA，於是中心法則改變為：

$$\text{DNA} \rightleftharpoons \text{RNA} \longrightarrow \text{蛋白質}$$

什麼是遺傳密碼？

遺傳密碼是由 mRNA（信使核糖核酸）翻譯到氨基酸上的編碼，這個編碼由核苷酸上的鹼基組成，由於 RNA 上的鹼基只有 4 種，而氨基酸卻有 20 種，因此編碼的關鍵在於鹼基的排列順序。這 4 種鹼基（A.T.C.G）無窮無盡的排列組合，蘊含了無窮無盡的遺傳訊息。

核酸（尤其 DNA）的分子很大，含有上萬個鹼基。鹼基的排列順序不同，則 DNA 不同。也即儘管這兩組鹼基在種類上和數量上都相同，但排列順序不一樣，含義和性質就會隨之變化，因此遺傳訊息取決於鹼基的排列順序。

1967 年，美國科學家尼倫伯格和考拉那破譯了生物遺傳密碼，發現了 RNA 以 3 個鹼基為一組進行編碼，即用 3 個「字母」編碼（既不重疊，也不帶標點），稱為三聯體，並發表了遺傳密碼表。

1984 年，我國學者秦新華提出《易經》六十四卦與遺傳密碼表相吻合，強調了《易經》八卦在遺傳學中的重要意義[1]。

第三節　易理與遺傳原理

易理和遺傳原理有著密切的關係。《周易》強調變易與不易，和遺傳學的變異及遺傳原理是相通的。變易指一切事物都在不停地運動變化，如《易・繫辭》：「變化者，進退之象也。」寓意一切事物，包括一切生物都在不停地運動變化著，變化的目的在於「進退」，即應發展的要延續，該退棄的要廢除。不易則指事物的相對靜止，有事物的靜止才有事物的質的規定性。

遺傳和變異共同構成生物的遺傳內容，體現的都是生物的運動和發展。其中，遺傳相對而言體現了靜止的一面，是生物種系基因的保留性發展，所謂「種瓜得瓜，種豆得豆」；而變異則體現了變化的一面，《周易》強調「易」，即言一切事物都處於不停的變化之中，變異體現的也正是這一原理。子代個體雖然與親代相似，但絕不會相同，自然界絕不會複製完全相同的個體。因此，遺傳只會相似，而不會相同。這就是說，生命過程除存在遺傳之外，還存在著變異。子代個體永遠是一個新個體，正如《易・繫辭》：「生生之謂易。」

生物遺傳過程中的變異，是遺傳過程中的差異，變異強調在遺傳過程中隨機出現的差別。透過無性繁殖產生的後代，由於只獲得一個親體的遺傳性，因此子代和親代之間的遺傳性較大。而高等動物透過有性繁殖產生後代，由於子代獲得兩個親代的遺傳，增加了遺傳的複雜性，因此表現出的變異現象也就較大。總之，遺傳與變異的結果是相似（遺傳）和不相同（變異）。

遺傳和變異之間的關係，如同《周易》的易與不易的辯證關係原理，二者是一個矛盾統一體，是互相依存、互相制約的。也即既要發展又要保留，既可原途發展也可另闢蹊徑，既有漸變，也可突變，總的宗旨是發展與變易。

第四節 太極八卦與遺傳密碼

隨著生物遺傳學的迅猛發展，基因的遺傳機制已被揭示，尤其是遺傳密碼的破譯，是生物遺傳學上的重大突破。

RNA 上的四個鹼基如何與 20 個氨基酸相對應的難題於 1967 年被美國學者尼倫伯格和考拉那攻破，即由三聯體組成 64 種排列順序，就是說總共有 64 個密碼。

這些密碼與《周易》六十四卦圓圖相吻合，如圖 32－1。

DNA 的四種鹼基分為不同性質的兩類，並互為對立，即分為屬陽性的嘌呤及屬陰性的嘧啶，如同太極的陰陽兩儀。四種鹼基恰似《周易》的老陽老陰和少陽少陰四象，又以太極八卦陰陽兩儀生四象的形式相配應。

用《易經》六十四卦圓圖說明生物遺傳的三聯體六十四密碼排列，有較強的概括性和規律性。另一方面也體現了《易經》八卦原理的普遍意義。

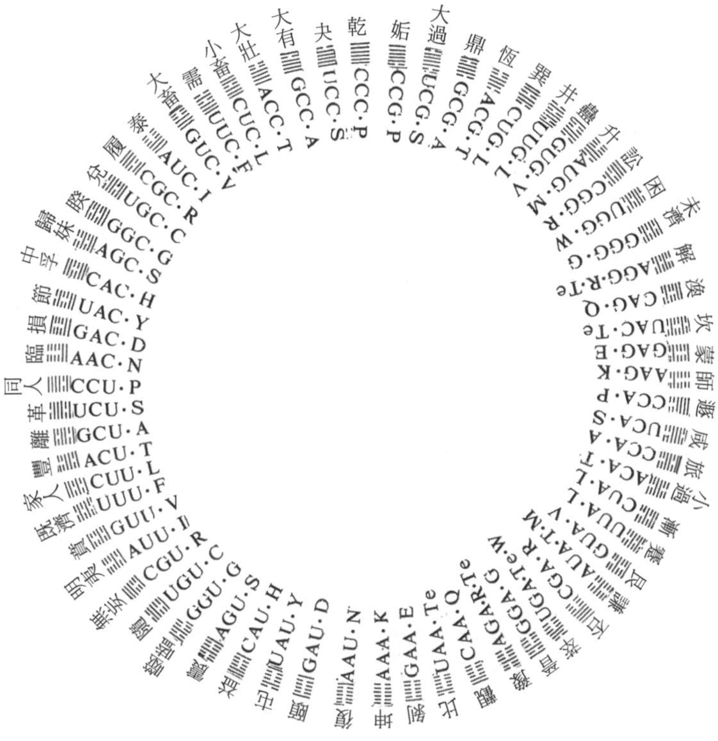

圖 32－1　六十四卦與遺傳密碼

據王清雲、魏重琴，遺傳密碼與《周易》八卦奧秘關係及規律的研究

嘌呤		嘧啶	
陽		陰	
⚊		⚋	
A	T	G	C
腺嘌呤	尿嘧啶	鳥嘌呤	胞嘧啶
⚎	⚍	⚌	⚏
（陰中之陽）	（陽中之陰）	（陽中之陽）	（陰中之陰）
少陽	少陰	老陽	老陰

1984 年秦新華發表論文提出了六十四卦相與遺傳密碼吻合，是對《易經》研究的重要貢獻，秦新華總結說：「現代物理學、現代生物學等取得的成就，對八卦圖示揭示的物質發展，由簡單到複雜，由低級到高級的總趨勢，給予了有力的說明。」（全文詳見本書附錄四）

同年，蔡恆息提出遺傳密碼及八卦中的中性學說，即遺傳密碼及八卦三聯體的第三個密碼為中性，變異不改變氨基酸的性質，體現了《老子》「道生一，一生二，二生三，三生萬物，萬物負陰而抱陽，沖氣以為和」的理論[2]。

從六十四卦圓圖和遺傳密碼表的對比可以看出，六十四卦圓圖確能反映遺傳密碼的規律，因為遺傳訊息取決於鹼基的排列順序，鹼基三聯體編碼的排列順序代表著各種不同的遺傳密碼，由陰陽爻組成的八卦三聯體代表了遺傳密碼的這種自然排列順序，說明《易經》八卦圖在證明生物遺傳規律中具有重大價值。

1988 年，楊雨善提出了《通用》密碼子的八卦圖。他以陽爻代表強型核苷酸 c 和 G，陰爻代表弱型核苷酸 U 和 A，64 個密碼子正好能平均分成 8 組，從而更集中地反映了其間的聯繫規律，它們自然地與中國古代的八卦規律相吻合，更進一步證實了八卦規律的普遍意義，如圖 32－2，圖 32－3[3]。

按照陰陽理論的觀點，陰陽之中可以再分陰陽，陰陽的一分為二觀點是無窮無盡的，從這一點可以得到一個啟示-—— 鹼基不是最小的陰陽單位，必然還有更小的陰陽單位存在，等待著研究者去揭示。

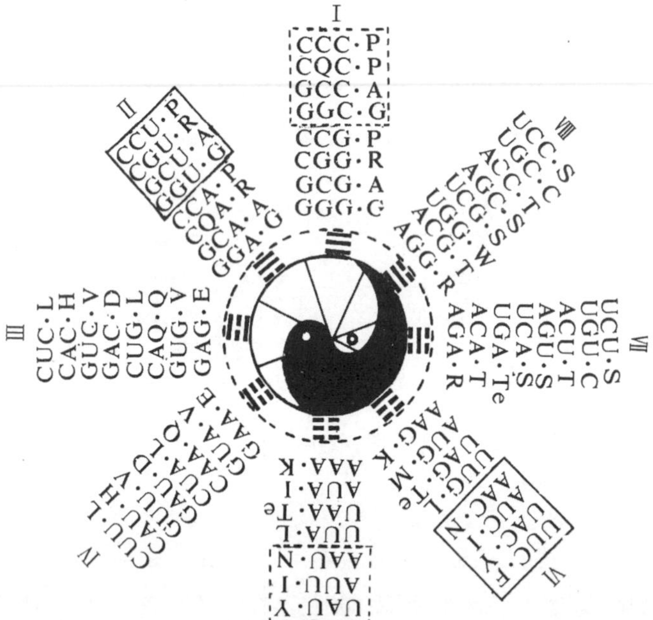

圖 32－2　「通用」密碼子的八卦

據楊雨善《用八卦圖排列和表達遺傳密碼的特徵及其意義》

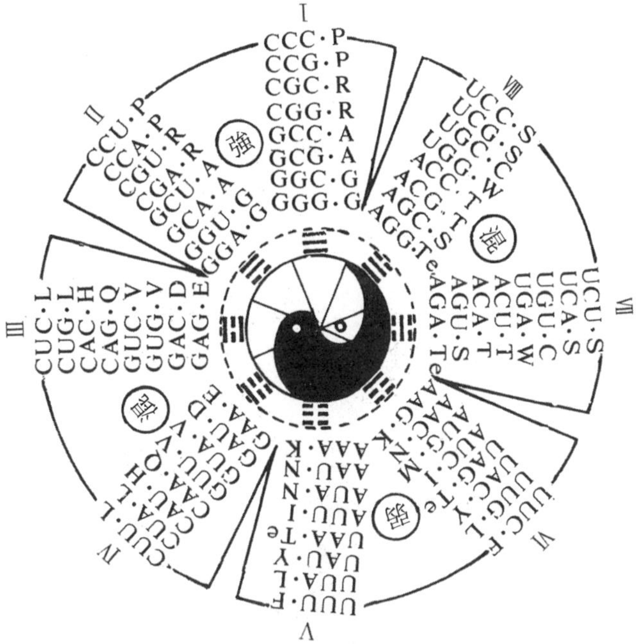

圖 32－3　某些哺乳類線粒子體內密碼子的八卦

據楊雨善《用八卦圖排列和表達遺傳密碼的特徵及其意義》

第五節　《周易》與優生學

優生學是由遺傳改造人類素質的科學，目的在於優化人類素質，包括智力、體力。

優生學的目的是在遺傳基因理論的指導下優生、優育。優生學將使人類避免消極的自然選擇成為可能，對人類的發展做出貢獻。

優生學最早萌芽於殷周時期，甲骨文中已有「孕」字，《周禮》中有同姓禁婚配之告誡。我國儒學嚴格的倫理觀念，客觀上對優生優育起到了積極的作用。由於封建時代對儒學的崇拜，中醫學和儒學的關係又特別密切，醫者大多習儒，有不少醫生亦是儒學者，因此在胎教方面即開始儒學禮樂的教育，對中國人的倫理學思想及優生意識起到了潛在的影響。

優生學包括基礎優生學、社會優生學及臨床優生學。基礎優生學主要從生物學及基礎醫學的角度研究優生，如人類遺傳學、醫學遺傳學及畸胎學等。社會優生學則主要從社會科學、人類學的角度探討優生，包括人口學、社會學、倫理學、法學、胎育學、教育學等。臨床優生學是指具體的優生措施，如婚前檢查、孕期衛生、產期分娩監護、新生兒保健等。

我國古代優生學大致有如下成就。

一、種子忌戒

種子忌戒是我國古代優生學中的重要內容。如南齊褚澄《褚氏遺書》：「合男女必當其年，……皆欲陰陽氣完實而後交合，則交而孕，孕而育，育而為子，堅壯強壽。」先賢尤強調交合時刻的惡劣因素對下一代的影響，故提出交合禁忌。

如唐代大醫家孫思邈所著《千金方》種子法即強調大風大雨、大寒大暑、陰晦、日食、月食，皆不可交接，他認為這樣所生男女易痴聾、四體不完。另外，凡求子宜吉良日交會，當避丙丁及弦望晦朔、大風雨霧、寒暑雷電霹靂、天地昏暗、日月無光、虹霓地動、日月薄蝕等時間，所謂「日月薄蝕，大風大雨，虹霓地動，雷電霹靂，大寒大霧，四時節變，不可交合陰陽，慎之」（《千金翼方．卷十二．養性禁忌》）。

《醫心方》還記載：「產經云：黃帝曰：人之始生，本在於胎合陰陽也。夫合陰陽之時，必避九殃。九殃者，日中之子，生則歐逆，一也。夜半之子，天地閉塞，不喑則聾盲，二也。日蝕之子，體戚毀傷，三也。雷電之子，天怒興威，必易復狂，四也。月蝕之子，與母俱凶，五也。虹霓之子，若作不祥，六也。冬夏日至之子，生害父母，七也。弦望之子，必為亂兵風盲，八也。醉飽之子，必為病癲，疽痔有瘡，九也。」

又云：「有五觀（禁）子生不祥：月水（月經）未清（未盡），一觀也；父母有瘡，二觀也；喪服未除有子，三觀也；溫病未癒有子，四觀也；妊身而憂恐，重複驚惶，五觀也。」

《玉房秘訣》合陰陽之七忌

第一之忌：晦朔弦望，以合陰陽，損氣，以是生子，子必形殘。宜深慎之。

第二之忌：雷風天地震動，以合陰陽，血脈湧，以是生子，子必癰腫。

第三之忌：新（剛）飲酒，飽食，穀氣未行，以合陰陽，腹中彭亨，小便白濁，以是生子，子必癲狂。

第四之忌：新小便，精氣竭，以合陰陽，經脈得澀，以是生子，必妖孽。

第五之忌：勞倦重擔，志氣未安，以合陰陽，筋腰苦痛，以是生子，必夭殘。

第六之忌：新沐浴，髮膚未燥，以合陰陽，令人短氣，以是生子，子必不全。

第七之忌：兵堅盛怒，莖脈痛，當令不合，內傷有病。如此為七傷。

朱丹溪《格致餘論》亦曰：「古之胎教，具大方冊……若夫胎孕致病，事起茫昧，人多玩忽，醫所不知。兒之在胎，與母同體，得熱則俱熱，得寒則俱寒，病則俱病，安則俱安。母之飲食起居，尤當慎密。」皆說明我國古代即已非常重視優生優育。

二、胎教

中醫也很重視產前胎教，重視胎期保健。《洞玄子》曰：「凡女懷孕之後，須行善事，勿視惡色，勿聽惡語，省淫慾，勿咒詛，勿罵詈，勿驚恐，勿勞倦，勿妄語，忽憂愁，勿食生吃冷醋滑熱食，勿乘車馬，勿登高，勿臨深，勿下坂，忽急行，勿服餌，勿針灸。皆須端心正念，常聽經書，遂令男女如是聰明智慧，忠貞貞良，所謂胎教者也。」在胚胎早期即應重視禮義道德的教育。中醫胎教的特點是從受胎三月開始即重視儒家禮樂的教育，為炎黃後代的倫理道德的鑄造，在胚胎時期即打下了銘印。

儒學對中華民族的影響如此根深柢固，恐怕要追溯到胎孕時期的影響。如孫思邈（在優生學中有重要貢獻）著《千金方》：「凡受胎三月，逐物變化，稟質未定，故妊娠三月，欲得觀犀象猛獸珠玉寶物，欲得見賢人君子盛德大師，觀禮樂鐘鼓俎豆軍旅陣設，焚燒名香，口誦詩書，古今箴誡，居處簡靜，割不正不食，席不正不坐；彈琴瑟，調心神，和情性，節嗜欲，庶事清靜，生子皆良，長壽忠孝，仁義聰慧，無疾，斯蓋文王胎教者也。」胎妊時期尤其受胎三月時，胎兒稟質未定，此時進行胎教，效果最好。

胎教、嬰幼兒的教育可以影響終身，我國唐代大醫家孫思邈即強調「受胎三月」就要開始胎教。

孔子、孟子認為人性本善，荀子則認為人性本惡，實際上，人之初，性有惡也有善。

明代萬全《婦人秘科》對於養胎十分重視精神心情的調攝，如曰：「受胎之後，喜怒哀樂，莫敢不慎。蓋過喜則傷心而氣散，怒則傷肝而氣上，思則傷脾而氣鬱，憂則傷肺而氣結，恐則傷腎而氣下，母氣既傷，子氣應之，未有不傷者也。其母傷則胎易墮，其子傷則臟氣不和，病斯多矣。盲聾瘖啞，痴呆癲癇，皆稟受不正之故也。」

臨產中醫強調保護胎兒，防避產傷，如《楊子健十產論》論述了正產、傷產、催產、凍產、熱產、橫產、倒產、偏產、礙產、坐產、盤腸產等。

我國古代在優生學方面已經取得了較高的成就，尤其種子和胎教方面頗有特色，應以借鑑。

第六節 中醫與遺傳

中醫十分重視生命的遺傳，如《靈樞・刺節真邪》：「真氣者，所受於天，與穀氣並而充身也。」其中「所受於天」，即指受於先天父母。中醫尤其強調「精」在生命遺傳中的作用，如《素問・金匱真言論》曰：「夫精者，身之本也。」《靈樞・本神》說：「生之來，謂之精。」《素問・血氣形志》提出人體經絡氣血的多少，是先天遺傳的，並提出了「天數」，如曰：「夫人之常數，太陽常多血少氣，少陽常少血多氣，陽明常多氣多血，少陰常少血多氣，厥陰常多血少氣，太陰常多氣少血，此天之常數。」

把「天數」作為遺傳概念，《內經》曾多次提到，並認為生命週期的長短，也是一種天數。如《素問・上古天真論》曰：「有其年已老而有子者何也？……此其天壽過度。」此外，《內經》還認為生殖能力也是由先天的物質——「天癸」決定的。總之，無論「天之常數」「天數」「天癸」「天壽」都是《內經》對遺傳的精闢認識。

在2000多年前能有這樣的認識，確實是難得的。

第七節 遺傳病

遺傳病是由於致病基因所控制的或生殖細胞中的遺傳物質改變所致的疾病。遺傳和變異是生物的特性，遺傳包括生理、病理及氣質的傳遞，遺傳物質是導致遺傳病的因素。

據研究，已證實越來越多的疾病與遺傳有關，或者部分地與遺傳有關，人從頭到足都可能發生遺傳病，鑒於遺傳的難以抗拒，遺傳病對人類威脅的隱患亦越來越大。

先天性疾病包括遺傳病及「胎生病」。「胎生病」指在胚胎發育時期由某些因素引起的發育異常所致的疾病，多為母體妊娠期間患病或服用藥物所致。如妊娠期間母體感染風疹病毒可增加胎兒罹患先天性心臟病的風險。

遺傳病則是指父母親代生殖細胞中的遺傳物質發生改變導致的疾病。遺傳病可以在胚胎時期發生，或在出生後的任何一個時期出現。遺傳病必須有遺傳基礎——基因，才能遺傳，每一種遺傳病的遺傳方式並不相同，有些遺傳病需要一定的後天條件才會發病。遺傳病無論是染色體畸變或基因突變，都直接或間接地被後天環境影響著。環境條件既對遺傳病有誘發作用，同樣也可以有抑制作用，甚至阻止作用，這就為人類改變遺傳病的後天發生提供了可能，阻止遺傳病的發生是有希望的。

遺傳病主要由染色體畸變和基因突變所致。染色體存在於細胞核中，人類體細胞中有 46 條染色體，共 23 對。人體染色體中只有 1 對性染色體，其餘 22 對為常染色體，性染色體決定著性徵、性腺的遺傳，男性和女性的性染色體組成不同，女性的性染色體由兩條 X 染色體組成，即 XX，男性則由 1 個 X 和 1 個 Y 染色體組成，即 XY。

基因為染色體上的訊息載體，一個人有 5 萬種以上的結構基因，基因在染色體上按一定的順序排列，其在染色體上占有的特定位置稱為「位點」，基因儲存著遺傳訊息，為染色體上的一個最基本的遺傳單元。

基因突變指基因在射線、化學品等外界因素的作用下，分子結構發生改變，可以由基因分子中的一個鹼基對的改變導致。

遺傳性疾病分為染色體異常遺傳性疾病和基因遺傳性疾病兩大類。

一、染色體異常遺傳病

染色體異常指染色體數目異常或結構的畸變，包括常染色體病和性染色體病。常染色體病指 1～22 號常染色體畸變引起的疾病，主要影響人體的智力及形體發育，導致畸形或發育不全。性染色體病指由 X 或 Y 染色體數目異常或結構畸變所引起的疾病。主要特徵為性發育不全及兩性畸形[4]。

常染色體異常的疾病包括：①唐氏綜合徵（21 三體綜合徵）；②13 三體綜合徵；③18 三體綜合徵；④貓叫綜合徵。

性染色體異常的疾病包括：①性發育不全；②克蘭費爾特綜合徵（先天性睾丸發育不全）；③XYY 綜合徵（身材高大，動作不協調，面部多痤瘡）；④XXX 綜合徵（間歇性閉經，不育）；⑤兩性畸形（包括男性假兩性畸形及女性假兩性畸形及真兩性畸形）。

二、基因遺傳病

基因遺傳病由基因突變引起，基因只占染色體上一個「點」的位置，由基因突變引起的遺傳病數量大大超過了由染色體畸變引起的遺傳病。染色體畸變引起的遺傳病僅有約 400 種，而基因突變引起的遺傳病有 3000 多種，是染色體異常遺傳病的 8～10 倍。

單基因遺傳病是一對染色體上單個基因或一對基因發生突變所引起的疾病，有顯性和隱性之分。如血友病、蠶豆病、地中海貧血、新生兒溶血病、白化病、異常脂蛋白血症，家族性高膽固醇血症、腎性尿崩症、腎性糖尿病、家庭性低磷酸血症佝僂病、進行性假肥大性肌營養不良、先天性肌強直、血小板無力症、進行性神經性腓骨肌萎縮症、遺傳性共濟失調、嬰兒濕疹、苯丙酮尿症等。

多基因遺傳病是一對以上的基因發生變化所致的疾病，皆為顯性，發病率較高。主要有唇裂、上顎裂、顎裂、先天性髖關節脫臼、先天性肥大性幽門狹窄、先天性足畸形、先天性巨結腸、脊柱裂、先天性心臟病、精神分裂症、糖尿病、高血壓、冠心病、消化性潰瘍、哮喘、強直性脊柱炎[4]。

中醫學對先天性疾病也比較注意，2000 多年前的《內經》已經對其有所認識，認為癲癇為「胎生病」。《素問・奇病論》曰：「人生而有病癲疾者，……病名為胎病，此得之在母腹中時，其母有所大驚，氣上而不下，精氣並居，故令子發為癲疾也。」《諸病源候論》亦云：「又人在胎，其母卒大驚，精氣並居，令子發癲。」並提出了防治原則。

遺傳病有早期發現和預防的希望。

（一）病史因素分析

家族系譜（家族發病史）、婚姻史（是否近親結婚）、胎產史（產傷），以及母體孕期是否接觸畸變因素（激素、抗生素、電離輻射、化學毒物等）的分析，可以作為參考。

（二）早期遺傳病特徵

現代醫學發現下列特徵多為遺傳病徵兆。

（1）頭：小頭、方顱、囟門不閉、多毛。

（2）眼：小眼裂、斜眼、鞏膜色澤異常。

（3）耳：小耳或巨耳、低耳位、耳廓異常、毛耳。

（4）鼻：陷鼻梁、大鼻孔、鼻孔外翻。

（5）口：鯉魚嘴、小口、巨舌、唇裂、顎裂。

（6）頸：寬頸、蹼頸、縮頸。

（7）胸：雞胸、漏斗胸。

（8）腹：臍疝、腹股溝疝。

（9）四肢：短趾（指）、多趾（指）、蹼趾（指）、肘外翻、肘內翻。

（10）生殖器、肛門：生殖器畸形、隱睾、尿道裂、肛門閉鎖。

（三）皮紋學徵兆

皮紋主要包括手的指掌紋及足的跖紋。

人體的皮紋是特定的，由基因決定，在胚胎發育第 12、第 13 週即形成。由於皮紋具有穩定性和特定性，因此不但在法醫學上亦有重要價值，而且在醫學上，尤其是遺傳學上有獨特的意義。

皮紋的形態特徵及功能已被列入臨床遺傳學中。指紋的紋形及總數的變化對染色體異常遺傳病有一定的診斷意義。其中，紋形變化與常染色體有關，而皮紋的總數變化則與性染色體的關係較為密切。

指紋形一般分為箕形、斗形及螺旋形 3 種，其中，斗形紋增多則有性染色體畸變的可能，提示先天性性發育不全的可能性。十指皆為箕形（十指皆為尺側箕：十指端的指紋皆為偏斜於小指尺側的箕形），則有常染色體畸形的可能，常見於先天畸形或阿茲海默病患者。斗形紋偏多還提示母體妊娠期可能患過風疹，則應進一步檢查胎兒是否患有先天性心臟病。

掌紋如有 3 條貫通為 1 條的，稱為通貫掌，是唐氏綜合徵的臨床表現之一。其次手掌遠端的 atd 角異常也提示有染色體畸變的可能。

足紋的早期診斷主要在於跖紋，即位於前足掌內側拇趾根部的「S」形花紋（又稱側弓紋）以及位於趾間的趾間紋。如趾間紋斗形紋增多，則可為性發育不全，提示可能出現先天性卵巢發育不全或先天性睪丸發育不全。

此外，皮紋畸形不僅為性發育異常及智力發育異常的徵兆，而且還是許多內科遺傳病的標誌。如先天性心臟病患者的手掌根部多有軸三角異常，精神分裂症患者則可出現指紋弓形增多及手掌 atd 角增大。白血病患者的皮紋特徵則為手掌有猩猩紋，弓形紋增多，尺側指箕形紋減少等。

遺傳病多有徵兆表露於外，是可以早期發現的。

三、染色體檢查

如家族系譜有遺傳病存在，或發現有其他遺傳病特徵，應進行進一步染色體檢查或性染色體檢查以期早日確診。

綜上所述，《周易》蘊含著深奧的遺傳原理，易理「易」與「不易」的統一觀與遺傳學「遺傳」與「變易」理論異曲同工，六十四卦排列與遺傳密碼的相似性，更有力地驗證了易理在自然科學中的價值。

參考文獻

〔1〕秦新華．八卦圖與 DNA〔J〕．潛科學，1984（01）：41－42．
〔2〕蔡恆息．太極圖與遺傳密碼〔J〕．自然訊息，1984（03）．
〔3〕楊雨善．用八卦圖排列和表達遺傳密碼的特徵及其意義〔J〕．自然雜誌，11（11）：832－834．
〔4〕杜傳書．醫學遺傳學〔M〕．北京：人民衛生出版社，1986．

第三十三章

《周易》與生態學

《易經》蘊藏著豐富的生態平衡原理，太極圖動態的陰陽合抱理論是生態平衡的標誌。如果說太極圖提示了圓的銜接，那麼河圖洛書則蘊含了方的配合。八卦則是方圓的融一，如能將易理引入生態學的研究，必將使生態學進入一個嶄新的天地。

第一節 生態學及生態系統

生態學是一門發展前途極大的學科，是研究生物的生存條件及其與生存環境之間相互關係的科學。

按照生態系統的結構層次，生態學包括個體生態學，種群生態學和群落生態學。個體生態學的主要研究內容是生物個體及其與環境的關係；種群生態學的主要研究內容是種群及其與環境的關係；群落生態學的主要研究內容是群落及其與環境的關係。

生態系統是生態學中的基本內容，是當前最活躍的前沿學科之一。生態系統是生物和非生物之間維持整體平衡的矛盾統一體，生態系統是一個有機聯繫的整體。

生物與周圍環境有著不可分割的關係，二者組成了一個矛盾而又統一的系統，故生態學又可說是一門研究複雜生物系統的科學，這個系統即生態系統，是生態學的中心課題。

生態學既是一門研究生物與環境因素相互關係的學科，也是研究生物間相互關係的學科，與中醫學及環境保護有著密切的關係。

生態系統實際上以研究生物圈及其與周圍環境為內容。生物圈就是地球上存在生命的範圍。在這個範圍內存在著上百萬種動、植物，不可計數的微生物，它們和周圍環境交換著能量和物質。生態學就是研究這種生物與環境物質流動和能量交換的科學。

生態學和《周易》有著密切關係，易理在生態學中有著重要的應用價值。

第二節 《周易》與生態平衡

生態系統的核心是生態平衡，所謂生態平衡是指生態系統中的生物與環境之間、生物各個種群之間存在著互相制約互相聯繫的關係，共同組成一個有機整體。

這個整體在物質與能量的輸入和輸出方面接近相等，由於生態系統具有回饋調節的能力，因此其功能和結構在一定時間內亦能維持相對穩定，即生態系統基本上保持著相對穩定。

《周易》蘊藏著生態平衡觀，即使在 21 世紀也具有重要的理論指導價值。《周易》無論從卦爻辭或圖像符號上都體現著平衡原理。《周易》可以說是一部精密的天平儀，全書閃爍著光輝的平衡論思想。其中，八卦和六十四卦是一個有機的整體，六十四卦中每一卦的六爻排列順序都體現了平衡原理，三百八十四爻中，陰爻和陽爻的數量和分佈也都呈現著驚人的平衡關係，六十四卦的陰爻、陽爻的位置在不斷地升降著，顯示了動態平衡的原理。

六十四卦圓圖（圖 11－9），其六爻組成六個圓圈，每一圈都非常協調而均衡，那一圈一圈的組合關係彷彿一組一組的生物圈，整個八卦圓圖的有機統一，於複雜之中見清晰，六十四卦圓圖可以說是地球生態平衡的縮影。

太極圖的陰陽合抱，體現了陰陽之間的互根關係（圖 12－3），太極圖陰陽兩儀之所以不用直線分開，而使用「S」曲線，意在體現陰陽之間的平衡是動態的平衡。

太極圖可以說是整個宇宙陰陽相互作用的象徵，是宇宙運動的普遍規律，當然也反映了生態之間陰陽相互作用的關係，尤其太極圖蘊含的螺旋式旋轉立體平衡結構，蘊含著生態系統之間的動態平衡原則。

河圖洛書同樣蘊含著神奇的平衡原理，其特點在於以數學的形式為體現（圖 13－1～圖 13－5）。另外，太極圖體現的是圓的平衡，河圖洛書寓含的則是方正的平衡，河圖的四方數字，洛書的四方四隅數字都體現了對稱和平衡，所列數字無論從橫、縱、交叉等不同角度相加都相等，其平衡奧義實在令人驚嘆！河圖洛書的有機統一和其神秘的平衡原理也可以說是一幅古生態平衡模式圖。

《周易》蘊藏著豐富的生態平衡原理，對當今的生態平衡研究有著重要的指導意義。尤需注意的是《周易》卦辭、爻辭中有許多關於平衡原理的精闢論述，如《易・說卦》：「水火相逮，雷風不相悖，山澤通氣。」即言宇宙自然界萬物之間息息相通，即使性質相反也可共融於一個統一體之中。正如《易・乾卦・彖》曰：「保合大和，乃利貞。」《易經》許多卦象也反映了陰陽的平衡法則。如泰卦和否卦，既濟卦與未濟卦，離卦和坎卦都體現了宇宙萬物相通應則吉，相隔閉則凶的觀點。正如泰卦所言：「天地交而萬物通也。」

《周易》的「易」與「不易」兩大原則即是運動與平衡的統一，蘊含著穩態原理，對自然平衡有重大的指導意義。

中醫汲取了《周易》的平衡理論，也極為重視自然界的自穩調節機制，如《內經》運氣七篇強調氣候——物候——病候三者之間的關係。在氣候方面，運氣學說由歲運與司天、在泉之氣之間的生剋制約關係體現氣候變化，即所謂三氣之紀：太過——不及——平氣；又由勝、復、鬱、發的關係體現氣候的自穩，所謂「亢則害，承乃制」。

中醫學十分注重事物之間的生態聯繫，如《素問・五運行大論》曰：「東方生風，風生木，木生酸，酸生肝，肝生筋，筋生心，……南方生熱，熱生火，火生苦，苦生心，心生血，血生脾，……中央生濕，濕生土，土生甘，甘生脾，脾生肉，肉生肺，……西方生燥，燥生金，金生辛，辛生肺，肺生皮毛，皮毛生腎，……北方生寒，寒生水，水生鹹，鹹生腎，腎生骨髓，髓生肝，……」生態系統各組成部分間不可分割的關係鏈。《周易》及《內經》等古代思維模式蘊含著豐富的物質循環及生態平衡思想，不失為當今生態學的理論典範。

第三節 《周易》平衡原理對生態平衡的啟示

一、地球上的生態危機

生態系統是一個具有回饋控制的系統，具有一定的自穩調節能力，除非超過了生態系統自調的極限，生態系統的功能和結構在一定時間內可維持相對穩定。生態平衡一旦喪失自穩代償功能，則易導致生態失衡，生態失衡如果惡性發展下去，勢必造成生態危機，生態危機是當今地球生命存在的隱患。

生態危機包括生態因子的失衡，如光、溫度、營養、無機鹽、火、水、氧氣等的失衡致生存條件受到威脅，具體為人口問題、能源危機、資源短缺、生物多樣性破壞、環境污染，包括森林的濫伐、動物的減少和滅絕、水土的流失、植被的破壞、土地的沙漠化、工業的污染、城市人口的膨脹等。

人口學家、政治經濟學家馬爾薩斯關於人口危機論提出人口的增長率是按幾何級數增長的，即 2、4、16……而生活資料的增長只能按數學級數增長，即 1、2、3……這樣生活資料的增長速度，永遠跟不上人口的增長速度。因此他認為人口增長速度與生活資料增長速度之間的矛盾是生態危機的根源。馬爾薩斯的觀點雖然有一定的時代侷限性，但其仍具有警示意義。控制人口的盲目增長是維護生態平衡的決策性措施。

人類是生態平衡的主要干擾者，但也是促使生態平衡趨向恢復的主要力量。保護環境，恢復生態平衡已愈來愈被人們所重視。

維護生態平衡，除應用現代科學、現代技術之外，也應批判地汲取古代的理論，《周易》蘊藏著的生態平衡原理，對生態平衡的保護和恢復有著重要的啟示。

二、《周易》理論對生態平衡宗旨的啟示

《周易》卦爻辭、六十四卦圓圖、太極圖和河圖洛書所蘊含的平衡原理，其真諦是陰陽平衡，其法則即陰陽之間的相互關係，包括陰陽的消長，陰陽的相互制約和相互依存關係。生態系統中物質和能量的輸入和輸出正需要這種依存與制約的相互關係。無論生態系統的大小，其生態平衡都包含著陰陽平衡的原理。

在一個生態系統內，陰性植物和陽性植物，雌性動物和雄性動物，男性和女性都保持著一定的動態平衡。其間存在著自然的陰陽消長和陰陽制約關係，這是一種自然的陰陽平衡，不宜破壞。

如新生人口男女比例應保持平衡，人類的性別平衡如遭到人為的干擾，則易導致惡性結果，給社會帶來不良影響。

地球生態危機的根源在於自然的陰陽平衡被破壞，自然環境被破壞導致地球陰陽嚴重失衡。地球上的淡水本來就很有限，由於綠色植物不斷被破壞，造成水土流失、河池乾枯，導致水源萎縮，地球陰陽的協調性遭到極為嚴重的破壞。地球的溫室效應問題日益嚴重，森林火災此起彼伏，造成氣候問題惡性循環。

近年來發現，全球氣候向兩極分化，各地極端天氣氣候事件頻頻發生，此處乾旱連年風沙滿天，彼處暴雨成災田園毀壞，整個地球水火不濟，燥濕不調，風調雨順的年月不再出現。

人們應積極解決臭氧空洞問題，妥善處理核反應廢料以及各類工業垃圾，維護地球的陰陽平衡，才可以維護生態平衡。

維護生態系統應遵守陰陽平衡的法則，才能保持生態系統的相對穩定，在任何一個生態系統內，必須保持陰陽的動態平衡，即剛柔相濟、燥濕和

潤、水火互濟，以及雌雄相衡。

三、《周易》三才理論對生態平衡的啟示

《周易》極為強調三才理論，三才理論廣指宇宙——生物——社會三維模式，狹指天、地、人。三才理論提示宇宙萬事萬物之間不是孤立存在的，是互相聯繫，互相制約的，即宇宙萬物是一個互相作用的有機統一體。正如《易・說卦》曰：「立天之道，曰陰與陽；立地之道，曰柔與剛；立人之道，曰仁與義。」生態系統中有機與無機組成成分間的聯繫構成了生態平衡的基礎。

《周易》宇宙——生物——社會三維模式的特點，在於突出社會環節在三維統一結構中的主導地位，這一啟示在生態平衡中意義重大。干擾生態平衡的主要因素是人類，促進生態平衡恢復的也是人類，因此人類在生態平衡中具有舉足輕重的作用。

人類維護生態平衡的關鍵是環境保護和控制人口的盲目增長。在人類還沒有達到移居宇宙其他星球能力的時候，尤以控制人口為調節生態平衡的中心環節，以緩解能量與物質循環失衡的問題。

四、《周易》提供了生態平衡的基本結構模式

無論六十四卦、太極圖，還是河圖、洛書，都可以算得上是一幅精密的生態平衡結構模式圖。六十四卦圓圖六個圈每一圈的陰陽平衡組成了六十四卦的大平衡。六十四卦的陰陽結構突出了事物之間的整體聯繫和有機統一性，其陰陽爻的對應嚴密而精巧，堪稱宇宙陰陽平衡的縮影圖。

八卦對生態平衡的空間方位有著重要的啟示。八卦為四方四隅的象徵，每一卦代表著一個定向的自然規律（包括水火、陰陽、寒熱、燥濕、氣候、風向、日光、溫度等）。以後天八卦而論，每一卦既蘊含著一定的陰陽意義，也具有一定的五行內涵。如北方坎卦為陰寒為水；南方離卦為陽熱為火；東方震卦為風溫為木；西方兌卦為涼燥為金；其餘四卦亦皆標誌著陰陽寒熱的消長轉化，說明八卦提示了陰陽平衡的生態方位，故可以根據《周易》「同聲相應、同氣相求」的原理，將陰陽平衡的生態方位觀點引入生態平衡的研究。八卦又蘊含著五行原理，故又為生態系統中各部分的關係奠定了基礎。

太極圖陰陽合抱的螺旋式旋轉運動，提供了宇宙大自然平衡的立體結構模式。太極圖上，老陽和少陰銜接，老陰和少陽相連，意味著陰極必陽，陽極必陰的原理。生態平衡研究可引入太極陰極必陽、陽極必陰、陰陽相抱的

原理。如植物的栽培，陰性植物和陽性植物的配合，假如能按照太極陰陽曲線的培植，則能更有效地起到陰陽相合的作用。

地球是一個大太極，大太極中又有無數個小太極，每一個自然生態系統，其山和水、陰和陽的環抱，幾乎都和太極陰陽合抱相吻合。那彎彎曲曲的江河溪水，猶如太極圖的「S」曲線把大太極生態系列分割成無數個小太極生態系統。

生態系統有陽必有陰，有山必有水，有山陽就有山陰，有陽剛之地也必有陰柔之域，山水環抱、陰陽調和，維持著生態的自然平衡。在一個生態系統內，必有陰陽兩極之地和陰陽平衡之處。在陰陽兩極之地（如陽剛乾燥之地和陰柔濕潤之處），陰陽之氣都比較偏盛。

在這些區域各分佈有相應的生物，如陽極之地，陽氣比較集中，物質偏於熱性，多生長陽熱性生物；陰極之處，陰氣比較濃厚，物質偏於寒性，則多生長陰性生物；而陰陽均衡之域，陰陽氣的分佈較均，物質寒熱均衡，所生的動植物也多陰陽調和。生態系統的自然平衡體現了太極陰陽的平衡，因此要維持和建立生態的平衡，也應以太極陰陽的平衡原理為準則。

總之，無論是環境的改造，植物的栽培和動物的飼養，都應該按照《易經》「同聲相應、同氣相求」的陰陽趨向、自然平衡原則進行。

河圖洛書對生態結構也有著重要啟示，如果說太極圖提示了圓的銜接，那麼河圖洛書則蘊含了方的配合。河圖洛書又明顯地體現了時空關係——既提供了事物之間的時間訊息，又明確地指出了事物聯繫的空間方位。尤其洛書的「三、九、七、一、五」五個數字代表了溫、熱、涼、寒、濕和東、南、西、北、中以及春、夏、秋、冬、長夏，象徵著方位的遷移和時間的變更，從時空兩個角度體現了事物之間的有機聯繫，可以說是古人對生態結構認識的模式圖。

河圖洛書蘊含了生態平衡的五行生剋奧義，生物的平衡除了陰陽寒涼的原則之外，還有燥濕剛柔之搭配，河圖洛書深刻地體現了這一原理。如河圖洛書寒熱、溫涼、燥濕、剛柔的分佈，皆與北寒陰極（水），東溫（木、柔），西涼燥（金、剛），中央濕（土），南熱陽極（火）相對應。

尤其值得注意的是，河圖洛書中，金和木剛柔相剋，水與火寒熱相悖，在它們之間卻又都以土濕相銜接，起到了緩衝調和的作用，這對生態學研究中維持生態平衡有極重要的啟示。

按照河圖洛書的五行生態原則，根據物質之間的生態規律，妥善利用其生剋關係，對維持生態平衡將有深遠意義。

《周易》對生態平衡研究有著重要的啟示作用，把《周易》原理引入生態學研究中，無疑對發揮生態效應及維護生態平衡都將具有深遠的戰略意義。

第四節 《周易》與生物共生

共生，是生態系統中部分生物間的一種重要關係。自然界中不僅存在著達爾文提出的嚴峻的自然選擇和種系競爭關係，而且存在著「共生」現象。

1879 年，德國植物學家德貝里首先提出了共生的概念，為希臘詞語「Symbios」。共生不同於「共棲」，所謂「共棲」是指兩種或兩種以上的生物一起生活，「和平共處」互不干擾，而「共生」則指兩種或兩種以上的動植物在互惠的前提下共同生活，彼此相互依賴。

共生和達爾文的自由選擇並不矛盾，「共生」比「獨生」更能適應生存，共同克服不良環境，因此，「共生」是一種積極的自然選擇，對生物的進化有著重要的推動作用。

在海洋、草原、森林中的共生群落比比皆是，它們代代相傳，已經形成共生勢力，新的更有利的共生群落也正在不斷建立並突破舊的共生勢力。這是一種聯合選擇，比獨立選擇更能戰勝競爭者。

大自然中的共生現象，是進化過程中生物之間形成的自然現象。

（一）微生物和植物

真菌與高等植物根系結合形成保護網，阻止病原菌的侵入，分泌抗生素，保護植物根，吸引土壤裡的有益微生物，與植物交換營養。真菌與高等植物根系長期共存互惠，根瘤菌與豆類的根共生等，皆是共生現象裡最常見的。

（二）動物和植物

植物進行光合作用時吸收二氧化碳，放出氧氣，而動物恰恰相反，動物呼吸時吸收氧氣，放出二氧化碳，植物與動物又分別是食物鏈中的生產者與消費者，二者共同完成了地球上的「物質大循環」。許多植物的繁殖——授粉，需要依靠昆蟲，如蜜蜂、蠅類、甲蟲等，昆蟲與植物共同獲益。海洋裡的藻類和珊瑚蟲共生。

（三）動物和動物

小丑魚生活在海葵的觸手間，可以使海葵免於被其他魚類掠食，海葵的觸手亦可保護小丑魚免於被掠食。埃及鴴捕食尼羅鱷身上的寄生蟲並吸食其口腔中的食物殘渣，幫助尼羅鱷保持健康，而尼羅鱷不僅為埃及鴴提供了食物，也保護其安全。

（四）微生物和人類

人類胃腸道中有上百種微生物，這些微生物世世代代和人類共生，它們合成人所必須的維生素、氨基酸和酶，還可以幫助人類抑制其他有害的微生物，預防疾病的發生。人類每天產生大量的垃圾，如果沒有微生物分解那麼地球恐怕要被垃圾淹沒，微生物推動著物質循環的進程。

《周易》早已蘊含了共生思想，認為自然是通融和諧的，如「天地定位，山澤通氣，雷風相薄，水火不相射」（《易・說卦》），即闡述了乾天坤地、艮山兌澤、震雷巽風、坎水離火八個卦之間的和諧關係，強調了自然的和諧。

太極圖的陰陽魚合抱更象徵著宇宙正反兩面物質的和諧，而河圖洛書則體現了宇宙萬物皆融合於一個統一整體。

共生既可歸納為生物學的範疇，也可歸納為仿生學、生態學，共生仿生學，為人類應用生物共生原理創造了條件。

共生提出了生物之間的互補理論，啟示了生物的進化除了要靠種系及個體本身的調整外，還要與其他種系或其他生物互補互惠，這是生態平衡的重要基礎，也是仿生學的主要內容。

植物、動物與環境所組成的生物圈，既維持著生態平衡，也推動著生物的進化，自然界中的共生現象在億萬年的進化過程中透過基因訊息儲存下來，一代代相傳下去。

生物經由億萬年的進化，種系之間的「吸引」與「排斥」，雖然已經由基因遺傳形成了固定的關係，但在漫長的進化長河中，這種關係隨著環境條件的變化，仍然可以發生改變和轉化。

自然選擇充分發展了生物之間的排斥關係，在殘酷的競爭中促進了生物的進化，而共生則相對地調動了生物群落之間的吸引聯繫，組成了生死與共的生命聯盟，共生可以幫助生物群落度過惡劣的環境而生存下去，因此，揭示「共生」之中的奧秘，發掘共生體之間的互相制約、互相作用的原理，將其應用於人類健康、動物飼養、植物栽培等方面，將極具價值。如利用共生體之間的相互制約關係控制腫瘤或某些疾病，或從共生的一方提取某種相互促進的物質以刺激共生的另一方的生長。

了解了生物群落之間的交換奧秘，可以借用人類器官的平衡和諧調，揭開動物之間的共生機制，對免疫學的發展將有重大啟示。

總之，生物「共生」奧秘的揭示對仿生中醫學、仿生工業、仿生農業都有相當實際的應用價值，共生表現出的綜合效應，顯示了生物共生的強大生命力和進化速度，提示了對共生的研究的重要意義[1]。

共生的社會啟示

共生現象提示整個自然界是一個和諧的大系統，各種自然現象都反映了這個系統的親和性。生物的自然本性是和諧和友善的，大自然的共生現象證實了這一真理。自然選擇和競爭，是嚴酷的環境導致的，強者生存，弱者淘汰並非生物本性。

共生提示了在生物的進化和種系的保存中，「共生」比「獨存」有著獨特的優勢，生態系統的生物多樣性越高，其穩態越不易被打破。在生態系統中，低等生物與高等生物同樣發揮著不可或缺的作用。

自然界存在著的和諧實在令人驚嘆，無論植物之間、動物之間或是植物與動物之間的互補互惠，都是大自然的傑作。

人類是高等動物，更應和諧相處，競爭雖然是避免不了的，但沒有必要互相敵視甚至殘殺。友好和睦、互助互愛才可實現雙贏。這就是生物共生對人類社會的啟示。

參考文獻

〔1〕陳效一，史慶禮．共生趣談〔M〕．北京：氣象出版社，1985．

第三十四章

《周易》與藥食營養生命科學

藥食營養是生命科學的重要環節，《周易》「觀象取義」原理是「象形藥食」及「象義藥食」的理論基礎。《周易》的損益理論啟迪著人一生的營養損益，所以現代營養學同樣離不開易理的指導。

人與外界息息相關，除了呼吸之外，飲食是至關重要的環節。人體每日都需要飲食並排出廢物，這是生命科學極為重要的一環。

生物是一個開放系統，人體時時刻刻與外界進行著交換，飲食是極為重要的交換媒介。

藥食學，即藥物與飲食關係的學問，其內容包括藥食同源、藥食互補、藥食互用。藥與食之間並不存在嚴格的界限，把藥物與食物進行科學搭配用以養生、治病，是中醫學的重要課題。

《周易》蘊含著藥食學的原理，《內經》對其進行了重要的發展，為中藥學的建立和發展奠定了基礎。

第一節　《周易》的象與藥食原理

象，即形象、徵象。《周易》本身是一部大象，六十四卦每卦分別為一個小象，皆形象地反映著各種事物。如乾卦象天，坤卦象地，艮卦象山，離卦象日，坎卦象月等。《易・說卦》曰：「震為雷，……為蒼筤竹，為萑葦。」萑葦是一種根莖叢生，蔓衍相連，似雷行的植物，「乾為天，……為木果」，天高應參天之木，故為木果。體現了外形相像的事物之間，有一定共同性的觀點。

中醫學認為礦物、動物與植物其性相通，故礦物、動物、植物皆可互補，為藥食同源及藥食互補的基礎。故中醫學主張「象形藥食」及「象義藥食」。所謂「象形藥食」，即採用外形與人體臟器相似的藥食治病，如核桃仁酷似人腦的溝回，故以之補腦；沙苑子像人體之腎，故以之補腎。在「象形藥食」的基礎上又延伸了「以臟補臟」的方法，即以豬腰子補腎，以牛眼治眼，以豬膀胱治遺尿等，在藥食學中頗有意義。

《周易》卦象取義對中醫藥食學也有很大的啟迪意義，如《易・說卦》中「離為火，……為鱉，為蟹，為蠃，為蚌，為龜」，皆取離卦外剛內柔之象。「艮為山，……為果蓏」，又取其桃李瓜果皆出自山之義。故中醫學又有「象義藥食」之用，如生在水中的藥，食物性寒則用之以清火；長在石山中的礦物性熱，提煉以祛寒；蟬擅鳴而用之以開音；紅色的食物性熱用之以溫補，綠色的東西性寒用之以清熱等，在藥食應用中都極有特色。

第二節 八卦氣質與藥食、藥膳學

《周易》八卦分別屬於水（坎水卦）、火（離火卦）、土（坤地卦、艮山卦）、金（乾天卦、兌澤卦）、木（巽風卦、震雷卦）五行，故八卦共可概括為 5 種氣質，這 5 種屬性不僅是人的氣質，而且動物、植物、礦物皆同樣屬於這 5 種屬性。這是藥食學的重要理論基礎，因屬性相同，所以存在著動物、植物、礦物與人五氣互補的道理。

《周易》關於人與動物、植物、礦物五氣相通理論，如《易・說卦》：「乾為天，……為玉，為金，……為老馬，……為木果。」「離為火，為日，……為甲冑，……為鱉，為蟹，為蠃，為蚌，為龜。」「艮為山，……為小石，……為果蓏。」「坎為水，……為耳痛，……為月，……其於木也為堅多心。」

《內經》對上述觀點進行了發展和應用，如《素問・陰陽應象大論》曰：「東方生風，風生木，木生酸，酸生肝，肝生筋，筋生心，……南方生熱，熱生火，火生苦，苦生心，……中央生濕，濕生土，土生甘，甘生脾，脾生肉，肉生肺，……西方生燥，燥生金，金生辛，辛生肺，肺生皮毛，皮毛生腎，……北方生寒，寒生水，水生鹹，鹹生腎，腎生骨髓，髓生肝，……」人類和動物、植物、礦物五氣相通的理論，大大豐富了中醫藥食學的內容。

如《素問・臟氣法時論》之「毒藥攻邪，五穀為養，五果為助，五畜為益，五菜為充，氣味合而服之，以補精益氣」，極力主張藥、穀、果、畜、菜配合以治病養生，在中醫藥食學中具有重要意義。

中國的藥膳學是在藥食理論的基礎上輔以烹調技法而成的學問，集藥療、營養、美味於一體，別具風格。

在世界營養學界頗有影響，著名的清宮廷藥膳即馳名中外，目前又發展了各種藥食配製的，具有養生、抗衰老及治療作用的酒、糖、點心、飲料等，我國的藥膳學有著廣闊的道路。

第三節 《周易》「盈虛消息」與藥食生理時鐘

《周易》強調盈虛消息，一年和一晝夜陰陽存在著盛衰變化，因此中藥的栽培、採收和服用時間皆須順應陰陽的消長規律。《內經》運氣七篇對採藥、種藥順應天時有精闢的論述，如《素問・至真要大論》提出「司歲備物」，即採備藥物應根據主歲之氣的屬性進行。如火運主歲之年栽培和採集的溫熱藥，溫熱性最強，水運值年栽培和採集的寒涼藥寒涼性最強。

非節令的蔬菜、水果，外形雖好然其味不正，正如孔子所言，「不時，不食」（《論語》）。藥物也同樣，採備必須應時，《內經》運氣七篇主張食歲穀，指食當令的穀食，這對提高藥食品質十分重要。

服藥時間如以「盈虛消息」「子午升降」為準則，藥效將會倍增。如一晝夜之中，子時至卯時（23 點一翌日 7 點）或一年中之冬至至翌年春分時期，為陰消陽長之期，此階段服益氣溫陽藥可以事半功倍。而午時至酉時（11—19 點）或一年之中夏至至秋分階段，為陽消陰長之際，在這個時期服養陰藥效果最佳。子時一陽生，午時一陰長，順其自然之勢也。

另外，子時及一年之隆冬，陰盛陽虛，易於氣陷，故應提前服用升提助陽之藥；午時及一年之盛夏，陽盛陰虛易於陽亢火炎，故應提前服用清熱瀉火之品。總之，藥食生理時鐘研究具有醫療效益及經濟效益，應充分應用於實踐。

人體對五味的需求存在著生理時鐘現象，如一晝夜之間，一年之中和一生之中，對五味的需要，都會隨著陰陽的盛衰虧盈而發生週期性的改變。如日中、盛夏及青壯年時期陽盛灼陰，人體自然地喜食酸涼之品以斂陰生津，入夜、隆冬及暮年階段陰盛陽虛，則喜食甘溫甜食以助陽抑陰。

人體隨著臟氣的虛實盛衰會出現相應的五味需求，謂之「引味自救」，如脾虛思甘，心實欲苦，因甘緩補脾，苦寒瀉心之故。臟氣欲竭時出現對相應五味的渴求，稱為真臟味，是一種凶兆。臟氣壅實出現味溢，又往往是判斷疾病的依據，如膽熱口苦，脾痺口甜，腎病口鹹等。

總之，藥食生理時鐘是中醫時間醫學的重要課題，應進一步發掘。

第四節 《周易》損益理論與藥食達生

人的一生，從出生之日起至死亡之刻止，各個臟器系統都在不停地工作，因此亦不停地耗損著，儲備力亦在逐漸下降，這就意味著人的一生應不斷地進行補給，即要益。如《正統道藏》載：「人生一世久遠之期，壽不過三萬日，不能一日無損傷，不能一日無修補。」（《正統道藏・神仙論・彭祖攝生養性論》）。

人到了一定的年齡，排出廢物的能力減弱，體內痰濕等多餘物質愈積愈多，因此應助人體疏通排出，即損。關於損和益，《易・損卦・彖》曰：「損剛益柔有時，損益盈虛，與時偕行。」《易・序卦》曰：「損而不已必益，……益而不已必決。」《易・雜卦》曰：「損、益，盛衰之始也。」《內經》對《周易》損益理論進行了充分的發展，提出了損有餘、補不足相關的治則，應用於中醫治療學。如《素問・三部九候論》曰：「實則瀉之，虛則補之。」但益也要掌握一定的尺度，不能過盛過偏，以免反而致病，如《素問・生氣通天論》：「是故味過於酸，肝氣以津，脾氣乃絕。味過於鹹，大骨氣勞，短肌，心氣抑。味過於甘，心氣喘滿，色黑，腎氣不衡。味過於苦，脾氣不濡，胃氣乃厚。味過於辛，筋脈沮弛，精神乃央。」《素問・至真要大論》亦曰：「久而增氣，物化之常也，氣增而久，夭之由也。」因此飲食養生主張味薄，忌厚味，忌偏食、多食。

1973 年長沙馬王堆漢墓出土文獻有「卻穀」（節食）的記載，《論語》中孔子提出：「食無求飽。」《神仙傳》記載彭祖言「食戒過多，食過則瘕塊成疾，飲過則痰癖結聚」，嵇康《養生論》提出「祛厚味」，浮山道士在《軒轅集》中亦強調「薄滋味」。朱丹溪《茹淡論》指出：「因縱口味，五味味過，疾病蜂起。」上述飲食養生理論皆強調「淡味」「節食」，可見飲食清淡、適量對養生大有裨益。

介乎損益之間的是調。人的一生中，有兩個階段易出現失控，一是青春期，此時大腦心神適應不了飛速發展的形體，最容易出現失制。再是更年期，此時正好相反，是大腦心神適應不了日愈衰退的形體而容易出現失靈、失控。因此，這兩階段既不宜益也不宜損，而應調，包括舒肝、調神、解鬱等。

少年時期要益（增益和補益），以適應生長發育的需要；中、老年人要損益並用，補瀉相兼，即既調五味補充各臟腑耗損的儲備，又適當地配以損的方法，諸如化痰、蠲飲、化瘀等以疏通氣血，促進廢物排出。

選用損益藥除注意五味與五臟的喜嗜之外（如酸入肝，苦入心，甘入脾，辛入肺，鹹入腎），還應結合五臟的生理特性進行補瀉（即五臟苦欲補瀉）。順應五臟的本性為補，逆之為瀉，如《素問・臟氣法時論》：「肝苦急，急食甘以緩之。……肝欲散，急食辛以散之，用辛補之，酸瀉之。」肝本性舒達，苦遏鬱，應以甘緩之，故甘對肝為補；肝性條達，辛味調達順其肝性而為補，酸性收斂違背肝的條達性能，故謂瀉。

以上足以說明易理在藥食學中具有重要的指導意義。

第五節 運氣藥食學的重大價值

運氣藥食學包括藥物栽培、採集及食療，由於運氣藥食學以運氣理論為指導，因而突出了運氣氣化在藥食學方面的優勢，展示了藥食學的新領域。

以往藥物的栽培採集、動物的養殖培育大多偏重於四時固定氣候，忽略了客氣客運特殊氣化的關係，運氣藥食學正是研究如何駕馭特殊變動的氣化，進行藥物準備的學問。顯然，只注意四季氣候的規律是遠遠不夠的，藥物準備是複雜的學問，如果不能掌握和利用複雜的客觀規律是不能適應複雜多變的氣候的，也不可能獲得優質藥物和取得最佳效果。

為了保障及提高藥物的品質及用藥效果，必須駕馭運氣理論，使之在藥物的準備及應用方面發揮獨特的優勢。

一、運氣理論為中藥學的發展打開了廣闊前景

由於我國地處溫帶，適合天然植物的生長，且幅員遼闊，氣候兼備寒熱溫涼，又地勢繁雜，風寒濕熱燥火六氣俱全。因此各種植物種類多樣，為我國的藥物資源提供了豐厚的基礎。

中藥主要為生物性藥物，即植物性藥和動物性藥，因此中藥與氣化的關係尤為密切。

我國中藥的栽培和應用源遠流長，從神農嚐百草到李時珍的《本草綱目》，中藥的種類不斷增加，至今已有 3000 種以上。

自古以來人們在藥物栽育採備和應用的過程中就已十分重視氣候的影響。運氣學說揭示了氣化——物化的關係，為生物栽培提供了理論基礎。

運氣學說中的氣化理論對中藥學有著重要的意義，中藥學的發展如果能以運氣理論為指導，則必將上升到一個新的高度。

中藥講究「氣」（即性）和「味」，得其氣味者得其藥，所以藥物的好壞，不在於外形，而在於其性味。

二、運氣理論在中藥學中的指導意義

運氣理論在中藥學中有著十分重要的指導意義，主要為以下幾方面。

（一）運氣氣化與藥物性味的密切關係

藥性即藥物的「氣」，包括寒、熱、溫、涼四性，味指酸、苦、甘、辛、鹹五味。

藥物的性味決定著藥物的品質，藥物的性味是氣化產生的，即是天地氣化所賦予的。天地氣化對物候有著重要的影響，物化是氣化的結果，如《素問・天元紀大論》曰：「太虛寥廓，肇基化元，萬物資始。」

物候是對氣候的反映，如《素問・六元正紀大論》：「厥陰所至為生化，少陰所至為榮化，太陰所至為濡化，少陽所至為茂化，陽明所至為堅化，太陽所至為藏化，布政之常也。」生物的生、長、化、收、藏都是自然界風化、熱化、火化、濕化、燥化、寒化的結果，所謂「在天為氣，在地成形，形氣相感而化生萬物」（《素問・天元紀大論》）。

藥物氣味的形成和自然界氣化有著密切關係，因此研究中藥學不能忽視外界氣化，尤其是運氣氣化。

（二）運氣理論對藥物性味的指導意義

《素問・至真要大論》指出：司歲備物。

《素問・至真要大論》提出的「司歲備物」是中藥學的最高理論指導。所謂「司歲備物」，即遵循運氣規律採備藥物，包括藥材的栽培、採收和使用。

為什麼要司歲備物？因為藥物的性味來源於自然界的氣化。

燥以乾之，暑以蒸之，風以動之，濕以潤之，寒以堅之，火以溫之。

（《素問・五運行大論》）

厥陰司天為風化，在泉為酸化，……少陰司天為熱化，在泉為苦化，……太陰司天為濕化，在泉為甘化，……少陽司天為火化，在泉為苦化，……陽明司天為燥化，在泉為辛化，……太陽司天為寒化，在泉為鹹化，……

（《素問・至真要大論》）

五味由五氣所化，說明藥物的四性五味與運氣六化緊密相關，因此備藥不能忽視天時地利。

應根據藥物性味與天地氣化相通的原則選擇天時。

東方生風，風生木，木生酸，酸生肝，……在地為化。化生五味，……南方生熱，熱生火，火生苦，苦生心，……其在天為熱，在地為火，……在味為苦，……中央生濕，濕生土，土生甘，甘生脾，……其在天為濕，在地為土，……在味為甘，……西方生燥，燥生金，金生辛，辛生肺，……其在天為燥，在地為金，……在味為辛，……北方生寒，寒生水，水生鹹，鹹生腎，……其在天為寒，在地為水，……在味為鹹，……

（《素問・五運行大論》）

五味各有所主的五氣，因此，備藥必須選擇與性味相應的主氣司歲，才能得其厚助，力始精專，藥味方能全備。即《素問・至真要大論》所指出的要得其「天地之專精」，藥味才能氣厚味全。

天地之氣，每歲各有所司，因司氣以備藥物，則主病者無遺矣。如厥陰司歲則備酸物，少陰少陽司歲則備苦物，太陰司歲則備甘物，陽明司歲則備辛物，太陽司歲則備鹹物，所謂歲物也，歲物備則五味之用全矣。

（《類經・運氣》）

上述理論在藥材的栽培、採收和使用方面都有著重要的指導意義。司歲備物的目的在於求其味正氣全，同樣一種藥物，如果違背天時運氣採種，其質量將受到影響。

帝曰：非司歲物何謂也？岐伯曰：散也，故質同而異等也。氣味有厚薄，性用有躁靜，治保有多少，力化有淺深，此之謂也。

（《素問・至真要大論》）

未根據「司歲備物」的原則採備的藥物勢必存在「質同而異等」「力化有淺深」的差異。

（三）植物性藥物的五行屬性與六化關係

1. 以植物本身分類

木：莖枝類藥物，如桂枝、桑枝、桑寄生。

火：花類藥物，如紅花、雞冠花。

土：根塊類藥物，如高良薑、茯苓、人參。

金：果實類藥物，如金櫻子、梔子。

水：葉類藥物，如桑葉、薄荷、大青葉。

2. 以生長環境分類

木：生長於樹林中的藥物，如蘇木、側柏葉。

火：生長於向陽處的藥物，如肉桂。

土：生長於濕土中的藥物，如灶心土、乾薑。

金：礦物性藥物，如代赭石、硃砂。

水：生長於水中的藥物，如海藻、荷葉；生長於陰冷地的藥物，如雪山一枝蒿。

3. 以成熟季節分類

木：春季成熟的藥物，如春三七、青皮。

火：夏季成熟的藥物，如冬蟲夏草、赤芍。

土：長夏成熟的藥物，如夏虎杖、黃山藥、苧麻根、豨薟草。

金：秋季成熟的藥物，如秋木耳、丹參、白果。

水：冬季成熟的藥物，如玄參、冬天麻、黑玄參。

以上由植物性藥物的五行屬性，說明植物同樣在不停地進行著氣化並且和大自然氣化有著密切的關係，因此提示藥物的栽培採收必須和自然界氣化相結合，才能培育出優質藥品。

三、運氣理論在動物性藥物方面的重大啟示

根據《素問・五常政大論》：

六氣五類，有相勝制也，同者盛之，異者衰之，此天地之道，生化之常也。故厥陰司天，毛蟲靜，羽蟲育，介蟲不成；在泉，毛蟲育，倮蟲耗，羽蟲不育。

司天在泉左右間六氣對與其相應的五類動物有著制約作用。動物的五行屬性與運氣相同，則得其助而有利於生長發育，所謂「同者盛之」；反之，如動物的五行屬性與運氣相異，則不利於生長發育，所謂「異者衰之」。

動物的五行歸類：毛蟲屬木，羽蟲屬火，倮蟲屬土，介蟲屬金，鱗蟲屬水。和運氣六化：木化、濕化、火化、燥化、寒化、熱化相應。運氣六化由五行生剋關係對動物進行制約。

除司天、在泉之氣的影響之外，大運對動物的影響也很大。《素問・五常政大論》強調「五類衰盛，各隨其氣之所宜也，故有胎孕不育，治之不全，此氣之常也」，提示五類動物的盛衰和五運六化密切相關。中藥的動物性藥物十分豐富，木火土金水五類動物藥一應俱全，見表 34－1。

表 34－1　動物性藥物五類屬性

五行	五類	藥名
木	毛蟲類	鹿茸、羊靨、羚羊角、麝香、虎骨、熊膽、水牛角、犀角
火	羽蟲類	蟬蟲、雞內金、蜂房、蜂蜜
土	倮蟲類	僵蟲、象牙末、地龍、蟾酥、蠍子、蜈蚣、水蛭、虻蟲、土鱉蟲、斑蝥
金	介蟲類	海蛤殼、龜甲、牡蠣、珍珠母、穿山甲、鱉甲
水	鱗蟲類	龍骨、海螵蛸、墨魚、玳瑁、白花蛇、烏梢蛇、海馬

第六節　運氣理論對食療學的重要啟示

一、食療學概述

中國有著悠久的食療歷史，自古便有「醫食同源」之說。食物與藥物之間本來就不存在嚴格的界限，我國傳統的食療學和藥膳學是中醫學中的奇

葩，在國內外皆享有盛譽。

《內經》可以說是最早的食聞大全，有著豐富的食療論述，為中國的食療學奠定了理論基礎。其中的運氣學說則把食療理論上升到了一個新的高度，為食療學的發展開拓了新的領域。

二、《內經》對食療學的貢獻

（一）奠定了藥物「走入」氣味的基礎

《內經》全面闡述了藥物的氣味和「走入」，尤其指出了五味與五臟的對應關係，首開食療學先河，如表 34－2。

表 34－2　藥物氣味走入

	氣味走入	出處
五入	酸入肝，辛入肺，苦入心，鹹入胃，甘入脾是謂「五入」	《素問・宣明五氣》
五欲	心欲苦，肺欲辛，肝欲酸，脾欲甘，腎欲鹹此五欲之所合也	《素問・五臟生成》
五味	酸生肝；苦生心；甘生脾；辛生肺；鹹生腎	《素問・陰陽應象大論》
五走	酸走筋，辛走氣，苦走血，鹹走骨，甘走肉，是謂「五走」也	《靈樞・九針論》

（二）指出了藥物性味

《內經》還歸納了藥物的性味，主要為「四氣五味」，即寒熱溫涼四氣（性）及酸苦甘辛鹹五味及其作用，尤其闡述了藥物的五味、陰陽及氣味厚薄的作用，如表 34－3。

表 34－3　藥物性能

	性能	出處
五用	辛散、酸收、甘緩、苦堅、鹹軟	《素問・臟氣法時論》
四性	寒熱溫涼，衰之以屬	《素問・至真要大論》
陰陽	辛甘發散為陽，酸苦湧瀉為陰，鹹味湧瀉為陰，淡味滲瀉為陽	《素問・至真要大論》
厚薄	陰味出下竅，陽氣出上竅。味厚者為陰，薄為陰之陽。氣厚者為陽，薄為陽之陰。味厚則泄，薄則通。氣薄則發泄，厚則發熱	《素問・陰陽應象大論》

（三）提出了藥物的宜忌及食療

《內經》不僅在藥物性能及歸藏方面進行了詳論，還在藥物的宜忌以及食療方面進行了闡述和發展。提出了藥食同源，藥食互補的原則。

肝色青，宜食甘，粳米牛肉棗葵皆甘。心色赤，宜食酸，小豆犬肉李韭皆酸。肺色白，宜食苦，麥羊肉杏薤皆苦。脾色黃，宜食鹹，大豆豕肉栗藿皆鹹。腎色黑，宜食辛，黃黍雞肉桃蔥皆辛。……

毒藥攻邪，五穀為養，五果為助，五畜為益，五菜為充，氣味合而服之，……四時五臟，病隨五味所宜也。

（《素問・臟氣法時論》）

肝病者，宜食粳米飯、牛肉、棗、葵；肺病者，宜食麥、羊肉、杏、薤；脾病者，宜食大豆、豬肉、栗、藿；心病者，宜食小豆、犬肉、李、韭；腎病者，宜食黃黍、雞肉、桃、蔥。

三、運氣理論對營養學和食療學的重大指導意義

（一）食歲穀的意義

運氣理論非常重視飲食營養與食歲穀的關係，所謂食歲穀即指食用與天時氣化相一致的食物，因其得天地之助而氣全味正，如《素問・六元正紀大論》所指出的：

故食歲穀以安其氣，食間穀以去其邪。

瓜果穀菜等的栽培採集都應利用歲運，駕馭天時，與天時地利相應，這樣才能培育出更為優質的農作物。因此栽種者應搶天時地利，利用運氣的優勢栽培農作物，民眾也應利用天時地利的時機「食歲穀」以滋養身體，而不應追求非時令的食物。非時令的食物，無法保證其味正氣雄，自古不被提倡食用，如曰：「不時者，不食。」（《論語・鄉黨》）

如早春時，大棚裡的番茄外觀美麗食之卻無味，而心裏美蘿蔔，外貌平平，切開則不但紅嫩美觀而且味鮮可口，原因何在？番茄的時令在夏秋，早春並不當時令，而心裏美蘿蔔則正當時令。

所謂得天助者得其氣，失地助者失其味是也。所以，掌握了運氣原理，食者就不應對種者提出食非時令食品的苛求，而應讓種者更好地應用天時地利培育出更優質的對人民健康更有利的食物。如是，也可杜絕食物栽培向「巨人症」和「侏儒症」的畸形方向發展。

食者和種者都不應該違天時悖氣化，而應順天時，禦氣化，如此，才是生產優質食品和選食優質營養品的正道。此即運氣理論對營養學，農作物栽培學的重大實踐意義。

（二）運氣食療

《內經》運氣七篇非常重視食療，強調任何藥物都難免有一定的毒性，從而指出了食療的長遠方向。如《素問・五常政大論》：

大毒治病，十去其六；常毒治病，十去其七；小毒治病，十去其八；無毒治病，十去其九；穀肉果菜，食養盡之。

尤其強調：

無使過去，傷其正也。

《素問・至真要大論》還強調闡述了任何五味藥物都不能久服，久服則必然導致某臟氣偏盛而引起五臟陰陽失調，所謂：

夫五味入胃，各歸所喜，故酸先入肝，苦先入心，甘先入脾，辛先入肺，鹹先入腎。久而增氣，物化之常也，氣增而久，夭之由也。

食物不僅要講究五味、五嗅，還要講究五色（青赤黃白黑），這是容易被人們忽視的。運氣七篇的《五運行大論》提出了五色與天乾化五運的密切關係，即五色與氣化的密切關係。

同樣，人體臟腑氣化也離不開五色，因此應經常吃一些與五臟相應的五色食物，有利於臟腑氣化。原則是青入肝、赤入心、白入肺、黃入脾、黑入腎，故根據運氣氣化可以使用五色食物調理臟腑，如大運為水運則宜選擇黑色食物，大運為土運則宜食用黃色食物，又如厥陰風木司天則宜擇青色食物，少陽相火在泉又宜食赤色食物，目的皆在於透過飲食的五色氣化調整臟腑的虛實。這也是「司歲備物」的內涵之一。

此外，運氣七篇還提出了食療的一些重要原則。

第一，同者多之，異者少之。

與司運主氣相同的五臟，因得天之助，氣必易勝，用藥或食療的原則是：臟弱者，應駕馭這一天時地利優勢，多用氣味與運氣相同的藥食，使弱者得助，其他氣味的藥食則少用；反之，如相應臟氣本盛，則應少用氣味與運氣相同的藥食，多用其他不同氣味的藥食，以調整是也。

第二，同寒濕者燥熱化，異寒濕者燥濕化。

大運與司天之氣皆為陰性氣化的（寒、濕為陰），則上半年藥食養生當偏於陽性，如人體臟氣偏於陰盛的，就更應用陽性藥食進行調整。反之，下半年由於三陰司天則三陽在泉，所以下半年的氣化必然與上半年的寒濕司氣相反，即偏陽性氣化，則藥食也應隨之趨避。

第三，用寒遠寒，用涼遠涼，用溫遠溫，用熱遠熱，食宜同法，有假者反常。

遠，即避開，意思是用寒涼性藥食時，應避免運氣寒氣偏盛之時。反之，用溫熱性藥物則又應避免運氣熱氣偏盛之時，以免氣同而勢更增。運氣七篇又指出「有假者反常」，即特殊身體狀況或病情需要時，不必刻板，如身體虛寒者夏天同樣可用陽熱性藥食，身體壯熱的，冬天仍然可用寒涼陰性藥食。

綜上所述，《內經》運氣七篇的藥食理論高度重視運氣氣化對動植物生、長、化、收、藏的影響，強調運氣氣化與生物（包括動、植物）氣化的通應關係。因此，在優質藥食的採備方面有重要的指導意義。尤其在食療方面，強調藥食的性味為運氣六化所化生，故藥食的服用原則也應以運氣氣化規律為指導，打開了食療學的廣闊天地。

第三十五章

《周易》與美容中醫學

《易經》是古代美學的搖籃，美容醫學是美學和醫學相結合的學科。美容中醫學則是將美容醫學與中醫學相結合的一門學科。美，是一種良性刺激，對生理和心理都有積極的作用，可以促進生命向良好的方向發展，引進易理，能夠開拓美容中醫學研究的深度與廣度。

美容中醫學既是中醫學的分支，又是當代中國美容醫學整體學科的重要組成部分，包括中藥美容、經絡美容和藥膳美容等。美容中醫學的重要意義在於對「損容性疾病」的防治和對損容性生理缺陷的矯正，達到既防病健身，又維護人體型神之美的目的。

第一節　《周易》美容中醫學的內涵

形體可以反映身體的健康程度。《周易》強調「內體美」和「形體美」的統一，如《易・坤卦・文言》「美在其中，而暢於四支」，即言身體的健康是形體美的基礎，形體的美是身體健康的外象。中醫「有諸內者，必形於外」之言，即指要有內在的「麗質」，才能有外在的美形。

要維持形體美，首先應從身體健康著手，根據《周易》「損盈益虛」理論，中年以前要著重「益」，即要補益，尤其要注重益氣養陰，有了健康的身體才能擁有健美的形體，中年以後要損，要幫助身體清除多餘的積垢，包括利濕、豁痰、化瘀等。女性健美要以養陰為主，因女性為陰體，以坤陰柔順為主，中醫亦強調「女子以血為本，以肝為先天」。

女性一生中胎、產、經、帶耗損陰血甚大，因此要濟陰益血、輔以疏肝理氣，方能維持氣血的充盈，保持形體的豐滿健美。

男性健美要以益氣為主，因男性為陽體，本陽剛乾健，《易・乾卦・文言》中有「乾始能以美利利天下」「大哉乾乎，剛健中正」，即言乾以一種剛健之美為特徵，男性氣之耗損較大，中醫亦認為「男子以氣為本，以腎為先天」，因此男子應以益氣為主，輔以益腎填精。

美應是充滿生氣的美、健康的美，而不是病態的美，要有一定的運動才能獲得健美的形體。《易・繫辭》中「變動不居，周流六虛」「生生之謂易」，即強調「生命在於運動」，美在動中求。

《周易》重視內在的美對人體的意義，內在的美指除身體的健康外，精神的「美」亦至關重要。精神的「美」的重要內涵在於由心理對生理的作用而達到健美的目的。《周易》強調忠、孝、節、義、仁、謙，這是一種美德。如《易・坤卦・象》曰：「君子以厚德載物。」《易・咸卦・象》曰：「君子以虛受人。」《易・繫辭》曰：「安土敦乎仁，故能愛。」有美德之人，心寬體胖，心情怡然形體自然會健康有美感。孔子、老子都很注意精神和形體美的統一，心毒奸險之人少有美好的氣色，而德高之人大多氣宇不凡。《周易》對美容中醫學有著重要的指導意義。

第二節 《周易》在美容中醫學中的應用

一、健美功

中醫藏象學說強調內臟和外象的統一，形體是內臟的外象，受內臟榮養，有健康的內臟才能有健美的形體，健美的形體則是內臟強盛的徵象。形體也可反作用於內臟，如臃腫肥腴的身軀亦可影響五臟功能。

形體的衰老為衰老的重要象徵之一，如《素問・上古天真論》中「女子七歲，……七七，任脈虛，……故形壞而無子也」「丈夫八歲，……七八，……腎臟衰，形體皆極（竭盡）」，言女子 49 歲，男子 56 歲形體已衰敗。根據形體的狀況還可測知內臟的虛實盛衰和疾病的吉凶預後，如《素問・脈要精微論》曰：「頭傾視深，精神將奪矣。背者胸中之府，背曲肩隨，府將壞矣。腰者腎之府，轉搖不能，腎將憊矣。膝者筋之府，屈伸不能，……筋將憊矣，骨者髓之府，不能久立，……骨將憊矣。」

形體和內臟密切相關，故鍛鍊形體對鍛鍊內臟有著重要意義。形體健美的鍛鍊應與整體素質鍛鍊相結合，包括健美體操、健美舞蹈、太極拳、導引功等各種運動，宜長年堅持。

（一）皮膚——內臟健美功

皮膚——內臟健美功是健美的重要內容。皮膚健美，和人體的健康密切相關。皮膚是人體的第一道屏障，皮膚上的千千萬萬個毛孔是「元真通暢之處」。皮膚的健康和內臟息息相關，正如《靈樞・本臟》：「肺合大腸，大腸者，皮其應。」「腎合三焦膀胱，三焦膀胱者，腠理毫毛其應。」故《內經》指出：「是故百病之始生也，必先於皮毛。」「故皮者有分部，不與而生大病也。」（《素問・皮部論》）強調了皮膚與內臟的關係，皮膚是人體氣血的外榮。

皮膚的色澤枯潤可以反映臟腑氣血的盛衰，豐潤光澤的皮膚象徵著內體氣血的充盛，反之枯焦乾癟的皮膚則提示內臟的衰敗，如《素問・三部九候論》曰：「皮膚著者死。」《靈樞・經脈》曰：「手太陰氣絕則皮毛焦。」《靈樞・論勇》曰：「薄皮弱肉，不勝冬之虛風也。」《靈樞・五變》曰：「粗理（皮膚疏薄）而肉不堅者，善病痺。」皮膚的衰老是形體衰老的開始，也是衰老的徵兆，如《靈樞・天年》說：「四十歲，……腠理始疏，榮華頹落，髮頗斑白。」以上皆說明了皮膚的健美與人體健康的關係，因此保持皮膚的健美具有十分重要的意義。

皮膚——內臟健美功包括自我按摩、點穴及輕扣。按摩又稱「乾浴」，應按照十二經脈對應十二皮部的循行順序進行。所謂十二皮部記載於《素問・皮部論》：「凡十二經絡脈者，皮之部也。」十二經脈在人體有相應的十二皮部，是十二經脈功能活動反映於體表的部位，十二皮部也是十二經脈的反應區，十二皮部由十二經脈與人體內臟相通應。因此，對十二皮部的良性刺激可以作用於內臟，緩緩起到改善內臟功能的效益。

（二）按摩、點穴及輕扣

沿著十二經脈的循行順序，著重於皮膚與內臟的通應，並配合循經按摩、點穴及輕扣。皮膚按摩必須循經絡的循行方向進行。點穴的方法是點壓十二經的起點穴以激發經氣。

如肺經的中府穴（位於第1肋間隙、胸骨正中線旁開6寸處），大腸經的商陽穴（位於手示指甲根橈側），胃經的承泣穴（位於目下7分正對瞳子），脾經的隱白穴（位於拇趾內側），心經的極泉穴（位於腋下筋間凹陷內），小腸經的少澤穴（位於手小指末節尺側，去指甲1分陷處），膀胱經睛明穴（位於目內眥外上方凹陷處），腎經的湧泉穴（位於足底心陷處），心包經的天池穴（位於第4肋間乳頭外側1寸處），三焦經的關衝穴（位於環指末節尺側甲根處），膽經的瞳子髎穴（位於目外眥外側5分），肝經的大敦穴（位於拇趾腓側甲根處）。

按摩、點穴及輕扣必須循十二經的出入順序進行。如再配合點原穴（十二經原穴）則效果更佳。

十二經原穴皆導源於腎間動氣，是十二經之根，人體生命的始動力，是調整內臟的要穴，分別為肺經太淵穴（位於腕掌側橫紋橈側），大腸經合谷穴（位於手部第1、2掌骨之間凹陷處），脾經太白穴（位於足部第1蹠趾關節後緣），胃經衝陽穴（位於足背部距陷谷穴3寸處），心經神門穴（位於腕部掌側，尺側腕屈肌的橈側凹陷處），小腸經腕骨穴（位於手掌尺側腕前，第 5 掌骨基底與鉤骨之間凹陷中），腎經太谿穴（位於足內踝間與跟腱之間凹陷處），膀胱經京骨穴（位於足外側第 5 蹠骨粗隆下，赤白肉際處），心包經大陵穴（位於掌後兩筋間凹陷中），三焦經陽池穴（位於手腕背橫紋陷處），肝經太衝穴（位於足背側，第 1 蹠骨間隙的後方凹陷處），膽經丘墟穴（位於足外踝前下方，趾長伸肌腱的外側凹陷處）。

全身皮膚按摩要注意依循經脈的循行方向，即「手三陰經從胸走手，手三陽經從手走頭；足三陽經從頭走足，足三陰經從足走腹」，並著重以脾、胃、肝、腎經，以及奇經八脈中的任、督兩脈為主，因脾胃為氣血之海，肝腎為精血之源，任督為陰陽脈之海，如圖 35－1。

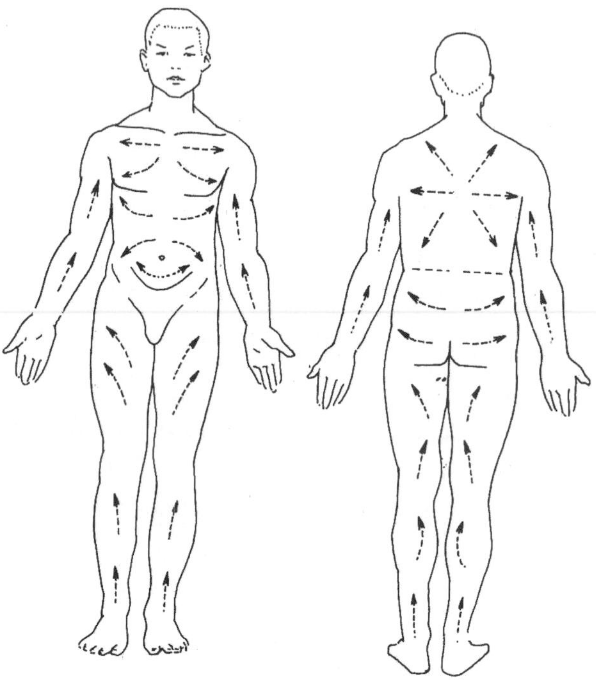

圖 35－1　皮膚——內臟按摩

二、美容按摩和點穴方法

面部是人體氣血外榮的集中部位，面部的細微變化都是內體變化的徵兆。面部的狀況對心理衰老有著潛在的影響，關係著生理的衰老。人體心理與生理之間存在緊密聯繫，心理既可促進生理衰老，也可延緩生理衰老，因此面部美容對預防衰老，具有一種極為微妙的作用，故防止面部衰老有著重要意義。

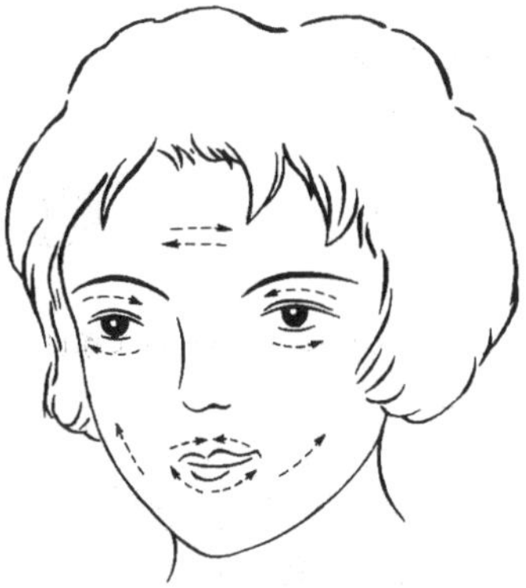

圖 35－2　面部按摩示意

預防面部衰老除全身運動保健之外，還應進行面部美容功。面部美容功必須以經絡為基礎，面部是人體經絡匯聚之處，如《靈樞・邪氣臟腑病形》：「十二經脈、三百六十五絡，其血氣皆上於面而走空竅。」其中足陽明胃經、手少陰心經、手太陽小腸經、足太陽膀胱經、足少陽膽經、手少陽三焦經之循行皆經過面部，尤以足陽明胃經在面部循行最廣，為多氣多血之經，故《素問・上古天真論》：「女子七歲，……五七，陽明脈衰，面始焦，……」「丈夫八歲，……六八，……面焦，……」女子 35 歲，男子 48 歲開始以面部衰老為衰老的先兆，因此面部美容要著重於經絡，尤其是足陽明胃經。

（一）按摩

順面部經絡行走方向按摩，以十二經循行為基礎，並側重於足陽明胃經、手太陽小腸經及手陽明大腸經等循面較廣的經脈。按摩要沿著經絡循行方向，也可沿血管肌肉的分佈及走向按摩，如 35－2。

（二）點穴

足三里穴（位於膝下 3 寸外開 1 寸）為足陽明胃經合穴，對脾胃功能有良好的促進作用。

三陰交穴（位於足內踝上 3 寸，脛骨內側緣後方）為足太陰脾經穴，不僅對脾胃機能有良好的促進作用，還有調節陰陽的作用。

合谷穴（位於手部第 1、2 掌骨之間凹陷處）為手陽明大腸經原穴，對頭面氣血有調節作用。

四白穴（位於目下 1 寸正對瞳仁處）為足陽明胃經穴，具有調節頭面氣血及明目的作用。

顴髎穴（位於面腴正中顴骨下凹陷處）手太陽小腸經穴，有調整面部氣血的作用。

陽白穴（位於眉上 1 寸正對瞳仁處）為足少陽膽經穴，可調節額部氣血。

地倉穴（位於口角旁開 4 分處），為足陽明胃經穴，有改善口唇及下頜氣血的作用。

下關穴（位於耳前顴弓下緣凹陷處），為足陽明胃經穴，能調整面部氣血。

頰車穴（位於下頜角前上方一橫指凹陷中）為足陽明胃經穴，對面部、面神經皆有調節作用。

上述9個穴位，面部6個、四肢3個，取穴都比較方便，點按至酸麻感為得氣，適時而止。若堅持下去，能起到美容作用。

按摩面部及點壓穴位之前皆應先摩掌生熱，效果才佳，前人有主張以唾津擦面者，可供參考，面部點穴見圖35－3。

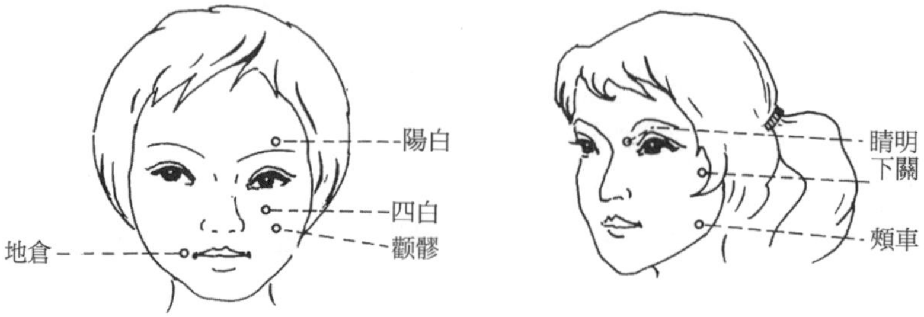

圖35－3　面部點穴

附　經脈循行圖及腧穴圖

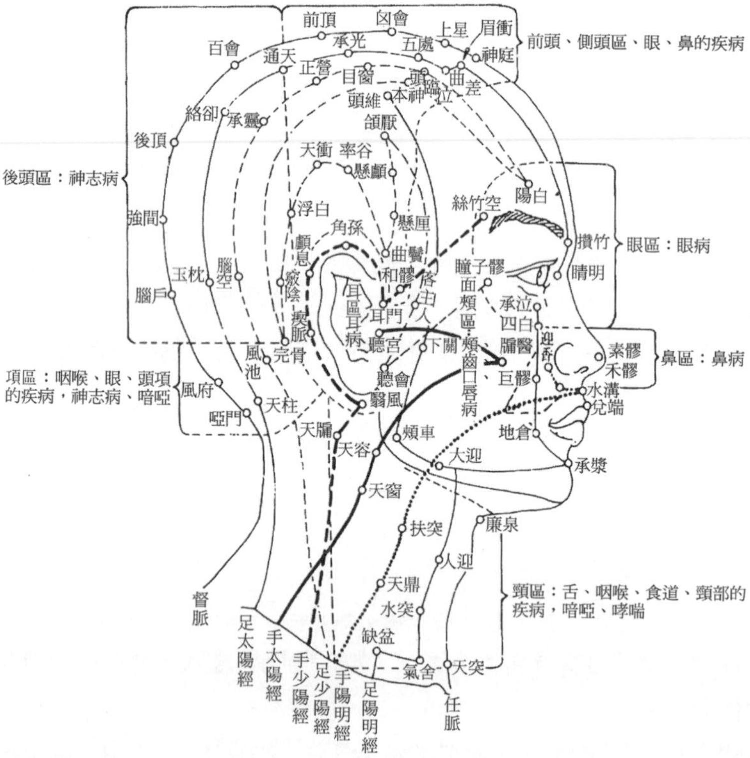

圖35－4　頭部頸部經脈及腧穴

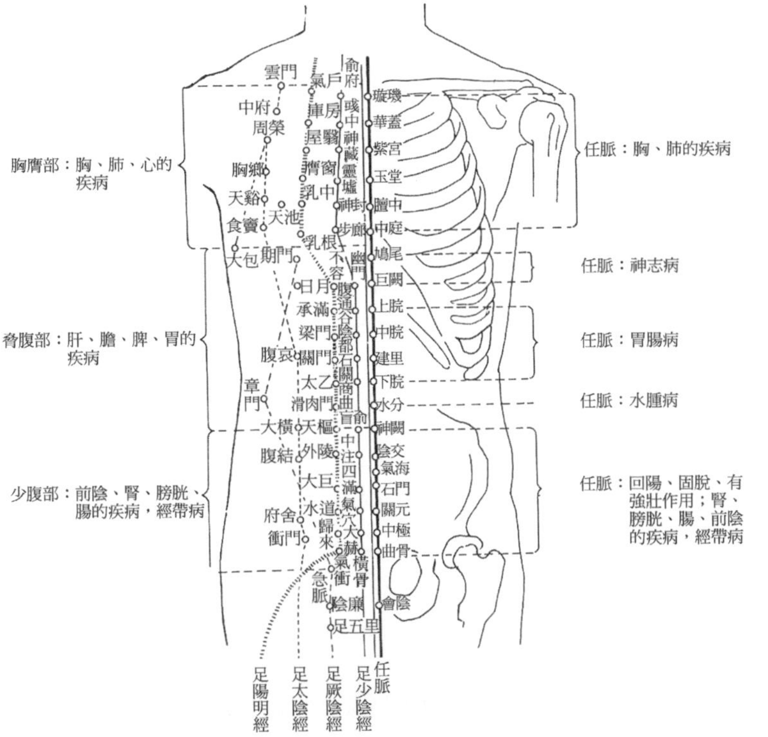

圖 35－5　胸膺脅腹部經脈及腧穴

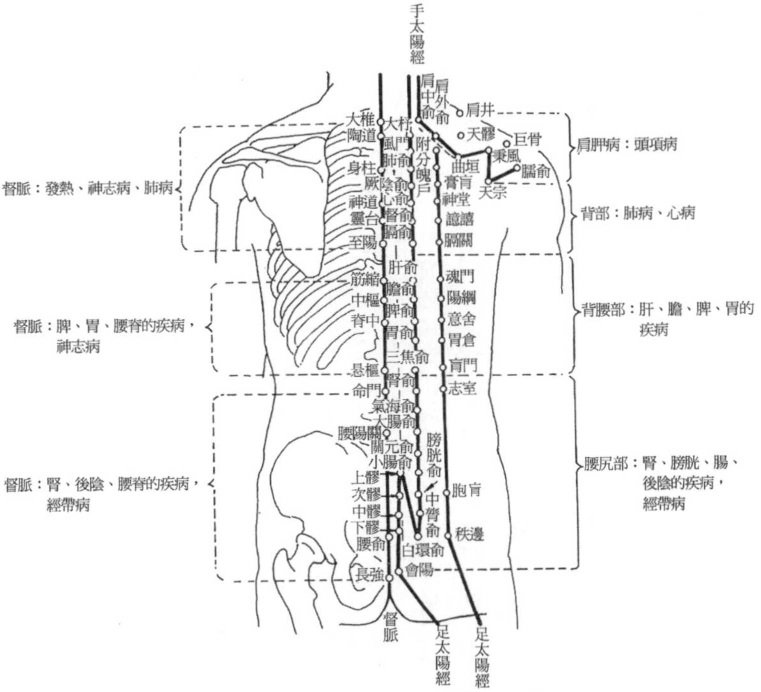

圖 35－6　肩背腰尻部經脈及腧穴

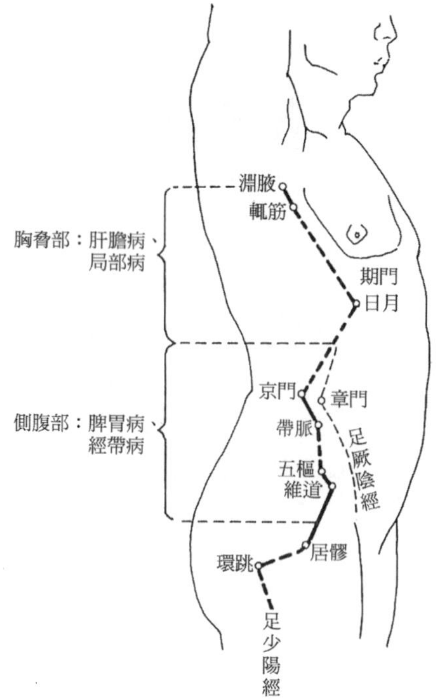

圖 35－7　腋脅側腹部經脈及腧穴

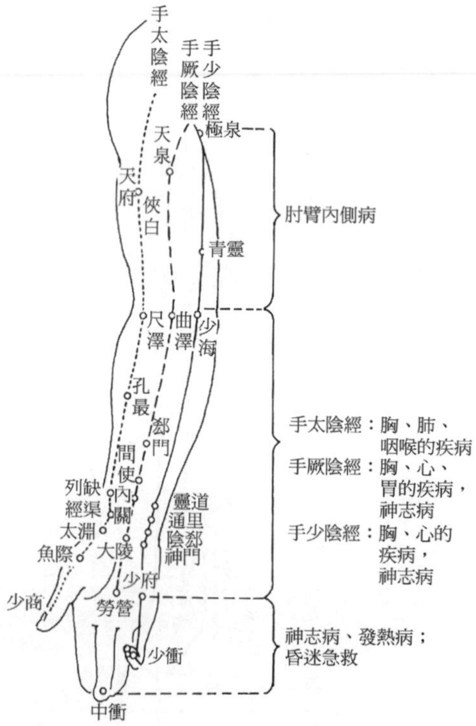

圖 35－8　上肢內側部經脈及腧穴

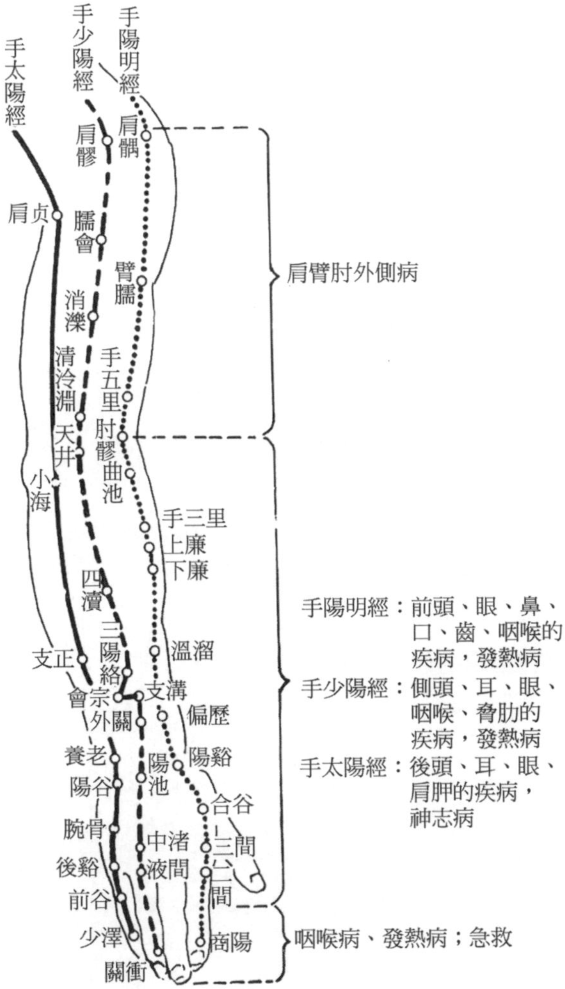

圖 35－9　上肢外側部經脈及腧穴

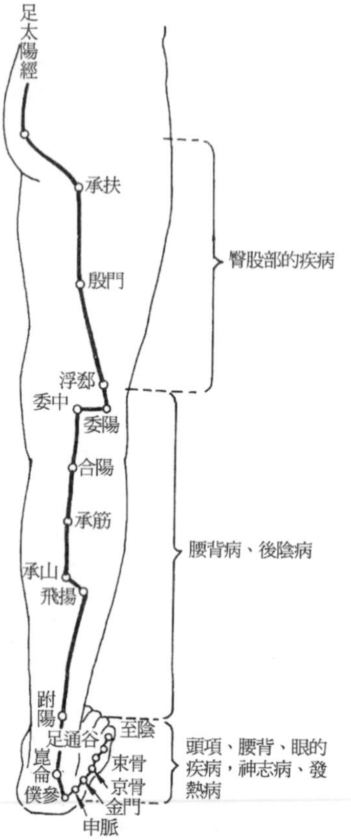

圖 35－10　下肢後面部經脈及腧穴

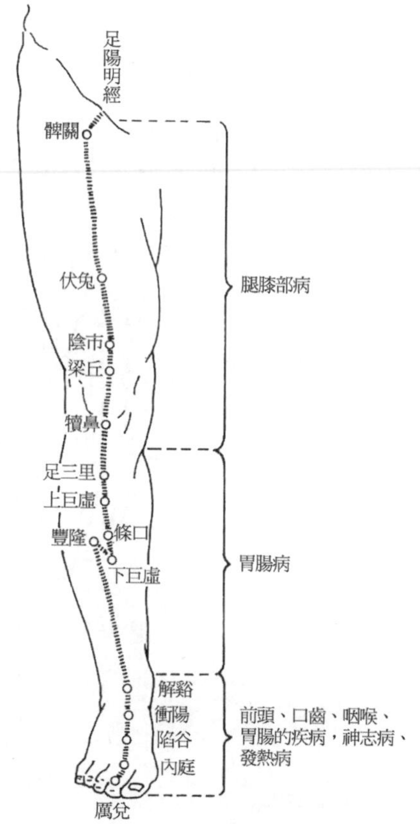

圖 35－11　下肢前面部經脈及腧穴

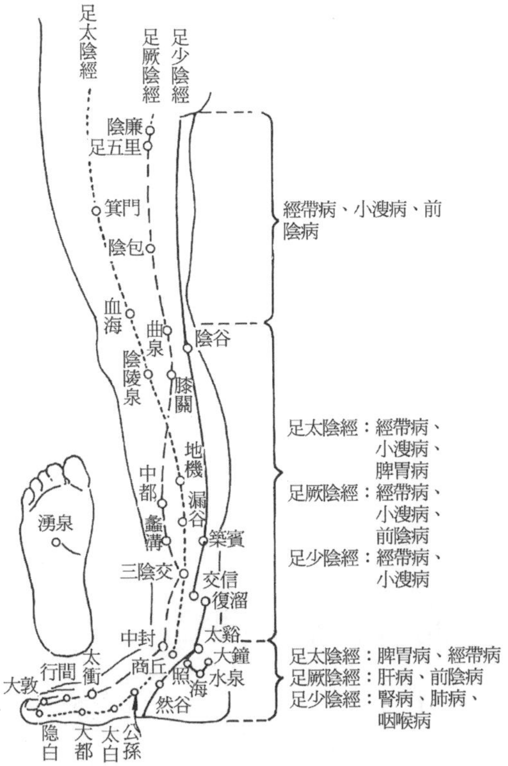

圖 35－12　下肢內側部經脈及腧穴

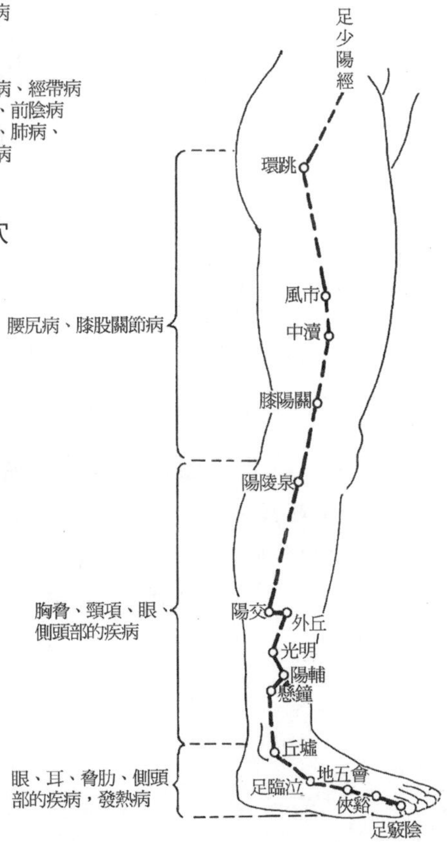

圖 35－13　下肢外側部經脈及腧穴

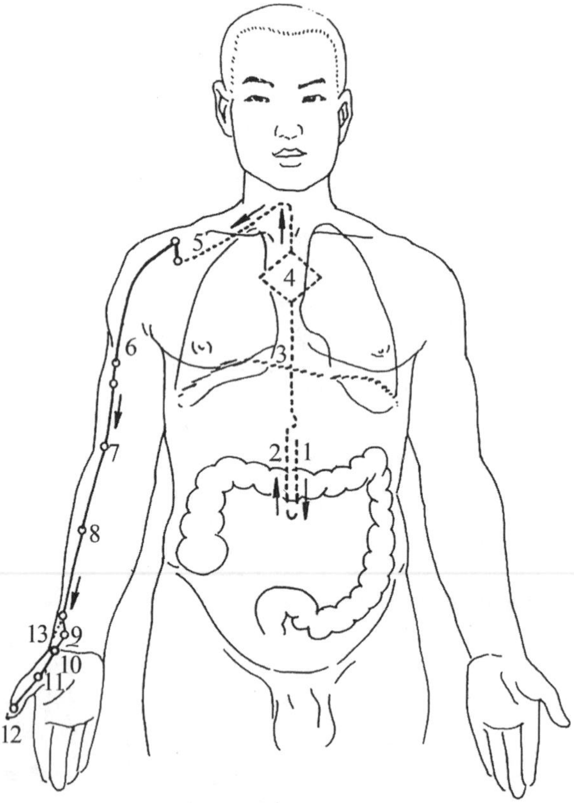

圖 35－14　手太陰肺經循行示意

1. 起於中焦，下絡大腸　2. 還循胃口　3. 上膈　4. 屬肺

5.從肺系橫出腋下　6. 下循臑內，行少陰心主之前　7. 下肘中

8. 循臂內上骨下廉　9. 入寸口　10. 上魚

11. 循魚際　12. 出大指之端　13. 其支者，從腕後直出次指內廉，出其端

一本經有穴通路　⋯本經無穴通路　○本經腧穴

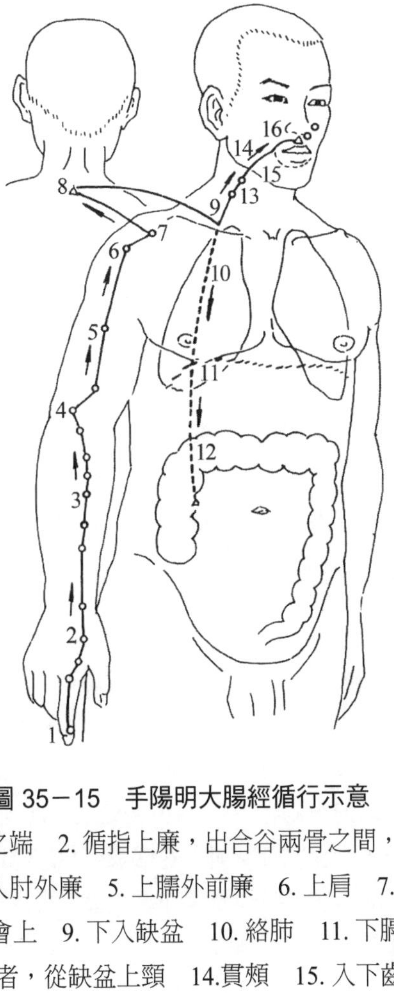

圖 35－15　手陽明大腸經循行示意

1. 起於大指次指之端　2. 循指上廉，出合谷兩骨之間，上入兩筋之中　3. 循臂上廉　4. 入肘外廉　5. 上臑外前廉　6. 上肩　7. 出髃骨之前廉　8.上出於柱骨之會上　9. 下入缺盆　10. 絡肺　11. 下膈　12. 屬大腸　13. 其支者，從缺盆上頸　14.貫頰　15. 入下齒中　16. 還出挾口，交人中，左之右，右之左，上挾鼻孔

一本經有穴通路　…本經無穴通路　○本經腧穴　△他經腧穴

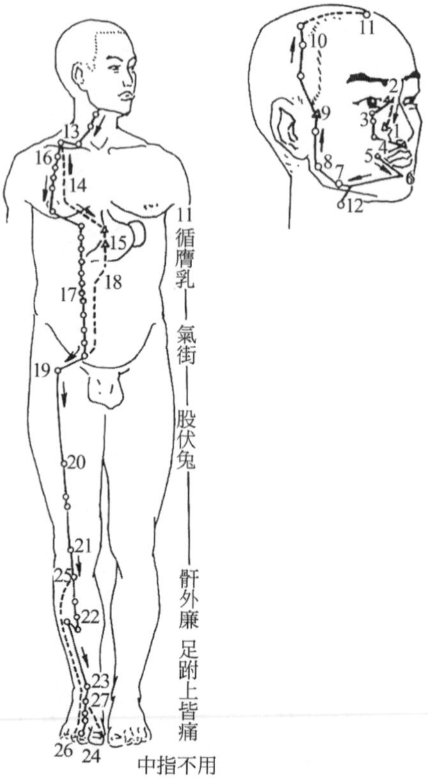

圖 35－16　足陽明胃經循行示意

1. 起於鼻之交頞中　2. 旁納太陽之脈　3. 下循鼻外　4. 入上齒中

5. 還出挾口環唇　6. 下交承漿　7. 卻循頤後下廉，出大迎　8. 循頰車

9. 上耳前，過客主人　10. 循髮際　11. 至額顱

12. 其支者，從大迎前下人迎，循喉嚨　13. 入缺盆　14. 下膈

15. 屬胃絡脾　16. 其直者，從缺盆下乳內廉　17. 下挾臍，入氣街中

18. 其支者，起於胃口，下循腹裡，下至氣街中而合　19. 以下髀關

20. 抵伏兔　21. 下膝臏中　22. 下循脛外廉　23. 下足跗

24. 入中指（按：指應作趾，以下足經均同）內間（按：應作次指外間）

25. 其支者，下廉三寸而別　26. 下入中指外間

27. 其支者，別跗上，入大指間，出其端。

一本經有穴通路　…本經無穴通路　○本經腧穴　△他經腧穴

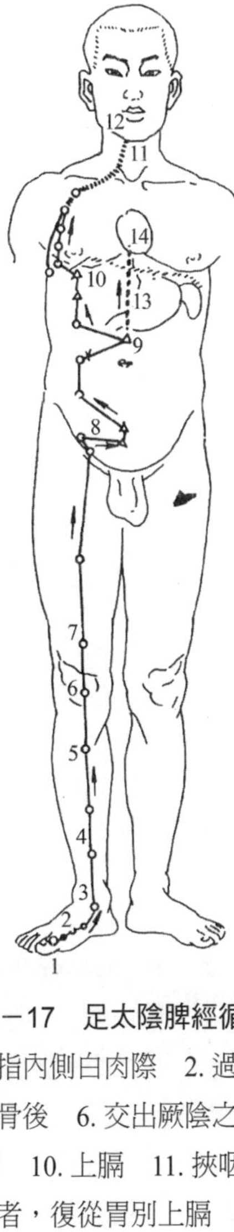

圖 35－17　足太陰脾經循行示意

1. 起於大指之端，循指內側白肉際　2. 過核骨後　3. 上內踝前廉

4. 上踹內　5. 循脛骨後　6. 交出厥陰之前　7. 上膝股內前廉

8. 入腹　9. 屬脾絡胃　10. 上膈　11. 挾咽　12. 連舌本，散舌下

13. 其支者，復從胃別上膈　14. 注心中

—本經有穴通路　…本經無穴通路　○本經腧穴　△他經腧穴

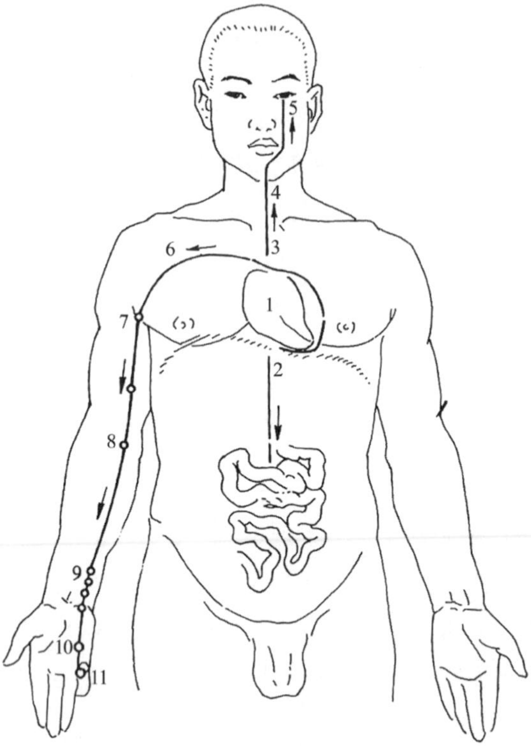

圖 35－18　手少陰心經循行示意

1. 起於心中，出屬心系　2. 下膈絡小腸　3. 其支者，從心系　4. 上挾咽

5. 繫目系　6. 其直者，復從心系卻上肺，下出腋下

7. 下循臑內後廉，行太陰、心主之後　8. 下肘內，循臂內後廉

9. 抵掌後銳骨之端　10. 入掌內後廉　11. 循小指之內出其端

—本經有穴通路　…本經無穴通路　○本經腧穴

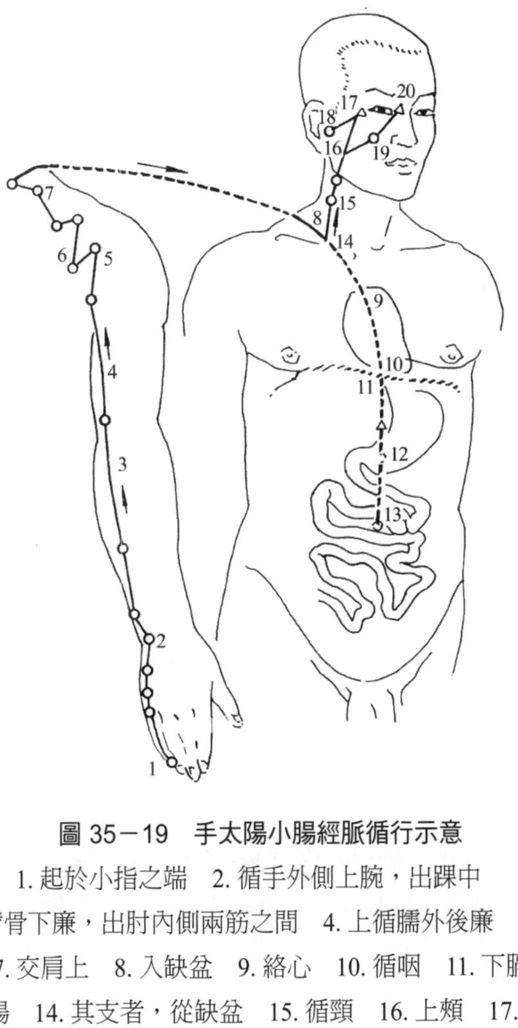

圖 35－19　手太陽小腸經脈循行示意

1. 起於小指之端　2. 循手外側上腕，出踝中

3. 直上循臂骨下廉，出肘內側兩筋之間　4. 上循臑外後廉　5. 出肩解

6. 繞肩胛　7. 交肩上　8. 入缺盆　9. 絡心　10. 循咽　11. 下膈　12・抵胃

13. 屬小腸　14. 其支者，從缺盆　15. 循頸　16. 上頰　17. 至目銳眥

18. 卻入耳中　19・其支者，別頰上䪼抵鼻　20. 至目內眥，斜絡於顴

—本經有穴通路　…本經無穴通路　○本經腧穴　△他經腧穴

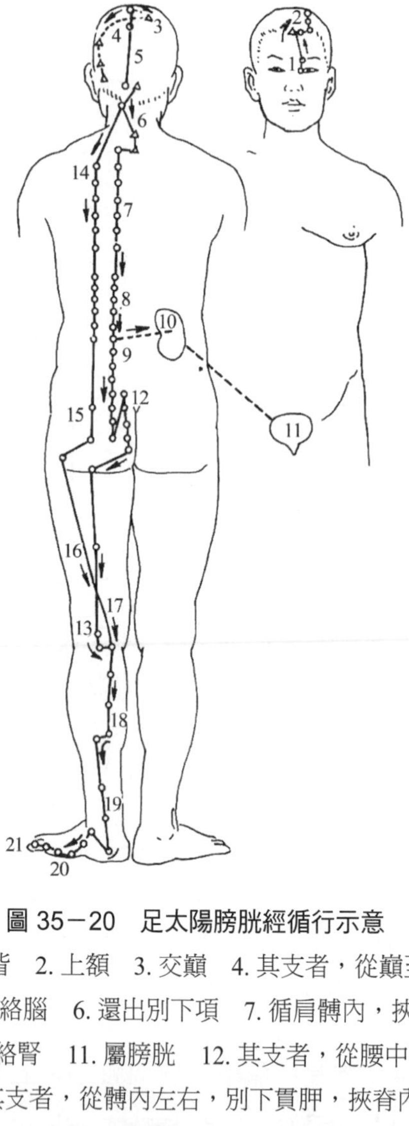

圖 35－20　足太陽膀胱經循行示意

1. 起於目內眥　2. 上額　3. 交巔　4. 其支者，從巔至耳上角

5. 其直者，從巔入絡腦　6. 還出別下項　7. 循肩髆內，挾脊　8. 抵腰中

9. 入循膂　10. 絡腎　11. 屬膀胱　12. 其支者，從腰中下挾脊貫臀

13. 入膕中　14. 其支者，從髆內左右，別下貫胛，挾脊內　15. 過髀樞

16. 循髀外　17. 從後廉下合膕中　18. 以下貫踹內　19. 出外踝之後

20. 循京骨　21. 至小指外側

—本經有穴通路　…本經無穴通路　○本經腧穴　△他經腧穴

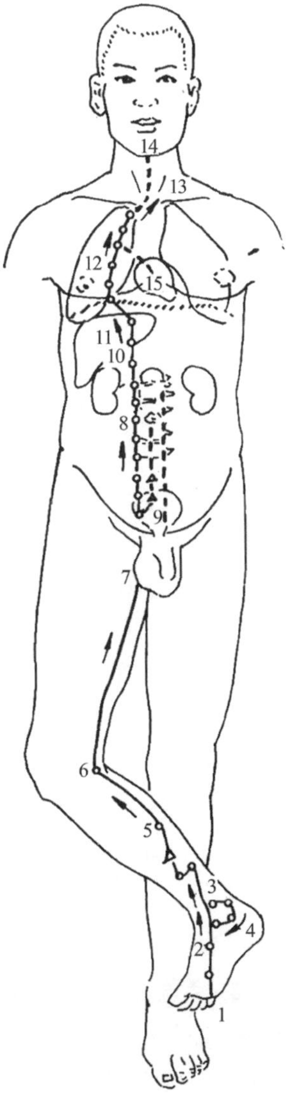

圖 35－21　足少陰腎經循行示意

1. 起於小指之下，斜走足心　2. 出於然谷之下　3. 循內踝之後

4. 別入跟中　5. 以上踹內　6. 出膕內廉　7. 上股內後廉　8. 貫脊屬腎

9. 絡膀胱　10. 其直者，從腎　11. 上貫肝膈　12. 入肺中　13. 循喉嚨

14. 挾舌本　15. 其支者，從肺出絡心，注胸中

—本經有穴通路　…本經無穴通路　○本經腧穴　△他經腧穴

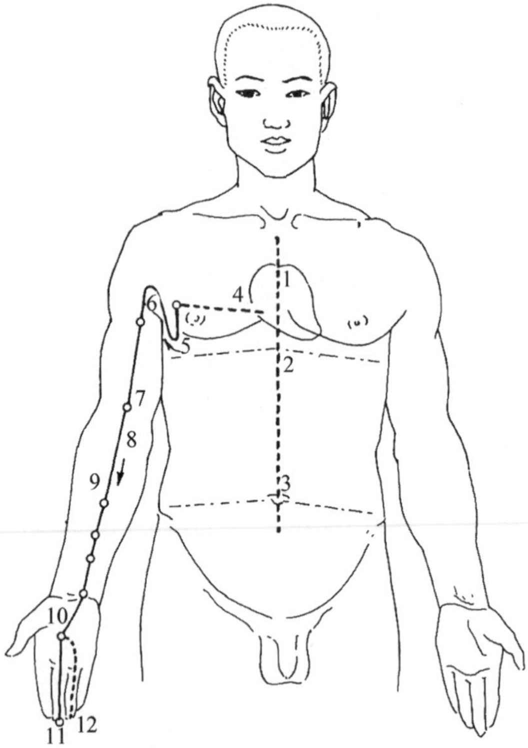

圖 35－22　手厥陰心包經循行示意

1. 起於胸中，出屬心包絡　2. 下隔　3. 歷絡三焦　4. 其支者，循胸

5. 出脅，下腋三寸　6. 上抵腋　7. 下循臑內，行太陰少陰之間　8. 入肘中

9. 下臂，行兩筋之間　10. 入掌中　11. 循中指，出其端

12. 其支者，別掌中，循小指次指，出其端

—本經有穴通路　…本經無穴通路　○本經腧穴

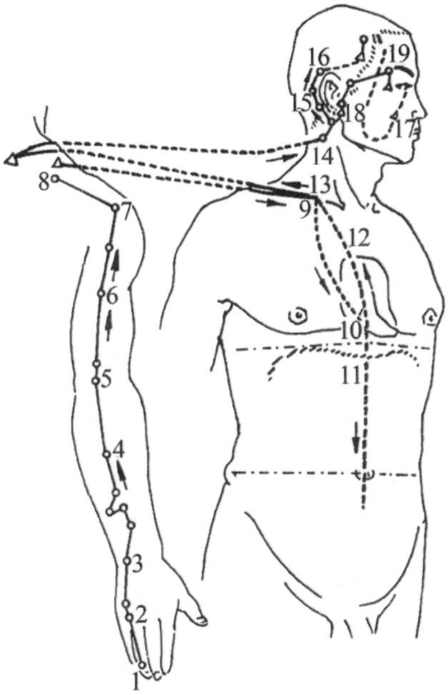

圖 35－23　手少陽三焦經循行示意

1. 起於小指次指之端　2. 上出兩指之間　3. 循手表腕　4. 出臂外兩骨之間　5. 上貫肘　6. 循臑外　7. 上肩　8. 而交出足少陽之後　9. 入缺盆　10. 布膻中，散絡心包　11. 下膈，循屬三焦　12. 其支者，從羶中　13. 上出缺盆　14. 上項　15. 繫耳後直上　16. 出耳上角　17. 以屈下頰至䪼　18. 其支者，從耳後入耳中，出走耳前，過客主人前，交頰　19. 至目銳眥

—本經有穴通路　…本經無穴通路　○本經腧穴　△他經腧穴

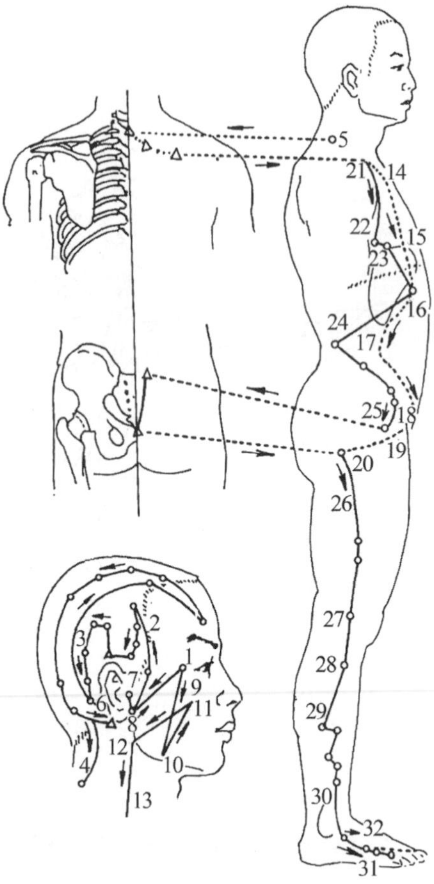

圖 35－24　足少陽膽經循行示意

1. 起於目銳眥　2. 上抵頭角　3. 下耳後　4. 循頸行手少陽之前，至肩上卻交出手少陽之後　5. 入缺盆　6. 其支者，從耳後入耳中　7. 出走耳前

8. 至目銳眥後　9. 其支者，別目銳眥　10. 下大迎　11. 合於手少陽抵於䪼 12. 下加頰車　13. 下頸合缺盆　14. 以下胸中貫膈　15. 絡肝　16. 屬膽　17. 循脅裡　18. 出氣街　19. 繞毛際　20. 橫入髀厭中　21. 其直者，從缺盆　22. 下腋　23. 循胸　24. 過季脅　25. 下合髀厭中　26. 以下循髀陽　27. 出膝外廉　28. 下外輔骨之前　29. 直下抵絕骨之端　30. 下出外踝之前，循足跗上　31. 入小指次指之間　32. 其支者，別跗上，入大指之間，循大指歧骨內出其端，還貫爪甲，出三毛

一本經有穴通路　…本經無穴通路　○本經腧穴　△他經腧穴

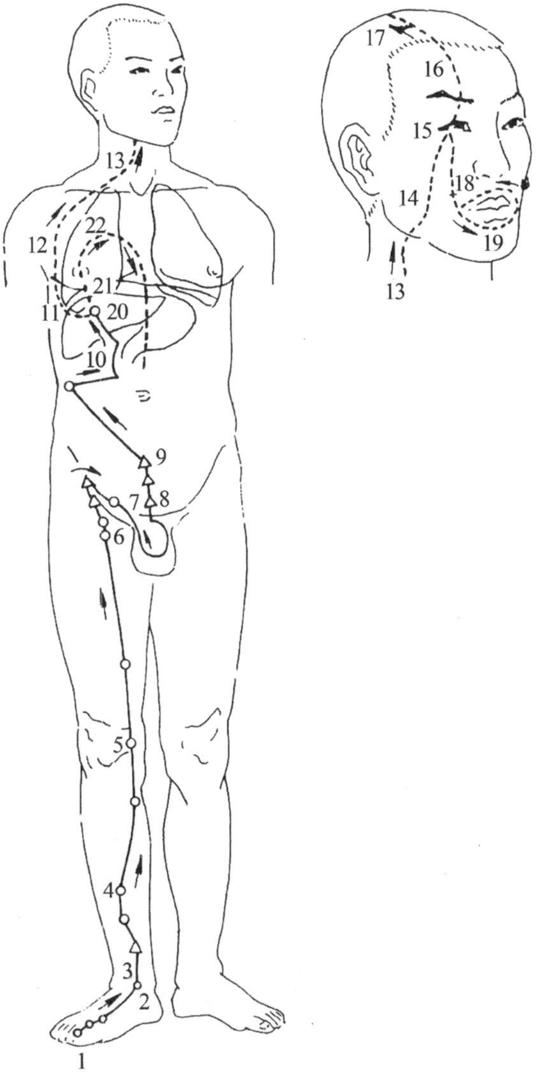

圖 35－25 足厥陰肝經循行示意

1. 起於大指叢毛之際 2. 上循足跗上廉 3. 去內踝一寸 4. 上踝八寸，交出太陰之後 5. 上膕內廉 6. 循股陰 7. 入毛中 8. 過陰器 9. 抵小腹 10. 挾胃屬肝絡 膽 11. 上貫膈 12. 布脅肋 13. 循喉嚨之後 14. 上入頏顙 15. 連目系 16. 上出額 17. 與督脈會於巔 18. 其支者，從目系下頰裡 19. 環唇內 20. 其支者，復從肝 21. 別貫膈 22. 上注肺

一本經有穴通路 …本經無穴通路 ○本經腧穴 △他經腧穴

1. 起於中極之下
2. 以上毛際
3. 循腹裡，上關元
4. 至咽喉
5. 上頤
6. 循面
7. 入目

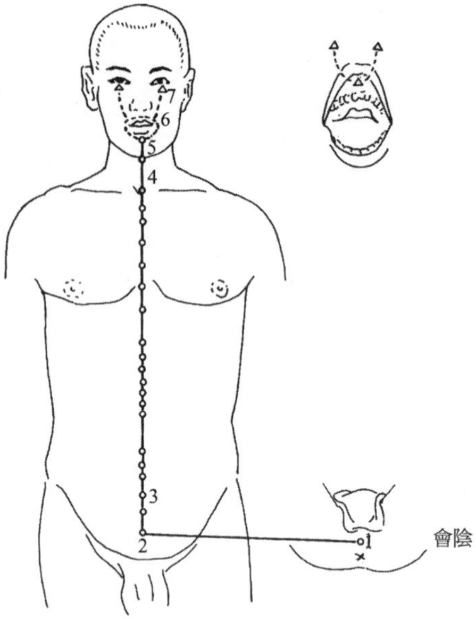

圖 35－26 任脈循行示意

一本經有穴通路　…本經無穴通路　○本經腧穴　△他經腧穴

1. 起於下極之俞
2. 併於脊裡
3. 上至風府，入屬於腦
4. 上巔
5. 循額，至鼻柱

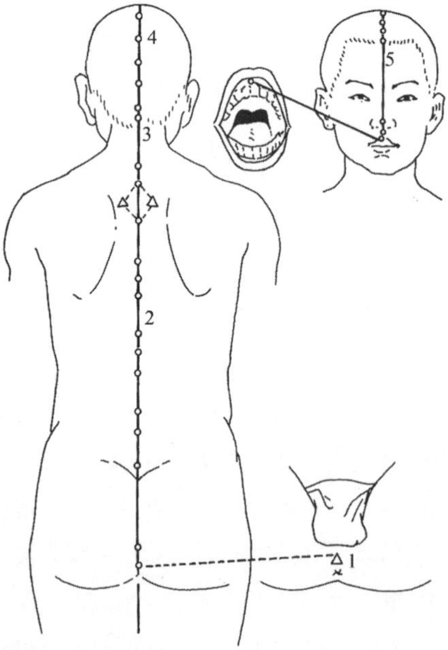

圖 35－27 督脈循行示意

一本經有穴通路　…本經無穴通路　○本經腧穴　△他經腧穴

第三十六章

《周易》與中國傳統化學生命科學

恩格斯曾提出，有生命產生於無生命，無生命產生於化學反應。《易經》曰：「天地絪緼，萬物化醇。」與恩格斯「生命起源必然透過化學的途徑」的觀點不謀而合。化學生命科學離不開易理的開拓。

第一節 我國古代的化學成就

我國是世界上化學起源及發展最早的國家。

在遠古時期我國古代勞動人民便開始利用火，3000 多年前的《周易》對火的作用已經極為重視，如將火列為八卦所代表的八個徵象之一。

陶瓷是我國古代化學工藝的一顆明珠。西安半坡村出土的陶器，證明遠在 6000 多年前新石器時期的原始社會，我國古代勞動人民就已經開始用黏土燒製陶器，陶器上繪製了許多文字、符號、圖案，是仰韶文化及龍山文化的象徵。

火藥是我國四大發明之一，最初用於製造煙火及雜技表演，隨後運用於軍事，並出現了大砲和火槍。恩格斯曾說：「現在已經毫無疑問地證實了，火藥是從中國經過印度傳給阿拉伯人，又由阿拉伯人和火藥武器一道經過西班牙傳入歐洲。」

造紙術的發明是我國古代對世界文化的重要貢獻，其工序中將材料加入石灰水蒸煮涉及化學變化。東漢的宦官蔡倫於公元 105 年改進了造紙術，降低了造紙的成本，提高了紙張的品質，是現代紙的淵源。1933 年，新疆羅布淖爾漢代烽燧遺址中出土了公元前 1 世紀的西漢麻紙，1957 年，西安市東郊的灞橋再次出土了公元前 2 世紀的西漢初期古紙，經筆者對這紙的分析化驗，確認它主要由大麻和少量苧麻的纖維所製成，因而是世界上最早的植物纖維紙。這些事實有力地說明了，早在公元前 2 世紀，我國勞動人民就已經發明了造紙術[1]。

釀酒是中國較早的化學工業之一，遠在原始公社時期，我國祖先就已經知道利用野果及穀物發酵釀酒了。考古發現，在龍山文化遺址中就已經有了陶製酒器，商周甲骨文中已有「酒」字，說明至少在夏商周時期就已經有了較為發達的釀酒業了。

煉丹術亦是中國古代的化學工業之一，煉丹術在戰國、秦漢時期都十分興盛，尤其是秦始皇時期，更為昌盛，雖然煉丹的目的是煉製「長生不老藥」，但客觀上卻推動了我國化工及冶煉業及製藥工業的發展。

東漢魏伯陽的《周易參同契》及晉代葛洪的《抱朴子》都有關於煉丹的論述，包括火法及水法，李時珍《本草綱目》所載無機物藥物已達代煉丹術推動了各種化學工業的發展。

上述史實有力地說明我國古代的化學啟蒙較早，尤其火藥及造紙術傳播世界以後，對世界工業及文化的發展做出了卓越的貢獻。

第二節 易理與化學原理及其啟示

3000 多年前的易理，蘊含著深奧的化學原理，對化學有著重要的指導意義。

一、易理與生命起源於化學

《易經》的宗旨在於「易」，易，蘊含著運動、變易、交易的奧理，之所以產生「易」，是由於陰陽相互作用的緣故。正如《易・咸卦・彖》：「天地感而萬物化生。」易經八卦、六十四卦的陰爻、陽爻，體現的正是陰陽相互作用產生運動變化的理論，萬物運動的過程都是物質相互作用的過程。

根據易理，宇宙不存在任何一種孤立的物質，任何一種物質都處在和其他物質的相互作用之中，也即處在化學變化之中，生命的形成也不例外。生命的過程自始至終都是化學過程，生命的火花就閃現在那一瞬間的化學作用之中，無論從無機物到有機物，再從有機物到生命，都是化學的過程，也即是物質之間相互作用的過程。正如恩格斯所言：「有生命產生於無生命，無生命產生於化學反應。」

生命的過程是物理和化學二者綜合的過程。

生命的起源從化學演化過程到生物進化過程，經歷了相當漫長的階段，從非生命到生命的過程既有物質相互作用過程，也有無機物與有機物相互作用的過程及地球物質與天外物質的作用過程。

二、易理與生命、地球同源論

《周易》的三才觀突出天、地、人相關聯，從宏觀的角度而言，地球只是廣袤宇宙中的一顆小小的行星，人則是行星上的一個物種。按照《易經》人與天地相通應的原則，《易・乾卦・文言》：「夫大人者，與天地合其德。」人和地球是息息相關的，從化學的角度而言，人體是一個小地球，地球上有什麼元素，人體幾乎就含有什麼元素。

德國化學家諾達克說：「一切元素存在於所有的礦物之中。」自然界從礦物到岩石、土壤，進而植物、水到動物之間都存在著一系列的關係〔2〕。

人體內存在著多少元素——除去原子序號大於 92 的超鈾元素，各種天然元素，人體內幾乎都有〔2〕。

人體內的元素從多到少排列：氧（65%）、碳（18%）、氫（10%）、氮（3%）、鈣（1.5%）、磷、硫、鉀、鈉、氯 10 種元素占體重 99%以上，鎂、硅、鍶、鉛、銅、鈾、錫、金等元素的含量極低。

從生命的起源到人類的誕生的漫長過程幾乎與地球的演化過程同步。周俊認為，生命並非源於原始地表的化學進化或來自宇宙生命胚種，而是起源於地球形成過程中，其源頭在地球形成前的瀰漫態原始塵雲中，而不是開始於地球形成後的原始地表，或來自地外胚種，強調地球形成前，形成地球的原始塵雲物質中產生和保存著大量簡單有機分子〔3〕。

三、易理與地球元素的平衡

平衡觀是《周易》的精髓，《周易》認為宇宙萬物都是平衡統一的，無論六十四卦、太極圖、河圖洛書都蘊含著這一深奧的哲理，這一規律同樣存在於地球元素的平衡之中。

《周易》的平衡觀是陰陽的平衡觀，反映的是陰陽的消長轉化。八卦、六十四卦的陰陽爻格局以及太極圖的陰陽對稱、河圖洛數的奇偶數比例都可以體現《周易》陰陽平衡的平衡觀。

地球包括岩石圈、水圈、大氣圈及生物圈（包括人類圈）等圈層，元素在這些圈層中不停地循環著、交換著。例如碳元素在岩石圈$\rightleftharpoons$生物圈$\rightleftharpoons$水圈$\rightleftharpoons$大氣圈不停地循環往復著。

岩石圈的元素經由江河及生物圈流入海洋，海洋是生命的搖籃。生命離開海洋到達陸地上後，逐漸形成如今的生物圈。生物圈是地球元素平衡的主要中間環節。在生物圈中除具有來自海洋的元素之外，還具有來自土壤中的微量元素，此外還具有來自大氣的元素。

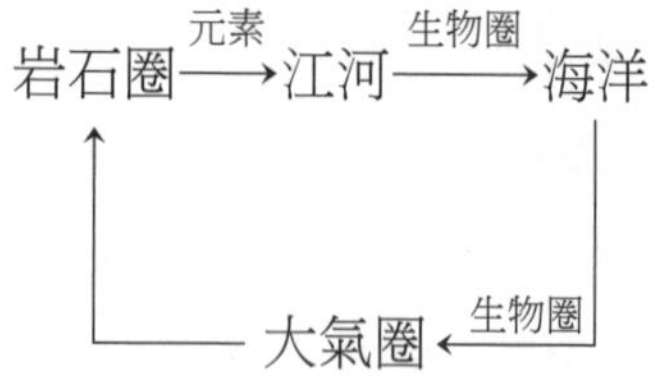

地殼包含的元素主要有：氧、硅、鋁、鐵、鈣、鈉、鉀、鎂。地殼中元素的循環如下。

地球元素的循環體現了《周易》的整體觀及平衡觀。《周易》的元素不僅在地殼及大氣之間進行著循環，而且在地球內部也在不停地循環著。地球由內外的元素循環，維持著動態平衡。地球元素的相對穩定是地球上生命得以維持的重要保證。

四、啟示

由於地球的元素是動態平衡的，因此任何因素無論是天外的，如隕石的撞擊，或是地殼的變動，如火山爆發，還是人為的活動，如核試驗等，都可以干擾地球元素的相對穩定，從而成為威脅地球生命存亡的隱患。因此，保護地球元素的平衡，是保護地球化學正常的重要環節，也是保護地球生命的重要措施。

地球元素的平衡啟示了維持人體元素的平衡同樣重要。人體含有的元素和地球含有的元素大致相同，如地殼中的元素主要有氧、硅、鋁、鐵、鈣、鈉、鉀、鎂，幾乎都是人體必須的元素。維持人體元素的平衡與保護地球元素的平衡同樣具有重要意義。

人體維持一定的元素平衡才能維持正常的生命化學過程。

人體微量元素及其動態平衡

微量元素是指雖然在人體中含量很低，但又不可缺少的元素，有的元素甚至具有十分重要的作用。微量元素是占人體體重 0.01％以下的元素，人體必須微量元素包括鐵、碘、銅、鋅、錳、鈷、鉬、硒、鉻、錫、硅、釩、鎳、氟。

人體內的微量元素必須保持動態平衡。人體有調節微量元素平衡的能力，一般而言，人體內元素的排泄量與吸收量相當，維持著動態平衡。一旦某種或某些元素的水平異常，就會產生疾病。如正常情況下，血清中鈣的濃度為 2.15～2.75mmol／L，如果高於 2.75mmol／L 則為高鈣血症，低於 2.15mmol／L 則為低鈣血症。人體對體內鈣含量不斷地進行著調節，如甲狀旁腺激素和降鈣素可分別升高和降低血鈣濃度。血鈣過高或過低對人體的神經、肌肉都具有不良影響。

宏量元素和微量元素的變化都能反映體內陰陽的平衡狀況。如以宏量元素而論，人體內細胞內外液的陰陽離子維持著細胞內外液的陰陽動態平衡。體液的化學成分更有力地說明了人體內元素是陰陽平衡的，如表 36－1。

表 36－1　血清陰陽離子成分

陽離子（毫當量／升）	陰離子（毫當量／升）
鈉　Na^{+}142（132～142）	HcO_3^{-}27（26～30）
鉀　K^{+}5（3.5～5）	氯 cl^{-}103（96～106）
鈣　ca^{2+}5（4.5～5.5）	HPO_4^{2-}4 ｝（2～5）
鎂　Mg^{2+}2（1.5～2.0）	SO_4^{2-}1 ｝
	有機酸 5（3～6）
	蛋白質 16（15～25）
154	154

註：據《實用內科學》上海第一醫學院，1980 年版。

從人體血清中 HcO_3^{-}和 H_2cO_3 的含量來看，二者的比值變化可以反映人體陰陽偏盛狀況，具體為其比值大於 2：1 時，人體呈現陽虛證候，反之，小於 20：1 時則呈現陰虛證候。

此外，人體內鋅銅含量之間的關係或許可以反映體內陰陽的偏盛情況，如鋅低銅高時提示陽虛，反之，則為陰虛。鋅的含量還可以直接提示腎陽的狀況。另外，還應注意有毒元素，微量即對人體有害，如砷、汞、鉛等。

第三節　八卦與元素週期律

八卦乾☰、坤☷、坎☵、離☲、巽☴、震☳、艮☶、兌☱，可以視為 8 種元素，令人吃驚的是，八卦排列和化學元素週期表呈現著暗合情況。

《周易》強調宇宙萬物都存在著週期性運動變化規律。六十四卦的排列及陰爻、陽爻的變化呈現著週期性陰陽消長變化規律，宇宙萬物無不呈現著這一變化原理。元素之間的聯繫也必然存在著陰陽消長轉化規律，化學元素的排列和八卦排列存在著暗合的情況。

元素週期表可以反映元素之間的關係及規律，1869 年由俄國化學家門捷列夫所創製，此表呈現了隨著原子序數的遞增，元素的性質呈週期性變化的規律，主要為隨著原子序數的遞增，元素的原子核外電子的排列發生週期性的變化（圖 36－1，圖 36－2）。

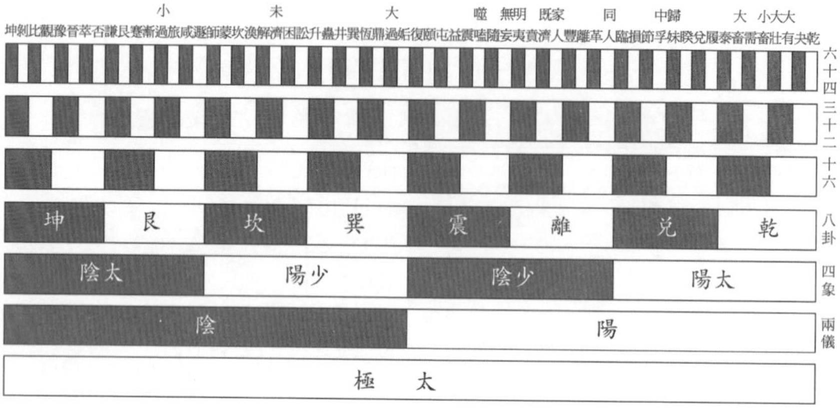

圖 36－1 伏羲六十四卦次序長圖

週期	列	電子層	元素的各類										
			I	II	III	IV	V	VI	VII	VIII			0
1	I	K	H 1 氫 1.00797						(H)				He 2 氦 4.0026
2	II	KL	Li 3 鋰 6.939	Be 4 鈹 9.0222	5 B 硼 20.811	6 C 碳 12.01115	7 N 氮 14.0007	8 O 氧 25.9994	9 F 氟 18.9984				Ne 10 氖 20.283
3	III	KLM	Ma 21 鈉 22.9898	Mg 12 鎂 24.322	13 Al 鋁 26.9825	14 Si 矽(矽) 28.096	15 P 磷 30.9738	16 S 硫 32.064	17 Cl 氯 35.453				Ar 18 氬 39.948
4	IV	KLMN	K 19 鉀 39.102	Ga 20 鈣 40.08	Sc 21 鈧 44.056	Ti 22 鈦 47.90	V 23 釩 50.942	Cr 24 鉻 51.996	Mn 25 錳 54.9380	Fe 26 鐵 55.847	Co 27 鈷 58.9332	Ni 28 鎳 58.71	
	V	KLNM	29 Cu 銅 63.54	30 Zn 鋅 65.37	31 Ga 鎵 60.72	32 Ge 鍺 72.59	33 As 砷 74.9216	34 Se 硒 78.96	35 Br 溴 79.909				Kr 36 氪 83.80
5	VI	KLMNO	Rb 37 鉫 85.47	Sr 38 鍶 87.62	Y 39 釔 88.905	Zr 40 鋯 91.22	Nb 41 鈮 92.906	Mo 42 鉬 95.94	Tc 43 鎝 [99]	Ru 44 釕 101.07	Rh 45 銠 102.905	Pd 46 鈀 106.4	
	VII	KLNMO	47 Ag 銀 107.870	48 Cd 鎘 112.40	49 Rn 銦 114.82	50 Sn 錫 118.69	51 Sb 銻 121.75	52 Te 碲 127.60	53 I 碘 126.9044				Xe 54 氙 131.30
6	VIII	KLMNOP	Cs 55 銫 132.905	Ba 56 鋇 137.34	La ＊57 鑭 138.91	Hf 72 鉿 178.49	Ta 73 鉭 180.948	W 74 鎢 831.85	Re 75 錸 186.2	Os 76 鋨 190.2	Ir 77 銥 192.2	Pt 78 鉑 195.09	
	IX	KLNMOP	79 Au 金 196.967	80 Hg 汞 200.59	81 Tl 鉈 204.37	82 Pb 鉛 207.19	83 Bi 鉍 208.980	84 Po 釙 [210]	85 At 砈 [210]				Rn 86 氡 [222]
7	X	KLMNOPQ	Fr 87 鍅 [223]	Ra 88 鐳 [226]	Ac' 89 錒 [227]	(Th) 釷	(Pa) 鏷	(U) 鈾					

Ce 58 鈰 140.12	Pr 59 鐠 140.997	Nd 60 釹 144.24	Pm 61 鉕 [147]	Sm 62 釤 150.35	Eu 63 銪 151.96	Gd 64 釓 157.25	Tb 65 鋱 158.924	Dy 66 鏑 162.50	Ho 67 鈥 164.93	Er 68 鉺 167.26	Tu 69 銩 168.934	Yb 70 鐿 173.04	Lu 71 鎦 174.97
Th 90 釷 282.088	Pa 91 鏷 [291]	U 92 鈾 288.08	Np 93 鎿 [237]	Pu 94 鈈 [243]	Am 95 鋂 [243]	Cm 96 鋦 [247]	Bk 97 鉳 [249]	Cf 98 鉲 [251]	Es 99 鑀 [254]	Fm 100 鐨 [253]	Mv 101 鍆 [256]	No 102 鍩 [254]	Lw 103 鐒 [257]

＊68～71 系　＊＊90～103 系　方括號內的數字表示最穩定的同位素的質量數。

圖 36－2 化學元素週期表

類似於六十四卦的排列，整個元素週期表體現了元素最外層電子的陰陽消長週期，由 7 個小陰陽消長週期所組成，每個小週期都呈現著陰陽消長規律。

伏羲六十四卦圓圖的陰陽消長週期使用陽爻「—」及陰爻「--」表示，而元素週期表的陰陽消長，以每個週期而言，則反映在原子最外層電子的個數上，如每一小週期橫排從左至右，元素的最外層電子數從 1 至 8 遞增。因此，元素週期表所體現的陰陽消長變化和伏羲六十四卦圓圖的陰陽消長規律有異曲同工之處。

六十四卦由八卦衍化而來，元素外層電子的排列不超過 8 數，是否為巧合仍未有定論，也許正是宇宙自然界蘊藏著的規律。元素的週期規律能否用太極八卦的原理進行歸納，目前已有許多易學學者進行嘗試。

如王錫玉將 100 多種元素用太極八卦原理進行排列，創造宇宙元素周易經絡圖[4]。

已故的蔡福裔先生根據河洛數理，結合正負數立一線段簡表，假定線段的中點為零，按陰陽兩系將數字分開，即一端為正數，另一端為負數，這就是「太極生兩儀」。

中點不變，兩端數字皆遞次增加，但兩方的數字的性質迥然不同，兩方的數字各四，這就相當於「兩儀生四象」，陰陽兩系之數相加為 8，即「四象生八卦」。

其次，指出線段的發展便形成了圓周，按週期的原理，直線兩端繼續發展，終會相交成圓周，乃創立出化學元素週期基本圖式。

蔡福裔先生的線段簡表主要表示事物發展過程中的段落及變化。表中的 8 個數字根據邵雍先天八卦數序（乾一、兌二、離三、震四、巽五、坎六、艮七、坤八）加以改造，陰系四數為 0、1、2、3，陽系四教為 4、5、6、7，只要將化學元素代入表中的某一數字位置上，即可求得該元素的原子價及其性能[5]。

蔡福裔先生還提出已知元素都集中在陰系，陽系的元素還正待發現，未發現的元素一定包括反物質元素。

整個宇宙是一個整體，太極、八卦原理既然能概括宇宙的許多自然規律，那麼，用太極八卦原理概括元素之間的內在聯繫——週期律，或許可以預言未知元素。

宇宙中未知的元素還有很多，等待著科學家通過科學的研究去揭示。惰性氣體的最外層電子數為 8，次內層電子數也為 8，元素的化學性質主要與最外層電子數的多少密切相關，元素的最外層電子數神奇地在 8 以內，並且電子數愈接近 8，性質愈趨穩定，到最外層 8 個電子時，則不再容易與其他物質元素反應。

如氬的最外層電子數是 8，所以氬的性質十分穩定。總之，元素可以按照最外層電子數的多少分為 8 類，以代表 8 種不同的性質，提示微觀結構與「8」的關係[6]。

參考文獻

〔1〕潘吉星．造紙術的發明和發展〔M〕//中國古代科技成就．北京：中國青年出版社，1978．

〔2〕趙景物，梁明叢．人體數學〔M〕．太原：希望出版社，1989．

〔3〕周俊．生命、地球同源論〔c〕//中國科學技術協會學會工作部．第三屆全國天地生相互關係學術討論會論文集．北京：中國科學技術出版社，1989．

〔4〕王錫玉．宇宙元素周易經絡圖〔M〕．北京：中國民間文藝出版社，1989．

〔5〕鄒學熹．易學十講〔M〕．成都：四川科學技術出版社，1986：105－107．

〔6〕王紅旗．神奇的八卦文化與遊戲〔M〕．北京：中國民間文藝出版社，1988．

第三十七章

《周易》與中國傳統地學生命科學

人生活在地球上，天地對人類都有著巨大的影響。地球只是廣袤無垠的天際中無數個星系中的一個小星球，而人類則只是浩瀚宇宙中的一類小小的生物。天影響著地，地又影響著人，因此研究地學具有十分重要的意義。

第一節 《周易》天地人統一觀

地球哺育著人類，太陽給大地以光明和能源，月球圓缺導致的引潮力，影響著地球的「呼吸」。太陽、地球、月球構成了地日系和地月系，說明地球不是一個孤立的星體。正因為地球有太陽的光照以及與月亮的引力，才具備了人類生存的條件，因此研究人必須研究地，研究地，又必須探索天，這就是天地人的密切關係。

《周易》強調天地人三者的緊密關係，天、地、人三才統一觀是《周易》的重要理論，如《易・繫辭》曰：「有天道焉，有人道焉，有地道焉，兼三才而兩之。」

《易經》組成卦象的爻，陽爻「—」即從乾天而來，陰爻「--」即從坤地而源，並且八卦的三爻及六十四卦的六爻都是天地人三才的象徵。如《易・乾卦》曰：「九五，飛龍在天。」（天）「九二，見龍在田。」（地）「九三，君子終日乾乾，夕惕若。」（人）

《易・說卦》亦曰：「是以立天之道，曰陰與陽，立地之道，曰柔與剛，立人之道，曰仁與義。兼三才而兩之，故易六畫而成卦。」

《周易》認為五、六兩爻象天，初、二兩爻象地，三、四兩爻象人。《易・序卦》：「有天地，然後有萬物，有萬物，然後有男女。」《易・繫辭》：「夫大人者，與天地合其德，與日月合其明，與四時合其序，與鬼神合其吉凶。」都說明《周易》無論是《易經》，還是《易傳》，都極為強調天地人三才的統一性。此外，《老子》《莊子》《孟子》等先秦思想亦都極為強調天地人的關係。如《老子》曰：「人法地，地法天，天法道，道法自然。」《莊子》曰：「天地與我並生，萬物與我為一。」《孟子》亦曰：「萬物皆備於我矣。」

《周易》尤其強調天地相互感應及自然與社會相感應等觀點。

一、天地相感應

《易經》十分重視天地的感應，順之則吉，逆之則凶。如泰卦䷊以天地相感為順，否卦䷋則以天地不交為逆，故《易・泰卦・象》曰：「天地交，泰。」《易・否卦・象》：「天地不交，否。」象徵天、日之離卦與代表地、月的坎卦相交，則為既濟卦䷾表示順，不交則為未濟卦䷿，提示逆。

《易・繫辭》亦曰：「易與天地準，故能彌綸天地之道，仰以觀於天文，俯以察於地理。」「日往則月來，月往則日來，……屈信相感，而利生焉。」

《易經》不但重視天，而且同樣強調地，從八卦中四卦象天，四卦應地便可知。如乾卦（天）、震卦（雷）、巽卦（風）、離卦（日）四卦為天的標誌，而坤卦（地）、兌卦（澤）、坎卦（水）、艮卦（山）又為地的象徵，並且蘊含著天地感應的原理。如天地（陰陽相交）、坎離（水火相濟）、風澤（燥濕調和）、雷山（剛柔互剋）。

《內經》曰：「在天為氣，在地成形，形氣相感而化生萬物。」（《素問・天元紀大論》）「天氣下降，氣流於地，地氣上升，氣騰於天，故高下相召，升降相因，而變作矣。」（《素問・六微旨大論》）兩句都強調天地互為相感，不僅天的變化影響地，地的變化同樣也影響著天。

《周易》天地相感應雖然是一古老的理論，但對現代研究仍然有著新的開拓意義。

現代許多有關天文、地理的研究確實證實了天地之間不是孤立的，是互相影響的。如地球的自轉受著太陽活動的間接影響，無論從地磁指數、大氣的相對角動量變化或電離層的變化，皆影響著地球的自轉。如 Kaknta 經過研究認為，太陽微粒流進入地球大氣層，引起自轉軸運動。

顧震年提出，太陽活動峰年時，地球自轉速率變慢，反之，太陽活動不強烈時，自轉就加快。這現象可能因為太陽活動增強時，所產生的磁場和地磁作用形成了阻滯地球自轉的電磁力，使自轉變慢，同時由於活動增強的原因，促進了各層大氣之間的活動而加強了摩擦，而使地球損失能量，也造成了自轉變慢。因此在研究地球自轉不規則變化和中短期甚至突然變化時，應考慮太陽活動的影響[1]。

（一）超新星爆炸與地球感應

超新星是 1933 年美國天文學家巴德（Baade）和茨維基（zwicky）共同提出的，超新星是爆炸規模最大的變星，爆炸時經常可以照亮其所在的整個星系。人類至今已觀察到數百顆超新星，目前有科學家提出超新星爆炸對太陽系有一定的影響。

距離太陽系不遠的超新星爆炸時釋放出的巨大能量，可對地球產生巨大的影響。有的學者（clark，1977）認為 γ 射線、X 射線增強可使臭氧層減少，使「溫室效應」降低，亦可使氣候變冷，Hunt 則認為超新星爆炸可引起地球冰期的發生（1978），而另外一些學者如 Aikin 等則認為，由於距太陽 10PC 的超新星發射的紫外線對地球大氣圈上部的加強，可使地球的溫度升高，氣候變暖[2]。

（二）地球對日、月引潮力的感應

引潮力是引起地球上潮汐現象的力，即單位質量物體所受月球（或太陽）的引力，或因地球繞地月（或地日）公共質心運動所產生的慣性離心力的合力。其量值與月球（或太陽）的質量成正比，與月地（或日地）之間距離的立方成反比。月球的引潮力約為太陽的引潮力的 2.17 倍，即太陽引潮力還不到月球引潮力的一半。

引潮力不但能影響海洋而且涉及地層，因此不僅能引起波瀾壯闊的海潮，還能引起大氣的升降潮汐，甚至固體層的起伏潮汐。引潮力是導致地震的因素之一，於是有些學者提出能否利用潮汐與地震的關係來推斷地質構造背景。

如杜品仁提出華北地區朔望期的發震率比自然概率大得多，說明該地區的地震與月相關係密切，其次是雲南。而四川地區則是潮汐作用不顯著地區。從構造環境分析其原因，則可能是華北和雲南地區構造背景較為簡單，而四川地區構造背景比較複雜之故。這一結果說明，地震與月相的關係確實有地區性差異，能大致反映地質構造背景的不同[3]。

此外，還有太陽耀斑對臭氧層的影響，太陽活動與地球現代構造變動，包括大氣圈、生物圈、水圈、岩石圈的變化，彗星造成地球上的災難性變化，隕石、小行星的撞擊等，對地球都有著長遠的影響。

彗星既影響著生物的進化又能導致生物的湮滅。生物進化的傳統觀念認為，生物形成和進化的基本模式，是由地球上的無機物演化成有機物，由簡單生命形式進化成複雜形式，這一過程可看作是基本上與宇宙無關的。

Hoyle 認為生命可能是由彗星帶來的，而生物的複雜多樣性不僅是由於自然選擇，而且還來源於彗星帶來的基因的積累。生物進化與基因數目關係密切。當基因變化時，生物形態亦隨之變化。複雜的生物體增加基因的速率約為千年一個，在迅速進化時期則它的值更大。若僅是已有基因的分解形式，由於分解要減少訊息，並不能使基因數增加，因此，Hoyle 認為一定要有新基因的加入，才能很好地解釋為什麼在某一個時期有新種屬大量出現的現象。近十幾年來對隕石分析表明，在隕石中確實含有氨基酸、嘌呤等有機物，後來又發現有 DNA 成分。

Hoyle 假說從根本上動搖了進化論的基礎，至少可以提示地球生物進化的又一途徑。相反，彗星也能危害地球生物。如 Brandt 等有兩方面：一方面是有毒成分，（1981）認為彗星對地球的危害如氰基（CN^-），當彗星靠近地球時，大氣就有可能受到有毒成分的污染；另一方面是彗星與地球相遇，彗星在穿越地球軌道時，有可能與地球碰撞，造成氣候、生物等方面的劇烈災害，當彗星穿過大氣層時，局部溫度可以很高，在發生化學爆炸後，所產生的中子將會觸發一次核爆炸，甚至熱核反應。

彗星還與地震等災害密切相關，徐道一研究了哈雷彗星接近太陽和地球的年份和其與大地震的關係，認為彗星與災害是有密切聯繫的[4]。地球對天體同樣存在著影響，如阿波羅號宇宙飛船登月所測月球地震，發現了地球與月球距離最近時，地震儀波動最大。說明地球引力對月球存在著影響。另外，太陽黑子活動週期對地球亦有影響。

太陽系、宇宙星系影響著地球，地球同樣也影響著其他星球，天地是互相感應的，也即宇宙運動不是孤立的，而是互相聯繫著的。

二、人地相應

地球和人息息相關，地球的年齡為 46 億年，200 萬～300 萬年前人類才開始出現，地球孕育了人類，人類改變著地球。以下從三個方面闡述人與地的密切關係。

《周易》極為重視人與天地的關係，寓人於天地之中，既論述天地，更討論人。如乾卦闡述人與天的關係，坤卦則討論人與地的關係。如《易・乾卦》之「九二，見龍在田，利見大人」「九三，君子終日乾乾，夕惕若，厲無咎」，《易・坤卦》之「坤元亨利牝與之貞，君子有攸往先迷後得主利」，都強調人生活在天之下、地之上，與天地都是密切相關的。

地球對人時時刻刻產生著影響：

（一）地球磁場與生命

地球半徑為 6371 千米，結構共分為 3 層，第一層（外層）是地殼，由上層（花崗岩）和下層（玄武岩）所組成，第二層（中層）是地幔，第三層

（內層）是地核，外核呈液體狀，內核為固體狀，主要成分為鐵和鎳，鐵是地球的重要組成成分。地球磁場的成因目前尚無定論，有假說認為，地球磁場主要來源於地球內部的電荷運動。地球是一個巨大羅盤，地球南北磁偏角形成的兩個磁極。遠在古代，人們根據地球對羅盤針方向的影響就已經發現了地球存在磁場。我國古代即根據地磁現象發明了羅盤，到了宋代就已經能把磁偏角應用到堪輿羅盤上了。

澳洲學者發現古代土著居民殘存的燒飯壁爐磁化後的磁化方向與現在的磁場方向相反，而提出 3 萬年前地球的磁向與今不同〔4〕，也即地球的磁場存在著週期性的倒轉，地球磁場正反向週期約 50 萬年，導致地球這樣大規模的磁極倒轉的原因至今尚無定論。

一種假說認為極性倒轉是地核外部導電物體電流方向變化形成的。如 Lrving 等認為極性變化的原因是地核與地幔之間的交互作用，即地球磁場變化的主要原因來自地球內部（內因形成的），而 Steiner 則認為地球磁場極性倒轉與銀河系介質中磁場變化有一定對應關係，有學者認為一些天體的外輻射帶是對宇宙物質的捕獲器，撞入地球磁場的粒子大部分是由銀河系輻射來的。這些宇宙物質的捕獲器的容量取決於地球磁場的強弱，當宇宙物質增多超過其容量限度時，輻射帶瓦解，地球磁場就發生倒轉。還有學者根據宇宙射線中磁場變化來解釋地磁的倒轉，她指出恆星（如太陽）的磁場極性反轉具有較為明顯的週期性，與宇宙空間對地球輻射帶的作用有關。

地球磁場不是孤立的，不僅受內部的影響，還受外部的強烈干擾，人類生活在這樣一個受內外因素影響的地球磁場之中，地球磁場對生物體的影響是客觀存在的。

當太陽活動劇烈，如太陽黑子活動峰值時期，由於強烈的太陽輻射形成的太陽風的干擾，可以形成磁暴，磁暴不但易誘發地震，而且易使人受到影響，如出現頭暈目眩、煩躁。

受太陽風（太陽耀斑爆發，大量能量包括高速粒子以波的形式釋放而出）及地球磁場的影響所形成的地極光（放電現象）對生物也有一定干擾。地球磁場由北向南，人體應與地球磁場的方向相應，因此睡眠時應頭朝南臥，房屋應坐北朝南等。

近代研究發現，即使是極微弱的電磁場改變，都會對生物體產生影響，甚至引起精神方面的問題。如地球磁場可以使汽車駕駛員出現駕駛失誤。

（二）地球引力場與生命

任何物質都存在著一定的質量，因此也就存在著一定的引力，地球引力的大小取決於地球的質量及物體與地心的距離。地球上任何一個物體都受兩種力的作用，一是地球引力，二是地球自轉所產生的慣性離心力，這兩種力的合力就是物體的重力。人生活在地球上，必然受著地球引力的影響，但由於地球不是一個正圓的球體，加之地殼厚薄不一，因此地球並非均質球體，地球引力也就會隨之而變。

此外，引潮力也是地球引力場中對人體影響較大的力。所謂引潮力，是在地球上引起潮汐現象的力，是單位質量物體所受月球（或太陽）的引力和地球繞地月（或地日）公共質量中心運動所產生的慣性離心力的合力。

其中月球引潮力比太陽引潮力的影響更大，太陽的質量大約是月球的2700萬倍，太陽到地球的平均距離約是月球到地球平均距離的389倍，可以推算出太陽引潮力與月球引潮力之比為1：2.17，即太陽引潮力不到月球引潮力的一半。

在朔、望日時，引潮力最大，因為此時，太陽、地球與月球的位置幾乎在同一直線上，太陽與月球的引潮力疊加在一起。在這兩個時期人體有明顯的反應。如《素問・八正神明論》曰：「月廓滿，則血氣實，肌肉堅；月廓空，則肌肉減，經絡虛，衛氣去，形獨居，是以因天時而調血氣也。……月生無瀉，月滿無補，月廓空無治，是謂得時而調之。……故曰月生而瀉，是謂臟虛；月滿而補，血氣揚溢，絡有留血，命曰重實，月廓空而治，是謂亂經。」

《靈樞・歲露論》亦說：「人與天地相參也，與日月相應也，故月滿則海水西盛，人血氣積，肌肉充，皮膚致，毛髮堅，腠理隙，煙垢著。當是之時，雖遇賊風，其入淺不深。至其月郭空，則海水東盛，人氣血虛，其衛氣去，形獨居，肌肉減，皮膚縱，腠理開，毛髮殘，膲理薄，煙垢落。當是之時，遇賊風則其入深，其病人也卒暴。」

近代研究還發現引潮力不僅對氣血的盈虧有較大的影響，對精神疾病的發病也有一定影響，如望日（滿月）易誘發狂病（亢奮型精神病），朔日（晦月）則又易導致癲病（憂鬱型精神病）。有學者推測月球對動物性週期的影響可推溯到水中的脊椎動物。關於月球對女性月經週期的影響，據報導，有學者經過調查認為，月經來潮與月球引潮力有一定關係。人在生活中的情緒、體力、智力週期也與日、月、地磁場引力相關。

與日、月及地球磁場有密切關係的引潮力對人體經絡氣血、生理病理有一定影響，說明地球與人的生命息息相關。

（三）地球的熱能與生命

地球上熱能的來源一是外源性熱能，即以太陽輻射為主的熱能；二是內生能，為地球內部產生的熱能。

地球內生能由岩石圈的傳導及海洋熱的對流釋放到地球表層，這些熱能和外源性熱能相輔相成，共同維持著地球的溫度，這對地球生命的產生和繁衍具有重要意義。

地球無論是磁場、引力，還是熱能都和人的生命息息相關。地球為人類提供了生存繁衍的自然環境。

三、人地相感

《易經》天地人三才思想，強調天地人相互影響，所謂「以立天之道曰陰與陽，立地之道曰柔與剛，立人之道曰仁與義」（《易·說卦》）。

人與地球相通應，其間的物質、能量和訊息也在不停地進行著交換，地球是一個大磁場、大引力場，人體是一個小磁場、小引力場，人生活在這個大引力場中，也必然受著影響，因此地球這個大引力場的變化也必然反映於人體這個小引力場之中。

另外，從來人們只注意自然地球對人類、社會的影響，忽略了人類、社會對自然的反作用，人類能改造自然，改造地球，但也在不斷地破壞著地球，干擾著生態平衡。

地球上由於「三廢」的污染，水質變壞，大氣中充滿著有害成分；地球溫室效應不斷加劇，森林亂伐，水土流失，沙漠面積不斷增大，風沙漫天，氣候反常，淡水資源告急。人與地之間的自然生態正被破壞，逐漸形成生態惡性循環，地球將變得疲憊不堪，而人的生存也將面臨危機。

因此，人類要想從長遠的發展打算，就應該首先立足於地球，保護地球的自然環境，協調好人與地的關係，才是真正現實的，至於開發星際，移居其他星球，至今還是非常遙遠的打算。

《易經》天地人互相感應的三才理論對地學及人地關係具有重要指導意義，以往人們多重視天人關係，忽略了人地相感。實際上，人和地球的關係更為密切，地感應於人，人同樣感應於地，人首先應立足於地，因此應保護地球，協調人與地球的關係。

第二節　《周易》運動觀與地球「氣機」升降出入

運動變化觀是《周易》理論的精髓，八卦或六十四卦，表面看來似乎是靜止的，實際上存在陰陽運動的原理。《易·繫辭》：「易窮則變，變則通，通則久。」「日往則月來，月往則日來，日月相推而明生焉，寒往則暑來，暑往則寒來，寒暑相推則歲成焉。」事物在不停地運動變化著。

《易經》不但重視天，而且同樣重視地，八卦中一半應天，一半應地。如乾卦（天）、震卦（雷）、巽卦（風）、離卦（日）四卦應天，而坤卦（地）、兌卦（澤）、坎卦（水）、艮卦（山）四卦應地。其中，天、雷、風、日為天陽運動的標誌，地、澤、水、山為地陰變化的外象，《易經》八卦以地、澤、水、山代表地球，無論應天還是應地，都象徵著運動變化。

如應天的四卦中，乾卦代表廣袤的天際，離卦代表太陽運行其中，震卦與巽卦為雷、風則標誌著天空的風雲變幻；應地的四卦中，坤卦代表廣闊的大地，艮卦象徵起伏的山脈，坎卦和澤卦則標誌著江湖流水。八卦提示天下一切事物都在運動變化之中。

地球在不停地公轉和自轉著，並且地球處在運動的宇宙之中，受著宇宙各種力的影響，因此貌似平靜的大地，實際上無時無刻不在運動著。

地心還遺留著星體演變時熾熱的岩漿，逐漸冷卻的地殼實際上並不冷，還在不停地變動著，現代研究證實了地球是一個運動著的整體。

美國科學家赫斯（Hess）和迪茨（Dietz）提出海底擴張假說（地幔對流），美國科學家勒皮雄（Lepichon）和摩根（Mor-gun）、英國科學家麥肯齊（Mckenzie）等人聯合提出了板塊構造說，他們由大陸漂移，地幔對流和海底擴張現象進行分析，認為全球分為歐洲、亞洲、非洲、大洋洲、太平洋及南極 6 個大板塊，這些板塊的相互作用，是地球地殼構造運動的基本原因。

地球表裡的運動和《周易》所強調的天地氣機升降運動是一致的，《周易》泰卦☷乾下坤上，象徵天氣下降，地氣上升，六十四卦、陰陽爻的升降標誌著陰陽的消長轉化。

《易・繫辭》：「一闔一闢謂之變。」氣機有升必有降，有入必有出，升降是表氣與裡氣之間的銜接，出入是表氣與裡氣之間的溝通，升降出入是運動的集中表現形式。

正如《內經》：「升降出入，無器不有」「天氣下降，氣流於地；地氣上升，氣騰於天，故高下相召，升降相因，而變作矣。」說明升降出入是萬物運動的普遍規律，又曰：「出入廢則神機化滅，升降息則氣立孤危。」故「無不出入，無不升降」。

有物質就必然有運動，有運動就必然存在著氣機升降，因為氣機升降是運動的物質、能量和訊息的交換形式。地球也同樣存在著氣機升降，進行著物質、能量及訊息的交換。地球每天猶如潮水漲落一樣在不停地呼吸著，進行著氣機的交換，地球的起伏主要是與天空的大氣進行交換，也包括地球深部和淺部之間的氣體升降。

第三節 《周易》平衡觀與地球太極

動態的平衡觀是《周易》的重要基礎理論，八卦及六十四卦的陰陽爻的排列，蘊含著精闢的動態平衡原理，太極圖的陰陽平衡為易理陰陽平衡的縮影。

無論任何物體的運動都存在著陰陽平衡，地球也同樣是一個陰陽平衡的統一體。地球是一個大太極，由無數個小太極組成。例如，赤道與南北極之間存在著太極陰陽消長關係。地球的陰陽由氣體的交換、能量的釋放，以及液體的對流來維持。和人體的體液及血循環一樣，地下水與地表水也同樣在進行著循環交換，以維持陰陽的平衡。

根據太極陰陽理論，強調陰陽互根互用，處於消長轉化平衡中，太極圖「S」曲線中段也即陰陽魚的腰部，屬於相對穩定的區域，而陰陽兩極則為陰陽偏極之處，其穩定性較差，因此這些地區容易發生動盪，對地震的綜合分析有一定的參考價值。

《內經》的又一貢獻是創造了不同區域的各種治則，大大提高了療效。如《素問・異法方宜論》曰：「醫之治病也，一病而治各不同，皆癒，何也？……地勢使然也。故東方之域，……其病皆為癰瘍，其治宜砭石。……西方者，……其病生於內，其治宜毒藥。……北方者，……臟寒生滿病，其治宜灸　。……南方者，……其病攣痺，其治宜微針。……中央者，……故其病多痿厥寒熱，其治宜導引按蹻。」根據不同的區域採用不同特色的治則，也說明了我國的針、藥、砭石、灸法、推拿按摩、導引功各種治法的起源，還強調了「因地制宜」的實踐意義。

參考文獻

〔1〕顧震年．太陽活動和地球自轉之間關係的探討〔M〕//天地生綜合研究．北京：中國科學技術出版社，1989：214－219．

〔2〕徐道一，等．天文地質學概論〔M〕．北京：地質出版社，1983：68－69．

〔3〕杜品仁．潮汐作用和構造背景〔M〕//天地生綜合研究．北京：中國科學技術出版社，1989：198－200．

〔4〕（美）F．普留斯．地球〔M〕．北京：北京科學出版社，1986：459．

第三十八章

《周易》與中國傳統物理生命科學

易理雖然是古老的理論，但在物理方面卻有著極為重要的啟示，儘管現在已是 21 世紀了，但從《周易》中人們仍可得到許多重要的反思。

物理就是研究物質的屬性、運動及其相互關係的學說。任何一種物質都在不停地運動，都由物質、能量、訊息三大要素構成，而且都在透過各種形式不停地運動著、相互作用著。所以宇宙中不存在孤立的、絕對靜止的和不變的物質（包括時空在內）。宇宙萬物有正向運動必有反向運動，有實物質必有虛物質，有直線的也必有彎曲的。宇宙萬物的屬性是極其深奧的，易理雖然是古老的理論，但在物理方面卻有著許多重要的啟示。儘管現在已是 21 世紀了，但人們仍可從《周易》中得到許多重要的反思，茲詳述如下。

第一節 《易經》與氣

氣，古文作，提示氣是生命的火種，也是生命活動的原動力。中國古代認為氣是構成事物的最基本物質，並且認為氣不僅是實體的基本物質，也是空間的基本物質。如《周易》講「精氣為物」，認識到氣是物質，還講「周流六虛」，注意到了氣在空間的流動，實體和空間都是氣作用的物質。

中國古代對氣的認識相當早，甲骨文氣作「≋」，《說文解字》作「雲氣」，《周易》早已指出氣是化生萬物之本源，如《易・繫辭》曰：「天地絪縕，萬物化醇。」其中「絪縕」，指元始混沌之氣相互作用。還有「精氣為物」「周流六虛」皆說明化生萬物的本體是氣，《易經》八卦代表的 8 種物質又是八卦氣之象徵。

公元前 780 年，周代伯陽父亦已提到氣：「夫天地之氣，不失其序。」《老子》提出「道」即是「氣」，如曰：「道者，萬物之奧。」（《老子・章六十二》）「有物混成，先天地生，寂兮寥兮，獨立而不改，周行而不殆。」（《老子・章二十五》）「道之為物……其中有物……其中有精。」

（《老子·章二十一》）孟子則提出「浩然之氣」。春秋時期，管子的氣一元論即以精氣為核心，進一步強調「精氣」是構成萬物的本源。《管子·內業》：「精也者，氣之精者也。」管子認為精也是氣，即認為世界上的一切事物都是由氣所構成，尤其認為精神現象也是氣的機能，這種唯物主義觀是十分正確的。漢代王充堅持氣一元論，其在《論衡·談天》中提出「天地，含氣之自然也」，又在《論衡·自然》中提出「天者，普施氣萬物之中」「天地合氣，萬物自生」，同樣認為萬物統生於氣。

在養生學中，道教尤其重視「食」氣，如《雲笈七籤》：「凡服氣，皆取陽時夜半平旦也，即東南向，靜而端坐，叩齒三通，三漱咽之，則兩手相摩，令掌心熱，揩拭面目，便以拇指上下揩其腎骨七遍，即握固。鼓氣以滿天關，調勻為度，閉口而咽之，既努（充）腹訖，徐徐出神廬中氣，其神廬中當修治之，鼓努每須相應，一鼓一咽一努，為相應也，其鼓之咽時，天關莫開，恐生氣（指未鼓之氣）入腹而為疾也。夫服氣，須安神定志，徐徐咽之……每鼓咽之際，常存思氣入五臟流行，即從手足心及項三關九竅肢節而出……凡服氣畢，即思存南方熒惑星為赤氣，大如珠，入其天關中，流入臟腑，存身盡為氣，每日一遍。」

《內經》不但對氣進行了精闢的論述，而且進行了創造性的發展，把氣和中醫學相結合，賦予了氣新的生命力。《內經》把氣作為人體生理病理活動的物質基礎，建立了完整的氣理論，中醫的氣及氣化學說奠定了中醫學的理論基礎。中醫學中關於氣學說的內容極為豐富、全面，各種氣概括了中醫的生命活動，如以元真之氣代表最基本的氣（包括先後天之氣），其中的腎氣代表先天之氣，脾胃之氣代表後天之氣。又宗氣代表心肺之氣，中氣代表脾胃之氣，此外還有營衛之氣、經氣，其他還有心氣、肝氣等各種臟氣，並以氣機升降、氣化總括氣的生理、氣之虛實，囊括氣的病理，又從精、氣、神的角度論述人體型神的統一活動。總之，中醫理論把古代氣學說的應用推到了最高峰，為中醫學的形成和發展起到了積極的作用。

氣在現代科學的條件下，還只看到它的現象，還未能揭示其本質，氣的本質至今仍然是一個謎。

第二節 《易經》與能

一、《易經》、氣與能

能，即能量，指物質運動的一般量度，包括機械能（動能和勢能）、分子內能、電磁能、化學能、原子能等。能量的基本規律有如下幾點。

其一，為能量轉化定律，即物質的能量隨著物質的運動形式而發生轉化，能量還可以在物質之間進行傳遞。能量的轉化和傳遞通常透過做功或傳遞熱量來實現。

其二，為能量守恆定律，即物質的任何一種運動形式，包括機械、化學、熱、電磁等在一定的條件下都能以間接或直接的形式轉化成另一種運動形式，在轉化過程中，作為物質運動度量的能量的總量保持不變。能量守恆定律證實了物質不滅，被恩格斯稱為 19 世紀自然科學的三大發現（進化論、細胞學、能量守恆和轉化定律）之一。

一個物體的能量愈大則做功的能力愈強，這就是說功和能是成正比的。在做功的時候，除消耗本身的能量之外，還必須從其他方面補充能量。

中國古代的能是以氣為象徵的，並以氣作為能的傳遞形式。如《周易》曰「精氣為物，遊魂為變」，其「天地絪緼，萬物化醇」即認為太始混沌之氣為萬物氣化之能源。《老子》中有「道之為物……其中有精」「道者，萬物之奧」，同樣認為氣為萬物之源。《管子・內業》之「摶氣如神，萬物備存……非鬼神之力也，精氣之極也」「故此氣也，不可止以力……萬物畢得」「精存自生……內臟以為泉原，浩然和平，以為氣淵」，也皆認為氣是萬物之源。《內經》亦極為重視氣的能量，如在《靈樞・決氣》曰：「上焦開發，宣五穀味，薰膚，充身，澤毛，若霧露之溉，是謂氣。」

二、《易經》、易與能

《周易》的易，含義很深刻，其中一個重要含義是指交易，交易即交換。《易・繫辭》：「日中為市，致天下之民，聚天下之貨，交易而退，各得其所。」故《公羊傳・宣公十二年》指「易」曰「交易為言」，注曰「交易猶往來也」。《周易》強調物體之間的感應是交換的前提，如《易・繫辭》曰：「相感而利生焉。」《易・繫辭》曰：「感而遂通，無下之故。」

《內經》也極為強調相感，如《素問・天元紀大論》所述的「形氣相感而化生萬物」強調物與物之間的交感，物質之間的交感就是交換，宇宙萬物之間不存在孤立的東西，事物彼此之間都有著這樣或那樣的聯繫。

中國古代強調氣的運行交換，如《周易》「精氣為物，周流不息」，其「周流不息」即指氣的周流，周流的目的即為物質能量的運行、交流。又如《內經》以氣化、氣機升降出入維持著人體與外界環境以及人體內部臟氣之間的能量交換，如《素問・六微旨大論》中「升降出入，無器不有」「無不出入，無不升降」「出入廢則神機化滅，升降息則氣立孤危」。

中醫著名的經絡系統實際上就是人體周流不息的能量流，其密佈的經穴是能量交易之門戶。

第三節 《易經》、訊息和生命

訊息一詞來源於拉丁文「Ｉnformatics」，訊息是一個模糊概念，從廣義而言，訊息是消息的內核，所謂消息是訊息的載體，而訊息則是載體上的內容。如收到一封家信說母親病了，其中一封家信是消息，「母親病了」則是訊息。因此，廣義的訊息概念正如訊息論的創始人申農在他的論文《通信的數學理論》所說的：「訊息是用來消除隨機不定性的東西。」因此訊息是物質與物質之間進行交換的內容之一，整個世界都存在著物質、能量和訊息的交換與傳遞，訊息是其中的重要內容。

由六十四卦組成的《易經》有著豐富的訊息交流內容。《易經》中的每一個卦，每一條卦辭和爻辭，都是一條訊息。《易經》的訊息量是巨大的，三百八十六爻辭是基礎訊息量，在三百八十六爻辭的基礎上卻可衍生出無窮的訊息量。

履卦卦辭「履虎尾，不咥人，亨」，包含了一條重要訊息，即雖然遇上了凶險的事，但只要能大膽權謀，必能化險為夷。再如，《易・坎卦》言「坎不盈，祗既平，無咎」，意思是若陷困境，只要臨危不懼，最終皆能脫險。又如《易・大壯卦》曰「喪羊於易，無悔」，雖有所失落，然「小不忍而亂大謀」，故不必懊悔。

《易經》儲備了大量的訊息，無論在人事、權謀、管理、軍事方面都有著重要的意義。

狹義訊息主要指生命訊息，生命訊息是生命體特有的物質，這是一種具有遺傳性能、傳遞性能和轉換性能的東西。

一、生命遺傳訊息

這是生命訊息中主宰遺傳，能使生命延續的訊息，這種訊息載於遺傳基因上。基因是細胞核內 46 條染色體上的內容，男女皆含 23 對，其中 22 對稱為常染色體，決定著人體的生長發育。男女又各有一對決定性別的性染色體（男為 XY，女為 XX）。遺傳訊息就存在於精子和卵子的基因上。

基因存在於脫氧核糖核酸（DNA）分子內，遺傳訊息經過基因複製而成新的個體，複製過程的關鍵在於遺傳密碼的翻譯，即遺傳訊息存在著密碼，不經翻譯的生命是不能複製的。DNA 轉錄到核糖核酸（RNA），即雙螺旋的 DNA 分子解鏈，以其中一條鏈為模板，根據鹼基配對法則，使 4 種核苷酸聚合在 mRNA 分子上。受轉錄的信使 RNA（mRNA）又把遺傳密碼轉譯於蛋白質，這個「轉譯」過程就是遺傳密碼的重要翻譯過程，即存在於 DNA 分子基因上的遺傳訊息（鹼基特定的排列順序）轉錄於 RNA 分子上（mRNA），mRNA 再把這種特定的排列順序和氨基酸相對應，這種鹼基特定的排列順序就是遺傳密碼，也就是世代相傳的生命遺傳訊息。生命遺傳訊息是生命訊息的重要內容。

正因為有生命遺傳訊息的存在，才能從受精卵中複製出新的生命。為什麼人的受精卵最終發育為人，而不是別的生物，而其他生物的受精卵又不會發育為人，就是遺傳訊息在起作用。受精卵內存在的遺傳訊息是生命訊息超越時空延續的物質基礎。

二、生命交流訊息

人體是一個耗散結構系統，也是一個開放的巨系統，和外界不斷進行著物質、能量和訊息的交流，尤其是訊息的交流在生物之間是非常重要的，沒有訊息的交流就沒有生命。

1950 年，維納在他的《人有人的用處》一書中就提出：「訊息就是人和外界互相作用過程中，互相交換的內容的名稱。」

生命交流訊息有驚人的調控效應。生物是一個巨系統，生物進化越高級，調控系統的要求就越精細嚴密，一個人的心臟、大腦，只要稍有失控，就會危及生命。生物之所以存在著如此驚人的協同性，各器官之間之所以配合得如此協調，都是因為生命調控訊息在起作用。

訊息調控失靈往往是引發疾病的重要因素。在人的一生中，青春期及更年期是常發生失控的兩大階段，另外人的各大生理系統中，神經系統與內分泌系統又是最易發生失調的兩大系統。生命訊息的調控作用是非常重要的，正如訊息科學者們所言：「訊息是控制系統進行調節活動時，與外界相互作用、相互交換的內容。」一旦訊息紊亂、失控，疾病就會發生，如癌的發生就往往與生命調控訊息紊亂有關。

總之，生命訊息決定著生命體的延續、特徵和各種調控關係，尤其是可以決定生命活動的活力，或者說是決定人之「魂」。我們現在對人體科學奧秘的瞭解還只是處於一個初級階段，對生命訊息的探索研究是揭開人體科學奧秘的關鍵。

第三十九章

《周易》與數學

馬克思提出一門科學，只有在成功地運用數學時，才算真正發展了。

《易經》是中國數學之祖，易數是萬數之母。易數和人的生、長、壯、老、已密切相關，洛書一至九數象徵著生命過程的里程碑。河圖生成數意味著宇宙萬物的生長盛衰過程。

第一節 《易經》——中國數學之祖

《易經》是中國數學的鼻祖，古天文學是數學之母，《易經》和古代天文學密切相關。中國古代數學一度處於世界領先地位，就是因為受天文學發展的影響，而《周易》正是古天文學的結晶。《周易》對中國數學體系的形成發展有著重要的促進作用。

中國現存最古老的兩部數學專著為馳名世界的《周髀算經》以及《九章算術》，先後成書於公元前 3 世紀——公元 1 世紀，距今已有 2 千多年的歷史了。《九章算術》為先秦至東漢數學的集大成之作，全書分為九章，包括方田、粟米、衰分、少廣、商功、盈不足、勾股等內容。其中，十進制（即逢十進一位值制，以簡單的少數標誌複雜的多數的方法）、最早的勾股定律（直角三角形中夾直角兩邊的平方和等於直角的對邊的平方）以及世界最早的負數概念，都是當時世界數學最先進的，並且都和《周易》有關。

另外，「大衍求一術」「盈不足術」（用兩次假設，化方程式為盈不足，然後用盈不足術去求解）也與《周易》的大衍之數及盈損理論有關。數學理論受到了當時《周易》古天文學的影響，使中國數學和古天文學相聯繫，這是當時中國數學能居於世界領先地位的原因之一。

中國漢代是易學與古天文學相當發達的時期，也是象數高度發展的時代，產生了許多易學名著，如以象數派為代表的《易緯》系列著作的問世，以術數為著稱的《易林》（焦延壽）及《京氏易傳》（京房）的推出。把天文和數理相結合的術數，既神奇又精湛，大大刺激了當時數學的發展，《周髀算經》《九章算術》就是產生在天文及術數興盛的時代。因此，易理尤其是易數對中國古代數學的發展有著重要的促進作用。結合下述幾節的論述，說《周易》是中國算術之祖，是不為過的。

第二節 大衍之數與中國古代數學

象、數、理是易理的核心，易數是《易經》的精髓之一，易數對古代數學的影響體現在《易・繫辭》中的「大衍之數」。

「大衍之數五十，其用四十有九，分而為二以象兩，掛一以象三，揲之以四以象四時，歸奇於扐以象閏，五歲再閏，故再扐而後掛，天數五，地數五，五位相得，而各有合。天數二十有五，地數三十，凡天地之數五十有五，此所以成變化而行鬼神也。」

《易經》對數學的發展有重要的意義，推動了漢唐時期算經十書（《周髀算經》《九章算經術》《海島算經》《五曹算經》《孫子算經》《夏候陽算經》《張丘建算經》《五經算術》《緝古算經》《綴術》）的出現。《易・繫辭》指出的天地數（「天一，地二；天三，地四；天五，地六；天七，地八；天九，地十」）以及河圖十數，都是十進制的基礎。

而籌算又是十進制的發展，即個、十、百、千、萬，逢十進位，並出現了正數和負數。另外籌算的縱式（𝍠𝍡𝍢𝍣𝍤𝍥𝍦𝍧𝍨）和橫式（𝍩𝍪𝍫𝍬𝍭𝍮𝍯𝍰𝍱）不能說和八卦的表示方法沒有相同之處，而且從籌算的工具算籌束來看，也和《易經》卜筮大衍之數的蓍草有類似之處。上述說明易數對我國數學發展的深刻影響。

第三節 《周易》與數學起源

起源於黃河流域，擁有四大發明的文明古國之一的中國，是世界數學的發源地之一。中國原始社會最早的記數是「結繩」「刻契」（在木、骨、竹上刻痕），正如《易・繫辭》所言：「上古結繩而治，後世聖人易之以書契。」

一、八卦與數字起源

數學最早源於符號，符號是數學之胚元。中國的數學符號有說最早源於伏羲八卦符號，八卦符號「—」（陽爻）及「--」（陰爻），「—」為萬數之母，「—」「--」為奇、偶數之母。「—」（陽爻）與「--」（陰爻）還是最早的正、負數概念的萌芽，尤其負數概念那是非常先進的認識。

甲骨文記載最早的數字符號源於八卦符號，《周易》雖然成書於殷周，但八卦起源更早。《書經・顧命》：「河圖、八卦、伏羲王天下，龍馬出河，遂則其文以畫八卦。」《書經》記載八卦出於伏羲時代。《易・繫辭》也認為八卦為伏羲所作，如曰：「古者包犧氏之王天下也，仰則觀象於天，俯則觀法於地，……近取諸身，遠取諸物，於是始作八卦。」八卦究竟源於何時，為何人所作，至今尚無從考證。

八卦和數學是同源的，皆源於遠古時代的刻畫符號時代。根據出土文物考證，在仰韶文化之前的老官台文化就已經產生了刻畫符號，八卦和數學最早都是一種刻畫符號。半坡陶器發現了由 36 個圓洞構成的一個規則的等邊三角形圖案，三角形每邊均由八個等距的圓洞組成，從而形成一個等差數列[1]。

考古文物證實了仰韶文化的刻畫符號（在陶缽外口緣的黑寬帶或黑色倒三角形內）與後來的甲骨文相似，也與甲骨文中的數字符號相似。

下面試把仰韶文化的刻畫符號和八卦符號、甲骨文數字一至八相對照，筆者發現它們之間有著相似之處。

伏羲八卦符號：☰ ☱ ☲ ☳ ☴ ☵ ☶ ☷

仰韶文化刻畫符號：｜、｜｜、｜｜｜、｜｜｜｜、×、∧、十、八（6000 多年前）

甲骨文數字：一 二 三 亖 X ∧ 十)(（4000 多年前）

8000 多年前的伏羲作八卦的漁狩時代，6000 多年前仰韶文化時期的農牧時代以及 4000 多年前的夏商農業、手工業時代雖然相距數千年之久但是必然有著文化的承襲。數字在甲骨文時代不可能突然產生，也不可能孤立地出現，必然源於遠古的刻符。

由於生活、生產所迫，數字的產生必然早於文字。劉蔚華認為易卦的出現是同古人對於數的認識相關聯的，他注意到用十以內的一位數中的 3 個數或 6 個數組成的數字卦是易卦的原型[2]。組成數字卦所用的數字只有「一、五、六、七、八、九」，省略了「二、三、四」三個數。西周卜骨都刻有數字圖形畫如「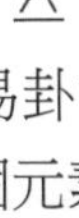」，即「六、六、一、六、六、一」6 個數字組成一卦。出土資料證明易卦簡化成僅用「∧」「一」兩個符號組成各種卦形，與「⚊」「⚋」兩個元素組卦是一樣的道理。

上述說明卦與數密切相關，都是一種刻畫符號，都產生於文字之前，但對文字的產生又都有一定的影響。

卦與數都是古人用來記事的，都起源於最早的刻畫符號，因此二者是同源的。卦是更具有文字傾向的數，含義也更廣泛，雖不能證實是文字的起源，但對文字的發展及成熟起到了一定的影響。

二、太極與數字起源

「0」是數學裡非常重要的一個數字，「0」就是「無」，太極圖是最早的「零」的標誌。周敦頤講「無極而太極」「太極本無極」，《易・繫辭》曰：「太極生兩儀。」其中，無極就是「零」的階段，太極就是一。《老子》：「道生於一」，「道」就是「無」的階段。

《老子》又有「有生於無」，其中「有」與「無」是數字的最早概念，「無」是數字開始之前，「有」是數字的開始。「無」就是「無極」，也就是「零」。因此，數字裡「0」的起源，中國是最早的。

按照太極哲理，無極是太極之本，是太極的孕育階段，乃萬數之源。「無」並非空無，而是似有似無，無極階段是陰陽二氣的朦朧階段，無極內含混沌之氣，經過醞釀孵化，才成為太極，足見無極是太極的前驅階段。故「零」不是消極的，「零」含有積極因素在內，一切都必須從零開始，這就是「無極——零」的深奧含義。

三、河圖洛書與數字起源

河圖洛書最早的文獻載於《尚書》，《尚書・顧命》曰：「大玉、夷玉、天球、河圖，在東序。」「河圖、八卦，伏羲王天下，龍門出河，遂則其文以畫八卦，謂之河圖。」《尚書》認為河圖洛書起源於伏羲時代，但河圖洛書之圖最早僅見於漢代鄭玄所注《易緯・乾鑿度》。

至於河圖洛書真正起源於何時，為何人所畫，至今仍無從考證，但根據《易・繫辭》：「凡天地之數五十有五」，河圖數字總數亦為五十五，說明河圖數字與《易經》有關。又《易・繫辭》言「天一，地二；天三，地四；天五，地六；天七，地八；天九，地十」，河圖數字也為一至十，說明河洛數字與《易經》有密切關係。

第四節 洛書與生命數及其啟示

何謂生命數？生命數就是和人體的生命過程有密切關係的數字，為人體生命過程的訊息密碼，直接關係著人體的生長衰老。如以洛書而言，奇數一→三→九→七的漸增漸減象徵陽氣的進退；偶數八→四→二→六的漸退漸進意味著陰氣的消長。

就洛書數字而言，洛書奇數一、三、五、七、九五個數和人體生命過程尤其密切，為人體生命活動過程的標誌。二、四、六、八、十則為過渡階段。

（一）一數

一數為生命之胎始，蘊含著元陰元陽，一數居正北方為坎卦，北方生寒，寒氣通於腎，故腎屬正北方，與一數最為關聯。在人的生命過程中，元陰元陽的胎之階段，對人的一生至關重要。

從運氣學的角度來看，一數應水運，水色為黑色、藍黑色，故生命在孕育階段以腎色——玄色最為重要。孕育階段，胎兒浸泡在母親的羊水中，重演著從海洋進化到陸地，直至生長成人的過程，如能誕生在水中，則更能獲得祖先在海洋中保存的訊息。

由於一數為生命的孕育階段，元陰元陽的胎始，為陽氣的初生，故一數及與之相應的腎氣，宜補不宜攻伐。一數為腎數，按五音而言，與羽音（音低而渾厚）相應。

（二）三數

三數象徵生命的生長階段，意味著陽氣增長、生機旺盛。三數居正東方為震卦，東方生風，風氣通於肝，故肝屬正東方，與三數最為關聯，在人的生命過程中，主生主升，是非常重要的階段。

在運氣學說中，三數應木運，木色為青色，故在生命的生發過程中，多需要肝之色——青色。這個時期的青少年應該多到綠色的野外，去追溯人類的祖先從藍黑色的海洋進入森林時，大自然賜予的綠色養料。

肝應木，木性主生升，故三數相應的肝氣只應助其生長而不宜摧殘生氣，否則將影響到一生的生機衰旺。三數為肝數，與五音中的角音（高頻強音）相應。

（三）九數

九數象徵生命的極期階段，意味著陽氣盛極，生命力最甚。九數居正南方，為離卦，南方生熱，熱氣通於心，故心屬正南方，與九數最為關聯，在人的生命過程中主長、主養是生命的鼎盛時期。

在運氣學說中，九數應火運，火色為紅色，故在生命過程中，多需要心之色——紅色。此時期的壯年人生命力旺盛，和自然界的紅色相應，如日當空，散發出最強的光和熱。

九數為心數，與五音中的徵音（尖頻音）相應。

（四）七數

七數象徵生命的收成階段，代表著陽氣漸衰，生機已殤。七數居正西方，為兌卦，西方生燥，燥氣通於肺，故肺屬正西方，與七數最為關聯，在人的生命過程中，主收主成。

在運氣學說中，「七」數應金運，金色為白色，故在生命的收成階段，多需要肺色——白色。在這個時期宜收降不宜生升，否則容易違反生機，導致升降紊亂和臟氣失調。

七數為肺數，與五音中的商音（中音）相應。

（五）五數

五數為生命的長養階段，意味著陽氣滋生，臟氣得養。五數居正中央，中央生濕，濕氣通於脾，故脾居正中，與五數最為相關，五數旺於人生命過程的自始至終。

在運氣學說中，五數應土運，土色為黃色，大地為萬物之母，故在滋養五臟的過程中多需要脾之色——黃色，有一分黃色，便有一分生氣，黃色豐潤於廣闊無疆的土地上。

脾應土，土主滋養，故五數相應的脾氣，宜養不宜伐。又五數為脾數，與五音中的宮音（低音）相應。

第五節 河圖與生成數及其啟示

河圖為五行生成數之藍圖。何謂生成數？生成數為五行之數，為五行氣數之象徵。所謂生數為五行之生數，代表萬物之生，而成數則為五行之成數，象徵萬物之成。這一生一成，意味著宇宙萬物的生長盛衰過程。生數是五行開始時所發生的數，成數是五行結果時成就的數，這過程體現的是「陰陽化五行，五行生萬物」的理論。

河圖洛書生成數的奧義是：一數為北位，北方坎位為水，水為萬物之物質基礎，水為至陰，故一數代表陰。二數為南位，南方離位為火，火為氣化之動力，火為至陽，故二數象徵陽。三數為東位，東方震位為木，在水火陰陽的作用下產生了生命，木代表生發之氣，故三數主生。四數為西位，西方兌位為金，有生必有成，故金代表收成。五數為中央位，中央為土，土為萬物之母，故象徵化，萬物有土才能化生。

正如張景岳在《類經圖翼》所說：「水為萬物之先，故水數一，化生已兆，必分陰陽。既有天一之陽水，必有地二之陰火，故火次之，其數則二，陰陽既合，必有發生，水氣生木，故木次之，其數則三，既有發生，必有收殺，燥氣生金，故金次之，其數則四。」

成數是諸數與土數（母數）五數相作用後的數。成數象徵氣化的成熟，為什麼叫氣化，就是因為含有腎氣的發動及脾土之化兩個重要因素。就像《類經圖翼》所說：「天一生水，地六成之；地二生火，天七成之；天三生木，地八成之；地四生金，天九成之；天五生土，地十成之。」

（一）六數

六數為水之成數，為一數與土數（五數）作用後之數。由於水數和土數作用後獲得了土的化氣，故水的氣化由藏變為藏化，意味著萬物由蟄藏開始向萌動轉化，故相對應的地支子為「孳萌於子」。

這就是說水數含生數一及成數六，故水位所對應的時間，前半段如為藏則主蟄藏，後半段已開始化即曰「孳萌」。故從河洛生成數得到的重要啟示就是在成數一與腎所對應的時間內不能只知主藏，要注意後半段，在成數六的時期應輔以「孳萌」，既藏且化。

（二）八數

八為木之成數，乃三數與土數作用後之數。由於木數和土數作用後獲得了土的化氣，木的氣化由升變為生化，意味著萬物由升發開始向生化轉化，故八數所居階段，由丑時的「紐牙於丑」向卯時的「言萬物茂也」轉化，即由升發轉為生化，說明與八數相對應的階段經歷著由生數到成數也就是由升到化的過程。

對我們的啟示是在三數肝相對應的階段，前半段以升為主，後半段即應轉為生化，即在八數與木、肝對應的階段既升且化。

（三）七數

七數為火之成數，為二數與土數作用後之數。因火數和土數作用後，獲得了土的化氣，從而使火的氣化由熱而轉為濕化。濕為土之本化，就是說，與火的成數七相對應的階段，前半段為熱化，後半段則轉為濕化。

熱為陽，熱化著重於萬物陽氣的化生，濕為陰，濕化則意味著萬物陰的滋長，故和火的成數七後半階段相對應的未數則曰「萬物皆成有滋味也」，河圖火的成數告訴我們與火數相對應的前半段即火的生數階段應以助陽氣熱化為主，後半段即火的成數時期，又當輔以濕化以助陰分的滋長，即火的階段應為熱化兼以濕化。

（四）九數

九數為金之成數，為四數與土數作用後之數。由於金數和土數作用後獲得了土的化氣，故金的氣化由收變為化收，意味著萬物的成熟。就是說金的氣化不僅有收的一面，而且還有化的一面，萬物的成熟必須有金的氣化作用才能熟透。所以和金的成數相對應的酉時曰「萬物之老也」，老，在此非衰老之意，乃熟透之意。故從河圖成數得到的啟示是在成數九與腎相對應的時期，雖為金氣主令，但不僅為收令，應注意後半段的化令。

以上說明河圖生成數與土數的密切關係。土旺於四季，土氣主令於四季之末，故生數代表四季之初，成數代表四季之末。由於成數代表與土作用後獲得的化氣，因此，根據河圖生成數理論，每逢與成數對應的階段即四季之末時，都應應用各成數的化氣作用，使之與人的生命過程相順應。

第六節 《易經》與二進制

易經與二進制之間的聯繫是德國數學家萊布尼茲發現的。萊布尼茲發現《易經》的卦爻符號和二進制相對應，即陽爻「—」代表一，陰爻「--」代表零。據《〈周易參同契〉新探》記載，此關係是鮑威特（Fr，JoachimBouvet）首先發現的，萊布尼茲受其啟示，進一步作《易經》卦爻與二進制數字關係的表，確定了《易經》與二進制的關係〔3〕。

萊布尼茲發現《易經》與二進制關係並從中受到啟發，創立了計算機二進制算法，促進了現代科學的發展。

第七節 河圖洛書與幻方

河圖洛書是世界最早的幻方。何謂幻方，即在幾何組合圖上排列的數字，任意縱、橫、斜線上的數字之和都相等。

河圖洛書的數字排列正符合這一規律。以洛書而言，無論縱、橫、斜線上的數字相加皆等於 15。後世對幻方進行了許多發展。如楊輝在《續古摘今算法》中，還提出了構造幻方的簡單規則，即如果把 1～16 安放在四行四列的方陣上，並且分別把內方與外方的對角數字對換，那麼可以得到一個行、列、對角線之和都是 34 的幻方〔4〕。幻方的種類很多，除三三方陣之外，還有四四方陣、九九方陣等。

幻方組成的幻方陣在軍事上具有獨特的意義，既可以迷惑對方，又能加強自己隊伍之間的聯繫。幻方方陣不僅突出了整體戰鬥的優勢，而且體現了變幻的戰術。

第八節 《周易》與數的無窮小及無窮大

《周易》認為萬物可以無限小，也可以無限大。無限小的概念和數學上的微積分是一致的，微積分的含義是數字可以無限分小，而且永遠也不會等於「0」。

微積分的無限小的哲理來源於《易經》。易理的太極八卦衍生規律實際上正是數學微積分的體現，《易・繫辭》有：「易有太極，是生兩儀，兩儀生四象，四象生八卦。」八卦再生十六卦、三十二卦、六十四卦乃至無窮，正如《易・繫辭》之「易窮則變，變則通，通則久」，事物的變化是無止境的。

莊子亦說：「一尺之棰，日取其半，萬世不竭。」即言事物是無限分小的。沈括《夢溪筆談》的「造微之術」也屬微積分思想的萌芽。

《周易》還蘊含著萬物無窮大的思想。如《易・繫辭》中「夫易廣矣、大矣」「陰陽不測之謂神」，皆言宇宙至廣至大，深邃莫測。《老子》的「一生二，二生三，三生萬物」同樣蘊含著從一到無窮大的深奧含義。

物質的微分和微積，體現了物質的整體聯繫，即部分與整體的關係，也即一個小小的局部中包含著整個世界的成分。一個大的數可以分為無數個微小的數，無數個微小的數又可積為一個大的數，和一片葉子可以發育成一棵植株，一個細胞包含著整個人體是一樣的道理，說明全息思想是宇宙萬事萬物的普遍規律。

第九節 《易經》與模糊數學

「模糊數學」的概念是 1965 年由美國學者扎德（L. A. Za-deh）正式提出的，「它是研究模糊領域中事物數學化的一門邊緣學科」。模糊領域包括「語言、自動機、系統科學、訊息、控制、圖形、識別、邏輯、意識決策、生物、心理、社會、測度、評判、人工智能、算法語言、拓撲、網絡等」〔5〕。

「模糊」二字意味著缺乏量的精確度。一般而言，系統愈大，精確度愈小，模糊性愈大，模糊數學與精確數學是一個數學統一體的兩個方面，模糊數學在巨系統中顯示了它的優越性，彌補了經典數學的侷限性，在宏觀認識方面開闢了新的領域。尤其在軟科學，如生命科學及社會科學中有重要的應用價值。

人們的認識由分析走向綜合，由微觀走向宏觀，由局部走向整體發展的時候，模糊數學將愈來愈顯示出它的優越性。

《周易》是模糊信號最早的起源。《易經》六十四卦、三百八十四爻是一個巨系統，八卦是模糊信號，《易經》的占卜獲得的訊息實際上只是模糊訊息。大衍之數只是五十，用於占測僅「四十有九」，卻可推演出萬千策略，如《易・繫辭》曰：「天數五，地數五……天數二十有五，地數三十，凡天地之數五十有五，此所以成變化而行鬼神也，乾之策二百一十有六，坤之策百四十有四，凡三百有六十，當期之日，二篇之策，萬有一千五百二十，當萬物之數也。」

參考文獻

〔1〕西安半坡村博物館・半坡仰韶文化縱橫談〔M〕・北京：文物出版社，1988・
〔2〕唐明邦，羅熾，張武等・周易縱橫錄〔M〕・武漢：湖北人民出版社，1986：24－32・
〔3〕周士一，潘啟明・周易參同契新探〔M〕・長沙：湖南人民出版社，1981（09）：4－10・
〔4〕李約瑟・中國科學技術史：第三卷〔M〕・《中國科學技術史》翻譯小組，譯・北京：科學出版社，1978：131－132・
〔5〕青義學・模糊數學入門〔M〕・北京：知識出版社，1987・

上部

第四篇

《周易》與腦、思維

腦科學，是人體科學的尖端，腦為人體的中樞，正如《周易》所言之「乾為首」「乾為君」。腦科學在生命科學中占有重要地位。

人類最寶貴的是智慧。易學，是中華民族幾千年智慧長河中的瑰寶，借鑑前人的智慧，將給我們帶來光明，站在前人的肩膀上，我們才能摘取更燦爛的星辰。

第四十章

《周易》與腦生命科學

令人驚奇的是，大腦也是一個太極圖，這就提示了以《易經》陰陽隱顯理論為指導，對開發大腦潛意識必將取得突破性進展。

第一節 意識能動性的重新評價

我國著名科學家錢學森曾說過，人類出現治療醫學為醫學史上的第一次飛躍，預防醫學為第二次飛躍，康復醫學為第三次飛躍，而智力醫學則為第四次飛躍。

人類的大腦高度發達使人類超越了其他動物，要探索人體生命的奧秘，仍須以大腦為突破口，大腦功能存在著巨大的潛力，大腦驚人的能力更是有待揭示，中國科學家錢學森提出，精神是物質（大腦）的運動，精神又可反作用於物質（人體器官）。

意識與物質的關係是辯證唯物主義的重要內容，辯證唯物主義認為，物質是第一性的，意識是第二性的，意識是物質發展到一定程度的階段產物，意識是對物質的反映。

第二節 國內外腦科學發展概況

中國在兩千年前就已有了關於大腦的文獻記載。如《七緯・春秋緯元命苞》曰：「人精在腦。」在中國古代，腦被稱為泥丸，如《素問・本病論》云：「神失守位，即神遊上丹田，在帝太一帝君泥丸宮下。」泥九宮即泥丸（大腦）所在之處，道教稱為上丹田。

道教經籍《黃庭內景經》說：「泥丸百節皆有神。」「腦神精根字泥丸。」可見中國古代人已注意到了腦與神的關係，《內經》對腦已有了較為明確的認識，如《靈樞・海論》：「腦為髓海。」《素問・脈要精微論》：「頭者精明之府，頭傾視深，精神將奪矣。」《靈樞・大惑論》：「裹擷筋骨血氣之精，而與脈並為系，上屬於腦，後出於項中。故邪中於項，因逢其身之虛，其入深，則隨眼系以入於腦，入於腦則腦轉，腦轉則引目系急，目系急則目眩以轉矣。」

說明《內經》早已注意到了腦與精神活動及視覺、聽覺的關係，並且還論述了腦的生理病理，如《靈樞・海論》曰：「髓海有餘，則輕勁多力，自過其度；髓海不足，則腦轉耳鳴，脛酸眩冒，目無所見，懈怠安臥。」然而腦仍然未受到足夠的重視。

中醫學長期未把腦列為一臟，只作為「奇恆之府」，至於腦的功能則長期以心取代，始終未能獨立，如《素問・五臟別論》說：「腦、髓、骨、脈、膽、女子胞，此六者地氣之所生也，皆藏於陰而象於地，故藏而不瀉，名曰奇恆之府。」

雖然《素問・五臟別論》也把腦髓稱為臟，如曰：「余聞方士，或以腦髓為臟，或以腸胃為臟，或以為府，敢問更相反，皆自謂是，……」但人們仍未將腦作為獨立的一臟，其功能一直被歸屬於心的範疇。

直到明代李時珍提出「腦為元神之府」，我國解剖學的先驅——清代王清任在《醫林改錯》提出「靈機記性在腦」，才把關於腦的學說推向了一個新的境界，打破了「心腦合一說」。

由於中醫長期把腦統屬於心，於是長期把中樞神經系統和血液循環系統一併討論，使腦科學的發展受到很大的限制。腦是人體的最高統帥，是生命的中樞，然而對其研究的發展速度卻非常緩慢。

西方腦科學的發展也同樣長期處於滯緩狀態。直到 19 世紀 70 年代，隨著謝契諾夫、巴甫洛夫的大腦兩半球研究的開展，腦科學才開始崛起。近代隨著各門科學的突飛猛進，推動了腦科學的發展，腦電圖、腦磁圖等新的技術正在為揭示腦的奧秘而努力。動物腦移植術已獲得成功，人腦移植術也將由幻想變為現實。

人的智能有著巨大的潛力，有待開發，人由猿進化為人，首先是大腦的進化，這是勞動的產物，是應用的結果。因此開發大腦智能的先決條件是勞動。

人腦由上百億個神經細胞組成，是一個巨大的訊息儲備系統和訊息處理系統。人腦組織的複雜程度至今任何電腦都無法比擬。人的一生中要數腦的衰退最慢。人腦的大小和重量代表著腦的訊息容量，人到 80 歲時相較於壯年，腦的平均重量才減少 6.6 克。腦的衰老不是普遍進行的，只是在腦的特定區域進行。

當代科學家們研究認為，腦的衰退只是一部分腦細胞衰退了，而另一部分腦細胞又可代償，腦的衰退並不和年齡的增長成正比，尤其是思維部分。美國的兩位科學家發現，正常老年人腦細胞樹突的數量、長度及分支數都明顯勝過中年人。所以，可以說人老了，但腦並不老（腦動脈硬化患者屬病態衰老另當別論），可見腦的潛能十分大。

人腦的能力在應激的情況下可以大幅提高，即所謂「急中生智」，因此有些專家說：人的智能還有巨大潛力有待開發。如果在這方面能探索出一些規律，那將是一個開發人類智能的嶄新的領域。

第三節 《周易》與腦的開發

《周易》既強調運動亦重視靜止，突出動靜的統一觀，總的宗旨是「生生之謂易」。《周易》也主張修煉精氣，如《易・鼎卦・象》曰：「木上有火鼎，君子以正位凝命。」所謂「正位凝命」即凝精煉氣之意，亦仿生物養生，如《易・繫辭》曰「龍蛇之蟄以存身也」，即仿龍蛇靜息而養生，和《山海經》的蛇息仿生記載是一致的，即嚮往龍、蛇不息、不食、不眠的能力，此外還仿龜息。

《山海經》記載的蛇身人首日七十二變，和《周易》「窮則變，變則通，通則久」強調變易是一致的。《周易》「變」和「通」是腦開發的理論基礎。

第四節 腦導引功

《周易》乾卦主動主剛健，坤卦主靜主柔順，在動靜統一觀的指導下，腦靜功、手足健腦功和健腦點穴法都對大腦養生有一定的效果。

一、腦靜功

腦靜功來源於「靜能生慧」的觀點。佛教有「定能生慧」的觀點，安定靜養可改善腦功能，《內經》亦有類似觀點，如《素問・生氣通天論》：「故聖人傳精神，服天氣，而通神明。」佛教《悟真篇》強調「煉己持心」，也就是「修心」。

腦靜功的目的在於排除雜念，使大腦得到充分的休整。我國道教、佛教極為提倡「定能生慧」，如《道藏・度人經》提出專一、內斂、斷妄念，《老子》提出「虛靜」「無為」，佛教推崇「空」「戒」。腦靜功的方法是獨自漫步於幽靜之處，以緩慢而有節奏的步伐結合深而慢的吐納，逐漸沉靜下來，讓大腦有充分休整的機會，孔子稱為「心齋」。

《莊子》記載孔子對顏回說：「無聽之以耳而聽之以心，無聽之以心而

聽之以氣，……虛者，心齋也。」（《莊子・人間世》）

此法以黃昏傍晚或月下獨自漫步效果最佳。腦力勞動者尤為適合，漫步後大腦清醒，工作效率倍增。

二、手足健腦功

手足與腦之間有特殊的聯繫，因此運動手足可以達到健腦的目的。《內經》有「四肢者，諸陽之本」（《素問・陽明脈解》）的觀點，而頭為諸陽之首，故頭與四肢末端的關係極其重要。四肢透過經絡與腦有密切聯繫，如手三陽經從手走頭，足三陰經從足走腹，手、足分別為手三陽經及足三陰經的起點，手心勞營穴及足心湧泉穴都有經絡直通於腦。此即手足健腦功的理論基礎。

手足健腦功適於工間，大腦兩半球是分工協作的。近代國外學者證實了大腦兩半球的功能是左腦以思維、理解、計算、語言能力為主，右腦則以記憶、形象、感覺、感情、音樂能力為主。因此，當從事以左腦為主的工作後，即運動右手以促使恢復，而從事右腦為主的工作後，則運動左手使之恢復。也可採用手功或足功健腦。

心氣偏不足者重點在手功，因手上的勞宮穴在手厥陰心包經上，可直達於心。心與小腸相表裡，再經由手太陽小腸經上頭面入目達腦。方法是在兩手心勞宮穴處各運兩個核桃或鋼球。腎氣偏虧者主要運足功，因足的湧泉穴通過足少陰腎經入

腎，再經相表裡的足太陽膀胱經從巔頂入絡腦。方法是赤足滾球或圓棍。如手足並用，坎離交泰，填精補腦效果更好。

三、健腦點穴法

腦靜功和手足健腦功可配合輕叩頭部、按摩頭皮及點按健腦穴位。健腦點穴法應以督脈及足厥陰肝經、足太陰腎經為主，因督脈循頭面範圍最廣，並和腦有密切聯繫，而肝腎為腦髓之源。

此外，足太陽膀胱經經氣通於腦，膽經、三焦經、大腸經、小腸經皆上循於頭額，因此也應注重這些經脈。

具體應取百會穴（督脈經穴，位於頭頂正中處）、太陽穴（經外奇穴，位於額角與外眼角之間）、神庭穴（督脈經穴，位於前額髮際正中點）、風府穴（督脈經穴，位於後髮際正中直上 1 寸）、風池穴（足少陽膽經穴，位於風府穴旁開 1 寸 5 分凹陷處）、睛明穴（足太陽膀胱經起點穴，位於目內眥）、大椎穴（督脈經穴，位於第 7 頸椎棘突下）、腦戶穴（督脈經穴與足

太陽膀胱經交會，位於風府穴上 1.5 寸）。

上述穴位皆對腦有調理作用，故為首選穴位。可配合合谷穴（手陽明大腸經穴，位於手掌第 1、2 掌骨間）、湧泉穴（足少陰腎經穴，位於足底心凹處）、太衝穴（足厥陰肝經穴，位於足背側，當第 1 蹠骨間隙的後方凹陷處）。

此外，還可輕按十宣穴（經外奇穴，位於手十指的指尖），該穴位和腦、中樞神經系統有聯繫。

輕按上述穴位，出現酸麻脹感是謂得氣，按壓後可促使清陽上升，腦力充沛，對腦部血液循環及腦功能皆有一定的改善作用。

健腦點穴人人皆可做，尤適於腦力勞動者，因腦力勞動比較緊張，大腦經常處於超負荷運轉狀態，如使用健腦點穴法，將有益於健腦和提高工作效率。

健腦點穴法的穴位圖見圖 40－1。

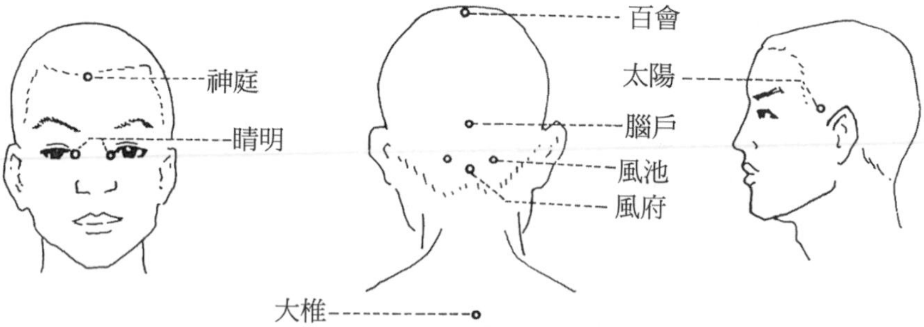

圖 40－1　健腦點穴法的穴位

第四十一章

中國傳統思維概論

《周易》是東方思維的象徵，其象數思維、形象思維及義理思維對中國傳統思維的形成和發展都產生著巨大影響。

第一節 《周易》思維的三大特色及與西方思維的比較

《周易》思維是東方思維的象徵，在世界思維體系中占有重要地位。以《周易》為代表的思維方式是中國傳統思維的結晶，對中國傳統思維的產生及發展產生著巨大的影響。

一、《周易》系統思維特色及其優勢

《周易》系統思維是中國思維形式的核心。所謂系統，是指相同或同類事物之間按照一定的規律和特點組成的整體。其基本觀點是整體觀、有序觀和互等觀。系統思維則指以整體觀認識事物。

世界上的萬事萬物都不是孤立存在的，而是自然組成互相依存，互相制約的各種整體，組成各種整體的成分是不可分割的要素。各種整體之間的關係便是系統，整個客觀世界便是由無以計數的大小整體組成的系統。

《周易》是我國系統思維的結晶，集中了我國系統思維的精華。《周易》系統思維的特色是整體觀。系統思維反映於《周易》的各個層面，包括八卦六十四卦的組合，以及爻辭、卦辭方面。如八卦和六十四卦的陰爻、陽爻的組合、編制，蘊含了古人系統思維的有序性。太極圖、河圖洛書也都蘊含著系統思維的萌芽。

《易傳》在系統思維方面進行了充分的發展，如把陰陽、天地、水火等對立的兩面，都進行了整體的論述。如「天地定位，山澤通氣，雷風相薄，水火不相射」，強調宇宙是一個由天地、山澤、雷風、水火組成的互相關聯、和諧的統一體，其系統整體思維的特色，反映了八卦的系統整體性。

《周易》提出「八卦相錯」的組合方法，即強調八卦無一卦不相對，無

一爻不相交。

如《易・說卦》提出「乾為首，坤為腹，震為足，巽為股，坎為耳，離為目，艮為手，兌為口」，透過八卦與人體的相應，表達了人是一個系統整體的觀點。

再如「有天地然後有萬物，有萬物然後有男女，有男女然後有夫婦，有夫婦然後有父子，有父子然後有君臣，有君臣然後有上下」，反映了宇宙事物之間的依存關係，蘊含了系統思維強調的內在聯繫性。

《周易》思維所包含的整體性，有序性及互繫性原理，充分反映了《周易》的思維體系蘊含著系統思維的特點，堪謂我國古代系統思維的啟蒙。

《周易》系統思維對我國「大一統」社會觀念的形成和鞏固產生了深刻的影響。中國自古以來，皆以國家的統一或分裂作為判斷社會發展或倒退的重要準則。中國社會歷史幾次重大發展都是由於「大一統」的作用，如黃帝時期，炎黃二帝戰勝了蚩尤部落，建立了「大一統」部落；西周時期，周武王滅了暴君紂王建立了西周；秦始皇統一了六國，結束了中國先秦時期為時數百年的戰亂。

源於《周易》系統思維的整體統一觀念不僅影響著中國的社會歷史，而且對中國的社會觀念也產生著深刻的影響，如中國古代的宗族、家族觀念，尤其宗族觀念的強大，對宗教形成了抗衡，使中國的大多數農村統一在宗族的勢力下。

以整體觀為核心的「大一統」觀念，增強了中華民族的民族自尊感及向心凝聚力，對中華民族的團結統一起到了巨大的作用。以整體統一思想為宗旨的儒家思想，又從倫理方面為增加中國的統一和社會向心力做出了重大貢獻。

在邏輯思維方面，受系統整體思維的影響，《周易》更注重歸納推理和綜合。歸納推理是由特殊到一般思維形式的推理；綜合是從部分到整體的思維認識過程。這兩種思維形式都是從局部到整體，最終目標是建立整體的思維形式，如「天人合一」觀就是從整體的、內向的、聯繫著的系統思維看待事物的典範。

西方的思維形式則恰恰相反，強調個體，而不是整體，重視分析，而不是綜合，立足於局部而不是全體。在事物的矛盾方面強調對立而不是統一，追求直線，而不是曲線。

這一切都源於西方的邏輯思維形式，是重視由一般到特殊，由共性到個性，從整體到局部的思維形式，亦即外向性的思維方向。因此西方熱衷於打破傳統，主張革新和創造，不求穩定，而少於保守。這也正是東方思維應與其互補的地方。

以整體思維為核心的《周易》系統思維，對中國傳統的系統整體思維的發展起到了啟蒙與鋪墊的作用，《周易》系統思維奠定了中國傳統思維的基本特色，即統一的（整體的）、內向性的、求同一的、曲線的（循環性的）、求穩的（封閉型）和運動著的（聯繫著的）思維形式。《周易》也鑄就了東方思維模式的框架。

二、《周易》象數思維特色及其優勢

《周易》象數思維是形象思維與數理思維的融一，是中國傳統思維的重要基礎。

《周易》象數思維由唯象思維及數理思維構成。唯象思維和形象思維是有區別的，《周易》的唯象思維已經不是簡單的、直覺的形象思維了，而是形象思維的拔高。因為中國最早的象數思維是龜象筮數。數源於象，所謂「數生於象」，正如《左傳・僖公十五年》所載：「龜，象也；筮，數也。物生而後有象，象而後有滋，滋而後有數。」因此，中國象數思維的起源是占筮。

《周易》不是中國形象思維的開始，而是傳統形象思維的總結和數理思維的開始。如陰爻「--」、陽爻「—」、八卦、六十四卦、太極圖、河圖、洛書，都不是簡單的形象結構，而是形象中的抽象，是含義極深的唯象思維。形象思維和數理思維相融一的《周易》象數思維，是中國數理思維的前身，對中國的數理思維及象數文化產生了極為深刻的影響。

象最早以符號形式為體現。關於數的起源，《漢書・律曆志》載「隸首造數」，由5千多年前黃帝的臣子所創。這當然是無憑的，但可說明數的起源非常遠古。象、數的起源和發展是中國歷代人民從生產勞動中總結而來的。

在象數的發展過程中，象一直占有很大的優勢。如《素問・五運行大論》曰：「不以數推，以象之謂也。」即使在數出現以後，象依然在中國文化中占有重要地位，甚至核心地位。如象形文字等，反映了中國唯象思維的重要特色。

《周易》意象思維形成的意象觀念在中國文藝文學美學中具有特殊的意義，成為了中國傳統的文學藝術創造和審美的標準，對中國文學藝術的獨特發展起到了重要的影響。

《周易》象數思維的重要特色在於透過「取象」和「運數」的融一而蘊含了高度的平衡觀。如八卦、六十四卦奇偶數的平衡；太極圖老陽、老陰、少陽、少陰，陰陽數的平衡；河圖洛書縱橫的平衡，易圖與易數的結合共同反映了《周易》的平衡觀，為易學的中行、中和、中正及儒家的中庸觀奠定了邏輯思維形式的基礎，同時也是中國自古以來的「大一統」思想理論的前身。

《周易》象數思維的平衡觀特色，體現了東方思維的一大優勢，即和諧的、中和的優勢，《周易》的這一特色成為了中國及東方人類的和諧、中庸的精神及社會風尚的理論根源。

這一思維特色，和西方強調對立，重視矛盾和主張爭鬥迥異，長期以來為東方國家的相對穩定和團結奠定了思想基礎。

以易學為主體的象數思維形式，不僅對中國的文化特色產生了深刻的影響，而且對中國及東方國家的社會風尚、政治制度的形成，都起到了重要的作用。

三、《周易》義理思維特色及其優勢

《周易》義理思維是從唯象思維到意象思維的發展，是《易經》象、數、意思維的融一。

《周易》義理思維，是在象數思維基礎上的昇華。義理思維產生於象數思維，即意生於象，因象明理，故象數思維是義理思維的基礎，義理思維是象數思維的發展，二者相輔相成，共同構成了中國傳統思維的兩大支柱。

《周易》義理思維即易辯。易辯，即易學思辨邏輯，是形象思維向抽象思維的高度發展。

易辯主要發展於《易傳》，其特點是以闡述陰陽矛盾為核心，即所謂「一陰一陽之謂道」。這一觀點跟辯證邏輯以對立統一思維規律為基本規律的特點相一致。

「變易」是易理最根本的觀點。因此，易辯的精髓在於強調事物在不停地變化著、運動著、發展著，這就是易辯的動態觀，所謂「易窮則變，變則通，通則久」。

動態觀既是易辯的精髓，也是易辯的重要特色，由於易理以動態的觀點看待事物和認識事物，因此易辯認為概念的本性在不斷地變化著和運動著（如「易窮則變」）。概念的發展是事物內部的矛盾（如陰陽矛盾）運動所推動的，這是易辯的精髓也是辯證邏輯的核心。易辯以動態的思維為特點、以動態的觀點認識事物，與辯證邏輯的概念、判斷和推理這一運動著的觀點相一致。

易辯是中國辯證思維的先範，是深層的思維形式。易辯傑出的邏輯思維方式為中國傳統辯證邏輯的發展做出了重要貢獻。

易辯的貢獻還在於，以著名的動態觀思維方式彌補了中國傳統的、封閉式內傾斜的系統思維方式的不足，使中國傳統思維不至於過分束縛。易辯的這一動態觀思維優勢與西方的變動性的、創造性的以及外向性的、求異性的思維相合。

在中國古代，易辯的這一優勢無疑是極其寶貴的，可以算得上是東方思維體系中的明珠。

第四十二章

《周易》在思維科學的優勢及其對生命科學的啟示

《周易》在思維科學上，具備抽象思維（包括辯證思維及邏輯思維）、形象思維及創造思維（靈感、頓悟及反向思維）三大特有的優勢，是東方思維科學的燈塔。

第一節 《周易》與抽象思維

《周易》可謂戰國以前中國 3000 年古代辯證思維的集大成著作。加上歷代易學家們的闡發，使《周易》的辯證思維水準達到了世界的先進行列，從世界哲學史上來看，《周易》的辯證思維水準也是堪稱一絕的。

一、用兩分法認識事物

兩分法即以一分為二的觀點看待事物，就是用矛盾的觀點認識事物，是對立統一規律的縮影。這樣的思維方法在我國源遠流長。《周易》早已有了關於一分為二，合二為一的觀點。

易有太極，是生兩儀。（一分為二）

陰陽合德，而剛柔有體。（合二為一）

（《易・繫辭》）

另外，《周易》在卦象、爻象方面也同樣體現了這一觀點。如泰卦、既濟卦即為天地、水火合二為一的體現。反之，否卦，未濟卦又是天地、水火一分為二的反映。

在爻象方面，《周易》也同樣體現了兩分法的觀點。如陽爻奇「—」和陰爻偶「--」，又各自為一分為二，合二為一的象徵。

歷代易學家、哲學家們對這一問題都有傑出的發揮。如朱熹強調《周易》的一分為二，其曰：

一分為二，節節如此，以至無窮。

（《朱子語類》）

而明代方以智則突出了合二為一的觀點，如曰：

陰陽也，……盡天地古今皆二也。兩間無不交，則無不二而一者。

（《東西均·三徵》）

王夫之則強調一分為二及合二而一的統一，恢復了《周易》蘊含著的辯證的兩分法原理，如曰：

合二以一者，既分一為二之所固有矣。

（《周易外傳》）

在歷代易學家、思想家的闡發下，《周易》的辯證思維水準達到了一個新的高度。

兩分法其實在古代很早就已被應用於說辯。如戰國時期縱橫家的兩難法，鄧析的兩可法等，說辯的焦點最後都集中於將對立面進行統一，實際上卻是兩分法的具體應用。可見我國古代兩分法的思維方式已經很發達了。《周易》包含了這一原理，並為後世兩分法思維方式的發展提供了基礎，足見《周易》對我國思維科學的貢獻。

二、用動態的、發展的眼光看待事物

用動態的、發展的眼光看待事物，這是《周易》辯證思維的優勢。《周易》強調「日新」，突出「變通」，主張「生生」，如曰：

日新之謂盛德。

生生之謂易。

易窮則變，變則通，通則久。

（《易·繫辭》）

即注意由漸變到突變的過程。要把握突變，關鍵在於認識機遇、捕捉機遇和駕馭機遇，因為機遇往往是通向突變的關鍵。

《易經》尤其注意反向思維，反向思維是否定之否定的體現，如「無平不陂，無往不復（返）」（《易·泰卦》）。

《周易》如同人的胚胎發育時期，在這個時期裡，反向重演了整個古代文化的進化史，包含了中國古代文化史的全部資訊，研究《周易》是中國文化史上重要的反向運動。反向運動和正向運動的大回合、大交叉，一定會迸發出更高一層次的思維，這便是否定之否定規律的思維。

三、用超越時代的形象思維認識宇宙事物

形象思維又謂直感思維。

見乃謂之象，形乃謂之器。（《易·繫辭》）

形象為物質的外象，關於形象思維，以《周易》的解釋最為精闢。

古者包犧氏之王天下也，仰則觀象於天，俯則觀法於地，觀鳥獸之文與地之宜，近取諸身，遠取諸物，於是始作八卦，以通神明之德，以類萬物之情。

（《易·繫辭》）

形象思維的形成，經過了從遠古的觀象到符號文化的產生，又到貫通、類比的思維階段 3 個發展過程。其中貫通、類比是形象思維的最高階段應用，也即象數思維階段。

象數思維是形象思維的高級階段，因為象數思維已經不是簡單的直感思維了，而是與抽象思維並列的一種理性思維，且具有抽象代數的思維形式。《周易》中的形象，不是單純的原生態形象，而是經過思維加工的形象。《周易》對中國古代幾千年的象數思維進行了規律性的概括。

《周易》對古代的形象思維進行了昇華，從而發展成獨特的象數思維。

象數思維是形象思維和抽象思維的融一，其優勢在於能對千變萬化、錯綜複雜的宇宙現象進行概括。

參伍以變，錯綜其數，通其變，遂成天下之文，極其數，遂定天下之象。

（《易·繫辭》）

第二節　《周易》與潛意識及其啟示

一、易理對潛意識奧秘的揭示

人腦存在著顯意識和潛意識，然而對二者的活動規律及其相互關係，多年來一直是人們感到棘手的問題。

（一）應用《周易》陰陽定律揭示潛、顯意識的性能

1. 以陰陽的差異性指導、探索潛意識和顯意識的本質

宇宙是一個大太極，人腦是一個小太極，人腦的思維存在著陰性思維及陽性思維，其中陽性思維即顯意識，主要由大腦左半球負責，陰性思維為潛意識，則由大腦右半球負責。

根據陰陽的特性，陽性向陽、向外、主動、主宣；陰性向陰、向內、主靜、主藏，故顯意識主要在人清醒時、白晝活動時出現，而潛意識則潛藏在一般意識層面之下。

按照《周易》陰陽定律，有陽必有陰，有動必有靜，有顯必有潛，因此

有顯意識就必然存在潛意識，這是事物存在的必然規律。

陰主靜主藏，故潛意識有儲藏、輸送和加工訊息的作用，顯意識主動、主宣，故顯意識不停地收集訊息並輸送到潛意識中儲藏備用。

潛意識並非人腦所固有，而是由顯意識轉化而來的，是人們長期社會實踐的經驗積累，因此潛意識是顯意識的儲備。

根據割裂腦的研究，大腦兩半球呈現著不同的功能。美國加利福尼亞理工學院科學家斯佩里，於 1982 年研究後得出結論：「人腦好比兩套不同類型的訊息加工系統，它們相輔相成，緊密配合，構成了一個統一的控制系統。」

大腦的左半球主要進行抽象思維、分析思維，負責數學及語言，即以理性思維、抽象思維為主；右半球則以形象思維、直接思維、藝術為要，也即以感性思維為特點。

大腦兩半球在思維方面有分工合作，在完全切除胼胝體（兩半球的神經纖維聯繫）時，右腦仍然可以獨立進行思維活動。說明左右兩半球的思維活動既是互相聯繫的，又是獨立的。

根據陰陽互補原則也可以推測潛意識和顯意識之間不是孤立的，而是互相溝通的、相輔相成的，潛意識和顯意識是在人類進化長河中思維發展河流中的深層潛流和表層激流。一般情況下各行其道，特殊情況下則相融合。

2. 潛意識的開發

潛意識是不為人所察的思維活動，是由顯意識的儲存和轉化而來的，潛意識是陰性思維，顯意識是陽性思維，陽主動，陰主靜，要開發潛意識，就必須有目的地進行思維訓練。

（二）按照陰陽的依存轉化規律溝通潛、顯意識

潛意識與顯意識並非割裂的，而是相互依存，可以相互轉化的，但潛意識是來源於顯意識的，是人的勞動實踐在頭腦中的存檔。因此，潛意識是顯意識的訊息庫。

按照陰陽特性，陰極必陽，陽極必陰，潛意識是陰性意識，顯意識是陽性意識。

潛、顯意識是相通的，其轉化根據陰陽轉化規律，陰中含陽，陽中含陰，陰極必陽，陽極必陰。所以，潛意識往往在顯意識到了極點的時候突然接通。如苦苦思索某一問題不得其解，而在夜間、夢裡或放鬆下來的時候突然獲得答案。如阿基米德定律是阿基米德在澡盆裡獲得靈感的；凱庫勒是在夢中獲得靈感提出苯的環形結構的。

潛、顯意識的接通有 3 種表現形式，即直覺（非邏輯思維形式）、靈感

和頓悟。直覺是潛意識的直接外觀，是大腦訊息倉庫中的直接輸出。因此，不遵循邏輯思維的規律。

根據太極圖陰陽魚的消長轉化規律，說明陰陽消長轉化是一個量變到質變的過程，這就提示潛、顯意識的轉化同樣是一個由量變到質變的過程。因此，要獲得潛意識的轉化，必須要有艱苦的顯意識的準備階段，所謂「靈感不光顧懶漢」。

二、太極陰陽消長規律對揭示潛、顯意識轉化的啟示

潛意識和顯意識的轉化關係，可以用太極圖所呈現的陰陽消長理論解釋。如，潛意識屬陰性思維，則相當於太極圖的陰魚部分，顯意識為陽性思維，則恰如太極圖的陽魚部分，太極圖陰中含陽，陽中含陰，陰極必陽生，陽極必陰長。

潛、顯意識之間的關係亦如此，潛中寓顯，顯中含潛。太極圖中陰陽魚的消長關係，反映了陰陽事物之間的漸變到突變及量變到質變的關係，潛意識和顯意識之間的漸變和突變關係，與太極圖所顯示的規律相吻合。當顯意識到了極點的時候，稍一放鬆，潛意識必然以靈感的形式顯現出來，這就是兩種意識之間由漸變到突變的溝通。

潛、顯意識的相互關係和太極圖陰陽相互作用非常吻合。因此完全可以用太極陰陽消長規律揭示潛、顯意識的消長規律，歸納之有以下幾點。

第一，根據太極陽極必陰、陽極一陰生的原理，潛意識必然出現在劇烈的、長時間的顯意識思維活動之後。如是，提示了一個重要原則，即靈感雖然是閃現的、一次性的、跳躍式的，但也完全可以觸發，這就是說，靈感是可以被獵取的。

顯意識劇烈活動後（陽極），出現的靈感猛如泉湧，宛如地下水上冒一樣，正如陸機《文賦》所形容的：「來不可遏，去不可止，思風發於胸臆，言泉流於唇齒。」所以，要想獲得如火山噴發地下岩漿一樣的靈感就必須事前將陽性思維發展至陽極，使顯意識經歷一個由弱到強、由短到長、由慢到快的陽長過程，促使其發生突變，以激發陰性思維的湧出，彷彿「忽如一夜春風來，千樹萬樹梨花開」。

第二，根據太極陰極必陽、陰極一陽生的原理，在陰極的時候，如夢中、散步、休息時，往往會有靈感火花閃現，此時出現的靈感是瞬間性的、跳躍性的和一次性的。因此，要注意利用陰極狀況下觸發靈感閃現。

第三，根據太極陰陽原理，陽極是陽由小到大，由弱到強逐漸長極的過程，啟示了要達到顯意識的陽極，就必須要有大量的知識積累、淵博的學識

和高度集中的精神，如此，強烈的創作慾望才能達到陽極，達到最大的量變才能發生由量變向質變的突變。

潛意識也是一種思維形式，就像海洋中的深水層，並不是靜止的，同樣是大腦的活動，同樣是客觀事物的反映，只不過潛意識是一種潛在的反映形式而已。

人腦的思維活動是綜合的、複雜的，並不是單一的，既有外向的、迅速的思維活動，也有內向的、緩慢的思維活動，這兩種活動如果由思維共振而接近於閾限，則可引起潛意識的爆發式輸出。

什麼是共振？

在聲學中稱為共鳴，在電學中謂之諧振，即當外來的振動頻率與內在的固有振動頻率相等或相接近時，振幅急遽加大的現象。思維共振，即當顯意識與潛意識的活動頻率相一致時，則引起思維活動的共振，從而產生思維爆發的現象。這一現象的實質就是潛、顯意識的通融，表現形式是靈感的突發，即潛意識的外化。

如何才能產生思維共振？

（一）顯意識思維白熱化

進行激烈的、長時間的顯意識思維活動，在顯意識到達白熱化的狀態時，潛意識可突然接通。

就像古代青銅噴水震盆（又稱魚洗盆）要用力摩擦盆的雙耳才能引起盆中的水發生噴泉現象一樣，如果顯意識不達到一定的程度，潛意識是不可能出現的，這樣便可以把握靈感出現的規律，變潛意識為顯意識，把偶然性變為必然性。

顯意識進入白熱化的狀況，中國古代稱為「入神」，此時如入無人之境，只有筆下在沙沙作響，不能遏止的創作慾望與思緒泉湧的欣快感交織在一起，使人全然忘卻了自我。顯意識思維白熱化，出現思維高潮，這是大多數科學家的經歷。

（二）顯意識鬆緊法

根據潛意識的外化多發生於似醒非醒、似醉非醉的交界之際，因此調整興奮與抑制的界限，在一鬆一緊的交替中，人為地促使顯意識與潛意識的振頻合拍，對把握潛意識的規律有重大意義。前已述及歷史上許多重大發明就是在緊張的思維後於鬆弛狀態下閃現的。因此，要想誘發潛意識必須先有緊張的顯意識為先決條件。

緊張的思考應和輕鬆的休息不斷交替進行，才可能為潛、顯意識的振頻合拍創造機遇。

（三）左右腦交替工作法

左腦的功能以抽象思維、語言、數學為主，右腦的功能則以形象思維、藝術為要，二者是互補的和分工合作的。因此，使左右腦交替活動，有助於促進潛、顯意識的互補和協作。

人的思維要達到更高的水準就必須左右大腦全面發展，才能充分發揮潛意識的能力，如愛因斯坦既是物理學家又是小提琴手，他研究物理疲乏了必拉小提琴。

人腦思維是綜合的過程，大腦兩半球雖然各有分工，卻也互相合作。二者相輔相成，共同完成顯意識的和潛意識的、漸進的和突變的、邏輯的和非邏輯的思維活動。

三、《周易》對頓悟的啟示

頓悟，是潛、顯意識的豁然貫通，是靈感的爆發和直覺思維的突變。

頓悟的思維基礎是聯想。聯想往往是觸動頓悟的開關。

《周易》的「以通神明之德，以類萬物之情」就是指透過類比聯想能「通神明之德」也即能獲得頓悟。

四、魚洗盆對激發潛意識的啟示

用兩手摩擦魚洗盆的兩耳後，盆中水會頓然呈現噴泉奇境。使魚洗盆產生共振可出現噴泉，那麼使潛、顯意識思維共振，應同樣可使靈感（潛意識）泉湧而出。

當靈感突然出現時，確如泉湧而難遏，一旦共振停止，靈感又消失了。

第三節 《周易》與靈感思維及其啟示

靈感是思維的先鋒，靈感的閃現，即使不是將結的碩果，也是成功的開始。靈感是突破性創造思維的徵象。因此激發靈感，揭示靈感規律對培養創造性思維具有重大意義。

一、靈感概述

靈感是頓悟的前兆，是潛意識與顯意識突然溝通的瞬間。

錢學森說：

如果邏輯思維是線性的，形象思維是二維的，那麼靈感思維好像是三維的。

錢學森還提出靈感思維「實際上就是形象思維的擴大，從顯意識擴大到潛意識，是從更廣泛的範圍或是三維的範圍，來進行形象思維。」所以，錢學森指出靈感思維的「突破口在形象思維，如果形象思維解決了，那麼靈感思維也就比較容易解決了」。

對靈感的產生，劉奎林先生說：

靈感，既不是從天而降的，也不是無源之水，無本之木。靈感雖孕育在潛意識之中，但它從起始到發生，又離不開顯意識活動的參與。因此靈感思維的發生，是顯意識和潛意識相互通融、交互作用的結果。

這就是說靈感是必須經過孕育的，是潛意識活動的產物，正如錢學森所說，「是人靈而非神靈」。因此科學思維要想獲得靈感，必須進行孕育。

靈感和頓悟都是潛、顯意識溝通的標誌，二者的區別是：靈感是頓悟的前兆，頓悟是靈感的爆發。

二、《周易》對靈感的重大啟示

按照太極陰陽理論，人的思維活動不是孤立進行的，而是陽性意識活動和陰性意識活動綜合的思維活動，陽性意識活動和陰性意識活動存在著互補、交替和滲透，兩種意識活動之間存在著對立統一的關係。

靈感也是大腦的物質活動，同樣是對客觀事物的反映。因此靈感並非神賜，也不是不可知論，靈感的產生規律是可以揭示的。

（一）潛意識是儲備靈感訊息的長河

潛意識是靈感發生的前提。靈感出自潛意識，亦是對客觀事物的反映。因此必須不斷補充訊息，豐富知識儲備，擴大知識涉足層面，為靈感的產生創造條件。「靈感偏愛有知識的頭腦」，在靈感產生之前，必須先進行艱苦的顯意識活動把知識輸入潛意識中備用。守株待兔的懶漢是不可能獲得靈感的。

（二）掌握潛、顯意識之間的活動規律

根據太極思維的啟示，潛、顯意識（陰陽意識）是互補的和交替進行的。顯意識興奮時，潛意識則處於抑制狀態；反之，顯意識抑制時，潛意識則興奮，但二者都沒有停止活動。因此，可以根據太極陰陽動態平衡的規律，充分調動潛意識的能動性。

如前所述，採用思維共振原理，讓陽性的顯意識思維活動白熱化，根據陽極必陰的原理，陰性的潛意識必然顯現，從而出現潛、顯意識的直接交流。這就是在高強度思維活動時靈感湧現的原因。

潛意識不是偶然而來的。「李白鬥酒詩百篇」，李白就是在興奮至極

（陽極）的情況下吟詩的。反之，也可以根據陰極必陽的規律，用入靜沉思的方法，使顯意識抑制，然後慢慢誘導潛意識工作，潛意識工作到極點的時候陰極必陽，則靈感突然湧現，所思考的問題豁然開朗。

因此，根據陰陽轉化的原理，讓潛、顯意識交替活動和共振。這也是巴甫洛夫提出的大腦高級神經活動的誘導規律。

（三）「聯想」是打開潛意識的開關

在顯意識工作時，善於聯想的人，往往最先獲得靈感閃現。

聯想可以創造潛、顯意識溝通的機遇，使人突然冒出新的念頭。

聯想往往是成功的突破口，如達爾文進化論是受地殼演變的啟示，英國外科醫師李斯特發明的手術傷口消毒的碳酸防腐劑，便是從巴斯德的微生物引起有機物腐敗的論文而聯想到的。

善於聯想是提高靈感出現的概率的有效措施。因為聯想常常可以使陷於孤立的想法接通起來，從而碰撞出思維的火花。使用聯想的方法激發靈感，需要思考者有高跨度的思維性、多維的洞察力及廣博的知識面。只有這樣才能有更深層次的聯想，也才能突破思維的瓶頸。

顯意識的功能是知識輸入，潛意識的作用則是篩選、提取和控制訊息的輸出。這個訊息庫中的儲存既包括個體的積累也包括群體的積澱。因此，靈感的泉源是社會實踐，正如毛澤東所言：

一切種類的文學藝術的源泉究竟是從何而來的呢？作為觀念形態的文學作品，都是一定的社會生活在人類頭腦中的反映的產物。

（四）急中生智是靈感出現的導火線

人在緊要關頭，往往會出現超常的智謀，這或許是在緊要關頭對潛、顯意識的緊急調動。兵家在生死關頭常有急中生智的決定，如諸葛亮在司馬懿兵臨城下時，靈機一動擺下「空城計」。曹植被曹丕逼寫的著名的七步詩，也是在生死關頭下的靈感迸發。

靈感的迸發，說明潛意識中埋藏著的訊息儲備在受到思維「地震」時，可以發生智慧靈感的「爆發」。

（五）靈感和創作

靈感也是一種思維創作，是突發性的、快速的、來去無蹤的創作，是創作的飛躍，創作的突變。只有當創作達到了如痴如醉的境界，才會與靈感不期而遇。

詩仙李白的詩不少是在酒酣文醉時創作的，郭沫若的《鳳凰涅槃》是在近似發狂的衝動下疾書而成的。說明靈感可在創作高潮下泉湧，但更多的時候是在山窮水盡的情況下絕處逢生。

靈感雖然是下意識的，卻又必須在高層次創作的基礎上才能閃現。因此如果在有準備的頭腦下，可以由隨機變為隨意，正所謂「讀書破萬卷，下筆如有神」。

（六）靈感與反向思維的關係

有正向思維必有反向思維，按照太極思維原理，潛、顯意識之中，一為陽性思維，一為陰性思維，二者一正一負，在思維的長河中也必然一為正向運行，一為反向流動。因此必要時可進行反向思維，增加潛、顯意識溝通的契機。所以，當「山窮水盡」時要善於「轉向思索反其道而行之」，要大膽提出「悖論」。

只有大膽地超越常規，才有可能重新窺見科學的曙光。總之，要大膽提出「假說」「猜想」「質疑」。恩格斯曾經說過：「自然科學只要在思維著，它的發展形式就是假說。」

（七）夢與靈感

做夢往往發生在異相睡眠階段，異相睡眠又稱快速眼動睡眠，異相睡眠時的腦電圖與覺醒時的相似，現代研究認為，異相睡眠對鞏固大腦功能（如記憶、學習等）有重要作用。人從異相睡眠中醒來，往往在朦朧中靈感閃現，化學家發現苯的環狀結構，就是在夢中悟出的。

夢境的靈感並非天上掉下來的餡餅，如果沒有白天苦苦的思索，是不可能在夢中獲得靈感的。

不僅科學家可以在夢中獲得靈感，文學家也同樣可以，如謝靈運的絕句「池塘生春草，園柳變鳴禽」也是在夢中創作的。

相傳蘇軾常在夢中作詩，《東坡志林・夢寐》即有他的多首夢作。

（八）靈感與非邏輯思維的關係

靈感是創造性思維火花的代名詞，創造性思維也即橫向思維。自由遐想，尤其是自由的、大膽的遐想，往往是打開邏輯思維桎梏的鑰匙。

詩人的創作靈感，每每在瀟灑、奔放的情緒下誕生。潛意識是多維的、橫向的、開放的、非邏輯的、非因果的，所以思維越自由，和潛意識碰撞的概率也越大。否則只恪守縱向的、單維的、三段式的形式，則很難有創造性的思維突破。

靈感被稱為「幻想的翅膀」，原因就在於靈感是多維思維的徵象。敢於反邏輯和超邏輯，任憑思路縱橫馳騁。

綜上所述，靈感是潛、顯意識溝通的管道，潛意識是靈感湧出的泉源，因此要掌握靈感的奧秘，首先必須揭示潛意識活動的規律，按照太極陰陽理論，潛意識和顯意識是一對矛盾統一體，潛意識為陰性意識，顯意識為陽性意識，二者互相滲透，又互為補充，共同組成人腦思維的統一整體。激發靈感是促使潛、顯意識對立面轉化的催化劑。

第四節 《周易》與思維科學及其啟示

一、《周易》對早慧的啟示

早慧指少年兒童智慧提前發育，即人們常說的「神童」，他們在兒童時期即表現出非凡的智慧。如孔子 15 歲便精通六藝（禮、樂、射、御、書、數）；曹操之子曹沖，6 歲即提出用石塊在船上的壓力刻度稱象，堪與阿基米德的澡盆之悟、測量皇冠含金量的浮力原理相比；童年時期的司馬光急中生智，用石砸水缸救出了落水小兒；尚在父懷中的朱熹，3 歲便指天問難：「天是什麼？」唐代神童常敬忠，過目不忘，讀一遍能背千言；大名鼎鼎的清代改良家梁啟超，8 歲便能詩會文，出口成章。

上述僅略舉一二，已足見我國古代神童之眾。當今神童也代不乏人，尤其在計算速度方面，比古代令人咋舌。

縱觀之，古今神童大多出生在有良好文化氛圍的家庭，從小受科學、文化的薰陶。

如曹操的 3 個兒子少年時便能吟詩作賦。蔡文姬由於是大文史學家蔡邕的女兒，自幼受其栽培，所以從西藏被贖回後，應曹操的要求，竟默寫出了其父親的 400 餘篇文章，足見其功底之深。早慧、神童是有其社會基礎的，尤其現代人對教育愈加重視，早慧兒童已不足為奇。

【啟示】

根據《周易》反向運動原理，神童（早慧）是可以人為培養的。

印度的「狼孩」卡瑪拉，8 歲被發現時，完全無法與人溝通，在孤兒院裡接受了 5 年的教育才弄懂 20～30 個字的含義，17 歲時的智力只相當於 4 歲幼兒。「猴孩」阿韋龍雖活了 40 歲，也只能搞清楚幾個字的含義。兒少時期是智力發展的重要階段，故此時期是造就神童的大好時機。

根據太極生理時鐘理論，從子時到卯時屬兒少時期，是陽長陰消階段，也是發展智力的最佳階段。這個時期是全身各部分迅速生長發育的時期，尤其大腦發育和性的成熟。

如果在這個時期人為地盡力地發展智力，那麼就有可能使大腦開發遙遙領先，這樣性成熟期就可後移，衰老就可大大延後。因為性成熟期的到來，能加快人體進入陽盛期的速度。反之，性成熟期稍微推遲就可使生命極期延後。如是，在少年期盡力發展智力不僅對抗衰老有重大意義，而且將極大地加快智力的開發。

二、思維科學的啟示

意識是第一性的，還是第二性的？這是唯心主義和唯物主義的分水嶺。客觀世界是物質的，是第一性的，人的精神是第二性的。精神（意識）是高度組織起來的物質（人腦）的產物。

意識是物質的反映，是人腦的功能，是客觀世界在人腦中的印象。

潛意識是一種潛在訊息，要成為顯性訊息必須經過轉化。這就是說，潛意識的釋放，必須在有知識儲備的基礎，加上個體意識的調動，潛意識訊息才能輸出、轉化為顯意識訊息。

轉化的條件是個體必須和外界不停地交換資訊和接受訊息的回饋。因為意識的發展任何時候都不是封閉的或脫離外界的，這就是培養神童必須在幼兒時期甚至胚胎階段即加強教育的原因。

要獲得潛意識，必須進行積極的轉化，努力增加個人的知識儲備和人生閱歷，一味消極地等待靈感出現是不可取的。

歷史上有許多神童和奇才，他們的父輩和祖輩有不少是文豪、史學家和科學家，這是值得深思的。

如能憑記憶寫出父親遺著 400 多篇，完成了撰《續漢書》的蔡文姬，其父蔡邕便是漢魏有名的文學家；撰著《漢書》的班固、班昭兄妹，其父班彪是《史記後傳》的作者；寫《七略》的劉歆，是著名文史學家劉向之子；神童曹沖稱象及曹植作詩的天賦，二者都是大軍事家、詩人、文學家曹操的兒子；《史記》作者司馬遷的父親是大歷史學家司馬談。從小受到良好的家庭教育是成才的主要原因。

精神是大腦的產物，是客觀世界在大腦的反映。但精神活動本身也是一種物質活動，同樣是有物質基礎的，並不是物質之外的活動，因此或許有遺傳的可能。

人腦不僅對客觀物質世界存在著反映，而且更重要的是存在著反作用。這種反作用力對客觀物質世界具有改造作用。正如列寧在《哲學筆記》中指出：

人的意識不僅反映客觀世界，並且創造客觀世界。

潛意識既非意識的前階段，也不是意識的糟粕，潛意識的本身是能動的。潛意識的再輸出，已經不是簡單的對客觀世界被動反映，而是能動的，對客觀世界的再創造。只有把潛意識和顯意識相溝通，才能調動潛意識訊息的輸出，也才能發揮潛意識的作用。因此，潛意識的輸出不是簡單的再現，而是更高一階段的意識活動。

這也是再三重申「靈感不光顧懶漢」的原因。

錢學森先生說：

如果邏輯思維是線性的，形象思維是二維的，那麼，靈感思維好像是三維的。

錢學森先生還認為形象（直感）思維是顯意識的，而靈感思維則是潛意識的。

潛意識的開發屬於創造性思維的開發。

三維思維即立體思維，它的特點是整體的和多維的。所謂全息的，即每一個局部的腦細胞，皆可以反映出整體的腦功能。所謂整體的，即大腦的功能不是單線的，而是多維的、立體的。

大腦功能的開發是無止境的。人的智慧是無限的。

上部

第五篇

《周易》與中國導引功、道教內丹修煉

我國是導引功之鄉，經過了一代又一代人的實踐，導引功為提高中國人乃至東方人的健康水準立下了不朽的功勳。

《周易》是導引功和道教內丹修煉的理論基礎，只有進一步研究易理，導引功發展才可能取得更大的進展。

第四十三章

《周易》與中國導引功

導引功可強身健體，《周易》和《內經》是導引功產生和發展的基礎，只有以易理和中醫理論為指導，導引功才會獲得新的生命力。

第一節 《周易》是中國導引功理論的淵源

中國是導引功之鄉，《周易》是中國導引功的淵源，對中國導引功的形成和發展具有很大的影響。《周易》蘊藏著豐富的導引功原理，對導引功影響極大的《周易參同契》及道教導引功也都源於《周易》。

儒、道、佛的導引功都各有特色，包括吐納、導引、行氣、煉丹、坐禪等種類。主要是調整呼吸和姿勢，以達到促進氣血運行，加強臟腑氣化而健身的目的，是調和氣血、平衡陰陽的重要手段。

古人認為，導引功可用來防病，如《素問・刺法論》云：「氣出於腦，即室先想心如日。欲將入於疫室，先想青氣自肝而出，左行於東，化作林木。次想白氣自肺而出，右行於西，化作戈甲。次想赤氣自心而出，南行於上，化作焰明。次想黑氣自腎而出，北行於下，化作水。次想黃氣自脾而出，存於中央，化作土。五氣護身之畢，以想頭上如北斗之煌煌，然後可入於疫室。」

《內經》提出「法於陰陽，和於術數」的養生原則，在導引功方面主要指吐納數息法，如《素問・刺法論》云：「所有自來腎有久病者，可以寅時面向南，淨神不亂思，閉氣不息七遍，以引頸咽氣順之，如咽甚硬物，如此七遍後，餌舌下津令無數。」又如陶弘景的《養性延命錄》提出「納氣有一，吐氣有六。納氣一者，謂吸也，吐氣六者，吹、呼、唏、呵、噓、呬者皆出氣也。……吹以去風，呼以去熱，唏以去煩，呵以下氣，噓以散滯，呬以解極」，即用六字訣的默念呼氣法養生。

《勿藥元詮》曰：「調息之法，……或數息出，或數息入，以一至十，以十至百，攝心在數、勿令數亂。」

導引功注重氣的運行（即運氣），強調「煉精化氣、煉氣化神、煉神還虛」。運氣的目的在於加強內運動以煉精氣神，即所謂煉內氣。

此外，導引功還強調順應陰陽日月的消長盈虛，注重順應自然的生理時鐘養生原則。

導引功在《周易》《內經》《周易參同契》等的影響下，引用並發展了運氣、陰陽互根、術數等理論作為理論基礎。此外，《周易》對中醫房中導引功的指導意義也很大。

一、《周易》「變則通」與導引功

《周易》動靜觀分別為儒家及道家所宗，儒家為「主動派」，但動中有靜；道家為「主靜派」，然靜中有動，其理論皆源於《周易》。如《易・繫辭》之「窮則變，變則通，通則久」「精氣為物，遊魂為變」，對導引功的影響較大。《易・繫辭》之「變動不居，周流六虛」為導引功的理論淵源。《莊子・刻意》首載導引二字，如曰：「吹呴呼吸，吐故納新，熊經鳥申，為壽而已矣。此道引之士，養形之人，彭祖壽考者之所好也。」導引功即由四肢動作導引精氣氣血流通。

道家主靜，其導引功以緩、柔為特點，由於受《周易》的影響，大多數導引功及運氣皆以圓為特點。

導引功在我國西漢時期即很時興，如 1973 年，在湖南長沙馬王堆漢墓出土文物即有導引圖。《呂氏春秋・古樂》也有關於導引功的記載，如曰：「作為舞以宣導之。」《素問・異法方宜論》提出：「其治宜導引按。」張仲景《金匱要略》曰：「四肢才覺重滯，即導引吐納，針灸膏摩，勿令九竅閉塞。」《呂氏春秋・盡數》曰：「流水不腐，戶樞不蠹。」

此外，《周易》也同樣強調清靜、閉藏。如《易・繫辭》曰：「夫坤其精也，翕其動也。」翕，閉也。《易・坤卦・文言》之「至靜而德方」為道教靜導引功的理論先導。佛教導引功，置思想於軀體之外，自身「成佛」，旨在於「空」。道教導引功，並不離開形體自身，欲修煉「成仙」，道在於「虛」。二者各有特色，共同構成中國導引功的主幹。

二、《周易》開、闔理論與吐納

《易・繫辭》提出：「一闔一闢謂之變。」闔，閉也。闢，開也。一開一闔，指精氣之出入，為後世導引功的吐納派之先河。吐納是導引功的重要內容，各派導引功都極為重視。如《素問・刺法論》即載有吐納之法；漢代出土文物——行氣玉珮銘，即有「行氣——瀉則蓄，蓄則伸，伸則下，下則定，定則固，固則萌，萌則長，長則退，退則天，天幾舂在上，地幾舂在下，順則生，逆則死。」《百子全書・至遊子・黃庭》曰：「靜調六氣，噓、咽、吹、呵、呼吸也，可革壅滯。」《千金方》記載曰：「氣息理則百病不生。」嵇康的《養生術》提出胎息法。

道教導引功尤其注意吐納調息。如《莊子・刻意》曰：「吹呴（噓）、呼、吸，吐故納新。」吐，呼出濁氣；納，吸入清氣，為氣機升降出入的重要過程，導引可促進精氣的升降遊魂。吐納幫助清濁的出入交換，是導引功的重要內容。導引功中的「食氣」，即為吐納的主要內容之一。

《山海經》是一部以神話故事反映自然科學及社會科學的書籍，亦是一塊多稜角的寶石，能從不同的角度投射出不同的光彩，其中有不少關於導引功吐納的記載。如《山海經・大荒北經》中「有繼無民，繼無民任姓，無骨子，食氣，魚」，即言無骨氏族很重視吐納。又如：「西北海之外，……有神，人面蛇身而赤，身長千里，……不食、不寢、不息，……是謂燭龍。」

三、《周易》時空與導引功

（一）在時間方面

《周易》十分重視人與天地盈虛的關係，如《易・豐卦・彖》曰：「天地盈虛，與時消息，而況人乎。」《易・繫辭》曰：「法象莫大乎天地，變通莫大乎四時。」《易・剝卦・彖》亦曰：「君子尚消息盈虛天行也。」以上皆為後世導引功應時的理論淵源。

《靈樞・五十營》對導引功法天、法時也有重要啟示。五十營的意義在於由人體氣行二十八脈與天體二十八宿相應，說明人體這個小宇宙的氣血運行與大宇宙相應，也即生物個體不是孤立存在的，和日、月天體的運行密切相關，奠定了導引功生理時鐘的理論基礎。

我國導引功學派在《周易》「盈虛消息」，《內經》人與天地相應的影響下，十分注重各種功與時間方位的關係。如以一年四季而言，春夏陽氣方升，陽主動，因此應在陽地進行導引功以助陽氣升發；盛夏陽氣最隆，應在陰地作靜導引功以引陽氣下潛。正如《易・乾卦》所言：「亢龍有悔。」《易・乾卦・文言》亦曰：「陽氣潛藏。」秋冬陽氣始收，陰氣始盛，吐納要訣在於吸長呼短以助陽氣之收；冬季陰氣至隆，應蟄藏，故宜在室內或陽地進行禪功，以護斂陽氣。

以晝夜晨昏而言，清晨寅時至卯時（4—6 點），為陽氣甦醒，陰氣漸消之時，肺經與大腸經值時，肺主呼氣，故應進行與吐納相結合的動導引功，並宜以呼為主，目的在於吐一夜之濁氣。動則生陽，故此階段以動導引功為主。午時太陽當頂，陽氣最盛，為心經與小腸經當值，血氣最易沸動，故宜進行靜導引功。靜則生陰，以導陽氣下潛，使血氣歸經。黃昏酉時，陽氣收斂，腎經當值，腎主納氣，宜進行慢導引功，並輔以吸氣為主的吐納，以助陽氣收斂。入夜，陰氣至隆，宜進行靜養功以助陽氣潛藏。

（二）在空間方位方面

《周易》很重視方位問題，八卦分應四方四隅，如《易・說卦》曰：「萬物出乎震，震，東方也，……巽，東南也，……離也者，明也，萬物皆相見，南方之卦也，……坎者，水也，正北方之卦也。」

《周易》還強調「面南」的重要意義。《易・說卦》曰：「聖人南面而聽天下，向明而治，蓋取諸此也。」南方為離卦所應，為乾卦所治，乾，二五之坤，離，日也。乾，天也。

故南方盡得天陽之德為八方之貴位，因此古人行導引功大多面南，並在面南基礎上進行了發展。例如，早晨旭日在東則面東行導引功，黃昏夕陽西移則向西；或根據臟腑的虛實情況，肝虛者向東，腎虧者則面北，心虛者朝南，肺虛者對西。

第二節　《周易》與道教導引功

道教興起於東漢。道教體系充分發展了《周易》坤靜柔順的一面。道教主張虛靜無慾，超脫無為，修煉精、氣、神，為靜導引功的發展奠定了基礎。

道教導引功很有特色，是我國導引功中的重要內容，主要有武當派、峨眉派、華山派等，皆注重修體。

一、道教導引功注重「守一」

老子、莊子是中國著名的思想家及養生家，在老莊思想基礎上發展的導引功為道教導引功的主流。《老子》曰「至虛極，守靜篤」「載營魄抱一，能無離乎，專氣至柔」，《莊子》提到「養神」「貴精」「唯神是守，守而勿失，與神為一」「敢問心齋」，《莊子・在宥》記載「目無所見，耳無所聞，心無所知，汝神將守形，形乃長生」，《太平經》言「守一之法，為萬神本根」，《管子・自心》之「內固之一，可為久長」等，皆說明作為道教思想源頭的道家主張靜守。

道教的創始人張道陵，同樣奉崇「守一」。所謂「守一」，指清靜專一，並結合守竅、調息。守竅的部位各有不同，《黃庭經》提出「守黃庭」，黃庭分為上黃庭、中黃庭及下黃庭。上黃庭又稱為「泥丸」，主腦，藏上丹田；中黃庭，謂之絳宮，主心，藏中丹田；下黃庭，曰氣海，在脾，位臍下三寸，藏下丹田。上丹田位於眉間，中丹田位於兩乳間，下丹田位於臍下。《老子》提出守玄牝之門（命門）。

《道藏》載《胎息經》曰：「臍下三寸為氣海，亦為下丹田、亦為玄牝。世人多以口鼻為玄牝，非也。」有的道教修煉者則主張守祖竅（兩眉間），上述方法沿襲下來至今已演變為守丹田法。

道教經典《陰符經》提出「守三要」，即意念閉塞耳目口，以除心之三害，使心能靜守，如曰：「九竅之邪在乎三要，可以動靜。」「守一」也即「煉己」。根據納支法，《周易》離卦納己，離在人為心，故道教導引功「煉己」，為煉神專一的術語。顏回稱為「坐忘」，如曰：「墮肢體，黜聰明，離形去知，同於大通，此為坐忘。」

此外，儒家、佛教、法家亦皆主張專一，守神。儒家《尚書・大禹謨》主張「正心修身」，佛教提倡「定」「戒」，法家《韓非子》也提出「無為無思」。說明諸家皆重視靜守的意義。

二、道教導引功主張胎息

胎息最早出現於《山海經》：「有神，人面蛇身，……不食、不息、不寢。」（《山海經・大荒北經》）道教的胎息來源於龜息，亦屬仿生導引功。《內經》中有相關記載，如曰：「腎有久病者，……閉氣不息七遍。」此外，葛洪《抱朴子》曰：「得胎息者，能不以鼻口噓吸，如在胞胎之中，則道成矣。」陶弘景《養性延命錄》：「閉氣不息於心中，數至二百，乃口吐氣出之，日增息，如此神具，五臟安。」

道教經典匯著《正統道藏》載《黃帝胎息訣》曰：「心神守功，氣閉不散，……是真一胎息也。」胎息是一種極緩慢而深沉的呼吸，其標誌正如《抱朴子》所言：「吐氣而鴻毛不動為候也。」亦如《莊子・大宗師》所言：「其息深深，真人之息以踵，眾人之息以喉。」踵為足踵，喻呼吸之深沉。《千金方・養性・調氣法》曰：「和神導氣之道，當得密室，……經三百息，耳無所聞，目無所見，心無所思。」《神仙傳》載「彭祖，殷末已七百六十七歲而不衰老，少好恬靜，常閉氣納息，從平旦至日中，乃危坐拭目，摩搦身體，舐唇咽唾，服氣數十乃起，二百四十歲，視之如五六十歲」（《龍威秘書一集》），還提到彭祖「常閉氣納息」。

三、道教導引功注重「周天」

《易・繫辭》之「變動不居，周流六虛」為導引功運氣周流的理論先導。

道教內丹導引功尤為注重周天，有大、小周天運氣法。小周天包括任督交通及坎離交泰（子午周天），古時道教內丹修煉者認為督脈為陽海，任脈為陰海，任督通則百脈具通，如圖 43－1。

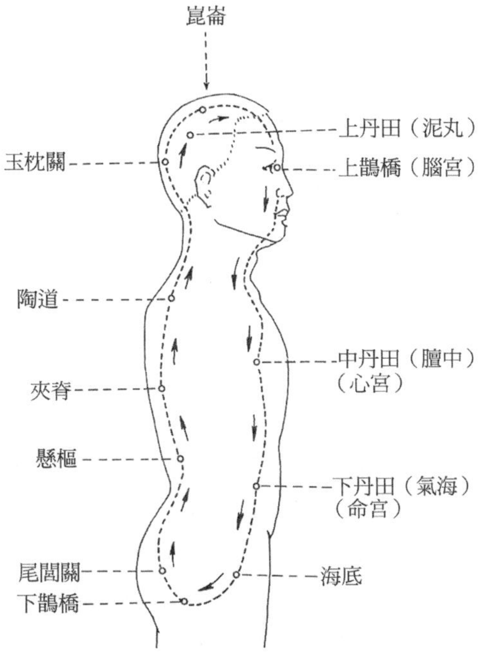

圖 43－1　小周天

玄牝周天又稱子午周天，取坎填離，因先天八卦玄乾卦☰（純陽），牝坤卦☷（純陰）。古時的道教內丹修煉者認為人出生後，先天八卦轉變為後天八卦，乾卦轉為離中虛☲，坤卦變成坎中滿☵，故須不斷進行取坎填離，即取坎中滿爻（陽爻—）上填離中之虛爻（陰爻--）而使離卦恢復為乾卦☰，坎卦恢復為坤卦☷，也即使後天八卦（水火坎離），返回先天八卦（乾坤天地），從而達到水火既濟，陰陽調和的目的。

其中，上丹田與下丹田的交會稱玄牝之門，玄牝一詞首載《老子》：「谷神不死，是謂玄牝。玄牝之門，是謂天地根。綿綿若存，用之不勤。」玄與牝，在《周易》象徵天地乾坤，如《易・坤卦》曰：「坤元亨利，牝馬之貞。」《易・說卦》曰：「乾為天。」故玄為乾天，為人體性宮，牝為坤地，乃人體命宮，氣周上下丹田，又稱性命小周天。

大周天指乾坤交媾，由天八卦的離、坎二卦變為以乾、坤二卦分別位南北的先天八卦。此時的卯酉周天（坎離二卦已移居卯酉二位置）即稱乾坤交媾，為大周天。

道教極為重視性命雙修，所謂「性」即神（心）也，所謂「命」即精（身）也，具體為上竅屬性，下竅屬命，離火為性，坎水為命，性命相依，上下相貫。道教主張守上下竅即所謂守性命，如上守祖竅（腦宮），下守氣海（命宮）並打通督升、任降，氣運於大小周天，為道教靜導引功的主體。

第三節 《周易》與佛教導引功

佛教導引功仍崇《周易》坤卦柔、靜、順之意，故以靜導引功為主。「坐禪」為佛教導引功的基本功法，相傳佛教的創始人釋迦牟尼即在菩提樹下靜坐七天七夜始成佛，並提出「戒為定基」「定慧雙修」的法道。

道教旨在「虛」，佛教意在「空」，儒、釋（佛）、道皆注重性命的修煉，如《綠野仙蹤》說：「儒教以屬性之命為宗，釋教以養性煉氣為宗，道教以煉性受命為宗。」

佛教導引功注重「戒」「定」「慧」，提倡「因戒成定，因定發慧」，如《圓覺經》曰：「由靜力故，永斷煩惱。」「對境於心，八風不能動。」佛教的法華宗、藏密宗、東密宗等皆十分注重修心。《慧命經》重視性命雙修，其《禪機論第十二》提出：「佛道性命喻龍虎，龍虎喻動靜，動靜喻禪機。」《昭德新編》曰：「水靜極則形象明，心靜極則智慧生。」佛經《大安般守意經序》曰：「棄十三億穢念之意。」佛教「禪定」「八定」，和印度的瑜伽有一定聯繫，禪密功為佛教密宗，《禪密功》的慧功即是。

佛教導引功為靜中有動，並非絕對不動。坐禪後，出現一種自發的微動，稱為「動觸」，是「禪定八觸」之一，是入靜後的一種生理心理效應，對身體有益。佛教禪宗，是佛教一切修煉的根基，佛教主張脫離形體，自身「成佛」，《般若經》突出「無」與「空」，所謂「空」即「一切皆空」，與《老子》「無為」而「無不為」似同。

佛教於南北朝時期傳入中國，注重「靜慮」，即淨化思維，又稱「禪定」「心一」。

佛經《釋禪波羅蜜次第法門・卷一》曰：「因息修禪，疾得禪定。」《大智度論・卷七》曰：「諸座法中結跏趺坐最安穩，不疲極，此是坐禪人坐法，攝持手足，心赤不散。」《釋禪波羅蜜次第法門・卷一》：「若欲具足一切諸佛法藏，唯禪為最，如得珠寶，眾寶皆獲。」

總之，佛教導引功強調方體均靜、四大皆空，主張脫離形體的神離於形。儒家和道教導引功則注重形神合一。

第四節 《周易參同契》與中國導引功

一、內丹修煉的始祖

《周易參同契》，參，即三，指《周易》、黃老之學及「爐火」；契，即契合；「參同契」即指把《周易》、黃老之學與「爐火」理論合而為一。因此《周易參同契》的核心理論在於「爐火」。

《周易參同契》仿《周易》將天地比作一個大宇宙，把人體喻為一個小宇宙，並把人體比作一個煉丹熔爐，提出了火候原則，為中國第一部論述修煉內丹的專著。《周易參同契》所創「內丹」理論成為了道教導引功的圭臬，對導引功的發展起了重要的推動作用。

煉丹術興起於秦漢時期，其後，丹經書籍亦蜂起，《正統道藏》的丹經類中即收錄了許多，如《丹房奧秘》《黃帝九鼎神丹經訣》《抱朴子・外丹論》等皆為煉外丹求壽之作。《周易參同契》在煉製外丹占統治地位的時期，提出了修煉內丹（煉內氣）的觀點，為中國導引功修煉內丹的鼻祖，也是對當時盛行的迷信煉外丹服食丹藥以求長生不老風氣的挑戰。

《周易參同契》把《周易》乾坤二卦當作鼎爐，喻為人體，坎離二卦當作藥物喻為人的精氣，進行「煉己」。《周易參同契》內丹強調「合精養神」，提出「內以養己，安靜虛無，元本隱明，內照形軀，閉塞其兌，築固靈株，三光陸沉，溫養子珠，視之不見，近而易求。」為道教導引功的「築基煉己」，築基，即煉精氣；煉己，即煉神。《周易參同契》為「返光內照」等觀點奠定了基礎。因此，《周易參同契》一書是易學的一顆明珠，為論述導引功的重要文獻。

二、創「月體納甲」

《周易參同契》把《周易》八卦時空與人體有機地結合起來，成為「內丹」的核心理論，主要體現於月體納甲與人體的配合，應用於人體精氣的修煉。

納甲法雖源於焦贛、京房（漢代《焦氏易傳》《京氏易株》），卻詳於《周易參同契》。《周易參同契》對導引功的最大貢獻是在《京氏易傳》八卦「納甲法」的啟迪下，取《周易》十二消息卦結合月之朔望盈虧，以之掌握應時的修煉火候，為導引功的生理時鐘思想奠定了基礎。具體原理是《周易參同契》以《易緯》十二消息卦應年、月、日的火候即復䷗、臨䷒、泰䷊、大壯䷡、夬䷪、乾䷀、姤䷫、遯䷠、否䷋、觀䷓、剝䷖、坤䷁，十二卦分應十二月，配以十二地支，則十一月（子時）為至陰，五月（午時）為至陽，如此根據一年和一晝夜陰陽消息而掌握修煉內丹的周天火候。另外配合月體的朔望圓缺掌握一月的火候，元精生時用武火，元神生時用文火，目的在於審察消息，掌握精氣的滋生和內斂。

《周易參同契》曰：「朔旦為復䷗，陽炁始通，出入無疾，立表微剛，黃鍾建子，兆乃滋彰，播施柔暖，黎蒸得常；臨䷒爐施條，開路生光，光耀漸進，日以益長，丑之大侶，結正低昂；仰以成泰䷊，剛柔並隆，陰陽交接，小往大來，輻輳於寅，運而趨時；漸歷大壯䷡，俠列卯門，榆莢墮落，還歸本根，刑德相負，晝夜始分；夬䷪陰以退，陽升而前，洗濯羽翮，振索宿塵；乾䷀健盛明，廣被四鄰，陽終於巳，中而相干；姤䷫始紀緒，履霜最先，井底寒泉，午為蕤賓，賓伏於陰，陰為主人；遯䷠世去位，收斂其精，懷德俟時，棲遲昧冥；否䷋塞不通，萌芽不生，陰申陽屈，沒陽姓名；觀䷓其權量，察仲秋情，任畜微稚，老枯復榮，薺麥牙蘖，因冒以生；剝䷖爛肢體，消滅其形，化炁既竭，亡失至神；道窮則返，歸乎坤䷁元，恆順地理，承天布宣；玄幽遠眇，隔閡相連，應度育種，陰陽之元，寥廓恍惚，莫知其端，先迷失軌，後為主君。無平不陂，道之自然，變易更盛，消息相因，終坤復始，如復連環，帝王承御，千載常存。」「震☳出為徵，陽炁造端。初九潛龍；陽以三立，陰以八通，故三日震☳動，八日兌☱行，九二見龍，和平有明；三五德就，乾☰體乃成，九三夕惕，虧折神符；盛衰漸革，終還其初；巽☴繼其統，固濟操持，九四或躍，進退道危；艮☶主進止，不得逾時，二十三日，典守弦期，九五飛龍，天位加喜；六五坤☷承，結括終始，韞養眾子，世為類母。上九亢龍，戰德於野；用九翩翩，為道規矩；陽數已訖，訖則復起，推情合性，轉而相與。循據璇璣，升降上下，周流六爻，難得察睹，故無常位，為易宗祖。」

《周易參同契》修煉內丹，於子午之間或晦望之際「採藥」；子時、冬季、月晦時期「進陽火」；而於午時、夏季、月望時期「退陰符」。

《周易參同契》取月體納甲理論在導引功方面有重要的啟示，如後世提出寅卯辰三個時辰（4—8 點，一年中之春季）陽氣初生，應進行動導引功以助陽氣之升發；申酉戌三個時辰（16—20 點）為陰氣生長之時，應進行靜導引功以助陽氣之內斂、陰氣之生長。

三、導引功運氣理論的開山

《周易參同契》借煉內丹的論述，把人體比作鼎爐，透過內丹的形成過程，論述了煉丹過程中的陰陽交合及水火升降原理，提出了人身元氣的運行道路，對導引功的發展起到了有力的推動作用。

《周易參同契》上篇強調《易・繫辭》「變動不居，周流六虛」的理論，提出「周流行六虛」，認為內氣在不斷運行、不停升降周流，如曰：「往來既不定，上下亦無常，幽潛淪匿，升降於中。」《周易參同契》以《周易》八卦立論，認為人體內氣運行的原理在於陰陽交融和水火既濟，提出乾坤為陰陽變化的終始，坎離水火升降於其間，配合震、兌、巽、艮四卦，猶如車軸之輪轉，如曰：「乾坤者，易之門戶，眾卦之父母，坎離匡廓，運轂正軸，牝牡四卦，以為橐籥。」為道教「取坎填離」「乾坤交媾」的大、小周天奠定了理論基礎。

現代潘啟明、周士一合著的《周易參同契新探》（以下簡稱《新探》）認為《周易參同契》主要是對人類身體內的奧秘的探索。

《新探》對元氣說進行了精深的論述，認為元氣的運行是人體能量的運行，其特點是「坎離易位」。「坎離易位」是指元氣在子時和午時開始運轉，方向剛好相反，並認為《周易參同契》以月亮的盈虧消長借喻人體能量流的盈虛消長變化。

《周易參同契》曰：「子南午北，互為綱紀，九一之數，終則復始。」《新探》認為九一之數表示了數量變化到了一定的點會產生質變，這種表示法源於《易緯》，後為方士所借用。

上述《新探》的見解可供參考。

總之，《周易參同契》為導引功理論的主要奠基，是導引功的珍貴文獻。

第五節 《黃庭經》與內丹導引功

道教典籍《黃庭經》為內丹修煉的主要經典，對道教導引功的影響很大。「黃庭」二字，顧名思義，庭指人體，黃為脾土之色，書名《黃庭經》即蘊含了以脾土為核心的要旨。黃庭包括三宮、八景神、二十四真人。其中，三宮指泥丸宮、絳宮、命宮（生宮），也即三丹田。泥丸宮位腦中，又稱上丹田；絳宮位於心，又稱中丹田；命宮指脾肺心肝腎；八景指分人體黃庭為 8 個部分，共為二十四真人，全書以修煉精氣神為宗旨。

（一）煉氣

以胎息為特色，《黃庭經》極重視胎息，所謂胎息是一種內氣法，外似閉氣，實則微氣，是一種結合意守及運氣的呼吸法。其呼吸深度正如《莊子・大宗師》所說：「真人之息以踵，眾人之息以喉。」氣貫十四經周天全身，最終達到《抱朴子》所說的境界，即：「得胎息者，能不以鼻口噓吸，如在胞胎之中，則道成矣。」《黃庭經》胎息強調吐納，《黃庭經・高奔章》曰：「高奔日、月吾上道，鬱儀結璘善相保，乃見玉清虛無老，可以回顏填血腦。」《黃庭經》認為胎息的「內氣」仍然源於「外氣」。

（二）煉精

《黃庭經》注重精津的修煉，首先強調津的升生，如《黃庭經・口為章》曰：「口為玉池太和官，漱咽靈液災不干，體生光華氣香蘭，卻滅百部玉煉顏。」吞津汁、咽玉液能榮體生華、祛疾防病。

《黃庭經》認為人體精氣本來就是深固的，如《黃庭經・三關章》曰：「三關之內精氣深，九微之中幽且陰，口為天關精神機，手為人關把盛衰，足為地關生命扉。」言天地人三關的精藏都很深固，而且至關重要，如《黃庭經・呼吸章》：「結精育胞化生身，留胎止精可長生。」因此，人體精宜固不宜洩，如《黃庭經・瓊室章》：「長生至慎房中急。」《黃庭經・常念章》：「急守精室勿妄洩，閉而保之可長活。」可以得見矣！

（三）煉神

《黃庭經》是較早記載對人的大腦認識的著作，如《黃庭經・至道章》說：「泥丸百節皆有神。」泥丸即腦宮。《黃庭經》對腦、心的功能進行了分別論述，認為心的含義更廣，而腦的功能則明確為腦專主神思，如《黃庭經・至道章》曰：「一面之神宗泥丸。」而心則「心神丹元字守靈」，丹，赤也，心主血故；靈，神也，心藏神之意；元，守也，心為君主之官，統宰五臟，說明心除了主神明之外，還主血脈統五臟。《黃庭經》強調了腦的作用，因此，煉神尤注重守泥丸，如《黃庭經・若得章》曰：「問誰家子在我身，此人何去入泥丸。」此處「入泥丸」即指神守入腦宮。

此外，《黃庭經》煉神還強調守一，如《黃庭經・至道章》曰：「但思一部壽無窮。」強調配合內視及返照，如《黃庭經・瓊室章》：「恬澹閉視內自明。」《黃庭經・常念章》：「洞視得見無內外，存漱五牙不飢渴。」「虛無寂寂空中素，存思百念視節度。」

第六節　健身運動與養生修煉的辯證關係

一、中國古代的健身運動和養生修煉

我國健身運動源遠流長，早在春秋時期，孔子即非常重視健身運動，並

把騎、射列入「六藝」之列。其後，華佗的仿生五禽戲，開我國拳術之祖；少林、武當之興，更展武術之旌旗，奠定了我國體育健身的基礎。

養生修煉則以《周易參同契》為內丹修煉的鼻祖。

《內經》的「精神內守」，《老子》的「守靜」，《莊子》的「心齋」，顏回的「坐忘」，《孟子》的「存其心」，《抱朴子》的「抱神」，皆開了養生修煉的先河。於是各派功法蜂起，鑄就了我國養生修煉的根基。

《周易》陰陽理論是我國健身運動和養生修煉的理論導源。《周易》養生的總宗旨主張「生命在於運動」，如《易・繫辭》曰：「易窮則變，變則通，通則久。」

《周易》的乾卦和坤卦，一主陽動，一主陰靜，成為了中國養生的兩大原則，對儒家和道家的養生觀皆產生了深刻的影響。《周易》強調養生應動中有靜，靜中有動，剛柔相濟，開闔升降。總之，要運動變化才有生氣，正如《易・繫辭》所指出的「生生之謂易」，儒家和道家皆以之作為養生的宗旨。健身運動、養生修煉和易理有著極為密切的關係。

健身運動與養生修煉從總體上來說應無根本區別，都是陰陽動靜的統一，健身與養生本來就是一家，近代以來無形中被區分開了。體育、武術成為了健身的主要內容，導引功、太極拳則是養生的徵象。

現在隨著醫易學研究的深入，愈加認識到這二者統一的重要意義。健身運動和養生修煉互相結合，才能更好地提高人的體魄。

二、健身運動與養生修煉的辯證關係

（一）健身、養生運動的陰陽辯證關係

《周易》提出「一陰一陽之謂道」，即強調宇宙萬事萬物的運動關係皆為陰陽的對立統一關係，具體為陰陽的動靜剛柔關係。健身運動與養生修煉也不例外，同樣應以陰陽協調、剛柔相濟、動靜相兼為指導。

健身與養生二者都是動靜關係的統一。相對而言，健身主動，養生主靜。健身突出外動，養生則貴在內靜。動則生陽，靜則生陰，故健身運動以生陽為主，養生修煉則以育陰為要。

《周易》乾卦以剛健陽動為主，對健身運動有重要指導意義，坤卦則主柔靜陰緩，對養生修煉有深刻影響。動中有靜，靜中寓動，動靜關係是對立的統一。

健身與養生也是剛柔相濟的關係。《周易》提出「分陰分陽，迭用柔剛」，即指出陽為剛，陰為柔，剛柔相濟才能陰陽調和。健身運動包括跑跳、投擲、擊劍、拳擊、武術等，大多比較劇烈，動作多以剛健為特點。養

生修煉則包括太極拳、各種導引功，相對而言較柔和。陽剛陰柔，故剛與柔同樣是陰陽的統一。《周易》強調「剛柔相推，變在其中」，所以剛性運動又必須與柔性運動相配合，才能起到更好的健身作用。

健身運動以增陽氣為主，多為無氧運動，如跑、跳、體操、球類等。由於運動愈劇烈，耗氧量愈大，肌肉在無氧供能狀態下運動，因此可提高肌肉力量。

養生修煉以養陰精為要，多為低氧氣消耗，為有氧運動，如太極拳、瑜伽，特點是強度低、持續時間較長，可改善心肺功能，調節心理狀態。

人體是陰精和陽氣的統一體。因此，養陽和育陰對生命活動都是十分重要的內容。

1. 陽氣與生命

詳見本書第二十七章第六節。

2. 陰氣與生命

詳見本書第二十七章第七節。

靜導引功即屬於養陰益氣的有效措施，陰氣和陽氣一樣都是維持人體生命活動的重要內容。

（二）健身、養生的形神辯證關係

《周易》指出：「陰陽合德，而剛柔有體，……以通神明之德。」即強調形體和神明相統一的辯證關係。

《周易》還強調「性」與「命」的關係，如「窮理盡性以致於命」「將以順性命之理」（《易・繫辭》）。命，天命；性，人性。天命即自然界賦予的生命規律，「順性命之理」即指出要遵循生命規律。

《周易》的性命含義，廣義而言，指宇宙自然規律（性）及生靈的命理（命）；狹義的性命則指人的精神意識，也即神（性），及人的生理功能（命）。「性」與「命」無論在廣義還是狹義來說都是不可分割的，即性無命不立，命無性不存。「形者神之質，神者形之用」，形的產生、存在、變化決定了神的產生、存在、變化，此即形神合一的辯證關係。因此，高境界的養生必須是性命雙修，也即形神共養。

人體是一個形神合一的整體，形神是不可分割的。健康的全面含義必須是形神俱健。形神是互補的，心理健康與生理健康同樣重要，正如《內經》所言：「得神者昌，失神者亡。」健康的真正標準必須是形神俱健。

形神合煉才能相輔相成。一個運動員，必須既練形體，又練意志，才能成為一個能經得住考驗的選手。中國著名乒乓球運動員鄧亞萍即是形神俱健的典範。即使是普通人，也必須注意神健才能具備強有力的抗壓能力。

（三）健身、養生運動的開闔辯證關係

《易·繫辭》曰：「一闔一闢之謂變。」即突出宇宙任何事物的運動皆為升降出入運動。一闔一闢即一合一開，也即一入一出、一升一降，其目的在於溝通內外環境的交流。宇宙萬事萬物的運動都不是孤立的，而是互相聯繫的，開闔運動便是事物相互交流的運動。

《周易》強調「動靜相兼」，動則為陽，靜則為陰，開闔運動的規律是陽主開，陰主闔，動則開，開則主出，靜則闔，闔則司入。開闔運動影響著人體與外界環境氣機升降出入的交換。《內經》曰：「根於外者，命曰氣立，根於中者，命曰神機。」人體內外環境的氣機交換依靠氣的升降出入運動，這一運動如果失常則易影響身體健康，所謂「出入廢則神機化滅，升降息則氣立孤危」。

總之，「闔」屬於生命的同化作用，主生命的「藏」，「開」則屬於生命的異化作用，司生命的「瀉」。

健身運動，以陽氣開發外達為主，養生修煉則以陰精的收合內斂為要。健身運動速度快而劇烈，養生修煉節奏緩而柔和；故相對而言，動有利於提高生命的活力，靜則對節能、修復有很好的作用。因此，動靜相兼才能開闔得當。

一生之中，一年之際，一天之內科學地調整陰陽動靜、開闔升降，關係著生命活動的盛衰久暫。以《周易》陰陽消長轉化規律為指導，把握《周易》陰陽運動規律，對提高健身運動和養生修煉皆有著重大意義。

三、啟示

健身和養生的辯證關係，體現了陰與陽、形與神、開與闔都是不可分割的。

相對而言，健身運動比較突出養陽，主要形式為開放。養生修煉則更為側重育陰，養心神，主要形式為闔藏。雖然二者對人體生命活動都各有所益，然二者相輔相成，健身運動應搭配養生修煉以養陰、調神；養生修煉也應該借鑑現代的健身運動以幫助強陽、壯體。

《周易》與中醫學蘊含著健身運動和養生修煉的真諦。因此，應進一步研究醫易學和現代科學，使健身科學得到長遠發展。

第四十四章

《周易》與中國達生觀

《周易》對哲學史、宗教史、思想史、文學史、科技史等，都具有巨大影響。《周易》又似一顆多稜角的寶石，可以從不同的角度放射出它的光彩。《周易》對養生學亦有著重大的指導意義。

第一節 《周易》與儒家、道家及佛教養生觀

養生學是一門複雜的學問，國外學者蒲豐提出哺乳動物的個體壽命為生長期的 5～7 倍，人體發育期為 25 年，那麼人的自然壽命應為 125～175 歲。因此人類的養生是大有潛力可挖的，如能掌握科學的養生方法，人類的壽命是完全可以較現在延長的。

現代人的壽命卻遠遠不如古人，《素問・上古天真論》曰：「上古之人，春秋皆度百歲，而動作不衰；今時之人，年半百而動作皆衰，……上古之人，其知道者，法於陰陽，和於術數，食飲有節，起居有常，不妄作勞，故能形與神具，而盡終其天年，度百歲乃去。今時之人不然也，以酒為漿，以妄為常，醉以入房，以欲竭其精，以耗散其真，不知持滿，不時御神，務快其心，逆於生樂，起居無節，故半百而衰也。」

可見養生是非常必要的，養生應是為了增強體質、提高工作效率，以推動生產力，並不是單純為了延年益壽。

一、《周易》與儒家、道家及佛教運動觀

《周易》養生主張「生命在於運動」，如《易・繫辭》曰：「易窮則變，變則通，通則久。」

《周易》的乾卦和坤卦，一主陽動，一主陰靜，成為了中國養生的兩大原則，對儒家、道家及佛教的養生觀產生了深刻的影響。動、剛與靜、柔是一對矛盾統一體，乾卦雖主動，但也有靜的一面，坤卦雖主靜，也有動的用事，因此乾坤二卦是動靜有時的，如《易・繫辭》：「夫乾，其靜也專，其動也直，是以大生焉，夫坤，其靜也翕，其動也闢，是以廣生焉。」天地萬物是動中有靜，靜中有動，動靜相間的。養生的原則也應動中有靜，靜中有

動，剛柔相濟，總之，要運動變化才有生氣。《易‧繫辭》：「生生之謂易。」正所謂「戶樞不蛀，流水不腐」，儒家、道家都極為推崇《周易》的運動觀，並以之作為養生的宗旨。

兩家都很注重導引，如《論語》孔子曰：「居必遷坐。」《莊子‧刻意》即有導引記載，其曰：「吹呴呼吸，吐故納新，熊經鳥申，……此導引之士，養形之人。」《莊子‧達生》曰：「養其氣，合其德。」被道教尊為神仙的彭祖，傳說活到近800歲，擅長仿生導引。

中醫學家華佗創造的五禽戲即為著名的仿生導引功，唐代大醫家孫思邈也很主張運動導引，他說：「每日必須調氣補瀉，按摩導引為佳。」（《備急千金要方‧二十七卷‧養性》）葛洪的《抱朴子》、陶弘景的《養性延命錄》亦都有導引功的精闢論述，如陶弘景說：「人食畢當行步。」儒家、道家、佛教都提倡運動，無非方法不同而已。

二、《周易》與儒家、道家及佛教靜養觀

運動是絕對的，靜止是相對的，靜是動中之靜，絕對的靜是不存在的。靜導引功也是外靜內動的，強調動的同時，應注意靜在養生中，是同樣重要的一面。儒家、道家及佛教皆重視靜養，包括「心靜」及「體靜」兩個內容，尤其是心靜備受推崇。

儒家之祖孔子及弟子顏回主張「坐忘」，《孟子‧盡心》：「存其心，養其性。」道家老子、莊子奉行「清淨虛無」，如《老子》曰：「少思寡慾。」《內經》提出「恬淡虛無」「精神內守」「御神」「守神」。佛教更以靜坐為法宗，如「坐禪」「定」「慧」等，都說明靜養在中國養生學中占有重要地位。

其總的宗旨是由清靜、無慾（無慾主要指排除雜念，絕非消極厭世）產生一種心理—生理效應讓生理和心理皆獲得休整。方法包括靜坐、靜臥和靜立導引功，主要為內養功，包括坐禪、臥功及站樁等。

《周易》坤卦主柔靜順緩，對古代中國的養生產生了深刻的影響。孫思邈主張靜息，如《千金方‧養性‧調氣法》說：「和神之法，當得密室，……耳無所聞，目無所見，心無所思。」經過一定時間鍛鍊後，五臟皆可得養。《靈樞‧五十營》曰：「一萬三千五百息，氣行五十營於身，水下百刻，日行二十八宿，……故五十營備，得盡天地之壽矣。」

動導引功和靜導引功皆為養生兩大法，對人體皆有益處。比較而言，運動對開放人體儲備作用較大，因此尤能提高工作效率；而靜導引功則對人體有極好的保養、修復效應。

但養生的目的，不僅是延年益壽，更重要的是要推動生產力。因此，應動靜結合，主張積極的、增強工作效率的養生。

儒家、道家的養生觀深受《周易》的影響，佛教雖由古印度傳入，但也提倡靜坐，與《周易》坤靜柔順相吻合。尤須提及的是儒家主張積德行善養生，如孔子提倡「仁者壽」，荀子：「君子之能以公義勝私慾也。」都是流傳千古的養生名言。

第二節 損剛益柔、抑陽益陰是《周易》的重要養生觀

《易・雜卦》曰：「乾剛坤柔，……損益盛衰之始也。」《易・繫辭》曰：「動靜有常，剛柔斷矣。」陽主動，陰主靜，天為剛陽，地為柔陰，天地之道，陽常盈，陰常虧。因此，陽常應抑，陰常宜益，這個觀點也反映在《易經》六十四卦上。

如損卦☶兌下艮上，《易・損卦・彖》：「損，損下益上，……損剛益柔，損益盈虛。」益卦☴震下巽上，《易・益卦・彖》：「益，損上益下。」胡煦注曰：「損益皆損乾益坤。」

胡煦提出損益也是有一定尺度的，不能妄損濫益，其曰：「損曰有時，則有時不然，益曰日進無疆，則不可以時限矣。」「日中則昃，月盈則虧」，故損益又是相對的，損此則益彼，盈彼又虛此，損極反益，益極反損。因此，對損益要注意物極必反的道理。

中醫學吸取了《周易》損益的觀點，《內經》強調了保養陰精的重要意義，如《素問・金匱真言論》曰：「精者，生之本。」《素問・陰陽應象大論》曰：「年四十而陰氣自半。」陰精和陽氣雖然是互根互用的，但陰為陽基，陽為陰主。

《素問・生氣通天論》曰：「陰者，藏精而起亟。」故《靈樞・本神》曰：「陰虛則無氣，無氣則死矣。」《周易》提出「天一生水」也強調了陰的重要性，在《周易》的影響下，《內經》強調抑陽益陰的觀點，提出「冬不藏精，春必病溫」的論點。

元代朱丹溪提出「陽常有餘，陰常不足」，創立了養陰學派，後世在養陰觀點的影響下，創立了不少養生方法，如導引功中的吞津養生法、房事中的保精法等都體現了這一精神，吳鞠通在《溫病條辨》中提出：「存得一分津液，便有一分生機。」《傷寒論》《溫病學》中的「急下存陰」「清熱救陰」等，都是養陰保津的有效措施。

在損剛益柔方面，如肝、心、胃為剛，肺、腎、脾為柔，其中，肝為將軍之官，性悍急，心為火臟，火性炎烈，胃為燥土，是以常有餘，故此三者宜抑、宜平、宜濡養，即所謂以柔克剛。而肺為嬌臟，腎為水臟，脾為濕土，是以常不足，因此這三臟又宜補、宜健、宜扶，即以剛勝柔。可見《周易》損剛益柔，抑陽益陰觀點對中醫影響之深。

第三節 《周易》順應自然盛衰規律對中醫養生的影響

《易・雜卦》曰：「損益，衰盛之始也。」凡事要順應盛衰，盛者必損，損者必益，此自然之勢也。順應自然盛衰規律在《周易》卦象中有許多體現，如乾卦的初九爻至上九爻，隨著陽氣由微到盛，活動也應由潛到飛。《周易》中的六十四卦，反映著陰陽的盛衰規律。《內經》順應陰陽盛衰規律養生，提出「春夏養陽，秋冬養陰」的名言。《素問・上古天真論》曰：「其次有賢人者，法則天地，象似日月，辨列星辰，逆從陰陽，分別四時，將從上古合同於道，亦可使益壽而有極時。」《素問・四氣調神大論》說：「故陰陽四時者，萬物之終始也，死生之本也，逆之則災害生，從之則苛疾不起。」這些論述為中醫養生學奠定了理論基礎。

自然界陰陽消長存在著一定的規律，人與自然界的陰陽消長變化同步。一年內或一日內，陰陽消長轉化存在著陰極陽生、陽極陰長，以及陰陽相對平衡的時期，子午為陰陽之極，卯酉為陰陽之中。《周易》復、姤二卦分居子午，大壯卦、觀卦時值卯酉。

人的生命過程也同樣如此，生、長、壯、老、已代表著生命週期的陰陽變化。故人體的養生原則也應順應自然界的陰陽消長規律。如午後（下午 1 點以後）睡 1 小時，不如午前（1 點以前）睡一刻鐘效果好。應用四時陰陽盛衰規律養生，將收到事半功倍之效。

順應自然盛衰規律養生，實際上體現了人與天地相應的觀點，養生的根本在於強調內外環境的統一性。

正如《素問・生氣通天論》所說：「陽氣者，一日而主外，平旦人氣生，日中而陽氣隆，日西而陽氣已虛，氣門乃閉，是故暮而收拒，無擾筋骨，無見霧露，反此三時，形乃困薄。」

《素問・五常政大論》：「根於中，命曰神機，神去則機息。根於外者，命曰氣立，氣止則化絕。」所謂神機，指機體的內環境，所謂氣立，指外部條件，「根於中者」「根於外者」即個體只有立足於內外環境的統一才能生存，因此養生也必須維持內外環境的統一，順其自然，這就是《周易》《內經》的養生大道。

第四節 《周易》術數與中醫養生學

術數，《素問・上古天真論》載曰：「法於陰陽，和於術數。」術數是指養生之法，張志聰曰：「術數者，調養精氣之法也。」術數養生的原理在於「法於陰陽」，即養生必須順應天地四時陰陽的變化規律。「和於術數」，即應用《周易》升降、損益、剛柔、陰陽消長的原理，在數的導引下進行各種養生，包括導引、按蹻、導引功以及房內損益（「七損八益」功之一）等法，稱為「和於術數」。張景岳：「和，調也。術數，修身養性之法也。」

應用《周易》術數於養生的內容有：宗十二消息卦順應四時養生、效《周易參同契》調氣做功，以及根據《周易》損益原理創造的「七損八益」養生大法。

所謂七損八益，按照《周易》損益理論「損益盛衰之始也」「損剛益柔」，《素問・陰陽應象大論》提出「七損八益」的養生法則，即「能知七損餘益，則二者可調，不知用此，則早衰之節也」。對《內經》「七損八益」應作廣義理解，即抑陽益陰之意，人體以陰為陽基，陽亢則陰損，故應注意抑陽益陰以保持陰陽的平衡。

關於「七損八益」在養生中的意義，詳見本書第二十六章。

第四十五章

運氣與養生

宇宙對人體的影響不只是簡單的太陽視運動及朔望月週期，而是錯綜複雜的、立體的、多角度的。人們大多把注意力集中在日、月視運動所產生的週期影響，卻忽略了日、月、星體自身變化週期，而這恰恰是宇宙對人體最重要的影響，如太陽黑子活動週期。運氣養生較全面地、綜合地揭示了宇宙對人體影響的複雜規律，從而為養生學的發展提供了階梯。

第一節　運氣在養生中的指導意義

人體的氣化是整個自然界整體氣化的一個小小的局部，人體氣化受著天地自然界氣化的深刻影響前已述及，因此人的養生也必然與運氣相關，必然應以運氣理論為指導。

五運六氣是複雜氣化的代名詞，自然界的氣化，並非只呈現四季寒暑的變化，還有更為複雜的氣化背景。不但有日、地、月運動所產生的陰陽消長，寒暑變遷及晝夜更替，更有太陽、月球及其他星球自身的活動所形成的陰陽消長週期，還有五運六氣自身的陰陽消長變化。自然界的氣化是複雜的、多變的多元的和立體的。儘管如此，自然界的氣化仍然遵循著陰陽消長轉化的規律，只是呈現的週期是多層的和立體的，陰陽消長週期交織著。因此，養生應把握各種形成陰陽消長週期的因素和規律，使臟腑陰陽氣化週期和自然界陰陽氣化週期相應。

運氣理論既是自然界一般的、常規的氣化總結，更是自然界特殊的複雜氣化規律的概括。養生學必須引進運氣理論，才能適應複雜的氣化影響而達到延年益壽的目的，這就是運氣在養生學中的重大指導意義。

第二節　中國古代內丹修煉的理論基礎

我國古代內丹修煉十分講究陰陽消長，並且皆以陰陽合抱理論作為內丹修煉的理論基礎。

道教內丹修煉十分注重的大、小周天，就是以陰陽合抱理論為核心的。

道教的內丹修煉者認為，小周天所取原理為透過任督運氣，達到交通以《周易》坎離二卦為代表的天地水火陰陽。故又稱坎離交泰、子午周天，具體以督脈為陽海，任脈為陰海，任督交通而陰陽相銜接。

玄牝周天又稱為子午周天，玄牝分別為乾坤二卦，目的為取坎填離，即仍以《周易》坎離二卦作為人體陰陽的標誌。

所謂取坎填離，即人體出生前是先天八卦，是乾卦及坤卦，陰陽皆純厚完整。出生以後，由於乾卦中的一陽爻下降於坤，使乾三滿（☰）轉變為離中虛（☲），坤三斷（☷）則由三陰爻變為坎中滿（☵），故需要不斷進行周天搬運取坎填離，即把坎卦中的一陽爻（⚊）上升填於離卦，使離中虛恢復為乾三滿，又把離卦的一陰爻（⚋）下降於坎卦，使坎中滿復原為坤三斷。

其實取坎填離實際上就是不斷交通水火恢復陰陽協調的功法。

大周天是在小周天取坎填離恢復乾坤天地的基礎上進行的乾坤交媾，因為坎離位置已由取坎填離前的子午位換為卯酉位置，故大周天又稱為卯酉周天。

另外，在小周天基礎上打通三陰三陽六經的大周天，同樣屬於陰陽周天，水火既濟的功法。

道教大、小周天的坎離交泰，乾坤交媾都屬於易理陰陽合抱的原理。

《周易參同契》修煉內丹的功法是以內氣的運行，水火的升降來實現陰陽交合的。所體現的原理仍然是以陰陽合抱為核心。具體為把《周易》八卦中的乾坤二卦作為陽極和陰極，為陰陽變化的終始，把人體喻為鼎爐，坎離升降於其間，再配合震、兌、巽、艮四卦，猶如車軸之輪轉，所謂「乾坤者，易之門戶，眾卦之父母，坎離匡廓，運轂正軸，牝牡四卦，以為橐籥」。

乾坤陰陽是由坎離水火的既濟進行交融的，水火既濟又是由內氣的運行來實現的。內氣的運行又與月體納甲和月亮朔望盈虧的陰陽消長相應，具體為「進陽火」「退陰符」，反映了《周易參同契》內丹修煉的陰陽合抱、陰陽互補的觀點，並且為道教的「取坎填離」「乾坤交媾」的大、小周天奠定了理論基礎。

中國內丹修煉的理論建立在易理陰陽合抱（互補）觀點的基礎之上，並強調與自然界陰陽消長的統一性，反映了內丹修煉的陰陽氣化內核，也證實了運氣理論對內丹修煉的指導意義。

第三節 運氣的啟示

一、「五十營」的啟示

《內經》極為強調「五十營」，並認為是養生的準則，如曰：「五十營備，得盡天地之壽矣。」（《靈樞・五十營》）

（一）何謂「五十營」

五十營在《內經》中的含義很深，營，周也，五十營指五十周，即人氣運行晝夜五十周，人氣指的是人的經氣，具體指營衛之氣在人體晝日運行五十度，包括如下幾種循行方式。

1. 營衛偕行

是「五十營」的第一個含義，即指營在脈中，衛在脈外，按照營氣的循行路線晝行於陽二十五周，夜行於陰二十五周，一日一夜周行人身五十周而會合於手太陰肺經。

其清者為營，濁者為衛，營在脈中，衛在脈外，營周不休，五十而復大會。……營出於中焦，衛出於下焦。……常與營俱行於陽二十五度，行於陰亦二十五度，一周也，故五十度而復大會於手太陰矣。

（《靈樞・營衛生會》）

故氣從太陰出，注手陽明，上行注足陽明，下行至跗上，注大指（趾）間，與太陰合，上行抵髀。從脾注心中，循手少陰，出腋下臂，注小指，合手太陽。上行乘腋出內，注目內眥，上巔下項，合足太陽。循脊下尻，下行注小指（趾）之端，循足心，注足少陰。上行注腎，從腎注心，外散於胸中，循心主脈，出腋下臂，出兩筋之間，入掌中，出中指之端，還注小指次指之端，合手少陽。

上行注膻中，散於三焦，從三焦注膽，出脅，注足少陽。下行至跗上，復從跗注大指（趾）間，合足厥陰，上行至肝，從肝上注肺，上循喉嚨，入頏顙之竅，究於畜門。其支別者，上額，循巔，下項中，循脊入骶，是督脈也，絡陰器，上過毛中，入臍中，上循腹裡，入缺盆，下注肺中，復出太陰。此營氣之所行也，逆順之常也。

（《靈樞・營氣》）

營衛偕行路線如圖45－1。

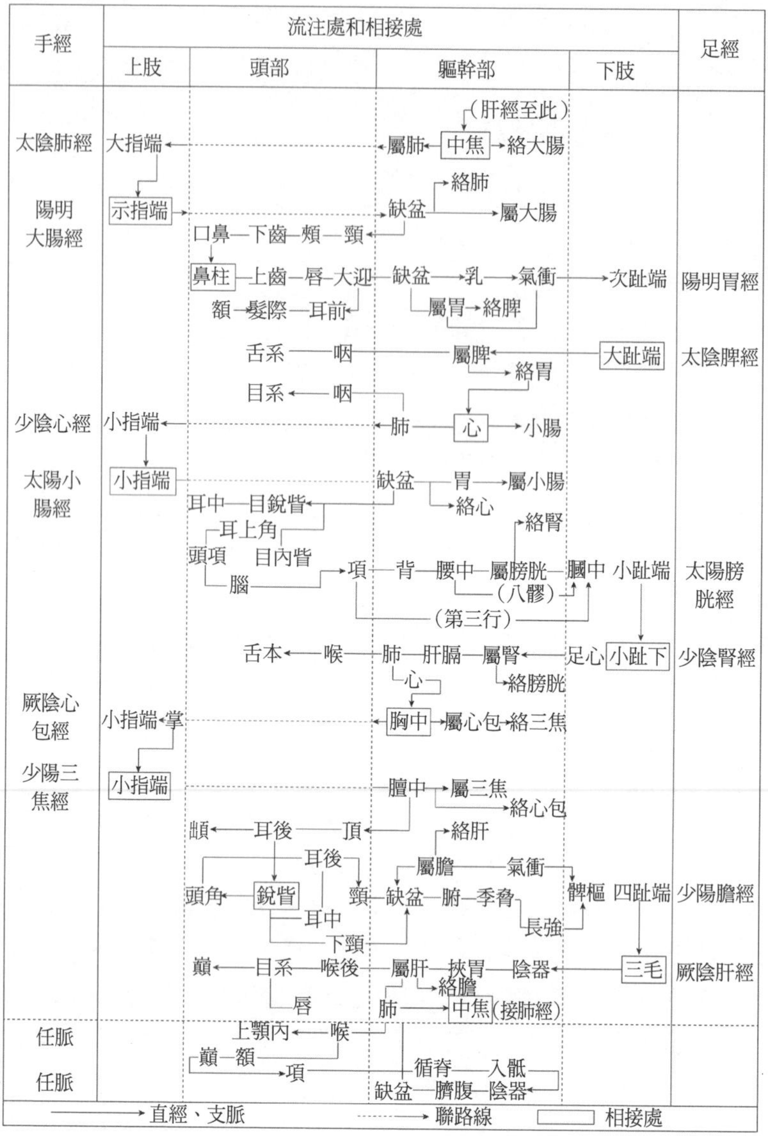

圖 45－1　營衛偕行示意

歌括（營氣行五十營順序圖）：

肺寅大卯胃辰宮，脾巳心午小未中，

申膀酉腎心包戌，亥焦子膽丑肝通。

2. 衛氣散行

是衛氣的第二種運行方式，也是「五十營」的第二個含義，即三陽經（足太陽、手太陽、足少陽、手少陽、足陽明、手陽明）皆從目向下散行，然後從足心經過足少陰經入於陰（五臟），再按照腎→心→肺→肝→脾的順序運行，復出足少陰經，再從陰脈回歸於目。如此日行於陽二十五周，夜行於陰二十五周，是謂「五十營」，如圖 45－2。

故衛氣之行，一日一夜五十周於身，晝日行於陽二十五周，夜行於陰二十五週，周於五臟。是故平旦陰盡，陽氣出於目，目張則氣上行於頭，循項下足太陽，循背下至小指（趾）之端。其散者，別於目銳眥，下手太陽，下至手小指之端外側。其散者，別於目銳眥，下足少陽，注小指（趾）次指（趾）之間。以上循手少陽之分，下至小指次指之間。別者以上至耳前，合於頷脈，注足陽明，以下行至跗上，入五趾之間。其散者，從耳下下手陽明，入大指之間，入掌中。其至於足也，入足心，出內踝下，行陰分，……其始入於陰，常從足少陰注於腎，腎注於心，心注於肺，肺注於肝，肝注於脾，脾復注於腎為周。……復合於目。

（《靈樞・衛氣行》）

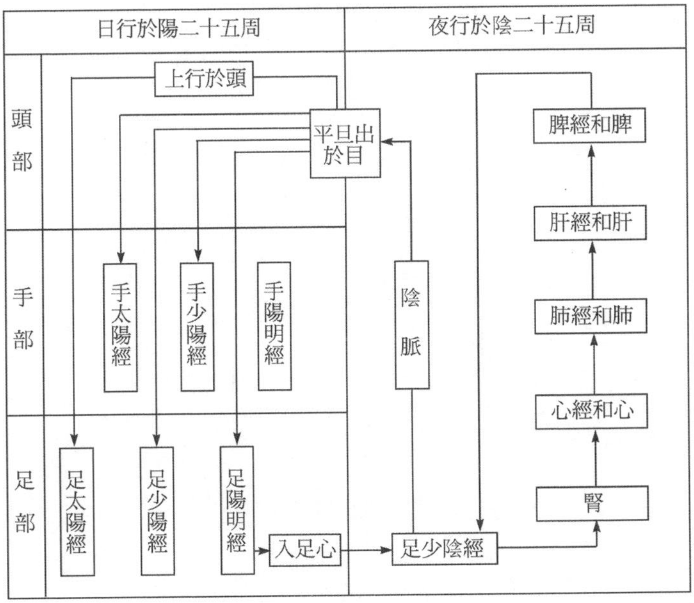

圖 45－2　衛氣循行示意（1）

（據陸瘦燕、朱汝功《經絡學圖說》）

3. 陽三陰一

這是衛氣的第三種循行方式，也是「五十營」的第三個含義。所謂「陽三陰一」行，指衛氣白晝在陽經循行的時間三倍於在陰分循行的時間，夜晚反之。這一規律記載於《靈樞·衛氣行》，即衛氣從太陽→少陽→陽明進入陰分，所謂「陽三陰一」，同樣晝行於陽二十五度，夜行於陰二十五度，一日一夜五十度，如圖45－3。

水下一刻，人氣在太陽；水下二刻，人氣在少陽；水下三刻，人氣在陽明；水下四刻，人氣在陰分。……水下二十五刻，人氣在太陽，此半日之度也。從房至畢一十四舍，水下五十刻，……終而復始，一日一夜，水下百刻而盡矣。

（《靈樞·衛氣行》）

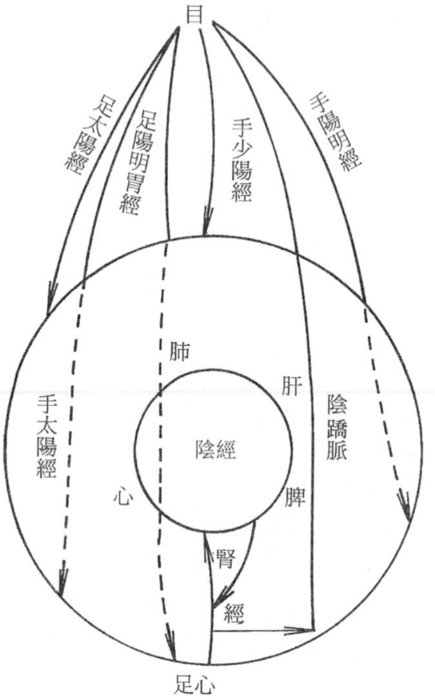

圖45－3 衛氣循行示意（2）

衛氣「三陽一陰」行，衛氣白晝在陽經循行的時間三倍於在陰分循行的時間，夜晚則反之，衛氣在陽經的時間小於在陰分的時間三倍。根據原文，白晝衛氣在三陽經共3刻（3份時間），在陰分1刻（1份時間）。4份時間合之為半日（50刻），由於衛氣循行晝夜各二十五周，共五十營，相當於銅壺計時100刻（日）。其中，白晝行於陽經，陰分各12.5周，陽經所占時間為12.5周×3刻＝37.5刻（占半日50刻時間的3／4）；陰分所占時間為12.5周×1刻＝12.5刻（占半日50刻時間的1／4）。足見白晝衛氣行於陽的時間三倍於行於陰的時間。入夜，則反之，衛氣行於陰分 3 刻（3 份時間即 12.5 周×3 刻＝37.5 刻，占夜晚 50 刻時間的 3／4）；行於陽經 1 刻（1 份時間，即 12.5 周×1 刻＝12.5 刻，占夜晚 50 刻時間的 1／4）。即衛氣夜晚行於人體陰分及陽經各 12.5 周，周次不變，但在陽經的時間（1 刻）則小於在陰分時間的三倍（3 刻）。

這就進一步提示了應重視在夜晚養生，因為夜晚衛氣在陰分的時間三倍於陽經，陽經的衛禦力下降，所以夜晚必須加強養生。

上述說明「五十營」的含義有二。

第一，指人氣（營衛之氣）在人體的運行一日一夜五十周而復大會，如《如樞・營衛生會》曰：「衛出於下焦，……常與營俱行於陽二十五度，行於陰亦二十五度，一周也，故五十度而復大會於手太陰矣。」

第二，由營衛的三種循行方式，反映了人氣的循行與天體周行二十八宿相應，表明人體經氣和自然界陰陽氣化息息相通。

如《靈樞・五十營》曰：「五十營奈何？……天周二十八宿，宿三十六分，人氣行一周，千八分，日行二十八宿，入經脈上下，左右，前後二十八脈，周身十六丈二尺，以應二十八宿。」

（二）五十營在養生中的重要指導價值

營衛循行五十營的三種形式都蘊含著一個重要原理，即人氣的循行與自然界的氣化息息相關。因此，養生一定要按五十營的陰陽氣化消長規律進行，正如《靈樞・營衛生會》所指出的「與天地同紀」，這便是「五十營備，得盡天地之壽矣」的核心。

所謂「與天地同紀」，就是要把養生和自然界的綱紀相應。相應的原則就是要「五十營備」，總原則是養生必須與自然變化同步，所謂「交通者，並行一數也」（《靈樞・五十營》），也就是和晝夜的陰陽氣化相一致。

1. 把呼吸脈搏與五十營相應

根據《靈樞・五十營》「人一呼，脈再動，氣行三寸，一吸，脈亦再動，氣行三寸，呼吸定息，氣行六寸。……一萬三千五百息，氣行五十營於身，水下百刻，日行二十八宿」，人氣行五十營，「天周二十八宿，宿三十六分……人氣行一周，千八分」，即天周二十八宿日行 1 千零 8 分；（36 分×28 宿＝1008 分）那麼每一周日行為 1008 分÷50＝20.16 分，即《針灸甲乙經》所言「二十分有奇」。

日行二十八宿一周，人體經氣也循行二十八脈一周，氣行十六丈二尺，與天周二十八宿相應。如表 45－1。水注時間可與現代時刻進行換算，如表 45－2。

表 45－1　呼吸與經氣相應

經氣	呼吸	氣行	水注	日行
行一周	270 息	十六丈二尺	二刻	20.16 分
行二周	540 息		四刻	40.32 分
行十周	2700 息		二十刻	180 分
行五十周	13500 息	八百一十丈	百刻	二十八宿

表 45－2　水注時間與現代時刻換算

水注	現代時間
1 刻	60 分
百刻	60 分×100＝6000 分

據表 45－1 和表 45－2，氣行五十營，需時百刻（晝夜），那麼氣行 1 營（即 1 周）需時 2 刻。1 刻相當於現代時間 14 分 24 秒，即 1728 秒，據經文，氣行一周，270 息，那麼每息需要的時間 1728 秒÷270＝6 秒 4。

一呼一吸 6 秒 4，是一種深長慢的呼吸節奏，這是說古人強調的五十營，要求把呼吸節奏掌握在「二百七十息，……一周於身」的速度，這樣才能把握住人體經氣與自然界陰陽氣化相應的最佳節奏。這就是「五十營」養生的精髓所在，也是「五十營備」在養生學中的重大指導價值。

2.「合陰」的養生啟示

「合陰」指營衛之行五十營（周）而大會合，如《靈樞・營衛生會》曰：

營在脈中，衛在脈外，營周不休，五十而復大會，……夜半而大會，命曰合陰，……與天地同紀。

營衛交會的時刻是寅時，因為營衛大會於手太陰肺經，肺經的值時是寅時。《靈樞・營衛生會》曰：「五十度而復大會於手太陰矣。」而所謂「夜半而大會」，是夜半（子時）營氣與衛氣皆在陰會合，於寅時再注入手太陰。由於夜半子時為陰極，夜半陰極後開始陰衰，如《靈樞・營衛生會》曰：「夜半而為陰隴，夜半後而為陰衰。」因此養生應掌握在「合陰」之前寐臥，即在夜半（子時）之前就寢，否則陰盛無陽而於體不利。

古時內丹修煉者在「合陰」之時即子時修煉，因為此時經氣相合，又是陰極一陽生之時，故往往選擇此時「築基」，還在子時的基礎上創造了「活子時」煉丹時刻。

3.「陽三陰一」的養生啟示

「陽三陰一」是衛氣五十營的又一形式，由於白晝衛氣行於陽經的時間三倍於陰分，夜晚衛氣行於陽經的時間又三倍小於陰分，因此，提示了夜晚衛禦力明顯低於白晝，故夜晚應適當健身養生，以加固免疫力。

4.「五十營」對針灸子午流注的啟示

「五十營」的另一意義還在於，其經氣在人體中的運行與周天二十八宿相應的理論對針灸子午流注有著重大啟示（詳見拙著《中醫運氣學》）。

二、《周易參同契》的火候

《周易參同契》是以《易經》為理論指導的煉丹書，為東漢魏伯陽所著，魏伯陽堪稱丹家之祖。《周易參同契》的火候指煉外丹時丹爐的火候，但同樣為內丹修煉者所借鑑。

古時內丹修煉者將煉丹分為「採藥」（築基）及「進火」兩個階段，火候是把握運氣吐納強度的標準。火候是透過「進陽火」及「退陰符」把煉丹的陰陽消息和天體的陰陽氣化相應。具體為以月體納甲（天干和八卦相配應）象徵月亮運行的朔望缺弦，從而反映陰陽消息（消，減也；息，增也）規律。

初三為震卦納庚（即震對應庚），月象屬新月。

初八為兌卦納丁（即兑對應丁），月象屬上弦。

十五為乾卦納甲（即乾對應甲），月象屬滿月。

十六為巽卦納辛（即巽對應辛），月象屬初缺。

二十三為艮卦納丙（即艮對應丙），月象屬下弦。

三十為坤卦納乙（即坤對應乙），月象屬晦月。

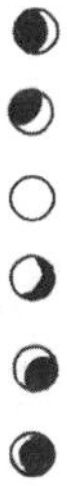

新月、上弦、滿月時期為陽息陰消階段，當「進陽火」，即以加快呼吸節奏及增大呼吸強度為主，所謂吸氣升督；在初缺、下弦、晦月之際屬陽消陰息，應「退陰符」，內丹功運氣又當減慢呼吸節奏，及減弱呼吸強度，所謂呼氣降任。這就是《周易參同契》的火候，以此把養生的節奏和天地陰陽氣化相應，如圖45－4。

總之，一天之內以子午作為標誌，子則氣升，午則氣降，升則曰陽息陰消，降則曰陰息陽消。一年之內，則以復姤為終始，自復至乾（11 月一翌年 4 月）為陽息陰消，息姤至坤（5—10 月）為陽消陰息，一月之內於新月、上弦、滿月時為「進陽火」之際，初缺、下弦、晦月則為「退陰符」之時。

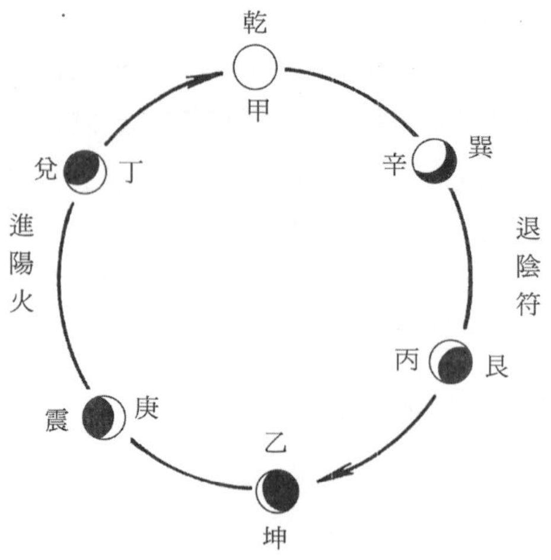

圖 45－4　月體納甲火候示意

第四節　運氣理論的應用價值

即使《內經》養生的最高準則「五十營」及《周易參同契》的火候，也都沒有突出在氣化特殊、異常情況下的養生規律。然而如果不能駕馭異常氣化規律，那麼也就不可能鍛鍊出能適應複雜氣候的體魄。

古時內丹修煉者認為，內丹修煉除了要順應四時寒熱溫涼固定性的陰陽消長常規，還要駕馭週期流轉的變動性的運氣氣化規律。

當氣候出現反常情況時要研究是否為運氣「勝、復、鬱、發」所致，如是，則當進一步責之大運和司天之氣是否成為淫勝之氣。這樣則根據「有勝必復，無勝則否」「勝盛復盛，勝微復微」，可利用勝復鬱發規律掌握火候。因為常規四季氣候的陰陽消長規律是固定的，而運氣氣化的陰陽消長規律則是變化著的。

勝復規律屬於陰陽制約規律，勝復鬱發的實質仍然是陰陽消長轉化規律，即盛陽必陰、盛陰必陽、水極火復、火極水復。正如運氣七篇所言：「相火之下，水氣承之；水位之下，土氣承之；土位之下，風氣承之；風位之下，金氣承之；金位之下，火氣承之；君火之下，陰精承之。」

所以，既然異常氣候呈現著變化的（活的）陰陽消長氣化規律，那麼內丹修煉的火候也當隨之應變，這就是運氣原理對「活火候」的啟示。同樣，「活子時」也應建立在運氣氣化的基礎之上。

古時內丹修煉者常於子時（23 點—翌日 1 點）起火煉丹採藥，因為夜半為陰陽相交之際，子時一陽生，故此時易出現丹田萌動陽物自舉，是為陽氣初動的象徵，乃內丹修煉者開始修煉的標誌。

活子時是指不一定在正子時起煉。一日十二辰皆可發動，只要「外腎欲舉之時，即是身中活子時」（《天仙正理》）。目的在於不使精漏去，及時採之以「煉精化炁」「歸爐還丹」。古時內丹修煉者認為如果夜半不出現生火（陽動）景象，則以卯時（清晨 5—7 點）起床最宜。

古代內丹修煉者無論遵循《靈樞・五十營》，還是《周易參同契》的養生原則，其原理都是令自身的氣化和外界陰陽氣化相吻合。不但要善於掌握四季、晝夜的陰陽氣化規律，還應把握運氣氣化規律；不僅要能順應一般氣化，更要善於駕馭特殊氣化，才能適應複雜多變的氣候環境。

第五節 運氣理論在抗衰老中的應用價值

運氣理論不僅注重運氣時間陰陽氣化，而且還強調空間環境的陰陽氣化，如《素問・五常政大論》曰：

天不足西北，左寒而右涼，地不滿東南，右熱而左溫。……陰陽之氣，高下之理，太少之異也。東南方，陽也，陽者其精降於下，故右熱而左溫。西北方，陰也，陰者其精奉於上，故左寒而右涼。是以地有高下，氣有溫涼，高者氣寒，下者氣熱。

東南西北四方，由於地勢高下之異而形成了陰陽氣化之差，正如《素問・六元正紀大論》所云：「至高之地，冬氣常在，至下之地，春氣常在。」亦如唐代詩人白居易所言：「人間四月芳菲盡，山寺桃花始盛開。」（《遊山賦》）又因「高者氣寒，低者氣熱」，寒為陰氣，熱為陽氣，故西北地勢高而氣涼陰重，東南地勢低而氣熱陽盛，所謂「陽者其精降於下，陰者其精奉於上」。

運氣理論強調地理陰陽氣化對人體健康的影響，即高寒地區氣化偏於陰盛而利於壽，低熱地帶氣化傾向陽重而易夭，所謂「陰精所奉其人壽，陽精所降其人夭」，也即「高者其氣壽，下者其氣夭」。

然而，地理環境，地勢的陰陽氣化同樣受著運氣氣化牽制和影響。因此，養生也應將地理的陰陽消長氣化和運氣陰陽消長氣化相結合。

具體原則就是尊重天地的陰陽消長規律，充分發揮地理優勢，融合運氣氣化規律，以之指導養生，方能達到人與天地相應。

第四十六章

道教內丹修煉基本理論

道教內丹修煉充分引進了易理，納入黃老之學，又納入了中醫經絡理論。

第一節 道教內丹修煉基本理論

根據古代文獻記載，得真法者都相當長壽，道教內丹修煉的名師大多高壽，如相傳彭祖活了 800 歲。道教內丹修煉不是導引功，是道教特有的修持方式。

由於道教內丹修煉理論比較深奧，術語也很獨特；因此，有必要將其基本原理和主要術語作一詳述。

一、性命雙修

性命雙修為道教內丹修煉的術語。性指心性，是人的心理思維，即性為心之體，心為性之用。

命為生命，乃人之生理功能，即性是神之母，乃先天至神；命是氣之祖，謂先天至精。如著名性命專著《性命圭旨》說：「性者，神之始，神本於性；命者，氣之始，氣本於命。」

道教內丹修煉者認為，上品丹法以天地乾坤為鼎，太極為爐，日月為水火，以性命為鉛汞。如李道純說：

最上一乘，以太虛為鼎，太極為爐，清淨為丹基，無為為丹田，性命為鉛汞，定慧為水火。

（《中和集·試金石》）

中品丹法以神為鉛汞，以子午為水火，以修精氣為目的；下品丹法，以精血為鉛汞，以心腎為水火，以修五臟為目的。

性命雙修是道教內丹修煉的總原則，但其中又因修性命的擇重而有南宗（以修命為主）及北宗（以修性為主）之分，但雖有所擇重，性命雙修卻是南北宗共同的內煉宗旨。

性命雙修之性，廣義而言指德，包括天之秉德及人之德，即大自然的能力；狹義而言，指人的秉德。道教注重修性，不是單純的延命益壽，而有著宗教信仰的成分在內，成為「仙人」「升天」，是道教修性的最高宗旨。

道教的修性指思想意識的修煉，道教性修煉的最高境界為返還為太虛混沌未開時的無邪無妄境界，道教認為那個時候是德全智圓的時候。正如《老子》所說的「復歸於樸」「復歸於嬰兒」，也正如《性命圭旨》所云：

夫學之大，莫大於性命，性命之說，……何謂之性，元始真如，一靈炯炯是也。何謂之命，蒼天至精，一炁氤氳是也。

道教的命指人體的生命功能，因屬於先天所賦，故又謂之天命。修命即指修人的精氣神，包括煉精化炁、煉炁化神及煉神還虛，三個階段，達到還虛階段即是成仙升天的階段。因此，性與命是道教內煉的一個過程的兩個組成部分，二者是互為關聯的。修性是修命的前提，修命是修性的基礎，無性而命不立，無命而性無存。正如《中和集》之「性無命不立，命無性不存」，也如《性命圭旨》所曰：

有性便有命，有命便有性，性命原不可分，但以其在天則謂之命，在人則謂之性，性命實非有兩，況性無命不立，命無性無存。

由於性命互根，故道教內丹修煉的原則是性命雙修，但也應因人而有所偏擇。故道丹有以邱處機為代表的先性後命北宗派別，以及以張伯端為首的先命後性的南宗派別，但儘管有所偏重，卻都是性命兼修的。

二、道教內丹返還理論

道教非常注重先後天的關係，認為先後天聯繫密切，先天為後天之體，後天為先天之用，這是道教返還修煉的理論基礎。強調先後天雙修，目的是後天返還先天，包括水火陰陽的返還、生殖精的返還、臟氣的返還以及精氣神的返還，主要透過八卦、河圖洛書以及中醫的經絡、五臟進行闡述。

道教內丹返還含義很廣，是道教的重要理論。正如明代張三丰所說「順為凡，逆為仙」，和《老子》的「歸根復命」觀點有很大關係。

道教返還理論總的觀點為「返樸還真」「返老歸嬰」，如《正統道藏》載《金丹正宗》曰：「夫修煉內丹之法，依法鍛鍊及其成功，可以回生起死，返老還嬰。」歸納之，主要包括如下內容。

（一）返還先天理論

返還先天理論主要包括後天八卦返還先天八卦和後天洛書返還先天河圖。

後天八卦返還先天八卦即指後天八卦、坎離二卦返先天八卦、乾坤二卦，人出生後，坎離水火交濟，乾中一陽爻陷於坤宮而成坎卦，坤中一陰爻

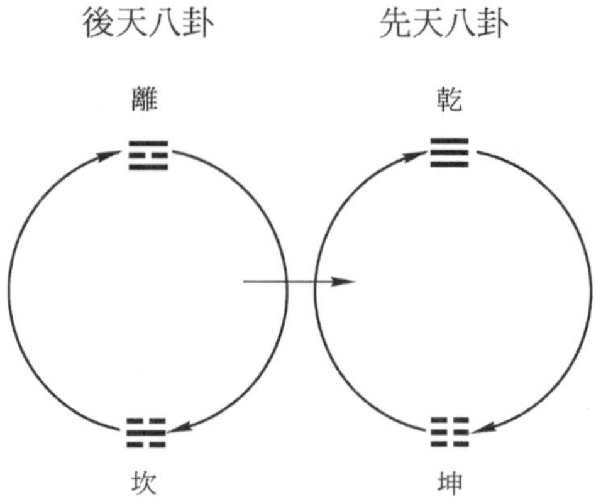

圖 46－1　補坎填離

上濟乾宮而為離卦，如是乾坤失去圓滿而成為坎離，如圖 46－1。

返還先天八卦的途徑是補坎填離，即將坎中陽爻上填於離中，使離中虛還原為乾三滿，把離中陰爻下交於坎，使坎卦復歸於坤卦。其結果為離卦及坎卦的兩中爻互換，使離（☲）→乾（☰），坎（☵）→坤（☷），即後天八卦返還先天八卦。正如《性命圭旨》所曰：「引坎內黃男配離中玄女，夫妻一媾，即變純乾，謂之取坎填離，復我先天本體。」

張伯端《悟真篇》也說：「取將坎位中心實，點化離宮腹裡陰，從此變成乾卦體，潛藏飛躍總由心。」

後天洛書返還先天河圖即指人體的五臟皆分別與河圖洛書的數字相應。其中，腎水為一，為北方，肝木為三位東方，心火為二位南方，肺金為四位西方，成數為生數加土數五，即腎的成數為六。肝的成數為八，心為七，肺為九，脾為十。

洛書返還先天河圖即指金數九返還為七數，火數七復歸於九，又稱「七返九還」，五氣歸元。如張伯端《金丹四百字》曰：「七乃火數，九乃金數，以火煉金，返本還源謂之金丹也。」

（二）精返還理論

道教內丹修煉極為重視精的返還，精的返還，主要指生殖精的返還。道教強調在煉丹過程中，如出現動炁，則用武火「採藥」，採集到一定程度則結丹完成內丹的修煉。

（三）精氣神返還理論

精的返還已如前述，氣的返還，指後天之氣返還為先天之「炁」，先天之「炁」為元炁，同樣經過大、小周天把五臟之氣轉換為元炁，歸藏還於臍下丹田內。神的返還，屬於還虛，即返還為太虛元神，亦即《老子》「復歸於樸」之意。《老子》「致虛極，守靜焉」「有生於無」是道教還虛的理論根源，就是在修煉過程中把五神（神、魂、魄、意、志）復歸於元神藏於上丹田（泥丸）。

三、修煉精氣神理論

道教的精氣神修煉理論是綜合了哲學、中醫學及宗教信仰而建立的一套獨特的修煉理論體系。修煉精氣神的目的在於把後天精氣神返還為元精、元炁、元神。古時道教內丹修煉者認為，修煉到一定的程度時，可將游離的元精、元炁及元神收歸封藏起來，加以封固，並分別封藏於三丹田內。如《性命圭旨》所言：

煉精者，煉元精，抽坎中之元陽也，元精固則交感之精自不瀁漏。煉氣者，煉元氣，補離中之元陰也，元氣住則呼吸之氣自不出入。煉神者，煉元神，坎離合體而復乾元，元神凝則思慮之神自然泰定，內外兼修成仙必矣。

精氣神乃人身三寶，是不可分割的統一體，《周易》提出此三者是互相依存的。

精氣為物，遊魂為復。

（《易・繫辭》）

精氣神是三合一體的，精氣為體，神為之用，其中，神又為主宰。《周易》還強調「洗心」，如曰：「聖人以此先心（洗心），退藏於密。」洗心即滌念靜慮，是修煉精氣神最重要之處，和道教的「煉己」是一致的。

古時道教內丹修煉者將煉精氣神分為煉精化炁、煉炁化神以及煉神還虛三個階段。煉精化炁約需百日，故又稱百日關；煉炁化神至少要歷十月，故又稱十月關；煉神還虛則需要九年功夫故稱九年關，最終目的為結丹「成仙」。

第二節　道教內丹功法

內丹修煉的目的不僅是養生，內丹修煉還是具有宗教特點的修持方法。道教修持主要有兩個內容：一為內丹修煉的「仙術」，一為道篆咒符的「神術」，即丹鼎派及符籙派。

內丹修煉是相對外丹而言的，內丹修煉指由內丹築基、煉精化炁等過程達到結丹「成仙」目的的修煉方法。內丹修煉是丹鼎派的精髓，理論指導是丹經之祖《周易參同契》。

當外丹「成仙」術屢次失敗，不斷發生服丹中毒的時候，東漢魏伯陽把易理引入內丹術中，並結合《老子》的思想建立了一套完整的內丹理論，挽救了丹術的衰落，促進了內丹派的發展。從此，內丹修煉進入了一個新的天地。

魏伯陽的《周易參同契》為劃時代的丹經巨著，其在養生修煉中對易理的精湛應用，使之成為了「萬古丹經之祖」。從此以易理為指導，八卦、太極圖、河圖洛書為框架的道教內丹修煉書籍相繼推出。

宋代陳摶的《無極圖》把易理的先天八卦、後天八卦理論及太極理論在內丹修煉中的應用進行了發展，完備了內丹修煉的返還理論，提出了道教最上乘（品）的修持——性命雙修理論，為繼《周易參同契》之後的又一部道教內丹修煉巨著。

《周易參同契》及《無極圖》對道教內丹修煉產生了深刻的影響，使內丹修煉的理論不斷提高。隨著內丹理論的昇華，內丹的修煉方法也不斷提高，道教內丹修煉術逐漸成為影響深遠的中國養生寶藏，為中華民族的健康深具貢獻。內丹修煉術的流傳，客觀上對道教的發展有重大的推動作用。

道教內丹修煉以《周易》作理論指導。道教丹經之祖《周易參同契》，明確表明道教的煉丹術以「太易」「黃老」及「爐火」為理論基礎，如《周易參同契・五相類》曰：「三道由一，具出徑路。」

第三節 《周易參同契》與內丹修煉

《周易參同契》既是闡述煉製外丹（金丹）的經典，也是闡述修煉內丹的著作，是煉丹的理論專著。

《周易參同契》是一部運用《周易》八卦理論，把易理與黃老學說融為一體的內、外丹專著。

《周易參同契》是一部總結歷代內外丹理論的集大成著作，是道教丹鼎派的重要著作。《周易參同契》最成功的是把易理引入煉丹術中，使煉丹術理論得到了昇華，其在內丹修煉方面的觀點最為精闢，在內養健身方面有著重要的價值。

《周易參同契》認為人身猶如一個小鼎爐，陰陽萬變不離其宗，並以《周易》乾坤喻鼎爐，以乾為上釜，坤為下釜，和天在上、地在下一致，和煉丹的鼎器是爐在上、鼎在下相同，即《周易參同契》的「陰在上，陽下奔」。

《周易參同契》認為坎離為「藥物」，因為坎為水、離為火。藥物的變化實際上也就是水火陰陽的變化，如鉛與汞，各為陰陽水火之精一樣。《周易參同契》外、內丹的煉術相通應，正如坎離與鉛汞相類，無非精之與氣，水之與火而已，即指水火、陰陽精氣的升降變化。

《周易參同契》的火候以《周易》八卦納甲納支及與日、月相應為原則，原理在於陰陽消長。

即陽長陰消時「進陽火」，陽消陰長時「退陰符」，目的在於使人體精氣的消長與日、月運轉造成的陰陽消長週期同步，從而使內外環境一致，這是人體修煉的重要原則。無論以日或月為參照系，其火候的掌握都有著嚴格週期性，也是《周易參同契》的精髓。

如以六十四卦和日、月相應，則以其中具有階段代表性的十二個卦——復、臨、泰、大壯、夬、乾、姤、遯、否、觀、剝、坤組成著名的十二消息卦（十二辟卦），可以代表年、月、日的陰陽消息週期，從而掌握火候。如前六卦（自 11 月復卦起至翌年乾卦 4 月）為陽長陰消時期，後六卦（自姤卦 5 月起至坤卦 10 月）為陰長陽消階段；陽長階段宜「進陽火」，陰長階段宜「退陰符」。

如以日為參照系，則一日之內的子時至午時，一年之內的春夏季節宜「進陽火」，而午至子時，以及秋冬季節則宜「退陰符」。

如以月為參照系，則以八卦分別納甲，乾、坤分別為滿月及晦月，各為陰陽極點，艮卦及兌卦分別為上、下弦，為陰陽中點，巽卦及震卦分別為月生魄及月漸生明等 8 個月相，其中，由晦至望為陽息陰消當「進陽火」，從望至晦又為陰息陽消應「退陰符」。

《周易參同契》引用《周易》八卦及六十四卦的陰陽消長理論，結合日、月的運行週期，以之作為內、外煉丹進退陰陽火候的標誌。《周易參同契》強調人體不是一個孤立的個體，是內外環境相關的整體，煉丹養生只有和外環境相融一，才能達到養性延命的目的。

第四節 葛洪《抱朴子》內篇金丹術

葛洪的養生成就主要有三：一為提出胎息，二為重視房中養生，三為倡導煉丹術。

葛洪《抱朴子》內篇 10 卷，其中《金丹》及《黃白》為煉丹專著，其主要貢獻在於突出了煉丹的具體方法，補充了《周易參同契》的不足，同時客觀上為我國早期化學實驗開了先河。

葛洪重視煉丹而輕視草木之藥，如他說：「草木之藥，埋之即腐，煮之即爛，燒之即焦，不能自生，何能生人乎？」（《抱朴子・金丹》）「夫金丹之為物，燒之愈久，變化愈妙。」「黃金入火，百煉不消，埋之，畢天不朽，……此蓋假求於外物以自堅固，有如脂之養火而不可滅。」

葛洪認為服金丹可以延年益壽，甚至返老還童。如曰：「凡草木燒之即燼，而丹砂燒之成水銀，積變又還成丹砂，……故能令人長生，神仙獨見此理矣。」於是葛洪精心於煉丹石，並在煉丹過程中發現了礦物化學反應中的昇華現象，並觀察了丹砂與水銀的氧化還原反應，客觀上為我國化學、製藥學、冶金學積累了經驗。如此，葛洪的《抱朴子》內篇成為了中國煉丹術的集大成著作，可稱之為外丹法的經典。

第四十七章

外丹的基本理論

道教外丹基本原理是內丹修煉的胎元，《周易參同契》在易理的指導下借鑑了外丹原理，並以之奠定了內丹修煉的理論基礎，從此內丹修煉在我國古代養生發揮了重要作用。

第一節 外丹的基本概念

道教外丹的基本理論主要包括鼎爐、藥物及火候封鼎，這些理論在古人服食外丹丹藥以養生延命的希望破滅後，被道教內丹修煉者用於內丹修煉，並在內丹修煉術中得到了充分的發展。

一、鼎爐

古時道教煉丹者將無機礦物放置於鐵製或瓷製的鼎內進行冶煉。鼎爐包括安爐、立鼎，爐又分為陽爐及陰爐。

（一）安爐

安爐是煉丹的基礎。爐有陰陽之分，其中，陰爐之火如春溫，陽爐之火如夏熱。陰爐進退、添減變化於卯酉時刻，添之無有毫釐加減，似春氣之溫和；陽爐之火無斤兩數，變化只在文武火候的掌握。

「陽爐晝夜添之不可時刻間斷，如夏日之熱也」，原則上是陰爐的火如春溫，卯酉時添薪使爐火變化不要太明顯；陽爐之火則如夏熱，要晝夜添薪使之保持較高的溫度。詩曰：

金常令湯用煖，玉爐勿使火教寒。

（《黃白鑑形》）

（二）立鼎

鼎為煉丹的盛器，鼎器有鐵製及瓷製兩種，稱為鐵鼎及瓷鼎。鐵鼎的性質剛而嚴實，耐高熱，燒煉速度快。瓷鼎燒煉速度慢，又稱土釜，火力是鐵鼎的一半。鐵鼎屬烈火冶金丹，瓷鼎屬溫火煉外丹。鐵鼎適合煉汞，瓷鼎較宜煉砂。

二、藥物

外丹的藥物是無機礦物，主要為汞和鉛。汞為陽、鉛為陰，白為汞、黑為鉛，即「白者金精、黑者水荃」（《周易參同契》）之意。另外，汞與鉛又稱為龍、虎或日、月。坎離水火龍虎鉛汞的關係，正如朱熹所說：

坎離水火龍虎鉛汞之屬，只是互換其名，其實只是精氣二者而已。精，水也、坎也、龍也、汞也。氣，火也、離也、虎也、鉛也。其法以神運精氣，結而為丹。陽氣在下，初成水，以火煉之，則凝成丹，其所甚異。

（《周易參同契》考異）

外丹以鉛汞為大藥。外丹的「藥物」——煉丹原料（礦物），主要有八神，即：丹砂、雄黃、雌黃、硫黃、曾青、礬石、磁石、戎鹽，皆以鉛汞為龍虎精，取其陰陽之異。

三、火候

外丹火候之法包括文武火候及紫紅功效。煉丹開始先予文火，以交其氣，待鼎器顯呈紫色時即換武火。

武火的作用在於脫胎，即冶煉出丹之真性，至鼎變為紅色時方為功力到家。因此，煉丹時火的大小添減要以鼎器的紫、紅色澤變化為依據。並且「文」先「武」後，不能開始即用武火猛煉。在時間的掌握方面是文火時間較長，而武火時間較短。

四、歸爐

歸爐指外丹藥物煉成後引炁四爐不使外逸出的過程，藥物歸爐的過程是所煉礦物升降平息的過程，歸爐之後，即減火溫養。

五、封固

封固包括封鼎及固罐。封鼎強調三次堅持左旋右轉，務必要堅固無縫。標準是敲之叮咚響聲清脆，外表光亮如明鏡。封固後即進行減火溫養至丹成。

第二節 外丹對內丹修煉的影響

道教的內丹術和中國古代的養生思想有密切的關係，古代無論儒家和道家都很重視養生，如《周易》主張運動，強調「生生之謂易」。孔子強調

「仁者壽」，孟子主張「存浩然之氣」「存其心，養其性」，老子突出「少思寡慾」，顏回提出「坐忘」。《莊子》已經有導引吐納的論述。在古代養生理論的影響下，道教一直十分強調內養，在神仙思想的鼓動下，道教內丹修煉逐漸發展起來。

有兩個重要的因素促進了內丹術的發展，一是外丹理論的轉入，二是易理的引進。

外丹術失敗後，古代丹士們紛紛轉向內丹修煉，期望能透過內丹修煉達到「成仙」「長生不老」的目的，客觀上促進了養生的發展。東漢魏伯陽著《周易參同契》將易理引進內丹修煉，從而使道教內丹修煉成為了有一套獨特理論體系的內丹修煉技術。

《周易參同契》對外丹理論進行了總結，並使之和《周易》陰陽八卦相結合，奠定了內丹修煉的理論基礎。宋代張伯端的《悟真篇》在《周易參同契》的基礎上進一步充實了內丹理論及修煉方法。

外丹理論移植於內丹術的內容主要包括以下幾個方面。

一、鼎爐說

外丹的鼎爐為修煉熔爐，內丹以已身為爐灶，並以《周易》乾坤為鼎爐，進行修煉。

如《周易參同契》曰：「乾坤者，易之門戶，眾卦之父母，坎離匡廓，運轂正軸，牝牡四卦，以為橐籥。」即言以乾坤為鼎爐，坎離為藥物，周流行六虛，升降於中，震、兌、巽、艮四卦，合而為橐籥（風箱）。

《悟真篇》亦提到「先把乾坤為鼎器，次將烏兔藥來烹」，以及「安爐立鼎法乾坤」，也可說明內丹術汲取了外丹的鼎爐說，將已身比喻為外丹的鼎爐進行煉已。

二、藥物說

內丹術借用了外丹的「藥物」（原料）一說，並以坎離為藥物，心腎為水火，坎離相濟水火相交為既濟，坎離不交為未濟。

如《內丹訣》曰：「人因父精母血交媾而生身，形交也。丹因心火腎水交媾而丹降，氣交也。」內丹還對外丹的坎離、水火的交濟進行了發揮，如《洞元子內凡訣》曰：「未濟先陽而後陰也，既濟先水而後火也，卦象在前，先天而後地者，陰陽之順也，先月而後日者，子母之道也。

故合同一是生萬物，凡修炁者必於厥時既得其時用先四離而後四坎再四離，以合之互成一十二象又復以時先四坎後四離，再四坎以合之，十二卦功畢於此。」心腎水火的既濟要順應於日、月陰陽之變化，如此，水火既濟方得其時。

內丹修煉者極為重視心腎水火的陰陽相濟，如《周易參同契》曰：「坎戊月精，離己日光，日月為易、剛柔相當。」

《龍虎元旨》之「是以水中無陽不能戰，火中無陰不能照，陰氣自天而降，陽氣因地而升」，同樣也以陰陽互根闡述水火相濟的重要性。

內丹修煉者還把外丹的「藥物」理論與人體的氣機結合，並結合中醫經絡學創造了一整套的生藥、採藥、河車搬運、煉藥、調藥還丹及封固等修煉方法，建立了內丹修煉獨特的「藥物」理論。

外丹的藥物理論在內丹中得到了充分的發展和應用。

三、火候說

內丹修煉者汲取了外丹的文武紫紅火候理論，認為「進陽火」和「退陰符」應與呼吸節奏相配合，並和《周易》六十四卦的陰陽消長相結合。基於文、武火的進退，在「正子時」的基礎上創造了掌握「火候」的「活子時」觀點。

《周易參同契》將《周易》十二辟卦（十二消息卦）和納甲結合，並使之和日、月運行相應，奠定了「進陽火」及「退陰符」的理論基礎，下引《周易參同契》中一段著名的論述以說明之：

朔旦為復䷗，陽炁始通，出入無疾，立表微剛，黃鍾建子，兆乃滋彰，播施柔暖，黎蒸得常；臨䷒爐施條，開路生光，光耀漸進，日以益長，丑之大侶，結正低昂；仰以成泰䷊，剛柔並隆，陰陽交接，小往大來，輻輳於寅，運而趨時；漸歷大壯䷡，俠列卯門，榆莢墮落，還歸本根，形德相負，晝夜始分，夬䷪陰以退，陽升而前，洗濯羽翮，振索宿塵；乾䷀健盛明，廣被四鄰，陽終於巳，中而相干；姤䷫始紀緒，履霜最先，井底寒泉，午為蕤賓，賓伏於陰，陰為主人；遯䷠世去位，收斂其精，懷德俟時，棲遲昧冥；否䷋塞不通，萌芽不生，陰申陽屈，沒陽姓名；觀䷓其權量，察仲秋情，任畜微稚，老枯復榮、薺麥牙蘗，因冒以生；剝䷖爛肢體，消滅其形，化炁既竭，亡失至神，道窮則返，歸乎坤䷁元。

《周易參同契》將《周易》復、臨、泰、大壯、夬、乾、姤、遯、否、觀、剝、坤十二消息卦與月體納甲相結合，作為一月朔望盈虧陰陽消長的標誌，從而成為內丹「進陽火」與「退陰符」的前提。

《周易參同契》開闢了內丹與自然界陰陽週期相應的方向，使內丹修煉的小宇宙和天地大宇宙相融合，為內丹修煉天人相應的觀點打開了新的天地。

四、歸爐說

歸爐指外丹煉藥的結束過程。以文火將藥的精氣回爐，此時精氣的升降平息，即將進行封固。歸爐被應用於內丹修煉，主要指「採藥」之後進行還丹封存。「還丹」指周天煉藥結束後，改採之藥已經經過「煉精化炁，煉炁化神」的煉藥過程，用文火將之送進炁穴（下丹田）封存起來，使之結為金丹成為聖胎，這就是歸爐—還丹之聯繫。如《風火經》「採藥歸爐」即指藥物一旦煉成，應立即歸爐護養。

五、封固說

封固是外丹煉藥後進行封存的過程，包括封鼎及固罐。外丹封固引入內丹後被稱為還丹（精炁歸下丹田），繼續以文火溫養。在封固的過程中要進行意守使之結為仙丹，如《風火經》曰：

封固佇息，以伏神炁。

即指藥物（精氣）歸爐（還丹）以後，以平靜的心神、溫和的「文火」（緩慢的呼吸節奏）進行溫封，使神氣伏而不逸。道理在於把精氣儲存起來，必要的時候再動用——用武火起藥周天。

第三節 外丹的化學成就

從先秦到唐代，在封建帝王的支持下，外丹冶煉術雖然沒有給人們留下什麼長生不老的「仙丹」，但卻客觀上促進了中國冶金、化學、製藥化學的發展，取得了礦物冶煉和製藥化學的最早經驗，在我國的化學、冶金和中醫學方面，都有不可低估的貢獻。大量的古代外丹文獻記載了這些成績，至今都是值得發掘的。

一、礦物冶煉化學方面

道教的外丹術是世界礦物冶煉的先驅，古代煉丹者透過長期大規模的冶煉，總結了多種礦物的冶煉方法，如汞、鉛、砷、鐵、錫、雄黃、雌黃、磁石、雲母、硝石、礬石、硫黃、戎鹽等。我國古代煉丹著作還首載了礦物化學的氧化還原反應。我國煉丹術採取的主要是火法煉丹，包括鍛、熔、飛（昇華）、煉、伏（加熱）、抽（蒸餾）等幾種方法。

汞及鉛是外丹冶煉的主要原料，故其冶煉方法最先被發現，如《周易參同契》曰：「胡粉投火中，色土不還為鉛。」是氧化鉛還原為金屬鉛的記載。《抱朴子・金丹》曰：「丹砂燒之成水銀，積變又還成丹砂。」丹砂即汞礦，主要成分為硫化汞，硫化汞受熱分解為水銀（汞），水銀和硫黃加熱又可還原為硫化汞。葛洪《抱朴子》記載的水銀合成的過程是世界最早的化學合成過程。

此外，《抱朴子・黃白》還記載了鉛的還原反應，如曰：「鉛性白也，而赤之以為丹；丹性赤也，而白之以為鉛。」即白色的鉛粉加熱後變成赤色的鉛丹，赤色的鉛丹加熱又可還原為白色的鉛粉。

$$HgS+O_2 \xlongequal{\text{高溫}} SO_2\uparrow+Hg\text{（水銀）}$$

$$Hg+S \xrightarrow{\triangle} HgS\text{（黑色）} \xrightarrow{\text{昇華}} HgS\text{（赤色）}$$

古代煉丹術除了在礦物的氧化還原方面取得了世界最早的經驗之外，在礦物昇華反應觀察方面也取得了一定的經驗。如《抱朴子・金丹》載曰：「取雌黃、雄黃，燒下其中銅，鑄以為器，覆之，……百日，此器皆生赤乳，長數分或有五色琅轄。」

總之，外丹術推動了製藥化學的發展。

二、中醫學方面

外丹術對礦物的冶煉，客觀上總結了一套製藥化學的生產方法。隨著煉丹術的發展，化學藥物也逐漸應運而生，如：中藥最常用的養生安神藥硃砂，是在汞與硫黃的加熱過程中發現的。

$$Hg+S \xlongequal{\triangle} HgS$$

外丹的興起，還促進了以毒攻毒治療方法的出現，如用極微量的砷、汞治療一些頑固性的毒腫、瘡瘻、痰、瘧等疾患。例如，用砒霜 1～3 毫克治療寒痰哮喘，砒霜為三氧化二砷（As_2O_3），古時受生產技術所限，常混有少量硫化砷（As_2S_3），有劇毒，不可多服或持續服用。

古時還以水銀（液態的汞 Hg）治療頑癬；用昇華法將水銀、明礬、鹽升製成氯化汞（$Hgcl_2$），可攻毒（如治梅毒）、殺蟲、逐水；用硫化銅礦分解而成的膽礬（五水硫酸銅 $cuSO_4\cdot 5H_2O$）解毒，治風痰。

煉丹者中有很多人同時亦是一代醫家，因此，在煉丹篩選礦源的過程中，礦物藥、金石藥逐漸被發現。在很大程度上豐富了中藥的藥源。李時珍《本草綱目》上即有大量的礦物藥及金石藥的記載。

在煉丹的推動下，古人創製了許多外科及皮膚科方面的藥品。由於內服金丹中毒的教訓，含毒礦物藥和金石藥逐漸轉向外用，從而推出了一些有效的外用丹藥。如紅升丹（《醫宗金鑑》），由水銀、火硝、白礬、雄黃、硃砂、皂礬昇華而成，主要成分為氧化汞，用以拔膿去腐；白降丹（《醫宗金鑑》）以硃砂、雄黃、水銀、硼砂、火硝、鹽、白礬、皂礬入瓦罐中，文火烊化而成，用以解毒消炎。外科丹劑主要成分為氧化汞及硫化汞，在外科方劑中占有很大的比重。

在礦物藥和金石藥以毒攻毒方法的帶動下，對生物毒藥攻毒的探索也逐漸受到重視，如甘遂、大戟、芫花、巴豆（峻下逐水）、全蠍、蜈蚣、蝮蛇（解毒、熄風、止痙）、雷丸（消積、殺蟲）、附子、烏頭（扶陽散寒）、半夏、南星、白附子（袪風豁痰）、蟾酥（解毒開竅）、水蛭、虻蟲、蟲（破瘀攻毒）、斑蝥、露蜂房（攻毒、袪風、殺蟲）、馬錢子（解毒、散結、活絡）等，擴大了以毒攻毒中藥的範疇，進一步提高了中醫藥的治療效果。

煉丹術的興起雖然沒有帶來長生不老藥，但在客觀上推動了冶金、化學、製藥化學及中藥學的發展，煉丹術的這一成就是不能抹殺的。

此外，煉丹術還促進了火藥的發明（硫、硝、炭），這一點是十分了不起的。中國的煉丹術，在很早以前就已傳入阿拉伯和波斯，中國最早燒煉的硝石和硇砂，在阿拉伯及波斯被稱「中國雪」及「中國鹽」。英國科學史家李約瑟說：「整個化學最重要的根源之一，是地地道道從中國傳出去的。」

我國古代煉丹術對中國及世界的化學的啟蒙和發展有著偉大的貢獻。

第四節　金丹對生命的啟示

道教外丹由於偏重於陽，故所選的煉丹原料皆為火中之精，如雄黃、汞等，這些礦物含有劇毒，內服必然中毒。因此，長生不老藥必然不可能煉成。然而外丹的理論也有值得借鑑的地方，外丹極為強調純陽藥物，認為：

> 金砂入五內，霧散若風雨，薰蒸達四肢，顏色悅澤好，髮白更生黑，齒落出舊所，老翁復丁壯，耆嫗成姹女，號之曰真人。
>
> （《周易參同契》）

金砂指金丹，即言純陽的金砂入五臟之內，在陽熱的作用下，陰霾四散，則體輕肢靈，膚色潤澤，甚至髮黑、齒出，返老還童。

金丹當然無如此神效，反而是劇毒物，但古人極為重視陽性藥卻有其道理。人過中年日偏午，即人過中年猶如太陽逐漸偏西一樣，此時陽氣漸退，陰氣逐漸增長，人逐漸變「老」。

現代科學的觀點也認為隨著年齡的增長，陰分的惰性物質逐漸增加，並漸漸占據了陽性物質的空間。因此，年齡愈大愈需要補充陽以驅除陰，故到一定的年齡應適當食用一些偏陽性的藥物或食物。

老年人多虛，尤其高齡者至風燭殘年，陽火式微。因此，隨著年齡的增長，可根據自身情況，在醫生指導下適當服用一點助陽氣的藥，如西洋參、人參、黃耆，以補氣強身。當然中年以後往往虛不受補，具體方法仍要諮詢醫生等專業人士。

以毒攻毒的啟示

生命的延續不僅需要促進正常的部分，還需要破壞非正常部分。這兩個環節，相輔相成，缺一不可。因此，中年以後除了需要「補」之外，還必須適當地「瀉」，有些異常細胞，包括腫瘤細胞、不正常的增生細胞，都需要「瀉」，這就是不破不立的理論。

人的一生處在「慢性中毒」的過程中，隨著年齡的增長，各種「毒物」在體內積蓄，包括由於不良心理狀態而產生的「內毒」，如情志不暢、肝氣鬱結而致的梅核氣；由於衰老而致的代謝、運化、排泄能力減弱；以及肝、腎等疾病所致的人體解毒排毒的功能削弱。此外，從飲食而來的、呼吸進入的、皮膚吸收的、藥物性的等各種外源性毒素不勝枚舉，人的解毒能力是有限的，而外在的毒性卻是無限的。

人的健康與解毒能力有密切關係，人老體衰或其他因素皆可致解毒能力下降。因此，適當地「瀉」以幫助人體排毒在抗衰老方面將有著深遠的意義。

參考文獻

〔1〕王奎克．古代煉丹術中的化學成就〔M〕//自然科學研究所．中國古代科技成就．北京：中國青年出版社，1978．
〔2〕卿希泰．中國道教史：第一卷〔M〕．成都：四川人民出版社，1988．
〔3〕明代《正統道藏》。

第四十八章

道教內丹修煉

道教內丹修煉原是道教修持的方法，其目的在於達到無慾、無念、無己的狀態。

一、安爐置鼎

鼎爐就是煉丹的鍋和灶。內丹修煉者以自己的身體為鼎爐，以乾坤二卦為鼎爐的方位，正如丹書所言之「安爐立灶法乾坤」。

道教內丹修煉把宇宙天地比作一個大熔爐，把人體喻為一個煉丹的小鼎爐。故內丹術又稱為丹鼎術，小鼎爐和大鼎爐之間又互相通應。精氣神作為藥物，經過修煉後，把游離的精氣神轉化為元精、元炁、元神歸藏於丹田內。

內丹修煉者以丹田作為鼎爐，上丹田為鼎，下丹田為爐，待修至丹結胎成時，則鼎爐互換為上丹田為爐，下丹田為鼎。離還乾，坎還坤，即後天還原先天的標誌。道丹的鼎爐還依大小周天轉化而發生移位，如小周天時鼎爐在下丹田，大周天時在中丹田，還虛階段則上移至上丹田，如《周易參同契》說：

乾坤者，易之門戶，眾卦之父母。坎離匡廓，運轂正軸，牝牡四卦，以為橐籥，易謂坎離，坎離者乾坤二用，……周流行六虛，……升降於中，包囊萬物，為道紀綱。

乾坤為煉丹鼎爐，坎離為藥物升降於其間，震、兌、巽、艮則作為火候掌握的法度，又如《性命圭旨》說：

凡修金液大丹必先安爐立鼎，……乾位為鼎，坤位為爐，爐內陽升陰降無差，……火候調停，煉成至寶，故青霞子曰：「鼎非金鼎，爐非玉爐，火從臍下發，水向頂中符，……此謂之大鼎爐也。」

此外，人身鼎爐之內，還有小鼎爐，《性命圭旨》以黃庭為鼎，氣穴為爐，因為黃庭所處之位氣穴和經絡相連，乃人身百脈交會之處。

二、築基煉己

築，建築。基，基礎。築基即煉己，指內丹修煉前的準備，主要為寧心慮念，如老子「守靜」，莊子「心齋」，《太平經》的「守一」。

煉己，即《周易》所指的「洗心」。之所以叫煉己，是因為「己」和八卦納甲中的離卦相配屬，離卦和人身的心相對應，故「煉己」這一道家煉丹術語，即修心之謂。

煉己的關鍵在於「還虛」，所謂還虛，就是進入「太虛」混沌未破的境界，如易理的太極，《老子》的無欲真樸狀態。

築基需要有一段醞釀階段，故又稱為「百日築基」，可以輔以內視反照、忘情內觀、守一心齋、存思冥想或數息調停等，如《黃庭經・常念章》曰：

虛無寂寂空中素，使形如是不當汙；

九室正座神明舍，存思百念視節度。

也如《悟真篇》所言：

了了心猿方寸機，三千功夫與天齊，

自然有鼎烹龍虎，何必擔家慮子妻。

皆指出了煉己定神在內丹修煉中的重要意義。

三、生藥採藥

內丹的「藥」為鼎內修煉的原料，指元精、元炁、元神，即因妄念或暗動而離開丹田、游離於體內其他地方的真陰真陽，又稱先天精、炁、神。古時的內丹修煉者認為，只有修煉到一定的程度時，才能發現游離的元精、元炁、元神，將其收歸丹田封藏則稱「採藥」。如《規中指南》說：「採藥者，採身中之藥物也。身中之藥者，神炁精也。」

「藥」雖分內外，實際皆從內生，所謂外藥是指煉丹後把逸散於丹田之外的「藥」復歸於內；內藥則指藏於丹田內的先天精炁神。如《性命圭旨》說：「以外藥言之，交感之精先要不漏，思慮之神貴在安靜。以內藥言之，煉精者煉元精，按坎中之元陽也，元精固則交感之精自不洩漏。」小藥指小周天採集的「藥」，大藥指煉精化炁後所產生的「藥」。「藥」積累至一定程度即成「金丹」。

《正統道藏》載《金丹正宗》說：「聚藥物謂存一點先天純陽祖炁，是炁生於無形無象之先，聚於無極太極之內，父母未生，二五之精妙合而凝，無有此身即有此炁，既有此炁即有此身，此炁運行周流六虛，形以之而成，心以之而靈，耳目以之而聰明，元神以之而運行，五行以之而化生，散之則混融無間，聚之則凝結成藥，此即修煉金丹之大藥。」

（一）生藥

生藥即為藥將生出，內丹修煉者謂之「一陽生」，如《性命圭旨》曰：「俄頃祥生，毫竅肢體如綿、心覺恍惚，而陽物勃然舉也。」又如柳華陽之《慧命經》曰：

功到時，此物當產生之時，不知不覺，忽然丹田融融洽洽，周身蘇綿快樂，祥生毫竅，身心無主，丹田暖融，漸漸而開，陽物勃然而舉。

（二）採藥

採藥又稱為「煉精化炁」，《至道心傳》曰：「急須採，便以手拿住龍頭虎尾，緊縮穀道，挾起小腹，豎起脊背，雙目上視泥丸，其陽火自息而升乎泥丸。」

藥生時，當起火歸爐，以防其由熟路走失。

（《金仙證論・參煉丹第一》）

採藥又稱「火逼金行」，火指心念，金生水，金為腎精之母故也。

（三）藥物歸爐

藥物歸爐標誌著煉精化炁的成功，有的能達到「馬陰藏相」的程度，此時心念離欲，頭腦清新，精力充沛。

（四）已漏未漏採藥法

《金丹集成》曰：「修真之士，採取先天始炁，以為金丹之祖，如不採取，必至旦晝枯亡而已，息息歸根，金丹之母。未漏者，採之以安神。未漏童真之體，即用童真修法。已漏者，採之以補足，如有生之初，完此先天者也，後天而奉天時者也。」

（五）真藥假藥區分

內丹修煉者強調要得「真藥」，如《金丹集成》曰：「最要得真動真靜之機，不然亦不能採取，真炁未到虛極靜篤，無知覺時，不為真靜。從無知覺時，而恍惚中有妙覺，是為真動。未到無知覺時，而於妄想中強生妄覺，則非真動。動既不真，則無真氣者。」故假藥好比燒空鍋，如《悟真篇》說：「鼎中若無真種子，猶如水火燒空鐺。」

6. 封爐

封爐指採藥還丹之後，繼續用文火以鞏固（即繼續烹煉）。

採藥必須注意自然，功到藥自生。所謂「是氣自通，我覺而動，實動而覺」，不能燒空鼎。

採藥還丹後不讓慾念再生，即可保持旺盛精力，故「採」用武火，「封」用文火。

四、大小周天

周天指先天與後天精、氣、神的轉化過程。

周天，原意為日、月運行一周，如太陽在黃道（太陽的軌道）上運行一周，為 360.25 度，二十八星宿分佈其間，需要 360 天大周天，和太陽一年移動一周相應，小周天和星星一晝夜移動一周相應。以周天命名，體現了人體小宇宙與大宇宙相應的意義，精氣在人體的任督循環一周稱為小周天。周天是修煉內丹時採藥歸爐的運送途徑。

古時的內丹修煉者認為，大、小周天代表煉精化炁的兩個階段。其中，小周天象徵煉精化炁階段，屬於煉丹的初關，約需 100 天，故又稱為「百日築基」，重點煉腹部下丹田，採小藥煉小丹。

大周天為煉炁化神階段，屬於煉丹的中關，約需 4 年，重點在煉胸部丹田，河車搬運十二經脈，採大藥煉大丹。而煉神還虛階段則屬更大的周天，即屬於煉丹的上關，約需 9 年。

此階段主要煉頭部丹田，最後達到物我融一的還虛境界，也就是還虛入道的最高階段。

小周天採集小藥，大周天採集大藥以還丹成胎；小周天為抽坎填離、坎離交媾的河車小搬運，大周天則屬於乾坤交媾的河車大搬運。

由於「藥」（精氣）源於腎水下丹田，故又稱「河車周天」，其中小周天又稱「小河車」，主要運精，大周天叫「大河車」，以運炁為主。

小周天「藥」的主要運送軌道是督脈和任脈。小周天主要為煉精化炁的採藥運藥軌道。

大周天是在小周天的基礎上，接通任、督後，再貫通十二經脈和奇經八脈，即溝通全身經脈，又稱大河車，也叫乾坤交媾、金液還丹。大周天是煉炁化神、煉神還虛的後階段。

採藥開始用小周天，到一定階段大周天即自然打通，所謂水到渠成。

由於小周天為抽坎填離，復全乾坤，從先天八卦和後天八卦來看，離、乾與坎、坤皆分別位居南北方位，午、子時刻，故小周天又稱為「子午周天」。

小周天注重活子時，著重於內環境的修煉；大周天則注重正子時，關注的重點擴大至外環境，修煉重心則重於神，並提倡神和氣的相抱為一。

小周天的河車運行是督升任降，大周天河車則恰恰相反，為任升督降。

人體十二經絡走向及循行路線詳見本書第三十五章所附經脈循行圖及腧穴圖。

五、玄關一竅

玄關，奧也。《老子》：「玄之又玄，眾妙之門。」玄關究竟是什麼？各說不一，有認為玄關指下丹田，有說玄關是祖竅，有指上丹田，有認為是指中丹田的，還有認為玄關即活子時。

根據古時內丹修煉著作及諸家之說分析之，玄關確係關竅，但絕非指某一具體部位，也非指某一具體時刻，如《正統道藏》載《金丹正宗》曰：「守玄關一竅，是竅藏於先天混沌之中，於無有有無之內，父母未生此生即有此竅，即有此竅即有此身，所謂與身俱生者也。……上通絳宮而透泥丸，下接丹田而至黃泉，上徹下空而黃道中通，此聚藥物之聖地也。」玄關一竅也不是中醫學上主宰人體機關萬竅的腦竅。

張伯端在《真詮》中如此描述玄關一竅：

蓋虛極靜篤，無復我身，但覺杳杳冥冥，與天地合一，而神氣醞釀於中，乃修煉之最妙處，故謂之玄關一竅。

六、文武火候

火，指煉丹的神用。《金仙正論》說：「火者，神也。」風即呼吸，故火候又稱風火相煽。火候，指內丹修煉時修煉者對修煉強度和節奏的控制，又稱文武烹煉。《修道全旨》曰：「蓋武火者，即呼吸之氣急重吹逼，採取烹煉也；而文火者，即呼吸之氣微輕導引。」

武火又名「進陽火」，文火又曰「退陰符」，如曰：「運火者，始自復卦子時起首疾進陽火，……行符者，午時姤卦用事則進陰符。」（《正統道藏》）

在「藥」運送過夾脊關以及精化為炁，運歸於下丹田後，舒緩呼吸，洗心滌念，稱為「沐浴」。

文武火候以《易經》十二消息卦為掌握。自復卦一陽生至乾卦為陽長陰消時期，在一年中為從冬至夏，在一個月中為從朔至望，在一日中為從子至午，宜用武火以順陽長陰消之氣；從姤卦一陰生至坤卦為陰長陽消階段，在一年中為自夏至冬，在一個月中為從望到朔，在一日中為從午到子，當用文火以順其陰陽的消長。前半階段稱為「進陽火」，宜用武火；後半階段稱「退陰符」，當用文火。「沐浴」也可指文武火的維持階段，即所謂「不增火不減火為沐浴」（《悟真篇》）。

至於「沐浴」火候又當在卯時及酉時，故又稱「卯酉沐浴」，相當於十二消息中的泰卦及否卦時刻。因為這兩個時刻為陰陽平和階段，故火勢可以緩和，不增也不減，如「小憩」。「沐浴」的含義也指文武火之間的調整，如元代戴起宗說：「子進陽火，息火謂之沐浴，午退陰符，停符亦謂之沐浴。」（《悟真篇注疏》）

此外，內丹修煉者還強調採藥之老嫩。所謂老嫩指文武火不能太過或不及。另外，如採藥過早等於燒空鍋，於功無益，故如《悟真篇》：「鼎中若無真種子，猶如水火煮空鐺。」

有火還需有風助，「橐籥」指風箱，比喻氣機運行，又稱為巽風，升降由此風而運。故在武火「進陽火」階段，即河車運藥上爬督脈階段時，常需巽風橐籥助火候。橐籥一詞源於《老子》「天地之間，其猶橐籥乎，虛而不屈，動而愈出」，有風箱的含義，被道教所借用。

《金仙證論》：「橐籥者，即往來之呼吸，古人喻為巽風升降由此而運。不得此風，則輻軸不如法。」《金火丹訣》亦說：「築基須用有為功，橐籥吹噓鼎內風，氣歸元海要流通，丹田溫暖老還童。」

七、正子時、活子時

正子時為晚上 11 點一翌日 1 點，是內丹修煉者認為的產藥時刻，他們一般在正子時起身煉丹採藥。因為夜半為陰陽相交之際，子時一陽生，此謂煉正子時，目的在於「煉精化炁」歸爐還丹。

活子時，指修煉丹時一日十二辰皆可生藥，只要出現產藥景象，就應立即武火採藥。《靈寶畢法》稱之曰「勒陽關而煉丹藥」，即「採合必於此時，神識內守，鼻息綿綿，以肚腹微脅，臍腎覺熱太甚，微放輕勒，腹臍未熱勒緊，漸熱即守常，任意放志以滿乾坤，乃日勒陽關而煉丹藥」（《靈寶畢法·燒煉丹藥第四》）。《金仙證論》：「外腎欲舉之時，即是身中活子時。」

道教還認為子時應順年齡的增長而後移。成年以前的生理子時和正子時一致，成年以後每增加十歲，則子時順延一個時辰（2 個小時），故中年以後的生理子時，一般都在卯時以後，即 5—7 點，故中老年在 6—8 點起床比較適宜。

八、觀景內照

內照為道教內丹修煉的詞語，又稱反觀內照。《陰符經》說：「心生於物，死於物，機在目。」其曰機在目，即言雙目是人身的機要，陽氣的集地，即返光內視。

依次內照三宮，稱為「洗髓法」「洗心法」「靖海法」。《正統道藏》

載《內觀經》說：

觀此身從虛無中來，因緣運會積精聚炁，乘華降神，和合受生，法天象地，舍陰陽分借五行，以應四時，眼為日、月，髮為星辰，眉為華蓋，頭為崑崙，布利宮闕，安置精神，萬物之中，人最為靈，性命合道，人當愛之，內觀其身。

此外，《雲笈七籤》還提出寶照法：

於夜半時，平坐握固，靜心息慮，存想兩目中忽出白氣，如雞旦大，懸於面前，須臾，變成兩面明鏡，徑約九寸，一前一後，以照我身。

九、闖關過橋

闖關過橋指煉內丹時闖三關過二橋。

闖三關，指尾閭關、夾脊關及玉枕關，又稱為下關、中關和上關。尾閭關是採藥必經的第一道關卡，在尻脊上第三節，為任督交會之處。

夾脊關位於十二椎（經外奇穴）處，玉枕關又名鐵壁。《三車秘旨》比喻闖三關如羊車、鹿車和牛車。

鵲橋為任督脈銜接之處。古人認為人出生前任督二脈是銜接的，出生後即斷開，故需要搭鵲橋。古時的內丹修煉者認為上鵲橋位於印堂鼻後竅處，一實一虛；下鵲橋居尾閭穀道之間，亦一虛一實。

丹書述說丹炁過上鵲橋時眉間光閃如星，經下鵲橋時血海如潮蒸，如《入藥鏡》說：「上鵲橋，下鵲橋，天應星，地應潮。」

十、抱元守一

丹田一詞，最早雖見於邊韶的《老子銘》，但其與生命之密切關係早已見於中醫學的《難經》。如《難經・八難》：「十二經脈者，皆繫於生氣之原，所謂生氣之原者，謂十二經之根本也，謂腎間動氣也，此五臟六腑之本，十二經脈之根，呼吸之門，三焦之源，一名守邪之神。」《難經》所言部位，即道教的下丹田處，足見丹田與生命的重要關係。

守一即存思，指意守三丹田。丹田即指人體產生內丹的部位，包括上丹田（泥丸）、中丹田（腹中）、下丹田（命海）。古代的內丹修煉者認為下丹田是生命所繫，為元氣生發之所，如《玉歷經》曰「下丹田者，生命之根本」，故有下丹田主煉命功，上丹田主修性功之說。

三丹田中，下丹田以「煉精化炁」為主，中丹田「煉炁化神」，上丹田則以「煉神還虛」為要。下丹田位於臍下二寸四分，相當於中醫針灸學任脈經石門穴部位，為精海，與腎相應；中丹田位於心下絳宮處，即兩乳間相當於任脈穴的膻中穴部位，為氣海，與心相應；上丹田位於兩眉間印堂穴入內三寸處，正當泥丸（腦）部，故又名泥丸宮，為腦海、神府，與腦相應，還精補腦於此。《抱朴子》曰：「或在臍下二寸四分，下丹田也；或在心下絳宮，金闕，中丹田也；或在人兩眉間，卻行一寸為明堂，二寸為洞房，三寸為上丹田也。」

十一、結丹成胎

結丹，就是把採得的藥物（元精、元炁、元神）由文武火烹煉運送歸爐。把游離的元精、元炁、元神採運歸爐稱為採內藥，把後天之精、氣、神經過烹煉送爐稱為採外藥。內藥和外藥的採集、烹煉、還丹、封固，為由藥至丹的過程。

成胎亦是「煉精化炁，煉炁化神，煉神還虛」的過程，即由丹成胎的過程。由丹成胎還必須完成一個重要的過程，即下丹精氣上升，上丹元神下降；精、氣、神三者融一體才是胎成。

《金火丹訣》序曰：「其陽興時，乃進火之際。以意統神合氣，待至還原復命，即由尾閭逆之，夾脊，過玉枕，至泥丸，下之絳宮，仍歸氣穴，名玉液還丹，期結成聖胎，候十月初圓，才上升天谷，雖嬰兒現象，須乳哺三年。到脫胎神化，意惟定靜耳，抱元守一。」

十二、女子內丹修煉

古人認為女子修煉與男子有所不同，因男子主要損耗腎精，故以修下丹田命功為主，女子由於損在肝血，故修兩乳之間的「乳谿」（位於膻中穴處），為兩乳間入內一寸三分處。女子重在煉形，男子則為煉精化炁，達到「白虎降」（精不漏）的效果。男子結丹於下丹田，女子煉血化炁，則氣歸於「絳官」（膻中），功成圓滿為「斬赤龍」。

古人認為女子內丹修煉的目的是將下丹田的經血化為炁，貫於兩乳間的中丹田——膻中。所謂煉經化炁，存氣於乳。

《太陰煉形法》曰：「初下手時存目存神，大休歇一場，使心靜息調，而後凝神入氣穴，將兩手交叉，捧乳輕輕擦摩三百六十遍，將氣自下丹田微微吸起二十四口，仍用手捧乳，返照調息，久久自然真息往來一開一合，養成鄞鄂，神氣充足，真陽自旺，其經水自絕，只凝神於氣穴，迴光返照，是謂玄牝之門也。真息悠悠，虛極靜篤，陽氣薰蒸，河車逆流，萬朵紫雲朝玉宇，千條百脈種泥丸，斬赤龍之功，有如此效驗，故女子修煉，以斬赤龍為要也。」

《西王母女修正途十則》曰：「女子天癸已下，真炁已破，真血已虧，不事修經，……其訣惟何？凡有月信者，先斬赤龍。無月信者，又須先復而再斬。究竟起手，皆用周天之法。」

《西王母女修正途十則》又云：「煉得乳房如處女小兒形，便是女換男體，其功法不外四則五則者，女子以血為本也，而此則題旨，乃在煉赤返白。」道教修女丹非常重視「斬赤龍」，如《孫不二女功丹次弟詩》十四首第四斬龍言：

靜極能生動，陰陽相與摸。

風中擒玉虎，月裡捉金烏。

著眼絪縕候，留心順逆途。

鵲橋重過處，丹炁復歸爐。

古時道教內丹修煉者認為，陰陽互根互存，風火相助，神炁相應（風為肺金，為炁為玉虎；火為離心，為神為金烏），故一陽生時（絪縕候），要留神順逆，順則凡，逆則仙。所謂逆指男子把精關，女子定經關，過鵲橋後男女丹藥各結一丹海（男結於下丹田，女集於中丹田乳谿）。

十三、陰陽雙修

道教陰陽雙修的理論根源於《周易》《老子》。《周易》之「乾道成男，坤道成女」「陰陽合德而剛柔有體」，《老子》之「萬物負陰而抱陽」，都說明「陰陽合德」「剛柔有體」是自然界萬事萬物的規律。

《周易》曰：「一陰一陽之謂道。」《老子》曰：「玄牝之門，是謂天地根。」玄牝之門也可理解為天地之門戶，指出「陰陽合德」是生命之根，生機之源孤陰不長，獨陽不生，道教的陰陽雙修便建立在「陰陽合德」基礎上。道教的陰陽雙修的關鍵在於神交而形不交。

道教認為陰陽雙修才能真正「取坎填離」，陰陽互補，取神交而非形交，目的在於陰陽互補修道「成仙」，陳致虛曰：「是人行邪道，不能見如來。」（《悟真篇三注》）男女雙方整衣端坐，無邪念無妄思，只在神合取炁之中，古人認為這是修道之上乘。

第四十九章

道教內丹修煉的啟示

內丹修煉是道教在外丹修煉失敗之後形成的修煉方式。內丹修煉雖然是宗教的產物，但在養生方面也有一定的價值。

第一節 內丹修煉理論對養生的重要意義

秦漢時期外丹修煉盛行，東漢時期的魏伯陽著《周易參同契》，將易理引入內丹修煉，把《周易》陰陽理論及六十四卦用作內丹修煉的理論指導，並和黃老學說一起奠定了內丹修煉的理論基礎。自此以後，以易理作為理論指導的丹書層出不窮，總量在百部以上，《正統道藏》收集了 130 餘篇。

宋代由於儒道融一的主張，一批儒仕對內丹術進行探索，最著名的莫過於精通易學的宋代思想家陳摶。

陳摶雖為道士，但也是一名儒學者，陳摶著名的《無極圖》是對《周易參同契》及東漢以來的丹書的發展，陳摶進一步把易理應用於煉丹理論，對內丹基本理論進行了整理和提高，並把《周易》太極陰陽理論進一步應用於內丹修煉。

內丹修煉返老還童雖為無稽之談，但其中「天人合一」「煉己修身」等觀點，以及對《周易》的發散性研究和思考，仍值得研究和借鑑。

第二節 內丹性命雙修的啟示

道教的性是指心性，即精神意識，命為生命、生機，以腎、命門、生殖功能為主。性命雙修即精神意識和生命機能兼修。性與命二者為互根關係，所謂性無命不立，命無性不存。

一、內丹修性的啟示

道教修性的最高境界為成為「仙人」升天，仙人的標準為「與道合一」「與天地長存」，人與自然融一，獲得大自在。道教修性有其宗教的內涵，而且人是不可能升天的，但提示了精神修煉的重要意義。

宗教修煉的特點在於突出心性的修持，無論佛教還是道教，首先強調的是修性（心性），如佛教的「直指人心，見性成佛」。

二、內丹修命的啟示

道教雖然比較注重修性（心性），全真道的北宗即以修性為主，但仍然未忽視修命，並以修命配合修性。

道教內丹的修命指修腎命，主張令元精化為炁，即所謂的煉精化炁，並以所化之炁作為煉炁化神、煉神還虛（「成仙」）的基礎。

第三節 內丹後天返還先天理論的啟示

道教強調後天返還先天，主要包括命（生理功能）返還，及性（精神意識）返還。

命返還指後天坎離返還為先天乾坤。道教內丹修煉者認為在出生前人體是混沌未破的全真之體，乾坤處於陰陽圓滿狀態，出生後，坎離交媾，乾中一陽落於坤中而成坎卦；坤中一陰，上於乾中而成離卦，如是則象徵陰陽的乾坤二卦開始失於圓滿而成為坎離二卦。加之成年以後不斷地失精耗炁，導致陰陽失而破損。

因此，要不斷地進行內丹修煉抽坎填離，以恢復乾坤的圓滿，即恢復陰陽的平衡。故後天返先天的目的，在於填補真精，恢復陰陽平衡。後天返先天，即「順為凡，逆為仙」，順即遠離，逆即返還。

具體表現為抽坎填離小周天及生命大周天，煉精化炁小周天的逆順，坎中之真陽順漏則為「凡人」，逆煉則為「仙人」。

從生命大周天的「逆、順」來看，人的生命歷程和太極八卦週期相類似。以伏羲六十四卦而言，乾坤相當於午時和子時，分別為人生的盛年及初生時期；離坎為寅時和申時，分別為青春期及更年期的象徵；泰否值辰時和戌時，又各為成年及衰老期的標誌。

人出生後，子時一陽生，至離（寅時）坎離交媾、心腎水火既濟，陰陽渾破男子開始遺洩，女子開始行經，乾坤已失去圓滿。至泰（辰時）已是成年階段，陰陽均衡，到乾為陽氣鼎盛時期，陰氣退盡，至坎陽氣消退，陰氣已達到與陽相抗衡的程度，並逐漸向更年期過渡。至否則陰陽開始失交（否隔）而進入衰老期，然後至坤卦生命而終，這是從先天六十四卦而論的生命盛衰過程，如圖 49－1。

道教後天返還先天的另一重要理論為「性」返還。道教的「性」指心

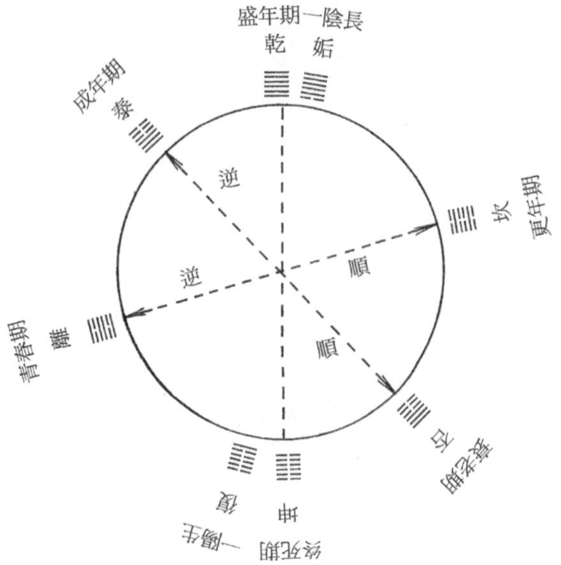

圖 49－1　生命逆順示意

性，性返還即還虛歸一。正如《悟真直指》所言：「歸三為二，歸二為一，歸一於虛無。」

返本理論最早見於《周易》，如泰卦之「無往不復」，《易・繫辭》之「日往則月來，月往則日來」。《老子》也強調「反者，道之動」「復歸於嬰兒」「復歸於無極」「復歸於樸」。

返還復歸的意義主要有二。

（一）返還開慧

返還開慧，指古人提出的意識返還達到的境界，意識的返還要求剷除一切惡邪妄念。《老子》提出「復歸於嬰兒」即「大智若愚」之意，故內丹修煉主要在於去除妄念私慾的羈絆。

返還的目的是復歸於質樸。古人認為返還的過程即是心性的修持，是「洗心」的過程，滌去遮蔽智慧的妄念私慾，智慧才能獲得釋放，達到「開慧」的效果。這與佛教了悟、頓悟去除妄念慾障，獲得智慧的大圓滿的觀點相似。

（二）返本還虛

返本還虛是內丹修性的最終境界。道教強調的「返本」即《老子》所指的「復歸於無極」「復歸於樸」。「無極」即「道」，指宇宙的混沌未破、生機勃然的自然狀態。

樸，「樸散則為器」，形容自然界渾全充盛的圓滿狀態。道教認為生命體原本屬於自然界渾圓未破的一個組成部分，是圓滿自在、無我無界的，道教「成仙」「升天」，即還復生命個體與宇宙大自然的融一無礙，這和佛教的物我融一的觀點是一致的。

《莊子》逍遙遊思想即反映了「升仙」大自在、大樂融的精神境界。如莊子嚮往駕馭著天氣遊於六極之外，無任何束縛，曰：「乘雲氣，御飛龍，而遊乎四海之外。」這是一種精神解脫的境界，如「天地與我並生，而萬物與我為一」（《莊子·齊物論》），即我與天地長存，天地與我無差別。

心理健康與生理健康相輔相成，二者並重才是真正的養生延命要訣，這就是道教返本還虛的啟示。

第四節 道教「成仙」的啟示

道教「成仙」是指思想脫離形體軀殼，去和天地長存，既超越現實，也超越生死，去獲得與道合一的大自在、大樂融。正如《莊子·齊物論》所說：

天地與我並生，而萬物與我為一。

若然者，乘雲氣，騎日月，而遊乎四海之外，死生無變於已。

這就提示我們要提高精神修養的地位，即要斷妄念去私慾，讓我們的精神修養達到真樸的思想境界。因此，要形神兼修，尤其要強調精神的延續，即精神生命的「長生不死」。人的生命是有限的，形體生命長存是不可能的，只有讓好的精神品質永垂，這樣才能提高人生的價值。

只追求形體軀殼的長壽，而精神靈魂早已「死亡」，甚至已腐臭，這樣的形體長壽，無非行屍走肉。因此道教「仙人」要求「復歸於樸」「復歸於無極」的「虛」「樸」，強調要從「小我」昇華為「大我」，才能「與天地並存」。《老子》的「不爭」「無為」「無慾」，《莊子》的「獨與天地精神往來」都是超越「社會我」達到「自然我」的途徑，恢復人與自然本來的和諧融一關係，這就是《老子》「道法自然」的高層次含義。

第五節 內丹陰陽雙修對性導引功的啟示

陰陽雙修是內丹修煉的一種方法，古時內丹修煉者認為人體一身已獨具太極陰陽，足以能夠陰陽雙修，即便卦氣已盡（指 64 歲以上的人）也可借天地陰陽之氣以互補，並認為自身協調陰陽及採天地陰陽之氣以互補是最為上乘之陰陽雙修。

另一派內丹修煉者則持人既有男女之分也必有陰陽之別，獨陽不生，孤陰不長的觀點，認為應陰陽雙修。所謂煉精化炁，煉炁化神，內丹修煉者謂之神交而形不交，這是道教青城派的觀點。如《玄宗要旨》說此種修法為心交形不交，情交貌不交，氣交身不交，神交體不交。

借用道丹陰陽雙修術於房中，並和導引功相結合，即為性導引功。這種導引功的特點是既能獲得夫妻性生活的快樂，又能健體強身。

性導引功的具體方法有「吞津」，如《仙經》曰：「令人長生不老，先與戲，飲玉漿。玉漿，口中津也，使男女感動，以左手握持，思存丹田，中有赤氣，內黃外白，變為日月，徘徊丹田中（臍下三寸），俱入泥垣（百會下三寸），兩半合成一團，閉氣深納勿出入，但上下徐徐嚥氣，情動欲出，急退之。」

我國的性導引功強調夫妻生活和諧。性導引功是對陰陽雙修的發展，強調陰陽互補。

第六節　女子內丹修煉的啟示

道教女子內丹修煉與男子有所不同。男子一生以精損失最多，故男命在腎精；女子傷血較重，故女命在肝血。但事實上，男命和女命皆根於腎、命門。因此，女子內丹修煉必須重視肝腎互補。

男子注重精和氣，以陽為本，督脈為陽氣之海，故男子修煉注重督脈。女子貴於血與氣，以血為本，以陰為根，任脈為陰血之海，故女子修煉注重任脈。

《女金丹》載《太陰修煉法》曰：「入室安坐，閉目存神，息心靜意，凝神入炁穴（乳谿、膻中），將兩手交叉捧乳，輕輕揉三百六十遍，將氣白下丹田微微吸上二十四口，仍雙手捧乳，返照調息，久久自然真息往來，一開一合，神氣充足，真陽自旺。」

女金丹功的修煉主要集中於乳部，「精炁歸於乳谿」，這提示了乳部保健的重要性。乳腺疾病是危害婦女健康的一大因素，乳腺癌在婦女中發病率相當高，因此，應重視乳腺保健。

女子內丹修煉認為應按摩乳部，有幾種按摩乳部的方法，對改善乳部的血循環具有一定價值。

《壺天性果女功十則》記載：「初養真化氣，靜坐息念，運動炁機，意守乳谿，覺有清氣一縷，自血海（子宮）而出，自然上騰，沖上泥丸，轉復下降。用意微照，隨氣從重樓降下至乳間空穴，凝聚久久，若有動機，照前行動，行之四五十日，血化為氣，赤化為白，丹元已露。次行九轉煉形，坐中用神機運動，候口中液滿，微漱數遍，待其清澄，用意引清氣，隨玉液（津）一起咽下重樓，經心、中丹田下降，至關元、血海而止，略凝片刻，從血海運至尾閭，過夾脊、玉枕，透頂門，入泥丸，下降至兩乳間，凝聚久久，令津化為氣，為一轉。三轉畢，兩手捧乳，令其緊縮如球，將乳頭、乳囊輕輕旋揉三十六次；次捧右乳令向左，捧左乳令向右，皆至膻中而止，行三十六次。三轉為一番，運煉三番，稱『九轉煉形』，行不過百日，龍斬乳平。」

《西王母女修正途十則》曰：「流歸溪海，應咽乾露，只許咽咽留闕，不許下送，加用手摩乳溪，左旋三十六，右旋三十六。覺此闕溪，現有溶溶趣味，再加分摩兩乳，緩摩三十六，急摩三十六，先輕後重，亦備行三十六，共成百四零四之數。自覺兩房及溪之中，真炁絪縕，得有涼液如泉，出自雙關，湧歸南海。」

女金丹的修煉對改善乳部血液循環有一定作用。

第七節 道教外丹術及其啟示

道教外丹術是一種礦物冶煉術，是在戰國之後，在神仙思想的影響下而出現的一種煉丹術，古人寄希望於服食外丹以長生不老。煉製外丹在秦代極為盛行，至唐代達到了高峰，但由於外丹的主要「藥物」（原料）為砷、汞和鉛，因此所謂金丹其實都是「毒丹」。根據《舊唐書》《元史》《資治通鑑》記載，唐代 21 位皇帝中，太宗、憲宗、穆宗、敬宗、武宗、宣宗皆死於長期服食金丹。

長生不老是虛妄的，煉製長生不老的金丹更是荒謬的、毒害人的，外丹術實際是先秦的一些「方士」為迎合統治者的奢望而興起的。

不過，外丹術曾被許多醫家所介入，如晉代大醫家葛洪在外丹理論中滲入了中醫學的內涵，這使外丹術的書籍中也具有可借鑑的內容。

此外，外丹術是近代化學的先驅，還是製藥化學的開山，促進了我國化學及製藥化學的發展，外丹術留下的許多經驗和教訓仍是值得發掘的。

第五十章

中國傳統武術與養生

我國是武術之鄉，幾千年來，武術一直是中華民族養生健體的重要手段。從華佗五禽戲到太極拳，各路武術技巧已成為人們祛病延年的重要保健方法。太極拳更是老少咸宜，是全民健身運動的首選項目。因此，推廣和發掘武術瑰寶具有重大意義。

第一節 概述

我國武術源遠流長，早在先秦時期，孔子將武術射御列入六藝之範疇，從此武術開始登上了大雅之堂。

武術和佛、道相融後，更顯示了它的魅力。莊子曾有仿生導引的記述，如：「熊經鳥伸，唯壽而已。」（《莊子・刻意》）梁代達摩在嵩山少林寺面壁九年創易筋經、洗髓經及羅漢十八手，成為少林武術之先宗。武術已不僅可以養生健體，而且可以用於實戰自衛。

武術的健身作用被發現後，武術便開始走向全民普及運動，如華佗的五禽戲很快便傳遍民間並流傳至今。

中華武術範圍極廣，遍涉拳、刀、劍、槍、棍，學術流派代代蜂起，高手如雲。僅太極拳就有多種流派，著名的有陳式太極拳（明代陳王廷）、楊式太極拳（清末河北楊福魁父子）、武式太極拳（清末河北武河清）、吳式太極拳（近代吳鑑泉）、孫式太極拳（河北孫福全）等，足見武術門路之廣，流派之多。

鑒於篇幅有限，本章僅就武術中全民普及最廣的太極拳以及華佗五禽戲進行闡述。

第二節 太極拳

一、太極拳概說

太極拳以《周易》太極陰陽為基本原理，主要原理是陰陽合抱。所謂陰陽合抱即陰中寓陽、陽中寓陰、陰極則陽、陽極則陰、剛柔相濟、動靜相間。正如太極拳宗師山右王宗岳所言：

太極者，無極而生，陰陽之母也。

動之則分，靜之則合；無過不及，隨屈就伸。

人剛我柔謂之走，我順人背謂之黏。動急則急應，動緩則緩隨。雖變化萬端，而理性一貫。（《太極拳論》）

太極拳雖千變萬化，但萬化必歸於一。所謂一，即太極陰陽合之為一。合之為一者，太極圓是也。因此，太極拳的特點是圓的運動。這個圓不僅是動作之圓，更是氣運之圓。

人體臟腑氣機升降呈現著圓的運動，人體經絡循行無論十二經或奇經八脈也都是圓的循環。十二經脈起始於肺經，依次經過大腸經、胃經、脾經、心經、小腸經、膀胱經、腎經、心包經、三焦經、膽經、肝經，又復歸於肺經，表明經氣呈現著圓的往復。經絡循行的圓道，又與天之圓道相應（關於圓運動詳見本書第八十八章）。

太極拳妙在一個圓字，在於以外圓帶動內圓，協助人體氣機運動圓融無礙，這就是太極拳的奧義。

二、太極拳鍛鍊的基本原則

（一）外動內靜

太極拳的優勢在於藉助外動引發內靜達到物我無二，最終達到形神合一的境界。由於太極拳有一套系統的導引，所以易於斂神，對休息大腦、增強體魄具有一定的優勢。這就要求修煉時必須做到意識、呼吸、手法三結合，方能達到意到氣到、動中有靜、靜中寓動的程度。

（二）氣和神寧

太極拳是以四肢運動貫通經氣血脈的運動，在修煉過程中是以腹式呼吸為主，從而達到氣運丹田、脈通全身的作用，因而可使心肺得到充分的休息和調整。

（三）輕靈鬆活

太極拳輕靈鬆活，可使形體健美。

所謂輕靈，即要有「牽動四兩而撥千斤」的巧勁。所謂鬆活，鬆，即「鬆如走鶴」；活，即「活似車輪」，其要旨為「不緊不慢才是鬆」。輕靈鬆活的太極拳鍛鍊對協調肝脾有一定的作用。

此外，要能輕靈鬆活還須剛柔相濟。所謂剛柔，指拳勁的明暗；所謂暗勁，即「手足停而氣未停」，如此日久可達到用意不用力，內勁必然自生。

三、太極拳鍛鍊要旨及啟示

（一）鍛煉要旨

太極拳的功夫不在外而在內，打拳一定要練「內功」，否則「打拳不練功，到老一場空」。

要練好「內功」又須注意以下幾點。

1. 導引吐納。起練前應閉目調息，然後輕吸氣，再緩緩將氣下沉於臍下（丹田）。氣沉丹田吐納自如方可起動四肢開始導引。要領是「氣下沉則身自穩，氣上提則身自輕」（盧景貴《曹氏八卦掌譜》）所以，導引吐納前，人體如太極未判、混混沌沌，必先閉目調息使神歸一，做到內無所觀、目無所視才能將神定住。

2. 意守丹田。打太極拳時，要做到形神合一，就必須意守丹田，腹乃氣之根，只有氣沉丹田（腹式呼吸），才能氣運周身，也才能引火歸原，以「後天」返「先天」，至「六陽純全，剛健之至」，正如孫福全《八卦掌學》所言：

丹田之氣，八卦掌之根蒂也。此氣是天地之根，陰陽之母，即太極是也。故兩儀由此而生焉。

故練太極拳時，只有做到意守丹田，如入無人之境，才能達到物我不二的境界，做到縱泰山傾倒也不為之動。

3. 大小周天。練太極拳欲達到高境界，就必須以意念行大小周天。小周天可通任督，大周天則通暢十二經脈。其奧義在於達到「意到氣到」、以氣運身、以意念導引動作的境界。如此，經絡貫通，氣血通暢，方能達到「形式神氣沉重如泰山，而身體動作輕靈如飛鳥」，正如孫福全所言：「有其虛空靈通之全體，方有神化不測之妙用，故拳是內外一氣，動靜一原。」（《拳意述真》）

（二）啟示

1. 腹式吐納。無論何種拳術，都強調氣沉丹田，其奧義在於要用腹式呼吸，方能充分吐納清濁，要旨全在虛實開闔。所謂虛實開闔指丹田乃氣之根，開之即氣出，闔之則氣收，開則生陽，闔則生陰，故開闔得當，吐納相依則陰陽自調。

2. 領悟內勁。練拳的內勁得否，巧在「得勢與不得勢」，妙在「四兩撥千斤」。得勢者身愈練愈輕，不得勢者身愈練愈重，然得勢不得勢則又當從氣運經路中尋。

以下為二十四式太極拳示範舉隅。

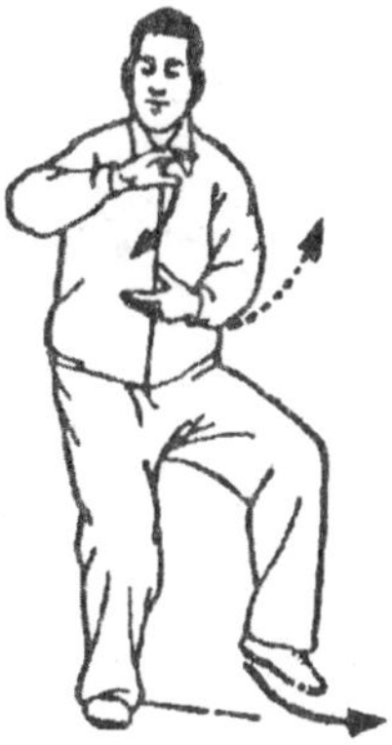

1. 起勢

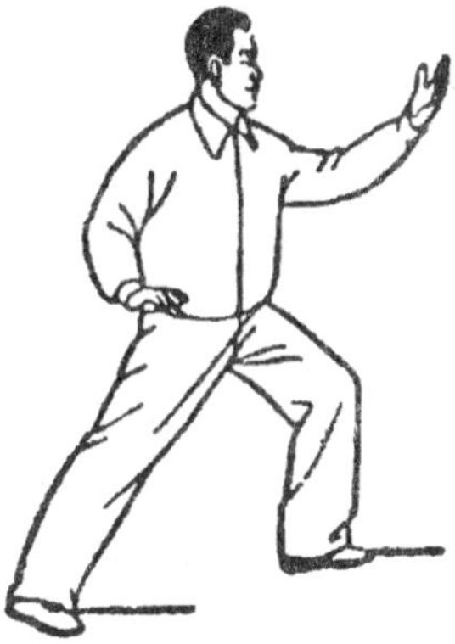

2. 左右野馬分鬃

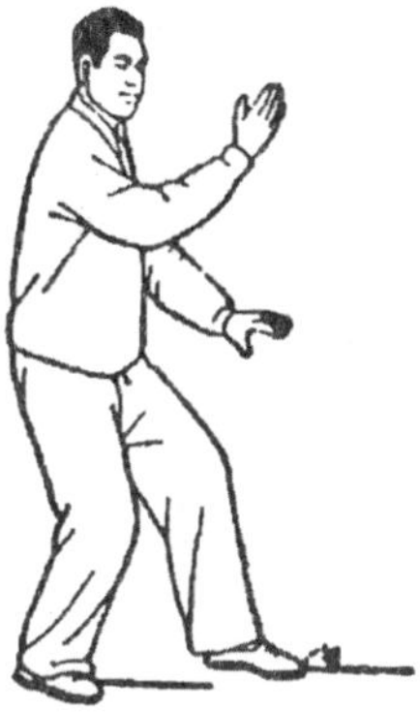

3. 白鶴亮翅

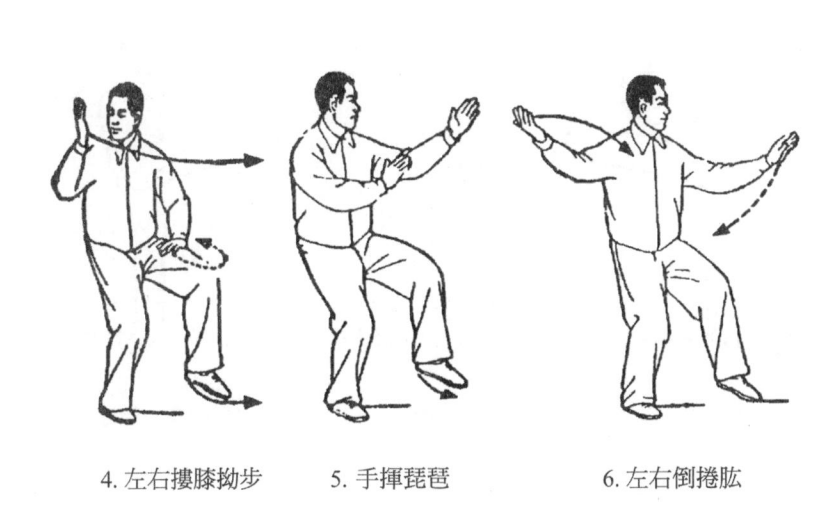

4. 左右摟膝拗步

5. 手揮琵琶

6. 左右倒捲肱

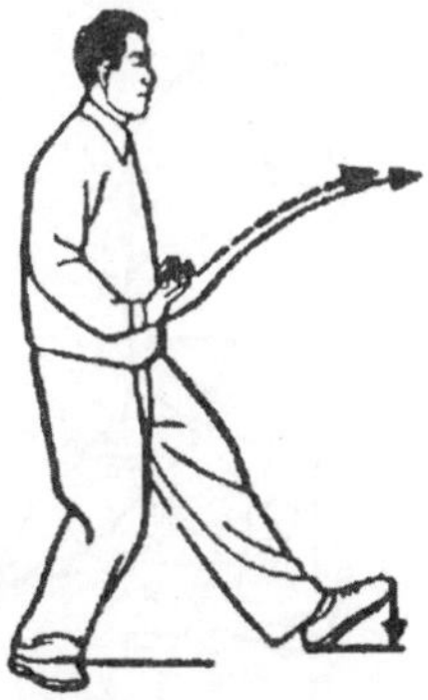

7. 左攬雀尾

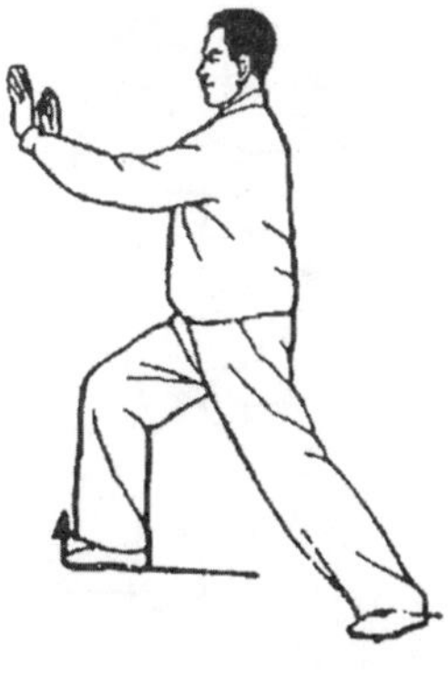

8. 右攬雀尾

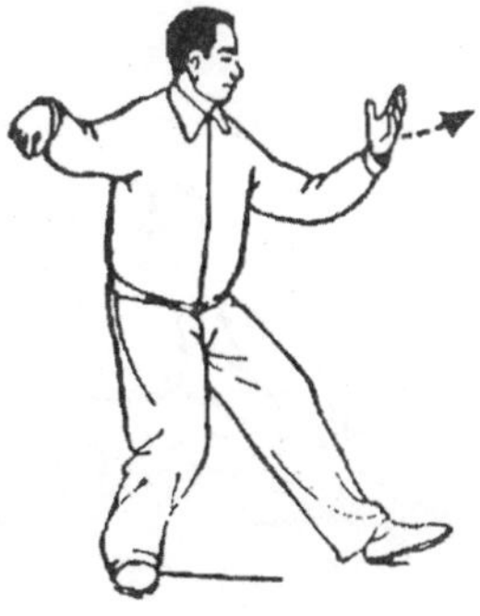

9. 單鞭

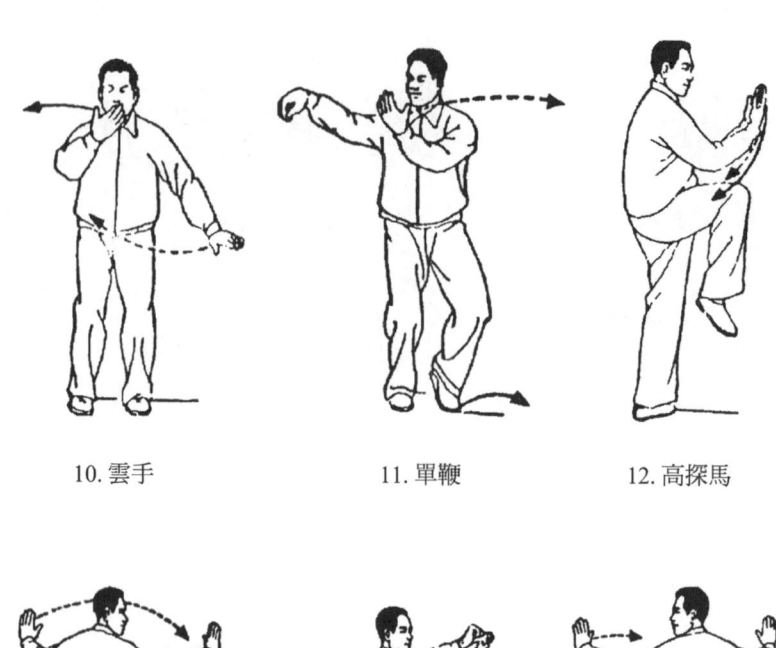

10. 雲手

11. 單鞭

12. 高探馬

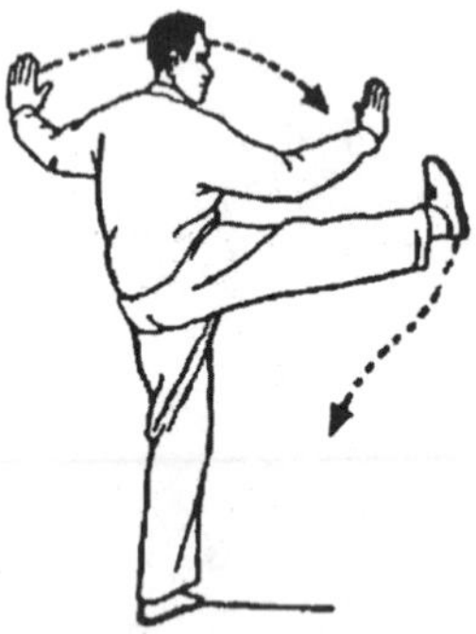

13. 右蹬腳

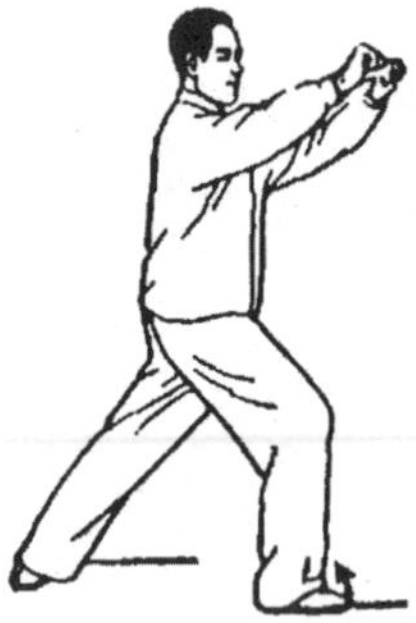

14. 雙峰貫耳

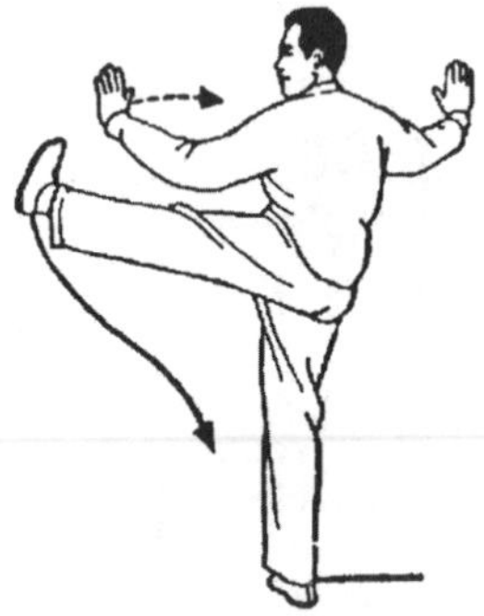

15. 轉身左蹬腳

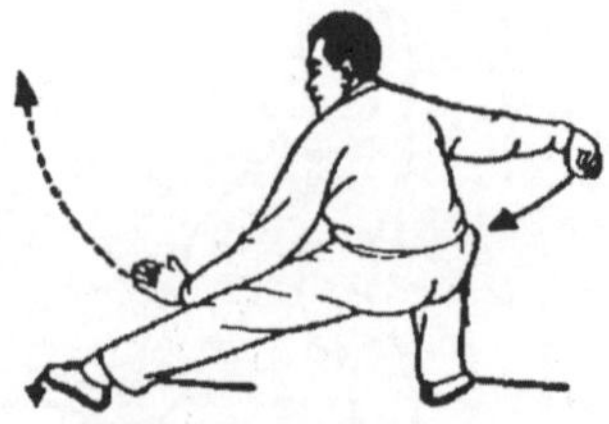

16. 左下勢獨立

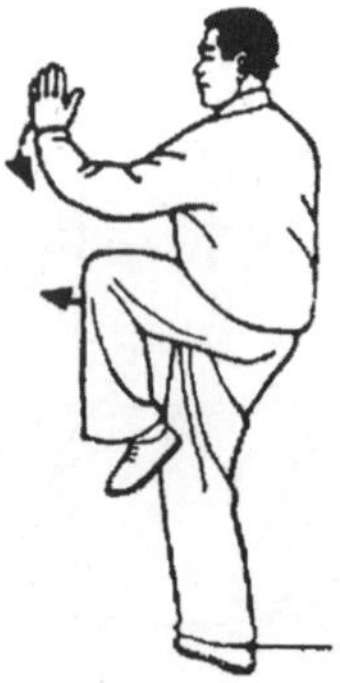

17. 右下勢獨立

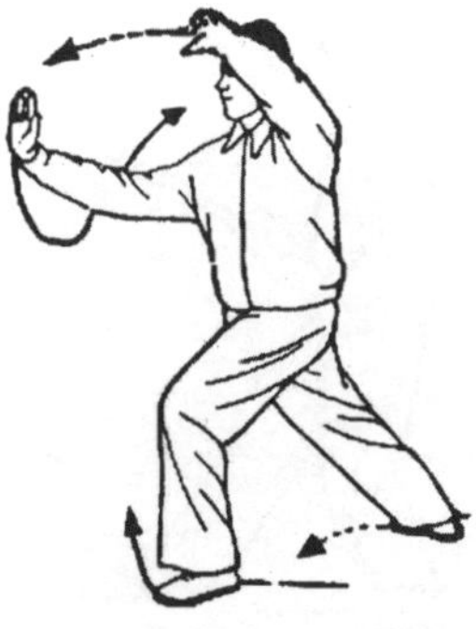

18. 左右穿梭

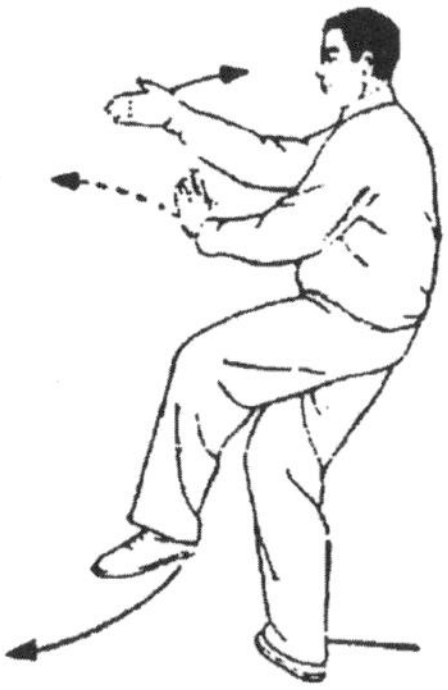

19. 海底針

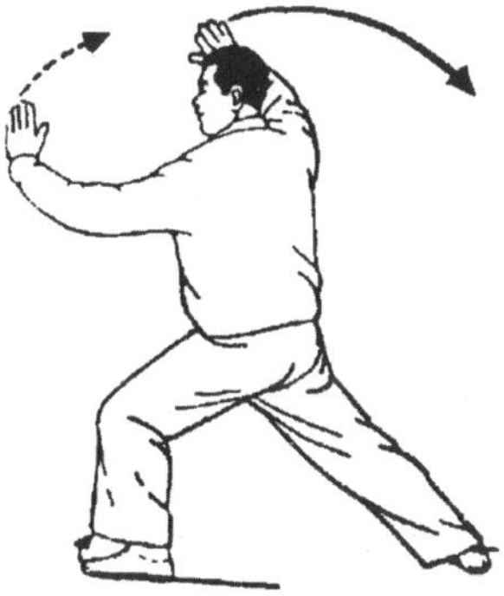

20. 閃通臂

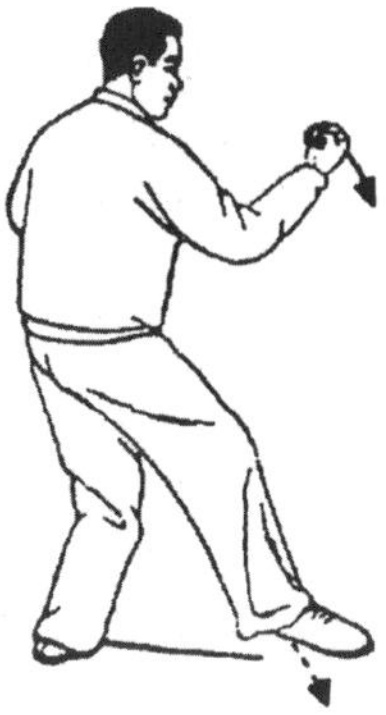

21. 轉身搬攔捶

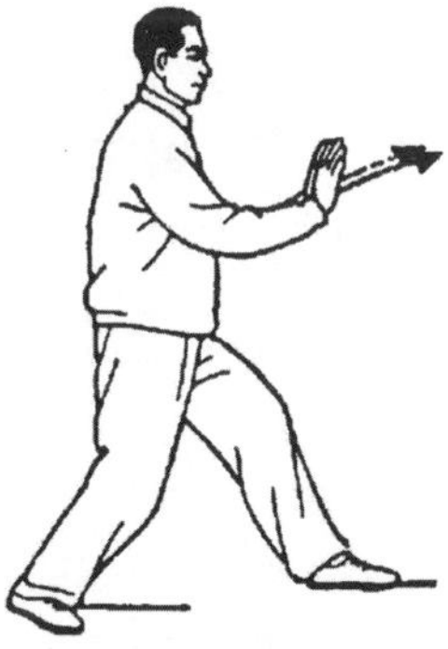

22. 如封似閉

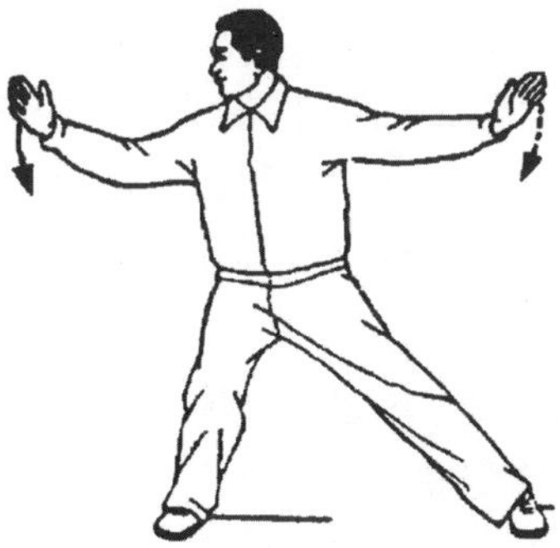

23. 十字手

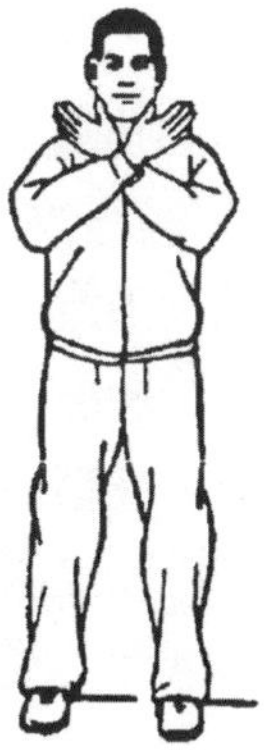

24. 收勢

第三節 五禽戲

五禽戲是我國勞動人民十分喜愛的一項養生健身運動。主要模仿熊、鶴、鹿、猿、虎五種禽獸運動。因被漢代名醫華佗大力推廣，故又稱「華佗五禽戲」。據載，華佗的弟子吳普用此法修煉，九十高壽而步履矯健、齒目不衰。

（一）熊戲

熊的特點是沉穩有力，熊戲主要包括熊步式及蹭背式二種。熊步式的特點是先意沉丹田，氣運四肢，然後學熊邁步穩走。

蹭背式即背靠大樹或木柱，閉目運氣後隨呼吸起伏蹭背（注意用腹式呼吸）。

上述二式如能配合氣運大小周天、十二經脈內功，則效果更佳。日久腰腎得助，背強腎固。

（二）鶴戲

鶴的特點是輕靈飄逸，練鶴戲，主要為仿飛翔式。方法為調息後，伸展兩臂，然後形體隨其起伏呈鳥飛翔狀，此式以胸式呼吸為主，日久心肺得益。

練此式，可使形體輕靈，身心仙逸。

（三）鹿戲

鹿的特點是輕靈快捷。鹿戲主要有鹿跑式及鹿跳式兩種。

鹿跑式及鹿跳式應仿鹿步的快捷和輕靈。跑跳時，先調呼吸，運氣四肢，跑跳數圈後，頓覺身輕如鹿。

久練之，肝膽經脈舒暢，血流自如。

（四）猿戲

猿的特點是輕靈活潑，猿戲主要為蹲爬式及眺望式兩種。蹲爬式時，先運氣，然後下蹲，氣沉丹田，再躍起作攀爬狀。眺望式時，左右舉手作遮陽眺望狀。久練之，可腦清目明。

（五）虎戲

虎的特點是勇猛矯健，虎戲有虎撲式及虎鬥式兩種。

虎撲式時，先四肢彎曲，氣運丹田，欲撲時，發出「嗨」聲。進行數次虎撲式後開始進行虎鬥式，方法是屈膝曲肘，緊握拳，頭頸左右轉，身體起跳旋轉。數次後調息。

久練之，肺腎可得益，但因動作較猛，應放在最後，年老者不宜過猛。

五禽戲既可在園林鍛鍊，也可於庭院、樓宇間，甚至室內進行，早晚均可，老少皆宜，不受條件限制，有利於全民體育健身。

第五十一章

佛學與中國養生

佛教洋洋十萬佛經，其容量之大，令人歎為觀止。在佛教徒的眼裡，世界是另一種天地。佛學對人性的探索是極為嚴謹和細膩的，對生命現象、養生學、心理學都有著特殊的、重要的啟迪。佛教的大慈大悲觀念對醫德的培養也有一定意義。

第一節 佛學、心理學與養生

一、概言

心理、倫理及養生（重在觀心），是宗教的三大寶藏。

佛學的特點在於重視心理。佛教不著重探索世界的來源、宇宙的發生，而重在探索人的自我，尤其是心理活動。

佛學對人性的探索細膩而獨特，有許多值得借鑒的地方。佛學與心理學、心身醫學有密切的聯繫，中醫心身醫學應該從佛學中汲取有益的內容，對中醫心身醫學將有重要開拓意義。

二、佛學的獨特觀點

（一）佛學著重「觀心」

佛教徒認為人生悲苦，要解脫苦難，必須從內心自修，正如《心地觀經》所說：「三界之中，以心為主，能觀心者，究竟解脫，不能觀者，永處纏縛。」《大藏經》中《心經》《唯識論》《金剛經》專門論述了心的修省，十分重視觀心。

觀心即指「覺察觀心」，就是由一系列心理活動後獲得覺悟（證得涅槃）。觀心包括唯識觀（二取空觀心）、真如觀（實相觀心）及無念行（覺察觀心）三個環節。其中，以無念行最為重要，所謂「無念行」並非無念，而是以正念（善念）排除雜念，尤其是惡念。用佛家的話說就是要「破染為淨」，即淨化心靈。對於過去的事要「已了即了矣」，不能再纏心。也就是要斷煩惱障，破妄念，戒邪慾，從而達到「無念」。

修煉心性，在《周易》中亦有提及，如《易・繫辭》曰：「聖人以此洗心，退藏於密，吉凶與民同患，神以知來，知以藏往。」即提出聖人要洗心（淨心）。此外，儒家、道家也同樣重視修心性，如顏回主張「坐忘」，孟子提倡「養性」，老子則提倡「少思寡慾」，莊子提倡「養神」。都說明在我國先秦時期就已重視修煉心性。修心有三重含義，一為人的品德的修養，二為智力的開發，三為延年益壽；至於道教的「成仙」、佛家的「成佛」則為宗教的內容，另當別論。

（二）佛學強調「戒一定一慧」

戒、定、慧是佛學心性內修的三個重要步驟。戒即禁，包括五戒、八戒、十戒等，為佛家獨特的行為規範，如戒殺生、戒偷盜、戒淫慾、戒妄語、戒飲酒。定，即靜定，指意念專一，也指虛靜的心理狀態。慧，指智慧、開悟。戒、定、慧是佛家修持的過程，宗旨仍然是去染淨化，即拂去心鏡的污染，達到開悟智慧。

這裡的智慧，是指從另外的角度，或者從另外一條途徑，去認識和觀察世界。悟，包括漸悟和頓悟，即在戒、定、慧修持的過程中，逐漸得證或豁然領悟，謂之開悟。開悟即智慧，是戒、定、慧的最高階段，是佛家覺悟到世界遁空，能斷除煩惱，從而頓見心性，度入圓融無礙的佛果境界。

（三）「四大皆空」

「空」，就是空宗，是大乘佛教三論宗的主旨。空，並不是什麼都沒有了，「空」是和「有」相對而言的，空指成、住、壞、空，和生、住、異、滅。萬事萬物經過建造，留住（「成、住」）後，必然向損壞、消滅（「壞、空」）的規律發展，即「生、住、異、滅」。萬事萬物必然有一個從無到有、從有到無的過程，就是說一切實物，一切眾生，雖然此時存在著（「有」），但到了彼時就不存在了（「空」）。故一切事物都是相對存在的，是虛幻的。

生與死同樣如此，有生必有死，有死必有生，生和死都是虛幻的、空的。佛教徒認為人不斷地生著，也在不斷地滅著，滅了還可再生，從而提出三世輪轉說（前世、今生、來世）。認為人死了，還可以來世再生，如此超脫生死，獲得心態的大自在（慧悟）。儘管是唯心的，但它可以使修持者獲得某種解脫和心靈上的滿足，從而達到調整心態平衡的作用。

（四）「唯識」修持

「唯識」屬佛家法相宗（又稱唯識宗）的內容，為玄奘所創。識，指心識。唯識，即世界一切事物依心的觀識所決定，這是一種主觀唯心主義的世界觀，核心為「阿賴耶識」（即藏識第八識）。

「阿賴耶識」的主要觀點為緣起說，即認為萬事萬物皆處於因果關係之中，依一定條件（佛教稱為「緣」）而變化（「緣起」）；依一定條件而發生（「緣生」）。「緣起」為「緣生」的前提。

（五）禪定與心的修持

禪定，是佛家心性修持的重要宗法。禪為梵文禪那（DHyāna）的簡稱，由印度傳來。中國的「禪」，則由慧能和尚所創，本義為靜慮。定，寂定心境，禪定即漸修頓悟，拂掃心鏡，修禪的中心宗旨為「直指本心，見性成佛」。禪定仍然為「定、慧」修持法，正如慧能所說：「我此法門，以定慧為本。」（《壇經・定慧品》）

修禪主要在修心，也結合打坐。禪定修心的特點在於「禪悟」，即經過自身的清靜，拂去心鏡上的染塵，擺脫了慾念的桎梏，獲得了開悟——自由，即所謂「明性成佛」。

禪宗認為，修心如牧牛一樣，要隨時注意不要讓心慾放縱，如《佛道教經》：「譬如牧牛執杖視之，不會縱逸，犯人苗稼。」修禪的目的是達到能控制心慾的境界，中國禪宗屬頓悟禪，即由定達慧，這裡的智慧是指能夠達到從佛學角度認識世界的境界，所謂「頓見真如本性」。

「真如本性」，「真如」是與「空」相對而言的，佛教「緣起」說認為，一切諸法（一切事物）皆因緣而生（因條件而存在），故事物是由支配它的條件而決定的，因此，萬事萬物並不存在固定的自體和永恆不變的定性（「無常」），而是一種虛幻的、似有非有的「相」。這種相雖稱「實相」，其實是虛的，即實中有虛，空中妙有，似虛似實，也即所謂「實相無相無不相」，就是空中妙有，妙有非有之意。

佛教真如心的實相觀心，其要旨即在於此。修禪後開悟，頓然悟出世界萬事萬物是虛幻的。

（六）佛教修持心性的最高境界——涅槃、菩提

涅槃，為「滅」之意，滅即度也，度生死因果，此乃修佛的最終目的。《大乘義・章十八》曰：「外國涅槃，此翻為滅，滅煩惱故，滅生死故，名之為滅，離眾相故，大寂靜故，名之為滅。」涅槃境界為人的智慧的圓滿，佛教所說的智慧是指從佛學的角度看待人生、看待世界，所謂涅槃境界的智慧圓滿，是指修佛者斷除了煩惱，已經超脫了死生因果，即滅生、滅死、滅因、滅果，一切都已經不存在了。

佛教認為涅槃分為有餘涅槃及無餘涅槃兩種，有餘涅槃為經過修持，剷除了貪慾妄念（貪者渴求），排除了煩惱，即已經滅絕了生死之因（超度了生死）。無餘涅槃則不但滅去了自己的形體，而且滅去了思維智慧，一切都消滅了，來世不再受生。人生所有的痛苦都告結束，達到了徹底的樂果（快樂自在的最終目的），正如佛經所言：「化煩惱為菩提，化生死為清靜。」

如何證得（悟得）涅槃？佛教認為可以透過「頓悟」或「漸修」，達到了脫生死、遁空超世的境界，即為修得「佛果」。佛教認為佛果、涅槃、菩提，是智慧和道德最圓滿的境界。

佛教極為重視主觀心性的修持，其特點如下。

（1）強調寂靜，主張靜能生慧。

（2）斷妄念、除煩惱，以拂去心鏡塵埃。以「眾生悉具佛心」，堅信自心是善良的，洗去塵染即可直見本心。

（3）以自己的心識為主（「唯識」），看空客觀世界的一切（「觀慧」），以超脫生死（「覺悟」）。

無論何宗何派的佛教心性修持，其宗旨無非上述三點。心性修持可以去除心理失衡的根源，能調整心態。佛教的心性修持是值得借鑑的。人的一生要平衡心態，必須從每一個人的實際情況決定輕重取捨，既要看重一些，也要看淡一些，也只有看淡一些才能看重一些。

人的一生好比一幅彩色畫，有的地方要濃，有的地方要淡，去掉因不切實際的妄慾、妄念而帶來的痛苦、心病。

此外，老、病、死是人生的三大關，尤其死亡關，是人生最痛苦、最難通過的大關，佛學以「成、住、壞、空」「生、住、異、滅」證得覺悟而能生死（佛教認為世間萬事萬物都是相對的、空的，以幫助人們維持心態平和），佛家樂觀看待生、老、病、死，可以幫助人們調整對待衰老與死亡心態，無疑是有益的。

第二節 禪定、止觀與瑜伽

一、禪定

禪定是禪宗的概念。禪宗是中國佛教的正宗，也可以說是佛教的中國化。禪宗的創始人是慧能和尚，代表著作是《壇經》，慧能和尚為禪之第六祖，故又被稱為六祖。

禪，為梵文 Dhyāna 禪那，譯為「靜慮」「思維修」，禪宗和佛教的其他宗一樣，仍為主修心性，所謂「明心見性，見性成佛」。禪定的目的是修持心性，慧能六祖說：「我於忍和尚處，一聞言下大悟，頓見真如本性，是故將此教法流傳後代，令學道者頓悟菩提，令自本性頓悟。」

禪宗強調的「真如本性」為人本來的真性，禪宗認為人的這種真性是一種善性、佛性，而且這兩種本性是合一的，一切變化在於自心，故禪宗強調首先應修好自心，達到非生非滅、非有非無，出世間、超時空的境界，才算得上禪修。

禪定的重點和佛學其他宗的修性重點同樣為「定、慧」。定即「禪那」，慧即「般若」（智慧）。如慧能六祖說：「心地無痴自性慧，心地無亂自性定。」（《壇經．定慧品》）禪定強調靜定沉澱諸念，心念如脫韁之野馬難以制服，非定不行，但禪定的「定」主要指思想上的「淨化」，並不一定要定而不動。

因此，入禪不一定要打坐，動中也可入禪，禪的主要宗旨在神定而非形定，過分強調靜，反而成為一種束縛。故禪定甚至可以用在日常生活中進行，所謂「平常心是道」。

二、止觀

止，修止；觀，觀慧，用智慧觀察世界。《瑜伽師地論》說：「菩薩修止，修觀，或止觀雙運，是為靜慮自性。」《寶雲經》云：「止，謂心一境性。觀，謂正觀察。」由靜慧，濾去煩惱，而達到「出世間」的境界。

止觀可證得（悟得）境心俱空或境空性有。「境心俱空」為佛教空宗的觀點，即認為客觀世界及主觀世界皆已遁空，「境空性有」為佛教有宗的觀點，認為客觀世界已空，而主觀心識存在。

三、瑜伽

瑜伽，屬印度婆羅門教，是印度佛教中較古老的一宗。

瑜伽認為有精神實體存在，以唯識論「唯識境空」為主要觀點，其世界觀是唯心的。瑜伽的八支行法為：禁制、勸制、坐法、調息、制感、執持、禪定、三時。瑜伽的修持同樣強調「戒、定、慧」。

最早的瑜伽注重擾心、育心、遷心、一心和滅心的五心修持，即從心被障猶不能自制到心的專定。瑜伽實際上以修心為目的，修形也是為了修心，最終要達到佛學修持的境界。

現代瑜伽發展了許多外形、身體姿勢的鍛鍊方法，流傳於全世界。

綜上所述，佛學無論禪定、觀止或瑜伽皆以修心性為第一要義，形修只是取輔助作用。

另外，瑜伽注重腹式呼吸，可以擴大肺活量，改善心肺功能，改善腹部臟器的功能，還可消除腹部多餘脂肪。

第三節 佛學中的悲憫與中醫醫道

佛學是悲空哲學，慈悲是佛學之本。佛教始祖釋迦牟尼認為人間如苦海，修煉佛性，就是要幫助眾生超脫苦海。

佛教認為「大慈與一切眾生樂，大悲拔一切眾生苦，大慈以喜樂因緣與眾生，大悲以離苦因緣與眾生」（《大智度論·卷二十七》）。

「善男子！譬如一燈，然百千燈，其本一燈，無減無盡。菩薩摩訶薩菩提心燈，亦如是。普然三世諸佛智燈，而其心燈無減無盡。善男子！譬如一燈，入於暗室，百千年暗，悉能破盡，發起光明，普照一切。菩薩摩訶薩菩提心燈，亦復如是。入眾生心無明暗室，能滅無量百千萬億不可說卻積聚一切諸業煩惱，種種障礙，發生一切大智光明。」（《華嚴經·普賢行願品》）

「大慈者，令眾生得樂，亦與樂事，大悲憐憫眾生苦，亦能令脫苦。……一切諸佛法中，慈悲為大，若無大慈大悲，便早入涅槃。」佛學強調「一切諸佛法中，慈悲為大」「人人皆有佛性」，與孔子「性相近也，習相遠也」及孟子性善論的觀點是一致的，即人心本來就是善良的，人人都有良心，即使是惡人也都有良心發現的時候。

佛學的慈悲佛法與孔孟仁道有相似的觀點，佛學的「自覺覺他」（不但自己解脫，還要幫助別人超度）與孔子《論語》的「己欲立人而立人，己欲達人而達人」及《孟子》的「人皆有不忍之心」同樣都為「利他主義」的精神，與利己主義是大相逕庭的。因此，佛教很快便被中國人所接受並滲入中國各階層中。

中醫學深受儒學的影響，千百年來儒學仁道已滲入了中醫醫道之中，佛學的大慈大悲與中醫學的人道主義相融合，對中醫醫道倫理的發展有著積極的作用。

儒家的仁愛、慈愛、賢德、仁義和佛學救苦救難的大慈大悲、普度眾生等觀點對促進人類倫理道德的健全和發展具有一定的作用，宗教崇尚心態平穩、淡泊名利的狀態及利他主義，這也是培養人類寶貴品質的又一管道。

第四節 佛學業力因果與中醫理論

一、佛學業力因果

業力因果是佛學的主要理論之一，佛學的因果關係是由業力來體現的。業力，梵文稱為 Karma（羯磨），佛教認為業力是一種「力量」，這種力量主宰著自然界及人間的「因果業報」，「業」指因，「報」為果，事物因緣和合而生（由因生果）。

釋迦牟尼提出「因緣生法」，「因」指內部條件，「緣」指外部條件，即言世界萬物都存在著因果規律，並遵循著因果規律發展。萬事萬物因一定的條件而存在。當然，佛教的宗旨是萬事萬物都是空的，沒有質的規定性，是唯心的，但其重視事物之間的因果關係，以及重視導致因果關係的根源的觀念是可以借鑑的。

佛學的業力因果包括自然業力因果及道德業力因果兩個內容。自然業力因果關係實際屬於自然界的自穩平衡規律，《內經》的中醫運氣學說，即體現了自然界的穩態平衡原理。

如《素問・六微旨大論》云：「相火之下，水氣承之，水位之下，土氣承之，土位之下，風氣承之，風位之下，金氣承之。」《素問・氣交變大論》云：「夫五運之政，猶權衡也，高者抑之，下者舉之。」《素問・六微旨大論》曰：「亢則害，承乃制。」

自然界的「業力果報」是一種自然協調的方式。中醫極其重視這一觀點，並正將其充分應用於臨床之中。

因果關係是客觀存在的，因能生果，果能酬因，必須遵循因果關係，並促成因果關係的良性發展（佛教稱為「有力增上緣」），避免惡性循環，這是掌握事物因果關係的重要原則，阻礙事物良性因果的條件被佛教稱為「逆增上緣」（如害蟲咬斷莊稼）。佛教還提出要尋求「親因」（「真因」），即在許多原因中，找出主要的原因。

此外，佛學還強調「種現互薰」，即結果又變成了新的原因，新的原因又產生更新的結果即前因生後果，後果又成為新的前因。如此不斷循環發展無已，這便是佛教因果業報觀點的核心。

唯物辯證法認為，任何現象都會引起其他現象的產生，任何現象的產生都是尤其他現象所引起的，並將這種引起與被引起的關係稱為因果關係。因果關係是普遍存在的，不以人的意志為轉移，在中醫學方面，應重視疾病的預防，如「治未病」。對待疾病不但要找出它的病因，還要尋求出它的「親因」（主要原因）。

心理上一個小小的負面情緒，或許會釀出生理上巨大的惡果，應重視心理—生理的因果關係。在治療上要創造向良性結果發展的條件，即佛教所說的「有力增上緣」，不要悖逆因果的正常發展規律，否則如佛教所說的「逆增上緣」，會阻礙因果的正常發展關係。

二、佛學對中醫心理學的影響

中醫歷來都比較重視心的探索，《內經》即已奠定了中醫的心理學理論基礎。由於中國古代哲學比較著重於對宇宙本體及宇宙生成論的探索，對主觀世界的探索不如佛學深入，因此，佛教自漢代傳入中國後，帶來了對主觀世界的探索的挑戰，激發了中國哲學對主觀世界的探索，同時也促進了中醫的心身醫學和心理學的發展。

佛學雖然是唯心主義的宗教思想體系，但其對心性的探索卻是細膩的，其中唯識論的種子學說，是對心性思維活動過程的深入論述。在佛學心性及宋明理學重視心理研究的影響下，中醫對心理病理的探索也取得了相應的進展，心身醫學的地位不斷提高。

宋代醫家陳元擇一馬當先，提出心理七情為諸病因之首（《三因極一病證方論》），此後各醫家皆從不同角度對心理病理進行深入探究。金元四大家分別從陰虛——心理（朱震亨）、火熱——心理（劉完素）、脾胃——心理（李杲），及攻下法與七情觀察（張從正）等方面加強了七情心理病理的論述。此外，中醫內科、婦科、兒科、外科的心身醫學也都取得了新的進展，這些都和佛學重視主觀思維的影響是分不開的。

佛學不但在臨床心理方面影響了中醫心理學的發展，而且對康復心理學的發展也有一定的促進作用。佛教的禪定、瑜伽傳入中國後，其獨特的心理思維方式促進了中醫在人體心身的協調方面的發展。

下部

第六篇

《周易》與多種學科

博大精深的《周易》是哲學、方法學、倫理學乃至天文、曆法、數學等多種學科的導源，這些學科和中醫學又有著千絲萬縷的聯繫，中醫學不是孤立的學科，只有和各門學科互相借鑑，才能有新的開拓。

第五十二章

《周易》哲學思想與中醫學

《周易》是中國哲學的代表，是《內經》的導源，《內經》對《周易》進行了繼承和發展。中醫理論進一步引進易理，如魚得水。

第一節 從《易經》到《易傳》

一般認為，《易經》是殷周時期的作品，《易傳》則成書於春秋末期。根據馬王堆發現的古帛書，《易傳》可能完成於戰國初期，與《易經》相距800餘年。《易經》是原著，《易傳》是對《易經》的解說及發揮。因此這二部書有著不解之緣，後人將《易經》與《易傳》合稱為《周易》。它們的成書年代雖然相隔將近千年，但在內容上卻有著不可分割的關係。

從哲學方面來看，從《易經》到《易傳》經歷了奴隸社會到由奴隸社會向封建社會過渡的階段。因此，《周易》中的哲學思想可以算得上是我國先秦時期的一部哲學史。其哲學觀點基本上萌芽於《易經》而趨成熟於《易傳》。《易經》的成書時代神、巫之風盛行，生產水準還比較低下，《易經》作為這一歷史時期的產物，免不了披上神、巫的外衣，但其爻辭、卦辭卻閃耀著唯物主義的光輝，就像黑格爾哲學一樣，在唯心主義的內裡，有著豐富的辯證法思想。因此，我們應以歷史唯物主義的觀點研究《易經》，從《易經》蘊含著唯物主義辯證法思想來看，雖然只是萌芽，卻可稱為中國辯證唯物主義哲學的先驅。

《易傳》在哲學思想方面漸趨成熟，《易傳》成書於春秋戰國時期，此時為奴隸社會向封建社會過渡的階段，生產力比《易經》所處的時代大大提高。由於奴隸制度的瓦解，神權發生了動搖，哲學水準當然也得到了相應的發展。因此《易傳》在解釋、發揮《易經》的過程中，集中了當時最前沿的哲學觀點，使《易傳》成為一部偉大的集哲學、文學、自然科學於一體的巨著，同時也使《易經》獲得了新的生命力，使《周易》被列為「六經」之首，獲得了歷史應有的評價。從《易經》到《易傳》可以說反映了整個先秦時期哲學發展的面貌。

《內經》和《易傳》的成書年代較近，《易傳》是哲學與自然科學、社會科學相結合的著作。

《內經》是中醫學專著，因此必然受到了《周易》的影響，吸取了《周易》的哲學思想，同時《內經》也對《周易》進行了重要的發展。《內經》一直被譽為中醫理論的鼻祖，兩千多年來始終指導著中醫學的發展。

第二節　《周易》宇宙物質觀對《內經》的啟導

在巫術盛行的殷周時代，《易經》提出了「乾元」「坤元」的唯物觀點，是了不起的突破。《說文》：「元，始也。」乾元有天元之意，漢代王充根據「乾元」觀點創立了「氣一元論」思想。《易經》的「乾元」「坤元」觀點為最早的樸素的物質意識的萌芽。八卦蘊含有天、地、風、雷、水、火、山、澤八種物質的意義，如乾之「乾元」，坤之「履霜堅冰至」，坎之「入於坎」，離之「日昃之離」「焚如」，震之「來厲」，巽之「進退，利武」，艮之「艮其背」「艮其趾」（止），兌之「和兌」「孚兌」。《易經》名為占卜，實為唯物觀念的巨著。

《易傳》成書於春秋戰國時期，該時期是奴隸社會向封建社會過渡的時期，哲學思想日新月異，《易傳》中的哲學思想也比《易經》有很大進步，如在「乾元」方面，《易傳》提出「乾元」是萬物之始，是物質運動變化的始動力，《易・乾卦・彖》曰：「大哉乾元，萬物資始。」《易・坤卦・彖》曰：「至哉坤元，萬物資生。」《易傳》認為乾坤為天地、剛柔，為陰陽二氣，陰陽二氣相感而產生萬物。《周易》八卦代表了天、地、風、雷、水、火、山、澤，這是宇宙構成的根本。卦畫的兩個基本符號「--」和「—」，代表了陰陽，陰陽二氣是事物運動的根源。故《周易》八卦哲學，寓含了萬物的本源及關於世界運動的一般規律。

《易傳》還對八卦所代表的八種物質進行了說明，如《說卦》曰：「雷以動之，風以散之，雨以潤之，日以烜之，艮以止之，兌以說之，乾以君之，坤以藏之。」並論述了它們的對立和依存性以及在萬物生長中的作用。

這就是說，《周易》認為宇宙天體運動產生陰陽二氣，陰陽交感化生萬物，《周易》強調「遠取諸物，近取諸身」，說明八卦的這些象不是憑空而來的，是從實踐中觀察、總結得來的，可見《周易》的宇宙觀是物質的、唯物的。

《內經》受到《周易》哲學思想和當時哲學思潮的影響，接受了《周易》「乾元」是構成世界萬物本源的唯物論觀點，認為氣是構成萬物之母。《素問・天元紀大論》引《太始天元冊》曰：「太虛寥廓，肇基化元，萬物資始，五運終天，布氣真靈，揔統坤元，……生生化化，品物咸章。」

《內經》又在《周易》「乾剛健元」觀點的影響下，重視陽氣在人體中的作用，在乾君、離火的基礎上，創造了命門相火學說，並重視火、氣在人體中的作用。《內經》將《周易》的唯物觀應用到中醫學，以之解釋人體的生理及病理。《周易》以乾元為天，《內經》則重視人體元氣和陽氣，如曰：「陽氣者，若天與日，失其所則折壽而不彰。」

《周易》突出「坤載萬物」，《內經》則提出「精者，生之本」「生之來謂之精」的觀點。《內經》在《周易》「乾元坤元」的影響下創立了陽氣、陰精學說，為中醫理論的根基。《內經》與《周易》是交相輝映的。

第三節 《周易》的辯證法思想對《內經》的影響

《易經》中雖然未直接提及「陰陽」一詞，但其爻符號「--」「—」卻有陰陽的含義。「陰陽」一詞最早見於《國語·周語》：「伯陽父曰，陽伏而不能出，陰迫而不能蒸，於是有地震。」《左傳》中也有以「陰陽」來解釋自然現象的記載，如「六氣曰陰、陽、風、雨、晦、明也」。

《易傳》提出「一陰一陽之謂道」「陰陽不測之謂神」（《易·繫辭》），並以陰陽解釋自然現象、論述社會問題。《老子》亦認為陰陽運動是萬物的規律，如《老子》：「道生一，一生二，二生三，三生萬物。萬物負陰而抱陽，沖氣以為和。」

除《易經》成書於殷周時代外，《國語》《左傳》《老子》《易傳》《內經》的成書時間皆在春秋到戰國時期，因此它們是互為影響彼此滲透的。《中國哲學史新編》：「《易傳》哲學的主要貢獻在於它的辯證法的思想。就中國古代哲學的發展看，講辯證法有兩個系統：一個是以老子為代表的道家系統；一個是以《易傳》為代表的儒家系統。這都是春秋戰國時期巨大的社會變革在思想上的反映。不過和老子比起來，《易傳》是站在當時地主階級的立場，對事物變化的規律進行了一次總結，所以它的辯證法思想具有積極和進取的傾向。在許多關鍵性的問題上超過了老子，達到了先秦辯證法思想的高峰。對中國古代辯證法思想的發展有著深刻的影響。漢以後的哲學家，尤其是宋明以後的哲學家們，經常從《易傳》哲學中吸取辯證法的觀點，以論證自己的關於事物運動和變化的理論，近代許多要求變法革新的進步思想家和政治活動家，也都企圖從《易傳》中尋找理論依據。

《易傳》的世界觀，對中國人的精神生活起了很大的影響。」《內經》吸收了《周易》的陰陽對立統一觀點，並發展成為中醫理論的基石。

以下具體分析《周易》的辯證法思想對《內經》的影響。

一、事物是變化的、運動的、發展的觀點

從《易經》六十四卦的變化可以看出，《易經》認為事物是運動的、變化的、發展的。以「易」為書名，本意就在於象徵這本書講的是變化、變易、交易，既然強調變化，當然意在突出運動，沒有運動也就沒有變化。

《易・說文》：「易，蜥蜴蝘蜓，守宮也，象形。」蜥蜴這種動物的特點是色一日十二變，因此有人認為《易經》之所以名《易經》是象形取意的原因。

《易經》六十四卦的變化，六爻自下而上發生變化，體現了向上的、發展的觀點，如從臨卦到乾卦，自下而上陽爻逐漸增多，爻位亦逐漸升高。自遯卦至坤卦，亦是自下而上，陰爻逐漸遞增，爻位逐漸增高。

這種上升式的發展觀點在單卦中也有體現，如乾卦從初九（下第一爻）至上九（第六爻）由龍的潛、出、躍、飛提示事物的發展過程。

《易經》還提出了物極必反的轉化過程。例如，乾卦上九爻辭之「亢龍有悔」，提示事物到了亢極必悔轉。《易經》還提出了量變到質變的品質轉化規律，如《易・坤卦》「履霜，堅冰至」，便是事物由量變到質變的轉化過程。這些觀點都是中國哲學史上的瑰寶。

《易傳》在《易經》的基礎上深化了事物運動發展變化的規律，提出了「易窮則變、變則通、通則久」以及「生生之謂易」「變化者，進退之象」等著名觀點。《周易》筮法的「凡十有八變而成卦」也可體現事物的發展。《易傳》還提出了三個重要的概念，即位、時、中。

《中國哲學史新編》說：「《易傳》認為事物的發展不能違反其『時』，《易・豐卦・彖》說：『日中則昃，月盈則食，天地盈虛，與時消息。而況於人乎？況於鬼神乎？』就是說，天地尚不能違反其時，何況別的事物。《易傳》中言時之處甚多，一卦可以表示一種時，一爻也可以表示一種時。位、時、中是《易傳》中的三個重要概念。所謂位、時、中有這樣的意義，就是說，如果一事物有所成就，它的發展必須合乎它空間上的條件（位），及時間上的條件（時），其發展也必須合乎應有的限度（中）。《易傳》認為事物的發展是和時間、地點、限度聯繫在一起的。」

《內經》在《周易》的影響下，提出了「物之生從於化，物之極由乎變」「成敗倚伏遊乎中」「成敗倚伏生乎動」，明確指出事物的發展變化在於事物的內部矛盾運動（《素問・六微旨大論》），為中醫氣化學說的產生提供了基礎。

《素問・六微旨大論》還提到「升降相因，而變作矣」「氣之升降，天地之更用也」。「出入廢則神機化滅，升降息則氣立孤危，故非出入，則無以生長壯老已；非升降，則無以生長化收藏，是以升降出入，無器不有，故無不出入，無不升降」，成為中醫氣機升降學說的核心。《內經》把易理靈活應用於中醫學，發展和充實了中醫理論，為中醫學做出了不朽的貢獻。

二、《周易》對立統一觀點與《內經》的聯繫

對立統一規律是辯證法的核心，《易經》已有對立觀念的萌芽，如《易・明夷卦》就有明與晦、天與地、方位等的對立矛盾。當然《易經》更多揭示的是社會現象中的矛盾和對立，如君—臣，小人—大人，吉—凶等。

《易傳》發展了《易經》的對立矛盾觀點，《易傳》認為一切事物都是對立的、統一的，或分為矛盾雙方的。繼《易經》損與益、剛與柔，乾與坤、天與地等的對立，《易傳》又提出了陰與陽的對立，並認為對立的統一體是可以分為矛盾雙方的。

《易・繫辭》曰：「易有太極，是生兩儀，兩儀生四象，四象生八卦。」這正是「一分為二」的觀點。陰陽對立統一觀念是《易傳》的核心，《易傳》認為陰陽是互相依存的，又是互為轉化的。

《易・否卦・彖》曰：「內陰而外陽，內柔而外剛。」坎卦䷜和離卦䷝的陰中含陽、陽中含陰；泰卦䷊乾下坤上和否卦䷋的乾坤轉化，陰陽相交；剝卦䷖和復卦䷗的物極必反等，皆體現了《周易》的對立統一思想。

《內經》接受了《周易》和當時陰陽學說的陰陽對立統一觀點，把陰陽學說應用於中醫學，為中醫理論數千年而不衰奠定了基礎。陰陽學說貫穿了中醫的理、法、方、藥，長期以來一直有效地指導著實踐。

《素問・陰陽應象大論》：「陰陽者，天地之道也，萬物之綱紀，變化之父母，生殺之本始，神明之府也。治病必求於本。」中醫由陰陽學說說明人體的組織結構，闡述人體的生理功能、病理變化。「陰勝則陽病，陽勝則陰病；陽勝則熱，陰勝則寒。重寒則熱，重熱則寒」（《素問・陰陽應象大論》），概括了陰陽的相互關係及轉化；診斷學方面的「善診者，察色按脈，先別陰陽」（《素問・陰陽應象大論》），治療學方面的「陰病治陽，陽病治陰」「謹察陰陽所在而調之，以平為期」「寒者熱之，熱者寒之」等，對中醫實踐也一直有著重要的指導作用。

綜上所述，《周易》哲學思想對《內經》有著重要的影響，《內經》與《周易》是一脈相承的。

第五十三章

老莊道家與中醫學

《周易》不僅奠定了儒家的思想體系，同時也滲透入道家，為道家所尊崇。儒、道二家各取《周易》的一面並進行了充分的發展，各自形成具有特色的思想體系。

長期以來，儒、道兩家的對立，客觀上促進了易理的發展，對中國文化思想產生著深遠的影響。儒家以孔子、孟子思想為中心，代表作是《論語》和《孟子》；道家以老子、莊子思想為中心，代表作為《老子》與《莊子》。孔孟、老莊對中華文化有著深遠的影響。

第一節　儒家、道家的區別及其相互影響

儒家與道家皆淵源於《周易》，儒家以乾卦為首卦，道家以坤卦為首卦，因乾卦象天主動，性剛健；坤卦象地主靜，性柔順。由此而派生了對立而又相聯繫的儒、道兩大思想體系。

有人說儒家主爭主上進，道家是消極的。實際上，道家是柔中有剛，靜中蘊動的，儒家注重社會群體，而道家則強調自然、個體。這就是說儒家著重於討論社會倫理、道德，即社會與人二者關係的修養，而道家則強調人的修煉即人與宇宙自然的關係。孔孟之道對中國人的倫理道德的影響是很深刻的，而老莊的宇宙唯物觀點亦深深地影響著中國人。

老子強調的「無」，並非「真無」，而是指總體的「無」存在於千千萬萬個個體之中，因此，「無」實質上是「有」。「無」即無始無終、無窮無盡，即強調宇宙是無邊無盡、至大無窮，物質是永恆的，不滅的。老子的「無」實際上並非「虛無」，在這種哲理指導下，老子的「無為」實際上是尊重客觀的反映，並非消極，實質上是「無不為」。所謂「靜觀天道」，但是他把這種觀點照搬於社會卻是失敗的，必然滑到「天命論」的泥坑，因此老子也有保守和落後的一面，故要正確看待「無為」。

總之，儒、道兩家皆淵源於《周易》，二者既相聯繫又常對立，雖漢代以後獨尊儒術，但道家思想仍有傳承，儒、道二家對中國哲學及文化的發展皆有卓越的貢獻，對中醫學的形成和發展皆起到了重要的作用。

第二節 老莊道家哲學思想價值的重新評估

老莊道家學派，是易學的一個重要支脈，其哲學觀念對中醫學的影響甚為深遠。道家的代表著作是《老子》和《莊子》。《老子》即《道德經》，共五千字，成書於戰國時期，主要體現老聃的思想。《莊子》為戰國中期的著作，為莊周及後人所撰，對中國思想領域的影響亦極為深遠。中國哲學界對老莊觀點的傳統看法，目前正越來越受到衝擊，隨著對《周易》系列研究的深入，對老莊哲學思想價值的重新評估的傾向也日益增強。

「道」是《老子》的核心，道為萬物之本源，德為萬物之本性。《老子》認為，「道」為宇宙的本體，萬物變化之源，所謂「萬物之宗」，《老子》：「有物混成，先天地生，……可以為天地母，……故強字之曰道。」說明道本身是一種物質，一種實體，並沒有超越物質之外。《老子》還指出道生萬物的規律：「道生一，一生二，二生三，三生萬物。」《淮南子・天文訓》亦云：「道者，規始於一，一而不生，故分為陰陽，陰陽分而萬物生，故曰：一生二，二生三，三生萬物。」

《老子》的「道」實際相當於太極混沌狀態，《老子》：「道之為物，唯恍唯惚，惚兮恍兮，其中有象。恍兮惚兮，其中有物，窈兮冥兮，其中有精，其精甚真，其中有信。」即言「道」是一種有象可見，有精可存、其真可信的物質，由這樣的物質衍生為「一」，「一」即元氣，再化生陰陽而成萬物，說明「道」如同「太極」，是萬物化生之始源。總之，「道生一」是對宇宙本體生成論的又一種表述方法，其中「三生萬物」為「一分為三」觀點的原胚。

《老子》的「道」即強調了循環性、運動性——「周行而不殆」，又突出了轉化——「反者，道之動」，亦強調了事物之間的對立統一規律——「有無相生，難易相成，長短相形，高下相傾，音聲相合，前後相隨」「物或行或隨，或噓或吹，或強或羸，或挫或隳」，認為一切事物皆處於發展變化之中，因此，「道」是對事物發生發展規律的認識。

《老子》的「道」還突出了它的客觀性，如「道法自然」，即言事物發展的規律是客觀的，是不以人們的主觀意識為轉移的。

《老子》在強調自然的前提下提出「自然無為」，並強調了「無為而無不為」，即對待宇宙事物凡符合自然發展規律的就應順從「無為」，違背自然發展規律的則應改變「無不為」。因此《老子》的「無為」與「無不為」是辯證的，《老子》的「虛」「靜」觀正是這種辯證觀的體現。其「至虛極，守靜篤」也正是順應自然發展規律法則的告誡，這和認為道家思想是虛無主義的傳統看法是有出入的。

另外，《老子》推崇《易經》坤、坎二卦，取其柔順，提出以柔克剛的觀點，如曰：「天下莫柔弱於水，而攻堅強者莫之能勝。」發展了《周易》陰陽、動靜、剛柔中陰、靜、柔的一面，和儒家陽、動、剛觀點相對，兩千年來一直為中國思想史上的一大派別。

《莊子》除繼承了《老子》的宇宙本體論外，還重視發展個體精神，即在《老子》重視宇宙自然規律的基礎上，更注重個體精神的思考，也即更注重精神方面的「道」。

老莊學派的消極性在於把自然無為照搬於社會學，客觀上形成了消極的一面。

中醫學深受老莊道家學派的影響，並接受了道家宇宙本體論的認識，如《素問・陰陽應象大論》的「陰陽者，天地之道也，萬物之綱紀，變化之父母，生殺之本始」強調「道」為「萬物之宗」。

《內經》還極為重視「知道」「法道」和「奉道」，如《素問・上古天真論》中「其知道者，法於陰陽，和於術數」，言必須掌握宇宙運動規律，掌握陰陽之道，方能養性。又如《素問・陰陽應象大論》的「道生智」「在人為道」，《素問・生氣通天論》的「謹道如法，長有天命」，《素問・天元紀大論》的「謹奉天道」等，皆強調人應順從自然法則，正如《老子》：「人法地，地法天，天法道，道法自然。」說明《內經》受道家的影響，認為道為自然規律，並應遵循之。

《重廣補註黃帝內經素問》的作者王冰，就是一個崇道學者，其對《內經》的註釋也滲透了道家「道」的觀念，其他如葛洪、孫思邈等大醫家，也皆屬道家，他們的中醫學思想皆汲取了道家觀點。

中醫把道家的養生原則，應用於中醫養生是最為突出的成就。老莊重視《周易》坤、坎卦陰水的柔順，強調靜養生的一面，其「清靜無為」「至虛極，守靜篤」的虛靜觀，對中醫靜養生的影響很大，如《素問・至真要大論》的「恬惔虛無」「精神內守」，皆為道家靜養生的體現。

第三節　《老子》「一分為三」與中醫三陰三陽

《老子》最卓越的成就在於對宇宙本體論的建樹，如《老子》：「道生一，一生二，二生三，三生萬物。萬物負陰而抱陽，沖氣以為和。」老子強調「道」為萬物之本源，並在《周易》一分為二的基礎上，提出一分為三，《老子》的「一分為三」的觀點源於《易經》卦爻。《易經》之八經卦由初、中、末三爻組成，表示陰陽消長的三個階段，六十四別卦亦分為三象，以每兩爻為一象，自下而上分為三位，分別象地、人、天，實為「一分為三」的前身。因此「一分為三」實源於《易經》，《老子》不過是把它明確化而已。「一分為三」是「一分為二」的進一步發展，其優點在於使陰陽消長轉化的階段更精確化，更具有實用價值。

《老子》「一分為三」的觀點對中醫三陰三陽理論有很大影響。《內經》中關於陰陽一分為三的論述很多，如三陰三陽經開闔樞理論，三陰三陽標本中氣理論，熱病的三陰三陽傳變理論等。

《素問・熱論》運用陰陽一分為三理論，把三陽病分為太陽、陽明、少陽，三陰病分為太陰、少陰、厥陰等體現了陰陽消長的三個階段，為《傷寒論》三陽三陰理論奠定了基礎。

《傷寒論》認為太陽為陽氣最盛，陽明次之，少陽漸衰，太陰為陰氣始盛，厥陰為陰氣較盛，少陰為陰氣最盛，說明中醫三陰三陽理論和《周易》《老子》的「一分為三」理論密切相關。

第四節 老莊坤柔虛靜觀念對中醫的影響

老莊以《易經》坤卦為首，坤象地，主靜性柔，坤屬牝馬性陰，和儒家崇仰乾卦以剛健、動為主的觀點正相反。同樣，中醫的養陰學派以柔順養陰為主要宗旨，與溫陽學派相反。

元代朱震亨認為「陰常不足」，創立了大補陰丸，和易理、老莊思想的滲入有一定關係。養陰學派糾正了劉完素獨尊火派的觀點，為補充和完善中醫理論做出了重要貢獻，對後世影響頗大。明代張景岳提出了元陽元陰，創立左歸飲，主張從根本上養陰，是對朱震亨養陰學派的發展。

老子的虛靜觀念還滲透入中醫的養生學中，老子的虛靜觀念體現於「自然無為」，即順應客觀自然，中醫順應四時養生防病的觀點和老子的「自然無為」是一致的。

《內經》中的道家思想很濃厚，如《素問・上古天真論》曰：「上古有真人者，提挈天地，把握陰陽，呼吸精氣，獨立守神，……此其道生。」其中「修真之道」「恬惔虛無」「精神內守」「淫邪不能惑其心」等，和道家「無慾」「清靜」的觀點是相同的。又如《素問・四氣調神大論》的順應四時養生和《老子》「自然無為」是一脈相承的。

當然，《內經》的「虛無」，《老子》的「無慾」，都不是指抑制正常生理本能慾望，而是指防止非正常、非道德、非人性的邪慾，故道家「無為」實為「無不為」。《內經》提倡的「恬惔虛無」正是人類慾望的高尚境界，也是中醫養生學的宗旨，並非消極悲觀之謂。

第五節 道家與中醫精氣學說

道家極為強調氣，老子的「道生一」中「一」指的便是元氣。《莊子》亦說：「人之生，氣之聚也，聚則為生，散則為死，故曰通天下一氣耳。」《莊子・知北遊》管子：「精也者，氣之精者也。」又曰：「精存自在，其外安榮，內藏以為泉源，浩然和平，以為氣淵，淵之不涸，四體乃固。」（《管子・內業》）強調了精氣對人體的重要意義。

黃老之學發展了老子天道自然無為的思想，創造了氣一元論思想，強調精氣是構成萬物的基礎，對中醫的氣學說具有深刻的影響。《管子・心術》曰：「氣者，身之充也。」《內經・金匱真言論》：「夫精者，身之本也。」《難經・八難》：「氣者，人之根本也。」

黃老之學認為精本身就是氣，如《管子・內業》曰：「精也者，氣之精者也。」《內經》還認為氣是人體生命活動的物質基礎。《素問・寶命全形論》曰：「人以天地之氣生。」《內經》汲取了氣一元論哲學思想，將其與中醫學相結合，創造了中醫精氣學說，為中醫基礎理論的核心。

第六節 老莊道家與道教導引功

中國導引功流派較多，儒家、佛教、道教對導引功都有所涉及。道教導引功有許多獨到之處：

其一，道教導引功宗老莊坤陰柔靜的宗旨，並在老莊「虛」「靜」「無為」的影響下，非常強調入靜，與佛教導引功強調「定能生慧」一致。

其二，道教導引功以慢、柔為特點，對保養人體陰分，具有重要意義。

其三，道教導引功柔中有剛，靜中有動，不但對鍛鍊人體的形體有好處，而且對培養人的堅韌不拔的品德頗具裨益。

其四，道教導引功基本上屬內養功，對慢性病的康復及延長壽命或有促進作用。

其五，道教導引功對保養精氣有獨特意義。

道教導引功主要記載於《正統道藏》，是一個極為值得開發和繼承的導引功流派。

第五十四章

《周易》認識論對中醫理論的影響

《周易》是一部將哲學、社會科學、自然科學融為一體的巨著，對中國的文化、科學發展有著巨大的影響。

《周易》是一部哲理性極強的著作，因此對《內經》有著縱深的滲透，《內經》中的許多認識論及方法論上的問題，皆溯源於《周易》。《周易》對中醫理論的形成和發展具有很大的促進作用。

第一節 《周易》唯物自然觀與中醫五行學說

《周易》對宇宙形成的認識論已進入了客觀唯物主義的範疇。《周易》認為與宇宙的發生最關緊要的莫過於天與地，《周易》用乾卦、坤卦代表天與地，如《易・繫辭》之「天尊地卑乾坤定矣」「乾知大始，坤化成物」。八卦中的其餘六卦也分別代表實實在在的物質，如巽風、震雷、離火、坎水、艮山、兌澤，形成了八卦哲學，八卦哲學體現了《周易》對宇宙認識的唯物觀。

《周易》以 8 種物質為宇宙萬物之基本要素，其中水、火為五行學說中的兩種主要元素。

根據甲骨文記載，五行觀念起源於商代，記載於《尚書・洪範》，《周易》中已有五行的主要元素——水、火等的萌芽。五行完整記載於《尚書・洪範》，如曰：「一曰水，二曰火，三曰木，四曰金，五曰土。水曰潤下，火曰炎上，木曰曲直，金曰從革，土爰稼穡。潤下作鹹，炎上作苦，曲直作酸，從革作辛，稼穡作甘。」

五行學說在春秋時期還是一種抽象的哲學概念，《內經》在當時《周易》《左傳》《尚書》的影響下，把五行學說這一哲學觀念引進到中醫學的領域，在宇宙唯物觀的基礎上，藉助五行的歸類，揭示中醫臟腑經絡之間的病理、生理聯繫，並應用五行生剋理論，闡釋人體內外環境的平衡。五行學說被廣泛地應用於中醫學，長期以來被作為中醫理論的說理工具。

由於五行學說有認識論範疇唯物觀的先進性，又具方法論中的樸素的系統論思想，中醫又獨特地把五行學說和陰陽學說相結合，用以闡述中醫理論，故使五行學說在中醫學中居於重要地位。因此，中醫學中的五行概念已經與原始的五行概念有了本質的差別，已經昇華為哲學與自然科學相結合的典範之一。

第二節 《周易》辯證法思想與中醫「整體衡動觀」

豐富的辯證法思想是《周易》認識論的精髓。「陰陽不測之謂神」「一陰一陽之謂道」是《周易》著名的哲學論斷，體現了「運動變易」的道理，《周易》認為宇宙在動，萬物在變，且運動變化是極其複雜，難以預測的。《易・說卦》曰：「神也者，妙萬物而為言者也。」萬物的變化神妙莫測。《周易》還認為事物的變化是無止境的，故《易・序卦》曰：「物不可窮也。」

《易傳》提出事物的運動變化來自事物的內部，也即來自事物對立面之間的相互作用，具體指天地陰陽的對立統一，故《易・繫辭》提出「在天成象，在地成形，變化見矣」「剛柔相推，變在其中矣」。《易傳》還提出沒有矛盾便沒有對立，也就沒有運動變化和發展，故《易・繫辭》中有「變化者，進退之象也」「乾坤成列而易立乎其中矣」。

《周易》的辯證觀不但闡述事物是運動變化著的、發展著的，而且認為事物之間不是孤立的，而是互相聯繫的，如既濟卦之強調水火互濟，再如《易・雜卦》之「有過物者必濟，故受之以既濟」。

《周易》泰卦、既濟卦都體現了陰陽的和諧、平衡，如《易・泰卦》：「天地交泰，萬物通也。」《易・既濟卦》：「初吉，柔得中也。」

《內經》和《周易》一樣認為宇宙萬物是運動產生的，而靜則是永動中之靜，動態的平衡。正所謂「易者，變易也，不易也，簡易也」，《周易》的平衡論思想，滲透於《內經》，促進了《內經》整體衡動觀的發展。

《內經》整體衡動觀的主要內容之一便是平衡論思想，是整體運動不可缺少的組成部分。

《內經》的平衡觀十分豐富，包括自然界的平衡及人體內的平衡，以及體內外環境的平衡。

在自然界的平衡方面，運氣學說提出勝、復、鬱、發，如《素問・氣交變大論》：「夫五運之政，猶權衡也，高者抑之，下者舉之，化者應之，變者復之」，太過者抑之，不及者舉之。這是自然界的自穩調節機制，是維持氣候六氣之間相對平衡的保證，實質上是六氣陰陽的平衡，《素問・六微旨大論》曰：「亢則害，承乃制，制則生化」，《素問・五運行大論》曰：

「氣有餘，則制已所勝而侮所不勝；其不及，則已所不勝侮而乘之，已所勝輕而侮之。」

人體內部臟氣之間以及人體與外界環境的平衡，是依賴人體內部的自調機制實現的，有動必有靜。人體具有自穩的能力，包括生理上及心理上的「自衡」，主要透過氣機升降出入，臟氣之間的生、剋、乘、侮關係，以及經絡之間氣血的調節來實現。如以臟腑而言，其間的平衡協調、制約是由十二藏之相使實現的。正如《素問・靈蘭秘典論》：「十二藏之相使，……心者，君主之官，神明出焉；肺者，相輔之官，治節出焉；肝者，將軍之官，謀慮出焉；膽者，中正之官，決斷出焉。……凡此十二官者，不得相失也。故主明則下安，……主不明則十二官危。」臟腑之間具有相互協調、相互制約的自衡能力。

以經絡而論，經絡之間的平衡由制約關係以及氣血的調節實現，如《素問・血氣形志》曰：「夫人之常數，太陽常多血少氣，少陽常少血多氣，陽明常多氣多血，少陰常少血多氣，厥陰常多血少氣，太陰常多氣少血，此天之常數。」

十二經脈之間的氣血是自我協調的，表經多氣少血，則裡經多血少氣；裡經多氣少血，則表經多血少氣。諸經又主統於太陽，如《素問・熱論》：「巨陽者，諸陽之屬也，……故為諸陽主氣也。」說明太陽為六經的統領，掌握著六經的協調與平衡。

近代「整體恆動觀」的提法，確應修正為「整體衡動觀」。整體，指人體內外環境的相關性、統一性。動，指運動、變化，言人體的氣化，氣機升降運動是無器不有、無時不存在的。衡，指平衡，即人體內部臟腑組織之間、人體與外界環境之間，都保持著一定的平衡。中醫「整體衡動觀」是中醫學認識論中的一大特色，是中醫學的指導思想。

第三節 《周易》與中醫平衡論思想

恩格斯說：「平衡是和運動分不開的。」有動必有靜，所謂靜，即指相對的靜止，也就是相對的平衡。

《周易》在平衡觀方面，已經初具平衡論思想的雛形，提出了有動必有靜的動靜平衡觀，如《易・繫辭》曰：「動靜有常，剛柔斷矣。」《周易》的平衡觀還反映在卦的結構上，如無論八卦，還是六十四卦對於陰、陽爻的數量、位置及分佈都是平衡的，體現了平衡是動態的、相對的原理，亦即是在發展中、變化中的平衡。平衡的目的在於維持相對的靜止，亦即相對的穩態，平衡是對立統一的產物，沒有對立統一便沒有平衡。

《周易》的平衡觀建立在對立統一的基礎上，是在陰陽、天地、水火、日月、剛柔對立統一的基礎上產生的相對平衡。《周易》的平衡觀還表現在制約關係上，有制約才有平衡，亦即對立統一的雙方，要在一定制約的基礎上才能維持平衡，如既濟卦的水火互制，泰卦的乾坤交感，都是平衡制約的樸素萌芽。平衡是為了維持整體的統一性。

《易經》「易」的含義包括「變易」和「不易」，實際上也就是動和靜的統一。有「變易」就必有「不易」，變易是絕對的，不易是相對的，有了「不易」，事物才可能有相對的靜止，也才能保持平衡，所謂動中之靜，動態的平衡，正所謂「易者，變易也，不易也，簡易也」。《周易》的平衡論思想，滲透於《內經》，促進了《內經》整體衡動觀的發展。

《內經》「整體衡動觀」的主要內容之一便是平衡論思想，是整體運動不可缺少的一個組成部分。《內經》的平衡觀包括自然界的平衡及人體內的平衡，以及體內外環境的平衡。

《內經》平衡理論的特點主要體現在陰陽的相互關係。《內經》認為，維持陰陽的平衡是生命機能的重要環節，從而提出「陰平陽秘，精神乃治」「陰陽離決，精氣乃絕」（《素問·生氣通天論》）。

《內經》認為疾病的發生與臟腑陰陽的協調被破壞密切相關，在養生防病方面應順應陰陽的消長平衡規律。

在診斷方面以審查陰陽的變化為主要診察原則，如《素問·陰陽應象大論》：「審其陰陽，以別柔剛。」在治療方面又以恢復陰陽的平衡為宗旨，《素問·至真要大論》：「謹察陰陽所在而調之，以平為期。」目的在於糾正陰陽的偏盛偏衰而達到恢復陰陽協調的目的。

《內經》大大地發展了《周易》的平衡觀，並發揮和應用了陰陽平衡理論，充實了動靜觀思想，使中醫的「整體衡動觀」更富於生命力。

第五十五章

《周易》方法論對中醫的影響

觀象取物，取類比象，系統整體，是《周易》方法論的三大法寶。借鑑這些法寶，將有利於更深刻地認識世界。

第一節 《周易》與中醫取類比象

《周易》卦辭、爻辭是中醫取類比象的淵源。

《易經》六十四卦辭，三百八十六爻辭所包羅之事畢矣。正所謂「十有八變而成卦，八卦而小成，引而伸之，觸類而長之，天下之能事畢矣」。

《周易》卦辭、爻辭的特點在於包羅萬象、系統歸類，故可觸類旁通，舉一反三，每一爻、每一卦皆可代入許多事物，亦即每一個卦，都代表一個範疇，每條爻都代表一個「公式」，都包含一個原則在內。

《周易》強調「遠取諸物，近取諸身」，說明《周易》的象是客觀事物的徵象，並不是憑空臆擬來的，《周易》的卦辭、爻辭實際上是當時客觀自然界和社會現象的縮影，因此孕育著許多哲理和科學的雛形，類比哲理便是其中之一部分。

《易・繫辭》認為整本《易經》，就是一套「象」，因此有：「是故易者，象也。象也者，像也。」

乾卦：天、馬、首、父、君、玉、健。

坤卦：地、牛、腹、母、布、大輿、眾、順。

震卦：雷、龍、足、長男、蒼筤竹、決躁、動。

巽卦：風、雞、股、長女、木、進退、入。

坎卦：水、豕、耳、中男、溝澤、弓輪、月、陷。

離卦：火、雉、目、中女、戈兵、日、麗。

艮卦：山、狗、手、少男、徑路、小石、止。

兌卦：澤、羊、口、少女、巫、毀折、說。

從上述卦象所包羅的事物可以看出《周易》卦象中有著樸素的類比思維。《周易》不但直接提出「觀象」（《易・繫辭》之「聖人設卦，觀象繫辭」），而且提出了「取類」（《易・繫辭》之「其稱名也小，其取類也大」，故虞翻曰：「謂乾，陽也，為天，為父，觸類而長之，故大也。」）。

《周易》的類比法是由實踐觀察而來的，如《易・繫辭》中「仰則觀象於天，俯則觀法於地」「近取諸身，遠取諸物，於是作八卦，以通神明之德，以類萬物之情」。

《內經》：「候之所始，道之所生。」王冰《重廣補註黃帝內經素問序》：「上窮天紀，下極地理，遠取諸物，近取諸身，更相問難。」表明《內經》的取類比象也是來源於實踐觀察的。

類比方法極廣地滲透於《內經》的基礎理論之中，包括藏象、陰陽五行、六淫。在藏象學說中，把人體的器官、組織、系統等歸類於心、肝、脾、肺、腎五個系統，形成五臟，這是中醫根據《周易》卦象的取類比象及五行學說類比演繹而來的，加深了臟腑之間的相互關係，比《周易》卦象的取類比象進了一步。

《周易》提出外界物質與人體相通應，如《易・說卦》曰：「坎為水，……其於人也為加憂，為心病。」「離為火，……其於人也為大腹。」《內經》把自然界風的特性——善動，類推到人體病機方面，則凡是活動性的、善變的、游走性的、搖動性的諸如眩暈、震顫、瘙癢、抽搐、行痺，皆類比為屬「風」，從而創立了「風氣通於肝」「寒氣通於腎」「火氣通於心」「燥氣通於肺」「濕氣通於脾」的理論。

體外六氣和人體五臟相通應是中醫六淫學說的核心，在《周易》樸素類比思維的基礎上，《內經》把取類比象的方法廣泛地應用於中醫病理學、中醫生理學中，促進了中醫病機學的發展。

第二節 《周易》與中醫系統論

所謂系統論，其實質也就是整體論，是指事物之間相互關聯，大系統中包含著小系統，小系統中又有更小的系統，說明事物的存在不是孤立的，事物的結構是層次性的，事物的運動是整體關聯的。

《周易》六十四卦就像一個大系統，每一個卦各由六爻組成，又是一個小系統，大系統與小系統之間，有著不可分割的關聯，反映了事物之間相互關聯的普遍性。

如《易・坤卦・文言》曰：「坤道其順乎，承天而時行。」應順應天地自然之道，萬事不能離開天地自然。

《周易》樸素系統論的特點在於注重人、社會、自然界這 3 個系統之間的關係。尤其以人與社會的關係最為突出，充分反映於卦辭及爻辭中。

《內經》系統論縱橫交織於整個中醫基礎理論中，如中醫五行學說五行與五臟相結合，構成 5 個子系統，子系統之間又都存在著生剋的關係，系統論加強了個性與共性的關聯。

中醫系統論的特色在於強調人體內外兩個系統的密切關係，尤其注重人與自然界的關係，與自然界相比，人只是一個小系統，因此中醫特別注重自然界對人的影響，這在運氣學說及藏象學說中都有充分體現。如《素問・陰陽應象大論》曰：「在天為風，在地為木，在體為筋，在藏為肝，在色為蒼，在音為角，在聲為呼，在變動為握，在竅為目，在味為酸，在志為怒。」體現了人與天地的密切關係。

《內經》系統屬於同構系統，充分吸取了《周易》的卦象類比方法，大大發展了中醫的整體觀理論。

第五十六章

《周易》與中醫心理學

隨著科學的發展，醫學模式正由生物模式轉變為生物——心理——社會模式，心理學的研究日顯重要。

《周易》中有著豐富的心理學內涵，如能借用之，對中醫心理學的發展必將有促進作用。

第一節　《周易》心理學思想對中醫心理學的啟示

在商代甲骨文中即有「武丁病齒，上帝可賜愈」的記載，殷周時代《易經》的卦辭、爻辭及《易傳》中都富有豐富的心理學內涵，《易經》卦辭、爻辭的特點是能觸類旁通。卦、爻變化無窮，可產生各種卦象，故能包羅萬象。

《周易》有著心理學的萌芽，且在巫教神學統治的殷周，《易經》能產生無神論思想的胚芽，無疑是難能可貴的。《周易》無神論思想的萌芽對後世巫轉化為醫起到了一定的促進作用，其心理學的萌芽，對中醫心理學的形成產生了一定的影響。

《周易》的卦辭、爻辭不是憑空而來的，是從對自然界及社會生活的觀察而抽象出來的。雖然講的是占卜，卻注意尊重客觀，如強調人受著客觀環境的影響，包括時間、地點和其他具體條件的制約。如《易・既濟》：「亨，小利貞。初吉終亂。」這裡的「初」→「終」，即指出了時間的限制，《易・蹇卦》：「利西南，不利東北。」《易・屯卦》：「屯其膏。小貞吉，大貞凶。」

《周易》不僅強調客觀條件的影響，還注意人的主觀作用。《易・謙卦》曰：「鳴謙，貞吉。」《易・豫卦》曰：「鳴豫，凶。」人出名之後，謙奮則吉，坐享則凶。

《周易》的卦辭、爻辭中有許多的內容是值得借鑑的，尤其是心理學方面的內容。

《易・需卦》：「九二，需於沙，小有言，終吉。」歷惡境而不餒，終有化險為夷的可能，這是一種積極的心理。《易・同人卦》：「九五，同人先號眺而後笑，大師克，相遇。」凡遇事不利，只要有信心，即可轉敗為勝，轉危為安。

《易・履卦》：「履虎尾，愬想，終吉。」如踩到老虎尾巴，只要臨危不懼，設法對付便可逢凶化吉。

《周易》中有的內容既是對「天意」的祈禱，也是一種心理寄託，但總體來說《周易》強調依靠自身的力量去克服劣境，這種積極的觀點對中醫心理學有一定的影響。

《內經》成書於戰國至漢代時期，受到了《周易》《尚書》《左傳》《山海經》等的影響，吸取了諸書的精華，結合中醫學的特點，奠定了中醫心理學的基礎。

第二節 《內經》心理學特點及其應用

《內經》心理學的特點為形神活動統一，即注重心理與生理的依存關係。心理學研究心理因素在健康和疾病中的作用。心理因素在疾病的發生發展及轉歸過程中具有重要的作用，《內經》十分重視心理和生理、病理的統一。著名的中醫「五神藏」理論即說明了五神與五臟之間的密切關係，如「心藏神，肺藏魄，肝藏魂，脾藏意，腎藏志」（《素問・宣明五氣》），《內經》尤其強調了二者之間的關係。

臟腑功能活動是心理活動的基礎，不良心理狀況可以導致臟腑病變，臟腑病變同樣可以產生心神的異常。

《靈樞・本神》中有「心氣虛則悲，實則笑不休」「肝氣虛則恐，實則怒」的觀點。

《素問・舉痛論》曰：「怒則氣上，喜則氣緩，悲則氣消，恐則氣下，寒則氣收，驚則氣亂，思則氣結。」

《內經》十分重視心理治療，具體表現在五志七情的治療上，創造了七情相剋治法、暗示療法等，內容十分豐富。

《靈樞・論勇》及《靈樞・壽夭剛柔》指出了個體性格與臟腑差異的一致性。如《靈樞・論勇》曰：「勇士者，……其心端直，其肝大以堅，其膽滿以傍，……怯士者，……肝系緩，其膽不滿而縱，……」

另外，《靈樞・陰陽二十五人》及《靈樞・通天》根據陰陽、水火的兩極差異，把心理特徵和體質徵象劃分為 5 種不同類型的氣質，構成了中醫氣質理論的基本模式。

其中天賦的心理特徵差異十分明顯，如太陽之人熱烈外向，少陰之人則深沉內斂；太陽之人，雖熱烈好動，但由於天賦的陽熱體質，陽氣偏盛，因此不會導致生理上的損害，同樣少陰之人因陰多陽少，故安靜而內斂的性格可以減少陽氣的損耗。

《內經》不但注意臟腑對心理健康的影響，還強調社會因素的作用，如《素問・疏五過論》記載的「嘗貴後賤，雖不中邪，病從內生，名曰脫營，嘗富後貧，名曰失精」。故《內經》提出「精神內傷，身必敗亡」之觀點。

此外，《內經》用五志七情相制法治療疾病，在中醫心理治療學中曾起到了積極的作用，如《素問・陰陽應象大論》曰：「怒傷肝，悲勝怒；喜傷心，恐勝喜；思傷脾，怒勝思；憂傷肺，喜勝憂；恐傷腎，思勝恐。」

夢也是心理狀況的反映。《內經》認為夢的產生是陰陽失衡的結果，如《素問・脈要精微論》：「陰盛則夢涉大水恐懼，陽盛則夢大火燔灼。」「甚飢則夢取，甚飽則夢予。」

總之，中醫吸取了《周易》中的心理學內涵，結合陰陽學說和藏象學說，構成了有自身特色的心理學，充實和豐富了中醫學的內容。

第五十七章

《周易》與中醫倫理學

醫德根源於社會道德，《周易》極為重視倫理道德，其著名觀點「立人之道，曰仁與義」，將永遠閃爍著不朽的光輝。

第一節 《周易》倫理思想對中醫倫理學的影響

倫理學是研究道德的科學。道德是指人與人，人與社會之間的行為規範和原則，道德的範疇很廣，包括政治道德、職業道德和社會道德。道德是一種透過輿論維繫的規範，往往是社會制度和經濟關係的反映。《周易》反映了奴隸制以及封建制前期的社會道德。

《周易》的倫理思想主要表現在忠、孝、節、義、仁、謙等方面，由於受社會制度的限制，反映的是對統治階級的「效忠」，應以歷史唯物主義的觀點去看待。在「仁」「義」方面，統治階級講仁義道德是虛偽的，因此也應客觀分析對待。

《周易》對父母的「孝」及對他人之「謙」是應該傚法的。《周易》的倫理思想注重立足自身，表現在自強、自立、自省、自慰、自知等方面，在原文都有許多論述，如：

自強：「君子以自強不息。」（《易・乾卦・象》）

自立：「君子以自昭明德。」（《易・晉卦・象》）

自省：「君子以反身修德。」（《易・蹇卦・象》）

自慰：「喪羊於易，無悔。」（《易・大壯卦》）

自知：「上九，亢龍有悔。」（《易・乾卦》）

自愛：「君子以慎言語，節飲食。」（《易・頤卦・象》）

此外，《周易》倫理還十分注意謙恭厚道。

《易・坤卦・象》：「君子以厚德載物。」

《易・咸卦・象》：「君子以虛受人。」

《易・節卦・彖》：「節以制度，不傷財，不害民。」

《易・繫辭》曰：「安土敦乎仁，故能愛。」

《周易》在倫理學方面，還強調逆境自強、居安思危、憂危、自危、自立、自強、自救思想。原因或許是周文王被商紂王囚禁於獄中而成書，故困境猶鬥的色彩濃厚，具有居安思危的思想。

醫學倫理學是研究醫學道德的科學。所謂醫學道德，即指醫者在行醫時的道德規範。醫德屬於職業道德的範疇，醫德是一種獨立的社會意識形態。

醫德在倫理中屬「仁」的範疇，即對人施以仁愛，仁愛是醫德的宗旨，是一種十分高尚的道德。中醫倫理學極為重視醫德的培養，如《素問・疏五過論》及《素問・徵四失論》講了「粗工」（不負責任的醫生）的危害性以及道德修養的重要意義。

儒家倫理思想的核心是「仁」，《內經》是我國戰國至東漢時期的作品，所處時期是封建倫理思想的形成期，因此必然受孔孟之道易理之仁的影響，接受「仁」思想的滲透，至今這種「仁」德對救死扶傷事業仍是不可缺少的道德規範。

此外，中醫強調精益求精的醫德。歷代著名大醫家幾乎都是具有良好醫德的楷模，他們對患者一視同仁，對技術勤求不倦，這些可貴的精神一直流傳至今，如華佗、扁鵲、張仲景、孫思邈等不重權勢，不圖名利的高貴精神在中醫倫理學中將永遠閃耀著光彩。

第二節 《周易》倫理思想句選

「上九，亢龍有悔。」（《易・乾卦》）

「君子以自強不息。」（《易・乾卦・象》）

「同聲相應，同氣相求。」（《易・乾卦・文言》）

「君子以成德為行。」（《易・乾卦・文言》）

「君子以厚德載物。」（《易・坤卦・象》）

「履霜堅冰至。」（《易・坤卦・象》）

「積善之家，必有餘慶。」（《易・坤卦・文言》）

「積不善之家，必有餘殃。」（《易・坤卦・文言》）

「君子以果行育德。」（《易・蒙卦・象》）

「人道惡盈而好謙。」（《易・謙卦・象》）

「利有攸往。」（《易・復卦》）

「君子以慎言語，節飲食。」（《易・頤卦・象》）

「大人以繼明照於四方。」（《易・離卦・象》）

「君子以虛受人。」（《易・咸卦・象》）

「君子以立不易方。」（《易・恆卦・象》）

「不恆其德，無所容也。」（《易・恆卦・象》）
「君子以遠小人不惡而嚴。」（《易・遯卦・象》）
「喪羊於易，無悔。」（《易・大壯卦》）
「君子以自昭明德。」（《易・晉卦・象》）
「眾允之志上行也。」（《易・晉卦・象》）
「內文明而外柔順，以蒙大難。」（《易・明夷卦・象》）
「君子以言有物而行有恆。」（《易・家人卦・象》）
「君子以反身修德。」（《易・蹇卦・象》）
「君子以居賢德善俗。」（《易・漸卦・象》）
「物不可以終止，故受之以漸，漸者進也。」（《易・序卦》）
「節以制度不傷財，不害民。」（《易・節卦・彖》）
「其子和之，中心願也。」（《易・中孚卦・象》）
「君子以行過乎恭。」（《易・小過卦・象》）
「方以類聚，物以群分。」（《易・繫辭》）
「安土敦乎仁，故能愛。」（《易・繫辭》）
「唯深也，故能通天下之志。」（《易・繫辭》）
「天之所助者順也，人之所助者信也。」（《易・繫辭》）
「君不密則失臣，臣不密則失身，幾事不密則害成，是以君子慎密而不出也。」（《易・繫辭》）
「負也者，小人之事也。」（《易・繫辭》）
「仁者見之謂之仁。」（《易・繫辭》）
「行發乎邇，見乎遠。」（《易・繫辭》）
「言行君子之所以動天地也，可不慎乎。」（《易・繫辭》）
「天地之大德曰生。」（《易・繫辭》）
「安而不忘危，存而不忘亡，治而不忘亂。」（《易・繫辭》）
「履，德之基也，謙，德之柄也。復，德之本也。恆，德之固也。損，德之修也。益，德之裕也。困，德之辨也。井，德之地也。巽，德之制也。」（《易・繫辭》）

上述所選，皆為《周易》倫理名言，不少句子已為千古警句，幾千年來皆被中國歷代所垂青，並視為道德的典範，對中國人民的倫理道德有著深遠的影響。

第五十八章

《周易》與中醫三維醫學

天、地、人三才統一觀，是《周易》整體觀的核心。《周易》尤其強調人與社會的關係，認為主宰三才關係的因素是社會而不是天命。因此，中醫學的整體觀——人與天地相應是不夠全面的，應改寫為人與天地、社會相應。

第一節 《周易》三才統一觀與《內經》三維觀

《周易》極其強調自然、社會、人的關係，對中醫三維醫學有一定影響。《周易》卦辭、爻辭體現了三才統一觀，如《易・說卦》曰：「立天之道，曰陰與陽；立地之道，曰柔與剛；立人之道，曰仁與義，兼三才而兩之，故易六畫而成卦。」「乾為天。……為君（人）為玉為金（物）。」「坎為水，為溝澤，……其於人也，為加憂，為心病，為耳痛。」以上都說明了《周易》非常注重三才統一思想。

《內經》發展了《周易》的三才統一觀，與之和人體相結合，創造了有特色的中醫三維醫學，體現了人與天地、社會相應的整體觀思想，為中醫的重要指導思想。

例如，《內經》強調自然界氣化與人體的密切關係，《素問・天元紀大論》之「夫變化之為用也，在天為玄，在人為道，在地為化」，《素問・六微旨大論》之「何謂氣交？……上下之位，氣交之中，人之居也。……天樞之上，天氣主之，天樞之下，地氣主之，氣交之分，人氣從之，萬物由之」等，皆明確指出了人類與天地的關係。

運氣七篇關於氣候——物候——病候關係的論述可謂入木三分，如《素問・六節藏象論》之「天食人以五氣，地食人以五味，五氣入鼻藏於心肺，上使五色修明，音聲能彰」，《素問・五運行大論》之「東方生風，風生木，木生酸，酸生肝，肝生筋，筋生心。……南方生熱，熱生火，火生苦，苦生心，心生血，血生脾」，都說明了自然界天地氣候對人體生理的影響。《素問・氣交變大論》言「歲木太過，風氣流行，脾土受邪，民病飧泄食減，體重煩冤，腸鳴腹支滿」，說明氣候對病候具有影響。

運氣七篇記載的勝、復、鬱、發都與疾病有密切關係，如《素問・氣交變大論》之「木不及，……其眚東，其臟肝，其病內舍胠脅，外在關節」。

《素問・五常政大論》還論述了疾病、壽夭與地理、地勢的關係，如「一州之氣，生化壽夭不同，其故何也？岐伯曰：高下之理，地勢使然也。……高者其氣壽，下者其氣夭」。上述《內經》三維醫學思想可見一斑。

第二節　中醫三維醫學的重要意義及其應用

《周易》尤其強調人與社會的關係，《內經》充分汲取了這一理論，並應用於中醫學的生理、病理、治療等各方面。中醫還注重心理因素及社會因素對疾病的影響，《內經》對情志病理及治療進行了精闢的論述，中醫三維醫學為中醫心理學的形成和發展，奠定了基礎。

《素問・疏五過論》曰：「嘗貴後賤，雖不中邪，病從內生，名曰脫營。嘗富後貧，名曰失精，五氣留連，病有所並。醫工診之，不在臟腑，不變軀形，診之而疑，不知病名。身體日減，氣虛無精，病深無氣，灑灑然時驚。病深者，以其外耗於衛，內奪於榮。」

《素問・陰陽應象大論》：「怒傷肝，悲勝怒；喜傷心，恐勝喜；思傷脾，怒勝思；憂傷肺，喜勝憂；恐傷腎，思勝恐。」《靈樞・雜病》：「噦，……大驚之，亦可已。」

中醫學的整體觀——人與天地相應，是不夠全面的，應改為人與天地、社會相應。這樣才能充分體現中醫學自然——人——社會（生物——心理——社會）的三維（三才）統一思想。

第五十九章

《周易》與天文學

我國的天文學源遠流長，遠在甲骨文時代就已有相關記載。易理對中華文化的影響，除了中醫學，當然要首推天文學。

《周易》對宇宙起源的認識是唯物的、動態的，《周易》強調宇宙萬物產生於天地陰陽的相互作用，對中醫運氣學說產生了深刻的影響。

《周易》象數，包括八卦、太極、河圖洛書，在天文、曆法方面都有重要影響，至今仍有很大的啟發意義。

第一節 《周易》中的天文學思想

我國是一個十分重視天文的國家，自古和天文有著不解之緣，我國是世界上天文學發展較早的國家之一。

在甲骨文、金文裡都反映了我國古代的天文學研究情況。其中，在甲骨文的卜辭中已有曆法、日食、月食及星體名稱的記載，如甲骨文中已有「至日」，標誌著在殷周時期古人已對八節（冬至、夏至、二分、四立）有所認識。

《易・乾卦・象》：「天行健，君子以自強不息。」孔穎達疏曰「天行健，行者，運動之稱；健者，強化之名，……萬物壯健，皆有衰怠，唯天運動，日過一度，蓋運轉混沒，未曾休息」，即言《易經》強調天體日月有自己的運行規律，另外這句話對中華民族的精神風貌也有深刻的影響。

我國古代天文學的特點是「觀象授時」，《周易》早已有關於太陽黑子的記載。

如《易・豐卦》：「日中見斗，往得疑疾。」日中見斗，斗指雙極黑子的形態發生變化，猶如雙鳥相鬥，人見了，因大惑不解而易患疑病。

中醫運氣學說的五運以 10 年為一週期，與 11 年一週期的太陽黑子活動週期相近，有的火運年代還與太陽黑子活動高峰相應。

仰韶文化時期古人有對太陽的崇拜，鄭州大河村仰韶文化遺址出土的彩陶上已有太陽的圖案（圖 59－1）。

中國古代對宇宙的認識有蓋天派、宣夜派及渾天派 3 種，是對天地關係

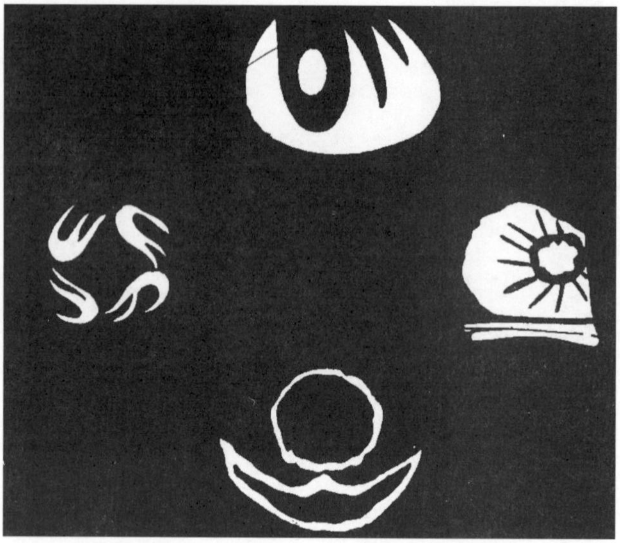

圖 59－1　仰韶文化彩陶太陽圖案

的認識。其中蓋天派是「天圓地方」說，即將天看作打開的傘，地看作方的棋盤，如「天圓如張蓋，地方如棋局」。

《周髀算經》提出「天象蓋笠，地法覆盤」，即天象一個斗笠，地象被斗笠覆蓋著的盤，觀天方法都是人立於天內的仰觀俯察。此說最早見於商末周初，據古代文獻記載，蓋天說與伏羲及周文王有關，如《晉書・天文志》：「蓋天之說，即周髀是也。其本庖羲氏立周天曆度，其所傳則周公受於殷商，周人志之，故曰周髀。」

渾天派則認為天地為一圓球形，天在外，地在內，人立於天外觀察。渾天說起源於西漢，張衡《渾儀注》：「渾天如雞子，天體圓如彈丸，地如雞子中黃，孤居於內，天大而地小，天表裡有水，天之包地，猶殼之裹黃天地各乘氣而立，載水而浮，周天三百六十五度又四分度之一……二十八宿半見半隱，其兩端謂之南北極……兩極相去一百八十二度半強，天轉如車轂之運也，周旋無端，其形渾渾，故曰渾天。」張衡在此基礎上製成著名的渾天儀。渾天說對我國的曆法有重要的影響。

宣夜派的宣夜說是古代對宇宙觀察的最先進的一派，該說認為宇宙是無限的，《晉書・天文志》：「宣夜之書亡，惟漢秘書郎郄萌記先師相傳云：天了無質，仰而瞻之，高遠無極，眼瞀精絕，故蒼蒼然也。譬之旁望遠道之黃山而皆青，俯察千仞之深谷而窈黑，夫青非真色，而黑非有體也。日月眾星，自然浮生星空之中，其行其止，皆須氣焉。是以七曜或逝或往，或順或逆，伏見無常，進退不同，由乎無所根系，故各異也。」

此學觀點，最早應溯源於《周易》，《周易》強調天地廣闊無際，時間久長無窮，以及萬物遊魂於精氣之中，如《易・繫辭》之「廣大配天地」「往來無窮謂之通」「夫易廣矣大矣，以言乎遠則不御」。《左傳・襄四年》注曰：「御，止也。」不御，即無阻擋，形容宇宙廣袤無垠，「精氣為物，遊魂無變」。此外，宣夜派系在夜晚觀察天空。

中醫運氣學說受宣夜說的影響也較大，如《素問・五運行大論》言「地為人之下，太虛之中者也，帝曰：馮（憑）乎？岐伯曰：大氣舉之也」，指人和星辰一樣，為大氣所托舉。

上述 3 種古代宇宙觀對我國天文學的發展都有一定的影響。

在月相方面，《易經》已有對月相變化的論述，提出月的朔望對人的影響。《易・歸妹卦》：「六五……月幾望，吉。」《易・中孚卦》：「六四，月幾望，馬匹亡，無咎。」《周易參同契》創月體納甲，以月相的圓缺盈虧變化與十二月相對應，還提出月亮光是對日光的折射，如「蟾蜍與兔魄，日月氣雙明；蟾蜍視卦節，兔在吐生光」，即言月亮反射太陽的光。

另外，在太陽日影的觀測方面，河圖洛書及八卦都有獨特的應用，可以說是古代最精密的日影觀測圖符，對測節氣、定方向、判時刻等，都起到了積極的作用，本章將分別列專節進行論述。《周易》對推動我國天文學的發展有著重要貢獻。

在對宇宙發生的認識方面，《周易》強調「太極生兩儀，兩儀生四象，四象生八卦」，突出了陰陽二氣的相互作用在宇宙發生學中的意義，反映了《周易》光輝的唯物觀點。

在曆法方面，八卦、太極、河圖、洛書皆可作為曆法，尤其洛書曆具有獨特的意義。

總之，易理在天文學的意義是十分廣泛的，成就也是相當豐碩的，為中國天文學的發展起到了重要的奠基作用。

《周易》是我國古代文化實踐的總結，至今仍有重要的啟迪價值。因此，研究我國天文學史，有必要深入研究易理。

第二節　《周易》太極理論與宇宙發生

首先，《周易》提出宇宙是無極無限的，如《易・繫辭》之「闔戶謂之坤，闢戶謂之乾，一闔一闢謂之變，往來不窮謂之通」，即言乾坤天地之間是變化無定，往來無窮的，無窮即無盡無極之意。《易・繫辭》還提出「法象莫大乎天地，變通莫大乎四時，縣象著明莫大乎日月」「廣大配天地」，皆表明了天地至大，日月至明，萬物莫與宇宙之至大相比的觀點。《易・序卦》提出「物不可窮也」，即言宇宙萬物之無窮無盡。

其次，《周易》強調宇宙的產生是由於陰陽二氣的相互作用，也即由於陰陽的相互作用產生天體運動，由天體運功產生幽顯交替，寒暑相移，從而產生生命及萬物。《易・繫辭》提出太極衍生觀點，「易有太極，是生兩儀，兩儀生四象，四象生八卦」「一陰一陽之謂道」「陰陽不測之謂神」。此外，《周易》太極衍生觀點和當今宇宙大爆炸理論是一致的。宇宙太空物質由陽性膨脹（高溫）到陰性收縮（降溫）重又開始膨脹→收縮，乃至無窮，體現了漫長的陰陽相互作用過程。

康德——拉普拉斯星雲說認為太陽系起源於一個瀰漫星雲，這一團瀰漫星雲由萬有引力作用，互相吸引、碰撞，逐漸收縮形成太陽，然後剩餘星雲物質進一步收縮形成行星，以太陽為中心旋轉，這樣便構成了太陽系。《周易》太極衍生觀點與之異曲同工。《周易》太極衍生觀點強調從一到無窮，一切產生於陰陽之間的相互作用。

現代星雲說認為太陽系起源於星雲，星雲為星際瀰漫物產生於 46 億年前的宇宙大爆炸。太陽系即是宇宙中超新星爆炸後的星塊，由於爆炸後形成的漩渦以及太陽引力的關係，由太陽逐漸分裂出九個星塊，圍繞太陽旋轉著，這就形成了太陽系。

《周易》的八卦由陰陽爻組成，《說文》：「爻，交也。」「爻」字本身就寓含了陰陽交的意義，體現了陰陽相互作用產生萬物的觀點。此外《易經》的「易」，為日月陰陽相互作用之意，正如《說文》：「日月為易，象陰陽也。」《周易》認為萬物發生於陰陽相互作用，故在宇宙的發生上，《周易》是強調陰陽相互作用的。如《易・繫辭》之「乾坤其易之門耶」「有天地，然後萬物生焉」「天地絪縕，萬物化醇」，都指出了宇宙萬物的發生是由乾坤天地運轉，陰陽相互作用之故。正如荀爽曰：「陰陽相易出於乾坤。」

《周易》對宇宙起源的認識是唯物的、動態的，《周易》強調宇宙萬物產生於天地陰陽的相互作用的觀點是卓越的，至今仍有指導意義。

第三節 《周易》與曆法

曆法是計算時間的一種方法，把天文和時間週期相結合，組成適合於社會生產實踐所需要的體系。曆法屬天文學的重要內容。中國非常重視曆法，故有天文學者說，一部天文學史可以說是一部曆法史。

世界上的主流曆法共有 3 種，即陽曆、陰曆及陰陽曆。陽曆的依據是太陽運動，陰曆的依據則為月亮運動，兼顧太陽及月亮運動的為陰陽曆。

我國古代曆法主要為陰陽曆，此外還有純陽曆及純陰曆。

《內經》在天文曆法方面的成就是卓越的，對時、候、氣、歲都有較精闢的應用，如《素問・六節藏象論》曰：「五日謂之候，三候謂之氣，六氣謂之時，四時謂之歲，……不知年之所加，氣之盛衰，虛實之所起，不可以為工矣。」運氣學說還提出以五運六氣紀歲，這是運氣學說紀歲的特色。

《內經》中提到的曆法共有 3 種，即運氣曆、甲子曆及陰陽合曆，但應用最廣的仍是陰陽合曆。

陰陽合曆是兼顧太陽運動和月亮運動的一種曆法。其中陰曆以朔望月計，每月為 29.5 日，一年則為 354 日，陽曆則以回歸年計，一年共計 365 日。陽曆為太陽視運動，代表節氣，陰曆為月亮視運動，代表月份。由於陽曆每年比陰曆盈餘 11 日，為使月份與節氣一致，因此每 3 年置 1 個閏月，月份與節氣保持一致才能有益於生產實踐。校正方法是用圭表（一種日影測計台），在冬至日對每年日影的長短進行比較，這就是《素問・六節藏象論》所說的「立端於始，表正於中」。確定冬至日為一年之歲首，在冬至日測量表影（日影）的長短，以校正節氣。

中國的曆法源遠流長，在春秋時代已經開始用四分曆了，四分曆即一個回歸年為 365.25 日，這就是說每年餘 25 刻，根據圭表長期測定的冬至或夏至日影長，可知道一年為 365 日又 24.25 刻，約為 365 日又 25 刻。按照古代漏滴計時，100 刻為一日，那麼每 4 年必須閏 1 日，這就叫四分曆，我國直到現在採用的都是四分曆。

東漢劉洪創立《乾象曆》把每年日刻數精確到 365.246180日，以後祖沖之又創立了《大明曆》，使誤差更進一步縮小。

為了校正曆法，我國古代創造了各式各樣的圭表測日影法，《周易》及河圖洛書皆可以視為一種曆法。

第四節　河圖洛書在天文學中的重要價值

一、洛書曆及其應用

神奇的洛書用途甚廣，不但可以觀日影、測時刻、定方向，在曆法方面還有著獨特的應用價值。

洛書曆的特點是融方位、氣象、節令為一體，既保存了陰陽曆的優點，又發揮了天文方位優勢，不但體現了太陽、月亮視運動的規律，還包含了北斗視運動的內容，是合日、月、星辰為一體的最全面的一種曆法。一塊小小的方圖上竟集中了這樣多的優點，不能不使人驚嘆《周易》的理深義博和它廣泛的實踐價值。

洛書曆的結構如圖 59－2。

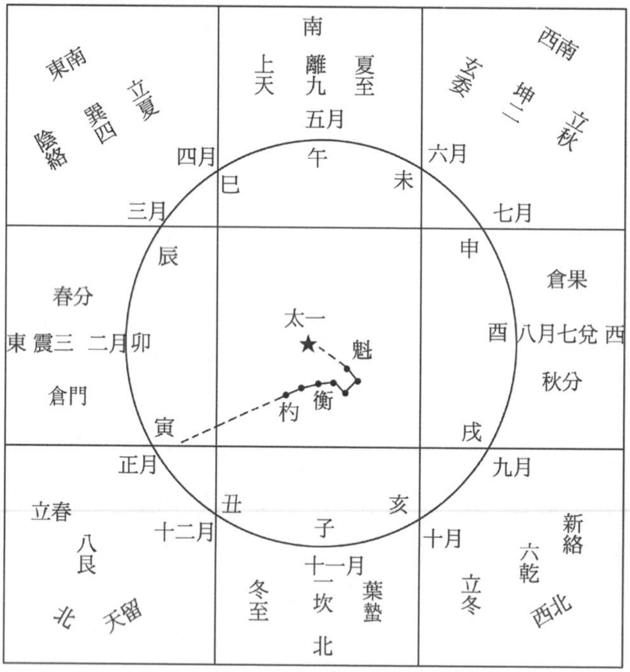

圖 59－2　洛書歷

洛書曆由洛書的九個方位組成，即東、南、西、北、中、東北、西北、西南、東南，並分別配以後天八卦。洛書曆最早應為漢《易緯・乾鑿度》的九宮圖。其中，以八卦象氣候在京房八卦卦氣中已有具體論述。洛書曆又吸收了《左傳》《呂氏春秋》的八風說，詳載於《靈樞・九宮八風》。

洛書曆包含了太陽回歸年視運動，其八個方位又反映了月相變化的 8 個階段，如洛書一數為朔月，三數為上弦，九數為望月，七數為下弦，體現了洛書曆的朔望月基礎，洛書曆紀月的週期長度，即是取的朔望月。

此外，洛書曆又和古天文學中的斗綱建月太一遊宮相配合，以確定具體月份。

所謂斗綱建月是指古天文學中以北斗星圍繞北極星旋轉一年，其斗杓在天空中劃過的圓道與十二地支相對應，從而確定正月為寅、二月為卯、三月為辰、四月為巳、五月為午、六月為未、七月為申、八月為酉、九月為戌、十月為亥、十一月為子、十二月為丑的一種紀月法，又稱為北斗視運動。北斗視運動是透過星辰運動觀察太陽回歸年的方法。

洛書曆的節令背景是太一遊宮，所謂太一遊宮，實際上就是斗綱建月，也即北斗視運動。

因為北極星是固定不動的，其太一遊宮是指北斗星圍繞著北極星旋轉一年劃分的 8 個氣候階段，即 3 個節令代表 1 個階段（1 個宮），一年被劃分為 8 個階段（中央宮除外）。

每一個階段為 46 天，只陰絡宮及新絡宮為 45 天，全年共 365 天。以洛書數字代表一定的方位、節令和氣候，如表 59－1。

表 59－1　洛書曆

洛書曆一數
- 方位：北方
- 節令：冬至、小寒、大寒
- 氣候：坎卦主時，坎屬水，居北方，象徵氣候嚴寒
- 月建：斗綱建月為亥至丑時（10—12 月）以子主時，子，「孳萌於子」，萬物主蟄茂

洛書曆八數
- 方位：東北
- 節令：立春、雨水、驚蟄
- 氣候：艮卦主時，艮為山卦，山蘊內溫，象徵氣候轉溫
- 月建：斗綱建月於丑至寅時（12 月—翌年 1 月），丑，「紐牙於丑」，寅，「萬物始生螾然也」，主萬物始生

洛書曆三數
- 方位：東方
- 節令：春分、清明、穀雨
- 氣候：震卦主時，震為雷卦，象徵春風雨水的來臨，氣候溫暖
- 月建：斗綱建月於寅至辰時（1—3 月），以卯主時，卯，「言萬物之茂也」，主萬物茂盛

洛書曆四數
- 方位：東南
- 節令：立夏、小滿、芒種
- 氣候：巽卦主時，巽為風卦，但主柔風，氣候溫熱
- 月建：斗綱建月為辰至巳時（3—4 月），辰，「萬物之娠也」，巳，〔「陽氣之已盡」，言萬物接近盛極

洛書曆九數
- 方位：南方
- 節令：夏至、小暑、大暑
- 氣候：離卦主時，離為日，屬火主氣候炎熱
- 月建：斗綱建月為巳至未時（4—6 月），以午主時，午，「陰陽交日午」，主陽極必陰，熱極生寒

洛書曆二數
- 方位：西南
- 節令：立秋、處暑、白露
- 氣候：坤卦主時，坤屬濕土，氣候屬長夏濕熱
- 月建：斗綱建月為未至申時（6—7 月），未，「萬物皆成有滋味也」，申，「申賦萬物」主萬物成熟

洛書曆七數
- 方位：西方
- 節令：秋分、寒露、霜降
- 氣候：兌卦主時，兌為澤，澤性涼，氣候為秋涼
- 月建：斗綱建月為申至戌（7—9 月），以酉主時，酉，「萬物之老也」，象徵萬物已熟透

洛書曆六數
- 方位：西北
- 節令：立冬、小雪、大雪
- 氣候：乾卦主時，乾為燥，「為寒為冰」，氣候為寒燥
- 月建：斗綱建月為戌至亥時（9—10 月），戌，「萬物盡滅」，亥，「陽氣藏於下」，主萬物收肅

洛書曆與陰陽曆的比較如下。

（一）陰陽曆

（1）以太陽視運動及月亮視運動為背景。

（2）不包括方位。

（3）一年氣候只分為 4 個階段。

（二）洛書曆

（1）以太陽視運動、月亮視運動及北斗視運動為背景。

（2）包括四方四隅。

（3）一年氣候分為 8 個階段。

對比之下，洛書曆增加了對北斗視運動的觀察，更增加了曆法的嚴密性。另外，洛書曆分為 8 個階段，比陰陽曆的四季劃分更為精細，更能指導生產及生活實踐。

二、河圖洛書是我國極精密的太陽鐘

河圖洛書是我國古代天文學的重要成就。

河圖洛書寓含著多種含義，但主要為天文學成就的象徵，除作為曆法、物候、氣象的標誌外，還是天文紀曆計時的最早的天文符圖。

我國古代校正曆法的誤差以及時刻，主要透過對日影的測量。西安半坡村遺址中房屋皆向南，說明在6000多年前中國人民就已經掌握了日光的規律了。利用日影測節氣、定方向、判時刻也同樣起源很早。

根據甲骨文記載，中國在殷周時期已有對日影的應用，如甲骨文中有「至日」的記載，「至日定冬夏」便是根據日影的長短，一年中日影最長的一日為冬至，日影最短的一日為夏至。

中國古代測日影最早的天文儀被稱為「表」或「碑」，即在平地上插一根竹竿或木樁、石柱，日光從「表」或「碑」上投下的影子，會隨著太陽的運行而發生位置及長短的變化，從而可以測節氣、定方位、判時刻。

（一）日晷（太陽日鐘）：

是在一天之中，以影的方位及影長測定時刻的天文儀。最早是立一竹竿視其日影在地面的變化而測時刻，即所謂「立竿為表」及「立竿為影，視影之時」，以後日晷逐漸改為用一根表（晷表）和刻有時刻線的晷面所組成。日晷最初為晷面水平的地平日晷，其後，人們逐漸發現太陽黃道（太陽視運動的軌跡）是一個傾斜圓，於是將日晷改進為呈南高北低，晷面平行於天赤道面的赤道日晷。

中國留存下來的日晷大部分都是赤道日晷，並且已發展為銅製日晷，北京及南京天文台均有保存。

（二）圭表（太陽年鐘）：

由一根表及地面上一個有刻度的尺子組成。正午時候，日影皆投向表的正北方，根據一年內正午時表影的長度，便可定冬至日（最長）及夏至日（最短），這樣據日影的長短便可調整節氣，甚至可以知道節氣在何日、何時交換。

河圖與洛書，可以說是古代極精細的天文示意圖，理由如下。

（1）河圖洛書的中央皆有「4個圓點圍繞1個中心點」的結構，可以視為觀測日影及太陽的中心台。如立足於中心圓點觀日及測日影，在一年內及一日內不同的時間，日影居於不同的方位，由此而可以定方向、判時刻。因此，河圖洛書可以看作是最早的太陽日鐘（日晷）。

據太陽從早晨日出到黃昏日落投下的影子，可測方位及時間，中央兩條

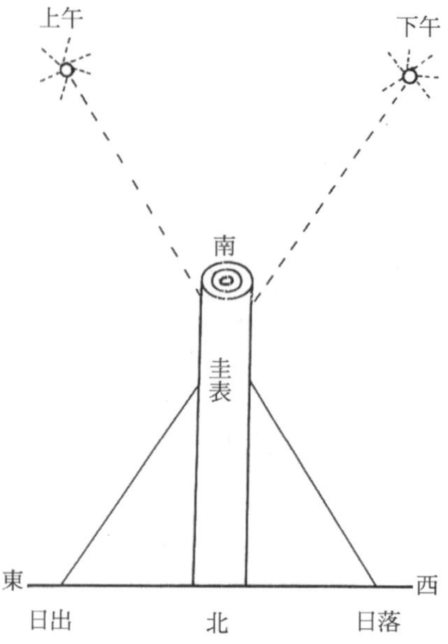

圖 59－3　日晷觀日出定方向

線為子午線及卯酉線的標誌，分別代表東、南、西、北四個方向，以中心點為參照點，根據日影的位置及長短可以知時間。如日影在正北方，便可知道時值正午。故河圖洛書可以視為古代的日晷（太陽鐘），如圖 59－3。

（2）洛書一數和九數可以視為夏至日和冬至日的日影長短之標誌。洛書及河圖的圓圈有空心的和實心的兩種，實際為最早的影符，即最早的小孔成像。中國記載的最早的小孔成像是圭表，其孔在圭表的頂端，接受從頂部天窗射入的陽光，投放於幽暗房間的計尺上。如果河圖洛書確是古天文影晷的話，那麼中國的小孔成像至少將再提早至殷周時期，那就可以說是世界上最早的小孔成像起源了。

（3）河圖的黑點還可視為豎直的立竿表標。夏至時，站在中央五表標之北面橫排，就能由北橫排兩端開放的角落觀到日出和日落，從而確定方位。冬至日時，又可從南橫排兩端的開放處看到日出和日落，從而核對方位。至於四周為雙排的問題，主要是為了檢查節氣，即春分、秋分、冬至及夏至，以及立冬、立夏、立秋、立春陽光是否分別筆直地照射於兩排夾道之間，因此，河圖洛書又可以說是古代最早的圭表陣（圖 59－4）。

（4）河圖洛書除了具有測一日時刻及校正一年節氣的日晷和圭表的功能之外，還具有定方向的作用，因此也可視為古代羅盤。

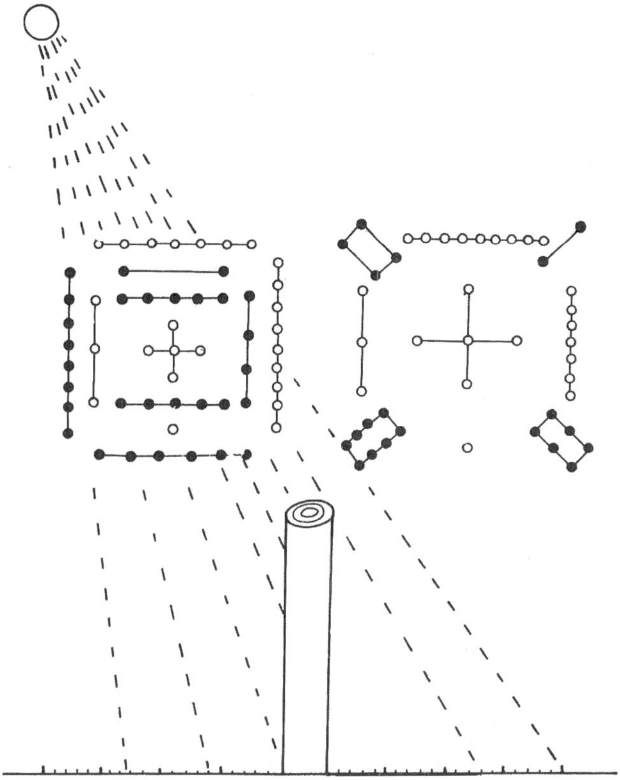

圖 59－4　河圖洛書圭表陣示意

（5）洛書的 8 個方位標誌也可以視為星、月晷的標誌，有可能是月亮朔、弦、望的象徵。

河圖洛書四方八面眾多的圓孔，還可能是觀星月影的影符，和郭守敬發明的窺兒觀星、月圖有相似的地方。可以從下方透過圓孔向上觀察，甚至可以用視差法觀察星、月的變化。

6000 多年前中國已開始應用日影計時，殷周時期已應用日晷及圭表，因此，出自伏羲、禹夏時代的河圖洛書作為當時的天文儀符圖示是完全可能的。

如《周禮》記載土方氏「掌土圭之法，以致日影」，大司徒「以土圭之法，測土深、正日景，以求地中」。「土圭」即當時用土立的圭表，「正日景」即校正日影，「以求地中」即定方位區域。

《周禮》還記載：「置槷（測日影的標竿）以縣（懸）視（觀察）以景，為規識日出之景與日入之景，晝參諸日中之景，夜考之極星，以正朝夕。」殷周之時已立表觀察日出和日落時表影的方向，並以日出日落時兩景與日中之景的交叉點的垂直線（午線）以校正方向，及以正午時日影的方向和黑夜中觀察北極星的方向校正方向，所謂「晝參日影，夜考極星」，因為中原地區正午時表影指正北方和夜間北極星也指正北方相一致，故可以相互參考校正。

這說明八卦、河圖洛書作為古天文儀的圖符是完全有可能的，充分表明了中國天文學的歷史源遠流長。

河圖洛書有可能是古代的天文儀，我國古代天文學成就是千百年來勞動人民長期生產實踐的總結。河圖洛書、八卦實際上代表著古天文學的結晶，是中國 6000 多年文明史前半段的總結，之所以託名伏羲、大禹，是為了使之流傳後代，河圖洛書並非一人所創，是中國古代人民智慧的象徵和文明的標誌。

第五節　八卦的天文學價值

八卦的「卦」字，由圭及卜所組成，圭即古代測日影的圭表，卜，測也，「卦」即以土圭觀測日影的變化，如《周禮》曰：「以土圭之法，測土深，正日景。」八卦最早也可能用於日晷，六十四卦圓圖可以作為一天之內日影的位置變化標誌。內蒙古出土的秦漢石刻日晷就是一個圓形的由幾十個圓孔構成的大圓日晷。

《易經》六十四卦的卦辭雖然主要是記事的，但也有記天象的。如離卦的「日昃之離」，如從文王六十四卦圓圖來看，離卦正值日中。日昃指日頭過午則偏離的意思，提示八卦或許象徵日晷。甲骨文中的「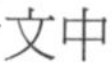」（「昃」），就是古人觀日影的記載。

《周易》十分注重天象的觀察，如離象徵日，而坎則象徵月。《易・說卦》曰：「離為日。」《易・繫辭》曰：「日月運行，一寒一暑。」虞翻注曰：「日離月坎，寒乾暑坤也，運行往來日月相推而明生焉。」《周易》還十分重視晝夜變化，並以乾坤作為晝夜的象徵，如荀爽曰：「剛為乾，柔為坤，乾為晝，坤為夜。」

《周易》的「易」字，《說文》即認為易象徵日月，如曰：「日月為易，象陰陽也。」《易經》的「爻」《說文》釋曰：「爻，交也。」日月運動導致陰陽的消長變化，陰陽爻也標誌著日、月光的推移，如《易・繫辭》曰：「日往則月來，月往則日來，日月相推而明生焉。」故八卦的八個方位即可視為白晝日影的不同投射方位，也可作為夜晚月光的位置變化。

八卦在天文中的應用是十分廣泛的，遠在漢代，易學家孟喜即創卦氣說，他以六十四卦配應十二月、二十四節氣及七十二候，其中，十二月卦氣說，即以十二辟卦對應十二月。

復卦	十一月	冬
臨卦	十二月	冬
泰卦	正月	春
大壯卦	二月	春
夬卦	三月	春
乾卦	四月	夏
姤卦	五月	夏
遯卦	六月	夏
否卦	七月	秋
觀卦	八月	秋
剝卦	九月	秋
坤卦	十月	冬

下面進一步從漢易對八卦的天文應用說明八卦的天文學成就。

一、卦氣說

漢代孟喜把六十四卦和二十四節氣相配應，並對應以四時、十二月、七十二候，突出了六十四卦在氣象上的優勢，是對八卦氣象應用的貢獻。孟喜在六十四卦氣的基礎上又突出了十二消息卦，即以十二辟卦對應二十四節氣，為《周易參同契》月體納甲說奠定了基礎。

京房以六十卦對應十二月，創建了六十律，比十二消息卦更細緻地反映氣候變化。

二、納甲和月體納甲說

漢代易學的突出成就之一是創納甲說及月體納甲說，把日月的運行和煉丹養生相配合，為中醫導引功的開山學說。孟喜、京房將八卦納入當時的天文學，把易理和日、月、九星的運行相配合，對中國古代天文曆法的發展，起到了積極的作用。

（一）納甲說

首創於京房，將八宮卦分別和十天干相配應，因十天干之首為「甲」，故謂之「納甲說」。其應用是以一個月分為三十日，對應於六十卦，每日二卦，作為陰陽消息、早晚火候的依據。其陰陽消息與火候的關係，無論在一年或一月、一日之中皆適用。

在納甲的基礎上，六十四卦還與二十八宿相對應，用於觀察星宿的變化。

（二）月體納甲說

始創於《周易參同契》，將月亮的盈虧朔望與八卦以及干支相對應，用以說明一月之中的火候變化。

其中，將坎離配以日月，其餘六卦分別代表月亮的盈虧損益階段，從朔月至望月為陽長陰消階段當「進陽火」「退陰符」，從望月至朔月又為陰長陽消時期又當「退陽火」「進陰符」。

三、太易說

《易緯・乾鑿度》的太易說，在宇宙發生學上有著重要的哲學寓意。鄭玄認為太易為無極，無極生太極，太極生兩儀，兩儀生四象。無極為太極之前的朦朧混沌狀態，蘊含著陰陽二氣的原始氣態，尚未到太極時典型的陰陽合抱階段，故《易緯》的「太易」為《易・繫辭》太極之前的最原始階段，相當於《老子》的「道」。

四、九宮說

《易緯・乾鑿度》所設九宮圖使八卦的四方四隅理論更加明確，並提出了「太一行於九宮」，把一年的氣候分為九個階段，以後易學者將之和洛書數相對應，創立了九宮八風氣象圖，是八卦應用於氣象學的又一成就。

《周易》在中國天文學上有著卓越的貢獻，對我國天文學的發展有積極的推動作用。《周易》中的許多理論至今仍有重要的啟迪意義，《周易》為現代天文學的發展留下了許多寶貴的研究線索及思路。

第六十章

《周易》與氣象學

《周易》是我國古代社會生產實踐經驗的總結，有豐富的氣象學思想。八卦可作為氣象要素的標誌，每一個卦，象徵著一種氣象要素。《周易》唯物的、動態的氣象觀對氣象學、中醫學都有著重大指導意義。

第一節 先秦時期的氣象學成就

象即候，氣象即氣候。氣象學是掌握大氣運動規律從而預報天氣及控制天氣的科學，主要內容為研究氣候的形成因素，氣象要素的分佈規律，氣候區域的劃分，預測氣候動向及預報氣候變化。

氣象學包括普通氣象學、天氣學、應用氣象學、水文氣象學及氣候學。

我國是一個農業國，和天文氣象的關係至為密切，因此我國的氣象學發展得很早。殷周甲骨文中已記載了殷曆，並有許多風、雨、陰、晴的記載，殷周及春秋時期已有「二至」（冬至、夏至）之分，並以之進行圭表測日影校正節氣。

秦漢時期，二十四節氣已全部產生，《淮南子・天文訓》已出現二十四節氣的全部名稱：「冬至則北斗中繩，陰氣極、陽氣萌，……以二月春分效奎婁，……以八月秋分效角亢，……至四十五日清明風至，……加十五日指癸則小寒，……則大寒，……而立春，……加十五日指寅則雨水，……則雷驚蟄，……則穀雨，……則立夏，……則小滿，……則芒種，……四十六日而夏至，……加十五日則小暑，……則大異，……有四十六日而立秋，……則處暑，……則白露降，……故曰秋分，……則寒露，……則霜降，……則秋分盡，……則立冬，……則小雪，……則大雪，……陽生於子，陰生手午，陽生手子，故十一月冬至。」

此外，《史記》《漢書》《論衡》中也有許多記載，如《論衡》：「一日之中，分為十二時，平旦寅，日出卯也。」《史記・天官》：「旦至食，為麥；食至日昳，為稷。」《漢書・遊俠傳》：「諸客奔走市買，至日昳皆會。」

我國先秦時期已開始應用十二時，漢代（公元 1 世紀）已把十二時與十二地支相配合，成為完整的十二時曆法。所謂十二時曆法，即根據太陽視運動把一日晝夜分為十二個時段：夜半（23 點一翌日 1 點）、雞鳴（1—3 點）、平旦（3—5 點）、日出（5—7 點）、食時（7—9 點）、隅中（9—11 點）、日中（11—13 點）、日昳（13—15 點）、晡時（15—17 點）、日入（17—19 點）、黃昏（19—21 點）、人定（21—23 點）。

古代還把十二地支與二十八宿相對應以記錄日行，漢代又把十二辰用以計算時間，使之和十二時相對應，對農業、中醫學都有重要意義。

一年二十四節氣和一晝夜十二時辰是我國天文、氣象方面的卓越創造。

總之，我國先秦時期氣象學已經獲得了輝煌的成就，對我國古代農業的發展起到了積極的推動作用。

第二節　《周易》氣象學思想

氣象學是探索大氣所產生的物理現象，變化規律及其時空分佈的學問。氣，指地球外圍的空氣。大氣層分為對流層、平流層、中間層、熱層及逸散層，人類生活在最靠近地面的對流層，對流層集中了大氣質量的 75%，大氣層的空氣密度隨高度而減小，海拔越高，空氣越稀薄。

大氣的主要成分為氮氣、氧氣、氬氣、二氧化碳、臭氧、氦氣、氖氣、氪氣、氙氣、氫氣等。大氣與人類的關係，如同水與舟，「水能浮舟，亦能覆舟」，大氣既能生養人，亦能危害人。大氣變化最直觀體現在天氣的變化，天氣的變化與人們的生產及生活實踐的關係十分密切，因此我國從古代就十分重視氣象的觀察。

我國古代尤其注意宇宙日月運動對地球陰陽週期的影響，如《易・繫辭》提出「一陰一陽之謂道」「是故法象莫大乎天地，變通莫大乎四時，縣象著明莫大乎日月」「以言乎天地之間則備矣」「廣大配天地，變通配四時，陰陽之義配日月」，說明《周易》已強調指出：氣象變化——陰陽週期——宇宙星體運動，三者之間存在著密切的關係，即氣象的變化取決於影響地球陰陽週期變化的宇宙星體。

影響地球陰陽變化的因素除太陽、月亮之外，現代天文學也認為宇宙對地球陰陽消長的影響是巨大的，除了地球自轉及地球圍繞太陽運轉所致的晝夜及四季陰陽消長之外，太陽系之外的影響也不能忽視。

《周易》是我國古代社會生產實踐經驗的總結，有著豐富的氣象學思想。八卦氣實即為氣象要素的標誌，每一個卦象徵著一種氣象要素，如《易・說卦》：「乾為天。」《易・乾卦・彖》曰：「大哉乾元，萬物資始，乃統天，雲行雨施，品物流形，……乾道變化，各正性命，保合大和乃利貞首出庶物，萬國咸寧。」

離卦象徵著氣溫和太陽輻射，所謂「離為日」「日以烜之」「離為火」「燥萬物者勿熯乎火」「大人以繼明照宇四方」（《易・離卦・象》）。

坎卦則標誌著雨水，「坎者水也」「雨以潤之」「潤萬物者莫潤乎水」，雨水是氣象中的主要內容之一，萬物皆離不開水，故《周易》以坎卦代表雨水。

巽卦代表風，象徵著大氣的環流，大氣環流是控制氣象的重要環節之一。《周易》非常重視大氣的環流，如《易・繫辭》之「變動不居，周流六虛」「巽為風」「橈（鼓橈）萬物者莫疾乎風」「風以散之」。風為氣象的要素之一，標誌著大氣的流動，大氣有正常的流動才能滋養萬物，故風有重要的鼓動作用。

震卦代表雷，象徵大氣的壓力。「震為雷」「雷以動之」「動萬物者莫疾乎雷」，故震卦標誌著大氣的壓力，地球由閃電、霹靂釋放能量以調節氣壓。

兌卦象徵濕度，濕度是氣象的主要內容之一，是調節大氣的要素。《易・說卦》提出「兌為澤」「說萬物者莫說乎澤」，兌為濕澤，代表著對萬物的滋潤。

坤、艮卦象徵地理環境，地理環境也是控制氣象的因素之一。《易・說卦》曰：「坤為地。」「艮為山。」《易・坤卦・彖》曰：「至哉坤元，德合無疆，含弘光大。」《易・坤卦・文言》亦曰：「含萬物而化光，坤道其順乎承天而時行。」坤地和乾天是相承的，共同影響著天時地氣的變化。「艮為山」，山在地理環境中的比重較大，山脈對氣溫的變化有一定的影響，故山也是控制氣象的重要因素。

地氣所起的作用是很大的，地氣和天氣相輔相成，共同影響著大氣的變化。如大地吸收了太陽的熱能也可釋放熱氣影響天氣，大氣主要吸收地面的輻射熱，人類生活在大氣圈的最底層，其溫度主要來源於地面，海拔越高越冷，故《易・繫辭》強調曰：「是故法象莫大乎天地，變通莫大乎四時。」《易經》的泰卦由地卦及天卦組成，強調地氣下降、天氣上升，天地交泰。

《周易》除了強調大氣的運動之外，還突出六氣的平衡原理，如《易・說卦》之「天地定位，山澤通氣，雷風相薄，水火不相射」，即言天地諸氣之間是互通和協調的，如此而維持著氣象的平衡，《易經》泰卦、既濟卦，也體現出保持大氣平衡這一重要思想。

總之，《周易》的氣象學思想是唯物的和動態的，對後世氣象學的發展有重要的指導意義。

第三節 太極氣象

太極圖蘊藏著豐富的氣象學思想，太極圖如同氣象變化的縮影圖，可以作為一年及一日的常規氣象標誌（圖 60－1）。

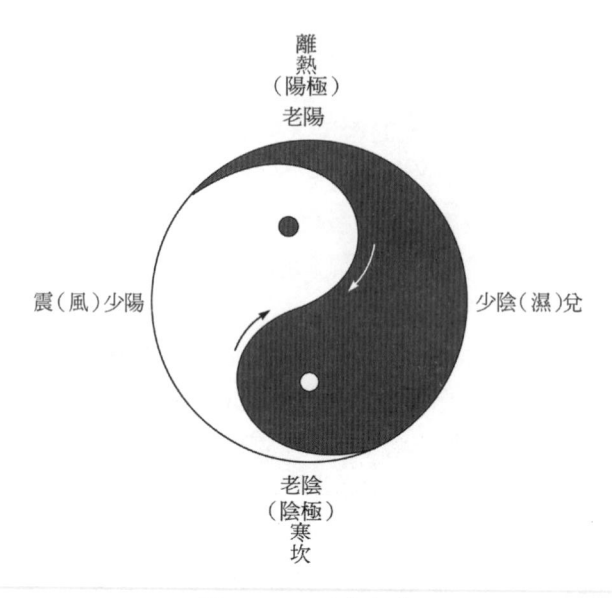

圖 60－1　太極氣象

老陰：為太極的陰極，應一年的冬季，一日的夜半，象徵氣溫最低、氣候至寒；對應坎卦，氣壓最高，風向為北風。

少陽：為太極的少陽，應一年的春季，一日的早晨，標誌氣溫漸高，氣候溫暖；對應震卦，風力量強，燥度最大，風向為東風。

老陽：為太極的陽極，應一年的夏季，一日的中午，提示氣溫最高，氣候炎熱；對應離卦，氣壓最低，風向為南風。

少陰：為太極的少陰，應一年的秋季，一日的黃昏，象徵秋雨綿綿，氣候清涼；對應兌卦，濕度最大，風向為西風。

「S」曲線：象徵天地寒溫氣流交流的曲線。

第四節 八卦氣象的獨特意義

八卦在中國古代用以氣象歷時已久，八卦氣象為八卦氣的應用。

八卦分為乾、坤、坎、離、艮、兌、震、巽，其位置各代表四方四隅，即坎卦屬水，方位為北，離卦屬火，位居南方，震卦屬木，位處東方，巽卦屬木，方位置東南，兌卦屬金，位居西方，乾卦屬金，位居西北，坤卦屬土，位居西南，艮卦亦屬土，位居東北。

八卦不但和八方相屬，還和八節相應。所謂八節為立春、立夏、立秋、立冬、春分、夏至、秋分、冬至，是一年四季分、至、啟、閉的象徵。冬至、夏至為至，代表一年氣候的兩極，立春、立秋為啟，標誌著寒溫兩種氣候的開始。春分為「開天門」（天漸暖，晝漸長的象徵），秋分為「入地戶」（天漸寒，晝漸短的開始），故春分、秋分為分，立秋、立冬為閉（天地開始閉藏），每一卦又應不同的節氣各 45 天。

風象為八節風，《觀象玩占・八方暴風占》：「北方坎風，……又曰大剛風。主冬至四十五日，東北方艮風，……立春四十五日，東方震風，主春分四十五日，東南巽風，主立夏四十五日，南方離風，主夏至四十五日，西南坤風，主立秋四十五日，西方兌風，主秋分四十五日，西北乾風，主立冬四十五日。」

八卦象氣的特點為以八卦代表 8 個方位和 8 個階段，並和八節氣相對應列表如下。

坎卦	方位	居北方，日照最短，溫度最低
	節氣	應冬至，時值冬至、小寒、大寒，共 45 日
	卦氣	應坎氣，坎屬水，水性寒，「寒勝則乾」，氣候寒冷而乾燥
	風象	應坎風，又為大剛風，風力剛勁凜冽，內應腎、骨
艮卦	方位	居東北
	節氣	應立春，時值立春、雨水、驚蟄，共 45 日
	卦氣	應艮氣，艮為土氣，土性溫濕，預示春雨將至
	風象	應艮風，又為凶風，風力剛勁凜冽，內應大腸
震卦	方位	居東方
	節氣	應春分，時值春分、清明、穀雨，共 45 日
	卦氣	應震氣，震性屬風，風性動，「風勝濕」，氣候多風而乾燥
	風象	應震風，又為嬰兒風，風力較小，內應肝
巽卦	方位	居東南
	節氣	應立夏，時值立夏、小滿、芒種，共 45 日
	卦氣	應巽氣，巽屬風，巽氣性柔順，多主和風細雨
	風象	應巽風，又曰弱風，風力溫柔，內應脾、肉

離卦
- 方位　居南方，日照最短，溫度最高
- 節氣　應夏至，時值夏至、小暑、大暑，共 45 日
- 卦氣　應離氣，離屬火，火性熱，氣候炎熱
- 風象　應離風，又為大弱風，屬微風，內應心、腸

坤卦
- 方位　居西南
- 節氣　應立秋，時值立秋、小暑、白露，共 45 日
- 卦氣　應坤氣，坤屬大土，土性濕，氣候濕熱
- 風象　應坤風，又為謀風，風力和緩，內應脾、肌

兌卦
- 方位　居西方
- 節氣　應秋分，時值秋分、寒露、霜降，共 45 日
- 卦氣　應兌氣，兌屬澤，澤性濕涼，主秋雨綿綿，涼氣始襲
- 風象　應兌風，又曰剛風，風力剛勁肅涼，內應肺、皮毛

乾卦
- 方位　居西北
- 節氣　應立冬，時值立冬、小雪、大雪，共 45 日
- 卦氣　應乾氣，乾屬金，性堅燥，主氣候燥涼
- 風象　應乾風，又為折風，風力猛烈傷人，故曰折風，內應小腸

另外，八卦和節氣、月份也相對應，如圖 60－2。

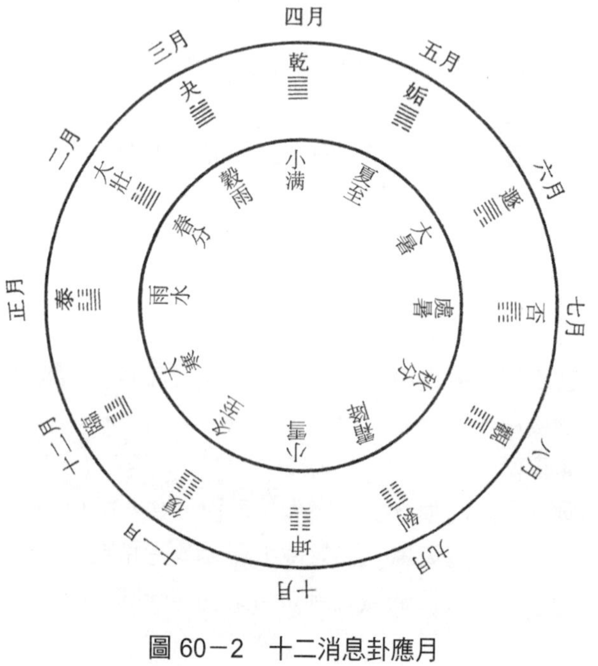

圖 60－2　十二消息卦應月

第五節 《內經》的氣象學思想

《內經》汲取了《周易》及先秦時期的氣象學思想，並進行了重要的發展。《內經》把《周易》氣象理論和中醫學相結合，用以闡述疾病的發生、發展規律，以及指導辨證立法、處方用藥，為中醫學的發展起到了積極的促進作用。

一、《內經》對氣象學的貢獻

（一）把「十二時」和經氣相配合

十二時，是漢代「太初曆」的內容之一，特點為「以一日分十二時，而以干支為紀」，即以十二時（夜半、雞鳴、平旦、日出、食時，隅中、日中、日昳、晡時、日入、黃昏、人定）分別配屬於十二地支，組成「十二時辰」以紀一日，其劃分原則是以太陽出、沒視運動為依據。

《內經》的重要發展，是把「十二時辰」與人體經氣相配合，從而奠定了中醫時間醫學的基礎，對針灸學的發展有推動作用（圖 60－3）。

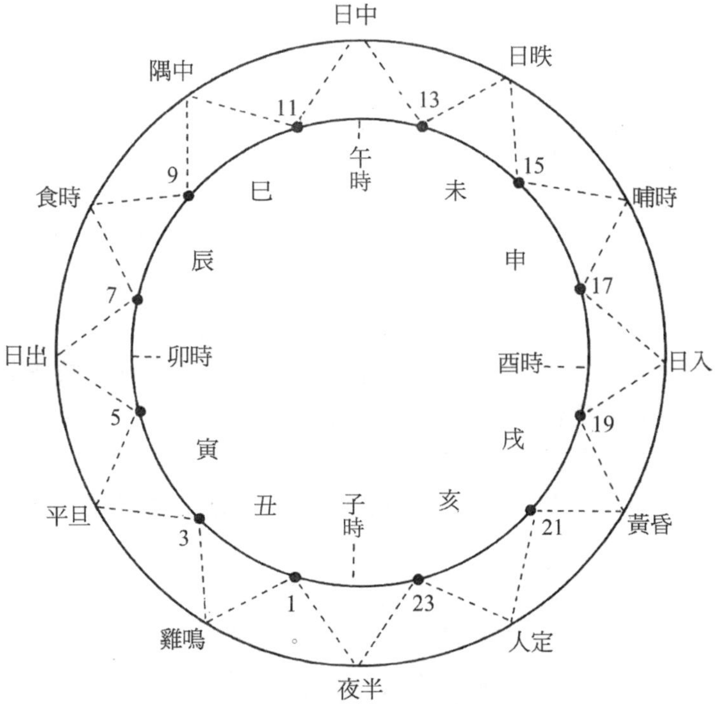

圖 60－3　十二時辰經氣

（二）把斗綱建月與經氣相配屬

把斗綱建月和經氣相配屬，記載於《素問・脈解》。所謂「斗綱建月」，指古人以北斗七星圍繞北極星旋轉一年，其斗杓旋指十二地支與月份相配屬的紀月法。北斗星的斗柄上有魁、衡、杓三星，其連線旋指十二地支，十二地支在此代表劃分天空的十二個區域。

所謂斗杓建月，指正月黃昏時候斗杓旋至寅位，夜半衡星旋指寅位，平旦則為魁星旋指寅位，此即為正月建寅；二月黃昏時候，斗杓則旋至卯位，夜半衡星旋指卯位，平旦則為魁星旋指卯位，即為二建月卯，餘月仿此，共建十二月。總之，斗綱建月為北斗視運動配月份的方法。

中醫在此基礎上配以經氣，以記一年內經氣的變化，並和相應的氣候、物候、病候相配應，用以推測一年的疾病變化，對疾病的病因發病學方面有一定的意義。

正月建寅，太陽經氣所主，寒凍待解，陽氣初生，陰寒尚盛，萬物初萌，易患足太陽膀胱經、足少陰腎經之疾病，如腰椎痛、足跛、厥證、喑痱證等。

三月建辰，厥陰經氣所主，陽氣振發、萬物始榮，然天氣雖暖卻陽中有陰（尚有陰寒之氣），易患足厥陰肝經、足少陽膽經疾病，如癲疝、少腹腫、嗌乾、腰脊痛等。

五月建午，陽明經氣所主，雖陽氣盛極，卻一陰始生（「五月盛陽之陰」），易患足陽明胃經、足太陰脾經疾病，如厥證、頭痛、鼻鼽、腹腫等。

十月建亥，少陰經氣所主，秋氣始至，微霜始下，萬物方殺，易患足少陰腎經、手太陰肺經疾病，如面黑如地色（秋氣內奪腎精）、咳滿，血見於鼻等。

十一月建子，太陰經氣所主，陰盛陽盡，萬物皆藏於中，故多患足太陰脾經、足陽明胃經疾病，如脹、惡、嘔等。

（三）把二十四節氣和五運六氣相配合

二十四節氣是我國古代天文、氣象學的輝煌成就，對農業生產和生活實踐都有較高的應用價值。《內經》把二十四節氣和五運六氣相配合，擴大了二十四節氣的應用範疇，是對二十四節氣的發展。

《內經》運氣學說把二十四節氣和六氣相對應，每一氣包含四個節氣，如太陽寒水對應小雪到大寒四個節氣，少陽相火對應小滿到大暑四個節氣。五運六氣與二十四節氣相配合，比四季對應二十四節氣更為實用（圖 60－4，表 60－1）。

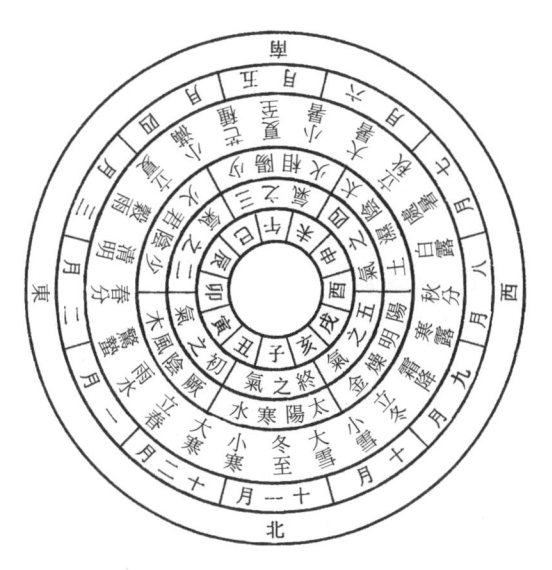

圖 60－4　六氣對應節氣

表 60－1　二十四節氣交換日

		公曆	農曆	
春	立春	2 月 3 日或 5 日	正月	節
	雨水	2 月 18 日或 20 日	正月	中
	驚蟄	3 月 5 日或 7 日	二月	節
	春分	3 月 21 日或 22 日	二月	中
	清明	4 月 4 日或 6 日	三月	節
	穀雨	4 月 19 日或 21 日	三月	中
夏	立夏	5 月 5 日或 9 日	四月	節
	小滿	5 月 20 日或 22 日	四月	中
	芒種	6 月 5 日或 7 日	五月	節
	夏至	6 月 21 日或 22 日	五月	中
	小暑	7 月 6 日或 8 日	六月	節
	大暑	7 月 22 日或 24 日	六月	中
秋	立秋	8 月 7 日或 9 日	七月	節
	處暑	8 月 22 日或 24 日	七月	中
	白露	9 月 7 日或 9 日	八月	節
	秋分	9 月 22 日或 24 日	八月	中
	寒露	10 月 8 日或 9 日	九月	節
	霜降	10 月 23 日或 24 日	九月	中

冬	立冬	11月7日或8日	十月	節
	小雪	11月22日或23日	十月	中
	大雪	12月6日或8日	十一月	節
	冬至	12月21日或23日	十一月	中
	小寒	1月5日或7日	十二月	節
	大寒	1月20日或21日	十二月	中

二、《內經》氣化與氣象

氣化指氣的運行變化，氣即風、熱、火、濕、燥、寒六氣。產生六氣氣化的根源在於宇宙運動。《素問・天元紀大論》：「太虛寥廓，肇基化元，萬物資始，五運終天，布氣真靈，揔統坤元，九星懸朗，七曜周旋，曰陰曰陽，曰柔曰剛，幽顯既位，寒暑弛張，生生化化，品物咸章。」宇宙運動是氣化的源泉，氣化又是物化的基礎，生命產生於氣化，正如《易・繫辭》：「生生之謂易。」

運氣學說認為六氣運動具有週期性規律，提出了二十四節氣一紀的年週期、四年一紀的中週期及六十年一紀的大週期。

運氣學說還提出六氣各有所化的運動規律，即所謂「寒熱燥濕，不同其化」（《素問・五常政大論》）。不同的氣，有不同的生化，《素問・五運行大論》曰：「燥以乾之，暑以蒸之，風以動之，濕以潤之，寒以堅之，火以溫之。」

運氣學說還認為大氣之間存在著升降運動規律，具有天氣及地氣的交通作用，如《素問・六微旨大論》曰：

「氣之升降，天地之更用也。升已而降，降者謂天；降已而升，升者謂地。天氣下降，氣流於地；地氣上升，氣騰於天。故高下相召，升降相因，而變作矣。」「出入廢則神機化滅，升降息則氣立孤危，故非出入則無以生長壯老已，非升降則無以生長化收藏。」

運氣學說還論述了六氣的轉化問題，如《素問・六元正紀大論》之「太陰雨化，施於太陽；太陽寒化，施於少陰；少陰熱化，施於陽明；陽明燥化，施於厥陰；厥陰風化，施於太陰」，即所謂「各歸不勝而為化」（《素問・六元正紀大論》）。

運氣學說論述了六氣之間的依存制約規律，並透過標本中氣理論進行闡述，如《素問・六微旨大論》曰：「少陽之上，火氣治之，中見厥陰；陽明之上，燥氣治之，中見太陰；太陽之上，寒氣治之，中見少陰；厥陰之上，風氣治之，中見少陽；少陰之上，熱氣治之，中見太陽；太陰之上，濕氣治之，中見陽明。」標本中氣即體現六氣之間的水火、燥濕、陰陽的依存制約關係。

此外，運氣學說還認為六氣之間存在著平衡原理，即由於六氣之間存在著「勝復鬱發」「亢害承治」的現象，因此氣化能保持相對的平衡狀態，正所謂「五運之政，猶權衡也，高者抑之，下者舉之，化者應之，變者復之」（《素問・氣交變大論》）。

上述運氣學說論述的氣化現象體現了氣象變化的規律，奠定了氣象學的理論基礎。

三、運氣學說與氣象

運氣學說採用天干地支相合六輪（表 60－2～表 60－5）。

表 60－2　干支甲子

天干	甲乙丙丁戊己庚辛壬癸
地支	子丑寅卯辰巳午未申酉
天干	甲乙丙丁戊己庚辛壬癸
地支	戌亥子丑寅卯辰巳午未
天干	甲乙丙丁戊己庚辛壬癸
地支	申酉戌亥子丑寅卯辰巳
天干	甲乙丙丁戊己庚辛壬癸
地支	午未申酉戌亥子丑寅卯
天干	甲乙丙丁戊己庚辛壬癸
地支	辰巳午未申酉戌亥子丑
天干	甲乙丙丁戊己庚辛壬癸
地支	寅卯辰巳午未申酉戌亥

表 60－3　大運

甲己——土運
丙辛——水運
戊癸——火運
乙庚——金運
丁壬——木運

表 60－4　司天在泉

巳亥厥陰風木（一陰）
⇅
寅申少陽相火（一陽）

子午少陰君火（二陰）
⇅
卯酉陽明燥金（二陽）

丑未太陰濕土（三陰）
⇅
辰戌太陽寒水（三陽）

表 60－5　歲支

申酉——金
亥子——水
寅卯——木
巳午——火
辰戌丑未——土

（一）全年氣象

《素問・五運行大論》：「土主甲己，金主乙庚，水主丙辛，木主丁壬，火主戊癸。」

（二）一年中的階段性氣象

一年中的階段性氣象分為主運、主氣（固定性氣候）及客運、客氣（輪轉氣候）兩大類。

1. 主運、主氣

（1）主運

主運分屬五運，即把一年分為固定的五個階段，稱為五步，排列次序為「始於木而終於水」（木、火、土、金、水），每一步（運）均為七十三日零五刻（圖 60－5）。

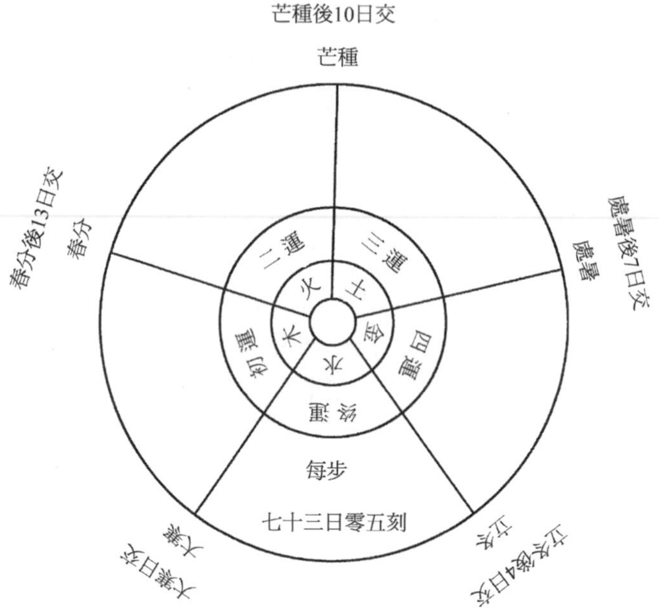

圖 60－5　主運

初運（木運）：大寒至春分後 13 日。

二運（火運）：春分後 13 日至芒種後 10 日。

三運（土運）：芒種後 10 日至處暑後 7 日。

四運（金運）：處暑後 7 日至立冬後 4 日。

五運（水運）：立冬後 4 日至大寒。

（2）主氣

主氣屬於固定的地氣，即一年分為 6 個階段，稱為六步，每一步為六十日又八十七刻半，其次序乃為始於木而終於水（圖 60－6）。

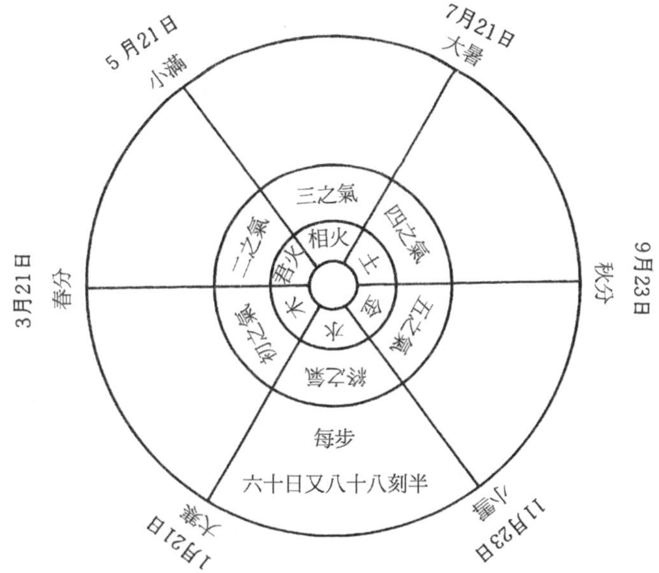

圖 60－6　主氣

初之氣（厥陰風木）：大寒至春分前。

二之氣（少陰君火）：春分至小滿前。

三之氣（少陽相火）：小滿至大暑前。

四之氣（太陰濕土）：大暑至秋分前。

五之氣（陽明燥金）：秋分至小雪前。

終之氣（太陽寒水）：小雪至大寒。

2. 客運、客氣

（1）客運

同樣把一年分為五步，每步仍然為七十三日零五刻。客運的次序是：初運為大運的五行屬性，其餘四運則按五行相生關係排列。

（2）客氣

客氣為輪轉的天氣，也分為六步，即司天之氣，在泉之氣及左右間氣，如圖 60－7。

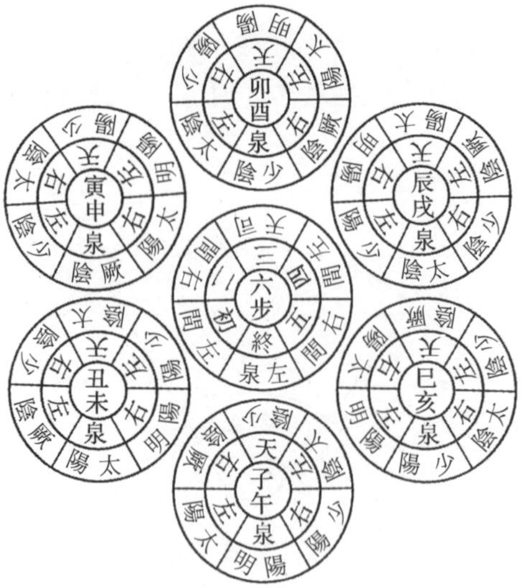

圖 60－7　客氣

六步的次序是先三陰，後三陽，即厥陰（一陰）→少陰（二陰）→太陰（三陰）→少陽（一陽）→陽明（二陽）→太陽（三陽）。

各氣的具體位置是：主歲的氣為司天（三之氣），在司天的下方相對應的為在泉之氣（終之氣），即為與主歲相對之氣。其餘左右四個間氣則按先三陰後三陽的次序排列於司天、在泉之左右。

四、運氣學說的氣候與病候

《內經》運氣學說重視氣候與病候的關係，奠定了氣象學的理論基礎。天是一個大宇宙，人是一個小宇宙，天地氣候無時無刻不作用於人體，病候是反常氣候對生命體作用的結果。

運氣學說在六淫病因發病學方面有很大的成就，提出「審察病機，無失氣宜」。在火熱病機方面，運氣學說有著突出的貢獻。

運氣七篇的《素問・至真要大論》病機十九條中即有九條為火熱病機，突出了火熱病機在六淫病機中的重要意義。

更為重要的是，運氣七篇的《素問・六元正紀大論》還提出了溫病可發於一年四季的理論，打破了傳統的溫發於春的侷限，為溫病的病因發病學及流行病學奠定了理論基礎，如曰：「凡此太陽司天之政，……初之氣，地氣遷，氣乃大溫，草乃早榮，民乃厲，溫病乃作。」「凡此陽明司天之政，……二之氣，……厲大至，民善暴死。」「凡此少陽司天之政，……三之氣，天布政，炎暑至，……民病熱中。」「太陰司天之政，……四之氣，畏火臨，……民病腠理熱，血暴溢，瘧。」「凡此少陰司天之政，……五之氣，……其病溫。」「凡此厥陰司天之政，……終之氣，……其病溫厲。」

《素問・六元正紀大論》的「溫病可以發於四季」的這一卓越見解，為溫病學的病因學奠定了重要的基礎，並對溫病學的發展起到了促進作用，清代吳鞠通在運氣七篇的影響下，將《素問・六元正紀大論》轉載於《溫病條辨・原病》，並將火熱病機貫穿於《溫病條辨》的自始至終，說明運氣學說對溫病病因發病學及流行病學的傑出貢獻。

五、《內經》重視季節氣象與病候的關係

《內經》除重視氣候對溫病、流行病的影響之外，還非常強調季節與疾病的發生關係，如論述了季節對臟氣的影響，其曰：「春者木始治，肝氣始生，肝氣急，其風疾，經脈常深，其氣少，……夏者火始治，心氣始長，脈瘦氣弱，陽氣留溢，熱薰分腠，內至於經，……秋者金始治，肺將收殺，金將勝火，陽氣在合，陰氣初勝，濕氣及體，陰氣未盛，未能深入，……冬者水始治，腎方閉，陽氣衰少，陰氣堅盛，巨陽伏沉，陽脈乃去。」（《素問・水熱穴論》）

《內經》還強調了四季與經氣的關係，如《素問・四時逆從論》曰：「是故春氣在經脈，夏氣在孫絡，長夏氣在肌肉，秋氣在皮膚，冬氣在骨髓中。」由於在生理上人體與四時之氣密切相關，因此在病理方面，人體也受其影響而發病，這就是季節病的病理生理學基礎。如《素問・金匱真言論》：「故春善病鼽衄，仲夏善病胸脅，長夏善病洞泄寒中，秋善病風瘧，冬善病痺厥。」《素問・陰陽應象大論》：「冬傷於寒，春必病溫；春傷於風，夏生飧泄；夏傷於暑；秋必痎瘧；秋傷於濕，冬生咳嗽。」

《內經》還強調不能和四時相違背，否則百病皆生。如《素問・四氣調神大論》曰：「逆春氣，則少陽不生，肝氣內變。逆夏氣，則太陽不長，心氣內洞。逆秋氣，則太陰不收，肺氣焦滿。逆冬氣，則少陰不藏，腎氣獨沉。」

六、《內經》重視六淫氣象與病候的關係

六淫指不正常的六氣，即風、寒、濕、暑、燥、火，為中醫氣象病機的重要因素之一。

《素問・至真要大論》病機十九條對六淫病機進行了精闢的論述，如「諸風掉眩，皆屬於肝」「諸寒收引，皆屬於腎」「諸躁狂越，皆屬於火」

等，體現了外六淫與內六淫之間的關係。直接作用於人體發生的癢疹、風疹、傷風等，為外六淫，如《素問・風論》：「風氣藏於皮膚之間，……腠理開則灑然寒，閉則熱而悶。」外六淫與人體臟腑作用後，引起的病理改變稱為內六淫，如風氣內通於肝，邪風襲入，與肝相互作用所導致的疾病，又如春季外風引動內風突然出現的「諸風掉眩，皆屬於肝」「諸暴強直，皆屬於風」。

以臟腑功能失調為主要表現的、症狀類似六淫病的，則稱為類六淫，如在冬季發作或因精神因素誘發的肝陽上亢所致頭暈、目眩等。

總之，外六淫、內六淫和類六淫都與六淫有一定的關係，說明六淫氣象在病因發病學中的重要意義。

《內經》還強調了六淫與季節病、地方病的關係。如《素問・陰陽應象大論》曰：「冬傷於寒，春必病溫；春傷於風，夏生飧泄；夏傷於暑，秋必痎瘧；秋傷於濕，冬生咳嗽。」《素問・異法方宜論》尤其突出六淫與地方病的關係，如：「故東方之域，……魚鹽之地，……魚者使人熱中，……其病皆為癰瘍，……西方者，金玉之域，……其民陵居而多風，……其病生於內，……北方者，天地所閉藏之域也，……風寒冰冽，……臟寒生滿病，……南方者，……陽之所盛處也，……霧露之所聚也，……其病攣痺，……中央者，其地平以濕，……其病多痿厥寒熱，……」

《內經》尤其突出了六淫與心理精神疾患的發病關係。如《素問・風論》曰：「肝風之狀，多汗惡風，善悲，色微蒼，嗌乾善怒，時憎女子，診在目下，其色青。」寒熱淫邪對精神疾患的影響更加普遍，如《素問・熱論》：「其兩感於寒而病者，……三日則少陽與厥陰俱病，……不知人，六日死。」

《素問・至真要大論》病機十九條：「諸躁狂越，皆屬於火。」《傷寒論》及《溫病條辨》中更有大量的六淫導致精神神志疾患的論述。如《傷寒論》212 條「傷寒，……獨語如見鬼狀，若劇者，發則不識人，循衣摸床。惕而不安，微喘直視」，《溫病條辨・中焦》「陽明溫病，下利譫語，陽明脈實，或滑疾者，小承氣湯主之」，皆是由於感受六淫而誘發精神方面疾病的例證，可見六淫和人體精神疾患的發作，關係是比較大的。

第六十一章

《周易》與物候學

物候，是氣候及病候的樞紐，和中醫學有密切關係。八卦、太極、河圖洛書蘊含著深奧的物候原理，至今仍有著開拓價值。

第一節 《周易》的物候學思想

一、物候學含義

何謂物候？萬物對大自然的反應謂之物候。物候是大自然的鏡子和鐘錶。透過物候，人們可以認識自然變化的規律。

物候學是研究萬物（主要為生物）對周圍環境的週期性變化的反應的科學。由於物候是氣候的記錄及佐證，是最具體的氣象儀，故物候學又稱生物氣候學。物候學和氣候學、氣象學、地理學以及其他自然科學有著密切的關係。

我國是一個農業國，自古以來和物候學就結下了不解之緣，如三千多年前的《周易》就已蘊含著豐富的物候學思想。

二、《周易》的物候學思想

《周易》極強調氣候對物候的影響，如《易・乾卦》六爻即由龍的潛、在、躍、飛、亢體現了物候對氣候的反應。此外，《易・說卦》亦曰：「動萬物者，莫疾乎雷；橈萬物者，莫疾乎風；燥萬物者，莫潤乎火；說萬物者，莫說乎澤；潤萬物者，莫潤乎水；終萬物始萬物者莫盛乎艮。」

《周易》還具體以八卦和各種物質相對應，以說明宇宙大自然對物候的影響，如「巽為木、為風、為長女、為繩直、為工、為白、為長、為高、為進退、為不果、為臭，其於人也為寡髮、為廣顙。」《周易》已經注意到了物候之間的相關性，即一種物候現象的出現和另外一種物候的出現相關。如風與木，春風起則樹木發芽。

《周易》的八卦、太極、河圖洛書反映了物候的連鎖關係，如《易經》的八卦實際上就是一幅以卦象為標誌的大自然物候消息的順序縮影。而太極圖則是一幅物候的圖符標誌，河圖洛書的數字則貯存著物候的消長訊息。

《易‧說卦》曰：「萬物出乎震，震，東方也；齊乎巽，巽東南也，齊也者，言萬物之絜齊也；離也者，明也，萬物皆相見；南方之卦也，……坤也者，地也，萬物皆致養焉，故曰致役乎坤，兌正秋也，萬物之所說也，……坎者，水也，正北方之卦也，勞卦也，萬物之所歸也，……艮，東北之卦也，萬物之所成終而所成始也。」

東方的震卦代表春天的溫暖訊息，至時，春陽發動，潛龍欲躍，萬物始出；南方的離卦象徵夏天的炎熱訊息，至時，陽盛已極，乾龍亢飛，萬物並茂；西方的兌卦，標誌著秋天的涼收，至時，陽極必衰，乾龍欲優，萬物皆熟；北方的坎卦，意味著冬寒訊息，迄時，陽消陰息（益），乾龍臥伏，萬物咸蟄。《周易》所言之「萬物之所成終，而所成始也」，甚是。

另外，《周易》強調日光、溫度和濕度對萬物的影響。這些都是控制物候的主要因素。其中震雷為風溫（震為雷），離日為火熱（離為火，為日），象徵溫度最高，日照最長；兌為澤，代表濕度最大；坎為寒水，象徵日照最短，溫度最低。

《呂氏春秋》也包含有物候學思想，如曰：「凡農之道，厚（候）為寶；斬木不時，不折必穗；稼就而不獲，必遇無菑。」（《士容論第六‧審時》）農業最重要的是物候，伐木無候則質地不好，莊稼應收不收，過時則必遇天災。正所謂「得時之稼興，失時之稼約」，莊稼得時則茂，逆時則敗，說明氣候、物候與農業的關係密切。《論衡》也強調「時氣自然」（《論衡‧感類》），自然之中的萬物無不與時氣相感應。《周易》及一些古代著作都有著豐富的物候學思想，對後世物候學的發展具有重要的促進作用。

《大戴禮記‧夏小正》中也有關於物候較全面的記載，如曰：「正月起蟄，雁北鄉，時有俊風，初昏參中，……魚標，……梅、杏、杝、桃則華。三月轂則鳴，曰鼠旱，越有小旱，……桐芭，鳴鳩。七月麥藋葦，狸子，時有霖雨，……湟潦生苹，……寒蟬鳴。」《詩經》中也有不少關於物候的記載，如「四月秀葽」「五月鳴蜩」「六月莎雞振羽」「十月蟋蟀入於床下」（《國風‧豳風‧七月》），對《呂氏春秋‧十二紀》的影響較大。

第二節 洛書與物候

洛書是以太陽視運動及北斗視運動為天文背景的曆法。其月份安排以北斗星斗杓圍繞北極星旋轉，在一年之內，根據斗杓所指而劃分的為十二個月。由於斗綱建月與十二地支相對應，故洛書物候既反映了八卦物候又突出了十二地支的物候特點，如表 61－1，表 61－2。

表 61－1　洛書四方物候

洛書北面	洛數	洛數「一」代表北方，為一年中溫度最低，光線最弱，氣候嚴寒
	物候	亥至丑時；亥，「陽氣藏於下」，丑，「紐牙於丑」；主時為子，「孳萌於子」，子為陰極一陽生，萬物開始蘊含生機，故物候主萬物之蟄藏不動
洛書東面	洛數	洛數「三」，代表東方，為一年中寒溫適中，光度柔和，氣候溫暖
	物候	寅至辰時；寅，「萬物始生螾然也」，辰，「萬物之娠也」；主時為卯，「萬物茂也」，　故物候主生長漸茂
洛書南面	洛數	洛數「九」，標誌溫度最高，光線最強，氣候炎熱
	物候	巳至未時；巳，「陽氣之巳盡（極）」，未，「萬物皆成有，滋味也」；主時為午，「陰陽交曰午」，言陽氣盛極，陰氣始生，故曰陰陽交，主萬物盛極，但已寓含收機
洛書西面	洛數	洛數「七」，象徵溫度漸降，光線轉弱，氣候涼爽
	物候	申至戌時；申，「申賦萬物」，戌，「萬物盡滅」；主時為酉，「萬物之老竈」，萬物肅殺

表 61－2　洛書四隅物候

洛書東北面	洛數	洛數「八」，為木之成數，象徵萬物之生發
	物候	丑至寅時；丑，「紐牙於丑」，寅，「萬物始生螾然也」，寓含萬物開始抽芽萌發
洛書東南面	洛數	洛數「四」，為金之生數，象徵萬物之剛健
	物候	辰至巳時；辰，「萬物之娠也」，巳，「陽氣之巳盡（極）」，表示盛陽漸極，萬物漸茂盛
洛書西南面	洛數	洛數「二」，為火之生數，象徵萬物茂盛
	物候	未至申時；未，「萬物皆成有滋味也」，申，「申賦萬物」，表示萬物已經熟透
洛書西北面	洛數	洛數「六」，為水之成數，表示天氣漸寒，萬物已蘊含藏機
	物候	戌至亥時；戌，「萬物盡滅」，亥，「陽氣藏於下」，表示陽氣已退，陰氣漸隆，　萬物已經由收轉藏

第三節　太極圖與物候

太極圖是宇宙運動的縮影，同時也是宇宙萬物生、長、化、收、藏的縮圖。太極圖以其「S」曲線蘊藏了萬物消長的規律，寓含著深奧的物候原理，對物候學有著重要的指導意義，如表 61－3。

表 61－3　太極物候

老陰與物候	方位	北方
	月建	子時，為陰極
	物候	⚏純陰無陽，陰氣濃厚，天寒地凍，萬物蟄伏
少陽與物候	方位	東方
	月建	卯時，為陽與陰平
	物候	⚎陽爻已生，陰氣漸退，陽氣漸長，氣候溫暖，萬物生發活動
老陽與物候	方位	南方
	月建	午時，為陽極
	物候	⚌純陽無陰，陽氣盛極，天氣炎熱，萬物蕃盛
少陰與物候	方位	西方
	月建	酉時，為陰與陽平
	物候	⚍陰爻已生，陰氣漸盛氣候轉涼，萬物收肅

第四節　河圖與物候

河圖物候以生成數為主要標誌，生成數起源於河圖，是萬物生長衰枯的象徵。生數為本數，成數為加土（土數為五）之數，生數與土數相加則成「變數」。因為生數為本數，與土相加意味著與土氣相作用，土為萬物之母，與土氣相互作用後賦予了成數更大的生機，故生數代表本性，成數象徵成性，如表 61－4。

表 61－4　河圖物候

河圖北面物候	生數	生數「一」，象徵水之本性，水性屬陰，性沉隆，故北面物候前期主蟄藏（前期月份應「亥」）
	成數	成數「六」，代表水之成性，水性屬陰，但與土相作用後，水性已蘊含升機，故北面後期主蟄動，如子，「孳萌於子」（後期月份應「子」）
河圖東面物候	生數	生數「三」，象徵木之本性，木性陰中含陽，性生發，故東面前期物候主發生，如寅，「萬物始生螾然也」（前期月份應「寅」）
	成數	成數「八」，代表木之成性，木性本主生發與土作用後，生機更旺，故東面後期物候主生長如卯，「言萬物茂也」〔（後期月份應「卯」）
河圖南面物候	生數	生數「二」，象徵火之本性，火性屬陽，性炎上，故南面物候前期主長養，如巳，「陽氣之巳盡（極）」（前期月份應「巳」）
	成數	成數「七」，代表火之成性，火性炎上，但與土作用後，陽中含陰開始潛伏降機，故後期物候主萬物茂極，物極必反，如午，「陰陽交日午」（後期月份應「午」）

河圖西面物候	生數	生數「四」，象徵金之本性，性屬陽中有陰，金性從革（堅勒），象徵萬物已經成熟，如申「賦萬物」（前期月份應「申」）
	成數	成數「九」，代表金之成性，金性本從革，與土氣作用後，開始收肅，如酉，「萬物之老也」（後期月份應「酉」）
河圖中央物候	生數	生數「五」，象徵土之本性，性屬陰，土性稼嗇，土為萬物之母，標誌萬物之育化；土居中央，不應月建，但各數皆與土氣作用，故土旺於各季之末
	成數	成數「十」，象徵土之成性，土德育化，土之成數為兩土作用，而秉土化之火德，故中央為秉地氣獨厚，象徵萬物化育

第五節 八卦與物候

八卦與物候有著密切的關係，尤其後天八卦與物候最為同步，足見八卦應用之廣矣！

坎卦與物候：坎卦☵象水，位居正北方。如《易．說卦》曰：「坎者，水也，正北方之卦也。」水性下沉，故坎卦主藏，如《易．說卦》曰「坎，……為隱狀」，故物候主藏。坎雖為陰卦，但中爻為實，故外形雖退伏，內在卻是實的，所謂坎中滿。坎卦，兩陰爻中夾一陽爻，象徵陰中含陽，陽氣氤氳而未動，坎卦建月為子，「孳萌於子」，標誌著萬物外形伏藏，生機氤氳未動。

艮卦與物候：艮卦☶象山，土也，位居東北方，一陽已躍居於上，時值大寒與立春之際，是萬物孕育發生之起點。如《易．說卦》曰：「艮，東北之卦也，萬物之所成終而所成始也。」「終萬物，始萬物者，莫盛乎艮。」艮卦建月為丑，「紐牙於丑」，故艮卦標誌著萬物復甦。

震卦與物候：震卦☳象雷，陽爻已起動，故「雷以動之」，萬物已發生起動。如《易．說卦》曰：「萬物出乎震，震，東方也。」「動萬物者莫疾乎雷。」震卦建月應卯，卯「言萬物茂也」，故震卦標誌萬物已開始欣欣向榮。

巽卦與物候：巽卦☴象風，兩陽爻居上，陽性活躍，風陽鼓動，催化萬物。如《易．說卦》曰：「橈萬物者莫疾乎風。」巽卦建月應巳，巳，「陽氣之巳盡（極）」，故巽卦標誌氣候漸熱，萬物極速生長。

離卦與物候：離卦☲象火，「為日」兩陽爻在外，象徵火熱之外燔，故萬物茂極。如《易．說卦》：「燥萬物者，莫熯乎火。」離卦一陰爻居其間，寓陽性雖盛，但陰已內藏，有陽極必陰之勢。又離卦中爻為陰，為離中虛，離卦建月應午，「陰陽交日午」，故離卦標誌著萬物外形雖盛，內中已虛，陰氣正伏，降機欲作。

坤卦與物候：坤卦☷象地，「坤為地，為母」（《易．說卦》）。《易・坤卦・象》曰：「坤厚載物。」坤卦建月應申，「申賦萬物」，故坤卦標誌萬物成熟悉備。

兌卦與物候：兌卦☱象澤。《易・說卦》曰：「兌，正秋也，萬物之所說也。」兌卦建月應酉，「酉，萬物之老也」，兌卦兩陽爻在下，標誌陰氣始重，萬物肅殺，故萬物猶老也。

乾卦與物候：乾卦☰象天。《易・說卦》曰：「乾，西北之卦也，言陰陽相薄也。」乾卦建月應亥，亥，「陽氣藏於下」，故乾卦象徵萬物之欲藏也。

總之，八卦的每一個卦象，都可以說是物候的標誌，和萬物的生、長、化、收、藏都有著密切關係。因此，八卦又可以說是一個自然的物候儀，總括如表 61－5。

表 61－5　八卦物候

艮卦	氣候	春季將近，氣候漸溫，「艮為山」「艮以止之」
	物候	陰消陽息，萬物孕育
震卦	氣候	春令已至，氣候溫暖，「震為雷」「震動也」
	物候	陰消陽長，萬物萌動
巽卦	氣候	夏季將近，氣候漸熱，「巽為木，為風」「風以散之」
	物候	陽盛陰去，萬物發生
離卦	氣候	夏季已至，氣候炎熱，「離為火，為日」「日以烜之」
	物候	陽盛已極，萬物蕃茂
坤卦	氣候	秋季將近，氣候漸涼，「坤為地，為母」「坤以藏之」
	物候	陽亢欲衰，萬物成熟
兌卦	氣候	秋季已至，氣候涼爽，「兌為澤」「兌以說（悅）之」
	物候	陽消陰息，萬物收穫
乾卦	氣候	冬季將近，氣候漸寒，「乾為天，為金」
	物候	陽氣漸盡，萬物肅殺
坎卦	氣候	冬季已至，氣候寒冷，「坎為水」
	物候	陽盡陰盛，萬物蟄藏

第六節　《內經》的物候學思想

《內經》運氣七篇有豐富的物候學思想，對其有著精闢的論述。

《內經》汲取了易數理論，尤其河洛易數理論，用氣數來表示萬物的物候，提高了物候的精確度。所謂氣數，《素問・六節藏象論》曰：「氣數者，所以紀化生之用也。」張景岳《類經圖翼・氣數統論》析之曰：「氣者，天地之氣候，數者，天地之定數。」萬物的變化取決於天氣的變化，《素問・陰陽應象大論》說：「天有四時五行，以生、長、收、藏。」《素問・四氣調神大論》說：「夫四時陰陽者，萬物之根本也。」以上說明《內經》早已明確了氣候與物候的關係。

《內經》繼承了《周易》及古代的物候學思想，並把物候和中醫學密切結合，尤其在氣候、物候與病候之間的規律方面進行了重要的闡述，對《易經》物候學思想進行了重要的應用和發展。

一、關於候

候即象，指自然現象。「候之所始，道之所生」為《素問・五運行大論》的重要命題，指出了自然規律來源於對萬物的觀察。

道，指規律，自然界事物的規律來源於對氣候、物候的觀察。說明氣候、物候對掌握大自然的變化規律具有重要意義。

《內經》認為，氣候及物候的變化是宇宙星體運動的結果。宇宙運動產生陰陽的相互作用——氣化，氣化產生物化。《素問・天元紀大論》之「太虛寥廓，肇基化元，萬物資始，五運終天，布氣真靈，揔統坤元，九星懸朗，七曜周旋，曰陰曰陽，曰柔曰剛，幽顯既位，寒暑弛張，生生化化，品物咸章」，精闢概括了氣候與物候之間的密切相關性。

二、氣候、物候、病候的相互關係

《內經》非常重視氣候、物候及病候三者之間的相互關係，認為宇宙運動產生氣化，氣化形成風、寒、暑、濕、燥、火六氣，六氣消長再形成寒、熱、溫、涼四季的氣候。萬物在氣候的影響下，相應發生生、長、化、收、藏，即是物候。病候受氣候、物候的影響，其中，氣候起著決定作用，並且不斷地影響著物候及病候，如《素問・五運行大論》曰：「燥以乾之，暑以蒸之，風以動之，濕以潤之，寒以堅之，火以溫之。」「故燥勝則地乾，暑勝則地熱，風勝則地動，濕勝則地泥，寒勝則地裂，火勝則地固矣。」

大地萬物在氣候的影響下發生變化，猶如根本與枝葉一樣，正如《素問・五運行大論》：「夫變化之用，天垂象，地成形，七曜緯虛，五行麗地。地者，所以載生成之形類也。虛者，所以列應天之精氣也。形精之動，猶根本之與枝葉也，仰觀其象，雖遠可知也。」

《內經》不僅強調氣候、物候對人體生理的影響，如「寒暑燥濕風火，在人合之奈何？……東方生風，風生木，木生酸，酸生肝，肝生筋，筋生心」（《素問．五運行大論》）；而且尤其突出氣候、物候對人體病理的干擾，如「歲木太過，風氣流行，脾土受邪，民病飧泄食減，體重煩冤，……化氣不政，生氣獨治，雲物飛動，草木不寧，甚而搖落」（《素問．氣交變大論》），論述了氣化太過對物候、病候的影響。《素問・氣交變大論》又以「歲木不及，燥乃大行，生氣失應，草木晚榮，……民病中清，胠脅痛，少腹痛，腸鳴溏瀉」，討論了氣化不及對物候、病候的干擾。《素問・五常政大論》進行了詳細的討論，下以木氣為例說明之，如表61－6。

表61－6　木運紀物候

敷和之紀（木運平氣）	氣候	木德周行（木氣正常），陽舒陰布，五化宣平
	物候	其化生榮，其類草木，其政發散，其候溫和
	病候	其令風，其藏肝……其主目，其養節
委和之紀（木運不及）	氣候	生氣不政（木氣不及），化氣乃揚（土氣太過），涼雨時降，風運並興
	物候	草木晚榮，蒼乾凋落
	病候	其動緛戾拘緩，其發驚駭，其藏肝
發生之紀（木運太過）	氣候	土疏泄，蒼氣達（木氣太過）
	物候	生氣淳化，萬物以榮
	病候	其令條舒，其動掉眩巔疾

此外，除氣候的太過不及之外，在氣候的勝、復、鬱、發方面，《內經》也同樣論述了氣候、物候、病候三者之間的密切關係，如「春有慘淒殘賊之勝，則夏有炎暑燔爍之復。其眚東，其臟肝，其病內舍胠脅，外在關節」（《素問．氣交變大論》），指出了有勝氣出現的時候，則與被剋之氣相應的臟氣必然受害，如春行秋令則示金氣剋木氣，與木氣相應的肝氣必然受累。

運氣七篇還記載有關於鬱發之氣對物候及病候的影響，如《素問・六元正紀大論》曰：「土鬱之發，岩谷震驚，雷殷氣交，埃昏黃黑，……故民病心腹脹，腸鳴而為數後，甚則心痛脅，嘔吐霍亂。」

綜上所述，《內經》蘊藏豐富的物候學思想，尤其在氣候、物候與病候的關係上有重要的發揮，為物候學奠定了基礎。《周易》與物候有著極密切的關係，無論易理、八卦、太極、河圖洛書都蘊含著深奧的物候原理，至今仍具有開拓意義。

第六十二章

《周易》與災害學

第一節 災害學概述

災害學是一門研究自然災害的產生規律及抗禦方法的學問，是一門新興的學科，對人類的生存具有重大意義。

災害包括大旱、洪澇、滑坡、泥石流、地震、暴雨雷電、火山爆發、火災、風暴、海嘯、蟲災、瘟疫、雪崩、熱浪、低溫等。

災害給地球帶來了嚴重的損失，近、現代的幾次大地震，例如，1906年美國舊金山地震，1923年日本東京地震，1976年中國唐山地震，2008年中國汶川地震，毀滅性都很大。非洲撒哈拉大沙漠以南自20世紀60年代起，20多年連年乾旱、熱浪襲擊，許多土地寸草不生，乾旱在許多國家肆虐。公元79年，義大利維蘇威火山爆發，剎那間埋掉了四座城市，1987年7月南歐出現高溫酷暑造成千餘人死亡。

《周易》是一部偉大的社會學著作，在長期的社會生產實踐中，《周易》總結了人們在防避災害中吸取的許多教訓，故象徵風雨（巽卦）、雷電（震卦）、水（坎卦）、火（離卦）之卦占了八卦的一半，卦爻辭中則以「凶」「險」警詞向人們警示，如《易·坎卦》曰「坎有險」「習坎、入於坎窞，凶」，《易·離卦》曰「突如其來如，焚如，死如，棄如」，《易·說卦》曰「坎為水，……為隱伏」「離為火、為日、為電」，都高度突出了水火災害無情。

《易·小過卦》之「六五，密雲不雨、自我西郊，公弋，取彼在穴。上六，弗遇過之，飛鳥離之，凶，是謂災眚」，即密雲不雨，為陽亢無陰之徵兆，鳥兒飛離，為災眚降兆。

巽卦為風卦，象徵風的變幻無常，故《易·說卦》告誡「巽為風，……為進退」，虞翻釋之曰「風行無常，故進退」，充分提示了風災的無常難測。震卦有災害的記載：

震，亨，震來虩虩，笑聲啞啞，震驚百里，不喪匕鬯。

初九，震來虩虩，後笑言啞啞，吉。

六二，震來厲，億喪貝。躋於九陵，勿逐，七日得。

六三，震蘇蘇，震行，無眚。

九四，震遂泥。

九五，震往來厲，億無喪，有事。

上六，震索索，視矍矍，征凶。震不於其躬，於其鄰，無咎。婚媾有言。

原文將災害發生前的聲音，災害發生時劇烈的震動，以及災後的狀態都描述得很形象，本卦用於解釋雷災或者地震皆可。

恆卦「上六，振恆，凶」，言持續長時間的打雷，恐怕會有災害降臨。

渙卦由下坎上巽組成為「風行水上」，渙卦的卦辭及爻辭描述了洪災的全部過程，如：

渙，亨，王假有廟，利涉大川，利貞。

初六，用拯，馬壯，吉。

九二，渙奔其機，悔亡。

六三，渙其躬，無悔。

六四，渙其群，元吉，渙有丘，匪夷所思。

九五，渙汗其大號，渙王居，無咎。

上九，渙其血，去逖出，無咎。

滾滾洪水奔向人群，沖向土丘，王宮……人們四散奔逃，有準備者無咎，無準備者付出了血的代價。洪水過後，只要吸取教訓，做好防備，以後當無恙，可以釋為《周易》以之總結疫災。

以上說明《周易》十分重視自然災害，不但論述了各種形式的災害，而且還從中總結了教訓及經驗。

第二節 易理與災害機理

一、「易」與災害

「易」──運動變化，是《易經》活的精髓。

《易經》強調「生生之謂易」「天地之大德曰生」，認為宇宙萬物都在不停地運動變化，不斷地更新著。地球也不例外，地球是一個活著的、運動著的星體，如地球地殼的演變、海陸的變遷、地層的升降等都說明地球在不停地變化著，體現了《易經》「變易」的原理。

地球的變易是災害的根源，無論是來自地球內部原因或是地球外部因素，如彗星、隕石、小行星撞擊、太陽黑子活動等，都可能造成災害。

二、陰陽運動與災害

《易經》認為陰陽之間的相互作用是宇宙萬物運動的根源，《易・繫辭》曰「一陰一陽之謂道」，即言陰陽運動是產生萬物運動的根本法則。六十四卦、三百八十四爻的陰爻「—」和陽爻「--」之間的變化，體現了陰陽之間的相互作用。正是陰陽的相互作用而產生運動變化。

地球上的運動以及宇宙星體的運動，都是陰陽相互作用的結果，地球內部猶如太極圖所表示的一樣，蘊含著陰陽的消長轉化，災害的根源是地球陰陽的相互作用，正如《國語・周語》中鄭伯陽所言：「陽伏而不能出，陰迫而不能蒸，於是有地震。」

三、天地交感與災害

《易經》極為重視天地之間的關係，認為天地不是孤立的，而是密切關聯、互相交感的，如八卦的組成即為四個天卦與四個地卦相對應，即乾☰（天）、震☳（雷）、巽☴（風）、離☲（日）與坤☷（地）、坎☵（月）、兌☱（澤）、艮☶（山）。易經泰卦由天地卦組成，即䷊，象徵「天地交而萬物通」（《易・泰卦・象》），「天地交泰」（《易・泰卦・象》），若「天地不交則否」，如否卦䷋。宋衷曰：「天氣上升而不下降，地氣沉下而不上升，二氣特隔，故云否也。」（《周易集解・否》）

此八卦的對應關係體現了天地陰陽，水火、燥濕、剛柔的對應關係。

乾☰天（陽）　　坤☷地（陰）
離☲日（火）　　坎☵月（水）
巽☴風（燥）　　兌☱澤（濕）
震☳雷（剛）　　艮☶山（柔）

從爻卦的組成分析來看，4 組卦都呈現著明確的對應關係，提示了八卦爻卦的排列不是偶然的，其中寓含著深奧的天地交感原理。

《易經》不僅在卦爻的格局上體現著天地的交感，卦辭、爻辭中也充分反映了這一原理。如除上述泰卦、否卦之外，既濟卦、未濟卦也反映了這一關係，如既濟卦䷾，《易・既濟卦》曰：「亨，小利貞。」荀爽曰：「天地既交，陽升陰降，故小者亨也。」未濟卦䷿，《易・未濟卦・象》曰：「火在水上，未濟。」侯果曰：「火性炎上，水性潤下，雖復同體功不相成，所以未濟也。」以上充分說明《易經》極為重視天地交感，天地交感現象是天氣地氣陰陽升降運動的反映，天地交感使地球不斷發生變化，災害則是地球天地交感運動產生的結果之一，而且其根源在天，正如漢代班固所說：「彗索飛流，日月薄食，暈適背穴，抱珥重蜺，迅雷風襖，怪雲變氣，此皆陰陽之精，其本在地，而上發於天也。」

第三節 易理對災害規律的啟示

一、陰陽平衡與災害

陰陽平衡的破壞是誘發災害的根源。平衡論是易理的精髓之一，《周易》強調物質運動的平衡原則，認為一切事物的運動都保持著動態平衡。平衡是事物保持相對靜止的形式，任何一個平衡一旦被打破，都要形成更新形式的平衡。地殼的運動同樣由不平衡到平衡，再到新的不平衡，如此不斷地維持著動態的平衡。

地殼的運動與平衡，本來是一種自然規律，平衡的目的在於維持陰陽之間的消長關係，這種生態平衡一旦被打破，就易誘導新的運動以維持平衡，如盲目地興修大型水庫、採煤、打井，大量開採地下水、地氣、地熱，修建地下隧道等都易破壞原來的平衡而誘發地震、火山爆發、滑坡、泥石流、塌方、地裂、山崩等。因此，人為的盲目的行為，干擾了地殼的相對穩定，而產生新的平衡的過程是災害的根源之一，因此人類對地殼的應用，應該要高瞻遠矚，只圖眼前的經濟效益，而不為後代著想將遺患無窮。

二、陰陽消長與災害

陰陽消長規律是《易經》的重要理論之一，《易經》由六十四卦陰陽爻的升降變化來反映這一原理，河圖洛書則以數字為體現，而太極圖則是易理陰陽消長規律的縮影。宇宙萬物的運動是陰陽相互作用的運動，陰陽的消長轉化存在著週期性，陰長必然陽消，陽消必然陰長，掌握陰陽運動的消長週期對研究災害的週期有很大的意義。

由於陰陽的轉化存在消長過程，因此一般而言災害的發生也必然有一個醞釀的時期，正如《易・坤卦》曰：「履霜堅冰至。」當然，災害也有突然暴發的情況，如《易・離卦》「突如其來如，焚如，死如，棄如」，因此尤其要注意醞釀時期的徵兆。在陰陽氣漸長的時候就應注意防患於未然。

《易・家人卦・象》曰「風自火出」，提出風火相煽的關係，實踐中「大風必有大火」之說，實為預防災害之訓誡，《內經》也很重視這一問題，如「鬱極乃發，待時而作」（《素問・六元正紀大論》），即指鬱氣醞釀到一定的程度時就要發作。

常有蛛絲馬跡提示災害的發生，如《內經》之「土鬱之發，……雲橫天山，浮游生滅，佛之先兆」，即言「土鬱」發作之前，山上有雲氣橫繞，且時隱時現，似有似無，是「土鬱」發作之徵兆。

三、天地感應與災害

地與天有著密切的關聯，天象往往和地象相應，「觀天」對「察地」有著重要意義。

古代在觀天象在「占風」「占雨」方面積累了許多寶貴經驗，主要為觀日、月、雲與天空。例如，《素問・五運行大運》載《太始天元冊》曰：「丹天之氣，經於牛女戊分；黅天之氣，經於心尾己分；蒼天之氣，經於危室柳鬼；素天之氣，經於亢氐昂畢；玄天之氣，經於張翼婁胃。所謂戊己分者，奎壁角軫，則天地之門戶也。」

第四節 運氣與災害學

一、運氣在災害學中的特殊價值

歷史上曾有許多國家因突然的災害降臨而毀於一旦，自古以來，人們便在災難中求生存，人們戰勝了一次又一次的災難，但也蒙受了一次又一次的摧殘，甚至是滅頂之災。即使到了現代，世界上的災害仍不時發生，包括風災、水災、海嘯、地震、旱災、火山爆發、水土流失、沙漠化等，還有隨之而來的疾病流行，諸此種種的自然對人類的威脅日趨嚴重。

自然災害即便對發達國家來說也十分困擾，對發展中國家的影響更加不言而喻，常造成社會經濟的失控，對經濟落後國家的影響則更慘重。

運氣學說在災害學中的重大意義，在於運氣異常氣化與災害產生機制的關係。

二、運氣氣化與災害發生的關係

（一）運氣「常」「變」與災害

《內經》運氣七篇提出災害的發生機制根源於氣化的異常。如《素問・氣交變大論》指出，氣化有常和變兩種，其中，德化政令為之常，災眚交易則屬變。

夫德化政令，災眚變易，非常而有也。

（《素問・氣交變大論》）

非常之變是突然發生的，人們往往「應常不應卒」，因此運氣七篇高度強調災害的突發性，並高度強調災害的破壞性，如：

變易者，復之紀；災眚者，傷之始。

（《素問．氣交變大論》）

對災害的發生機制，運氣七篇認為宇宙大自然氣化的常變，是客觀存在的，是不能以人的主觀意志為轉移的，所謂「有德化政令災害，不能相加也」，故曰：

有德有化，有政有令，有變有災，而物由之，而人應之也。

（《素問．氣交變大論》）

人們雖然暫時還不能完全避免災害的發生，但掌握了災害發生的規律，是可以進行防範而減輕損害的。根本的問題在於掌握氣化變化規律與災害發生的關係。

上述說明災害的發生是由於氣化「不恆其德」「無德」（故「乘危而行，不速而至，暴虐無德，災反及之」），即氣化違背了一定的常度而發生變異，導致災害。因此，掌握氣化的常規，做到知常達變，才能以不變應萬變，從而獲得「應卒」（應對突然出現的災害）的能力。

（二）異常氣化與災害產生的規律

氣化異常是導致災害的原因。

非氣化者，是謂災也。

（《素問．六元正紀大論》）

運氣七篇所論述的異常氣化即非常規的氣化，具體指勝復鬱發等淫勝之氣，這些異常氣化可以導致各種自然災害，包括冰雪、狂風、暴雨、火災、瘟疫。

1. 勝氣災害

勝氣災害指勝氣所導致的災害。

歲木太過，風氣流行，……雲物飛動，草木不寧，甚而搖落，……

歲火太過，炎暑流行，……上臨少陰少陽，火燔焫，水泉涸，物焦槁，……

歲土太過，雨濕流行，……風雨大至，土崩潰，鱗見於陸，……

歲金太過，燥氣流行，……收氣峻，生氣下，草木斂，蒼乾雕隕，……

歲水太過，寒氣流行，……大雨至，埃霧朦鬱，……則雨冰雪霜不時降，……

（《素問．氣交變大論》）

2. 發氣災害

發報災害指發氣產生的災害。

水發而雹雪，土發而飄驟，木發而毀折，金發而清明，火發而曛昧，……

（《素問·六元正紀大論》）

3. 變氣災害

變氣災害指劇烈氣化所產生的災害。

厥陰所至為飄怒、大涼，少陰所至為大暄、寒，太陰所至為雷霆驟注、烈風，少陽所至為飄風燔燎、霜凝，陽明所至為散落、溫，太陽所至為寒雪冰雹、白埃，氣變之常也。

（《素問·六元正紀大論》）

4. 復氣災害

復氣災害指由復氣導致的災害。

歲木不及，燥乃大行，……復則炎暑流火，濕性燥，柔脆草木焦槁（火氣來復，導致炎暑流火，草木焦槁的異常氣候），……

歲火不及，寒乃大行，……復則埃鬱，大雨且至，黑氣乃辱（寒氣來復，呈現雨濕寒氣瀰漫不散的惡劣氣候），……

歲土不及，風乃大行，……復則收政嚴峻，名木蒼雕（金氣來復，呈現一派肅殺摧殘，凋謝零落的慘淒之象），……

歲金不及，炎火乃行，……復則寒雨暴至，乃零冰雹霜雪殺物（寒氣來復導致寒雨雹雪殺物的極壞氣候），……

歲水不及，濕乃大行，……復則大風暴發，草偃木零（木氣來復，導致狂風襲擊的危險氣候），……

（《素問·氣交變大論》）

此外，對於異常氣候導致溫病和瘟疫的流行，運氣七篇也進行了詳盡的論述。

凡此太陽司天之政，氣化運行先天（太過之紀），……初之氣，地氣遷，氣乃大溫，草乃早榮，民乃厲，溫病乃作，……

凡此陽明司天之政，……二之氣，……厲大至，民善暴死。……

凡此少陽司天之政，……初之氣，……寒來不殺，溫病乃起，……

凡此太陰司天之政，……二之氣，……其病溫厲大行，……

凡此少陰司天之政，……五之氣，畏火臨，暑反至，……其病溫。……

凡此厥陰司天之政，……終之氣，……其病溫厲。

（《素問·六元正紀大論》）

氣化異常，可以導致各種天災的發生。運氣七篇對異常氣化相關的各種災害進行了十分詳盡的論述。

第五節 黃道黑道與奇門遁甲

黃道：天文術語，人們在地球上觀察太陽運行的年軌跡，即太陽視運動的路徑，指太陽一年內走過的路線。黃道是地球繞太陽公轉的軌道平面與天球相交的大圓，亦即太陽周年視運動在天球上的路徑，黃道和天赤道成23°26′的角，相交於春分點和秋分點。

五道：指古代星宿家把二十八宿分為青、赤、黃、白、黑五道，以定吉凶。所謂二十八宿，指我國古人根據日月星辰的運行軌跡和位置，將黃道帶與赤道帶兩側，即月球和太陽視運動的天區中的星辰劃分為二十八組，作為觀察天象、日、月、五星運動的夜空標誌。

二十八宿由青龍、白虎、朱雀、玄武四組構成東、西、南、北四方，每組七星各一居一方，作為劃分天區的標準，古代星宿家將此與五方相對應，作為定黃道、黑道吉凶的標誌。

青道：東方青龍（角、亢、氐、房、心、尾、箕），木運。

黑道：北方玄武（斗、牛、女、虛、危、室、壁），水運。

赤道：南方朱雀（井、鬼、柳、星、張、翼、軫），火運。

白道：西方白虎（奎、婁、胃、昴、畢、觜、參），金運。

黃道：中道運行，土運。

黃道、黑道，最早記載於《尚書》，如曰：「日中有道，月有九行，中道者黃道，九行者，黑道二，出黃道東；並黃道，為九行也。」

《漢書・天文志》論述黃道及黑道為日、月運行的軌跡，如曰：「日有中道，月有九行。中道者，黃道，一曰光道。光道北至東井（二十八宿中的井宿），去北極近南至牽牛（二十八宿中的牛宿），去北極遠東至角（二十八宿中的角宿），西至婁（婁宿），去極中。夏至至於東井（井宿），北近極，故晷短；立八尺之表，而晷景長尺五寸八分。冬至至於牽牛，遠極，故晷長；立八尺之表，而晷景長丈三尺一寸四分，春秋分至婁、角，去極中而晷中；立八尺之表，而晷景長七尺三寸六分，此日去極遠近之差，晷景長短之制也。去極遠近難知，要以晷景。晷景者，所以知日之南北也。日，陽也。陽用事則日進而北，晝進而長，陽勝，故為溫暑；陰用事則日退而南，晝退而短，陰勝，故為涼寒也。故日進為暑，退為寒，若日之南北失節，晷過而長為常寒，退而短為常燠。此寒燠之表也，故曰為寒暑。」

《漢書・天文志》將日行之軌道稱為中道，亦即黃道（或光道），指出日東則南，夏則北；冬至於牽牛，夏至於東井。日之所行為中道，月、五星皆隨之也，如：「日行不可指而知也，故以二至二分之星為候，日東行，星西轉，冬至昏，奎八度中；夏至，氐十三度中；春分，柳一度中；秋分，牽牛三度七分中，此其正行也，日行疾，則星西轉疾，事勢然也。」即言日行黃道的軌跡可以夜晚的星象作為追隨的標誌。

《漢書・天文志》指出不獨日行有黃道，月行同樣有黃道、黑道，如曰：「月有九行者，黑道二，出黃道北；赤道二，出黃道南；白道二，出黃道西；青道二，出黃道東，立春、春分，月東從青道；立秋、秋分，西從白道；立冬、冬至，北從黑道；立夏、夏至，南從赤道。然用之，一決房中道。青赤出陽道，白黑出陰道。若月失節度而妄行，出陽道則旱風，出陰道則陰雨。」指出月亮不僅存在朔望的變化，月亮運行同樣有自己的軌跡，在一年之中不同的節令行於不同的軌跡。

「青赤出陽道，白黑出陰道」，指出月失節變而妄，與氣象吉凶的變化有重要關係，如曰「出陽道則旱風，出陰道則陰雨」，提示月亮對地球的影響不僅有朔望變化，還有對陽道（黃道）陰道（黑道）運行的干擾，故「月為風雨，日為寒溫」「月出房北，為雨為陰，為亂為兵，出房南，為旱為夭喪」，強調了月行對氣候的影響。

月亮運行對地球氣象的影響，據《漢書・天文志》所載，在《易經》《詩經》《書經》中已有古人觀察星象的文獻記載，如曰：「箕星為風，東北之星也。東北地事，天位也，故易曰：『東北喪朋』及巽在東南，為風；風，陽中之陰，大臣之象也，箕星，軫也。月去中道，移而東北入箕，若東南人軫，則多風。西方為雨；雨，少陰之位也。月中去道，移而西人畢，則多雨。故詩云：『月離於畢，俾旁沱矣』，言多雨也。書曰：『星有好風，星有好雨，月之從星，則以風雨。』言失中道而東西也。」

《漢書・天文志》說明古代已有關於太陽黃道及月亮白道、黑道的記載，並且指出其運行軌跡。

下部

第七篇

諸子百家與中醫學

中國的諸子百家雖然各有其論，但萬變不離其宗，總體上都根源於《易經》。其中，孔、孟與老、莊兩大派分別是《易經》乾健、坤順的發展，其餘各家亦無不衍生於《易經》。

諸子百家可影響中醫學，是因為易學將它們聯繫起來，所以研究諸子百家與中醫學要以易學為本。

第六十三章

儒家思想與中醫學

中國的傳統文化雖有儒、墨、法、道學之多，但歷史上儒學一直持主導地位，原因在於以孔子為代表的儒學思想體系始終主張積極入世，強調發揮個人對社會的作用，突出對國家社會的參與意識。這就是曾經對繼承和發揚我國的傳統文化、振奮我國的民族精神，尤其對增強民族的凝聚力起到了重要作用的儒家思想一直被歷代所推崇的緣故。

第一節 概　論

「在中華民族的思想和文化發展史上，孔子的思想和儒家的學說影響最深遠。中國在世界上被稱為『文明古國』『禮儀之邦』，多與孔子的思想學說分不開。」（周谷城在儒學國際學術討論會上的致詞）

做人難！儒學是人際關係學，包括社會關係學、家庭學，其中有做什麼人及怎樣做人的答案。儒學是一門研究人與社會關係的大學，孔子《論語》、孟子《孟子》皆是處理國事、人事及家事的關係學，充滿了人生哲理、人道主義的處世哲學。

一、儒家學派是中國重要的思想學派

儒家學派是中國重要的思想學派，在中國歷代都被推崇，奉為正統。以孔子為創始宗師，奠基於公元前 6 世紀，以後孟子和荀子都是儒家的顯赫人物，並對儒學進行了重要發展。

儒家創始於春秋時代的孔子，但究其源，實始於周代，最開始儒學者是以六術，即「禮、樂、射、御、術、數」作為內容的。儒學在戰國時期已成為顯學，漢代被獨尊，魏晉時代也未被冷落。宋明時期，隨著理學的崛起，儒學又大為興盛。兩千多年來，儒學對中國的歷史、文化、思想都產生著巨大的影響。

儒家學說是倫理與政治相結合的學說，對我國的政治思想、精神文化都產生了深刻影響。

儒家學者大多博學多才，精通文、史、哲，其代表人物——孔子是一

位偉大的思想家、政治家、教育家，學識淵博，儒學的特點在於維護和發揚傳統思想、文化。

儒家曾分為八派，即「子張派、子思派、顏氏派、孟子派、柒雕派、仲良派、孫氏派、樂正氏派等，以顏子、曾子、子思、孟子四人為正統派，顏子是孔門四科十哲之第一人」（日本・岡田武彥），八派皆重視經學，孔子享有盛名的七十二弟子是儒家的棟樑。

其中，孟子及荀子是儒家兩大派的代表人物，荀子學派的唯物觀念相對較強。中國的傳統文化雖有儒、墨、法、道學之多，但儒學一直持主導地位，儒學思想體系對繼承和發揚我國的傳統文化、振奮我國的民族精神作用。這也是儒家的政治思想一直代表著中國古代正統思想的原因。

二、儒學、經學與孔學

儒學、經學與孔學三者有密切關係。所謂儒學，即儒家思想，是指自孔子時代及後世歷經千載的，以孔子思想體系為中心而衍生的龐大的學術流派，包括宋、明的理學在內。

所謂孔學，是指以孔子思想倫理為中心的思想體系，主要以仁、禮為核心。所謂經學，是指興於西漢，以五經（易、禮、詩、書、樂、春秋）為核心的學術流派，經學仍以孔儒之學為中心。因此，儒學、經學、孔學密切相關，但又非等同的學術體系。

儒家崇四書五經，即大學、中庸、論語、孟子（四書）、詩、書、禮、樂、易、春秋（五經），學六術，即禮、樂、射、御、術、數。

因此，儒學是重知識、講仁禮的學術大派，儒家和中國歷代的政治都有密切關係，所以儒學實際上又是一政治性學派。

第二節　儒學思想體系

儒學之所以在中國歷史上一度成為顯學，和其思想體系是分不開的。

儒學思想體系的核心部分為仁、禮、中庸。

一、「仁」是儒學思想體系的中心

仁，指仁愛、仁義和仁政。孔子首先創仁學，並以之作為孔學的核心思想，主要內涵為仁愛、愛人、仁義、助人。孔子的「愛人」是對人價值的重大發現，因此孔學是繼往開來最有人情味的學問。

孟子則提出仁義觀，強調仁義並重，進一步昇華了孔子的仁學。孔孟的仁學特點在於把倫理道德和政治相結合，並使之作為權德的準則。孔子主張仁政，反苛政；孟子提出王道，反霸道，主張「重民輕君」，對中國的歷史有一定的影響。

以後無論孔學、經學和儒學都貫穿著孔孟的仁義觀。仁義觀為儒學思想的核心體系，是儒學的最高道德觀念，在儒學思想體系中占有重要地位。

仁和禮二者相輔相成，互為因果，是儒家的最高倫理準則。儒家的仁所包含的義、信、惠、恭、勇、寬、智組成了儒學著名的仁義學體系，兩千多年來為中國人民的倫理道德奠定了基礎，這也是儒學具有如此強大生命力的原因。

二、「禮」是儒學思想體系的重要組成部分

禮指禮儀制度，是對仁的約束，有上下等級、尊卑長幼的嚴格秩序規定，因此又可說是一種政治秩序。禮是一種制度，仁、義、孝、忠、智是禮的基礎。

《禮記》反映的即是孔子的禮儀思想，是關於周至秦漢禮制的著作。孔子的禮主要是維護周禮，孔子所在魯國由於戰亂而「禮壞樂崩」，孔子深為不滿，提出要「正名」，恢復「君君、臣臣、父父、子子」（《論語・顏回》）的等級尊卑關係。孔子的禮制，有他保守的一面，但應歷史地看待。

儒家的禮除有政治內涵外，也包括人際關係、家庭關係的重要內容。儒家的禮強調「禮之用，和為貴」，即強調禮儀是人與人之間增強凝聚力、保持和諧的手段。孔子強調「克已復禮」，即由克制自己達到禮制的恢復，孔子的禮雖然是維護周禮，是保守的，但儒家的禮能夠在中國世世代代沿襲下來，說明其必然包含有合理的內核。

孔子的禮有其一定的積極意義，試想一個國家、一個集體、一個家庭、一個人，如果沒有一定的禮儀道德，那麼又何談和諧相處？儒家倡舉的「禮」，幾千年來對中華民族的風貌習俗具有深刻的影響。

應該說儒家的禮，是東方最早的精神文明。西方強調個人，而東方強調集體，這和儒學的禮奠定的群體關係基礎是分不開的。無論舊的生產關係還是新的生產關係，都離不開「禮」，禮是群體共處的必要條件。孔子的禮，有可以借鑑的地方，不能以保守的觀念一概加以排斥。

三、「中庸之道」是儒學的重要哲理

中，正也，指持中、中和、適中；庸，常也，指常規。中庸指處理事物應適度，是一種方法和哲理，處理事物應適度。這種度，正如孔子所說的

「無過不及」（不偏不倚），「過猶不及」（太過與不及都不恰當）。

中庸是儒家哲理的最高境界，俗話說「真理超過一步便成為荒謬」，說明適度的重要性。中庸是儒學辯證法活的靈魂，中庸絕不能和調和主義、「折中主義」混為一談。折中主義是無原則的「和稀泥」。

孔子的孫子——子思，對孔子的中庸思想進行了大力發展。其著《中庸》，即主要論述中庸哲理，被尊為儒學「四書」之一，成為儒學的主要經典之一。子思反對走極端，主張「中和」，他的中和有調和的含義在內，在儒家中有一定影響。

總之，儒家的中庸思想是為人處事的哲理，曾經被歷代許許多多中國人及外國人所接受。

四、「中庸」是儒學思想體系的中堅

中庸是儒學哲學思想的核心體系，關於中庸，不僅在《論語》中有相關論述，而且在孔子之孫孔思所著的《中庸》有專論。《中庸》收載於《禮記》，為儒學四大經典之一，其主要觀點為中和、持中、適中、和諧，主張任何事情，包括為人處事，都要適度，適可而止，不偏不倚，不太過也無不及，這個適度即所謂中庸。

如孔子言「過猶不及」（《論語・先進》），《論語・子路》中「不得中行而與之，必也狂狷乎」，皆強調中庸為不偏不倚。中行，即指人的所作所為應保持中道。《中庸》載「仲尼曰：君子中庸，小人反中庸」「君子而適中」「從乎中道，聖人也」「不勉而中」，即是有關中庸哲理的論述。

毛澤東曾指出：「孔子的中庸觀念是孔子的一大發現，一大功績，是哲學的重要範疇，值得很好地解釋一番。」

中庸思想淵源於《易經》，孔子的中庸思想是從《周易》的中和思想發展而來的，《易經》的中和思想在《易傳》及《論語》中得到了充分的發展。中，中正、中道、持中、和諧、調中，在《易經》裡，「中庸」觀主要體現在爻卦中，反映於爻辭上，八卦的排列均衡，爻位的高下適中，奇偶對應，陰陽相合，剛柔相應等，皆體現出以「中」為度，以「和」為貴的思想，也即強調陰陽雙方既對立又統一，是合二為一思想的體現。

《易經》的八卦既體現了陰陽對立的一分為二思想，又蘊含了陰陽統一的合二為一原胚，《易經》的尚中、尚和、不偏不倚、合之必分、分之必合觀點被孔、孟學派充分地汲取及發展。

「中庸」一詞，始見於《論語》「中庸之為德也，甚至矣乎？」（《論語・雍也》），《尚書》謂之中正：「汝分猶念以相從，各設中於乃心！」

中庸之道又稱中德，是一種認識事物的方法，孔子思想的最高德準。

中，持中、中和。庸，用也，常也。鄭玄注《禮記》曰：「名曰中庸者，以其記中和之用也。庸，用也。」故中庸亦即用中，又言「庸，常也。用中為常道也」，因此中庸的含義為應按常規辦事，不違背常理。正如朱熹註：「中者，不偏不倚，無過不及之名；庸，平常也。」

中庸以中和為常道，適中，是事物的最佳階段，是量的限度。

中庸與度之間的關係是適度，度是事物質與量之間的最佳界限，故又稱限度。適可而止，「真理超過一步就荒謬」。

度是指事物的質的規定性和量的統一。度是事物保持自己質的穩定的數量界限，是質所規定的量的範圍。正如毛澤東所說：「不懂得注意決定事物質量的數量界限，一切都是胸中無『數』，結果就不能不犯錯誤。」

如何掌握適度？尊重客觀常規，把握最佳時機，正如孔子所言，「不踰矩」（《論語・為政》），「時中」「禮以制中」（《禮記・仲尼燕居》），「君子之中庸也，君子而時中」（《禮記・中庸》），因時而中的變易即是度。

中庸是一種哲理的高境界，是不容易達到的。如孔子說「天下國家可均也，爵祿可辭也，白刃可蹈也，中庸不可能也」，指即使有本領的君王、有作為的大臣，或威武的將軍，都不一定能達到中庸的境界。

什麼是折中主義？折中主義就是把根本對立的不同思潮、理論、觀點無原則地湊合在一起。它的特點是模稜兩可、含糊不清、不可捉摸。

中庸並非折中主義的調和論，中庸之道的中，是一種適度，亦是一種準則，和折中主義無原則的調和論有本質的區別，不能混為一談。

儒學中庸觀念貫穿於儒學發展之始終，是儒家行為的準則，寓含著辯證哲理，是儒學活的靈魂，也是儒學社會學的重要方法論。這種哲理豐富了辯證學，長期以來對中國人民的方法論產生了深刻的影響。

第三節 儒學在中國文化史上的地位

儒學、儒家在中國歷史上幾千年來所經歷的朝代中的地位都比較高。唯秦代由於秦始皇崇法家、焚書坑儒，儒家一度式微。漢武帝時，由於推行中央集權，漢武帝接受了董仲舒的建議，「罷黜百家，獨尊儒術」，使儒家步入政治舞台。以後歷代儒家都處於正統正宗的地位。如此儒學的思想體系、倫理道德與中國人民結下了不解之緣。儒家的政治地位一直持續到 20 世紀初。

儒家除在漢代受到獨倡，在宋代也被高舉，宋代大儒——朱熹把《倫語》《孟子》《大學》《中庸》定為四書，備加推崇。儒者以《大學》《中庸》與外來的佛教相抗衡，儒家在人們心目中的地位不斷提高。儒家之崇師——孔子也被舉為孔聖人，一直到五四運動「打倒孔家店」，儒學的傳統地位才有所下降，然其深遠影響並沒有減弱。

今天，我們應以歷史唯物主義的觀點對待中國的傳統文化，尤其對於儒學這樣對中國的思想文化、倫理道德、民族風貌、精神素質都有著巨大影響的學派，更應該具有嚴肅正確的態度。

至於儒教則是帶有宗教色彩的發展，也即儒學的宗教化，不列入本書討論範圍，本書只對諸子百家學術思想及其與中醫學的關係進行探討。

總之，儒學是中華民族文化的寶貴結晶，中國幾千年來，世世代代皆受儒學的影響，中醫學深受儒學的影響，中醫甚至有「儒醫」之稱，因此研究儒學，對弘揚中醫學具有深遠的意義。

第六十四章

儒學對中醫學的影響

儒家的思想體系立足於人類社會，這是儒家思想最光輝的部分。《論語》是一部偉大的社會學，突出提出人對社會應負的責任。

自古以來醫儒皆為一家，中醫學是醫人的科學，儒學是為人的學問，所以醫儒從來息息相通。

第一節 儒家「中庸」思想與中醫學

一、儒家「中庸」思想的基本原理

中庸，是儒家思想的核心之一，主要闡發於孔子《論語》：「中庸之為德也，其至矣乎？」（《論語．雍也》）《禮記‧中庸》對中庸進行了專門論述。中庸是孔子的重要學術思想，孔子之孫——子思所作的《中庸》為四書之一，是儒學的重要典籍和理論依據。

中庸，即持中、適中、和諧，指不偏不倚。孔子認為「無過不及」。因此，中庸的哲理主要是要把握對待事物的度，這個度是事物質與量的最佳限度。正如孔子所說「不踰矩」（《論語．為政》），《禮記‧中庸》之「君事之中庸也，君子而時中」。總之，中庸是一種辯證的哲理，就是處理事物要把握最恰當的時機和尺度，又稱「揆度」，即把握事物的常規適度。也為「權衡」，即比較衡量，找出處理事物的最和諧之度。

中庸絕不是折中主義，不是無原則的調和，中庸是一種較難掌握的、辯證的處理事物的準則。因此，可以說中庸是儒學哲理的活的靈魂。

二、孔孟儒學「中庸」哲理對中醫學的影響

儒學中庸觀深深地滲入了中醫學中，對中醫學產生了極為深刻的影響，中醫的理、法、方、藥等方面都體現著中庸思想，歸納之大約體現於以下兩個方面。

（一）孔孟中庸和諧與中醫的協調觀

人體是一個和諧的整體，只有五臟六腑充分協調，才能保持人體的平

和。人體臟腑陰陽、經絡氣血之間都保持著協調，從而使人體成為一個非常和諧而統一的整體，保證了生命功能的正常，與《易・繫辭》「山澤通氣，雷風相搏，水火不相射」，義理相通。

臟腑之間的同源關係和既濟關係是臟腑保持和諧的基礎，如「陰陽互根」「陰平陽秘」「肝腎同源」「脾腎互根」「肝膽相倚」「心肺同位」「水火既濟」等，臟腑之間的生剋關係又是維持這種和諧關係的條件，一旦這種協調性遭到破壞，人體即進入病理狀態，如「陰虛陽亢」「陰盛陽虛」「陰陽離決」「水不涵木」「心腎不交」「肝火犯肺」「木旺乘土」等，因此在治療方面中醫從調和的原則立法，採用調整陰陽以補偏救弊。

《素問・至真要大論》曰：「謹察陰陽所在而調之，以平為期。」王冰著名的「壯水之主，以制陽光」「益火之源，以消陰霾」，及張景岳的「善補陽者，必於陰中求陽，則陽得陰助而生化無窮；善補陰者，必於陽中求陰，則陰得陽升而泉源不竭」。此外，中醫還用寒熱補瀉及臟腑虛實補瀉原則，調整臟腑的功能，如「寒者熱之」「熱者寒之」「虛者補之」「實者瀉之」等不勝枚舉。

在調理陰陽方面，中醫強調調和陰陽，是為聖度，如曰：「凡陰陽之要，陽密乃固，兩者不和，若春無秋，若冬無夏，因而和之，是謂聖度。」（《素問・生氣通天論》）

《內經》的貢獻在於汲取了儒家的中和觀念，以之應用於中醫學，對孔孟中庸觀進行了光輝的發展，為中醫學的治療法則奠定了理論基礎。

（二）儒家中庸「適中」與中醫「度」

儒家中庸的「適中」，也是中庸觀的核心之一，所謂適中，即適度，即「無過無不及」。度即適度，是事物質與量之間的統一，是事物的最佳狀態。掌握這個度，在中醫治療學中具有非常重要的意義。

《內經》充分吸收了這一原理，並將其靈活應用在治療學上。如《素問・五常政大論》著名的「大毒治病，十去其六；常毒治病，十去其七；小毒治病，十去其八；無毒治病，十去其九」「久而增氣，物化之常也，氣增而久，夭之由也」，即告誡用藥應適度，也即處方用藥，應中病即止，不可過之。這是一個極為重要的「度」，掌握了這個「度」，方能把握處方用藥的最佳搭配和用量，才能「無過無不及」。《內經》十分注意這個「度」，並貫穿於中醫的理、法、方、藥之中。

《素問・經脈別論》曰：「氣歸於權衡，權衡以平，氣口成才，以決死生，……合於四時五臟陰陽，揆度以為常也。」人體的臟腑之間，及其與外界自然環境是配合和諧的，而且有一定的常度。

在針刺方面，同樣要掌握這個度，如《素問‧血氣形志》說：「是謂五臟之俞，灸刺之度也。」《素問‧異法方宜論》提出：「故聖人雜合以治，各得其所宜。」宜，也即適度。

《內經》的度含義雖多（包括適度、法度及度量），但尤其強調適度，即「無太過不及」，並體現於各方面。如「春脈，……其氣來，實而強，此謂太過，病在外；其氣來，不實而微，此謂不及，病在中」（《素問‧平人氣象論》），指出脈不能太過不及。

在疾病的發生上，《內經》強調「生病起於過用」（《素問‧經脈別論》）。運氣七篇更有大量篇幅討論氣候的太過、不及以及平氣對物候、病候的影響，稱為「三氣之紀」，並強調「高者抑之，下者舉之，化者應之，變者復之」，從而達到權衡。

正如《素問‧氣交變大論》：「夫五運之政，猶權衡也。」適度在中醫學中，是極為重要的課題，應用甚廣，無論在辨證論治、處方用藥或養生食養方面，都離不了適度。

以上說明儒家中庸觀與中醫學有著密切的關係，滲透於中醫學的理、法、方、藥等各個方面，豐富了中醫學的哲理內涵，是中醫學的重要方法論，對中醫學的發展有積極的作用。

另外還需提及，儒家中庸，在《論語》為「中庸」，在《呂氏春秋》為「權衡」，在《禮記‧中庸》為「中和」。

「權衡」屬中庸哲理「度」的範疇，即把握尺寸，在《內經》中體現頗多，如有關於臟氣之間生理和諧的論述：「氣歸於權衡」；也有關於脈象方面，如《素問‧脈要精微論》提出脈象與四季相應的關係，要把握其規矩權衡，即要掌握一定的適度。「春應中規，夏應中矩，秋應中衡，冬應中權」，脈象要合於一定的度，才為正常。

在氣化方面，《內經》運氣七篇也有較多的論述。如《素問‧氣交變大論》曰：「夫五運之政，猶權衡也，高者抑之，下者舉之，化者應之，變者復之。此生長化收藏之理，氣之命也。」大自然氣候由「勝復淫治」（亢害承制）的自穩平衡機制，以求得和諧適度。

此外在診斷方面，《內經》提出「揆度陰陽，奇恆五中」，強調診斷技巧，即要把握衡量陰陽是否協調的適度。在處方用藥方面，君臣佐使的配伍原則也必須權衡配伍適度，藥物分量、寒溫配合、虛實比例也都是一種揆度，都離不開權衡適度。

總之，有關權衡、揆度的原則貫穿於《內經》始終，《內經》不但充分汲取了儒學的中庸哲理，而且將其靈活地應用於中醫學。這是對儒學中庸哲理的發展，同時也更加體現了《內經》的光輝。《內經》中的理、法、方、藥之用，說明了國家珍貴的文化寶藏——儒學中庸之道與中醫學的密切關係。

第二節 儒家社會觀與中醫學

儒家的思想體系立足於人類社會，這是儒家思想最光輝的部分，《論語》是一部偉大的社會學著作。

儒家社會學極為重視社會對人的影響，強調人與社會的密切關係。這種思想滲透於中醫學，促使中醫學重視社會因素對人的影響，尤其對人體生理病理的影響。在發病學方面，中醫注重社會心理因素對疾病發生、發展的影響。在當今科學的發展已經可以使生物因子降位的時代，《內經》的社會七情發病因素尤顯卓越。如《素問‧疏五過論》論述「脫營」「失精」的病因為「嘗貴後賤」及「始富後貧」，即是社會因素致病的典型記載。

《內經》在診斷上強調「從容人事，以明經道，貴賤貧富，各異品理，問年少長，勇怯之理」「診有三常，必問貴賤，封君敗傷，及欲候王。故貴脫勢，雖不中邪，精神內傷，身必敗亡。始富後貧，雖不傷邪，皮焦筋屈，痿躄為攣」（《素問‧疏五過論》），即言必須重視社會人事因素與疾病的關係。「悲哀憂愁則心動，心動則五臟六腑皆搖」（《靈樞‧口問》），「喜怒不節則傷臟」（《靈樞‧百病始生》），即言社會心理因素對人體疾病的影響。

《素問‧血氣形志》所言「形樂志苦，病生於脈，……形樂志樂，病生於肉，……形苦志樂，病生於筋，……形數驚恐，經絡不通，病生於不仁」，也證實了社會心理對人體疾病的影響。

社會因素對人體的影響是驚人的，遠遠超過自然界因素，尤其社會因素是一種無形的影響，人體對其的反應也是巨大的。這些內容在《內經》中記載頗多，如《靈樞‧本神》：「是故怵惕思慮者則傷神，……因悲哀動中者，竭絕而失生。」《素問‧陰陽應象大論》也強調：「怒傷肝，喜傷心，思傷脾，憂傷肺，恐傷腎。」

社會因素對人體的影響強度是自然界生物、氣候因素所不能相比的。社會不利的因素可以損體致病，有利的因素則能強身延年，孔孟重視社會觀是非常必要的。中醫整體觀不能只強調人與自然環境，一定要重視人與社會的關係，這是孔孟社會觀對中醫整體觀的影響。因此，在預防醫學上，不但要注意防止生物致病因素的侵襲，更應強調防止社會因素的干擾。

近年來崛起的心身醫學就是研究社會與疾病發病關係的學說，也足以說明社會對人個體的影響是巨大的、無形的。因此研究中醫的心身醫學，有必要借鑑儒學豐富的社會觀。

第三節 儒家尊經奉典思想對維護中醫學的傳統理論的重大作用

儒家有尊經奉典的思想，客觀上為維護中醫學的傳統理論起到了特殊的作用。《內經》《傷寒論》《金匱要略》《溫病條辨》《神農本草經》是中醫學的經典巨著，奠定了中醫學的基礎理論和臨床體系。

中醫基礎理論以哲學為核心，哲學中的許多道理是千古不變的真理，這些不朽的哲理和中醫學相結合，便能永不過時。因此臨床應用雖然處在不斷的革新之中，而中醫傳統的基礎理論卻泰然屹立。

儒家注重傳統文化，尊經奉典，客觀上對中醫學的鞏固和承襲起了重大作用。否則，中醫的理論一旦被摧毀，中醫也就泯滅了。

第四節 孔孟仁義觀與中醫醫德

一、孔孟仁義觀

仁，是儒學社會觀的中流砥柱。仁，即愛人、仁義。仁又包括孝與忠、禮，合之為仁，即仁、義、禮、智、信，合稱五常。仁義觀對中醫的醫德產生了深刻的影響。

《易・說卦》：「立人之道，曰仁曰義。」即言仁義是做人起碼的道德標準。仁義是儒學、經學的思想體系核心。

「仁」，最早見於《尚書・金縢》之「予仁若考」，孔子關於仁的倡舉，記載於《論語》，如「仁者愛人」「克己復禮為仁」「人而不仁，如禮何」等。孔子的「成仁」、孟子的「取義」組成了孔孟著名的仁義觀，為儒家道德的試金石，對中華民族世世代代的倫理、道德規範具有重大的影響，對中醫學的倫理觀具有積極的影響。

「仁」一字在《論語》中出現了百次以上，孟子也強調「無惻隱之心，非人也」，《中庸》「仁者人也」，《大學》「唯善以為寶」，都提倡仁愛的美德。

孔孟的仁愛即愛人，儒學仁道實際上是人道主義。醫生是最需要人道主義精神的職業。儒學仁道滲透入中醫學主要有兩個途徑，一是儒學經典對醫者的影響，二是儒者從醫或兼醫，我國古時有不少醫生是習儒者，故又稱儒醫。

儒者習醫，是儒家能夠對中醫學產生影響的一個重要因素，眾多的儒士從醫壯大了中醫的隊伍，提高了中醫的地位和素質，尤其是把儒家的倫理道德觀帶入了中醫，是儒學對中醫學的重大貢獻，儒家的仁義道德觀為中醫的倫理道德規範奠定了基礎。

孔子說「仁者，愛人」，強調關心人，助人，行人道。孟子提出「樂民之樂者，民亦樂其樂，憂民之憂者，民亦憂其憂。樂以天下，憂以天下，然而不王者，未之有也」（《孟子・梁惠王下》），強調關心人民的疾苦，孟子「人皆有不忍人之心」「皆有怵惕惻隱之心」，都是人道主義的體現。

在傳統文化思想的影響下，中醫學建立了良好的醫德風範，造就了一代代有高尚醫德的優秀醫者。歷代都湧現了不少普救含靈、活人濟世的大醫，其崇高的醫德垂留青史，為萬代人民所緬懷。

二、歷代中醫的醫德典範

（1）**扁鵲**。扁鵲是戰國時期具有傳奇色彩的著名醫家，又稱秦越人，為民間著名醫生，其高超的醫技和崇高的醫德深得人心，揚名天下。他的醫德特點在於深入民間（曾為鈴醫），隨俗為變，反對鬼神，並提出「六不治」，其中「信巫不信醫」為第六不治。

現有扁鵲非一人之疑，扁鵲被稱為戰國神醫。

（2）**華佗**。三國時代的華佗是我國著名的大醫家，曾被譽為中國的希波革拉底。華佗醫術精湛，不但為我國外科鼻祖，而且具有崇高的醫德。

（3）**張仲景**。張仲景號稱醫聖，是漢代著名醫家，著《傷寒雜病論》，開創了治療外感熱病的先河，為傷寒類疾病的宗師。他之所以被稱為醫聖，除了他不朽的學術成就外，還因為他的崇高的醫德。他勤求古訓，精益求精，審病認真，愛民愛人。他指責劣醫的「有病問病」，強調「務在同等」，不分貴賤，他平等對待病人的高貴精神深為後世醫家所推崇。後世多為他建碑立傳，以示緬懷。

（4）**葛洪**。葛洪是晉代醫家，他「帶經而耕，攜史而樵」，著《肘後方》《抱朴子》，是當時的名醫。

（5）**巢元方**。巢元方是隋代醫家，著《諸病源候論》，除了仁愛救人外，尤以反對丹石毒藥為後人傳誦。

（6）**孫思邈**。孫思邈是唐代著名醫家，著《千金方》《千金翼方》，兩書為我國第一部臨床中醫學百科全書。孫思邈是我國醫德的典範，其《大醫精誠》及《大醫習業》提出了許多醫德規範，垂名青史。

孫思邈提出「大慈惻隱之心」「一心赴救」，他不為官吏仕途所誘惑、仁愛憐人，「普同一等」不分貴賤，平等對待病人的精神，嚴謹的治學精神和高尚的醫德永遠留在後世人民心中。

（7）**宋慈**。宋慈是宋代醫家，著《洗冤集錄》，為法醫檢驗道德的先驅。

（8）**陳自明**。陳自明是宋代醫家，撰《婦人大全良方》，宣傳優生，活人濟世，不圖名利。

（9）**李時珍**。李時珍生於明代，為我國偉大的醫藥學家，為一代巨著——《本草綱目》的作者，他因親自實踐、廣泛涉獵的治學精神，收採藥品、普救蒼生的情操，深得民間愛戴，為我國古代傑出的科學家、醫藥學家。莫斯科大學曾為其塑像。李時珍不僅在生物學、醫藥學稱譽於世界，而且也是醫者們最好的醫德典範。

（10）**喻昌**。喻昌是明末清初醫家，著有《醫門法律》《寓意草》等書，除醫療技術享有盛名之外，其對平民百姓的高尚醫德為世人所傳誦。

（11）**王清任**。王清任是清代醫家，敢於衝破封建禮教清規，親自實踐解剖，為我國的解剖學先驅。

（12）**施今墨**。施今墨（1881—1969）為近代中醫學家、中醫教育學家，他是近代著名中醫，十分重視育人、教學，創辦了華北國醫學院，為培養中醫醫生做出了貢獻。

（13）**秦伯未**。秦伯未（1901—1969）精通儒學，為近代儒醫並傑的著名中醫學家，著作甚多，並為中醫學的發展努力不懈。

從以上歷代醫德高尚的醫家中，可以看出，中醫之所以歷千年而不衰，之所以在人民心目中有如此牢固的地位，與中醫傳統的醫德是分不開的。

第五節 儒家陽剛乾元對中醫學「貴陽重火」的影響

孔孟儒家極為推崇《易經》乾元。乾卦為《易經》之首卦，譽稱父卦、天卦。《易・乾卦》曰「乾，元亨，利貞」，即言乾為天陽之始，萬物造化之基，故《易・說卦》曰「乾，健也」「乾，為天、為君、為父」，子夏傳曰「元，始也」「乾秉純陽之性，故能出庶物」。注重乾陽剛健是孔孟學派的一大優勢，這一優勢決定了儒家學派的主攻、主進、主動的趨向，為中醫學的「貴陽重火」觀奠定了基礎。

《周易》極為重視天陽的作用，如《易・乾卦・象》曰：「大哉乾元，萬物資始，乃統天。」「天行健，君子以自強不息。」

《素問・生氣通天論》曰：「陽氣者，若天與日，失其所則折壽而不彰，故天運當以日光明。」《素問・金匱真言論》亦說「天之陽，陽中之陽也」，而強調顧護陽氣。《素問・生氣通天論》曰「乃陰陽之要，陽密乃固」，《素問・陰陽離合論》說「陽予之正，陰為之主」，強調陽正其氣，萬化乃生。

在《易經》、儒家「貴陽」觀的影響下，中醫學極為重視人體的陽氣。明代大醫家張景岳，精通易理，深曉陽氣的重要性，因此堅決反對朱丹溪的「陽常有餘論」。張景岳《類經圖翼・大寶論》提出「天之大寶，只此一丸紅日，人之大寶，只此一息真陽」，強調「陽非有餘」，在此「貴陽」理論指導下，創見了溫補派，為中醫基礎理論的發展貢獻良多。

中醫尤其重視五臟之陽，如《內經》重視心陽，並把心比為天陽加以保護，如《素問・金匱真言論》：「背為陽，陽中之陽，心也。」《靈樞・師傳》：「五臟六腑，心為之主。」《內經》並喻心陽為君火，十分重視心陽君火理論。《難經》則重視腎陽，認為腎陽為命門，為「生氣之所繫」（《難以・三十六難》），確立了命門為人體陽氣之總源，是中醫學基礎理論的一大突破。

後世醫家鄭壽全等對腎陽理論進行了進一步發展，他把腎陽喻為坎陽，並在其著《醫理真傳》中提出「一點真陽含於兩水之中，真種子也」，強調了腎陽的重要性。

此外，命門學說的發展過程，體現了中醫「貴陽重火」的發展過程。如明代醫家趙養葵強調命門之火為人身火種，他說：「夫既日立命之門，火乃人身之至寶。」

元代朱震亨則強調肝腎相火，並認為相火為人身動氣，如曰：「人有此生，亦恆於動。其所以恆於動，皆相火之為也。」

元代李杲則突出脾陽，稱脾陽為脾元，他以溫補脾元著稱，創建了著名的補土派。

在上述「貴陽重火」理論的指導下，中醫創造了一系列相應的溫陽益火治則及方藥，如王冰提出的著名的「益火之源以消陰霾」，以及各種各樣的溫陽補火法則，對中醫學的發展起了一定的推動作用。

第六十五章

孔子及《論語》與中醫學

孔子是世界十大文化名人之一，是中國古代偉大的思想家、政治家和教育家。

他一生憂國憂民，他提倡全民教育，突出人與社會的關係，重視人的文化修養及倫理道德，他整理六經，提出仁、禮觀念，為中國的文化文明發展及民族精神有著不朽的貢獻。

第一節 概 論

孔子思想是我國珍貴的古代文化遺產，必須加以繼承。

孔子（前 551—前 479）字仲尼，春秋魯國（山東曲阜）人，是儒家流派的創始人，我國偉大的政治家、思想家及教育家。他對中國古代文化的繼承和總結及其對後世的影響是舉世無雙的，故被譽為「儒家之宗師，諸子之開祖，闢我國教育史、學術史上之新紀元，為我國劃時代之空前偉大的學者。」[1]

歷代帝王無不崇之，以漢、唐、宋、元尤甚，孔子被尊奉為孔聖人及被譽為萬世師表、至聖先師。

美國出版的《人民年鑑手冊》把孔子列為世界十大思想家之首，體現了中外對孔子的敬仰。

孔子是世界文化巨人之一，孔子憂慮國事、關心政治、辦學堂、收弟子、講學術弘揚傳統文化，重倫理道德，整理五書，為中華文化的發展立下了不朽的功勳。

故司馬遷《史記》獨尊孔子，並盛讚孔子曰：「天下君王，至於賢人眾矣。當時則榮，沒則已焉。孔子布衣傳經十餘世，學者崇之，自天子王侯，中國言六藝者，折中於夫子，可謂至聖矣。」（《史記·孔子世家》）《史記》首稱孔子為「至聖」。

司馬遷對孔子的功績肯定為：「刪詩書，定禮樂，修春秋，序易傳」。《中國古代史》曾譽贊孔子：「孔子一身直為中國政教之原；中國歷史孔子一人之歷史而已。」（作者夏曾佑）

第二節 孔子的哲學思想體系

孔子的哲學思想是以社會為本，以人為標的，其思想及言論被弟子著為《論語》，是一部偉大的社會學著作。孔子的哲學思想體系特點是重人道、輕天道，突出人與社會的關係，突出人的文化修養及倫理道德，這也是孔學、儒學及經學的宗旨。

孔子的哲學思想大多被其門人弟子記載於《論語》及《左傳》，孔子的哲學思想體系包括政治思想觀、倫理道德觀、教育思想觀及天命觀，為儒家哲學思想體系的核心。

一、「仁」是孔子哲學思想體系的核心

「仁」是孔子哲學思想體系的核心。仁學觀是政治思想與倫理道德相融合的準則，是孔子的思想的最高道德境界。

正如馮友蘭先生所言：「孔子的仁，不僅指倫理道德，恐怕還有更高的精神境界，所謂仁人，《論語・述而》『若聖與仁，則吾豈敢』，即言孔子認為連他自己也不敢說已達到仁人的境界。但孔子又言『仁遠乎哉？我欲仁，斯仁至矣』，即只要自己想為仁，是可以達到的。」（《孔子研究》1989，3 期）

「仁」是孔子最傑出的道德觀念，後來被孟子發展為「仁義觀」，並位列「仁、義、禮、智」四觀之首，在中華民族的政治思想及倫理道德中打下了不可磨滅的烙印。

孔子「仁」以義為基，以愛為本，以禮為約，仁、義、禮、愛貫穿了《論語》之中。

（一）以義為基

孔子的仁，建立在義、忠、孝的基礎上，「不仁者遠矣」（《論語・顏淵》），正如莊子所說：「孔子曰：要在仁義。」（《莊子・天道》）。孔子的仁義是重義輕利的，如《論語・里仁》曰：「君子喻於義，小人喻於利。」孔子還提倡為仁義而忠，為仁義而勇，為仁義而信，如孔子曰「仁者必有勇」（《論語・憲問》）以及「能行五者於天下，為仁矣，……恭、寬、信、敏、惠」（《論語・陽貨》），「孝慈，則忠」（《論語・為正文》），「其為人也孝悌，……孝悌也者，其為人之本也」（《學而》），說明忠孝乃仁之內涵。

孔子強調「己所不欲，勿施於人」（《論語・顏淵》），另外，孔子提出的義還包括志氣，如孔子曰：「三軍可奪帥也，匹夫不可奪志也。」

（《論語・子罕》）

孔子認為「仁」高於一切，為了仁義，甚至可以為仁義付出生命代價。「仁者必有勇」，《論語・衛靈公》曰「殺身以存仁」，和孟子的「捨生取義」，兩千多年來曾經激勵多少志士仁人拋頭顱、灑熱血而垂名青史。孟子把孔子的義與仁並列，發展為「仁義觀」，孔、孟仁義之道在中華民族的情操及民族氣節中打下了深深的烙印。

（二）以愛為本

孔子的仁，以愛為本，愛，即仁愛、愛人（愛護他人）、親親（愛自己的親人）、助人、立人、達人，其宗旨即關心他人。孔子提倡「仁者愛人」「樊遲問仁，子曰愛人」（《論語・顏淵》），孔子認為愛人、關心人，是人與人之間關係的最高境界，孔子的「愛」有很重的「孝」意在內，如他說「親親，仁也」，「親親」指對有血緣關係的人的愛。

孔子說「夫仁者，己欲立而立人，己欲達而達人，能近取譬，可謂人之方也」（《論語・雍也》），強調先人後己、互助互愛的風範。此外，孔子的「孝」，也屬於愛人的範疇，包括孝親、孝君、孝長輩等內容。沒有對人的愛就說不上仁，這是孔子仁的最高境界。

（三）以禮為約

禮，指禮儀章制、宗法制度，是一種政治秩序，是對仁的約束，也是實現仁的一種措施。孔子所提倡之周禮，是指周代的禮節。禮中維護統治階級的尊卑等級應予批判。

孔子主張「克己復禮」（《論語・顏淵》），「克己復禮，天下歸仁焉」，提出「非禮勿視，非禮勿聽，非禮勿言，非禮勿動」，孔子還說：「人而不仁，如禮何？人而不仁，如樂何？」（《論語・八佾》）禮是一切制度的基礎，禮是仁的體現。

對禮的標準，孔子認為應從「儉」，他說：「禮，與其奢也，寧儉；喪與其易也，寧戚。」（《論語・八佾》）孔子認為「禮之用，和為貴」，即禮亦不可太過，和諧即可。孔子尤以「正名」為禮之第一要義，正名就是要「名正言順」，孔子曰：「名不正則言不順，言不順則事不成。」

二、孔子的「德政惠民」政治觀

孔子是一位偉大的愛國主義者。

孔子重德政反對苛政，認為「苛政猛於虎」（《禮記・檀弓》），是孔子仁學觀的政治體現。孟子將之發展為仁政王道，對後世社會具有一定的影響。

孔子提出「政者，正也。子帥以正，孰敢不正」，認為君子首先自己要正。孔子主張中央集權，對統一有積極作用。孟子提出「定為一」，指出安定對國強的重要意義。

孔子的德政，強調「為政以德，譬如北辰，居其所而眾星共之」（《論語・為政》），言行德之政，猶如眾星圍繞北極星轉一樣穩固團結。孔子還強調「惠民」，重「民、食、喪、祭」（《論語・堯曰》），「足食、足兵、民信之矣」，並言「民無信不立」（《論語・顏淵》），即失去了人民的信任即不能立，強調「因民之所利而利之」。

孔子「重民」「助民」，他常說「惟民其康義」「今天其相民」（《論語・大誥》），並認為德政必須「尚賢」，即提倡「舉賢才」（《論語・子路》）。孔子還認為「舉直錯諸枉則民服，舉枉錯諸直則民不服」（《論語・為政》），強調要施賢君政治。

孔子的這些政治主張，雖然沒有被六國的統治者所採納，但其積極意義是不可抹殺的。封建的忠君思想雖然應該批判，但也說明下級與上級之間還是應有一定的忠義尊禮存在才行。孔子主張「惠民」與孔子的貧賤生活有關係，《史記》載曰：「孔子貧且窮。」

三、孔子重人道並不輕天道

《論語》主要體現孔子的人道思想，《易傳》《春秋》主要體現孔子的天道觀。呂紹綱的觀點具有一定的參考價值，他認為：「據《史記・孔子世家》和《漢書・藝文志》，《易傳》十篇確係孔子及其弟子所作。

古人所謂作，不過說一部書的基本思想，基本東西屬於某某，不可能每一句話，每一個字都出自孔子之手。其中有些可能是七十弟子後學所記，有些則是經孔子之手保存下來的舊說。不論哪種情況，其基本思想屬於孔子，是肯定無疑的。」[2]

從《易傳》及《左傳》體現的孔子觀點來看，孔子是個無神論者。正如呂紹綱說：「一個新的趨勢出現了：人們對於孔子是有神論者的傳統結論日益失去信心，越來越多的人開始探索究竟應該把孔子的無神論思想肯定到怎樣的程度。」在這個問題上，金景芳的觀點和方法值得注意。

他數十年來一直堅持孔子是唯物論者的觀點，筆者亦贊成他的結論。同時，筆者認為，孔子不是有神論者，不是半無神論者，孔子是個真正的、完全的無神論者。

《易傳》是一部光輝的哲學巨著，閃爍著唯物主義和辯證法思想的光芒。孔子晚年整理易學，司馬遷在《史記》中說「葦編三絕」「序易傳」，

記載了孔子研易的辛苦，孔子自己也說：「夫子老而好易，居則在席，行則在囊。」（馬王堆漢墓出土平抄帛本《周易・要篇》）

《易傳》凝結著孔子的心血，也反映了孔子天道觀的唯物思想及無神論思想，同時也說明孔子並不是只重天道。孔子應該是一個真正的無神論者，一個相信鬼神的人是絕不可能如此好學，如此勤奮的。正因為孔子不信「天命」，敢於和「天命」抗爭，才會如此「自強不息」。

當然，孔子在人道方面的成就確實更為突出。孔子重人道，決定了孔子強調立足於社會的重要思想觀點。在強調社會的基礎上，孔子又強調立足於自身，如《論語・憲問》曰：「不怨天，不尤人，下學而上達，知我者，其天乎！」充分肯定人為的地位和價值觀，這也是孔子不聽天由命，敢於抗爭的積極的一面。

總之，孔子的社會觀是非常光輝的，根據其宇宙觀天道觀，也完全可以說他是一個無神論者。

第三節 孔子是中國教育學的先驅

孔子的又一偉大貢獻是開創了我國教育學的風範，孔子的教育學思想是非常偉大的。他提出「學而優則仕」，反對「血統優則仕」及「出身貴則仕」，尤其他倡舉全民教育，提出「有教無類」（受教育者不分貴賤高下），在當時的歷史條件來說是非常進步的。

孔子一生正如他自己所說「自強不息」，他認為人應該「學而不倦，誨人不倦」（《論語・述而》），更應該謙虛好學，「不恥下問」，並認為「三人行，必有我師矣」。因此，他大興辦學，廣招學生，鼓勵人們讀書學習。

孔子學生三千，出七十二賢人如顏回、子貢、子路、子夏四高足，其中以顏回為最得意門生。

孔子尤其注重對傳統文化的整理，提倡經學，他整理六經典籍，尤其推崇《易經》，並嘆曰：「加我數年，五十以學易，可以無大過矣。」

孔子的偉大成就之一還在於對《易經》的發揚，相傳《易傳》為孔子所撰，曾「書編三絕」（即穿束簡書的繩子都被磨斷了三次，記述他苦研《易經》的程度），孔子晚年還整理史書──《春秋》。他一生中為講授、研究、整理經典文化竭盡全力，費盡了心血。

孔子對中國文化的功勳，正如後人所評價的：「孔子者，中國文化之中心也。無孔子則無中國文化。自孔子以前數千年之文化，賴孔子而傳，自孔子以後數千年之文化，賴孔子而開。

即使自今以後，吾國國民同化於世界各國之新文化，然過去時代與孔子之關係，也是歷史上不可磨滅之事實。故雖老子與孔子同生於春秋之時，同為中國之大哲，而其影響於全國全民，則老子遠遜於孔，其他諸子，更不可以並論。則知孔子之地位矣。」[3]

第四節 對孔子的評價

中國近代哲學家馮友蘭評價孔子時說：「他的思想在當時所起的作用是保守的，但他是中國的第一個（從時間上說）哲學家。作為第一個哲學家，他的思想的影響，對於中華民族的形成以及中國文化的發展，無論是積極或消極，都是深遠的。」[4]

謝無量在《中國哲學史》中說：「尊孔子為聖人，認為孔子與蘇格拉底、釋迦牟尼為古代世界三大聖。」[5]

有學者認為，孔子在歷史上雖一度被奉為頭號聖人，但也幾經周折，忽而被人們捧為至高無上的偶像，忽而又跌進被當成靶子打的深淵，客觀上反映了孔子在中國人民思想意識領域中所占的地位。

孔子思想不僅在中國占有重要地位，而且在世界也享有盛名，孔子思想對世界都存在著影響，現已傳入朝鮮、越南、日本、印度、新加坡、菲律賓、馬來西亞、泰國、緬甸、印尼、美國、英國、法國、德國、義大利、比利時、荷蘭、葡萄牙、西班牙、奧地利、瑞士、俄羅斯、加拿大、丹麥、瑞典、芬蘭、羅馬等。

最早傳入朝鮮、越南、日本、新加坡時，東亞哲學研究所所長吳德耀教授便說，像孔子這樣的思想家和教育家，在人類歷史上，是稀少罕見的，前無古人，至今尚不見來者。

孔子思想對世界文化教育和道德文明建設都具有重大貢獻。美國前總統雷根說：「孔子高貴的行誼與偉大的倫理道德思想不僅影響他的國人，也影響了全人類。孔子學說世代相傳，提出全世界人類豐富的做人處事原則。」「我們尤應緬懷與推崇這位思想家的貢獻。」[6]

王充亦說孔子是「諸子中最卓著者」。

總之，孔子開創辦學、傳播文化、整理經典、繼承傳統，重視人與社會的關係、關心政治、憂國憂民，提倡仁、禮、忠、孝、智，這些光輝的思想、偉大的情操，無論在哪一個朝代都不會過時。

孔子當然也有他保守的一面，但這是由他所處的歷史條件所決定的，該批判的應批判，該發揚的應發揚，對這一偉大人物及其偉大的思想，應歷史地、正確地繼承。

孔子一生中最偉大的品質在於憂國憂民，關心國家存亡，知曉百姓疾苦，為中國傳統文化的發展、為中華民族倫理素質的建樹、為民族教育事業的開例，他鞠躬盡瘁，費盡心血。

他一生坎坷而風塵僕僕，遊說於六國，時遭冷遇，一度絕糧，晚年著書立說，整理古籍。由於他所處的歷史條件，即使空有政治抱負，也未能被重用，他的一生是對人道學、社會學探索的一生，在個人與群體的關係上，孔子邁出了中國人的第一步。

其實，不論是古的或今的，新的或舊的，現代的或傳統的，只要對人民有利，對國家和民族有利，就應該汲取和借鑑。世界上，國外民族對孔子都如此敬仰，那麼我們作為中國人，作為中華民族，孔子的後代，就更應學習孔子思想中有益的部分。

另外，對孔子本人及「孔子偶像」也應區別對待，孔子本人，正如李大釗所說，「孔子於其生存時代之社會，確是為其社會之中樞，確是為其時代之聖哲」，他評論孔子是「歷代君主所雕塑之偶像的權威也」「非評論孔子之本身」[7]。

這就是說，對孔子的評價，應區分孔子本人及「孔子偶像」，才能客觀地對孔子進行評價。孔子一生是孔子自己寫的，但孔子的歷史，卻不是孔子一人寫的，因此，孔子在歷史上起到的無論是積極的或消極的作用都不應該僅由孔子一人負責。

參考文獻

〔1〕蔣伯潛．諸子通考〔M〕．杭州：浙江古籍出版社，1985：37．
〔2〕呂紹綱．孔子是無神論者〔M〕//孔子研究論文集．1987．
〔3〕柳治徵．中國文化史〔M〕．北京：中國大百科全書出版社，1988：231．
〔4〕馮友蘭．中國哲學史新編：第一冊〔M〕．北京：人民出版社，1982：172．
〔5〕任繼愈．中國哲學發展史〔M〕．北京：人民出版社，1983：160．
〔6〕楊煥英．孔子思想的世界影響〔J〕．中國哲學史研究，1989．
〔7〕張岱年．序〔M〕//孔子研究論文集．1987．

第六十六章

孟子與中醫學

孟子是中國歷史上僅亞於孔子的傑出思想家、政治家和哲學家，被尊稱為亞聖，對中國的文化教育、思想倫理都具有卓越的貢獻。

孟子和孔子一樣，一生中憂國憂民，為國事、民事鞠躬盡瘁。孔孟的思想浸透了中國的文化、思想、文學、藝術各個層面，所以孔孟思想的發展史可以說就是中國傳統文化發展史。

第一節 概　論

孟子，名軻，戰國中葉鄒國人，是儒家中僅居於孔子之後的儒家著名大師，也是中國歷史上偉大的思想家、政治家。

孟子所處的時代為我國歷史上社會劇烈變革的時代，奴隸制正被地主封建制所取代。在經濟上，生產力迅速發展，出現了封建制的生產方式，並且產生了新的生產關係。在政治上呈現七雄爭霸的局面。在思想上，隨著社會的變革，而出現百家爭鳴、諸子蜂起的新形勢。

孔子儒家倡舉的仁禮孝義已經形成了有影響的思想體系，孟子深受孔子的影響，極其崇拜孔子，他的一生效法孔子興辦學堂、廣收弟子，為弘揚、傳頌、繼承及發展孔儒思想有著不朽的貢獻。

孟子雖無孔子學徒數千之稱，但他外出列國講學也達到了「車乘數百輛」的壯觀程度。

孟子的主要成就在於對孔子思想的繼承和發展，孟子完備和完善了儒家的哲學思想體系，為儒學成為中國歷史上的正統思想具有傑出的貢獻。晚年著《孟子》，為儒家四書之一，是儒學的經典，對中華民族的文化思想、倫理道德都具有深刻的影響。

第二節 孟子的哲學思想體系

孟子的思想體系主要有以下幾個方面。

一、孟子的「王道」政治觀

孟子和孔子一樣關心國事、憂國憂民，這是孔孟儒學最偉大的地方。孟子的政治觀是立足於「仁政」的王道。其「民為貴，社稷次之，君為輕」為中心的「仁政」主張，在歷史上曾經有一定的積極作用。

孟子政治觀的特點在於把孔子的倫理道德觀進一步應用於政治。他主張行「王道」，施「仁政」。何為仁政？他認為「以不忍人之心」「行不忍人之政」則為「仁政」（《孟子・公孫丑》），強調君善政才能仁。孟子強調「仁者無敵」，提倡效先王，即效堯舜之王道，他說，「堯舜之道，不以仁政，不能平治天下。今有仁心仁聞而民不被其澤，不可法於後世也，不行先王之道也」（《孟子・離婁》），即言堯舜之所以成功，是因為行仁政，後世有些王朝不被民所擁，就是因為不效先王的緣故。

孟子又言「三代之得天下也，以仁；其失於天下也，以不仁；國家之所以廢、興、存、亡者，亦然」（《孟子・離婁》），而「桀紂之失於天下也；失其民者，失其心也，……得其民，斯得天下矣」。他反對春秋五霸，強調「義戰」，並說「春秋無義戰」（《孟子・盡心》），並言「得道多助，失道寡助」，主張仁政王道「仁者無敵」。這些觀點無疑都是積極的。

孟子的王道仁政還包括「民貴君輕」思想，即重人民，強調民主，他認為「人皆可以為堯舜」，還提出「得乎丘民而為天子」「國人百姓皆曰可殺，然後察之，見可殺焉，然後殺之」，還有「禪讓」的進步主張（即舉賢為君）。

孟子的仁政從孔子的「親親」發展為「禪讓」，甚至大膽提出君主也可舉賢，向以血統世襲的君主世襲制提出了挑戰，在兩千多年前的古代，這種政治主張是驚心動魄的。在數千多年前的古代即有這樣的進步思想，代表著中國傳統文化的先進性。

二、孟子的仁義倫理觀

孟子繼承孔子的「仁」，在「仁」的基礎上提出仁義並重，並把仁與義、禮、智相聯繫，建成一個以仁為綱，義、禮、智為目的的「仁義學」思想體系，提出「居仁、立禮、由義」，他說：「仁，人心也，義，人路也；捨其路而弗由，放其心而不知術，哀哉！」又曰：「親親，仁也；敬長，義也；無他，達天下也。」孟子認為仁是人的良心，義是人的正道，「仁」包括孝。孟子還提出為了義，甚至可以捨生取義，如《孟子・告子》曰：「生亦我所欲也，義亦我所欲也；二者不可得兼，捨生而取義者也。」

孟子的仁對孔子的仁是有突破的，孟子仁義並重，並且認為任何人都應該行仁道，大膽地提出「暴君可誅」，還告誡人們「富貴不能淫，貧賤不能移、威武不能屈，此之謂大丈夫」（《孟子・滕文公》），為中華民族氣節的千古警句。

孟子的仁義不僅用於政治思想，貫穿於「仁政」「王道」，並且也體現在他的經濟思想中，尤其在義利觀方面，孟子繼承了孔子的重義輕利思想。孔子說：「君子喻於義，小人喻於利。」孟子亦曰「為富不仁，為仁不富」（《孟子・滕文公》），「何必義利，亦有仁義而已矣」，表明了他的義高於利的經濟思想，無疑是有積極意義的。

孔子的仁道對生產力與生產關係、經濟基礎與上層建築的關係都有重要意義，要提高生產力，就必須改變生產關係（包括人與人之間的關係）[1]。孔孟義高於利的義利觀對當今新的生產關係來說也並不過時。

三、孟子的性善道德觀

孟子的性善論是孟子倫理道德的核心，建立在孔子的「仁學」基礎上，包括仁、義、禮、智四性，性善是孟子仁論的基礎。

孟子發展了孔子「性相近也，習相遠也」（《論語・陽貨》）的人性相近觀點，孔子沒有點明人性皆善，孟子則進行了明確的論述。孟子認為性善是與生俱來的，如他說：「仁之於父子也，義之於君臣也，……命也。」（《孟子・盡心》）

孟子認為人的性情與天賦有關，如他說：「人性之善也，猶水之就下也。人無有不善，水無有不下。」他認為人性是一種本能，有一定的合理性，但他認為人的性情是「本善」，又未免過於絕對化。

荀子的性惡論恰與孟子相反，荀子認為人性本惡，如曰「人之性善，其善者，偽也」（《荀子・性惡》）。孟子也認為人性是比較複雜的，如他說「有性善有性不善」，但他堅信，人性是可以恢復其本來面目──「善」的。「孟子道性善，言必稱堯舜」（《滕文公上》），就是說，人人都可以成為堯舜那樣的善人。孟子的「善性」認為，人是可以遵循本來的性的，故他主張「盡心」，即存心，強調心靈不應受後天的污染，他說：「大人者，不失其赤子之心也。」（《孟子・離婁》）赤子之心，即誠摯之心。

孟子堅信性本善，他說：「惻隱之心，人皆有之，羞惡之心，人皆有之，恭敬之心，人皆有之，是非之心，人皆有之，惻隱之心，仁也；羞惡之心，義也；恭敬之心，禮也；是非之心，智也。仁、義、禮、智，非由外鑠我也，我固有之。」（《孟子・告子》）孟子強調善心是人所固有的，還說：「惻隱之心，仁之端也。羞惡之心，義之端也。辭讓之心，禮之端也。是非之心，智之端也。人之有是四端也，猶其有四體也。」（《孟子·公孫丑》）孟子認為人的性善是天生的，「人皆有不忍之心」（《孟子·公孫丑》），孟子的性本善觀點，在儒學中有一定影響。

第三節　對孟子的評價

孟子是中國歷史上傑出的思想家、政治家、哲學家，被尊稱為亞聖。孟子對中國的文化教育、思想倫理都做出了卓越的貢獻。他的觀點無論是消極的或積極的，保守的或進步的，對中華民族的精神風貌都產生了深刻的影響。

他崇拜孔子，弘揚孔學，完備儒學，對中國傳統思想文化的發展具有重要作用。他的一生與中國傳統文化的興盛密切相關，他在中國文化中的地位是理所當然的，他的倫理道德觀點對中華民族的素質涵養產生了深刻的影響。

後人之所以稱儒學為孔孟之學，原因就在於孟子不但繼承了孔子的學術思想，而且進行了發展。如在孔子的「仁學觀」上，孟子倡舉「仁義並重」，拔高了孔子「仁」的價值，並提倡「仁政王道」，進一步把孔子的仁道與政治相結合。

在孔子仁、孝、忠的基礎上，孟子提出了性善論，並堅信「人人皆可以為堯舜」，對人性的探索邁出了重要的一步，因此，可以說孔孟是探索人類學的先師。

孟子和孔子一樣，一生憂國憂民，為國事、民事鞠躬盡瘁，儘管他的有些主張是保守的，以今天看來是為當時統治階級服務的，但從孟子所處的歷史條件來說，孟子能做到的已經做到了，能說到的已經說到了，人間最美好的言行規範幾乎都已被孔孟說盡了，以至後人無法超越，孔孟的道德規範在中國歷史上占有重要地位。

孔孟思想的觀點中有著一定的保守性和唯心的內容，我們應當批判地繼承與發揚。

孔孟思想浸透了中國的文化、思想、文學、藝術各個領域，孔孟文化發展史可以說是一部中國傳統文化的發展史。

參考文獻

〔1〕喬長路·論孔子〔J〕·中國哲學史，1984（4）·

第六十七章

道家與中醫學

道家是以老莊思想為核心體系的學派，幾千年來一直為中國的第二大學派，其積極和消極的方面，都對中國文化產生了重要的影響。

道家的自然無為觀是傑出的，對自然科學，尤其中醫學具有重要影響。

第一節 概　論

從《易經》衍生的兩大流派中，孔孟儒家首舉《易經》乾卦，貴陽剛健，重視社會發展和倫理道德。老莊思想是易學體系的另一重要派別，老莊尊《易經》坤卦，崇坤陰柔順，蔑視鬼神，發展唯物自然觀，對中國的哲學、文化、自然科學都有很深刻的影響。

孔孟、老莊學派各為中國儒學及道學的兩大支柱。二者的哲學觀念各有所長，對中國文化有著深刻的影響，並從縱深方面滲透於中醫學，對中醫理論的形成和發展，從不同角度起到了積極的推動作用。

道學以老莊思想為主體，是我國傳統文化的主要內容之一，在中國文化史中占有一定的地位。千百年來對中華民族的歷史、文化有著深遠的影響。

本文只從道學、道家的學術思想及其對中醫學的影響進行討論。

第二節 道家的學術思想體系

一、「道」是道家的學術體系核心

「道」，出自《周易》。例如，《易・履卦》「履道坦坦」的「道」指大路；《易傳》「一陰一陽之謂道」的「道」為陰陽相互作用的概括。

「道」是老子哲學體系的核心，「道」在《老子》裡共出現 74 次，主要論述於《老子》的上篇——《道經》。

老子的「道」比較複雜，然總歸起來不出兩個含義，一指宇宙化生的本體，為具體的實物。

道，萬物之母，有物混成，先天地生。

（《老子・章一》）

道之為物，唯恍唯惚，惚兮恍，其中有象；恍兮惚，其中有物；杳兮冥，其中有精，其精甚真，其中有信。

（《老子・章二十一》）

老子認為「道」雖然看不見、摸不到，但最初的時候，是一種混沌實體，為萬物化生之母。老子「道」的另一個含義也是老子「道」最光輝的部分，是指事物發展的規律。

如果說老子「道」的前一個含義尚且還有些含混和矛盾，那麼老子「道」的第二個含義已經大大超越了第一個含義。

老子「道」的第一個含義已提出為物的概念（「有物混成」「其中有物」）並深信不疑（「其中有精」「其精甚真」「其中有信」），卻又認為這個物「先天地生」「唯恍唯惚」，表明了老子對宇宙的本體的認識還有自相矛盾的地方。

因此許多學者評價老子既唯心又唯物，唯物主義體系裡包含著唯心主義的成分，唯心主義體系裡又蘊含著唯物主義的內容。正因為老子「道」的「先天而生」，哲學界對老子屬於唯心主義還是唯物主義爭論至今。

對老子「道」的評價不能只從某章、某句孤立來看，筆者認為應該聯貫《老子》全篇關於「道」的論述以及對整個老莊道派的「道」進行綜合分析，才能對「道」進行評價。

因為老莊「道」是道派學術體系的核心，而且又是對老莊道家屬於唯心還是唯物爭論的主要焦點，因此對這個問題有必要進行深入研究。道家學派主要以《老子》《莊子》《管子》為代表，茲對這三部道家代表性的經典中所論述的「道」進行分析。

老子的「道」在《老子》裡主要論述如下。

道，可道，非常道。名，可名，非常名。無名，天地之始；有名，萬物之母。常無欲，以觀其妙；常有欲，以觀其徼。此兩者，同出而異名，同謂之玄。玄之又玄，眾妙之門。

（《老子・章一》）

玄牝之門，是謂天地根。

（《老子・章六》）

道之為物，唯恍唯惚，惚兮恍，其中有象；恍兮惚，其中有物；杳兮冥，其中有精，其精甚真，其中有信。

（《老子・章二十一》）

有物混成，先天地生。寂兮寥兮，獨立而不改，同行而不殆。可以為天下母，吾不知其名，字之曰「道」，強為之名曰大。大曰逝，逝曰遠，遠曰反。故道大，天大，地大，王亦大。或中有四大，而王居其一焉！人法地、地法天、天法道、道法自然。

（《老子．章二十五》）

道常無為而無不為。

（《老子．章二十七》）

反者，道之動。弱者，道之用。天下之物生於有，有生於無。

（《老子．章四十》）

道生一，一生二，二生三，三生萬物。萬物負陰而抱陽，沖氣以為和。

（《老子．章四十二》）

道生之，德篇之，物形之、勢成之。是以萬物莫不尊道而貴德。道之尊，德之貴，夫莫之爵而常自然。故道生之、畜之、長之、育之、成之、熟之、養之、覆之。

（《老子．章五十一》）

物壯則老，是謂不道。不道早已。

（《老子．章五十五》）

道者萬物之奥。

（《老子．章六十二》）

《老子》共81章，有10章專門論「道」，分析之，可以歸納為以下幾點。

（1）天地萬物造化於「道」（「道生之」「道生一，……三生萬物」「道者萬物之奥」），「道」為一種物（「道之為物」「其中有物」「其中有精，其精甚真，其中有信」「其中有象」），這是《老子》最輝煌的部分。

老子堅信宇宙萬物來源於一種物，而不是鬼神，這是唯物的，是無神論思想，也是老子思想的主要成就。

兩千多年前中國人已經開始探討世界的本源（對世界本源的認識是物質的還是精神的，是區分唯心主義或唯物主義的分水嶺）這一哲學界的最基本問題了，標誌著中國的哲學探討已進入了一個更高的境界。兩千多年前的老子即有這樣大膽而堅定的宇宙觀是難能可貴的，也是中國人的驕傲，是應予肯定的。

（2）根據《老子》的論述，如「道之為物，唯恍唯惚」「惚兮恍」「恍兮惚」，老子的道是一種說不清、看不見的東西。老子雖認為萬物由道而化生，但究竟道是什麼，老子自己也說不清。

（3）老子的「道」與「一」。《老子》曰：「道生一，一生二，二生三，三生萬物，萬物負陰而抱陽。」「道」與「一」的關係是「一」生於「道」，「一」是萬數之始，在這裡代表萬物化生的開始，既然「一」是萬物之開始，那麼「道」便是在開始之前的開始了，這個開始之前的開始究竟是什麼？

《老子》中沒有答案，只含糊地說：「道，強為之名曰大，大曰逝，逝曰遠，遠曰反。」（《老子・章二十五》）道在最初究竟是無極還是無，並沒有定論。

（4）《老子》「萬物負陰而抱陽」與《易傳》太極陰陽合抱。《易傳》「太極生兩儀，兩儀生四象，四象生八卦」肯定了萬物由太極陰陽運動而產生，並沒有再認為太極（「一」）之前還有物（「道」），因此對宇宙本體論及宇宙運動的認識，《易傳》比《老子》要先進得多。

《老子》雖然也提出萬物負陰而抱陽（「一」），卻在「一」之前還有一個物（「道」），並且還一再強調其「先天地生」（《老子・章二十五》「有物混成，先天地生」）。

那麼，莊子對「道」又是如何認識的呢？

莊子對老子的「道」進行了進一步發展。

莊子進一步肯定老子的「道」不是神靈。

夫道有情有信，無為無形，可傳而不可受，可得而不可見，自本自根，未有天地，自古以固存。神鬼、神帝、先天地生，在太極之先而不為高，在太極之下而不為深，先天地生而不為久，長於上古而不為老。

（《莊子・大宗師》）

其中，「神鬼、神帝、先天先地」表明莊子的「道」在鬼、神之前，絕非神靈之輩。

老子只言「有物混存，先天地生」，未言先天地生的「物」與鬼神的關係及此「物」早到什麼程度。莊子進一步闡明先天地生的「物」先於鬼、神，並言遠遠先於天地鬼神，「物」「在太極之先而不為高，在太極之下而不為深」（《莊子・大宗師》）「道無始終」（《莊子・秋水》）。

「道」（物）是無限遠、無限久的，這些對於宇宙起源的認識都是唯物主義的（「道」先於鬼神），是先進的，並且比老子又進了一步，是劃時代的認識！

但《莊子》又言「道有情而無形」（「無為無形，可傳而不可受，可得而不可見」）。如果不聯繫全文只憑這一句話，確實易使人理解為「道」是一種有情無形的神靈，但實際上莊子指的絕不是神靈之類。

莊子在《老子》「有物混存，先天地生，……獨立而不改」的基礎上，把這個獨立的物（「道」）進行了形而上學的發展。《莊子》認為這個獨立的「道」千古不變（「自古以固存」「長於上古而不為老」），老子、莊子雖然皆認為客觀事物是在不斷發展變化著的，世界上的萬物都處於不停的運動變化之中（「道生一，一生二，二生三，三生萬物，萬物負陰而抱陽」），卻又認為在「萬物負陰抱陽」（「太極」「一」）、「有先天地生者物象」（《莊子・知北遊》）、「自古以固存」「上於上古而不為老」（《莊子・大宗師》）的運動之前，還有一個至高、至遠、永存不變的天地萬物之母──「道」。

這是老莊哲學的致命弱點──形而上學。正如毛澤東所說：「所謂形而上學的或庸俗進化論的宇宙觀，就是用孤立的、靜止的和片面的觀點去看世界。這種宇宙觀把世界一切事物、一切事物的形態種類，都看成是永遠彼此孤立的和永遠不變化的。如果說有變化，也只是數量的增減和場所的變更。而這種增減和變更的原因，不在事物的內部而在事物的外部，即是外力的推動：形而上學家認為，世界上各種不同事物和事物的特性，從它們一開始存在的時候就是如此。」

筆者的看法是，老莊在「道」的論述上是自相矛盾的、形而上學的，儘管如此，老、莊仍不失為偉大的宇宙起源探索家。

《莊子・齊物論》：「有始也者，有未始有始也者，有未始夫未始有始也者；有有也者，有無也者，有未始有無也者，有未始夫未始有無也者。」《莊子・知北遊》曰：「有先天地生者物邪？物物者非物。物出不得先物也，猶其有物也，無已。」宇宙起源開始前的開始是什麼，《莊子・知北遊》的回答是「非物」（「物物者非物」），在物的產生之前不可能還有什麼先物（「物出不得先物也」），物的產生是沒有止境的（「猶其有物也，無已」）。

這裡，莊子已經認識到萬物的起源是無限的（「無已」的）、無始無終的，卻又認為開始的開始不是物，這是莊子認識論上的矛盾，唯物主義體系中又有唯心主義的成分。

《莊子・知北遊》：「物物者，與物無際。而物有際者，所謂無際者也。不際之際，際之不際者也。謂盈虛衰殺，彼為盈虛，非盈虛；彼為衰殺，非衰殺；彼為本末，非本末；彼為積散，非積散也。」產生物的東西，是無限際的，萬物是有限際的，並且存在著生老衰殺，有始有終，可積可散的。而產生物的物則是無限際的、不變的、固定的，無生也無滅。

《莊子・秋水》：「道無始終，物有死生。」把「道」與「物」絕對區分，更說明了莊子把「道」絕對化，絕對排斥於萬物之外。

《莊子・知北遊》：「精神生於道，形本生於精，而萬物以形相生。」

老子的「道」涉及世界的起源問題，這個問題本來就是哲學區分唯心主義和唯物主義最根本的試金石。《老子》認為萬物開始之開始是「道」，雖然指出「道」是物，卻又認為是「先天地生」，應該肯定的是老子否定了萬物造化於神靈，至於那個「物」具體指什麼，應用歷史的觀點去看待。

關於世界的起源，現在的觀點當然是世界的起源是物質，這是絕對的並且是無始、無終的，即世界萬物無限小也無限大。人的認識觀是逐漸發展的，20 世紀以前人們還以為最小的物質是原子，現在已經知道比原子小的還有電子、質子、離子，可見人的認識取決於科學的發展。

兩千多年前的老子能知道萬物開始的開始——「道」是一個物（而不是神靈），在當時的科學條件下，他只能認為是恍惚的東西，而無法肯定是何物。即使是 21 世紀的今天，人們也無法確切肯定「道」是何物。因此對老子的「道」應歷史地、客觀地看待。

綜觀上述分析，《老子》的「道」基本上是唯物的，至少也應認為是唯物的萌芽，而不能下唯心主義的結論（即便是客觀唯心主義）。

因此，《老子》這部書中，對宇宙的發展認識是正確的，但對宇宙的起源卻是矛盾的。《老子》肯定了宇宙的起源不是神靈，是物，但究為何物？限於當時的歷史條件及科學發展水準，老子對「道」的回答是含糊的，這也是可以理解的。

既不能因此而輕易認為老子的「道」就是絕對精神，但也不能脫離了老子所處的時代，以現代的觀點去把老子「道」辯證唯物化，只能認為老子的「道」非神、具有宇宙起源唯物觀的端倪方為客觀。

二、老莊「有無」觀與莊子相對主義

關於「有」「無」的關係，《老子》曾有具體論述。如《老子・章十一》：「鑿戶牖以為室，當其無，有室之用。」強調房室的空間是房屋之用，沒有空間其門、窗、牆壁也無法體現它的作用，提出了「有」與「無」之間辯證的統一，這是極其光輝的，但在宇宙本體的觀點方面，「無」究竟是什麼，老子的回答是矛盾的。

老子的「無」是無極？無限？還是「不存在」？

《老子・章四十》：「物生於有，有生於無。」「無」是什麼？《老子・章二十八》曰：「復歸於無極。」「無」是「無極」，再結合《老子・

章二十》「道之為物，……其中有物，其中有精，其精甚真，其中有信」及《老子・章二十五》「道強為之曰大，大曰逝，逝曰遠，遠曰反」，「道」無限大，無限遠，最後則反，而「反者動之動」（《老子・章四十》）。事物從靜又復歸於動，那麼老子的「無」應被視為「無極」。但《老子・章十四》又明確提出「復歸於無物」，可見老子的「無」是矛盾的，至少在《老子》中沒有明確的答案。

那麼莊子的「有無」觀又是什麼呢？

莊子發展了老子本來不太明確的「無」，並取消了老子的「有」和「無」的界限，混淆了「有」「無」之間質的規定性，從而陷入了相對主義的泥潭。如《莊子・知北遊》說：「物物者非物。」《莊子・齊物論》：「有以為無始有無者，至矣盡矣，不可加矣。」

有始也者，有未始也者，有未始有夫未始有始也者。

有有也者，有無也者。有未始有無也者，有無始有夫未始有無也者。俄而有無矣，而未知有無之果孰有孰無也。

（《莊子・齊物論》）

莊子懷疑「有」的存在，並把老子本來就不清楚的「無」概念與「有」相對比，實質上也就取消了「無」的存在。莊子的「有無」觀是導致莊子絕對相對主義的根源。

莊子取消了一切事物之間的界限，創立了他的所謂「齊物論」，如《莊子・齊物論》中「物無非『彼』，物無非『是』」「非生方死，方死方生」「方可方不可，方不可方可」「因是因非」「因非因是」。

可見，莊子誇大了事物相對的一面，抹殺了事物絕對存在的一面，把一切事物都加上了一個「等」號，甚至荒謬到道我、物我一體化的程度，終於一頭栽進了虛無主義的深淵。

三、道家無為觀

（一）《老子》自然無為思想觀點

《老子》的無為是自然無為，「道法自然」即老子的宗旨，老子的「無為無不為」，就是道法自然的具體解釋，即順應自然規律不妄為才能無不為。

但老子把宇宙自然無為觀照搬到社會學中則陷入了消極倒退的境地。老子的社會無為觀主要包括無為、無慾、無知、無爭、居下……最終目的是要倒退到小國寡民，「雞犬之聲相聞，老死不相往來」的社會。

他的主張是倒退至遠古時代。生產力低下，人們無所追求，社會無所發展的最低標準的人類生活。否則如果社會要發展，人類要進步，那就必須要有所為，要爭鬥，勢必就要導致戰爭，招來殘殺。因此，他堅決主張無慾就能無為，無為便能不爭，不爭才能無事，並強調無慾就必須無智，要剷除慾望的根源，就應「無知」——「絕學」（《老子・章二十》）「棄智」（《老子・章十九》）。

（二）楊朱學派「無為—為我」思想觀點

楊朱的無為—為我體系，發展了老子「無為而治」的觀點，形成了「貴己」「為我」的思想。楊朱，又稱楊子、陽生，開創了楊朱學派，楊朱學派是道家較早的學派。

楊朱的思想主要見於《列子・楊朱》，其次分別載於《孟子》《荀子》《莊子》《呂氏春秋》及《淮南子》等。楊朱學派的思想是「為我」主義，他的為我主義是建立在無為的基礎之上的，遠世避塵是他的政治主張，他的「無為——為我」到了「拔一毛而利天下不為」的程度（《孟子・盡心》）。《呂氏春秋》亦云：「陽生貴己。」

他主張不問天下事，但求「全性保真」。他反對儒家「棲棲皇皇」的有為而為，主張自我保養。顯然楊朱是明顯的保守派，也是他對當時社會不滿的一種消極反抗，形成這種思想或許與他不能適應戰國時代社會動盪的歷史背景有關。

他反對有所為而為，主張不為，一切聽從自然，是一種明哲保身的處世觀，他強調「無為」而「重生」，為道家學派中高度袖珍視野的典範，對莊子產生了深刻的影響。

（三）莊子「無己」「無待」無為觀

莊子發展了老子的「無為」及楊朱的「重生」觀點，創立了獨特的「無己」「無待」無為觀。即由避世無慾發展為無己遊世，即用「坐忘」的方式，把自己的精神脫離形體軀殼（「無己」）而海闊天空任憑周遊，這是莊子獨創的一種用逍遙遊超脫社會的方式。

他追求的最高境界——「至人」，即是一種沒有任何束縛、任何條件的絕對精神自由。

他認為「無待」是心靈境界「道」的最高目標。他「無己」「無待」的無為觀在《莊子・逍遙遊》中表達得淋漓盡致，該篇借鵬鳥翱翔天空高飛九萬里，抒發其精神自由，並認為列子雖能騰雲駕霧，還是「有待」的（有一定限制），尚不如鵬鳥自由，鵬鳥是「無待」的（無限制的），而那些小雀、小鳥更是無足掛齒。這就是莊子的逍遙觀，也是莊子「無己」「無待」的無為觀。

為了要達到莊子所理想的「無待」（無限制的自由生涯）境地，莊子比老子嚮往的結繩時代（原始社會）還要更原始，居然提出要回復到人禽共居的超原始時代（《莊子・馬蹄》之「同與禽獸居，族與萬物並」），甚至反對提高生產力，反對發展經濟，反對學文化。

《莊子・胠篋》曰：「夫弓弩畢戈機變之知多，則鳥亂於上矣，鉤餌罔罟罾笱之知多，則魚亂於水矣；削格羅落罝罘之知多，則獸亂於澤矣；知詐漸毒、頡滑堅白、解垢同異之變多，則俗惑於辯矣。故天下每每大亂，罪在於好知。」這是莊子從虛無主義到不可知論的發展。

綜上所述，道家的無為觀總的宗旨為《老子》的「道法自然」，包括宇宙無為觀及社會無為觀。

其中，老子的宇宙無為觀是光輝的、積極的，對自然科學影響極大，與中醫學有密切關係。其社會無為觀，無論楊朱、《老子》或《莊子》都是消極的、與世無爭的、無慾無為的隱士哲學。

他們的處世哲理雖然是消極的，但在特定的場合下，也能起到積極的效果。因此也被相當一部分人所接受，並創造了一套獨特的處世策略。諸如「小不忍則亂大謀」「以守為攻」「以退為進」「以柔克剛」，和儒家的鋒芒畢露相比，自有另一種哲味。因此幾千年來對中國人民的思想有著深刻的影響。這些策略，也曾被中醫學所借鑑，並用於針刺、處方用藥之中。

四、道家精氣學說自然觀

精氣在《易傳》中已有論述，如《易・繫辭》曰：「精氣為物，遊魂為復。」《孟子》具體提出要養「浩然之氣」，並指出浩然之氣的特徵為「其為氣也，至大至剛，以直養而無害，則塞於天地之間。其為氣也，配義以道，無是餒也」（《孟子・公孫丑》）。

道家對精氣進行了重要發展，如《莊子・知北遊》說：「人之生，氣之聚也，聚則為生，散則為死，故曰通天下一氣耳。」

管子也說人體由氣所組成：「氣者，身之氣也。」（《管子・心術》）

後世精氣學說又進行了延伸，對中醫學的精氣學說頗有影響。

第三節　對道家的評價

道家是以老莊思想為核心的學派，在我國文化史上占有重要地位，幾千年來一直為中國的第二大學派，無論從積極的和消極的方面，都對中國文化產生了重要的影響。

道家的宗師——老子，是一位傑出的思想家、自然主義哲學家，他的主要思想皆反映於《老子》。《老子》成書於戰國後期，其著五千字，是一部宏偉的道家經典，是道家思想的經典著作。五千字理義精深，詞義錘煉，凝聚著豐富的自然哲理，對我國的哲學、思想、文化、科學、宗教都有深遠的影響。

莊子是道家的第二位傑出人物，是古代著名思想家、自然主義哲學家，是道學繼往開來的主幹，其著《莊子》是繼承及發揚老子思想的巨著。文體優美、構思浪漫，不僅是哲學專著，也是中國浪漫文學的典範，對中國的思想、文化、文學、藝術都有重大影響。

《正統道藏》共 5485 冊，是道教的超巨著作系列，書內幾乎囊括全部道家及道教著作、文獻，是一部博大精深的巨著。

道家學說是中國傳統文化的重要組成部分，是我國的優秀傳統文化，是炎黃萬代的驕傲。

第六十八章

老子及其學術體系與中醫學

老子是一位傑出的哲學家和思想家，是道家的先師，他所開創的道家學派，在諸子百家中占有重要地位。老子的宇宙自然觀，尤其「道法自然」的哲理，閃耀著唯物主義的光輝，與自然科學及中醫學都有密切關係。

儘管老子的社會觀是消極的，但老子的自然觀是先進的和卓越的，應加以肯定。

第一節 老子其人及《老子》

老子，姓李名耳，字聃，楚國人（今河南歸德），春秋時代人，是我國古代著名思想家，曾做過周王朝的史官，以後即隱居獨處。老子生活在奴隸社會開始瓦解，封建社會開始興起的時代，因此，沒落階級思想在老子的觀點中有較多的反映。

老子的思想由後世反映於《老子》，《老子》成書於戰國時期。《老子》又稱《道德經》或《老子五千文》，1973 年湖南長沙馬王堆三號漢墓曾有《老子》帛書出土，分為《德經》及《道經》。一般認為《老子》不是老聃所著，其作者現尚未考訂，但非一人所作已為公認，《老子》基本上反映了老聃的思想。

老子和孔子是同時代人，但《老子》成書於《論語》《易傳》之後，與《墨子》《孟子》同期，基本上成於戰國後期，也有認為《老子》成書於秦漢之間。而對於老子本人，也同樣有爭執，有的認為老子為春秋時期的老聃，比孔子年長；有人則認為老子為戰國時期的李耳，甚至認為是漢代的太史儋。

任繼愈認為，《老子》其實「非一人之言，亦非一時之作」，上界可達先秦，下界下到秦漢，歷時三百年之久，但主要內容成書於戰國時期，《老子》的思想受《易經》的影響，並和先秦戰國時代的著作如《易傳》《墨子》等思想互相滲透是必然的，但其主流思想如天道觀、貴柔和辯證法思想則反映老子思想為主[1]。

老子的學術體系在宇宙自然觀、無神論思想及辯證法思想方面有較大成就。其社會觀是消極和倒退的，這和老子的隱士生活密切相關。他的思想特點為：以個人而言要無為不爭，以人與人之間的關係而言，應「雞犬之聲相聞，老死不相往來」，以國家而言，他希望回復到遠古的結繩氏族時代。

因此，儘管他的宇宙自然觀和辯證法思想閃爍著光輝，但幾乎被他消極的社會觀淹沒了。這就是老子的道家思想在中國人民心中的影響一直存在著爭議的原因。

第二節 老子的哲學思想體系

老子是我國古代著名的哲學家、思想家，老子是鮮明的無神論者，他的宇宙自然觀總體是唯物的、光輝的，他的樸素的辯證法思想在中國哲學史上占有一定地位。老子的社會觀卻是消極的、倒退的，這也就是老子在中國文化史上一度處於低谷的原因。

一、老子光輝的宇宙觀思想

老子的宇宙觀是光輝的、唯物的，老子是無神論者，老子的辯證法思想是豐富的。

「道」是老子思想體系的核心。老子的主要觀點記載於後世所撰的《老子》內。

老子提出「道」為世界萬物的本源。何謂「道」？《老子・章一》：

道，可道，非常道。名，可名，非常名。無名，天地之始；有名，萬物之母。常無欲，以觀其妙；常有欲，以觀其徼。此兩者，同出而異名，同謂之玄。玄之又玄，眾妙之門。

「道」為萬物之母，老子稱「道」為「玄牝之門，是謂天地根」（《老子・章六》）。

老子認為「道」存在於天地萬物之先，如《老子・章二十五》：「有物混成，先天地生。」老子堅信「道」是物，如《老子・章二十一》中「其中有像」「其中有物」「其中有精，其精甚真，其中有信」，但這個「物」究竟是什麼，老子自己也說不清，他認為是一種看不見、摸不到的混沌事物，正如《老子・章二十一》：「道之為物，唯恍唯惚，惚兮恍。」老子以「大」「玄」形容「物」。

老子雖然沒有說清楚「道」究竟是什麼，但他確定「道」是「物」，認為天地造化之母是物，而不是什麼神靈，說明老子的宇宙觀是唯物的，儘管是樸素的，卻是劃時代的。

對待世界的起源是物還是神靈，是區分唯物主義和唯心主義的根本標準。《列寧選集》第二集中引用馬克思的觀點：「全部哲學，特別是近代哲學的重大的基本問題，是思維對存在、精神對自然界的關係問題，……兩者孰先孰後的問題：是精神先於自然界，還是自然界先於精神。……哲學家依照他們如何回答這個問題而分成了兩大陣營。凡是斷定精神先於自然界，從而歸根到底承認創世說的人，……組成唯心主義陣營。凡是認為自然界是本源的，則屬於唯物主義的多種學派。」

老子強調「道」為萬物之始，距現在無限遙遠，仍有看不見摸不到之勢，並肯定萬物之母是物質性的東西，因此提出「有物混成」，足見老子的「道」是強調物質的，並非黑格爾的絕對精神。

老子的「道」生萬物的演化過程是「天下之物生於有，有生於無」「道生一，一生二，二生三，三生萬物」。萬物從有，「復歸於無」「歸根於靜」，事物從無到有、由有到無、由無到生、由生到死的生長消亡過程，也是由動到靜的轉化過程。

老子的「道」是指一種宇宙本體，是一種客觀存在，是表示萬物生成變化的天道觀。因此，老子提出「道」的宗旨，在於承認事物的起源是物而不是其他精神性的東西，說明老子的宇宙觀是唯物的，不能把老子的宇宙觀認為是唯心的。

將老子的宇宙觀抨擊為客觀唯心主義是不客觀的，對老子光輝的宇宙唯物觀應加以充分肯定。當然老子沒有指出這個「物」是什麼具體的東西，這也是當時的歷史條件所限制的，應客觀地看待。

需要提出的是，老子的「道」雖然是唯物的，卻又是形而上學的，老子認為生萬物的這個「物」，叫不出名字是恍惚無形的，而且「獨立而不改」（《老子・章二十五》），「守靜焉」（《老子・章十六》）認為那個萬物之母——「道」是固定不變的，獨立於萬物運動之外，而且自始至終不會有變化。

假如《老子・章二十一》中未反覆強調「道」是一個物，那麼「道」確有可能被理解為物質運動之外的什麼原始動力（老子的這個形而上學的觀點又被莊子發展了，詳見本書第七十一章），其依據主要為：

道生一，一生二，二生三，三生萬物，萬物負陰而抱陽，沖氣以為和。

（《老子・章四十二》）

此句是《老子》對「道」的進一步闡述，問題的癥結也就在這裡，把象徵「萬物負陰而抱陽」的「一」認為是「道」所生（「道生一」），這就是說在陰陽運動化生萬物之前，還存在著一個產生萬物運動的東西——

「道」，這個東西存在於陰陽運動之外，並且獨立而不變（「獨立而不改」）。

這就是說，老子把「道」與萬物運動割裂開來，老子雖然也承認這個「物」是運動著的（「同行而不殆」），但又認為「物」是獨立的和無變化的，老子的這種孤立的、靜止的觀點，給「道」賦上了形而上學的色彩。儘管老子的「道」包括宇宙本體及運動規律兩個概念，但他在論述宇宙本體時，其「道」確是指宇宙本體的，並沒有和代表規律的「道」相混淆。

綜上，老子的宇宙本體——「道」是唯物的（樸素的），是無神論的，但卻又是形而上學的。因此《老子》這部書反映的老子的觀點是矛盾的，既是唯物的，卻又隱藏著唯心的成分，雖然有豐富的辯證法思想，但在核心問題上卻又是形而上學的，尤其老子的「道」，如只從某一章句來理解，確有客觀唯心之嫌，只有從總體來看，才能把握他的唯物性。

二、老子的無為社會觀

「無為」是老子思想體系的核心。老子的無為包括兩個觀念，一是天道無為觀，一是人道無為觀。

其中，天道無為觀是積極的、前進的，而人道無為觀則是消極的、倒退的，結合《老子》原文分析如下。

老子的天道無為觀的宗旨是自然無為，《老子・章二十五》曰：「人法地、地法天、天法道、道法自然。」老子的「道法自然」指要遵循自然規律，人不能違背自然規律。

老子的「道法自然」在自然科學方面有重大的指導意義，是劃時代的。當然順應自然並非否定人征服自然的能力。順應宇宙自然規律無疑是科學的，人與天地相應，人生活在宇宙天地之中，自然界無時無刻不在影響著人體，因此，順應自然規律是正確的、科學的。

老子的人道無為觀，是老子天道無為觀的社會化，老子把天道無為觀照搬於人道，強調人與天地相應，卻否認人與社會相應的重要關係。事實上，從某種意義來說，社會對人的影響要遠遠大於自然。

老子的「無為」在《老子》中有 21 個章的論述，占《老子》全書的¼，足見「無慾」「不爭」「不為」在老子學術思想中的地位。

人們對老子的「無為無不為」（《老子・章三十七》）一直有爭論，如果僅從這一句話分析，也可理解為無妄為即能萬為，不妄為才能做到專心所為，最終才能達到無所不為；事事皆為，則將一事不為。如此，可以將這句話理解為方法學，而且是哲理性很強的方法學。但是，若從《老子》對無為論述的全貌分析，《老子》的「無為」包括無慾、不爭、無智、無知、居下、知退、無志、不辨、不信、柔弱等。

《老子・章八》：「夫唯不爭，故無尤。」（無過失）

《老子・章三十七》：「不欲以靜，天下將自己正。」

《老子・章六十三》：「為，無為；事，無事；味，無味。」

《老子・章六十六》：「以其不爭，故天下莫能與之爭。」。

《老子・章六十八》：「不爭之德，是謂用人之力，是謂配天，古之極。」

《老子・章七十》：「天下莫能知，莫能行。」

《老子》中有關無為一類的訓告，俯拾皆是。

他主張以這種觀點治國，「不欲以靜，天下將自正」（《老子・章三十七》），只要聽其自然，國家便可自正。人民應「其政悶悶，其民淳淳，其政察察，其民缺缺」（《老子・章五十八》），即政府暗昧遷就，混混沌沌、得過且過，百姓應老老實實不聞不問，甚至提出「不以智治國，國自福」。

老子還說：「我無為而民自化，我好靜而民自正，我無事而民自富，我無欲而民自樸」（《老子・章五十七》），主張政府無為、無事、無慾，老百姓才能順從，無為才易治民。

故老子強調「有事不足以取天下」，甚至為了使民不爭而主張「不尚賢」，不標榜賢能，不表彰先進，以使未被表彰者不致失去平衡，為使民不盜，而不置珍貴之物。

老子認為無知才能無慾，甚至主張人的智力應倒退得像嬰兒一樣才能無慾（《老子・章十》的「專氣致柔，能如嬰兒乎」），廢除對人民的教育，提出愚民政策：「絕聖棄智，民利百信」（《老子・章十九》）「古之善為道者，非以明民，將以愚之」（《老子・章六十五》）「民之難治，以其智多，故以智治國，國之賊。不以智治國，國之福」（《老子・章六十五》）。

無為無慾將導致什麼結果呢？

《老子》最後第八十章總結：「小國寡民，……使民復結繩而用之。」即要倒退到遠古原始氏族社會，人與人之間則「雞犬之聲相聞，民至老死不相往來」，相見不相識。足見老子最終嚮往的是倒退的、落後的、原始的遠古社會。

綜觀《老子》中有關無慾無為的原文，老子曰「無為」，總體上是消極的、倒退的，他的這些哲理，可以稱之為「隱士哲學」，用之養性尚可，用之於人事、國事則不可。

試想一個國家、一個民族，如果沒有頑強的鬥志和奮發的精神風貌，那麼這個國家和這個民族便沒有靈魂了。因此，對老子的無神論及宇宙觀應高度肯定，而對老子的無為社會觀則應摒棄。

三、老子的樸素辯證法思想

《老子》五千字中蘊藏有樸素的辯證法思想，這是《老子》的主要成就之一。《老子》吸取了《周易》的辯證思想，又進一步發展。《易經》的卦序、卦符、卦辭和爻位、爻辭都體現著辯證法思想。如六十四卦卦序，八經卦卦序都反映了陰陽消長盛衰轉化的規律，首卦乾卦從初九至用九，七條爻辭都充分反映了這一物質運動的辯證規律。

《易・乾卦》的「初九，潛龍勿用」「九二，見龍在田」「九四，或躍在淵」「九五，飛龍在天」「上九，亢龍有悔」「用九，見群龍無首」，其潛、在、躍、飛、悔、無表達了事物由弱到壯、由衰到盛、由盛到衰消長轉化的辯證法思想。

總之，《易經》八卦原理體現了事物的運動、發展和轉化關係，有光輝的唯物辯證法思想，《易傳》又充分發展了這一思想，如《易・繫辭》之「易窮則變，變則通，通則久」「易有太極，是生兩儀，兩儀生四象，四象生八卦」「天地絪緼，萬物化醇」「有天地然後萬物生焉」「陰陽合德，而剛柔有體」「生生之謂易」「天地之大德曰生」，《易・雜卦》之「損益盛衰之始也」。《易傳》的辯證法思想是先秦哲學中最光輝的，對《老子》有重要影響。

《老子》在事物的轉化方面汲取了《易經》的原理，又進行了精湛的論述，「反者，道之動」（《老子・章四十》）即言事物向相反方向轉化是事物運動的規律。

「弱者，道之用」，強調衰弱可以向強盛轉化，如《老子・章三十六》之「柔弱勝剛強」「曲則全」「枉則直」，《老子・章五十八》之「禍兮福所倚，福兮禍所伏」等，皆體現了老子豐富的辯證法思想。

需要注意的是，強調弱可轉化為強是符合辯證法的，但應區分是代表新興的柔弱或是代表腐朽的衰弱，不應過分強調「有生於無，無生於有」「守柔曰強」（《老子・章五十二》）「物壯則老，是謂不到，不道早已」（《老子・章三十》），對腐朽衰弱的弱不應再去促使它轉化，也不可能轉化，事物之間的轉化是有一定條件的。

若認為任何事物都是可以轉化的，輕視轉化的條件，一切聽其自然，則易跌入庸俗辯證法的泥潭。

第三節 對老子的評價

老子是一位傑出的哲學家和思想家，是道家的先師，他所開創的道家學派，在諸子百家中占有重要地位，道家學術思想對中國的文化、思想、文學、藝術、軍事等都有重要影響，尤其是老子的宇宙自然觀，其「道法自然」哲理閃爍著唯物主義的光輝，《老子》五千字，詞義錘煉、哲理豐碩，為道家經典，雖然主要反映老子的思想，但也體現了眾多道家思想。

老子的最大成就是創立「道」說，提出世界的本源問題，反對神靈，發揚辯證法哲理。在宇宙天道觀方面，老子的成就是卓越的，對後世哲學、自然科學、人體科學、養生等都產生了深刻的影響。世界的本源是物質的，萬物的創造與鬼神無關，這些閃光哲理是千古不變的真理，也代表了中國古代哲學的先進性。

老子消極無為的社會觀反映了老子在長期隱士生活中，憤世嫉俗、同情農民，卻又無能為力，絕望和不平使老子產生了消極倒退的無為觀，老子的這些觀點對中國人民的影響無疑是消極的、不利的。難怪有人抨擊老子的無為無慾觀是精神麻醉劑，但老子產生這些思想，是當時的歷史條件所決定的，應該客觀地對待。

總之，老子的社會觀是消極的，產生了不利的影響，但老子的自然唯物觀卻是先進的，卓越的，應加以肯定。儘管如此，老子仍然不失為中國古代有影響的、傑出的哲學家和思想家。

參考文獻

〔1〕任繼愈．老子新評〔M〕．上海：上海古籍出版社，1985．

第六十九章

《老子》與道教的性命雙修

《老子》即《道德經》，「道德」即是性命，道德雙修就是性命雙修。《老子》其實可以看作是一部關於性命雙修的專著，對道教內丹修煉有重要的指導意義。

《老子》的「無為」是道丹修性的最高境界，即把自己置於無為的狀態。

一、概　述

《老子》即《道德經》，共 81 章，實質上即是論述「道德」二字，馬王堆出土的《老子》則分為上經《道經》及下經《德經》兩部分，可見「道德」在《老子》中的分量。

「道」的含義甚廣，然歸納之主要為 3 個含義：宇宙的本體、自然界事物運動變化的規律以及道德品質。

「道」在《老子》中主要為前面兩個含義，「德」在《老子》中包括「上德」「下德」，指事物的稟賦，包括人的品德。二者的關係是「德」源於「道」，「道」決定「德」；與性命的關係是：「道」即是命，「德」就是性。因此《老子》可以看作是一部關於性命雙修的專著，對道教內丹修煉有重要的意義。

二、《老子》道德雙修理論

《老子》極為重視道德雙修，「道德」即是性命，道德雙修即是性命雙修。

《老子》的精髓在於「道德」二字。「道」的核心理論為「道法自然」（《老子・章二十五》）；「德」的根本為「樸」，「常德乃足，復歸於樸」（《老子・章二十八》）。樸，指真樸，即人最初的「無名之樸」，也就是混沌未開的真樸境界。

《老子》「專氣致柔，能如嬰兒乎」之「嬰兒」，為真樸思想境界的象徵，通向這一「道德」境界的途徑即「無為而無不為」。

《老子》「道法自然」和《周易》「順性命之理」是一致的，《老子》

「道法自然」的主要宗旨是「無為而無不為」，在修性（思想意識）中具有重要的意義。

另外，《老子》強調「積德」，認為「重積德則無不克」，和《周易》「立人之道曰仁曰義」相符合。老子的「不爭之德」主張謙讓、寬容，知足是無慾的前提，老子「德」的最高標準是樸，即「常德乃足，復歸於樸」。

樸指人初生時，妄念邪慾尚未進入思想的全真質樸時，老子比喻之如初生嬰兒之純樸。故《老子》書中「嬰兒」被作為修煉至真樸境界的標誌，被作為道教內丹修煉成功的象徵。

三、《老子》返還理論

老子的返還理論是指：

復歸於嬰兒。

復歸於樸。

（《老子・章二十八》）

「嬰兒」和「樸」皆為太始的象徵，和《周易》的乾坤返還理論（由後天八卦返還於先天八卦）相類似，皆為復歸於混沌未破的太始質樸時期。

要返還太初質樸時期的原因是這個階段屬於智全及精全的時期。智全，即這個時候的智慧是「見素抱樸」（《老子・章十九》）、無邪無妄的全真時期，從八卦來說是坤厚載物的「德圓」階段。精全，即太初時期，乾坤中爻尚未交濟，男女還未交媾的全精時期，《周易》《老子》的精全觀點是道教的「補坎填離」「封固」觀點的基礎。

第七十章

道家思想在中醫學的應用

《內經》受《易傳》及《老子》的雙重影響，為融哲理與醫理為一體的光輝巨著，對中醫學的形成和發展有巨大的推動作用。

第一節　《老子》與《內經》

一、《老子》的「道」與《內經》的「道」

《老子》上篇言「道」，下篇言「德」，故《老子》以「道德」為核心，「道」為「德」之源，「德」為「道」之體現。

老子的「道」含義頗為複雜，然總歸之，即指自然界宇宙本體論的「道」及宇宙萬物運動規律的「道」。

道，可道，非常道。名，可名，非常名。無名，天地之始；有名，萬物之母……玄之又玄，眾妙之門。

（《老子・章一》）

「道」為萬物之母，眾妙之門（萬物之源）。《老子・章二十五》：「有物混成，先天地生，寂兮寥兮，獨立而不改，周行而不殆。可以為天下母，吾不知其名，字之曰道，強為之名曰大，大曰逝，逝曰遠，遠曰反。」《老子・章二十一》：「道之為物，唯恍唯惚，……其中有物，……其中有精，……其精甚真，其中有信。」「道」為一種宇宙本體，陰陽未判之前，「道」為一混沌，即「道」是物質的，萬物源於「道」，所謂「道法自然」。本句是《老子》最為光輝的部分，指出了宇宙萬物來源於「道」，「道」是一種物質而非神靈所創。

道生一，一生二，二生三，三生萬物，萬物負陰而抱陽，沖氣以為和。

（《老子・章四十二》）

「道」生陰陽，陰陽再生萬物，與《周易》「一陰一陽之謂道，太極生兩儀，兩儀生四象，四象生八卦」理義相同。《老子》的「道生一」，無論是唯心的還是唯物的，都足以表明《老子》在探討宇宙本體問題上還是比較深入的。

《老子》強調「道」化生萬物是極為玄妙的，所謂「道者萬物之奧」（《老子·章六十二》），並且有一定的綱紀，即所謂「道法自然」（《老子·章二十五》），也就是要遵循一定的自然規律。

《內經》充分發展了《老子》「道」的唯物主義成分，遵循「道法自然」的原理，把「道」的唯物主義成分與中醫學相結合。

《內經》由於撰書時代和《易傳》及《老子》較近，因此在學術思想上必然彼此滲透，互為影響。除受《周易》的影響外，和《老子》的關係也較為密切。為《內經》撰注的王冰出自道家，故在《內經》的撰注中引進了不少的道家思想，尤以自然之「道」及無慾之「德」為最突出。

在「道」方面，以《素問·陰陽應象大論》最為顯著，如曰：「陰陽者，天地之道也，萬物之綱紀，變化之父母，生殺之本始，神明之府也，治病必求於本。」陰陽運動變化是萬物化生之母，並且認為「道」是一種自然規律，理應遵行，不能違背，故曰：「道者，聖人行之，愚人佩（違背）之。」「從陰陽則生，逆之則死，從之則治，逆之則亂。」《素問·生氣通天論》：「謹道如法，長有天命。」《內經》的「道」與《老子》的「道」其理是一致的。

《內經》運氣七篇對「道」的應用更為精湛，如《素問·五運行大論》曰：「候之所始，道之所生，不可不通也。」《內經》把「道」作為萬物運動的規律並認為天道規律深奧莫測。《素問·六微旨大論》曰：「天之道也，如迎浮雲，若視深淵，視深淵尚可測，迎浮雲莫知其極。」

《內經》運氣七篇把「道」作為宇宙運動的規律並將之與氣化結合，用以闡述自然界氣候與物候、病候三者之間的關係，突出天道氣化對人體疾病的影響，奠定了以天道氣化為主的中醫氣化學說。

《內經》把《老子》的「德」作為天道的化用，以之解釋自然界的氣化原理，這是《內經》的再創造。《素問·氣交變大論》：「德化者，氣之祥。」自然界陰陽運動產生氣化，有了氣化，萬物才能產生，故「德化」是萬物化生的祥兆。《內經》以「德、化、政、令、災、變」來概括天道氣化的常和變，對《老子》的「道德」觀進行了創造性的應用。《老子》與《內經》的關係說明中醫學和哲學是息息相關的。

二、老莊道家與中醫養生

（一）老莊道家陰柔觀對中醫學的影響

道家崇《易經》坤陰坎水而形成的陰靜柔順觀，對中醫養生產生了極為重要的影響。

《老子・章十》之「專氣致柔」「天門開闔，能為雌乎」「天下之至柔」，指人的行動應以坤陰母柔為準則。

《老子・章八》：「至虛極，守靜焉。」「虛」「靜」是道家虛靜觀的養生的準則。《老子・章二十八》曰：「守其雌。」倡導要守陰母柔順的性能，並堅信柔弱能勝剛強。《老子・章三十六》：「柔弱勝剛強。」這是道家著名的以柔克剛、以弱勝強的觀點，也是道學的優勢。

「弱者，道之用」（《老子・章四十》），「守弱曰強」（《老子・章五十二》），「柔勝剛，弱勝強」（《老子・章七十八》），皆強調弱可向強轉化。《老子・章六十一》：「天下之交牝，常以靜勝牡。」牝，陰也，母也。牡，陽也，父也。牝陰必然能勝牡陽，《老子》突出坤陰母柔的「道德」。

坤陰的「道」性是靜、柔、順、厚，如《易・坤卦・彖》之「坤厚載物」「履霜堅冰陰始凝也，馴致其道」，《易・坤卦・文言》之「坤道其順乎，承天而時行」，馴，猶順也，承天，即順應自然，皆表明坤的特性為順。

《易・坤卦・文言》：「坤至柔，而動也剛，至靜而德方。」「夫坤天下之至順也。」《易・繫辭》：「坤其靜。」《易・說卦》：「坤，順也。」《易・說卦》：「坤以藏之。」以上《周易》的觀點皆突出了坤陰的柔、靜、順、藏的「道」性。

在道家陰柔觀的影響下，中醫養生尤其注重陰柔和緩，並以靜養元陰為旨。

（二）老莊道家自然無為觀對中醫養生的影響

老莊道家自然無為觀對《內經》的影響尤深，深刻地影響著中醫的養生學思想，主要反映在《素問・上古天真論》，如曰：

恬惔虛無，真氣從之，精神內守，病安從來。是以志閒而少欲，心安而不懼，形勞而不倦，氣從以順，各從其欲，皆得所願。故美其食，任其服，樂其俗，高下不相慕，其民故曰樸。是以嗜欲不能勞其目，淫邪不能惑其心，愚智賢不肖，不懼於物，故合於道。

其中，「虛無」「內守」「少欲」「樸」「道」「高下不相慕」都是老莊道學的無慾觀體現。王冰是一道學者，故王冰注本段採用的是老子的觀點，其曰：「《老子》曰：『物壯則老，謂之不道，不道早亡。』此之謂離道也。」《素問・上古天真論》所舉上古養生典篇的真人、至人、聖人、賢人認為都是上古之人循「道」養生之典範。

老莊道學的清靜虛無思想對中國的養生具有深刻的影響。

老莊道學在養生方面源遠流長，並且有獨特的一面。

養生，採取虛靜原理對人體確實是有利的，但養生的宗旨不僅是單純的延長壽命，更重要的是振奮精神，提高勞動效率。因此，養生的原則應該是動靜結合，以動為主，生命在於運動。

三、道家崇坤陰與中醫養陰觀

道家推崇的《易經》坤陰對中醫的養陰觀理論有很大的影響。

《易・坤卦》曰：「坤，元亨，利牝馬之貞。」坤，大地；元，始也；牝，母也。此句言大地為萬物化生之母，闡述了坤元在道化萬物中的作用。

《易・坤卦・彖》曰：「至哉坤元，萬物資生，乃順承天，坤厚載物，德合無疆，品物咸亨。」《易・繫辭》：「坤化成物。」《易・說卦》：「坤為地，為母。」這幾句進一步闡述了坤陰在萬物造化中的元母意義。《老子・章六》亦曰：「玄牝之門，是謂天地根。」牝，陰也，母性。元陰是自然界萬物造化之元母。

《老子》極為尊崇牝陰元母的天地互根作用，強調「守其雌」。

此外，《老子》還尤推崇《易經》坎卦的性能，突出水的「德」性。如《易・說卦》曰：「坎為水，……為耳。」《易・坎卦・彖》曰：「水流而不盈。」《易・坎卦・象》曰：「水游至習坎，君子以常德行習教事。」水性緩和，貴在長流而不息。

《老子》對《周易》坤陰柔順的推崇，對中醫養陰學說產生了重要的影響。

道家崇坤陰坎水的觀點對中醫學養陰學派有很大影響，《內經》十分重視陰的作用，如《素問・陰陽離合論》曰：「陽為之正，陰為之主。」陰為主持，陰為陽之根本。

腎為坎水，《內經》注重臟腑之陰，尤其注重腎陰，腎陰為五臟陰之根，視腎為水臟。《素問・上古天真論》曰：「腎者主水，受五臟六腑之精而藏之。」《素問・陰陽應象大論》曰：「陰陽離決，精氣乃絕。」陰與陽在人體生命機能中同樣占有重要地位。

元代大醫家朱震亨屬著名的養陰學派，極為重視陰在人體中的重要意義。他提出的「陽有餘陰不足論」，其主要宗旨為陰易虧而液難成，相火易耗傷陰液的元兇，故主張抑相火、保陰精。這些思想與《周易》《老子》的坤陰理論是分不開的，對中醫陰精理論和治療實踐有重要指導意義。

脾胃為坤土，為五臟陰之本。

清代葉天士注重顧護胃陰，創造了一套獨特的養胃陰方法，如甘涼濡潤。

肝為震雷之臟，性剛勁，內寓相火，最易劫奪肝陰。故顧護肝陰是中醫歷來的重要護陰手段。

肺陰為水之高源，關係到下源的盈虧，而心陰則為離火中之至陰。正如鄭欽安《醫理真傳》所言：「一點真水合於兩火之中。」故心陰被視為極珍貴之陰分。

此外，張仲景的「急下存陰」，溫病學的「存得一分陰液，便有一分生機」（實際上《溫病條辨》也就是一部護陰專著），還有在陰精理論指導下的各種養陰、育陰、護陰的治療方法及方藥都充分體現了中醫「貴陰」的原則。這些和《周易》及道家的崇陰重坎的影響是分不開的。

第二節 《老子》的「德」與中醫學

一、《老子》「德」的含義

《老子》的「德」和《周易》的「德」本質上是一致的，但對《周易》之「德」進行了充分的發展。

「德」在《老子》裡占有重要地位，從第三十八章之後，「德」的內容逐漸增多。

「德」的含義究竟是什麼？

（一）「德」是大自然「神力」的象徵

細析《老子》可以看出，「德」指自然的秉力，主要為大自然的力量，故稱為「德力」。是不以人們意志為轉移的大自然「神力」，相當於佛學中的自然業力。

「德」與「道」的關係是「道」為「德」之體，「德」為「道」之用。「德」並非人格化的世外主宰，如《老子・章三十八》曰：「上德無為，而無以為；下德為之，而有以為。」「德」是順應自然的。

《老子》體現的即是自然二字，「道法自然」即「道」由「德」表現大自然的威力，順應大自然的規律即為「上德」，違背大自然的威力為「下德」。「德」的力量是巨大無比的，「德」能蓄養萬物，正如《老子・章五十一》：「道生之，德蓄之。」「德」為大自然的「神力」，萬物賴之以生存，故強調要「貴德」，正所謂「萬物莫不尊道而貴德」。

《老子》強調「道德」的關係為「道」主生，「德」主蓄養，共同為大自然本體的兩個方面，二者皆為大自然力量，如：「道生之，德蓄之，……

夫莫之爵而常自然。」（《老子・章五十一》）

總之，「德」的含義主要為大自然之力，這是《老子》「德」的主要含義。

（二）「德」為品德之用

《老子》中「德」的另一含義指品德，其標準為「道法自然」，也即無為而無不為，故對德的評價標準是對待自然規律的態度。

此外，《老子》要求的「德」是無慾無為之「德」，如《老子・章六十八》強調「不爭之德」，總之，順乎自然便是「德」。《老子》用於對待大自然的「德」是光輝的，而把順乎自然為「德」用之於社會，放棄人改造社會的職責，則是消極的，應摒棄的。

總之，《老子》的「德」，無論於大自然的力量而言，還是從人的品德而論都是極其光輝的。「德」是《老子》的寶貴內核，但人們只注意研究《老子》的「道」，而忽視了「德」，這是非常遺憾的。由於人們熱衷於爭論老子的「道」的唯心或唯物屬性，忽略了「道」與「德」的相互關係和作用，尤其忽略了對「德」的探索，實際上不通「德」，即無以通「道」，更無以通《老子》。因為《老子》以「自然」為核心，而「道」與「德」則是大自然的體和用，故缺一不可。「德」和「道」是同等重要的，「德」與「道」互相為用，不可分割，共同組成了《老子》的主要思想體系。

二、《周易》「德」的含義

《周易》非常重視「德」，《易經》和《易傳》都把「德」放到了極高的位置。《周易》認為「德」即德力，是大自然之「神用」，如《易・繫辭》曰：「以通神明之德。」《周易》還強調「道神德行」，即「德」為「道」之用，《周易》認為「德」是宇宙天地大自然的生機，如曰：「天地之大德曰生。」這是光輝的無神論思想，《周易》亦認為宇宙萬物是大自然產生的，並非神靈所創。

《周易》認為的「德」是天地自然的力量，是非人格化的，並且沒有賦予任何神靈的意志，以人而言也是陰陽合「德」而產生的（「陰陽合德，剛柔有體」）。兩千多年前即有這樣的觀點，無疑是唯物的、先進的。

總之，《周易》「德」的含義主要是指「神明之德」，即大自然的力量，是促使宇宙萬物產生及存在的自然能力（非神靈的力量）。

《老子》繼承了《周易》關於「德」的觀點，又進行了充分的發展，《老子》的「德」和《周易》的「德」是一致的，皆為大自然之力，具有長養萬事萬物的作用。《周易》的「德」主要體現大自然乾元離火陽剛生發之力，而《老子》的「德」則著重於表達大自然坤陰坎水溫柔含蓄的活力。在人的品德方面，《周易》的「德」注重人的剛健向上品質，而《老子》的「德」則貴在人的柔順厚「道」稟賦，《老子》充分發展了「德」的另一方面。

三、《內經》「德」的含義

《內經》汲取了《周易》及《老子》的諸多觀點，並透過對「德」的論述，充分體現了人與大自然的密切關係。《內經》極為重視天地秉「德」對人的影響，對「德」的作用進行了精闢的論述。

《內經》把「德」的作用稱為「德氣」和「德化」。「德」在人體稱為「德氣」，所謂「天之在我者德也，地之在我者氣也，德流氣薄而生者也」，其作用為產生人的精、神、魂、魄，如《靈樞・本神》之「德氣生精、神、魂、魄、心、意、志、思、慮、智」，即言人體的一切生理功能皆為自然「德」力的作用。

「德」在自然界之力，《內經》稱之為「德化」，認為其是吉祥的，如《素問・氣交變大論》曰：「德化者，氣之祥。」《素問・六元正紀大論》：「德者福之。」

自然界的「德化」是促使萬物生、長、化、收、藏的自然之力。此外，《內經》還認為「德化」具有一定的綱紀制約，包括氣候之間的自調機制，如運氣七篇把自然界六氣（風、寒、虛、熱、燥、火）之間的調節拮抗機制稱之為「德化」之常。

厥陰所至為風生，終為肅；少陰所至為熱生，中為寒；太陰所至為濕生，終為注雨；少陽所至為火生，終為蒸溽；陽明所至為燥生，終為涼；太陽所至為寒生，中為溫。德化之常也。

（《素問・六元正紀大論》）

《素問・六元正紀大論》之「德化政令災變」，即言要有一定的「德化」政令才不會導致災異眚害。

此外，在人的品德方面，《內經》的「德」則要求治病養生皆順應自然，不違背自然規律，即「淳德全道」，就是說要「和於陰陽，調於四時」（《素問・上古天真論》），只有這樣才能「德全不危」。正如《莊子》：「德全形全，形全者，聖人之道也。」《內經》對人的品德的要求是以能否順應自然規律為標準的。

綜上，《內經》在《周易》及《老子》的基礎上將「德」的觀點充分地應用於中醫學，並進行了發展，對充實中醫學的基礎理論有一定的作用。

第七十一章

莊子及其學術體系與中醫學

莊子亦是道家的代表性人物，是我國戰國時期著名思想家、哲學家。莊子最主要的哲學成就是繼承了老子的宇宙本體論。他把老子的消極部分進行了淋漓盡致的發揮，如把老子的「無為」發展到了虛無主義和絕對相對主義的地步，他在把老子最可貴的宇宙本體論的「道」引向自我時，則陷入了唯心主義的深淵。

莊子的哲學思想既有唯物的成分，又是唯心的，既是形而上學的，但又比老子更富於思辨。

第一節 莊子其人及《莊子》

莊子（前 365 年一前 290 年），名周，宋國蒙邑人。莊子是我國古代著名的思想家，是道家僅居於老子後的主要影響人物，其著《莊子》，是道家的經典著作。

莊子一生清貧孤高，不求功名、不慕仕途，視官宦若浮雲，過著隱士生活，這也是他浪漫逍遙的思想根源。

從他拒絕楚威王相聘一事，就可顯見他的淡泊情操。

莊子不僅思想活躍、富於哲理，而且文采獨特，當然和他生長在文化發達的楚國有關。《莊子》為中國的浪漫文學的源頭之一，對中國文學的發展有一定的影響。

莊子繼承和發展了老子的思想觀點，並成為道家的主幹，在哲學思想體系上有他獨特的一面，也有一定的社會基礎，他的學術思想不但豐富了道家思想，而且對中國的哲學發展、思想文化發展都產生了深刻的影響。

儘管他的唯心主義成分較多，但也不失為中國古代哲學界的傑出人物。對莊子同樣應予以正確的客觀的評價。

莊子與老子一樣同樣重天道、輕人道，正如朱熹所言：「蔽於天而不知人。」這種觀點貫穿於莊子思想的始終。

第二節 莊子的哲學思想體系

一、莊子的「道」與絕對精神自由

莊子的「道」繼承了老子的哲學思想體系，又進行了發展。老子的「道」是唯物的，但卻是形而上學的，並寓有唯心的成分；而莊子則把老子「道」的形而上學部分及唯心的內涵進行了徹底的發展，並引用於精神世界，恰恰發展了老子的消極部分。

莊子的「道」從宇宙本體論而言是唯物的，他鮮明地提出「精神生於道」（《莊子．知北遊》），強調「道」是與精神相區別的東西。此外，莊子還突出了「道」是在「神鬼神帝」之先的東西，如曰：「道，……神鬼神帝，生天生地。」（《莊子．大宗師》）莊子認為「道」並非精神概念的東西，和老子一樣不認同鬼神觀念，奠定了莊子的唯物論基礎，在這一點上莊子是繼承了老子的唯物觀的。

莊子也進一步發展了老子「道」的形而上學一面的觀點，並把「道」引入精神境界。

《莊子・大宗師》提出「道」是一種「自本自根，未有天地，自古以固存，……在太極之先而不為高、在六極之下而不為深，先天地生而不為久，長於上古而不為老」，認為「道」是在萬物運動之外的一種原始的力量，是永存的，是在萬物開始之前的，固定不變的及不會生長衰亡的。這樣莊子在老子的基礎上進一步陷入了形而上學的泥潭。

一個偉大的基本思想，即認為世界不是由一成不變的事物構成的。

在辯證法哲學看來，不存在任何一成不變的、絕對的、神聖的東西。它指出所有一切事物都帶有必然滅亡的跡象；在它面前，除了發生和消滅，無止境地由低級上升到高級的不斷的過程，任何東西都是站不住腳的。它本身也不過是這一過程在思維著的頭腦中的反映而已。

（《列寧選集．第二卷》）

莊子把老子宇宙觀的「道」引入心靈境界，創立了他獨特的「心道觀」，使「道」成為精神活動的體現，這是莊子對老子「道」的獨特應用。他的核心觀念是人的精神可以脫離形體，並認為這是精神的最高境界。

南郭子綦隱機而坐，仰天而噓，荅焉似喪其耦。顏成子游立侍乎前，曰：「何居乎？形固可使如槁木，而心固可使如死灰乎？今之隱機者，非昔之隱機者也。」子綦曰：「偃，不亦善乎，而問之也！今者吾喪我，汝知之乎？」

（《莊子・齊物論》）

「道我同體，吾（精神）喪（離開）我（自體）」，指人的心神可以離開人體軀殼，即所謂超脫。這種境界即為莊子的「道」，《莊子》用「無己」命名。《莊子・齊物論》提出「天地與我並生，而萬物與我為一，我與天地無幾差別」，實際上否定了「我」的價值，這是莊子虛無主義、消極無慾的哲學根源。

哲學家陳鼓應認為，莊子認為老子的宇宙本體——「道」，是「人生所臻至的最高的境界」，稱為「道」的境界。老子形而上學的本體論和宇宙論色彩濃厚的「道」，被莊子內化為心靈的境界。

莊子的絕對精神自由的宗旨是強調「無待」，即不依賴於任何條件的自由，他不贊成列子的自由，他認為列子的自由是「有待」的，即是需要一定的條件的。

莊子的精神自由不僅要由「有待」到「無待」，而且還要達到「無己」（即不感到自己形體的存在），「無己」是對「自己」（有肉體束縛）的否定，這是莊子對老子「無為」的誇大，他認為達到「無己」才能成為「至人」（「至人無己」）。

為了達到「至人」的境界，莊子主張不但要隱居避世，而且還要「坐忘」（「墮肢體，黜聰明，離形去知，同於大道，此為坐忘」），不但要忘掉社會、忘掉其他人，就連自己的存在也應忘掉，忘掉一切才能超脫，才能達到「無己至人」的境界。莊子這種虛無主義的觀點，用以為人則無疑是自我麻醉。

二、莊子「有無」觀與相對主義

莊子的「有無」觀來源於老子，《老子・章四十》：「物生於有，有生於無。」《老子・章二十八》之「復歸於無極」強調了「有無」之間的關係是有生於無，無為主導。無，指無極、無限、無形、無限大、無限遠。《老子・章二十五》認為「道」即是無，「道強為之曰大。大曰逝，逝曰遠，遠曰反」，「道」為無極的、無形的東西，是生天地開始之前的東西。

老子的「無」和黑格爾的「從無開始」的唯心觀不同。列寧說：「在自然界和生活中，有著『發展到無』的運動，不過，『從無開始』的運動，倒是沒有的，運動總得是從某個東西開始的。」

莊子的「有無」觀著重發展了老子的「無」，其含義從「無限」到了「虛無」，最後導致了他的虛無主義及相對主義思想。莊子的「有無」觀反映了莊子對本源認識的矛盾心理。

有始也者，有未始有始也者，有未始有夫未始有始也者；有有也者，有無也者，有未始有無也者，有未始有夫未始有無也者。俄而有無矣，而未知有無之果孰有孰無也。

（《莊子．齊物論》）

上段引文的意思是：有開始嗎？有未開始之前的開始嗎？「有」存在嗎？「無」存在嗎？有未開始之前存在的「無」嗎？有未開始之前存在的「有」嗎？突然出現了「有」和「無」，究竟開初是「有」還是「無」？

在這裡，莊子已經把「無」和「有」相對化了，逐漸離開了老子的「無」。

莊子對萬物之開始是否是物提出了懷疑：「有先天地生者物邪？物物者非物，物出不得先物也，猶其有物也，無已。」（《莊子．知北遊》）

意思是：「有生於天地之前的物嗎？出現物之前的不是物，物不是出於先物，要追究物之前的物，物之前的物是沒有完的。」莊子矛盾地提出了「物物者非物」的疑問，最後消極地得出「猶其有物也，無已」的結論。

如果這句話不是接在上句「物物者非物，物出不得先物也」之後，那麼或許可以理解為物質的無限性，但聯繫全文，莊子的「有無」觀最終似有否認了「有」之嫌。

《莊子・齊物論》之「有以為未始有物者，至矣、盡矣，不可以加矣」，更證實了莊子矛盾心理。莊子「重無輕有」的觀點為莊子虛無主義、相對主義的根源。（《莊子．齊物論》屬內七篇，《莊子》內七篇是《莊子》的主要組成部分，傳統說法皆認為是莊子所作。）

莊子的相對主義，是在其虛無主義的基礎上建立的。莊子過分誇大了事物相對的一面，忽視了事物的絕對存在，取消了事物質的規定性，不承認事物的差別，這樣實質上否認了事物的客觀存在，也即否認了「有」的存在。

莊子的這些觀點是對宇宙本源矛盾心理的發展，也是對老子辯證法弱點的誇大。

物無非彼，物無非是，自彼則不見，自知則知之。故曰：彼出於是，是亦因彼。彼是，方生之說也。雖然，方生方死，方死方生。方可方不可。因是因非，因非因是。是以聖人不由，而照之於天，亦因是也。是亦彼也，彼亦是也。彼亦一是非，此亦一是非。

（《莊子．齊物論》）

《莊子・齊物論》是《莊子》相對主義的典型篇章，它把萬事萬物都加上了等號。莊子以相對主義抹殺了事物先、後、有、無的區別，這也是莊子虛無主義和不可知論的惡性循環。

第三節 《莊子》對中國文學的影響

《莊子》是莊子的代表作，內容豐富，成書於戰國後期，全書共五十二篇，大多認為內篇七篇是莊子本人所作，其餘為後世門徒之再創造。

《莊子》一書不但哲理獨特，想像豐富，而且充滿了浪漫主義色彩，這和莊子的獨具特色的哲理思想是分不開的。莊子別具一格的哲學思想、逍遙浪漫的風格，正是浪漫文學的源頭。莊子之所以具有浪漫色彩，還因為他的自由隱士生活及淡泊不仕的情操。

另外，由於莊子生長的楚國——《詩經》的故里，是一個文化發達的國家。偉大的愛國詩人屈原就生長在楚國，美麗富饒的長江流域一帶，風光秀麗，風土人情多彩，鑄造了優美的楚文化。

這些有利條件培養了莊子的文學素養，形成了莊子瑰麗幽默的風格。楚國發達的文化是莊子文采形成的土壤。

莊子追求自由，強調精神上的絕對自由，甚至到脫離自己的身體軀殼，他強調「坐忘」，連自己的肉體也可以忘掉，他獲得了徹底的超脫。從「坐忘」發展到「周遊」，這是他浪漫色彩的總根源。

莊子的文學浪漫色彩主要體現在《莊子・逍遙遊》，該篇也是表現莊子精神絕對自由的代表。《莊子》有蓬萊神話風調，酷似《山海經》，充滿了神話寓言，目的在於體現莊子超越現實的精神境界——「道」。

莊子的相對主義使他對一切都無所謂又可浮想聯翩，這更促成了他的浪漫文采。

綜上，莊子獨特的哲學思想，和上古神話的影響以及楚國傳統文化的背景，形成了莊子的浪漫觀，為中國浪漫文學的發展奠定了基礎，如唐代大詩人李白，明顯受莊子逍遙風格的影響。但要注意，莊子的虛無主義是莊子文學最大的弊病。

第四節 對莊子的評價

莊子是我國戰國時期著名的思想家、哲學家，和老子同是道家的先師，《莊子》是道家的主要經典之一。

莊子是我國古代繼老子之後的又一傑出的無神論者。莊子最主要的哲學成就是繼承了老子的宇宙本體論，具有樸素的唯物主義觀點。

《莊子》共 52 篇，現存 33 篇，其中內篇（共 7 篇）是《莊子》的精華部分，可能為莊子本人所作，外篇和雜篇共 26 篇，文筆與內篇不同，可能為後人發揮內篇而補充的篇章。

《莊子》是我國古代文化瑰寶之一，對我國的哲學、思想、文化發展都產生過深刻的影響，尤其對後世浪漫主義文學、精氣學說與中醫學、養生的影響較為突出。

莊子對老子的消極部分進行了一定的發展，如把老子的宇宙本體的「道」發展為心靈境界的「道」，最終由老子的天道觀引向為自我，並把老子的無為無慾觀發展為連自己的存在都必須忘掉的、形神分離的唯心主義，提出了一套以「我」為核心的唯心主義哲學體系。

莊子在宇宙本體觀是物質的（儘管比老子更形而上學），但他把老子宇宙本體論的「道」用到自我時則陷入了主觀唯心主義的深淵。因此，莊子的哲學思想既有唯物的方面，又有唯心的方面，既有形而上學的思想，又有比老子更豐富的辯證法思想。

總之，對待莊子的哲學思想無法一概而論，應在肯定其哲學成就的同時，批判地汲取。尤其莊子本人不能同《莊子》等同，《莊子》的觀點不全是莊子的觀點，莊子只能對莊子本人的觀點負責。

第七十二章

《正統道藏》與中醫學

《道藏》是道教的經典巨著，也是中國傳統文化的瑰寶，成書於唐朝，後被焚。明代重輯，為今之《正統道藏》，共收書1476種。

《正統道藏》內容極為豐富，其中除收載道教經書之外，還有大量的先秦諸子百家文集及中醫學書籍。《正統道藏》巨著不僅是研究道教的經典，也是中國傳統文化的寶藏。該書不僅為研究宗教、哲學、歷史、文化的寶貴資料，而且其中蘊藏的養生等內容與中醫學關係密切，尤其道家獨特的養生經驗對養生學頗有啟迪意義，是研究中醫養生學的重要參考文獻。

第一節　《正統道藏》中的養生學觀點

一、食養觀

《正統道藏》收錄的養生書籍強調飲食於人生的重要意義，提倡薄味、節食，並注意飲食的五行生剋宜忌。首先，《正統道藏》收錄的養生書籍指出了飲食不節對人體的危害，飲食不節可以生百病，減元壽，故飲食實為人生第一要義如《三元延壽參贊書》中李鵬飛序曰：「飲食不節，則人元之壽減矣。」陳紀元亦曰：「百病橫夭，多由飲食，飲食之患，過於聲色。」（《養性延命錄》）因此，古代非常注重食養，尤其注重飲食有節，不宜過飽。

《養性延命錄》引《元陽經》云「當少飲食，飲食多則氣逆，百脈閉，百脈閉則氣不行，氣不行則生病」，又引《玄示》曰「少食自節」，皆十分注意飲食的節制。

其次，《正統道藏》收錄的養生書籍注重薄味，提出味厚易傷臟，如《混俗頤生錄・卷上》曰：「五味稍薄，令人神爽，……偏多則隨其臟腑必有所損。」「大渴不大飲、大飢不大飽。」《抱朴子養生論》也提出要「損滋味」，《三元延壽參贊書・卷之三・李鵬飛集》引陶隱居云：「九味偏多不益人，恐隨臟腑成殃咎。李鵬飛據五味稍薄，令人神爽，苦稍偏多，損傷臟腑。此五行自然之理，初則不覺，久當為患也。」

李鵬飛還引《內經》「謹和五味，骨已筋柔，氣血以流，腠理以密，長有天命」，並提出「酸多傷脾，肉皺而唇揭；鹹多傷心，血凝泣而變色；甘多傷腎，骨痛而齒落；苦多傷肺；皮槁而毛落，辛多傷肝，筋急而爪枯，強調味不宜過厚過偏，以免傷臟。」

再次，《正統道藏》收錄的養生書籍強調飲食宜忌，如《保生要錄》提出「宜食相生之味，助五氣也」，應按照五行相生原理調食。《論飲食門》曰：「是以天有五行，人有五臟，食有五味。故肝法木、心法火、脾法土、肺法金，腎法水。酸納肝、苦納心、甘納脾、辛納肺、鹹納腎，……故四時無多食所王並所制之味，皆能傷所王之臟也。……五臟不傷，五氣增益，飲食合度，寒溫得宜，則諸疾不生，遐齡自療矣。」

以上這些觀點和《內經》的觀點基本一致，是值得參考的。《內經》在食養方面有豐富而精湛的論述，如反對飲食不節，提出「飲食自倍，腸胃乃傷」（《素問・痺論》），並告誡曰：「因而飽食，筋脈橫解，腸澼為痔。」（《素問・生氣通天論》）

此外，《內經》還強調五味偏嗜對五臟的危害，如曰：「是故味過於酸，肝氣以津，脾氣乃絕。味過於鹹，大骨氣勞，短肌，心氣抑。味過於甘，心氣喘滿，色黑，腎氣不衡。味過於苦，脾氣不濡，胃氣乃厚。味過於辛，筋脈沮弛，精神乃央。」（《素問・生氣通天論》）

《素問・五臟生成》亦云：「是故多食鹹，則脈凝泣而變色；多食苦，則皮槁而毛拔；多食辛，則筋急而爪枯；多食酸，則肉胝腐而唇揭；多食甘，則骨痛而髮落，此五味之所傷也。」在飲食偏嗜對臟腑的損害方面，《內經》強調指出：「久而增氣，物化之常也，氣增而久，夭之由也。」可見，《正統道藏》收錄的養生書中的食養觀和《內經》是一致的。

二、神養觀

《正統道藏》收錄的養生書籍注重神養在養生中的重要意義，提出養生首先要注意養心，如《保生要錄》：「明情發於中而形於外，則知喜怒哀樂寧，不傷人。故心不撓者神不疲，神不疲則氣不亂，氣不亂則身泰壽延矣。」張湛在《養生集》中把攝神列為養生第一要義：「養生大要，一曰嗇神。」

因此，養生家們提出「神強者，長生，氣強者短壽」（《太上保真養生論》），養生要節思少念，「所以保和全真者，乃少思、少念、少笑、少言、少喜、少怒、少樂、少愁、少好、少惡、少事、少機。夫多思則神散，多念則心勞，多笑則臟腑上翻，多言則氣海虛脫，多喜則膀胱納客風，多怒則腠理奔血，多樂則心神邪蕩，多愁則頭鬢憔枯，多好則志氣傾溢，多惡則精爽奔騰，多事則筋脈乾急，多機則智慮沉迷。」（《抱朴子養生論》）

養生家們還強調要調理七情，如曰：「積憂不已，則魂神傷矣。積悲不已，則魄神散矣。喜怒過多，神不歸室，憎愛無定，神不寧形，汲汲而欲神則煩，切切所思神則敗。」（《彭祖攝生養性論》）

關於神養方面，九華澄心老人李鵬飛所集《三元延壽參贊書》內有許多養生家的觀點。

怒甚偏傷氣，思多太損神。

書云：喜樂無極則傷魄，魄傷則狂，狂者意不存，皮毛焦。

《淮南子》曰：大喜墜陽。

書云：大怒傷肝。

《淮南子》曰：大怒破陰。

書云：悲哀太甚，則胞絡絕而陽氣內動，發則心下憒，溲數血也。

《靈樞》曰：思慮怵惕則傷神，神傷則恐懼，自失破䐃、脫肉，毛悴色夭。

書云：憂愁不解，則傷意，恍惚不寧，四肢不耐。

書云：驚則心無所倚，神無所歸，慮無所定，氣乃亂矣。

（《三元延壽參贊書・卷之二》）

《正統道藏》收錄的養生書籍的神養觀點和《內經》亦是一致的，《內經》強調心神的攝養在整個人體中的重要意義。《靈樞・口問》曰：「心者，五臟六腑之主也。……故悲哀愁憂則心動，心動則五臟六腑皆搖。」《素問・舉痛論》曰：「喜則氣和志達，營衛通利，故氣緩矣。」

《內經》尤其強調七情與內臟的密切關係。《素問・舉痛論》曰：「怒則氣上，喜則氣緩，悲則氣消，恐則氣下，驚則氣亂，思則氣結。」《素問・陰陽應象大論》曰：「人有五臟化五氣，以生喜怒悲憂恐。」七情與臟腑之間在病理生理方面皆互相影響，互為因果關係，不但七情可以影響臟腑致病，臟腑病變同樣可以引起七情異常。《靈樞・本神》曰：「肝氣虛則恐，實則怒。心氣虛則悲，實則笑不休。」

《內經》中有大量的關於七情導致臟腑病變的論述。《素問・陰陽應象大論》曰：「怒傷肝，喜傷心，思傷脾，憂傷肺，恐傷腎。」《素問・舉痛論》曰：「悲則心氣急，肺布葉舉，而上焦不通，營衛不散，熱氣在中，故氣消矣。」《內經》重視神養在養生中的重要意義，故《素問・陰陽應象大論》強調曰：「是以聖人為無為之事，樂恬憺之能，從欲快志於虛無之守，故壽命無窮，與天地終，此聖人之治身也。」

三、形養觀

《正統道藏》收錄的養生書籍中，有許多強調形養的內容，主張導引、運動，提倡飯後行步。

《養性延命錄》：「養性之道，不欲飽食便臥及終日久坐，皆損壽也，人欲小勞，但莫至疲及強所不能堪勝耳。人食畢，當行步躊躇，有所修為為快也。故流水不腐，戶樞不蠹，以其勞動數故也。……食畢當行，……食畢行數百步中益也。」

《正統道藏》收錄的養生書籍提倡華佗五禽戲，如《雲笈七籤》：「古之仙者，及漢時有道士君倩，為導引之術，作猿經鴟顧，引挽腰體，動諸關節，以求難老也。吾有一術，名曰五禽戲。一曰虎，二曰鹿，三曰熊，四曰猿，五曰鳥，亦以除疾，兼利手足，以常導引。……吳普行之，年九十餘，耳目聰明，牙齒堅完，契食如少壯也。」

此外，《正統道藏》收錄的養生書籍還提出應順應日養及月養。《混俗頤生錄・卷上》曰：「自冬至後，夜半一陽生，陽氣吐，陰氣納。」「夏至後，夜半一陰生，宜服熱物，兼吃補腎湯藥等。」

《孫真人攝養論》還論述了按月養生的原則，如曰：「正月，腎氣受病，肺臟氣微，……早起夜臥，以緩形神。二月，腎氣微，肝當正旺，宜減酸增辛，助腎補肝。」

以上形養原則，在養生方面皆有一定的參考意義。

第二節　《正統道藏》中的導引功原理及方法

一、食氣

道教非常注意食氣養生，食氣最早載於《山海經・大荒北經》：「有繼無民，繼無民任姓，無骨子，食氣、魚。」道教導引功有許多關於食氣養生的記載，如《養性延命錄》：「食元氣者，地不能埋，天不能殺。」「食氣者，神明而壽。」此後，「食氣」發展為「辟穀」，即不食穀物但食天地日月精氣的一種養生方法（類似現代輕斷食）。

《正統道藏・眾術類・攝生纂錄》：「取日初出時、日中時、日人時，正立，向日展兩手，閉氣九遍，仰天嗡日光而咽之九度，益精氣令人強壯不老。又以月初出時、月正中時、月入時，正立，向月展兩手，閉氣九遍，仰天嗡月光咽之，令人陰氣盛，婦人有子。」

二、吞津

津液為人體生命活動的重要物質基礎，是人體陰液的精華，口中唾液尤為精華中之精華，乃金漿玉醴，被視為人體甘露玉泉。因脾開竅於口，腎經與脾經皆上注於舌，唾液為先後二天之真津，可滋五臟，潤百脈，故歷代養生家皆極為重視。

《內經》中即有吞津咽液的記載，如《素問・刺法論》曰：「所有自來腎有久病者，可以寅時面向南，淨神不亂思，閉氣不息七遍，以引頸咽氣順之，如咽甚硬物，如此七遍後，餌舌下津令無數。」

《養性延命錄》曰：「食玉家者，令人延年，除百病。玉家者，口中唾也。雞鳴、平旦、日中、日晡、黃昏、夜半時，一日一夕。凡七瀨玉家食之，每食輒滿口咽之，延年。」

《三元延壽參贊書》亦曰：「真人曰：常習不唾地。蓋口中津液，是金漿玉醴，能終日不唾，常含而咽之，令人精氣常留，面目有光。」

三、吐納與胎息

吐納，指吐故納新。導引功強調均勻沉緩的呼吸，道教導引功主張閉氣納息。彭祖即主張閉氣納息：「從平旦至日中，乃危坐拭目，摩搦身體，舐唇咽唾，服氣數十乃起，……」

胎息最早記載於《山海經》：「有神，人面蛇身而赤，身長千里，直目正乘，其瞑乃晦，其視乃明，不食、不寢、不息，風雨是謁，是燭九陰，是謂燭龍。」

葛洪的《抱朴子》中也有關於胎息的論述：「得胎息者，能不以口鼻噓吸，如在胞胎之中，則道成矣。初學行氣鼻中，引氣而閉之，陰一心數至一百二十，乃以口微吐之，吐之及引之皆不欲己耳聞其氣出入之聲，常令入多出入，以鴻毛著鼻口之上，吐氣而鴻毛不動為候也。漸習轉增其心數，久久可以至千，至千則老者更少，日還一日矣。」

《正統道藏・洞真部》載《胎息經》曰：

胎中伏氣中結，氣從有胎中息。氣入身來為之主，神去離形為之死。知神氣可以長生，固守虛無，以養神氣，神行即氣行，神往即氣往，若欲長生，神氣相往。心動不念，無來無去，不出不入，自然常住，勤而行之，是真道路。

《正統道藏》中還有不少關於胎息的文獻記載，如：

人能依此去萬病，通上清神仙，凡服氣法，存心如嬰兒在母胎十月成就，筋骨和柔以冥心息，念和氣自至呼吸，如法咽之不飢，百毛孔開入息不擁滯，常取六陽時食生氣，氣力日增。

（《正統道藏·方法類·太清導引養生經》）

夫養氣者，澄神煉氣，則百節開張，筋脈通暢，津液流注也。乘此便咽閉十氣或二十氣，亦得每一咽，皆須兀然任氣不得與意相爭，良久則氣從百毛孔出不復更口吐也。

（《正統道藏·延陵先生集·新舊服氣經》）

修真服氣之訣，每日常歐，攝心絕想閉氣握固，鼻引口吐無令耳聞唯是細微滿即閉，閉使足心汗出。一至二數至百以上，閉極微吐之，引少氣還閉，熱即呵之，冷即吹之，能至千數即不需糧食也不需藥。

（《正統道藏·莊周氣訣》）

胎食胎息法：常須閉其心，去其思，微其息，息以鼻，無以口，使氣常有儲，名之曰胎息，漱其舌下泉咽之，數十息之間一相繼，名之曰胎食為二者不息可以不飢可以不病。

（《正統道藏·眾術類·攝生纂錄》）

第三節 《正統道藏》中關於房中術的論述

《正統道藏》中的房中術，主要記載於《養性延命錄》。《養性延命錄》強調房事對人體健康的影響，「房中之事，能生人，能殺人。辟如水火，知用者，可以養生，不能用之者，立可死矣」，故引彭祖告誡曰：「上士別床，中士異被，服藥千裹，不如獨臥。」其養生要旨在於「數交而時一洩」，即合而不洩，認為可以「精氣隨長，不能使人虛損」。

《養性延命錄》還主張房中養生，如引《仙經》：「男女俱仙之道，深內入勿動精，思臍中赤色，大如雞子，乃徐徐出入，精動便退，一旦一夕可數十為之，令人益壽。」其中「勿動精」「徐徐出入」「精動便退」，即強調交合保精對延年益壽的重要意義。

《正統道藏》還記載養生家提出的「還精補腦」，如《養性延命錄》：「還精補腦，可得不老矣。」《子都經》曰：「施瀉之法，須當弱入強出（何謂弱入強出，納玉莖於琴絃麥齒之間，及洪大便出之，弱納之，是謂弱入強出。消息之，令滿八十動，則陽數備，即為妙也）。弱入強出，知生之術，強入弱出，良命乃卒，此之謂也。」

房中術本來是我國傳統文化中的寶貴遺產，在《漢書·藝文志·方技略》中曾被列為醫經、醫方、神仙（養生）四大醫術之一，惜屢被當作異端而被驅除於正統書之外。其說幾經佚失、湮沒，只有少量散存於日本的《醫心方》及我國《正統道藏》《千金方》中。1973 年長沙馬王堆漢墓出土的帛書《養生方》《合陰陽方》《天下至道談》為房中術專論篇章，是發掘和研究房中術的重要文獻。

《合陰陽方》：「十動，始十次、二十、三十、四十、五十、六十、七十、八十、九十，百出入而毋決。一動毋決，耳目蔥（聰）明；再而音聲（章）；三而皮革光；四而背脅強，五而尻脾（髀）方；六而水道行；七而堅以強；八而奏（腠）理光；九而通神明；十而為身常。此胃（謂）十動。」

《天下至道談》則具體提出十動而不洩的益處：「墥（動）以玉閉，可以壹遷，壹墥耳目蔥明，再墥聲音章，三墥皮革光，四墥背景強，五墥尻脾方，六墥水道行，七墥致堅以強，八墥志驕以陽，九墥順波天蓋，十墥產神明。」唐代醫家孫思邈也說：「人年二十者，四日一洩；年三十者，八日一洩；年四十者，十六日一洩；年五十者，二十一日一洩；年六十者，即閉畢精，勿復更洩也，若體力猶壯者一月一洩。凡人氣力自相有強盛過人者，亦不可抑忍，久而不洩致癰疽。若年過六十而數旬不得交接，意中平平者，可閉精勿洩也。」（《千金方》引《素女經》）

《醫心方》引載《玉房指要》曰：

還精補腦之道，交接。精大動欲出者，急以左手中央二指卻抑陰囊、後大孔前，性事抑之，長吐氣，並喙齒數十過，勿閉氣也，便施其精，精亦不得出，但從玉莖復回，上入於腦也，……若欲御女取益而精大動者，疾仰頭張目左右上下視，縮下部閉氣，精自止。能一月再施，一歲二十四施精，皆得一、二百歲，有顏色，無病症。

《醫心方・二十八卷》還提出「九淺一深」的呼吸法，如曰：「夫陰陽之道，精液為珍，即能愛之，性命可保，凡施洩之後，當取女氣以補重建。九者內息九也；厭一者，以左手殺陰下還精復液也；取氣者，九淺一深也，以口氣呼以口吸，微引二無咽之，致氣以意下也，至腹所以助陰至陰部。如此三反覆淺之，九淺一瀉，九九八十一陽數滿矣。玉莖豎出之，弱內之，此為弱入強出。陰陽之和在於琴絃麥齒之間，陽困昆石之下，陰困麥齒之間，淺則得氣，遠則氣散。」

《養生方》所指「暴進暴退，良氣不節」以及《天下至道談》所言「必徐以久，必微以持」，都是指「徐緩」才能「動而不洩」。以上為《正統道藏》所載養生書及後世有關房中術的論述。

綜上所述，《正統道藏》所載的養生諸書中有豐富的養生理論及方法，是研究養生學的重要參考文獻。

第七十三章

《老子》的軍事思想與中醫學

《易經》《老子》《孫子兵法》《孫臏兵法》都蘊藏著豐富的戰略戰術思想，欲提高用藥技巧，有必要對兵家軍事思想再引進。

《易經》《老子》雖不是兵法專著，但蘊含有豐富的軍事思想，而且別具一格。中醫有句俗話「用藥如用兵」，反映了中醫學與兵家戰略戰術的相互關係。《易經》《老子》《孫子兵法》《孫臏兵法》各具特色的戰略戰術思想滲透進了中醫學，對中醫的治療原則及處方用藥、針刺都有深遠的影響。

第一節 《老子》的軍事思想對中醫學的影響

目前各種致病微生物正在與各種新的藥物、新的醫療技術周旋，在新醫藥技巧改進的同時，各種生物致病因子也正在得到「磨煉」，變得頑固而狡猾，抗藥性越來越強。

面對這樣的局勢，一味加大劑量，所謂「重兵壓境」，無論於病人的身體或藥源來說都是難以承受的，看來要和這些「久經鍛鍊」的各種致病微生物打交道只有智取。因此，配方佈陣、用藥技巧、給藥時機越顯重要。正所謂「用方如用將，用藥如用兵」。

《老子》既是一部光輝的哲學巨著，還可以說是一部兵書。

《老子》巨著產生的時代背景是春秋戰國，當時正是爭權奪利、兵戈相見的戰亂年月，因此該時期的軍事思想必然反映於《老子》。

《老子》雖未直接論述軍事，卻具有許多高深的軍事思想及用兵之技。因此，《老子》是一部寓有豐富的軍事哲理的兵書。用藥如用兵，《老子》的軍事思想對中醫的治療戰略、處方用藥有一定的影響。

一、貴守重柔與固本扶正

《老子・章三十六》：「柔弱勝剛強。」《老子・章七十八》：「柔勝剛，弱勝強。」這是老子充分運用辯證哲理，強調弱必能勝強、柔亦能克剛的軍事思想。

這樣的思想滲透入中醫治療學中，體現於治慢性病用扶正治本的方法，透過增強體質，用滴水穿石、以柔克剛、以弱勝強的辦法，轉弱為強，祛邪復體。這一類方法包括養陰益氣、扶正固本，配合食療、理療等，調動自身的力量逐漸戰勝疾病。

二、以奇用兵與中醫靈活機動

《老子・章五十七》：「以奇用兵。」《老子・章五十八》：「正復為奇。」《老子》用正與奇、常與變的哲理，指出出奇制勝的用兵方法。

中醫在用藥的策略上靈活機動，辨證論治是最全面的常變規律的活用，辨證論治是中醫治法的靈魂，其辨證哲理以駕馭疾病的常與變為出發點，準確的辨證論治就是最有效的出奇制勝。

另外，中醫許多靈活的用藥策略都屬於出奇制勝。如「病在上，取之下」法，提壺揭蓋法，「開鬼門、潔淨府」，逆流挽舟法，急則治其標、緩則治其本的標本緩急治法等比比皆是，反映了中醫治療學中豐富的戰略戰術。

三、《老子》「知其雄、守其雌」與育陰抑陽

《老子・章二十八》所述「守弱曰強」是老子哲理「守雌」的用兵體現，《易・坤卦・說卦》：「坤以藏之。」老子的「守雌」是《周易》坤藏觀的發展，應用於兵法是一種重要的戰略。守雌法還包括以退為進、以守為攻的戰略思想。

中醫學的重陰、護陰、養陰是一種守雌制雄、育陰抑陽的創造性應用，屬以守為攻、以退為進的戰略戰術。在外感熱病中得到了充分的發展，在《溫病條辨》中有著充分的體現。

守雌也是育陰固本、平衡陰陽的重要大法，在治療陰虛陽亢之證方面極為重要，臨床應用不勝枚舉。

四、「將欲奪之、必固予之」與因勢利導

《老子・章三十六》曰：「將欲奪之，必固予之。」這是老子重要的後發制人的戰略戰術，也是兵家「兵不厭詐」的戰術體現。

中醫治療戰術上所採用的「因勢利導、反佐法、陰陽相引法」以及著名的「寒因寒用，熱因熱用，塞因塞用，通因通用」，實際上是因勢利導、後發制人的戰略戰術。

五、《老子》「治未亂」與中醫治未病

《老子》十分注重防患於未然。

其未兆易謀，其脆易破，其微易散。為之於未有，治之於未亂。合抱之木，生於毫末；九層之台，起於累土；千里之行，始於足下。

（《老子·章六十四》）

事物安穩時容易持守，沒有跡象時容易圖謀，脆弱時容易消解，微細時容易散失，要杜絕禍亂於事件發生之前。凡事皆由小到大，從少積多，即要注意防微杜漸。

中醫亦極為注意治未病，即未病先防和既病防變。

《素問·四氣調神大論》指出：「是故聖人不治已病治未病，不治已亂治未亂，……夫病已成而後藥之，亂已成而後治之。譬猶渴而穿井，鬥而鑄錐，不亦晚乎！」《靈樞·官能》：「是故上工之取氣，乃救其萌芽；下工守其已成，因敗其形。」高明的醫生治病於初起，一般醫生則疾病已經發生才治。

《素問·刺熱》強調治病於未發：「病雖未發，見赤色者刺之，名曰治未病。」治未病顯然與《老子》的「治未亂」是有聯繫的。中醫學具有預防醫學思想，如強身健體、環境保護、早期診治、阻截防傳等一系列措施都是在「治未亂」「治未病」的預防思想指導下創造的。

第七十四章

《孫子兵法》《孫臏兵法》與中醫學

《孫子兵法》是中國第一部兵學經典，也是世界上最早的軍事理論專著。其軍事思想、軍事戰略戰術，對中國及世界的軍事思想都有著巨大的影響，對中醫學的用藥也有著重大啟示。

《孫臏兵法》是一部哲理性頗強的兵書，蘊藏著豐富的、樸素的唯物主義及辯證法思想，其軍事價值與《孫子兵法》不相上下，用藥如用兵，《孫子兵法》及《孫臏兵法》的用兵之術對中醫辨證及用藥都很有啟發意義。

第一節 《孫子兵法》與中醫學

一、概　說

1972 年山東省臨沂縣（今臨沂市）銀雀山西漢墓出土《孫子兵法》及《孫臏兵法》竹簡，使佚失 1000 多年的《孫臏兵法》重新問世，同時也證實了《孫子兵法》的作者為孫武。

孫武是我國春秋末期著名軍事思想家。

《孫臏兵法》的作者為孫臏，孫臏是戰國時代著名的軍事思想家，二部兵書合稱孫氏兵法，在中國及世界軍事思想中皆有很大影響，對中醫學也有著一定的指導意義。

孫子、孫臏處於春秋戰國的戰亂時代，長期的軍事實踐，使他們摸索了一套軍事規律，至今仍有較高的軍事價值。

一方面，孫子、孫臏所處的時代是中國諸子百家興起、唯物主義哲學的研究取得了一定成就的時代，這些哲學思想武裝了兵家的頭腦，他們創造性地把這些哲理應用於戰爭，使當時的軍事思想得到了充分的發展。《孫子兵法》及《孫臏兵法》便是這段歷史時期軍事思想的經典著作。

《孫子兵法》曾先後傳入日本、英國、法國、德國、俄羅斯等地，受到國內外軍事家們的重視。

二、《孫子兵法》的軍事思想及其對中醫學的影響

（一）《孫子兵法》與《內經》

《孫子兵法》是一部兵書，《內經》則是一部醫書，二者都受當時諸子百家哲學思想的影響。在用兵和用藥的戰略戰術方面極為相近，一方面《孫子兵法》較《內經》成書年代更早，故《孫子兵法》的軍事思想必然被《內經》的作者所汲取。因此，《內經》的許多用藥戰略閃爍著軍事思想的光輝。

（二）孫子「貴攻」與中醫攻邪學派

《孫子兵法》《孫臏兵法》與《老子》不同之處在於《孫子兵法》汲取了《周易》乾元剛健的特點，是貴在「謀攻」。「不可勝者，守也，可勝者，攻也。守則不足，攻則有餘」，雖然有可守可攻之異，但守、攻之間仍以攻更為主動。

如《孫子兵法・作戰》提出「兵貴勝，不貴久」，強調要主動取勝，不宜久守，主張速決，不宜死守。又「兵聞拙速，未睹巧之久也」，用兵只聽說老實的速決，沒有見到異巧的持久。

貴攻的思想提倡要集中優勢兵力消滅敵人的有生力量，並提出以「十攻其一」的戰略戰術消滅敵人。貴攻的思想不提倡在周禮影響下的仁義士兵，提出鼓舞士氣要「大勇」，要發揮人的主觀能動性「必取於人」。獎罰要分明，「賞其先得者」，充分調動人的積極性。

此外，孫子還主張激發士兵的鬥志，如《孫子兵法・作戰》曰：「故殺敵者，怒也。」孫子強調要調動一切積極因素爭取主動，以攻為主，在沒有攻的條件下才守，但也不宜久守。

中醫很重視攻邪，《內經》在內傷雜病方面提出了一整套的攻邪之法，如曰：「堅者削之，客者除之，勞者溫之，結者散之，留者攻之，……」「故因其輕而揚之，因其重而減之，因其衰而彰之。……其高者，因而越之；其下者，引而竭之；中滿者，瀉之於內；其有邪者，漬形以為汗；其在皮者，汗而發之；其慓悍者，按而收之；其實者，散而瀉之。」（《素問・至真要大論》）《內經》中關於攻邪的治法十分豐富，奠定了後世攻邪治法的基礎。

此外，《素問・熱論》還提出了外感熱病以驅邪為之的原則，如「其未滿三日者，可汗而已；其滿三日者，可洩而已」，為張仲景《傷寒論》汗、下之法奠定了基礎。

金元醫家張從正發展了《內經》攻法中的汗、吐、下三法，為中醫著名

的攻下派，對頑固性實證可以一舉取勝。彭松的《醫學心悟》的汗、吐、下和溫清消補八法中，攻邪法占一半，說明他在治則上亦較為重視攻下法，這些與戰國時代兵家思想的影響是分不開的。

（三）「知己知彼」與辨證論治

《孫子兵法・謀攻》提出「知彼知己者，百戰不殆；不知彼而知己，一勝一負；不知彼，不知己，每戰必殆」，強調要有預見性，要重調查研究。

中醫辨證論治就是知己知彼的過程。證，是疾病階段性的病理概況，辨證，就是透過分析，結合病人的症狀及體徵，得出的有關疾病的病因、性質、部位的判斷。

論治則是解決疾病所採取的手段。辨證是知己知彼的手段，是決定治療的前提和依據，有正確的辨證才能有正確的治療。辨證論治強調四診八綱，就是強調摸清敵我雙方的實情，是治療成功的關鍵。

（四）孫子「善謀」與中醫通常達變

孫子曰：「上兵伐謀。」（《孫子兵法・謀攻》）優秀的軍隊是以計取勝的軍隊，《孫子兵法》列專篇進行了討論。

《孫子兵法・計》：「兵者，詭道也。」《孫子兵法》強調兵不厭詐，並提出「能而示之不能，用而示之不用，近而視之遠，遠而視之近。利而誘之，亂而取之，實而備之，強而避之，怒而撓之，卑而驕之，佚而勞之，親而離之，攻其無備，出其不意」等十分豐富的用兵計謀。

《孫子兵法・勢》強調「凡戰者，以正合、以奇勝」，《孫子兵法・虛實》提出「避實而擊虛」等，都體現了兵家虛虛實實、聲東擊西、多謀善變的戰略戰術。

中醫學處方用藥、針刺等體現了靈活多變的治療方法，如《靈樞・逆順》曰：「兵法曰：無迎逢逢之氣，無擊堂堂之陣。刺法曰：無刺熇熇之熱，無刺漉漉之汗，無刺渾渾之脈，……」這與《孫子兵法・虛實》「避實而擊虛」的戰術有關。

在治則上中醫強調知常達變，並提出各種變法，如反治法（從治法）。《傷寒論》對變證、壞證的處理提出「知犯何道，隨證治之」（16 條），並提出了相應的治則禁忌；《內經》提出的「有故無殞，亦無殞」以及臨床上的隨症施治等，都是靈活機動的治療原則。中醫學在靈活用藥、以奇取勝方面，具有用藥如用兵的特色和兵家如出一轍，可見當時《孫子兵法》軍事思想對中醫學的滲透。

（五）孫子「顧全局」與中醫整體治療

《孫子兵法》非常注重整體全局，提出戰爭之前要有充分的預見、預算，並具體提出「五事」「七計」的衡量計算，強調以「道、天、地、將、法」為基礎。《孫子兵法・計》突出天時、地利、人和與戰爭勝敗的關係，並提出戰爭不是孤立的，須以民為本。

經之以五校之以計，而索其情，一曰道，二曰天，三曰地，四曰將，五曰法。道者，令民與上同意也，故可以與之死，可以與之生，而不畏危。天者，陰陽、寒暑，時制也。地者，遠近，險易，廣狹，死生也。將者，智、信、仁、勇、嚴也。法者，曲制、官道、主用也。

（《孫子兵法・計》）

從五方面預計敵我對比，充分利用有利的方面，避開不利的地方，照顧整體、把握全局才能取勝。

中醫學非常注重整體治療，置局部治療於整體之中，是中醫學的特色。中醫不但注重人體本身的局部與整體關係，而且強調外界因素對人體的影響，突出人與天地、社會的關係，創造了因人、因時、因地制宜的原則。

《內經》運氣七篇，提出的許多治療原則，如「六鬱之治」（「木鬱達之，火鬱發之，土鬱奪之，金鬱泄之，水鬱折之」）及「六淫之治」（「風淫於內，治以辛涼，……熱淫於內，治以鹹寒，……濕淫於內，治以苦熱，……火淫於內，治以成冷，……燥淫於內，治以苦溫」），充分體現了人與自然環境的關係，豐富了中醫的治療原則。

此外，中醫學創造的調法、和法，包括調整陰陽、調和臟腑功能、調理氣血關係等，體現了中醫整體治療的特色，這些觀點和古代思想家、兵家的戰略戰術思想的影響是分不開的。

第二節 《孫臏兵法》與中醫學

據司馬遷《史記》記載，《孫臏兵法》為戰國軍事思想家孫臏所著。孫臏為戰國時代齊國人，為「孫子後世之孫」，與孫子相距約一百年。1972年《孫臏兵法》與《孫子兵法》同時出土，證實了孫臏與《孫臏兵法》的存在。

孫臏是一位傳奇式的歷史人物，他一生坎坷，後半生被其同學龐涓嫉妒陷害，慘遭臏刑（截去膝蓋骨）而致殘，後被救，協助齊將田忌攻魏，戰功顯赫。《史記》載曰：「名顯天下，世傳其兵法。」

《孫臏兵法》對孫子的軍事思想進行了繼承和發揚，觀點與孫子相近，並進行了補充。《孫臏兵法》是一部哲理性頗強的軍事專著，蘊含著豐富的樸素唯物主義及辯證法思想，是一部極有價值的軍事文獻，其用兵之術對中醫用藥有一定的開拓意義。

一、孫臏「必攻不守」與中醫守主攻輔

孫臏的觀點與孫子一致，同樣偏於攻，與《老子》緩、柔、守的緩兵待機戰術不同。

《孫臏兵法・威王問》曰：「必攻不守。」這是孫氏兵法思想體系的核心，作戰應以攻為主，以禦為輔，即使暫時退居防守也是為了將來進攻。《孫臏兵法》還提倡兵貴神速，主張「攻其無備，出其不意」（《孫臏兵法・威王問》），是其精髓。

中醫以整體治療為特色，貴在調和扶正，和《老子》的觀點比較接近，主張恢復自體的平衡以祛除疾病。因此，中醫的戰略總體上是以守為主，以攻為輔，常以治療慢性病著稱。

守與攻是相輔相成的，是一個整體的兩個方面，中醫雖然重守，但對攻術也並未忽視，長期以來積累了一套獨特的攻術經驗。

近來中醫學汲取了現代醫學的一些經驗，對一些急性病，尤其在一些急腹症方面創造了一些主攻的新「戰術」。中醫的攻術在急性病包括外感熱病、溫病、外科急腹症方面有獨特的發展前景。

二、孫臏「讓威藏尾」與中醫扶正祛邪

《孫臏兵法》「讓威藏尾」強調避免強攻硬取，應避其鋒芒、保存實力。

敵眾我寡，敵強我弱，用之奈何？孫子曰：命曰讓威，必藏其尾。

（《孫臏兵法・威王問》）

「讓威」，即避其鋒芒，「藏尾」即保存實力，指在敵強我弱的情況下應採取避實存虛的戰略思想。應用在治療疾病方面，在疾病邪盛正虛階段，宜避實固虛，正稍扶邪方衰時再一舉攻之，否則邪氣正盛，重劑咽下非但邪不去，反而會損傷正氣。

中醫的扶正與祛邪就是一種兩者相互為用、相輔相成的權宜之計。二者的主次先後或兼顧都應取決於邪正消長盛衰的情況。孫臏還提出如雙方勢均力敵，也不宜「先舉」（先發動進攻），應先作試探。

兩軍相當，兩將相望，皆堅而固，莫敢先舉，為之奈何？孫子曰：以輕卒嘗之，賤而勇者將之，期於北，毋期於得，為之微陣以觸其側，是謂大得。

（《孫臏兵法・威王問》）

即使雙方皆強盛的時候也不宜先動，要用小量兵力先作試探。中醫的探治法，尤其在病勢危急情況下的探治法有時可以起到很大的作用。

三、孫臏「八陣」與中醫「八陣」

孫臏八陣布兵格局，淵源於《易經》八卦原理，歷代多少兵家因施用八卦陣計而陷敵入圍，八陣屬於智取的範疇。

用八陣戰者，因地之利，用八陣之宜。用陣三分，誨陣有鋒，誨陣有後，皆待令而動。鬥一，守二。以一侯敵，以二收。敵弱以亂，先其選卒以乘之，敵強以治，先其下卒以誘之。車騎與戰者，分以為三，一在於右，一在於左，一在於後。易則多其車，險則多其騎，厄則多其弩。險易必知生地、死地、居生擊死。

（《孫臏兵法》）

八陣必須充分利用地勢及兵力佈置，包括設計埋伏圈，計算前後出擊的兵力、佈置等，最終目的是爭取佔領土地，攻擊敵人，置之於死地。

中醫學處方用藥格局佈陣稱為八法佈陣，是醫術中的重要佈局，即汗、吐、下、和、溫、清、消、補八法。八法是疾病經過八綱（表、裡、虛、實、寒、熱、陰、陽）辨證後的治療對策，在《內經》已初具概念，在張仲景《傷寒論》《金匱要略》中得到了充分的應用，稱為古方八陣，為後世各種治療方法的基礎。

明代張景岳又將其發展為「補、和、攻、散、寒、熱、固、因」新方八陣，並於《景岳全書》內進行了專論，制定了一系列行之有效的方劑，對後世影響頗大。

清代程國彭的《醫學心悟》在前人基礎上將八陣明確定為八法，並分別進行了論述，進一步完備和發展了中醫治療學。

中醫八治、八陣及八法的發展過程和兵家八陣格局的理義相通。

第三節 《孫子兵法》《孫臏兵法》與徐靈胎《用藥如用兵論》

徐靈胎是清代大醫家，對《孫子兵法》十分推崇，其曰：「孫子十三篇，治病之法盡之矣。」

徐靈胎著《醫學源流論·用藥如用兵論》，對用藥策略進行了專門論述，是把用兵策略應用於醫藥治療的精闢論述，也是把兵家戰術應用於中醫學的再創造，對中醫的用藥技巧有很大的啟發價值。

《用藥如用兵論》借鑑了《孫子兵法》的用兵計謀，並與中醫用藥治療結合，是把兵家戰略戰術應用於中醫藥的典範。

《用藥如用兵論》發展了《孫子兵法》的善謀思想，創造了一套靈活的用藥策略，如效《孫子兵法》「凡先處戰地而待敵者佚，後處戰地，而趨戰者勞」，強調阻截治療，「是故傳經之邪，而先奪其未至，則所以斷敵之要道也」。

《用藥如用兵論》法《孫子兵法・用間》的反間計、佯詐計，強調反治法、反佐法，「因寒熱而有反用之方，此之謂行間之術」。

徐靈胎宗《孫子兵法》的「故善用兵者，避其銳氣，擊其惰歸」，提出「病方進，則不治其太甚，固守元氣，所以老其師」，強調病邪正盛的時候要暫時固守元氣的重要策略。

徐靈胎還崇《孫子兵法》的追窮寇思想，提出消滅病邪的時機是「病方衰，則必窮其所之，更益精銳，所以搗其穴」，充分體現了治病同樣要智取的重要意義。

第四節 《孫子兵法》《孫臏兵法》與《老子》軍事思想的比較

《孫子兵法》是一部軍事專著，《老子》則是一部融合了自然哲學、政治思想的綜合性巨著，雖然不是兵書專著，卻蘊含有豐富的軍事思想。

《孫子兵法》與《老子》同樣都含有豐富的軍事思想，都是中國輝煌的軍事書籍珍寶。但二者在戰略戰術上有所不同，《孫子兵法》受《周易》陽剛乾健的影響重攻主剛，《老子》則受《周易》坤陰牝柔的啟迪而貴守重柔，因此在具體戰術上各有特色。

《孫子兵法》以剛勝柔、以攻為主，貴在主動；《老子》以柔勝剛、以守為攻、以退為進，最終以弱勝強。

《孫子兵法》強調主攻，掌握主動權，如「兵貴勝，不貴久」「守則不足，攻則有餘」「攻其不備，出其不意」。孫子還強調戰略上要「大勇」，要充分調動人的主觀能動性，「必取於人」。

以上都表明了《孫子兵法》的貴攻主剛的戰略思想。

而《老子》則強調「守其雌」「柔勝剛，弱勝強」「守弱曰強」「將欲奪之，必固予之」的貴守重柔的戰略戰術，特點為以守為攻，以退為進，後發制人。

在戰略戰術上，《孫子兵法》與《老子》無論是主攻或主守，都十分靈活。《孫子兵法》主張集中優勢兵力消滅敵人有生力量，「我專而敵分」「是以十攻其一也」「避實而擊虛」，在攻堅戰、追擊戰、阻擊戰方面都有精闢的戰術思想。如「鬥眾如鬥寡」「凡為客之道，深入則專，主人不克」「凡先處戰地而待敵者佚，後處戰地，而趨戰者勞」。此外，孫子還提出了許多用兵詐術間計以及許多靈活的戰術。

《老子》則重視「守其雌」，養精蓄銳，在以守為貴、以退為進的戰略思想基礎上提出了許多相應的戰術，如《老子・章三十六》：「將欲歙之，必固張之，將欲弱之，必固強之，將欲廢之，必固興之，將欲奪之，必固與之。」欲合攏，必先張開；要削弱之，則暫時壯大之；想廢棄之，卻又暫時抬舉之；計劃要奪取之，卻又暫時授之好處，用這種欲擒故縱、麻痺敵人的辦法爭取時間，保存有生力量，壯大自己，最後則必能「柔弱勝剛強」。因此，在處於優勢或劣勢的情況下，《孫子兵法》和《老子》的戰略思想各有所長。

綜上所述，《孫子兵法》和《老子》的軍事思想各有主攻和主守的特色。二者光彩互補，有相輔意義。《孫子兵法》雖具主攻特色，但也很重視守，在守的方面也有許多精闢戰術，如「善用兵者，避其銳氣，擊其惰歸」。此外，《孫子兵法》還有許多重全局、重調查研究的寶貴經驗，如「知己知彼，百戰不殆」，對後世影響極大。

第七十五章

諸子百家與中醫心理學

諸子百家，三教九流都蘊藏著豐富的心理學內涵，《內經》汲取了古代諸學中的心理學思想，與中醫學相結合，為中醫心理學奠定了基礎。中醫心理學以哲學的發展為背景，易學、佛學對其皆有影響。

一、概　言

首先，《易經》包含著豐富的心理學的思想，對心理學的影響最大。《易經》是我國傳統文化的總源頭，雖然以占筮為外衣，其中亦有心理學思想，對中醫心理學具有重要的開拓意義。

其次，諸子百家也蘊藏著大量的心理學內容，孔子、老子非常重視心性的修養，如孔子主張的中庸，強調「持中」「中正」；老子主張的無為無慾。

《莊子》的逍遙道體現的，則是心理鬆弛和心身協調法則。孔子的「仁」，孟子的人性善說，既是倫理，實際也包含了心理的內核，如《孟子》之「惻隱之心，仁之端也」「人皆有不忍人之心」提出的實際上是人的一種社會心理問題。

《左傳》也有關於六志心理的論述，如：「民有好、惡、喜、怒、哀、樂，生於六氣。是故審則宜類，以制六志。」（《左傳・昭公二十五年》）

《呂氏春秋》在心理學方面，專設「達鬱」對「鬱」心理進行了精闢而詳盡的論述，不但提出了致鬱的原因、現象，還指出了達鬱的方法，對中醫鬱的心理病理有著重要的啟示。

《禮記》也有七情的記載，如曰：「何謂人情？喜、怒、哀、懼、愛、惡、慾七者，……飲食男女，人之大欲存焉；死亡貧苦，人之大惡存焉。故慾惡者心之大端也。」（《禮記・禮運》）

此外，《淮南子》《荀子》等許多古代典籍中都有著心理學的內容。總之，中國古代哲學對中醫心理學，尤其是社會心理學方面有著重要的啟示。

《內經》充分借鑑了古代文哲書籍中社會心理學的精華，應用到中醫學，非常強調心理與生理病理之間的關係。

《內經》不但重視心理因素對生理病理的影響，而且還注意到了軀體病

理產生的心理反應，如曰：「肝病者，兩脅下痛引少腹，令人善怒。」（《素問·臟氣法時論》）

《內經》還提出心理反應常常是軀體潛在疾病的信號，如曰：「心病熱者，先不樂，數日乃熱。」（《素問·刺熱論》）

《內經》尤其強調社會心理因素對疾病發生發展的影響，如《素問·疏五過論》論述的「脫營」「失精」就是典型的社會心理疾病。《內經》的社會心理內容包括各種七情致病及以情勝情的治則，為中醫心身醫學的發展開闢了道路。

總之，《內經》汲取了中國古代哲學中的心理學思想，與中醫學相結合，形成了中醫心理學的基本結構，為中醫心理學奠定了基礎。

二、宋明理學與中醫心理學

漢代，佛教傳入中國，對中國古代哲學的發展產生了深遠影響。宋明理學的代表人物中，宋代的程顥和程頤都曾經受過佛學的影響，許多觀點和佛學的主觀唯心主義是一致的，如「物我一理」與佛學「境識一體」相近，「天下只有一個理」和佛學的「唯識境空」的先驗論相近。宋代大儒朱熹的唯心主義「豁然貫通」「積習貫通」與佛家「頓悟」「漸修」相近似，「一心具萬理」與佛教法華宗的「一念三千」理義相通。

中醫心理學以哲學的發展為背景，宋明理學對心性的重視，必然也反映於中醫學，促使心理因素的地位逐漸升高，對七情致病因素的探索也進入了一個新的階段。

陳無擇的「三因論」把情志心理因素列為諸因之首（《三因極一病證方論》），金元四大家也都把心理病因提到了較重要的位置。劉完素的熱病心理反應，朱震亨的陰虛七情病理，李杲的七情損耗脾元以及張從正的攻下三法的心理效應等都體現了中醫對心理因素的重視。

朱震亨的「六鬱」理論詳細論述了心理病因與生理病理之間的惡性發展過程。

明代大醫家張景岳所著《景岳全書》及《類經》也把七情、心理病因的論述放到了很重要的位置上，《景岳全書》含有豐富的心理學內容，並引用了金元四大家有關七情的論述。

此外，喻昌的《寓意草》《醫門法律》中有不少關於情志為病的治則、醫案等記載，沈金鰲的《雜病源流犀燭》中有許多有關心身醫學的內容。傅青主的《傅青主女科》、陳復正的《幼幼集成》、陳實功的《外科正宗》等都分別論述了婦科、兒科及傷科的心理因素影響。

對於一些疑難病症，中醫也開始從心身醫學角度進行探索，明清時期對溫熱性疾病、心神異常的探索和一系列相應的心神治療的創建等，都說明中醫心理學在宋明時期有了較快的發展後逐漸趨向成熟，這和當時哲學界（宋明理學）對心性探索的熱衷是分不開的。

三、宗教對中醫心理學的影響

宗教對心理學有潛在卻不可忽視的作用。道教、佛教對中醫心理學的影響較大。道教的無為無慾對心理協調很有意義。許多心身疾病都根源於長期精神刺激，導致心理超負荷，「無慾無為」可起到心理調節作用，有利於心身的恢復。

佛學心性的哲理雖然是唯心的，卻有十分值得借鑑的內容。如佛學的觀心內省雖然是佛教獨特的修持方法，但借用之也是去除心結的一種方法。佛教的業果報應雖然是一種宗教觀念，但卻可以起到一種心理慰藉和心理寄託的效應。

第七十六章

墨家與中醫學

墨學曾與儒學並稱顯學，在中國歷史上曾經顯赫一時。墨家雖然在中國思想史上活躍的時間不長，但對我國古代自然科學包括中醫學的影響卻很深刻。墨家重感性認識，重實踐，貴科技革新和邏輯思維。

第一節 墨家、墨子及《墨子》

墨家的創始人是墨子，墨家興盛於戰國時期，其政治觀點主要為「兼愛」「尚賢」，主張「用人唯賢」而不是「用人唯親」。在認識論上，墨家突出的是唯物主義經驗論，強調感性經驗，輕視理論，並提出「三表」作為判斷是非的根據。

「三表」即指「本」「原」「用」（「有本之者，有原之者，有用之者」）。本，即注重吸取間接經驗教訓；原，即要有自己的親身經驗；用，即是否實用。

墨子，為墨家的創始人，名翟，戰國時期魯國人，曾為木匠，是手工業勞動者出身，他的思想代表龐大的小生產者階層，他主張兼愛互利，主張「非攻」（反對戰爭）。由於墨子曾是一個小生產者，所以他的認識論的特點是重視實踐經驗。

《墨子》是墨翟及其門徒的著作，主要反映墨家的思想，包括「尚賢」「尚同」「兼愛」「非攻」「節用」「無志」「明鬼」「非命」「非儒」，尤其主張「尚賢」，認為平民（「農與工肆之人」）也可參政，主張「官無常貴，而民無終賤」。《墨子》為墨家學派的代表作，墨家雖然在中國思想史上盛行的時間不長，但對中醫學的影響卻是深刻的。

第二節 墨家學術思想對中醫學的影響

一、墨家經驗認識論與中醫經驗醫學

墨家推崇《周易》，重實踐經驗。《易經》六十四卦的卦辭，三百八十

六爻辭本身就是長期社會實踐、生產實踐的總結。《易・說卦》曰：「昔者，聖人之作易也，幽贊於神明而生蓍，參天兩地而倚數，觀變於陰陽而立卦，發揮於剛柔而生爻，和順於道德而理於義，窮理盡性以致於命。」

《易經》並非臆作，而是經過長期的實踐觀察、總結而得來的，是中國文化從實踐上升為理論的第一次飛躍。

墨家汲取了《易經》重實踐經驗的一面，並加以發展。墨家提出重視直接經驗和間接經驗，提倡檢驗真理的標準為「三表」──「本」「原」「用」，所謂「本」，指他人的實踐經驗，屬間接經驗；所謂「原」，指自己親身實踐的直接經驗；而「用」則指是否實用，是否符合現實。

何謂三表？子墨子言曰：有本之者，有原之者，有用之者。於何本之？上本之於古者聖王之事；於何原之？下原察百姓耳目之實；於何用之？廢（發）以為刑政，觀其中國家百姓人民之利。

（《墨子・非命上》）

墨子重感性，輕理性，重視實踐經驗，對中醫學產生了深遠的影響。

中醫學是經驗醫學，中醫學體系靠長期的實踐經驗積累而成，中醫學的脈學、辨證論治、中藥學、針灸學、推拿、按摩所取得的經驗，無不是在長期的實踐中積累總結出來的。

「一門學科要得到發展，就一刻也不能離開理論思維。」（恩格斯）

中醫學既重視實踐經驗又注重理性認識，和墨家輕理論的觀點不同，在這一點上，中醫學繼承並發展了墨家的感性認識觀點。

中醫既汲取了墨家注重實踐經驗的觀點，又強調在實踐經驗的基礎上把感性認識上升為理性認識。

中醫每出現一部巨著，即標誌著中醫學的實踐經驗又進入了一個新的階段。如戰國末期至漢代，中醫的世紀巨著──《內經》的產生，總結了漢代以前的中醫學的實踐經驗，奠定了中醫理論的基礎，標誌著中醫的第一個理論飛躍。

秦漢之際，《神農本草經》的誕生是對漢代以前中藥應用經驗的總結，奠定了中藥學的基礎，為中藥理論整理開了先河。

漢代張仲景《傷寒雜病論》總結了漢代以前中醫的診斷治療的經驗，是中醫治病技巧上升為辨證論治理論階段的先驅。

唐代孫思邈《千金方》為集唐以前中醫方劑學應用經驗之大成的著作，是中醫方劑理論的飛躍。

唐代王燾的《外臺秘要》總結了中醫唐代以前各科的發展全貌。

明代李時珍的《本草綱目》集明代以前中藥應用之大成，標誌著中藥理論的第二次飛躍。

除了上述有重大突破的劃時代的巨著之外，中醫學還湧現了大批的整理前人和自己經驗的著作，中醫書籍浩如煙海，中醫理論正在從實踐經驗中不斷發展和提高，同時反過來又促進了實踐的進一步深入。

中醫理論既汲取了儒家重理論之長，又借鑑了墨家強調實踐經驗之優勢，發展為既有長期的、豐富的實踐經驗，又有系統而完備的理論的科學。中醫學的形成和發展與中國傳統文化的影響是分不開的。

二、墨家重科學技術與中醫學的發展

墨子及其追隨者，皆為自食其勞者，他們代表著手工業生產者的思想，他們親自實踐生產，重技術革新，倡科學實踐。墨家在中國科技革新史上有重要地位，對中國古代的技術革新具有一定的影響，對一貫遵經守古的中醫學也產生了深刻的影響。

外科學、婦產科開始崛起。漢代華佗進行了大量的外科實踐，已經可以實施剖腹術；婦產科的助產術也開始被重視，唐代昝殷《經效產寶》為最早的婦產科專著，倡舉提高助產術，至宋元時期，產科手術有了進一步的發展，楊子建的《十產寶》為當時比較發達產科手術的總結。陳自明《婦人大全良方》則對宋以前的婦科及產科進行了總結，標誌著我國婦產科、針灸學的蓬勃發展。

中醫解剖學雖然在《內經》已有記載，但其發展一直處於遲緩狀態，直到清代王清任透過刑場及墓地親自解剖實踐，著《醫林改錯》，才標誌著中醫解剖學邁出了新的一步。

各種針灸手法在戰國兩漢時期普遍發展，九種針具製造已有改進。《內經》《針灸甲乙經》對漢代以前針灸學成就進行了總結，無疑促進了針灸的發展。宋元時期出現了針灸銅人，以及各種圖經，開創了針灸史上實物教學的新紀元，促進了針灸學的發展。

中藥學不斷發展。中藥最早的劑型是夏朝的酒，及商代伊尹創造的湯液。以後在墨家技術革新的啟發下，中藥劑型不斷改進。在中藥炮製方面，張仲景《傷寒雜病論》中已有炙、蜜、水漬、洗、咬咀、去皮、去心、擘等，至宋代雷斆文的《炮炙論》，已有炮、炙、煨、炒、製、水飛等法。

另外，魏晉南北朝服石煉丹的興盛，客觀上也促進了中藥製藥化學的發展。葛洪的《抱朴子》就是當時煉丹術及製藥化學的總結。

中醫學受到墨家的影響，重視科學實踐，提倡技術革新，客觀上促進了中醫外科、婦科、針灸及中藥炮製技術的發展。

第三節 後期墨家邏輯學與中醫學

後期墨家哲學最突出的成就是邏輯學，後期墨家的邏輯體系是在惠施、公孫龍辯學的基礎上發展起來的，被譽稱古代三大邏輯學之一，堪與希臘哲學家亞里斯多德及印度哲學家因明學的邏輯學相併稱於世。

後期墨家邏輯學成就主要為對概念、判斷及推理的精闢認識，記載於《墨經》（今本《墨子》中的「經上」「經下」「經說上」「經說下」及「大取」「小取」）之中，並進行了一定的發展。

後期墨家在概念方面提倡辯論，並提出首先要明辨是非，強調「以名舉實」，強調概念是客觀事物的反映，並包含外延定義及內涵定義。

在判斷方面，後期墨家突出「類別」，並區分同類及異類，包括廣義的類及狹義的類。

在推理方面，後期墨家尤重視類比推理，並提出「侔」「援」「推」等法。

類比法是《周易》邏輯學的精髓。《易經》的卦辭、爻辭皆為取類比象的淵源。

《易經》：「十有八變而成卦，八卦而小成，引而伸之，觸類而長之，天下之能事畢矣。」「取類」一詞早已見於《周易》，如《易‧繫辭》曰：「其稱名也小，其取類也大。」

《周易》指出類比是透過「觀象」而得來的，如《易‧繫辭》曰：「聖人設卦，觀象繫辭。……遠取諸身，近取諸物，於是作八卦，以通神明之德，以類萬物之情。」

墨家在《周易》取類比象的基礎上，對類比推理進行了進一步發展。中醫取類比象淵源於《周易》，但也汲取了墨家類比推理的精華，並且把類比推理進一步結合應用於中醫學，促進了中醫基礎理論的發展。

墨家的類比推理在《周易》的基礎上進行了進一步發展，無論同類的、異類的都可以相推，並強調「侔」「援」「推」三法，所謂「侔」，是從個別推一般，屬歸納推理；所謂「援」是援引，是引用異方的論點來證明自己的論據；所謂「推」，是應用共性推斷其他個性，屬演繹推理，墨家尤擅長從個性尋求共性的推理。

這些方法被中醫汲取，並用於治療之中，如「夫聖人之治病，循法守度，援物比類，化之冥冥」（《素問‧示從容論》），「援物比類」，即進行援引推理。

此外，《內經》還接受了墨家的異類推理，如曰：「雷公曰：醫請誦

《脈經・上下篇》甚眾多矣，別異比類，猶未能，以十全，又安足以明之。」「別異比類」指異類相推。

《素問・示從容論》透過對喘咳原因的異類推理得出「此二者不相類也」的結論，該篇還透過三種相似脈進行「別異比類」，從而找出真正的病因，促進了病機研究的深入。

《素問・疏五過論》還提出診斷過程中要「比類奇恆」，實際上就是透過「別異類比」掌握疾病的常與變。

總之，中醫汲取了《周易》及墨家的類比推理邏輯法，不但應用於中醫基礎理論，發展了中醫五行學說，而且還進一步把類比法用於中醫的診斷、病機分析及治療等各方面，促進了中醫學的發展。

墨家重感性認識，開展技術革新，重實踐的思想以及傑出的邏輯學方法，對中醫學長期重視實踐經驗的積累、推行技術革新以及把邏輯學方法應用於中醫學都有積極意義。

第七十七章

法家與中醫學

法家是中國學術流派中僅次於儒、道兩家的第三大學派，其思想源頭可上溯於夏商時期的理官，《韓非子》是法家思想的經典著作。

法家敢於創新、敢於變革的思想曾經一度對中國產生深刻影響，對中醫學的革新思想亦有過衝擊。

第一節 法家、韓非和《韓非子》

法家體系形成於戰國時期，法家思想代表新興地主階級的觀點，重視農業生產，主張以法治國，加強中央集權，集中管理，對維護當時統治階級的統治有著積極的作用。

春秋戰國時期是中國社會大變革的時代，在新舊勢力的鬥爭之中，新興地主階級勢力已逐漸取得優勢，代表新興勢力的法家思想主張改革，創行新法，反對舊勢力，屬於中國古代思想史中的改革派。

一、商鞅與商鞅變法

商鞅，姓公孫，名鞅，幫助秦孝公實行改革，史稱商鞅變法。商鞅變法的主要改革措施為推行郡縣制，廢井田，開阡陌，制定法律，獎勵軍功，廢除世卿世祿制。

秦國因為商鞅變法而開始富強，為統一中原奠定了基礎。秦孝公死後，商鞅被保守派公子虔處以車裂身亡。

商鞅屬前期法家，主張法治，反對禮治，廢除「刑不上大夫，禮不下庶人」的不平等制度，主張賞罰分明，法律平等，促進了當時生產力的發展。

二、韓非與《韓非子》

韓非，是韓國人，為後期法家代表，與李斯同為荀子的學生，韓非反對儒家禮治，貶孔孟仁義，獨倡法治，主張權、勢、術代替禮、義、仁，被秦始皇讚賞，秦始皇獨取法家思想，重刑法，加強中央集權，為統一中國立下了功勳，但其焚書坑儒、專制殘暴的法家極端制度也使後人望而生畏。

《韓非子》為韓非所著，是法家的經典著作，凡二十卷，共五十五篇，其中「五蠹」「孤憤」兩篇最為著名。《韓非子》集法家法、勢、術為一體，建立了法家法治的核心體系，為中央集權的封建國家奠定了理論基礎。《韓非子》體現了荀子的唯物主義自然觀，對先秦唯物主義自然觀的形成有重要影響。

法家在秦始皇時期，雖受到重用，但在秦始皇後法家思想逐漸成為異端，儒家思想以正統地位取而代之，儒法之間的鬥爭的影響雖然逐漸減弱，但法家敢於創新、敢於變革的思想卻對中華民族產生了深遠的影響。

第二節　法家學術思想與中醫學的關係

一、法家崇《易經》變易觀點對中醫學的影響

法家的核心思想體系是變革，主張創新，反對法古，維持變革的手段是法。變易是《周易》的思想核心，《易・繫辭》曰：「易窮則變，變則通，通則久。……變化者，進退之象也。……生生之謂易。」變易是《周易》的精髓，八卦、太極、河圖洛書，無不體現著變易的原理。

法家汲取了《周易》的變易理論，並將其充分應用於社會政治，是對《周易》易理的繼承和發展，對中醫學有著深遠的影響。

商鞅反對法古，主張變革，如曰：「治世不一道，便國不法古。」（《史記・商君列傳》）商鞅變法使秦國迅速富強起來，也為後期法家的變革觀念奠定了基礎。

韓非則是徹底的變革主義者，他堅信《周易》變易是事物發展的普遍規律，他強調事事是在不停地變化著的，沒有永恆不變的東西。他所說「夫物之一存一亡，乍死乍生，初盛而後衰者，不可謂常」「世異則事異」「事異則備變」即言萬事萬物沒有不變的時候，隨時都要以新的東西應變。因此，他堅決主張「不期修古，不法常可」，反對因循守舊，堅決要求革新，這些變革的思想在當時的歷史條件下是積極的、先進的，對一貫尊經崇典的中醫學也有一定的衝擊，促進中醫學逐漸衝破固俗，發生了一些重大突破。

漢代華佗大膽開創中醫外科學，自創麻沸散施行開腹術、開顱術等，突破了中醫長期因循內科保守治療的框套。

漢代醫聖張仲景著《傷寒雜病論》創立了「辨證論治」的治療原則。

金元四大家張從正攻邪派、劉完素寒涼派、朱震亨滋陰派、李杲補土派的興起，敢於向經典挑戰，活躍了中醫界的學術氣氛，為中醫各家學說的發

展奠定了基礎，並且大膽創立了新方，打破了經方統治中醫的局面。

唐代孫思邈著《千金方》，收載了許多有關房中術的記載，大膽地闖入了中醫性醫學的禁區。

宋代宋慈著《洗冤錄》，開闢了中醫法醫學、法醫鑑定學的新領域。

我國在 16 世紀即開始人痘接種術，是預防醫學的大膽創新。

明代吳又可著《溫疫論》，提出了傳染病的病原戾氣觀點，突破了傳統溫病病因為時氣的舊觀點。

清代傅青主著《傅青主男科》，為中醫男科學開了先河。

清代王清任著《醫林改錯》，打開了中醫解剖學的新的一頁。

清代溫病學家王安道首先質疑：「溫病不能盡貶於傷寒。」為溫病學獨立和崛起的先驅者。

近代中醫對急證、急腹症的探索也突破了前人的成就。

從上述中醫歷代的重大突破中可以看出，中醫雖然受儒家思想的影響比較深，但法家革新思想也衝擊了中醫學，中醫學的這些重要發展和法家思想的影響是分不開的。

二、法家法制與中醫醫制的建立

法家嚴格的法、術、勢法治體系影響了中醫學醫制的形成和建立。中醫最初的醫制為診籍的建立，《內經》已有個案的最早記載。

我國第一部診籍為記載於《史記・扁鵲倉公列傳》的淳于意診病醫案，共 25 例，這是最早的診籍文獻，包括姓名、性別、職業、病理、診斷、治療及預後等。診籍以後發展為醫案、病例。明代江簵的《名醫類案》、魏之的《續名醫類案》為我國最完整的醫案專著。醫案、病例制度的建立，對中醫學的發展起到了促進作用。

秦漢在法家的影響下建立了嚴格的醫制，包括醫政結構和醫者的考核分科制度，當時已對醫生進行了分類，包括食醫、疾醫、瘍醫、獸醫 4 種。

宋代更加加強了醫政管理，嚴格了考核制度，整頓醫藥隊伍，開設國家藥局，制定了飲食衛生等制度，對完善中醫醫制起到了促進作用。借鑑法家的嚴格的法制策略，加強醫制的建設，對中醫藥的管理工作起到了深遠的影響。

三、法家法治與中醫法醫學的產生

法家懲賞分明、執法如山的嚴格司法制度，不但影響了政治社會，同樣也影響到醫療領域，為嚴肅醫療作風和提高醫療品質，秦朝已有死因報告和病案制度，這是我國最早的醫療制度。

宋代宋慈的《洗冤集錄》，標誌著中醫法醫學的產生。法醫學是應司法檢驗制度而產生的，中醫法醫學的發展對中醫倫理學及醫政、醫制、醫教都有重要的推動意義。

宋慈（1186—1249 年）為宋代刑獄官，親自處理了許多大案冤案，其著《洗冤集錄》是我國宋代中醫法醫學的經典著作，是世界上第一部完整的法醫學專著，比義大利出版的菲德里（FortunatoFedeLi）所著的《新編法醫學》（1602 年）要早 350 年。

《洗冤集錄》曾被譯為韓文、日文、英文、德文、俄文等，流傳於世界，受到國內外法醫學界的重視。

《洗冤集錄》與《無冤錄》（元代王與）及《平冤錄》（南宋趙逸齋）合稱「檢驗三錄」，為我國中醫法醫學三大傑出著作。其中許多珍貴的技術及知識，至今仍有重要參考價值。三書皆被收入明《永樂大典》及清《四庫全書》並先後傳入朝鮮、日本等國，宋代中醫法醫學之所以有較大的發展，與宋代推行嚴法制度有關。

中醫法醫學的發展無論對提高醫療水準、法醫技術及倫理道德都有著重要意義。

綜上所述，法家思想體系、法家的政治主張以及法家的許多積極措施，對中醫學產生了深遠的影響，進一步說明中醫學與諸子百家、中國的傳統文化息息相關。

第七十八章

陰陽家與中醫學

陰陽家是我國戰國時代以陰陽五行為主要思想體系的學派，鄒衍為學派代表。

陰陽家的思想體系是陰陽觀，但陰陽觀念非淵源於鄒衍，而是源於《周易》。鄒衍等陰陽學派學者在《周易》陰陽理論的基礎上加以發展，把《周易》陰陽理論進一步與天文、曆法、術數相結合，對陰陽觀點的應用有重要貢獻，對中醫理論產生了一定的影響。中醫學的哲理和先秦時期的哲理是一脈相承的。

第一節 鄒衍及陰陽家

陰陽五行家是我國戰國時代以陰陽五行為主要思想體系的學派，鄒衍為學派代表。鄒衍為齊國人，曾為「燕昭王師」（《漢書・藝文志》），推崇陰陽五行，擅長術數，喜歡天文、曆法、地理，對後世王充的《論衡》有很大的影響。

鄒衍的著作幾乎已佚，其主要思想觀點收載於司馬遷《史記・論六家旨要》，司馬遷把陰陽家與儒、墨、名、法、道等六家並列，並認為諸子百家都源於《周易》，一源而殊途，如曰：「易大傳曰：『天下一致而百慮，同時而殊途。』夫陰陽、儒、墨、名、法、道德，此務為治者也。直所從言之異路，有省不省耳。」

司馬遷對陰陽家的學術觀點進行了評論，認為陰陽家重節氣，強調遵循四時陰陽的自然順序，這是符合自然規律的。如春生、夏長、秋收、冬藏是自然的綱紀，是不能錯亂的，但太過於拘泥刻板，反而使人望而生畏。

如曰：「嘗竊觀陰陽之術，大詳而眾忌諱，使人物而多所畏。然其序四時之大順，不可失也。」「夫陰陽、四時、八位、十二變、二十四節、各有教令，曰『順之者昌，逆之者亡』，未必然也。故曰使人拘而多畏。夫春生、夏長、秋收、冬藏，此天道之大經也，弗順則無以為天下綱紀，故曰四時之大順不可失也。」

此外，班固《漢書・藝文志・諸子略》對陰陽家也進行了肯定，其曰：

「陰陽家者流蓋出於羲和之官。敬順昊天，曆象日月星辰，敬授民時，此其所長也。乃拘者為之，則牽於禁忌，泥於小數，捨人事而任鬼神。」陰陽學派出自古時掌天曆的官，故他們極尊天地，奉日月星辰，並制定出節候，但容易拘泥，甚至被一些人引向迷信鬼神的歧途。

第二節 陰陽家的陰陽觀與中醫學

陰陽家的主要思想體系為陰陽觀，鄒衍強調陰陽，致力於陰陽學說，是陰陽學派的代表人物，但陰陽並非創始於鄒衍，而是創始於《周易》，這一點是毋庸置疑的。

陰陽理論胎源於《易經》，發展於《易傳》。《易經》八卦的陰爻「--」，陽爻「—」是陰陽的最基本模式，六十四卦爻畫的變化、六十四卦的卦辭及爻辭都蘊含著豐富的陰陽消長盛衰的原理。《易經》卦爻符號、卦爻辭義都體現了陰陽互根及陰陽轉化的理論，《易・繫辭》對陰陽運動的產生、陰陽之間的關係進行了非常精闢的論述。

《易傳》陰陽理論為先秦時期陰陽理論的頂峰，對《內經》陰陽理論的建立有重大的影響，關於這一點明朝大醫家張景岳說：「雖陰陽已備於內經，而變化莫大乎周易。」「天人一理者，一此陰陽也；醫易同源者，同此變化也。」《易・繫辭》之「一陰一陽之謂道」「太極生兩儀，兩儀生四象，四象生八卦」「陰陽不測之謂神」「易則變，變則通，通則久」「陰陽合德而剛柔有體」等精闢論斷為先秦時期陰陽理論的精粹。

此外，太極圖為陰陽對立統一運動的縮影，而河圖洛書則為陰陽運動的時空關係圖。這些都說明《周易》是陰陽理論產生的源頭。

鄒衍等陰陽學派學者在《周易》陰陽理論的基礎上，將陰陽理論加以發展，將之進一步與天文、曆法、術數相結合。例如，陰陽家把春夏秋冬四季和四方（東、南、西、北）四隅（東南、西南、東北、西北）以及十二星躔、二十四節氣相配應，雖然較為刻板拘泥，但卻是把天文曆法及節氣相結合的具體應用。當時陰陽家的觀點同樣也滲入了中醫學，《內經》的陰陽理論淵源於《周易》，但也吸收了當時鄒衍等陰陽派學者的觀點，將陰陽與中醫學具體結合。

第三節 鄒衍「五德終始」與中醫五運六氣

在五行方面，鄒衍運用陰陽結合五行提出了「五德終始」，即運用木、火、土、金、水五行輪轉的順序，「推算」歷代王朝的「主運」，從而得出歷代王朝的盛衰，並以此制定王朝的政令、服色、冠輿等制度。他異想天開地認為每一個朝代皆由五行輪序中的某行（即某德）所主，根據主德的轉移，便可預測這個王朝的大體盛衰狀況。

鄒衍把陰陽五行應用於政治，其「五德終始」實際上是把陰陽五行的應用引向唯心主義的道路，後來被漢朝董仲舒誇大為「天人合一」觀，載於《春秋繁露》，從而進一步把陰陽五行推向了唯心神學的泥潭。

中醫則和董仲舒的觀點相反，中醫把陰陽五行進行了唯物主義的發展，創造了以天干和地支相配合的六十年五行輪轉週期，是把鄒衍「五德終始」應用於中醫學的再創造。

《內經》的運氣七篇或許就是在鄒衍「五德終始」盛行時候撰成的，原並非《素問》的內容，可能為原來的《陰陽大論》，後被唐代的王冰在整理《內經》時補入運氣七篇的五運學說，實際上也是「五德終始」的應用。如《素問・天元紀大論》之「五運相襲」「五氣運行，各終期日」「五運終天」，《五常政大論》之「木德周行」。

中醫運氣學說是在《周易》及戰國兩漢時期陰陽家的啟迪下創立的，五運六氣是把五行學說運用於中醫學的更高水準的發展，同時也反映了中醫學的哲理和先秦時期的哲理觀點是一脈相承的。

第七十九章

《淮南子》與中醫學

《淮南子》是一部融自然科學和社會科學為一體的綜合性典籍，內容相當豐厚，其影響僅亞於《呂氏春秋》。

其中尤以天道觀、中醫學思想和軍事策略為著稱，蘊藏著的哲理對古代自然科學及中醫學都有很大的影響。

第一節 劉安與《淮南子》

《淮南子》是漢代淮南王劉安所著，原有內、中、外三書，中、外書已佚。目前流傳下的只有內書二十一篇，《淮南子》是一部內容相當豐富的綜合性典籍，其中有許多觀點反映了陰陽家的術數觀點及道家的自然觀點。

《淮南子》被《漢書・藝文志》歸類於「雜家」，是一部集眾家之長的綜合性書籍，其影響僅亞於《呂氏春秋》。其中，自然科學及唯物主義的哲學思想與中醫學的關係較大，茲分述如下。

第二節 《淮南子》天道觀與中醫學

《內經》成書於戰國後期至兩漢之間，早於《淮南子》。《內經》的成書時期陰陽家比較活躍，陰陽學說比較盛行。《淮南子》及《內經》關於陰陽理論的論述，可以反映出當時的陰陽家觀點對《內經》的滲透。

《淮南子》接收了《周易》及陰陽家的陰陽觀，進一步肯定了陰陽運動與萬物產生的關係，如曰：「天地之襲精為陰陽，陰陽之專精為四時，四時之散精為萬物；積陽之熱氣生火，火氣之精者為日；積陰之寒氣為水，水氣之精者為月；日月之淫為精者為星辰。」

此外，《淮南子》還論述了陰陽氣化作用，如「吐氣者施，含氣者化。是故陽施陰化」「以天為父，以地為母，陰陽為綱，四時為紀」，並認為日為陽氣之源，月為陰氣之宗，如「日者，陽之主也，……月者，陰之宗也」，還把物質的屬性也進行了陰陽的分類，如「毛羽者，飛行之類也，故屬於陽；介鱗者，蟄伏之類也，故屬於陰」。

以上有關陰陽的論述都比較精闢，象徵著陰陽學說至漢代已趨成熟。《內經》「日為陽，月為陰，行有分紀，周有道理」，同樣把太陽視為陽氣之源，月亮看作陰氣之根。

另外，從《內經》中的一些陰陽觀的精闢論述，也可看出，其與《淮南子》的觀點相同，如「陽予之正，陰為之主」「陽化氣，陰成形」「陽生陰長，陽殺陰藏」（《素問・陰陽離合論》）。

更值得一提的是，《內經》的陰陽觀已經大大超出了《淮南子》，不但在陰陽的互根、互用方面進行了精闢的論述（載於《素問・陰陽離合論》及《素問・陰陽應象大論》），還把陰陽家的觀點進一步應用於中醫學，是對戰國時期陰陽理論的發展。

第三節 《淮南子》醫道觀與中醫學

《淮南子》是一部內容非常豐富的綜合性著作，其中還有精闢的中醫學論述（主要記載於《淮南子・精神訓》）。

首先，《淮南子》認為人由精氣而生，如「煩氣為蟲，精氣為人」，並且化源於陰陽運動，如「別為陰陽，離為八極，剛柔相成，萬物乃形」。《淮南子》還進一步論述了人體懷胎十月的發育過程，如曰：「一月而膏，二月而膚，三月而胎，四月而肌，五月而筋，六月而骨，七月而成，八月而動，九月而躁，十月而生。」

其次，《淮南子》強調了心為五臟之主的重要意義，如曰：「膽為雲，肺為氣，肝為風，腎為雨，脾為雷，以與天地相參也，而心為之主。」這與《素問・靈蘭秘典論》之「心者，君主之官也，……故主明則下安，……主不明則十二官危」理義相同。

再次，《淮南子》重視五臟與五官外竅的關係，如「肺主目，脾主舌，腎主鼻，膽主口，肝主耳，外為表而內為裡，開閉張歙，各有經紀」。雖然具體對應關係與《內經》有異，但在重視五臟與五官密切關係方面則是一致的。

另外，《淮南子》強調血氣內藏與精神內守對人體的重要意義，如曰：「血氣者，人之華也，而五臟者，人之精也，夫血氣能專於五臟而不外越，則胸廓充而嗜欲省矣，……精神盛而氣不散矣。」故《淮南子》強調指出「精神之不可使外淫也」為養生的第一要義，如曰：「夫孔竅者，精神之戶牖也，而氣志者五臟之使候也，耳目淫於聲色之樂，則五臟搖動而不寧矣，五臟搖動而不寧，則血氣滔蕩而不休矣，血氣滔蕩而不休，則精神馳騁於外而不守矣。」

《淮南子》一再強調「夫精神之不可使外淫也」，並反覆指出精神外淫導致氣越之危害性，如曰：「是故五氣亂目，使目不明；五聲華耳，使耳不聰；五味亂口，使口厲爽；趣舍滑心，使行飛揚，此四者，天之所養性也。」

《淮南子》還十分注意精神因素對疾病的影響。如《淮南子・原道訓》曰：「人大怒破陰，大喜墮陽，薄氣發瘖，驚怖為狂，憂悲多恚，病乃成積。」中醫學同樣強調心的君主作用，重視五臟與體表五官五竅的相互關係，突出精神七情對人體病理生理的作用。可見《淮南子》的觀點和中醫學的關係十分密切。

第四節　《淮南子》的軍事思想與中醫用藥策略

《淮南子・兵略訓》有豐富而精湛的軍事思想，並且不同於《老子》及孫氏兵法，有其獨特之處，對中醫用藥處方有很重要的啟示。

首先，《淮南子》的軍事思想在攻守戰略方面，既不效《老子》主守，也不崇《孫子兵法》主攻，而是攻守擇隙，視機而宜。如《淮南子》曰：「先勝者，守不可攻，戰不可勝，攻不可守，虛實是也，上下有隙。」「善守者無以禦，而善戰者無以鬥，明於禁舍開塞之道，乘時勢，因民欲而取天下。」當攻則攻，宜守便守，避其銳氣，故「善用兵者，當擊其亂，不攻其治，是不襲堂堂之寇，不擊填填之旗」。

其次，《淮南子》兵法重詐術，擅用真真假假、虛虛實實之法以亂敵略，如曰：「用兵之道，示之以柔，而迎之以剛，示之以弱，而乘之以強，為之以歙而應之以張，將欲西而示之以東，先忤而後合，前冥而後明，若鬼之無跡。」

再次，《淮南子》用兵法深得《周易》河圖洛書方圓之真諦，河圖洛書方中有圓，圓中有方，其寓方圓為一體的奧義無窮。《淮南子》用兵的方圓哲理取法於河圖洛書，對中醫用藥有一定啟發。

《淮南子》的軍事思想和中醫用藥的關係詳述其下。

一、《淮南子》「體圓而法方」策略與中醫「醫法圓通」

《淮南子・兵略》提出了一個重要戰略戰術：「所謂道者，體圓而法方」（《太平御覽》作取圓而法方）。《淮南子》之「夫圓者，天也，方者，地也，天圓而無端，故不可得而觀，地方而無垠，故莫能窺其門」，強調知常達變靈活變通是用兵的靈魂。「體圓而法方」，指在總體的戰略準則下戰術要靈活變通，故《淮南子》指出：「變化無常，得一之原，以應無方，是謂神明。」

用兵如此，用藥何嘗不如是，人體疾病變幻莫測，孤守一方一法豈能應萬變，《淮南子・兵略》提出「背陰而抱陽，左柔而右剛，履幽而戴明」，強調用兵權謀要有陰陽、正反、剛柔、明暗的兩手準備才能隨應疾病的萬變。

清代醫家鄭欽安著《醫法圓通》，其序曰：「以圓通之心法，著圓通之醫法，豈易易哉。」全書以圓通二字貫穿，其旨在於靈活變通，如曰：「用藥一道，關係生死，原不可以執方，亦不可以執藥。」「經方時方俱無拘執，久之活法圓通。」圓通的奧秘在於把握疾病的陰陽變化，陰陽萬變萬化為之圓，應萬變而立法為之方，故「用圓而法方」，抓住疾病的陰陽變易即可以立應萬變之法。

二、《淮南子》「用輕出奇」與中醫「平中見奇」用藥法

《淮南子・兵略訓》強調「用輕出奇」，世人但知「韓信用兵，多多愈善」的用法，卻不知「輕取」的巧妙。

輕取是一種奇用，包括以少勝多的戰術，即用兵不在多，妙在精悍，如《淮南子》曰：「剽疾輕悍，勇敢輕敵，疾苦滅沒，此善用輕出奇者也。」同樣的道理，處理疾病用藥要善於抓住要害，在關鍵處使力可以起到牽一髮而動全身的奇效。

如在大劑利尿藥無效時，少佐以舉肺葉之品──麻黃、杏仁，則利尿篤見奇效，麻黃、杏仁非利尿之劑，要契在於「病在下取之上」是也。

又如有名醫常用小柴胡湯治百病，小柴胡湯可謂平方輕劑，能調撥樞機，樞機一轉，氣化隨動，陰陽趨衡、臟腑漸調，百病何能不效？

再如四逆散，同樣為平方輕劑，能治厥，因其樞轉陽氣外達故也。中醫許多方小藥輕之劑也有奇效，即是因其具有調節撥轉的作用，正如《淮南子》所說：「將寡而用眾者，用也諧也。」

三、《淮南子》「弱敵亂敵」的啟示

《淮南子・兵略訓》：「善用兵者，先弱敵，而後戰者也，故費不半而功自倍也。」先弱敵，即先分化之，然後再擊潰之，正如《淮南子》所云：「故能分人之兵，疑人之心，則錙銖有餘，不能分人之兵，疑人之心，則數倍不足。」

「善用兵者，當擊其亂，不攻其治，不襲堂堂之寇，不擊填填之旗」，所謂「攻心術」是也。「弱敵」之法，主要在於「當擊其亂，不攻其治」，待亂其陣虛其敵後再攻之。

治病用藥同樣應避免強攻，應事先削敵，待邪衰後再一舉驅之。弱邪的方法可採取《淮南子》亂邪之法，打亂疾病的固有規律，在病邪失去平衡的情況下攻之，如截斷傳變、直搗黃龍、變方易藥等先弱病邪，然後再祛邪。

綜上所述，《淮南子》是一部蘊含著豐富哲理的綜合性巨著，其天道觀、中醫學思想及軍事策略，與中醫學都有密切的關系。

第八十章

《呂氏春秋》與中醫學

以「有增減一字者，賞千金」而聞名的《呂氏春秋》是一部包括政治、思想、哲學、歷史、社會、天文、曆法、數學、中醫學、音樂、農業等的綜合性巨著，含有豐富的樸素唯物主義及自然辯證法思想，於哲學思想、社會科學、自然科學，都是一部十分寶貴的參考文獻，是我國先秦時期的重要珍籍之一。《呂氏春秋》著名的圓道觀與中醫的圓運動關係尤為密切。

第一節 概　論

《呂氏春秋》又名《呂覽》，是一部哲學味濃厚的社會政治論著，由秦相呂不韋及其門徒集體編撰而成，成書於秦始皇八年，載於《漢書・藝文志・諸子略・雜家類》內，共 26 卷，160 篇，《史記》曰：「呂不韋乃使客人著所聞，集論以為八覽、六論、十二紀、二十餘萬言，以為備天地萬物古今之事，號曰《呂氏春秋》。」（《史記・呂不韋列傳》）

《呂氏春秋》的特點是雜合諸家，博採眾說之長，略擇於儒、道，兼顧墨、法，《漢書・藝文志》：「兼儒、墨，合名、法。」

司馬遷對《呂氏春秋》給予了較高的評價：

蓋西伯拘而演周易；仲尼厄而作春秋；屈原放逐，乃賦離騷；左丘失明，厥有國語；孫子臏腳，兵法修列；不韋遷蜀，世傳呂覽；韓非囚秦，說難孤憤。詩三百篇，大抵皆賢聖發憤之所為作也。

呂不韋學術思想以尊儒學為主，秦始皇崇法家，與呂不韋格格不入，遂罷其相職，貶之於蜀，呂不韋於赴蜀途中自殺，加之秦始皇焚書坑儒，《呂氏春秋》這樣一部極有價值的綜合性巨著一度處於亡佚邊緣。

《呂氏春秋》是一部學術價值很高的傳統珍藏，對其成就應加以肯定。其在哲學及中醫學方面的成就與中醫學的關係較大，故在此重點加以闡述。

第二節 《呂氏春秋》天道觀與中醫學

《呂氏春秋》的天道觀繼承了《周易》的思想，並進行了一定的發展，富有濃厚的哲理。有些觀點已勝過《老子》，並對《老子》的一些觀點進行了揚棄，其樸素的唯物主義觀點及豐富的辯證法思想對中醫理論的發展有一定的促進作用，茲詳述如下。

一、《呂氏春秋》圓道觀與中醫圓運動

《呂氏春秋》圓道觀是在《周易》圓道原理的基礎上的進一步發展。圓道即指宇宙萬物的運動及其相互關係的圓節律，圓節律是宇宙萬物的運動規律，是事物運動的普遍規律。其原理萌發於《易經》，發展於《易傳》。《易經》不但八卦及六十四卦每一個單卦的陰陽消長規律呈現著圓節律，而且每一卦的爻象之間的陰陽消長關係也同樣呈現著圓的節律。

《易・泰卦》曰：「無平不陂，無往不復。」《易傳》則曰：「日往則月來，月往則日來，日月相推而明生焉。寒往則暑來，暑往則寒來，寒暑相推則歲成焉。」

天道呈現著圓的節律，與天道相應的萬物以其生、長、化、收、藏的規律亦同樣是圓的週期循環，這種圓的循環，是事物運動的表現形式，從個體的、局部的角度來看，運動似乎有終止的時候，如生命的結束、植物的枯死，但從總體來看，整個宇宙是運動著的、向前的、無止境的，因此圓運動是發展著的圓。

《呂氏春秋》設「圓道」篇對圓道進行了專門論述，提出天圓地方的觀點，包括天道及地道，如曰：「天道圓，地道方。」《呂氏春秋》認為天道是圓的，地道是方的，如曰：「日夜一周，圓道也。月躔二十八宿，軫與角屬，圓道也。」「雲氣西行，雲雲然，冬夏不輟；水泉東流，日夜不休；上不竭，下不滿，小為大，重為輕，圓道也。」日月是呈圓的形式進行著的。如曰：「何以說天道之圓也？精氣一上一下，圓周循環，無所稽留，故曰天道圓。精行四時，一上一下，各與遇，圓道也。」天道之所以是圓的，是因為精氣在其中上下升降；地道是方的，又是因為不同種類的萬物各盡職能，不能互相替代。

《呂氏春秋》還認為物道也是圓的，如曰：「物動則萌，萌而生，生而長，長而大，大而成，成乃衰，衰為殺，殺乃藏，圓道也。」

《呂氏春秋》認為天道圓運動是「變動不居」、從不停止的，表明《呂氏春秋》的天道是圓的和運動著的。

二、《呂氏春秋》「太一」說與《內經》

《呂氏春秋》在宇宙本體論及其運動規律的認識是唯物的，繼承了《周

易》的精華，摒棄了《老子》唯心的成分，並發展了《易傳》的精氣概念，對《老子》的宇宙本體論進行了唯物的發展。《易傳》之「太極生兩儀，兩儀生四象，四象生八卦」「精氣為物，遊魂為變」，認為宇宙的本體為太極陰陽運動，其物為運動變化著的精氣。

《老子》：「道生一，一生二，二生三，三生萬物，萬物負陰而抱陽，沖氣以為和。」《老子》提出「一」之前還有一個「道」，「道」即為「無」，「道之為物」「有生於無」，但老子對「道」的概念是物還是無，回答是含糊的。

《呂氏春秋》繼承了《易傳》的「太極生兩儀」「一陰一陽之謂道」，否定了《老子》的「道生一」，明確論述曰：「萬物所出，造於太一，化於陰陽。」「太一出兩儀，兩儀出陰陽。」因此，《呂氏春秋》的宇宙觀是唯物的、辯證的。

《內經》之「陰陽者，天地之道也，萬物之綱紀，變化之父母，生殺之本始，神明之府也，治病必求於本」，汲取了《周易》道為陰陽運動的唯物觀點，並認為治病的根本在於陰陽，奠定了中醫理論的基礎，也體現了先秦時期哲學成就對中醫學的滲透。

三、《呂氏春秋》精氣說與中醫精氣學說

《呂氏春秋》的精氣說是唯物的，繼承了《易傳》的精氣觀念，借鑑了宋尹學派的精氣說，進一步論述了精氣為宇宙本體的觀點，如曰：「精氣之集也，必有入也，……精氣之來也，因輕而揚之，因走而行之。」

《呂氏春秋》把精氣進一步和中醫學相結合，並以之解釋人體的病理、生理，對中醫的精氣學說的發展有一定的促進作用。

《呂氏春秋》汲取了《易傳》「精氣為物，遊魂為復」的觀點，強調精氣流動的重要性，並突出了精氣與人體壽夭、生理病理的關係。如「精不流則氣鬱」（《呂氏春秋．盡數》），「病之留，惡之生也，精氣鬱也」（《呂氏春秋．達鬱》）。在生理方面，《呂氏春秋》強調了精氣流動與壽夭的關係，其名言「流水不腐，戶樞不蠹」「精氣日新，邪氣盡去，及其天年，此之謂真人」（《呂氏春秋．盡數》），突出了精氣流動對人體的重要意義，對中醫的精氣學說及養生觀都有積極的影響。

第三節 《呂氏春秋》醫道觀與中醫學

《呂氏春秋》在中醫學和養生方面都有精湛的論述。在先秦的綜合性巨

著中，《呂氏春秋》的中醫學論述既豐富又比較直接，對中醫學的影響較大，許多觀點在今天看來仍極有參考價值。

《呂氏春秋》的醫道宗旨為「達鬱」，除以《呂氏春秋·達鬱》專論之外，還散在於「盡數」「情慾」及「圜道」等篇章中，認為鬱為致疾病的根源，主要是氣鬱，因此在養生方面主張止欲節逸以防鬱。氣鬱、達鬱、防鬱是《呂氏春秋》醫道觀的主要思想觀點。

一、《呂氏春秋》論鬱與中醫鬱證

關於「鬱」，《呂氏春秋》設「達鬱」篇進行專論，本意在於透過鬱的病理，寓意國家應排除壅閉。

凡人三百六十節，九竅、五臟、六腑。肌膚欲其比也，血脈欲其通也，筋骨欲其固也，心志欲其和也，精氣欲其行也。若此則病無所居，而惡無由生矣。病之流，惡之生也，精氣鬱也。

（《呂氏春秋·達鬱》）

人體病理的產生是因為精氣閉結之故，所以《呂氏春秋》提倡流動精氣，提倡運動，並借水、樹、草之腐，進一步引證精氣壅閉導致鬱的理論。

水鬱則為汙，樹鬱則為蠹，草鬱則為蕢。

（《呂氏春秋·達鬱》）

於國家的治理，如不疏鬱除壅則國將腐。

國亦有鬱，主德不通，民欲不達，此國之鬱也。國鬱處久，則面惡並起，而萬災叢至矣。

（《呂氏春秋·達鬱》）

國鬱的根源，為君主之德不通達，百姓之願望不能實現。

《呂氏春秋》解決鬱的辦法為達鬱、疏鬱，在中醫學上有極重要的參考價值。達鬱的辦法一為運動，一為節慾。「流水不腐，戶樞不蠹，動也」（《呂氏春秋·盡數》），即要運動，不動為鬱之根源，「形不動則精不流，精不流則氣鬱」，氣鬱則形病。

鬱處頭為腫，為風，處耳則為挶，為聾，處目則為䁾，為盲，處鼻則為鼽，為窒，處腹則為張，為府，處足則為痿，為蹷。

（《呂氏春秋·盡數》）

達鬱的另一方法為節慾，人的慾望是無止境的，慾望不節，滿足不了則易導致鬱。

天生人而使有貪有慾，慾有情，情有節。

（《呂氏春秋·情慾》）

《素問・陰陽別論》：「二陽之病發心脾，有不得隱曲，女子不月。」把鬱作為病機進行專論的是金元大醫家朱震亨，其在《丹溪心法・六鬱》中強調「人生諸病多生於欲」，其「氣血沖和，萬病不生，有怫，諸病生焉」的觀點與《呂氏春秋》「精氣欲其行也，……而惡無由生也，病之留，惡之生也，精氣鬱也」的觀點是一致的。

朱震亨還將鬱發展為氣、血、火、食、濕、痰六鬱，和《呂氏春秋》的「鬱處頭則為腫」，即氣鬱導致水鬱的理義相同，而且同樣認為致鬱的根本原因是氣鬱。明代張景岳對鬱證又進行了重要發展，認為不但鬱可以致病，病也可以致鬱。

「凡五氣之鬱則諸病皆有，此因病而鬱也。至若情志之鬱，則總由乎心，此固鬱而病節。聖人修節以止慾，故不過紆其情也。……聖人之所以異者，得其情也。由貴生動，則得其情矣；不由貴生動，則失其情矣。此二者，死生存亡之本也」。

（《景岳全書・雜證謨・鬱證》）

適度的情慾是死生存亡之本，《呂氏春秋》的節慾比《老子》的無慾進了一步。

《呂氏春秋》論鬱對中醫有一定的影響，鬱證是指「氣結」，如《素問・舉痛論》：「思則心有所存，神有所歸，正氣留而不行，故氣結矣。」運氣七篇提出了六鬱之治：「木鬱達之，火鬱發之，土鬱奪之，金鬱洩之，水鬱折之。」（《素問・六元正紀大論》）

《內經》提出了致鬱的主要病機為七情不舒，並提出氣鬱可以導致血鬱，擴大了鬱證的範疇，後世王清任在《內經》及張景岳的啟發下，具體發展了氣鬱至血瘀的理論。

在治療方面，《呂氏春秋》提出「達鬱」，中醫提出疏鬱，並進行了發展，創立了一系列行之有效的方劑，如《金匱要略》半夏厚朴湯、丹溪六鬱湯，《和劑局方》逍遙散等，說明《呂氏春秋》之鬱論已滲透入中醫理、法、方、藥各方面之中，其影響之深，可見一斑。

鬱證至現代已成為中醫的一大病證，包括現代醫學的神經官能症及更年期綜合徵等，在內科學中占有重要地位，而鬱的病機也成為中醫病理的重要組成部分，鬱的各種治療方藥更是具有中醫的特色。中醫鬱的發展包括病因、病機、治則和《呂氏春秋》論鬱的影響是分不開的。

二、《呂氏春秋》節慾防鬱觀

節慾是《呂氏春秋》養生觀的重要原則之一。《呂氏春秋》認為鬱產生的原因主要為慾不能滿足。因此，他認為慾是致鬱的禍根，從而提出止慾、節慾，提出「聖人修節以止慾」（《呂氏春秋・情慾》）。

《呂氏春秋》的止欲是節慾，與《老子》的無慾不同。

耳之慾五聲，目之慾五色，口之慾五味，情也。此三者，貴賤，愚智，賢不肖慾之若一，雖神農、黃帝，其與桀、紂同。聖人之所以異者，得其情也。由貴生動，則得其情矣；不由貴生動，則失其情矣。此二者，死生存亡之本也。

（《呂氏春秋・情慾》）

生理本能慾望人人皆有，聖人之所以不同於一般人，是因為他們能控制自己的情感，所以不過慾、不縱慾，這是決定死生存亡的根本。

少慾則不會因為慾望不能滿足而致鬱，節慾是防止鬱的根本，也是死生存亡之根本。中醫學的養生觀點和《老子》《呂氏春秋》是一致的，如《素問・上古天真論》提出「少慾」才能「氣從其順，各從其慾」，並且只有做到「嗜欲不能勞其目，淫邪不能惑其心」，才能「度百歲而動作不衰」。這些節慾養生之道和《呂氏春秋》可以說是如出一轍。

三、《呂氏春秋》節逸防鬱觀

《呂氏春秋》的防鬱原則還強調節逸，提出過於安逸是致鬱的根源。「出則以車，入則以輦，各以自佚（通『逸』）」，稱之曰「招蹷（癱病）之機」。要有一定的勞動才能防鬱，故「精不流則氣鬱」（《呂氏春秋・盡數》），並提倡運動，《呂氏春秋》的著名的「流水不腐，戶樞不蠹」即是告誡要運動精氣。

《呂氏春秋》的節逸還強調「聲禁重，色禁重，衣禁重，香禁重，味禁重，室禁重」（《呂氏春秋・去私》），即言要節制聲、色、衣、食、住，不能過逸，過逸必致精氣鬱而生病。

《內經》所說的聖人的養生原理與之一致。

其次有聖人者，處天地之和，從八風之理，適嗜欲於世俗之間，無恚嗔之心，行不欲離於世，被服章，舉不欲觀於俗，外不勞形於事，內無思想之患，以恬愉為務，以自得為功，形體不敝，精神不散，亦可以百數。

（《素問・上古天真論》）

第四節　《呂氏春秋》人道觀與中醫學

《呂氏春秋》是一部博大的社會科學、自然科學的綜合性巨著。其中，尤以社會科學內容最為豐富，包括哲學思想、政治思想及科學文化的內容。故呂不韋謂之「備天地萬物古今之事」。

《呂氏春秋》反映的是秦國丞相呂不韋的思想，呂不韋崇儒，因此《呂氏春秋》雖然博取儒道，兼顧墨法諸家，集雜家之長於一書，但其思想仍以儒家思想為突出，尤其強調儒學的中庸仁道。

《呂氏春秋》全書共60篇，其中50餘篇談及儒家的仁、義、禮、智、忠、孝、信，占全部書的80%以上，可見儒學在《呂氏春秋》人道觀中的地位。

《呂氏春秋》不但推崇儒學，而且對其主要觀點仁、義進行了發展，有些篇章雖然把法家和儒家並到一章論述，但其結尾大多以褒儒貶法為結束。因此《呂氏春秋》形式上為雜合諸家之作，實質卻為推崇儒學之著。

《呂氏春秋》倡舉仁道，提出「無變天之道，無絕地之理，無亂人之紀」（《呂氏春秋・孟春紀》），並言君主治國必貴公去私——「必先公」（《呂氏春秋・貴公》），「誅暴而不私」（《呂氏春秋・去私》）方能就其霸業。《呂氏春秋》還主張賢主必須察民意，「欲為天之，民之所走，不可不察」（《呂氏春秋・功名》）。

《呂氏春秋》重仁義，提出人甚至可以為仁義而死，提出「迫生不若死」（《呂氏春秋・貴生》），即以其不義而苟且偷生，不如為義而死，還提出「忍所私以行大義」（《呂氏春秋・去私》），君子「動必緣義，行必誠義」（《高義》），「君子計行慮義，小人計行其利」（《呂氏春秋・慎行》），「義者，百事之始也，萬利之本也」（《呂氏春秋・無義》）。《呂氏春秋》還把義用於對戰爭的取捨，如曰：「兵苟義，攻伐也可，救守亦可；兵不義，攻伐不可，救守不可。」（《呂氏春秋・禁塞》）

《呂氏春秋》在利與義的關係上，贊崇儒家：重仁義、輕功利，認為百世之利高於一時之務：「雍季之言，百世之利也；咎犯之言，一時之務也。焉有以一時之務先百世之利者乎？」（《呂氏春秋・義賞》）

《呂氏春秋》重視忠孝、廉潔，提出忠言逆耳：「至忠逆耳，倒於心，非賢主其孰能聽之。」（《呂氏春秋・至忠》）還認為利與忠是不可兼併的，如曰：「利不可兩，忠不可兼。不去小利，則大利不得；不去小忠，則大忠不至。」（《呂氏春秋・權動》）

《呂氏春秋》注重禮儀，其曰：「知大禮。」（《呂氏春秋・不廣》）「必中理然後動，必當義然後舉。」（《呂氏春秋・不苟》）這與儒家之「非禮勿言，非禮勿動」觀點是一致的。

《呂氏春秋》重賢德，包括求賢、舉賢、近賢，強調禮賢下士（《呂氏春秋·下賢》），舉賢人，提出「贊能」（《呂氏春秋·贊能》）。《呂氏春秋》還提出與人交往的原則應重賢輕財，如曰：「賢者善人以人，中人以事，不肖者以財。」（《呂氏春秋·贊能》）

天下雖有有道之士，國猶少。千里而有一士，比肩也；累世而有一聖人，繼踵也。士與聖人之所自來，若此其難也，而治必待之，至奚而至？雖幸而有，未必知也，不知則與無賢同。

（《呂氏春秋·觀世》）

賢仁之士，不但難得，而且也不易被發現，不去探尋同沒有出現一樣。

《呂氏春秋》重智教，強調教育、辨學、尊師、勤學，如「不知禮義，生於不學」「聖人生於疾學」（《呂氏春秋·勸學》）「教也者，義之大者也；學也者，知之盛者也」（《呂氏春秋·尊師》）。

《呂氏春秋》雖然為集諸家之長的綜合性書籍，但實際上是以孔孟儒家為主的著作。雖也收採了道家的自然觀，但重點仍在社會觀，其中有許多倫理觀點是值得借鑑的。

《呂氏春秋》在儒、道、法、墨家之間採取折中主義，既贊同儒家的「正名」，又提出「分上下尊卑的定分」（《呂氏春秋·處方》）與法家的「治不逾官」觀點。

第五節　《呂氏春秋》方法論與中醫學

《呂氏春秋》是一部以史書為名的綜合性著作，哲學意味極為深厚，特點為列舉歷史事蹟以表達觀點。其中有不少方法學問題是值得借鑑的。

《呂氏春秋》注意察微，強調見微知著，如曰：「治亂存亡，其始若秋毫，察其秋毫，則大物不過矣。」顯然，這與《老子》的「治未亂」觀點是一致的，在中醫學上可借鑒於「治未病」。

《呂氏春秋》注重知度，即掌握事物的難度，如曰：「賢主有度而聽，故不過。」（《呂氏春秋·有度》）無過、不及、中庸、持中為儒家中庸之則，對中醫處方用藥的適度有啟迪意義。

《呂氏春秋》注重糾偏，提出「去宥」。認識事物應去除偏見，如曰：「凡人必別宥然後知，別宥則能全其天矣。」「天不可激者，其唯先有度。」（《呂氏春秋·去宥》）《呂氏春秋》還提倡兼聽則明，偏聽則暗，如曰：「世之聽者，多有所尤（囿，偏限），多有所尤，則聽必悖矣。」（《呂氏春秋·去宥》）這些觀點對於中醫學中診察疾病全面合參有一定借鑑意義。

《呂氏春秋》提出事物之間存在著客觀聯繫——「應同」（《呂氏春秋・應同》），同類的事物往往相應，相應則相召，相召則相和，所謂「類固相召，氣同則合，聲比則應」，強調要尋求事物的共同性及其相互關係。這種觀點無疑是唯物的、辯證的，對中醫整體治療有借鑒價值。

《呂氏春秋》強調「貴因」，因，憑順，即指順應客觀事物的發展，所謂「因人之心」「因水之力」「因民之欲」（《呂氏春秋・貴因》）。

「三代所寶，莫如因，因則無敵」，順應自然規律是成功的法寶。這種觀點對中醫因勢利導、順應自然規律的養生、治療無疑有一定影響。《呂氏春秋》中「孟春紀」「仲春紀」「孟夏紀」「仲夏紀」「季夏紀」「孟秋紀」「仲秋紀」「季秋紀」「孟冬紀」「仲冬紀」「季冬紀」等篇章強調的人道應順應天道的思想，大量反映在《素問・四氣調神大論》中，可見《呂氏春秋》對中醫學的影響。

《呂氏春秋》認為應注意待時，其曰：「聖人之於事，以復而急，似延而速，以待時。」（《呂氏春秋・首時》）其駕馭時機的觀點對中醫時間醫學有開拓意義。

《呂氏春秋・精通》提出人的精氣相通，並認為精氣相通是人的心神相通的生理基礎，如對骨肉之情解釋為「子之於父母也，一體而兩分，同氣而異息。若草莽之有華實也，若樹木之有根心也，雖異處而相通，隱志相及，痛疾相救，憂思相感，生則相歡，死則相哀，此之謂骨肉之親」。

《呂氏春秋》是我國先秦時期的文化寶藏，無論於天道、醫道或人道方面都有著精闢的論述，其中不但蘊含著豐富的哲理，而且有豐富的中醫學知識，直接或間接地影響了中醫理論、方法學、倫理道德及臨床實踐，是先秦以來繼《易傳》《論語》《老子》後的又一部光輝巨著。

第八十一章

《山海經》與中藥學及中醫學

《山海經》是我國先秦文化寶庫中一顆璀璨的明珠，成書於戰國時期。《山海經》對我國文化有著深遠的影響，是中國神話、寓言、幻想、浪漫文學的鼻祖，對中國的文化藝術有著深遠的影響。

《山海經》內含豐富的醫藥知識、神話傳說及史地材料，是研究我國地理、歷史、醫藥、文化、植物、動物的珍貴文獻。

第一節 概　論

《山海經》今本十八卷，作者未留名。《山海經》分為《山經》及《海經》二部，《山經》有豐富的醫藥學知識，其中藥記載之豐碩完全可以堪稱中國首部中藥學著作，遠遠早於《神農本草經》，是研究中藥學的寶貴資料。《海經》反映了一些遠古人神養生的觀點，可以借鑒於養生等方面。

《山海經》是一部具有傳奇色彩的書籍，其內容看似光怪陸離，但對中國文學藝術有著深刻的影響。可惜這樣一部巨著，卻被前人認為是地理專著，現代也少有人問津，實在令人感到遺憾。

《山海經》是一部對中藥學有著直接影響的珍籍，有發掘和借鑑的價值。中醫學是中國文化土壤的產物，中醫藥不能脫離傳統文化。

第二節 《山海經》與中藥學

《山海經》所載中藥 100 餘種，包括植物、動物、礦物等類，並有產地、類別、形態、氣味、性能和所治疾病的詳細記載。

《山海經》早於《神農本草經》，所載藥物豐富詳細，應列為研究中藥學的必讀參考文獻。

一、《山海經》的中藥學成就

《山海經》記載了 100 餘種可供藥用的動物、植物、礦物，可供藥用的植物 45 種，其中草本植物 18 種，木本植物 27 種；可供藥用的動物 51 種，其中各種獸類 15 種，鳥、山禽類 17 種，水中各種魚類 15 種，鱉、龜、蚊等 4 種。歸納之，這些藥物的應用範圍包括內科、婦科、外科病證，還可用於美容、抗衰老。

如《山海經》中記載有草藥，人食之會失去生育能力，其特徵為開黑色的花朵卻不結果實〔如《山海經・西山經》中「有草焉，其葉如蕙，其本如桔梗，黑華（花）而不實，名曰菅蓉，食之使人無子」〕。

反之，有草藥可治療不孕不育，其特徵是開紅花，果實較多〔如《山海經・西山經》中「有木焉，員葉而白柎，赤華（花）而黑理，其實如枳，食之宜子孫」〕。

此外，《山海經》中還記載一種紅尾巴的鳥類，食之能多子（如《山海經・西山經》中「其中有鳥焉，名曰䳋，其狀如梟，青身而朱目赤尾，食之宜子」）。

《山海經》中記載的可抗衰老及治療老年病的藥物多來源於草本植物（如《山海經・中山經》中「有草焉，其狀如蓍而毛，青華而白實，其名曰𦳏，服之不夭」）。

還有治療老年意識顛昏的藥物（如《山海經・北山經》中「有鳥焉，其狀如鳥，首白而身青、足黃，是名鶌鶋，其名自詨，可以已寓」），《山海經》還提出食一種三足龜可以防病延年（如《山海經・中山經》中「三足龜，食者無大疾」）。

在抗腫瘤方面，《山海經》記載了一種草藥，其狀如赭，既可治疥也可抗腫瘤（如《山海經・西山經》中「有草焉，其名如黃雚，其狀如樗，其葉如麻，白華而赤實，其狀如赭，浴之已疥，又可已胕」）。

此外，在治療癭、疣、瘻方面，《山海經》也記載了許多藥物，如曰：「有鳥焉，其狀如鴟而人足，名曰數斯，食之已癭。」（《山海經・西山經》）「鱳魚，其狀如鯉而雞足，食之已疣。」（《山海經・北山經》）「䲃魚，狀如鱖，居逵、蒼文赤尾，食者不痈，可以為瘻。」（《山海經・中山經》）

《山海經》中尤有較多的健腦、調整神經方面的藥物記載，幾乎用的都是魚類和飛鳥類，這是值得研究的，包括壯膽藥（如《山海經・南山經》中「有獸焉，其狀如羊，九尾四耳，其目在背，其名曰猼訑，佩之不畏」），提神興奮藥（如《山海經・南山經》中「有鳥焉，其狀如雞而三首六目，六足三翼，其名曰鵸鵌，食之無臥」），以及治療狂病的藥（如《山海經・西山經》中「多文鰩魚，狀如鯉魚，魚身而鳥翼，蒼文而白首赤喙，常從西海而游於東海，以夜飛。其音如鸞雞，其味酸甘，食之已狂」）。

此外，《山海經》還記載了服後可以忘憂之藥（如《山海經・北山經》中「儵魚，其狀如雞而赤毛，……食之可以已憂」），以及益智藥物（「人魚，其狀如鯑魚，四足，其音如嬰兒，食之無痴疾」），《山海經・北山經》還記載了增強記憶力的藥物、使人服後少夢的藥物等。

另外，《山海經》中還有治療蠱脹病、黃疸病、腫病、風痺病、腹瀉等內科病的藥物記載，而且都比較豐富，甚至對美容方面的藥物也不乏記載。

總之，《山海經》所載藥物品種豐富，效用獨特，在文學書籍中十分罕見。

二、《山海經》與《神農本草經》

《神農本草經》成書於漢代，是我國最早的中藥專著，為中醫藥經典之一，作者託名於神農，未留下真名。

《神農本草經》原書早佚，後世從散存的歷代本草書籍中輯出，全書共 4 卷，收載藥物 365 種，分上、中、下三品，是研究中藥學的重要參考文獻。

《神農本草經》成書於《山海經》之後，深受《山海經》之影響。

其一，《神農本草經》論述藥物的方式與《山海經》相似，包括藥名、產地、性味、生長環境、形狀、效用等，與《山海經》一樣，比較突出對生長環境的描述。

其二，《神農本草經》在《山海經》重視野生藥物的基礎上，又強調了藥物栽培。

其三，《神農本草經》在《山海經》的基礎上，對各種藥物進行了大量補充，奠定了中藥學的基礎。

其四，《神農本草經》引用了一些《山海經》中的內容，尤其在藥物的生長環境方面汲取了《山海經》中的「營養」，如《神農本草經》中記載月沙條：「《山海經》云：月粟，粟沙也。」術條：「《中山經》云：首山草多茶。」牡桂條：「《南山經》云，招搖之山多桂。」欒華條：「《山海經》云，雲雨之山，有木名欒。」

其五，從《山海經》中所述天冬、麥冬、芍藥、桔梗等未註明性狀、用途的正統中藥，可以推測在《山海經》之前可能已有更早的中藥古籍，但已佚失，或者《山海經》作者本身就是醫者，精通中藥。

《神農本草經》為中藥學的基礎，既繼承了《山海經》的中藥學成就，又對其進行了重要的發展，對後世本草著作，尤其李時珍的《本草綱目》有重要影響，由此更進一步說明，傳統文化與中藥學關係密切。

第三節 《山海經》的中醫學成就及其中醫學思想

一、《山海經》的中醫學成就

《山海經》涉及的疾病相當廣泛，提出 50 餘種病名，可歸納於臨床各科。《山海經》中癉、寒、蠱、暍、腫、瘕、聾、疥、痔、腑、癘、癰、嗌痛、疽、癭、風、疣、狂、溺、腹痛、痴、嘔、癬、瘻、惑、勞等名詞沿用至今，還有一些名詞，如眯（神昧）、糟（屎氣）、衕（腹瀉）、曝（膚裂）、睬（鼓脹）、凝瀕（目花）等，今已不用。

《山海經》對神經精神方面的疾病及相關名詞也有相關記載，如憂（鬱證）、無臥（失眠症）、不睡（多寐）、妒（更年期綜合徵）、忘（健忘症）、瞢（痰證）、厭（夢癲）、癘（麻風）、狂、痴、惑、怒等。

《山海經》提出強壯神經及調整大腦神經系統的藥物，以動物性藥尤其獸類及鳥類的價值最高。如《山海經・北山經》曰：「有鳥焉，……可以止痢（痴）。」《山海經・南山經》：「有鳥焉，……食之無臥（興奮）。」《山海經・中山經》：「有獸焉，……食之不眯（不昧）。」「有獸焉，……食之已憂（疏鬱）。」《山海經》記載，消蠱除脹、治痔除疣，以水中魚類為擅長，如《山海經・南山經》：「有魚焉，……食之無腫疾。」「其中多育沛（水中動物）佩之無瘕疾。」

《山海經》又載龜鱉等治療早聾、早衰效果顯著。如《山海經・南山經》：「玄龜，……佩之不聾。」《山海經・中山經》：「三足龜，食者無大疾。」一些樹漿莖汁，服之則可以不飢忘勞。此外，禽類動物對強壯神經的效果也比較好，如《山海經・北山經》：「有鳥焉，……食之不瀕（目花）。」止痛一類中藥則多為草本植物，如《山海經・西山經》：「其草有萆荔，……食之已心痛。」

其他還有皮膚科、五官科、外科的疾病和相應藥物治療記載，原文內容十分豐富，不再贅舉。

《山海經》中所述獸類、禽類及水中動物，雖然形狀都比較怪異，有的至今尚未見過，但藥物的產地、環境，以及醫藥效用，仍可供今人研究中藥學參考，對怪藥（怪形、怪味）治怪病也有一定的啟發。

此外，《山海經》的藥物記載還有一個特點，即好山好水出好藥，惡山惡水出怪藥，其中好山好水產的動物和植物有延年、強身、美容的作用；而惡山惡水則多出怪獸、奇鳥、怪魚、怪草木，有的可以治怪病，有的則有毒，這些觀點對中藥學研究同樣有著重要的啟發意義。

二、《山海經》的中醫學思想

《山海經》有光輝的中醫預防醫學思想。《山海經》雖然是一部神話體裁的書籍，但在中醫學上體現的卻是無神論觀點。《山海經》尤其注意預防，記載了多種強體質、健腦、防疾病的藥物，包括各種動植物、礦物類，對中醫預防醫學的發展有著重要的意義。

《山海經》有獨特的養生觀點。《山海經》透過一些傳說中的奇神怪族的生活方式，介紹了遠古的一些養生方法。

例如，記載繼無民以空氣和魚為主食（《山海經．大荒北經》中「有繼無民，繼無民任姓，無骨子，食氣，魚」），還記載一個叫燭龍的蛇人不吃不喝，不呼吸，只吞食風雨（《山海經．大荒北經》中「有神，人面蛇身而赤，身長千里，直目正乘，其瞑乃晦，其視乃明，不食、不寢、不思，風雨是謁。是燭九陰，是謂燭龍」），為後世道教「辟穀」「食氣」養生所引用。

《山海經》描述的許多遠古氏族飲食都以黍、木或葉為主，壽命都很長，如提到某國人民以甘木為食而不死長壽（《山海經．大荒南經》中「有不死之國，阿姓，甘木足食」），故其在研究長壽飲食方面具有一定參考價值。

《山海經》的中醫學思想中有不少內容是值得借鑑的。

第四節 《山海經》的文學成就

《山海經》是一部充滿了神話色彩的綜合性巨著。《山海經》中有對歷史故事、祭祀的記載，還有對各種民族風俗的描述，借神話傳說進行謳歌或鞭撻，全書充滿了幻想。

《山海經》中《海經・大荒經》裡的故事光怪陸離，有太陽母親生 10 個太陽兒子的故事，有想像太陽、月亮出海的情景，有雷神形象的描述，還有天神之間的鬥爭以及后羿射日救人民的故事。

《山海經》中還有對歌舞的產生源由、琴瑟的創造和世外桃源歌舞之鄉——載民國的記載。還描述了氏族之間的鬥爭和各種各樣的奇神怪獸，如象徵吉祥的鳳鳥，預兆不祥的怪狐、怪鳥，還有人魚、蛇人、獸人，甚至奇形怪狀的「外星人」。

此外，《山海經》還記載了形死心不死的無啟國、沒有女人的丈夫國、可怕的女巫、可製成衣服的樹皮等。

《山海經》以其豐富離奇的幻想力和浪漫的筆調，對中國文化產生了深刻的影響，為後世神話、寓言的創作奠定了基礎。

綜上所述，《山海經》是我國珍貴的文化古籍，其中蘊含了豐富的中醫學、中藥學、文學、史學、地理學、生物學、動物學、礦物學等知識，尤其可貴的是，《山海經》與中藥學有著直接的關係，對中藥學的形成和發展具有直接的影響，是研究中醫學和中藥極為珍貴的文獻之一。

第八十二章

《論衡》與中醫學

《論衡》是漢代王充撰著的一部綜合性巨著，該書對我國古代自然科學的發展產生了深刻的影響。

該書對《易經》的術數進行了發展，並充分應用於天文、曆法，對中醫學、天文學產生了重要影響。

第一節 王充與《論衡》

王充，字仲任，會稽上虞（今浙江上虞）人，是我國漢代偉大的唯物主義哲學家，著《論衡》八十五篇（現缺「招致」篇）。

《論衡》是一部綜合性書籍，其影響僅次於《淮南子》，內容涉及政治思想、倫理道德、哲學、中醫學、天文、曆法等，十分豐富。

《論衡》的觀點是唯物的，主張氣一元論。王充是無神論者，反對復古主義，反對先驗主義，重視天道自然規律，重視天文曆法及術數，其著《論衡》中的唯物主義哲理及一些天文、曆法、術數觀點和中醫學有一定關係。

第二節 《論衡》天文曆法與術數

術數是一種以數闡述事物的數理哲學，起源於《周易》，發展於易學數術派別，漢代易學家注重象數，術數是象數派的發展，易學的術數主要包括河圖洛書、太極等。

王充將術數應用於天文、曆法。《論衡》論述二十八宿（井、鬼、柳、星、張、翼、軫、角、亢、氐、房、心、尾、箕、斗、牛、女、虛、危、室、壁、奎、婁、胃、昴、畢、觜、參），並認為二十八宿是計算日月運行的天文標誌，他提出「數家計之，三百六十五度一周天，下有周度，高有裡數，……安得裡度？又以二十八宿效之，二十八宿為日月舍」（《論衡・談天》），還認為天地是稟受氣存在的事物，如曰：「天地，含氣之自然也。」這些觀點與《內經》二十八宿、天度、氣數以及「大氣舉之也」（《素問・天元紀大論》）一致。

《內經》進一步發展了術數，如把宇宙日月運行的氣度、氣數和人體生理相對應，藉以闡述人應順應天道自然，如《靈樞・五十營》曰：「天周二十八宿，宿三十六分，人氣行一周，千八分，日行二十八宿，入經脈上下，左右，前後二十八脈，周身十六丈二尺，以應二十八宿，漏水下百刻，以分晝夜。」太陽行走完天空二十八星宿時，人氣在人體內也行完一周，太陽移動一個星宿，人體人氣行完一條經脈，太陽行完二十八星宿，則人氣行完二十八脈。

王充《論衡》的唯物主義觀點對張衡影響較大。張衡是漢代科學家，是把術數應用於天文學的傑出代表，他發明了渾天儀。他的著作《渾天儀注》及《靈憲》，都對術數有精闢的論述，所論北極、北斗、二十八宿、日月五星的運行，以及月食、日食在天文學中都很有價值，如「在星則星微，遇月則月食」「凡文耀麗乎天，其動者七，日月五星是也，周旋右迴，天道者貴順也」。

《論衡》的觀點與《內經》對天文的論述一致，如《素問・五運行大論》：「變化之用，天垂象，地成形，七曜緯虛，五行麗地。」七曜指日、月、五星。緯虛指周旋運行。中醫學對天文學的重視與中醫古代天文術數學的發展是分不開的。

第三節 王充氣一元論與中醫精氣學說

王充是徹底的唯物主義者，他揚棄了道家虛幻的宇宙本體論，提出宇宙由氣組成，認為「天稟元氣」（《論衡・超奇》），「元氣者，天地之精微也」（《論衡・四諱》）。

關於宇宙為氣組成，《周易》提出精氣是一種物，而且在不停地運動變化之中，如「精氣為物，遊魂為變」，為精氣學說的先導。

對精氣學說最有發展的是戰國時代的宋鈃、尹文，他們的精氣學說被保存在《管子・內業》中，如曰：「凡物之精，比則為生，下生五穀，上為列星，流於天地之間，謂之鬼神，藏於胸中，謂之聖人，是故氣。」「精也者，氣之精者也。」他們提出，氣流於天地之間，也充於人之胸中，還認為「精存自生，其外安榮，內臟以為泉原，浩然和平以為氣淵，淵之不涸，四肢乃固，泉之不竭，九竅遂通」（《管子・內業》），即言精氣關係著人的一切生理功能。

莊子認為人是由氣聚而成的，如曰：「人之生，氣之聚也，聚則為生，散則為死，故曰通天下一氣耳。」（《莊子・知北遊》）《淮南子》也對氣進行了論述，如曰：「虛廓生宇宙，宇宙生氣。」（《淮南子・天文訓》）王充《論衡》對氣的論述則更加明確，如《論衡・論死》曰：「人之所以生者，精氣也。」可見，精氣學說在王充著《論衡》的時期已經發展得很深入了。

《內經》在《周易》及先秦時期精氣理論的基礎上，把精氣理論全面深入地引進中醫學中，應用於中醫的理、法、方、藥內，推動了中醫基礎理論的發展。

中醫對精氣學說應用的特色在於把精和氣分開，並與神三者共為人身三寶，組成了中醫的基礎理論，並強調了三者的關係。中醫學認為精為氣之母，精為神之寶，精化為氣，精氣神三位一體，分之為三，合之則一，其體為精，其用為氣神，尤其強調精為根本。

《素問・金匱真言論》曰：「夫精者，生之本也。」《靈樞・經脈》：「人始生，先成精。」《靈樞・決氣》：「兩精相搏，合而成形，常先身生，是謂精。」《素問・陰陽應象大論》：「精化為氣。」在氣之前還有更小的氣——精，把先秦兩漢的精氣觀念進行了更具體的應用和發展。

第四節 《論衡》氣壽觀及其在養生中的意義

《論衡》強調氣與人體生命的關係，認為氣是人體生命的根本，如曰：「人稟氣而生，含氣而長。」（《論衡・命義》）「人之所以生者，精氣也。」（《論衡・論死》）

王充還認為人的元氣是稟受於先天的，如「人稟元氣於天」（《論衡・無形》），還極重視氣與形的關係，如「形之血氣也，猶囊之貯粟也，……人稟氣於天，氣成而形立，則命相須以至終死」（《論衡・無形》）。王充一再強調氣與生命息息相關，氣絕則死，如曰：「諸生息之物，氣絕則死。」（《論衡・道虛》）

王充還重視稟氣與體質壽夭的關係。王充認為氣是人體生命之本，故稟氣的充盛與體質的強弱及壽夭有密切關係，並強調「人以氣為壽」（《論衡・無形》），故把人的壽命稱為「氣壽」，如曰：「夫稟氣渥則其體強，體強則其命長；氣薄則其體弱，體弱則命短，命短則多病壽短。」「人之稟氣，或充實而堅強，或虛小而軟弱，充實堅強，其年壽；虛劣軟弱，失棄其身。」「稟氣薄，則雖形體完，其虛省氣少，不能充也。」（《論衡・氣壽》）

《論衡》還重視氣在人體生理中的重要意義，尤其重視氣在養生中的作用。《論衡》吸取了道家食氣養生的方法，如《論衡・道虛》說到「真人食氣，以氣而為食」，故曰「食氣者，壽而不死，雖不穀飽，亦以氣盈」。

《論衡》提到了食氣：「食氣者，必謂吹呴呼吸吐故納新也。」《論衡》還認為道教「以氣養性，度世而不死」，原理在於通血脈，因為「血脈在形體之中，不動搖屈伸，則閉塞不通，不通則積聚，則為病而死」。

《論衡》的自然觀主要為氣一元論，與中醫的精氣學說及養生觀，都有著密切的聯繫。

下部

第八篇

《周易》與中醫臨床思維

《周易》的思維模式是中醫方法論的導源，《周易》理論不僅和中醫理論的形成和發展有著密切的關係，而且對中醫臨床也有著直接的指導意義。

第八十三章

《周易》與中醫臨床思維

《內經》是中醫的臨床指導，但全書只有十三個不常用的藥方。《周易》並無方藥的記載，但其思維模式影響著臨床思維，其象數原理也和臨床診療相關。

《內經》是把《易經》象數應用於中醫學的典範。八卦能應用於藏象的原因就是八卦蘊藏著豐富的陰陽訊息。

第一節 《周易》「損剛益柔」原理在臨床上的應用

在《周易》「損剛益柔」原理的啟發下，中醫創立了「抑陽益陰」理論，對治療肝陽上亢證以及因肝陽上亢而產生的中風、眩暈、狂證都有重要的指導意義。

《易・乾卦》曰：「上九，亢龍，……亢龍有悔。」《易・文言》曰：「潛龍勿用，陽氣潛藏。」《素問・六微旨大論》曰：「亢則害，承乃制，制則生化。」「龍」象徵陽性，「悔」代表陽氣不能太過，即提示亢陽必潛藏的道理。《易・乾卦》之「群龍無首」為育陰之始，中醫學陰虛陽亢證即以育陰潛陽為治療原則。

王冰提出的「壯水之主，以制陽光」亦是以育陰為主的。

第二節 「履霜，陰凝」在臨床上的應用

《易・坤卦》曰：「履霜堅冰至。」《易・坤卦・象》曰：「履霜堅冰陰始凝也，馴致其道，至堅冰也。」李鼎祚注曰：「馴，猶順也，言陽順陰之性成堅冰矣。」說明凝霜堅冰為陰盛陽凝。

唐代王冰提出著名的「益火之源，以消陰翳」，正是針對這一類病機而設的治則。陰盛陽凝病理包括寒凝、痰聚、血瘀、毒滯等，臨床上可見於痺證、癥瘕積聚等，相當於現代醫學的冠心病、動脈硬化、風濕性關節炎、血栓性脈管炎、腫瘤、疝氣等。

《易．坤卦．文言》曰：「陰疑於陽必戰。」中醫通陽散寒、化瘀破堅即為該證「必戰」的治療原則。

第三節 《周易》交感理論的臨床應用

《周易》極為重視陰陽相交、水火既濟，如既濟卦䷾，水火相濟；未濟卦䷿，離坎未交；泰卦䷊為陰陽相交；否卦䷋為陰陽不交。《周易》交感理論為中醫心腎相交理論的淵源，心腎相交是五臟相關理論的重要組成部分。《易經》離卦為一水含於二火之中，坎卦為兩水包含一火，寓含水火相濟之理。

《素問．陰陽應象大論》提出「地氣上為雲，天氣下為雨」，認為自然界存在著天地陰陽氣交現象。《素問．六微旨大論》提出「氣交之分，人氣從之，萬物由之，此之謂也」，認為人體的臟氣也存在陰陽氣交現象。

《內經》雖然沒有直接提出心腎相交，但已經蘊含了陰陽氣化的交感理論，漢代張仲景把《易經》水火理論引入《傷寒論》，並把心腎相交理論應用於臨床，創製了治療心腎不交證的著名方劑——黃連阿膠湯。唐代醫家孫思邈更明確地指出了心腎水火相交的關係，提出「心者火也，腎者水也，水火相濟」，清代鄭欽安《醫理真傳》進一步提出了心腎相交的具體時刻，如曰：「子時一陽發動，起真水上交於心，午時一陰初生，降心火下交於腎，一升一降往來不窮，性命於是乎立。」

中醫心腎相交指心火和腎水在正常情況下相互升降，彼此交通，從而保持著心腎乃至全身陰陽水火動態平衡的生理狀態。心腎相交是五臟學說的重要內容，心腎的交濟關係著五臟的聯繫，也影響著全身陰陽的平衡。心腎陰陽一旦失濟，水火不能相交，就會出現心煩、失眠、心悸、健忘、多夢遺精、腰痠足冷、尿頻等心火炎於上，腎水寒於下的病理表現。

心腎相交實質上是陰陽氣化相交，因心為陽中之陽，腎為陰中之陰，陰陽二氣之間存在著相互依存、相互制約的關係，正常情況是腎水溫升，上濟於心則心火不炎，心火涼降，下交於腎則腎水不寒，因此心腎水火是互相制約著的。心腎交濟全賴坎離升降，坎卦☵一火含於二水之中，離卦☲二火包含一水；正如鄭欽安所言：「坎為水，屬陰，血也，而真陽寄焉。中一爻即天也，天一生水，在人身為腎，一點真陽含於二陰之中，居於至陰之地，乃人立命之根，真種子也。……離為火，屬陽氣也，而真陰寄焉，中一爻，即地也，地二生火，在人為心，一點真陰藏於二陽之中。……坎中真陽肇自乾元一也，離中真陰肇自坤元二也，一而二，二而一，彼此互為其根。」

（《醫理真傳》）這說明中醫心腎相交理論源於《易經》坎離二卦及既濟、未濟卦的交感關係。

此外，否、泰二卦也可反映陰陽的交感作用。《易・泰卦・彖》曰：「天地交而萬物通也。」《易・否卦・彖》曰：「天地不交而萬物不通也。」上乾下坤則陰陽離決，高齡之人「上實下虛」亦屬陰陽不能交泰病理。《素問・陰陽應象大論》曰「年六十，陰痿，氣大衰，九竅不利，下虛上實，涕泣俱出矣」，提示了陰陽交泰在人體生理、病理中的重要意義。

《周易》陰陽交感相濟的觀點在中醫治療學中也被廣泛應用。如張景岳十分重視陰陽的相濟作用，《景岳全書・新方八陣》說：「此又陰陽相濟之妙用也，故善補陽者必於陰中求陽，則陽得陰助而生化無窮，善補陰者必於陽中求陰，則陰得陽升而泉源不竭。」此外，在《周易》陰陽交感理論的基礎上，中醫發展了「陰陽相引」交通心腎的原則，由於心腎為水火之臟，陰中含陽，陽中含陰，所以調理心腎之陰陽，應根據孤陰不長，獨陽不生的理論，採用陰陽並用的方法，如交泰丸並用黃連、肉桂。

第四節　《周易》協調理論對中醫臨床的影響

《周易》極為強調事物的和諧調節，如《易・說卦》之「山澤通氣，雷風相薄（相應），水火不相射」「水火相逮（性雖不相入而氣相逮及），雷風不相悖，山澤通氣」等，主張對立面的協調與和諧。反映於中醫學，則體現在臟腑之間的生理和諧及治療上的調節意義；如肝脾調和、肝膽相寧，心腎的水火交泰等。一旦臟腑之間的和諧關係遭到破壞，則出現肝脾不調，脾胃欠和，肝膽不寧，心腎不交甚至肝氣犯胃，肝火犯肺，腎水凌心等，治療原則為調和臟腑，使之恢復協調。

「協調」是中醫治療學的一大特色，有不少著名方劑，如調和肝脾的逍遙散，舒肝和胃的四逆散等，都說明了《周易》協調理論對中醫學的影響。

《周易》原理對中醫臨床實踐有著重要的指導意義。

第五節　《周易》卦象與中醫脈象

《易・繫辭》曰：「近取諸身，遠取諸物，於是作八卦。」觀象視物，人體脈象是屬於「近取諸身」最有利的象。中醫的脈象和《周易》卦象有許多互通之處。

（一）以脈位而言

爻有三位，脈有三部。《易經》六十四卦，每卦六爻，上、五兩爻象天，二、初兩爻象地，三、四兩爻象人，並以上、中、初爻分上、中、下三位稱為三才。《易・繫辭》曰：「兼三才而兩之，故六，六者，……三才之道也。」《易・說卦》曰：「是以立天之道曰陰與陽，立地之道曰柔與剛，立人之道曰仁與義，兼三才而兩之故易六畫而成卦。」

人體脈象也有天、地、人三位——寸、關、尺三候，《素問・三部九候》曰：「人有三部，部有三候，以決死生，以處百病，……何謂三部，岐伯曰：有下部，有中部，有上部，部各有三候，上部天，兩額之動脈，上部地，兩頰之動脈，上部人，耳前之動脈。中部天，手太陰也，中部地，手陽明也，中部人，手少陰也。下部天，足厥陰也，下部地，足少陰也，下部人，足太陰也。故下部之天以候肝，地以候腎，人以候脾胃之氣。」脈理是通於易理的。

（二）以脈勢而言

寸、關、尺三部及浮、中、沉三候，皆體現了陰陽的消長盛衰，寸、關、尺三部自尺至寸，浮、中、沉三候從沉到浮，其脈勢的變化和《周易》卦爻的陰陽盛衰是一致的。

如《易・乾卦》自初九「潛龍勿用」至上九「亢龍有悔」，反映著陽氣由微到盛的過程，人體脈勢的變化正與之相吻合，提示中醫脈象與《周易》卦象是相呼應的。

第六節 《周易》與中醫辨證論治

一、易理與中醫辨證

辨證論治是中醫的特色，是中醫認識疾病和處理疾病的方法和過程。證是證據，是疾病階段性症狀、病位、病性的概括，是疾病某一階段的本質反映。辨證，就是取得證的過程，也就是根據四診望、聞、問、切得來的體徵和症狀，應用中醫理論進行分析，從而得出疾病的本質，包括疾病的定位和定性。論治是在辨證的基礎上分清主次，制訂出對疾病的處理方案，包括立法及處方。

中醫辨證論治的優越性在於「同病異治」和「異病同治」，也即同一種疾病，因可有不同的證，而進行不同的治療，反之，不同的疾病由於有共同的證而採取同一治法，所謂「同中求異」「異中求同」。

辨證論治的優異性在於治療上充分的靈活性，這是辨證論治的精髓，如同八卦一樣，共同點為都由陰爻和陽爻組成，又由於陰、陽爻量的多少和位置不同而構成不同性質的卦象。關鍵是由陰陽爻的多少而決定卦象的性質，如乾卦☰，三爻皆為陽爻，坤卦☷，三爻皆為陰爻，故乾性剛健屬陽，坤性柔順屬陰。又離卦☲，為兩陽爻包一陰爻；坎卦☵為兩陰爻合一陽爻，故一為陽中含陰，一為陰中有陽。

中醫臟腑辨證其定性、定位，是根據症狀的陰陽偏頗決定的，如心氣虛、心陽虛與心陽欲脫，共同點為心陽不足，而因陽虛的程度不同，呈現不同的階段病理。

辨證論治便可根據不同的階段病理，即所謂「證」，區分處理，體現了中醫論治的優越性，也說明中醫辨證其定量在定性中的意義，這和《周易》八卦由陰陽爻的多少決定該卦的陰陽性質是一致的。

《周易》八卦、六十四卦呈現著陰陽消長盛衰變化的規律。如以文王六十四卦而言，從復卦一陽生開始至乾卦陽極，此三十二卦為陰氣漸消，陽氣漸盛；反之，自姤卦一陰生起，迄坤卦陰極，這三十二卦又為陽氣漸消，陰氣漸長的階段。在每一個單卦中，同樣也存在著這一原理，如乾卦從初爻（初九）至上爻（上九），呈現著潛、在、躍、飛、亢、悔六個陰陽消長階段。

中醫辨證論治吸取了這一原理，如傷寒六經辨證、溫病衛氣營血辨證、三焦辨證等，皆體現了陰陽的盛衰變化及邪正消長轉化關係，如六經傳變，一般規律為三陽經的表、熱、實向三陰經的裡、寒、虛轉化。《內經》及《傷寒論》六經辨證充分應用了這一規律，把握了外感熱病傳變發展的整體關係，對外感熱病的論治具卓越的貢獻，正如清代醫家鄭欽安所說：「仲景一生學問，即在這先天立極之元陰元陽上探求，盈虛消長揭六經之提綱，判陰陽之界限，三陽本乾元一氣所分，三陰本坤元一氣所化，五臟六腑皆是虛位，二氣流行，方是真機。」（《醫理真傳・卷三》）

葉天士提出的溫病衛氣營血辨證及吳鞠通開創的三焦辨證，同樣也反映了疾病由陽入陰，由淺入深的傳變規律，在辨證論治上又開一大法門，在溫熱病的辨證論治上嶄露頭角。

二、易理與中醫論治

根據《周易》陰陽剛柔、損盈益虛、水火坎離等原則，中醫創造了豐富的治則，如寒熱溫涼治則、補虛瀉實治則、陰陽相引治則等。《素問・至真要大論》曰：「論言治寒以熱，治熱以寒，而方士不能廢繩墨而更其道也。」《靈樞・九針十二原》曰：「無實無虛，損不足而益有餘，是謂甚病，病益甚。」王冰亦提出「壯水之主，以制陽光，益火之源，以消陰翳」。在陰陽相引方面，張仲景治陰盛格陽證用通脈四逆湯加豬膽汁，豬膽汁即起到從陰引陽的作用（《傷寒論・389 條》），張景岳「陰中求陽」「陽中求陰」等都是這一理論的應用。

清代醫家鄭欽安，精通易理，尤曉乾坤坎離四卦的關係，提出「坎中一之陽也本先天乾金所化，故有龍之名，一陽落於二陰之中，化而為水，……水盛一分，龍亦盛一分，水高一尺，龍也高一尺」，強調提出「經云陰盛者，陽必衰即可悟用藥之必扶陽抑陰也」「乃市醫一見虛火上沖等症，並不察其所以然之要，開口滋陰降火，自謂得其把握，獨不思本源陰盛陽虛，今不扶其真陽，而更滋其陰實不啻雪地加霜，非醫中之庸手乎」。

鄭欽安又根據坎離二卦論述了真陰真陽的深刻含義，如提出「坎中真陽，肇自乾元一也，離中真陰，肇自坤元二也，一而二，二而一，彼此互為其根」（《醫理真傳・卷一》），「離為火，屬陽氣也，而真陰寄焉，中一爻，即地也，地二生火，在人為心，一點真陰藏於二陽之中正」「坎為水，屬陰血也，而真陽寓焉，中一爻，即天也，天一生水，在人為腎，一點真陽含於二陰之中，居於至陰之地。乃人立命之根，真種子也」，從而命真陽為相火、命門火、龍雷火、無根火、虛火，並提出了元陽外越、真火沸騰、腎氣不納、氣不歸源、孤陽上浮、虛火上沖等的辨證論治。

《醫理真傳》結合臨床對真水、真火之間的相互關係及其辨證論治，進行了精湛的論述，補充和豐富了中醫的辨證論治理論，實為把易理應用於醫理之典範。

鄭欽安將真陰、真陽理論應用於臨床，強調真水、真火不足在臟腑辨證上的重要意義，如曰「此元陰不足而肺燥也」「此元陰不足而胃火旺盛也」「此元陰不足而心氣有餘也」（《醫理真傳・卷三》），從而自設補水湯（西洋參、白蜜、黃柏）以滋補真水。

鄭欽安又提出「下元無火，不能熏蒸脾胃也，法宜補火」（《醫理真傳・卷四》），「真氣，命根也，火種也，藏於腎中」，並立四逆湯、潛陽丹以溫腎火，皆體現了鄭欽安對易理深得其旨。

中醫辨證論治和易理的密切聯繫更進一步證實了中醫和《周易》的淵源。

第八十四章

《周易》與中醫各家學派

易學體系由於乾剛坤柔之別而有兩大派別，儒家尊陽貴剛，道家貴柔崇陰，逐漸形成了以孔孟為代表的主陽主動派及以老莊為首的主陰主靜派。

易學陽剛陰柔兩派對中醫學術流派有很大的影響，推動著中醫發展的七大流派，即河間學派、易水學派、丹溪學派、攻邪學派、溫補學派、傷寒學派及溫熱學派等，其形成和發展，皆源於《周易》。

第一節 易理對寒涼派及養陰派的影響

劉完素首創火熱論，其理論即起源於《易經》乾陽離火。劉完素在其著作《素問玄機原病式》中曰：「自古如祖聖伏羲畫卦，非聖人孰能明其意二萬餘言？至周文王方始立象演卦，而周公述爻，後五百餘年、孔子以作《十翼》，……易教體乎五行八卦，儒教存乎三綱五常，醫教要乎五運六氣，其三門，其道一。」其中，「其三門，其道一」強調了易、儒、醫同源的觀點，並主張「相須以用而無相失，蓋本教一而已矣，若忘其根本，以求其華實之茂者，未之有也」，即言易醫互為根本，習醫如不研易，猶若無根之木是不會昌茂的。乾卦在六十四卦中象徵陽極，代表一年溫熱之至，如《易・繫辭》曰：「乾，陽物也。」《易・乾卦》曰：「上九，亢龍有悔。」《內經》運氣七篇在《周易》影響下突出和發展了火熱病機，為中醫溫病學的發展奠定了基礎。

劉完素受《易經》及《素問》火熱病機的啟示，提出了「火熱論」觀點，並在《周易》「乾剛坤柔」「損剛益柔」以及《素問》抑陽益陰的影響下，主張「降心火，益腎水」，提出「六氣皆從火化」，為中醫溫熱學派的崛起及寒涼派的形成奠定了基礎。金元大醫家朱丹溪繼承了劉完素的學術觀點，接受了《周易》坎水坤陰觀點，得出「陽有餘，陰不足」的結論。朱丹溪提出的養陰，填補了劉完素治陰虛火亢症，強調瀉火而忽略了養陰的一面，創立了著名的養陰學派。

劉完素的寒涼派和朱丹溪的養陰派為後世中醫溫病學的發展開拓了道路。

第二節 易理對補土派及溫補派的影響

《易・坤卦・彖》曰：「至哉坤元，萬物資生，坤厚載物。」即言坤為土地，為萬物之母，重要之至。《內經》亦曰：「脾者土也，……土者生萬物而法天地。」（《素問・太陰陽明論》）「脾胃者，倉廩之官，五味出焉。」（《素問・靈蘭秘典論》）李杲在《周易》《內經》的啟迪下提出「百病皆由脾胃衰而生」（《脾胃論・脾胃勝衰論》）的重要理論，提出了「內傷論」的觀點，獨重後天脾胃，倡舉脾胃論，為補土學派之開山，對內傷病理論的發展有傑出的貢獻。

明代大醫家張景岳宗易理乾坤宇宙觀提出「人是小乾坤，得陽則生，失陽則死」的理論，其著《類經圖翼》強調「天之大寶，只此一丸紅日，人之大寶，只此一息真陽」，提出「陽常不足，陰本無餘」，提倡溫陽，尤重腎、命門，為溫補派的主流。

第三節 易理對中醫命門學說的影響

《易・繫辭》曰：「易有太極，是生兩儀。」太極為宇宙萬物化生之源；兩儀，指陰陽合抱，乃水火之根，中醫借《周易》太極之理，提倡命門之學。命門乃人身性命之門，為生命的本源，是推動人體生命活動的原始動力。命門是中醫的重要基礎理論，首創於《難經》，發展於金元時期，成熟於明代，對中醫理論及臨床實踐有一定的指導意義。

命門一詞，首見於《內經》，記載於《素問・陰陽離合論》及《靈樞・根結》，在《內經》裡，命門被作為經絡穴位及「目」看待，與後世命門學說中的「命門」概念不同。《難經》之三十六難及三十九難提出「命門」，開創了命門學說的先河。《難經》崇命門為「神精之所舍，原氣之所繫，男子以藏精，女子以系胞」（《難經・三十六難》），即奉命門為生命之根蒂，被醫家所重視。

明代為中醫命門學說形成和發展的重要時期，以孫一奎、趙獻可、張景岳為代表，他們把《周易》太極陰陽理論引入中醫命門水火陰陽學說，創造了太極命門理論，從而為命門學說的發展有重要貢獻。

明代醫家孫一奎，宗《周易》太極陰陽理論，創腎間動氣說，其著《醫旨緒餘》曰：「夫二五之精，妙合而凝，男女未判，而先生二腎。如豆子果實，出土時兩瓣分開，而中間所生之根蒂，內含一點真氣，以為生生不息之機，命日動氣，又曰原氣。稟於有生之初，從無而有，此原氣也，即太極之本體也。名動氣者，蓋動則生，亦陽之動也，此太極之用，所以行也；兩腎，靜物也，靜則化，亦陰之靜也，此太極之體所以立也，……命門乃兩腎中間之動氣，非水非火，乃造化之樞紐，陰陽之根蒂，即先天之太極，五行由此而生，臟腑以繼而成。」孫一奎根據《周易》太極理論，認為人身之太極為命門元氣，又根據《周易》坎卦「一陽爻陷入二陰爻之中」，提出命門為「坎中之陽」，創立了「命門乃兩腎中動氣」的學說，為後世命門為元陰元陽的觀點奠定了基礎。

明代醫家趙獻可據《太極圖說》，提出命門為「一身之太極」，創腎間命門之說。他認為兩腎在人體之中實為一太極，其著《醫貫》奉命門為「立命之門」，命火為「人身之至寶」，並言「火為陽氣之根，水為陰血之根，……其根則原於先天太極之真」（《醫貫・陰陽論》）。

趙獻可還提出「左邊一腎屬陰水，右邊一腎屬陽水，各開一寸五分，中間是命門所居之宮，其右旁即相火也，其左旁即天一之真水也，此一水一火，具屬無形之氣」，強調命門含真水、真火，對命門元陰元陽學說的發展有一定的影響。

明末大醫家張景岳精通易理，根據太極陰陽合抱哲理（即無極生太極，太極生兩儀之說），在孫一奎與趙獻可命門學說基礎上，喻命門為「太極」，元陰元陽為「兩儀」，提出「命門者為水火之府，為陰陽之宅」的觀點，完備了命門元陰元陽理論，如《類經附翼》曰：「腎兩者，坎外之偶也；命門一者，坎中之奇也，一以統兩，兩以包一，是命門總主乎兩腎，而兩腎皆屬於命門，故命門者，為水火之府，為陰陽之宅。」

張景岳以坎卦解命門，言命門如坎卦之奇爻，喻兩腎如坎卦之二偶，所謂一陽陷於二陰之中，他在《景岳全書》中還提出：「命門有火候，即元陽之謂也，即生物之火也。」張景岳喻命火為「坎中之陽」「先天真一之氣」，又以《周易》乾坤二卦喻命門生氣，如曰：「命門有生氣，即乾元不息之幾也，無生則息矣，蓋陽主動陰主靜，陽主升，陰主降，……故乾元之氣，始於下而盛於上，……坤元之氣始於上而盛於下。」（《景岳全書・傳忠錄下・命門餘義》）

總之，張景岳首先提出命門本身包含水火，如他說：「命門之火，謂之元氣；命門之水，謂之元精，五液充則形體賴以強壯，五氣治則營衛賴以和調，此命門之水火，即十二臟之化源。」「坎中之真陽，以為一身生化之原也。」（《類經圖翼・三焦包絡命門辨》）命門火即真火，統管一身陽氣，命門水即真水，調節著五臟之陰，命門水火由腎的陰陽調節著全身陰陽的平衡，一旦命門水火有所偏盛偏衰，則必然導致全身臟腑陰陽的失調。

另外，命門真陰真陽之間存在著互根關係，即真陽寓於真陰之中，真陰含於真陽之內，二者的消長轉化影響著臟腑陰陽的調節，同樣，臟腑陰陽的平衡也關係著命門水火的盛衰，二者互為病理因果關係。

張景岳在易理太極陰陽的啟迪下，合元陰元陽與命門為一體，完備了命門陰陽互根理論，強調了命門為生命根蒂的意義，並從理、法、方、藥方面，對命門學說進行了充實，使命門理論的發展上升到了一個新的高度。

第四節　《周易》對溫病學說的影響

《周易》「乾陽離火」及「坤陰坎水」為《周易》兩大原理，對中醫溫病學派及傷寒學派皆有一定影響。《內經》運氣七篇對火熱病機的闡發尤深，運氣七篇提出風火寒熱燥濕六氣分司全年，其中火之氣（少陰君火、少陽相火）為一百二十天，占全年天數的 1／3，可見火、熱二氣在一年中的重要性。

運氣七篇的《素問・至真要大論》中著名的病機十九條，火熱病機即占九條，約為總病機的 1／2，可見運氣七篇十分注重火熱病機。運氣七篇的《素問・六元正紀大論》根據五運六氣理論提出全年四季皆可發生溫病，溫病的發生不僅是「冬傷於寒，春必病溫」，溫病可以發生於全年，並認為溫病的病因非只寒邪，補充和發展了《素問・熱論》「今夫熱病者，皆傷寒之類也」的觀點，對溫病學病因病機的發展貢獻良多。

清代溫病學家吳鞠通充分接受了這一觀點，他在《溫病條辨・原病》全文引載了《素問・六元正紀大論》的有關論述，並將此觀點應用於溫病的病因病理及治療中，為溫病學的形成做出了傑出的貢獻。朱震亨受《周易》「坤陰柔順」理論的啟示，創立了養陰涼潤的觀點，補充了溫病的治療方法，促進了溫病學的發展。

第五節　易理對《傷寒論》的影響

《周易》對《傷寒論》的影響，主要體現在《周易》六爻三陰三陽與《傷寒論》六經辨證體系的關係。《周易》除卦象反映著陰陽的消長變化之外，爻象也寓含著三陰三陽的變化。《周易》六十四卦，每一卦由六爻組成，六爻的變化反映著三陰三陽的消長變化，六爻為初爻、二爻、三爻、四爻、五爻、六爻，構成一個陰陽消長轉化週期。由初爻到六爻，反映了陽氣由微到盛，由盛到衰，由衰到來復的規律。如以乾卦☰為例：初九（第一

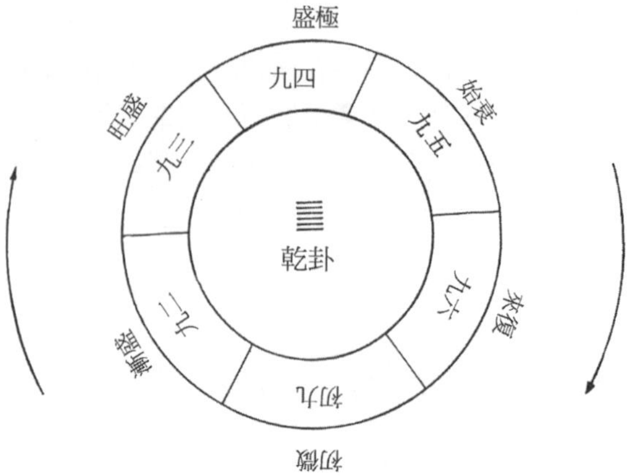

圖 84－1　乾卦爻象陰陽盛衰消長示意

爻）為陽氣始生，九二（第二爻）為陽氣漸盛，九三（第三爻）為陽氣旺盛，九四（第四爻）為陽氣大盛，九五（第五爻）為陽氣盛極始衰，上九（第六爻）為衰極必復，如圖 84－1。

上述《易・乾卦》是《周易》六爻位所象的六個階段，即由初微→漸盛→旺盛→盛極→始衰→來復的典型反映。《內經》的六經三陰三陽分證即導源於此。

《傷寒論》六經辨證胎源於《易經》及《內經》的六經分證。《傷寒論》六經辨證從太陽病到厥陰病雖然和《易經》六經盛衰次序不盡相同，但同樣體現了邪正盛衰轉化的六個位象，太陽病、少陽病、陽明病、太陰病、少陰病、厥陰病有三陰三陽初微、漸盛、旺盛、始衰、來復的變化趨勢。《傷寒論》六經傳變總的原理是由陽入陰、由表入裡、自外而內，先三陽後三陰，反映了邪正鬥爭的過程，歸納了外感熱病的傳變規律。

《傷寒論》不僅整個六經系統體現了《周易》六爻陰陽的消長盛衰規律，而且每一經證都反映了陰陽的盛衰消長轉化過程。文王六十四卦每一卦由六爻組成，每兩爻構成一個時位，每一卦自下而上排列，位有上、中、下，時分初、中、末，代表微、盛、衰三個消長過程。《傷寒論》每一個經證，同樣有微，盛，衰三個階段，象徵著正氣的盛衰，說明《內經》《傷寒論》的六經與《周易》的爻象六位密切相關，體現了《周易》《內經》對《傷寒論》的影響。

易理對中醫各家學派的形成和發展皆具有積極的影響。

第八十五章

《周易》對中醫理論的重大啟示

隨著醫易研究的不斷深入，有必要對中醫理論的一些重大問題重新評價，包括對中醫的基礎理論、指導思想和基本觀點的再認識，這樣中醫理論才能進入一個更高的境界。

第一節 中醫陰陽學說是中醫核心理論而非說理工具

透過前面關於《周易》卦、爻陰陽理論，太極陰陽理論，以及其與中醫陰陽理論關係的論述，可以看出，有必要對中醫陰陽理論重新評價。

中醫陰陽理論是中醫重要的基礎理論，啟導於《周易》，發展於《內經》。《內經》陰陽理論把陰陽和中醫學有機地結合在一起，將陰陽理論經由原來的哲學概念昇華為中醫學理論，並貫穿於中醫的理、法、方、藥等各個方面，成為中醫學理論體系的核心組成部分，對中醫學理論體系的形成和發展，起著極為重要的作用。

中醫陰陽學說，被用來說明人體的組織結構、生理功能、疾病的發生發展規律，並指導著臨床診斷和治療。陰陽學說由於結合了中醫學的內涵，從而上升到一個新的境界；中醫學亦由於滲透了陰陽理論從而被賦予了永恆的生命活力，陰陽理論在與中醫學相結合後，已轉化為中醫學的核心理論。

中醫學的其他基礎理論如藏象理論、氣化理論、運氣理論等無不衍生於陰陽理論。因此，陰陽理論絕不僅是中醫學的說理工具，而應是中醫學的核心理論，陰陽理論在中醫學中的特殊價值，也是由陰陽理論在中醫學中的特殊作用所決定的。故若要重新評價和發展中醫陰陽理論，要使中醫學再發展，就必須對中醫陰陽理論進行再認識。

五行學說實質上也是以陰陽理論為核心的。其中，木、火、土、金、水五行之中，以火、金、木為陽性，水、土為陰性。五行之間的生剋制約關係實質上亦是陰陽的互根互制和對立統一關系，五行學說實質上也是陰陽理論的體現和具體應用，同樣不容忽視。

第二節 中醫的指導思想應是「整體衡動觀」而非「整體恆動觀」

前面透過《周易》與中醫平衡論思想的論述，證實了平衡是整體運動不可缺少的部分。《周易》的「變易」與「不易」，動與靜，體現了運動和平衡之間的辯證關係。運動和平衡是一個矛盾統一體的兩個對立面，有動必有靜，「平衡和運動是分不開的」（恩格斯）。

平衡是動態的平衡，靜止是相對的靜止，運動是絕對的，平衡的目的在於維持相對的靜止、動靜交替而變化生矣。

《易・繫辭》曰：「動靜有常，剛柔斷矣。」因此不能只強調運動而忽視靜止，中醫學在《周易》動靜觀的影響下，極為重視平衡，既強調大自然的自衡機制，又重視人體與外界環境的平衡，不但注重人體內部的穩態，還顧及生理的平衡，並突出心理的自穩。

中醫學在病機分析、診斷、治療方面無不滲透著《周易》平衡論思想。《內經》發展和豐富了《周易》的平衡觀，使之成為整體衡動觀不可分割的一個重要組成部分。

作為中醫指導思想的「整體恆動觀」，剖析之，只包括整體觀及運動觀兩種思想，這是不全面的。而「整體衡動觀」則囊括整體觀、運動觀及平衡觀三個方面，如此方能全面反映中醫學的指導思想。「恆」，為持久，只能代表永恆的運動，而「衡」為平衡、均衡、協調的象徵，反映運動相對靜止和相對平衡的一面。因此只有「整體衡動觀」才能全面反映中醫學的指導思想，亦才能更具有實踐價值，永葆中醫生命力。

第三節 「人與天地相應」應為「人與天地、社會相應」

人與天地相應，是中醫學的重要整體觀念，但這是不全面的。前面關於《周易》與中醫三維醫學的討論，提出了《周易》的三維觀是：天地——人——社會。

《周易》不僅重視天地（自然界）的作用，而且極為強調社會的影響，《周易》也可以說是一部偉大的社會學。隨著人類的繁衍，社會的進步，心理、社會因素對人體生理病理產生的影響在逐漸被重視。三維醫學的發展是時代賦予的任務。所謂三維醫學是指自然界、社會、個體三者之間的關係及其對人體病理、生理的影響。

中醫學歷來重視三維關係，但中醫傳統的「天一人一地」三才關係應視為「人一天地一社會」三維關係。氣候、物候與病候的聯繫亦應視為氣候（包括物候）、心理與病候三者的關聯。

中醫學是生物醫學、社會醫學與心理學的統一。中醫極為突出心理、社會因素的作用。如《內經》有許多關於心身醫學的論述，中醫的心理病因學及心理治療學都獨具特色。如著名的「以情勝情」治療法即記載於兩千多年前的《內經》，說明中醫不但強調人與天地相應，而且極為重視人與社會的關係。因此中醫的「人與天地相應」，應為「人與天地、社會相應」才能全面反映中醫的整體觀思想。

綜上所述，在當今現代科學思維方法與古典思維方法「大回合」的形勢下，若要更好地體現中醫綜合、整體、調節的優勢，就應對中醫的一些重大理論思維重新評價，這樣才能更加突出中醫理論的優勢。

第八十六章

《周易》與針灸學

《周易》與針灸學的關係極為密切，易理及象數對針灸都有著重大指導意義，如進一步引進易理必將為針灸學的研究打開新的天地。

第一節 《周易》與子午流注、靈龜八法

《周易》與針灸學關係甚為密切，對針灸有著重要的指導意義。

子午流注是一種與針灸時間相關的古典針法，其特點在於依十二經脈經氣盛衰開合的時機取穴。

方法是用天干、地支進行推算，子午流注的原理是：人體十二經氣血的盛衰變化依於晝夜陰陽二氣的消長盛衰變化的規律。夜半為子時，子為至陰，陰極一陽生，子時則氣升；清晨為卯時，陰漸消陽漸長；日中為午時，午時為至陽，陽極一陰長，午時則氣降；黃昏為酉時，陽漸消，陰漸長。

陰陽的消長盛衰變化是《周易》的精髓，《周易》認為陰陽二氣的變化根源於乾坤日月的動轉。針灸子午流注根據《周易》及《內經》陰陽盛衰消長原理，認為經氣在人體中的盛衰流注與晝夜日月運轉相應，從而認為應掌握經氣的週期性盛衰開合進行取穴，這也是對《內經》生理時鐘原理及干支紀時的發揮。

子午流注以十二地支為標誌納十二時辰，每一時辰為 2 個小時，人體十二經分值十二時辰，如表 86－1。

歌括如下。

肺寅大卯胃辰宮，脾巳心午小未中。

申膀酉腎心包戌，亥焦子膽丑肝通。

人體的經氣亦如潮水一般，有漲有退，值時的經氣是當時之氣，故在值時經取穴效果最佳，這是子午流注的精髓。

子午流注納甲法及納支法，皆導源於《周易》和《京氏易傳》納甲法、納支法，並進行了發展，使之和人體臟腑相配合，形成了以日干為主的開穴法（納甲法）及以時干為主的開穴法（納支法）。子午流注的干支紀時則是根據《內經》及古代干支紀時創立的，至今在針灸實踐中仍頗有價值。

表 86－1　十二經分值十二時辰

十二支	寅	卯	辰	巳	午	未
十二時辰	3—5 點 （平旦）	5—7 點	7—9 點	9—11 點	11—13 點 （日中）	13—15 點
十二經	肺	大腸	胃	脾	心	小腸
十二支	申	酉	戌	亥	子	丑
十二時辰	15—17 點 （晡時）	17—19 點	19—21 點	21—23 點	23 點— 翌日 1 點 （夜半）	1—3 點
十二經	膀胱	腎	心包	三焦	膽	肝

靈龜八法是根據《周易》八卦及《周易》陰陽消長原理創造的一種取穴方法。

取奇經八脈與正經相交的穴位配合八卦及干支進行推算取穴，具體是採用《易經》八卦（坎卦☵、乾卦☰、兌卦☱、坤卦☷、離卦☲、巽卦☴、震卦☳、艮卦☶），分別配申脈、公孫、後谿、照海、列缺、足臨泣、外關、內關共 8 個會通穴，再配合九宮和干支按時取穴。

靈龜八法的取穴，以八脈交會穴與文王八卦方位及洛書數密切配應，即以奇經八脈的八個交會穴，配合洛書的數字，對應文王八卦的方位而成：坎一應申脈，坤二應照海，震三應外關，巽四應足臨泣，乾六應公孫，兌七應後谿，艮八應內關，離九應列缺。反映了醫易的相關性。

靈龜八法融《周易》陰陽盛衰消長及《周易》八卦、《內經》干支紀時為一體，創造了逐日按時開穴的環周盤。

只要根據日、時、干支便可對應取穴。靈龜八法以八卦配九宮，飛騰八法以八卦配十干。針灸子午流注及靈龜八法，皆體現了《周易》原理對針灸學的影響。

第二節　《周易》八卦與針灸

人體是一個大八卦，而人體各個局部又都是一個小八卦。針灸除按照經絡取穴治療外，按八卦取穴治療也應是一個值得重視的領域。

如臍八卦、鼻八卦、手八卦、足八卦、耳八卦、眼八卦等，臍八卦和鼻八卦見圖 86－1～圖 86－3。

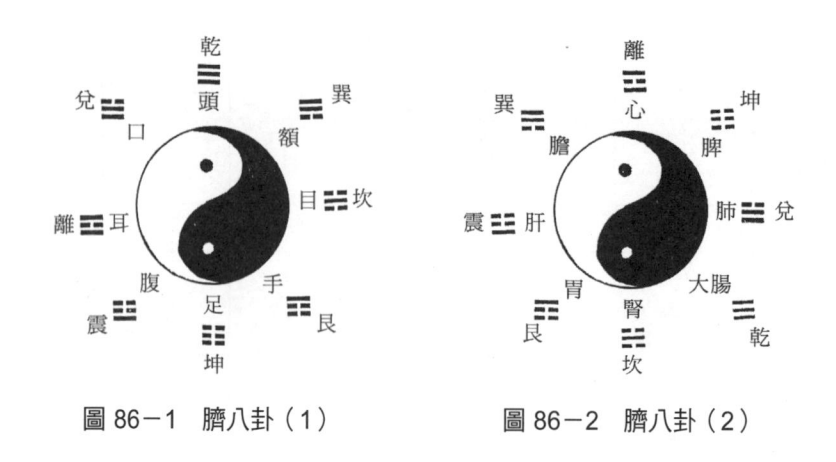

圖 86－1　臍八卦（1）

圖 86－2　臍八卦（2）

八卦針灸具有加強針灸的整體作用，是對按經絡取穴及藏象取穴的補充，並賦予了針灸方位學新的內涵，在針灸學中將具有重要的意義。

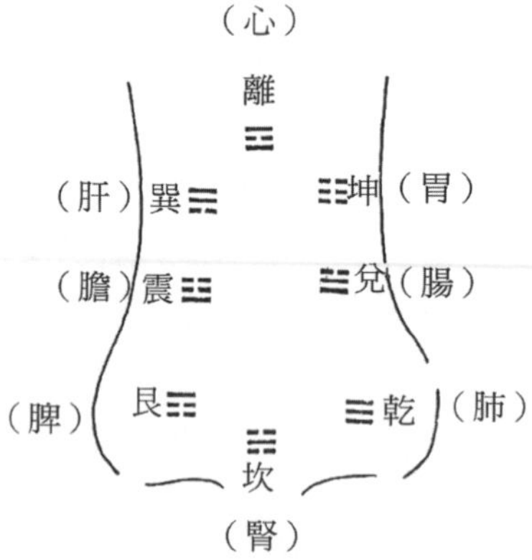

圖 86－3　鼻八卦

第三節　《周易》與針灸配穴

針灸配穴法充分採用了《周易》的剛柔理論。

如剛柔配穴法，即十天干中，以陽干（奇數）為剛，陰干（偶數）為柔，取剛柔相濟之義配穴。針灸配穴法中常取陽穴配陰穴，主要根據十二經納甲法，如表 86－2。

剛柔配穴法如合谷（大腸，剛）配太衝（肝，柔），後谿（小腸，剛）配列缺（肺，柔），具有調節臟腑陰陽的作用。

表 86－2　十二經納甲

十天干	甲	乙	丙	丁	戊	己	庚	辛	壬	癸
十二經	膽	肝	小腸	心	胃	脾	大腸	肺	膀	腎
剛　柔	剛	柔	剛	柔	剛	柔	剛	柔	剛	柔

此外，針灸補瀉手法亦根據《周易》損盈益虛的理論進行補瀉，「燒山火」「透天涼」即是一種虛補盈瀉的手法。針灸學的開闔補瀉法，如《素問・針解》之「補瀉之時者，與氣開闔相合也」與《易・繫辭》「一闔（合）一闢（開）謂之變」的開闔理論是一致的。古代還有醫者運用八卦手法配合針灸治療。

使用針灸補瀉手法的諸家皆重視「瀉九補六」，無論「燒山火」「透天涼」或是「龍虎交戰」，都採用「九」和「六」，因「九」為《周易》老陽之數，「六」為老陰之數。

《易經》卦爻性質以九代表陽，以六代表陰，九為奇數一三五之合，六為偶數二、四之合，因奇數為陽，偶數為陰，故九和六在《易經》卦爻中分別代表陽和陰。

針灸手法用九和六代表補瀉陰陽之數，其原理與《易經》同源異轍，如《針灸大成・南豐李氏補瀉》曰：「凡言九者，即子陽也，六者，即午陰也，但九六數有多少不同，補瀉提插皆然。」「如退潮，先一次先補六，後瀉九，不拘次數，直待潮退為度。」

中醫針灸與《周易》是密切相關的。

第八十七章

《周易》與運氣學說

運氣理論是中醫的傳統理論，對中醫理論的形成及發展有著至關重要的作用。易理是運氣理論的最高理論指導，運氣理論淵源於易理，又發展了易理。因此，要使運氣學說得到更大的發展，就必須進一步引進易理。

第一節 易運相關的重大意義

《周易》是中華文化的瑰寶，也是中國文化的肇始，是將我國古代哲學、自然科學和社會科學相結合的綜合性巨著。《周易》對古代各門學科的產生和發展都有著深刻的影響。

《周易》對中國文化影響巨大，其魅力在於內含高水準哲理的「易理」。中醫學同樣是一門哲理性很強的自然科學，與《周易》的關係極為密切。

《周易》對中國文化的空前影響，還在於《周易》有著精深的象數理論和廣博的義理，象數和義理的相得益彰。

《周易》是中國陰陽理論的導源，中醫理論以陰陽為核心，和《周易》有著唇齒的關係。《周易》是《內經》的河頭源水，《內經》汲取了易理，又對易理進行了創造性的應用，把易理和醫理相結合，使中醫理論成為一門哲理性甚高的理論，長期以來指導著中醫學的實踐，為中醫學的發展有不朽的貢獻。其中，運氣理論受易理的影響最大。因此，只有把易理進一步引入運氣學說，運氣學說才能有更高更大的發展前景。

《周易》易理分為象數及義理兩大學派，這兩大學派共同構成易學的兩大支柱。從象數的角度闡述易理的易學稱為象數學，從義理的角度研究《周易》的易學稱為義理學，見表 87－1。

表 87－1　八卦象數義理示意

象數	天	地	雷	風	水	火	山	澤
八卦	乾	坤	震	巽	坎	離	艮	兌
義理	健	順	動	入	陷	麗	止	說

在象數學中，乾取天，坤取地，坎取水，離取火，此學在漢代最為流行，如鄭玄《易緯》、京房《京氏易傳》、焦贛《焦氏易林》及孟熹的《周易章句》等。象數學對自然科學的研究啟發很大，對中醫學的影響尤甚。

在義理學中，乾取健，坤取順（或柔），坎取陷，此學在魏晉時期得到發展。王弼的《周易注》是魏晉義理的代表作。義理派對社會科學的影響極大。宋代，象數派及義理派已經發展為兩大學派，朱熹的《周易本義》是這兩大派的集大成著作。此外，唐代孔穎達《周易正義》及宋代程頤《伊川易傳》也是義理派的傑作。

元明以來，兩大派發生了對峙，客觀上推動了易學的發展。

《周易》的象數派對中國的自然科學影響甚大，而義理派則對社會科學產生了巨大影響。

中醫學屬於象數學的範疇，但又和義理密切相關。人生活在社會之中，因此中醫學既受《周易》象數學的深刻影響，又和《周易》義理派密切相關。《內經》是融《周易》象數學及義理學為一體的著作。運氣七篇的重點為象數，和《周易》象數學的關係尤為密切。運氣七篇既汲取了易理的觀點，又對其進行了發展，是易理在中醫學上的高層次應用。

第二節 運氣立論與《周易》

運氣學說出自《內經》運氣七篇，即《素問》第六十六至第七十一篇。此外，《素問》第七篇及第九篇大部分內容亦屬於運氣學說的範疇。運氣學說是中醫重要基礎理論之一，是研究自然界氣候變化及其對物候、病候影響的學科，包含著天文學、氣象學、物候學及曆法、術數等多種學科的內容，記載於《內經》運氣七篇之中，是《內經》的寶藏之一。運氣七篇珍藏著多種學科精華，是《內經》中的瑰寶。

《內經》成書時間與《周易》相距不遠，故受《周易》影響較大。

一、格局佈陣

《周易》以陰爻「--」和陽爻「—」衍為六十四卦，陰爻和陽爻是《周易》的基本符號。奇數為陽數，偶數為陰數，是謂陰陽數，再以爻數及爻位之變而形成不同的爻象，不同的八經卦相疊組成六十四卦，以象諸種事物，這就是《易經》象數易的主要內容。

五運六氣的甲子週期表由天干地支輪周排列而構成。其中，天干往復輪周六次，地支往復輪周五次，故《素問・天元紀大論》說：「天以六為節，

表 87－2　甲子週期

天干	甲乙丙丁戊己庚辛壬癸
地支	子丑寅卯辰巳午未申酉
天干	甲乙丙丁戊己庚辛壬癸
地支	戌亥子丑寅卯辰巳午未
天干	甲乙丙丁戊己庚辛壬癸
地支	申酉戌亥子丑寅卯辰巳
天干	甲乙丙丁戊己庚辛壬癸
地支	午未申酉戌亥子丑寅卯
天干	甲乙丙丁戊己庚辛壬癸
地支	辰巳午未申酉戌亥子丑
天干	甲乙丙丁戊己庚辛壬癸
地支	寅卯辰巳午未申酉戌亥

地以五為制。」《內經》運氣據甲子表而分候六十年氣象，如表 87－2。

運氣七篇以天干及地支組成甲子週期表，稱為干支格局。

天干：甲、乙、丙、丁、戊、己、庚、辛、壬、癸。

地支：子、丑、寅、卯、辰、巳、午、未、申、酉、戌、亥。

運氣學說干支格局源於《周易》六十四卦卦陣格局，見圖 87－1。

二、立論思想

《周易》強調元氣的始動力作用。如《易・乾卦》之「乾，元亨，利貞」，《易・坤卦・彖》：「至哉坤元，萬物資生。」《易・繫辭》之「有天地然後萬物生焉」，提出乾坤是運動的肇基，故《易・繫辭》曰：「乾知大始，坤化成物。」《易・乾卦・彖》曰：「大哉乾元，萬物資始，乃統天。」《易・坤卦・彖》曰：「坤厚載物，德合無疆。」

運氣七篇中《素問・天元紀大論》之「太虛寥廓，肇基化元，萬物資始，五運終天，布氣真靈，揔統坤元」，同樣強調乾坤元氣的作用及宇宙運動化生萬物，足見醫易相通矣。以上說明，《周易》和運氣七篇的立論思想都是物質第一的觀點。

《周易》突出「易」之動，以及「易」之變，「易」之交。

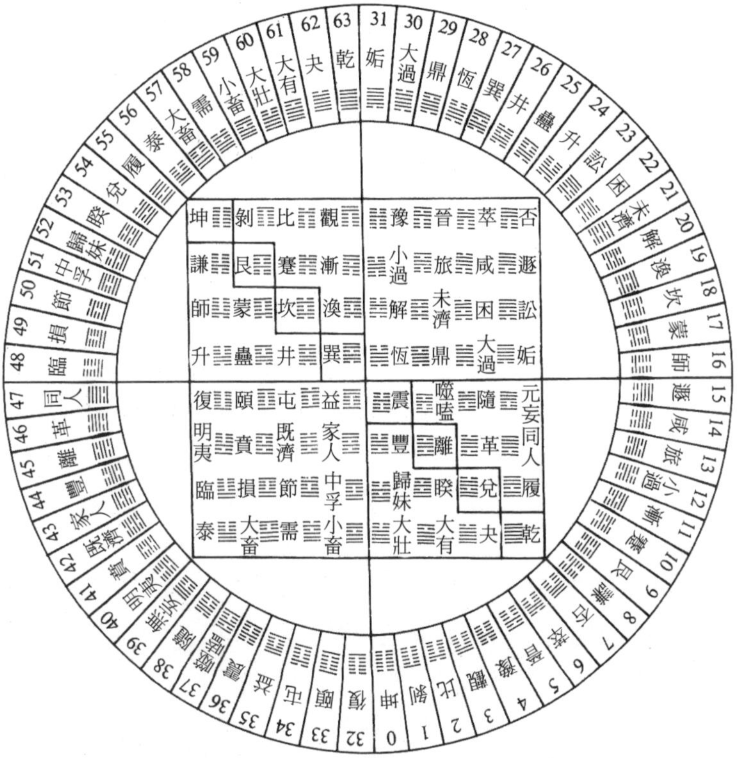

圖 87－1　《周易》六十四別卦

（一）易之動與變

《易・繫辭》曰「動在其中矣」「動靜有常」。《周易》中八經卦、六十四別卦都處在變動之中。如《易・繫辭》之「剛柔相推，變在其中矣」「易窮則變，變則通，通則久矣」，都說明《周易》的立論基礎是運動、變化的觀點，故《易・繫辭》曰：「變化者，進退之象也。」荀爽曰：「春夏為變，秋冬為化，息卦為進，消卦為退也。」

《內經》運氣七篇《素問・六微旨大論》說：「成敗倚伏生乎動，動而不已則變作矣。」「物之生從於化，物之極由乎變，變化之相薄，成敗之所由也。」運氣七篇認為，運動是事物發生變化的根本原因，萬物的盛衰成敗皆倚伏於變化之中。這些觀點都說明了《內經》與《周易》是密切關聯的。

（二）易之「交」

六十四卦中坎卦☵及離卦☲含有陰陽相交之意，既濟卦䷾離下坎上及未濟卦䷿離上坎下，亦含有陰陽交合以及陰陽不交之象。《易・泰卦・象》曰：「天地交而萬物通也。」《易・泰卦・象》曰：「天地交，泰。」

《易・否卦・彖》曰：「天地不交而萬物不通也，上下不交而萬物不通也。」

《周易》極為注意事物之「交」，《內經》運氣七篇設有以「氣交」為篇名的篇章（《素問・氣交變大論》）專門討論天地之氣的交合問題。

此外，《素問・六微旨大論》曰：「上下之位、氣交之中、人之居也。」可見《內經》運氣七篇是法《周易》氣交之理論的。

三、物質基礎

《周易》重視「象」及「觀象」。《周易》之象包括天象、物象及藏象三個含義，《周易》不但重視象的客觀存在，而且注意觀象，如《易・繫辭》之「天垂象」。

易有四象，「在天成象」「仰則觀其象」「聖人設卦觀象繫辭焉」「八卦成列，象在其中矣」「是故君子居則觀其象而玩其辭」。

運氣七篇《素問・五運行大論》亦曰「夫變化之用，天垂象，地成形，七曜緯虛，五行麗地。」「仰觀其象，雖遠可知也。」「天地陰陽者，不以類推，以象之謂也。」「夫候之所始，道之所生。」

《周易》認為宇宙天體運動是幽顯明暗，寒暑推移的物質基礎，如《易・繫辭》曰：「日往則月來，月往則日來，日月相推而明生焉。」運氣七篇《素問・天元紀大論》亦曰「九星懸朗，七曜周旋，……幽顯既位，寒暑弛張」，認為事物不是憑空而來的，而是宇宙運動產生的。

以上說明《周易》卦象和《內經》五運六氣都有其物質基礎，而且都是從實踐中觀察而來的，並非臆測，同時亦說明了醫易是同源的。

第三節　《周易》象數學及其對運氣學說的影響

《周易》象數學主要包括陰陽五行學說、太極八卦象數學、河圖洛書象數學，以及占筮學，都對運氣學說有著極為重要的影響，主要包括以下幾個方面。

一、《周易》天道氣化觀與運氣氣化

《周易》氣化觀奠定了中國運氣學的理論基礎。

《周易》極為強調氣及氣化，如《易・繫辭》的「天地絪緼，萬物化醇」，提出了萬物產生於氣化的著名論斷。「絪緼」，即天地陰陽氣化而產生太初氤氳之氣，是最早的氣化現象，氤氳之氣即是原始太氣，也是最早的

陰陽交融之氣。

《周易》又曰：「有天地，然後有萬物。」（《易・序卦》）「天地交而萬物通也。」（《易・泰卦・彖》）「男女媾精，萬物化生，陰陽合德，而剛柔有體。」（《易・繫辭》）《周易》認為萬物產生於天地氣交，人產生於陰陽合德，指出天地運動產生氣化（氤氳），氣化產生物化，物化產生生命，生命來源於氣化的原理。

《周易》氣化觀的核心是天道氣化觀，提出天道產生氣化，氣化又產生物化（包括人及一切生命的產生），即天道一氣化一物化。《周易》的氣化觀不僅提出宇宙運動產生陰陽氣化，陰陽氣化產生萬物（包括人），還強調氣在不停運動著、相交著、變化著，如《易・繫辭》曰：「精氣為物，遊魂為變。」「變動不居，周流六虛。」《易・咸卦・彖》曰：「柔上而剛下，二氣感應與相與。」

《周易》的氣化觀是唯物的、科學的，代表著東方文明的先進性，並且對後世自然科學有著深刻的影響，也奠定了中國運氣學說的理論基礎，見圖 87－1～圖 87－4。

運氣氣化理論深受《周易》氣化觀影響，運氣氣化理論既汲取了《周易》的氣化觀觀點，又對其進行了發展和超越，尤其在氣化理論的應用方面進行了傑出的發展，為中國運氣學的發展做出了貢獻。

運氣學說的氣化觀，在《周易》「天道——氣化——物候」氣化觀的基礎上，不但在「天道一氣化」方面進行了昇華，而且還發展了「氣化——物候——病候」的關係，在中醫學、物候學、氣象學等方面都有重大價值。

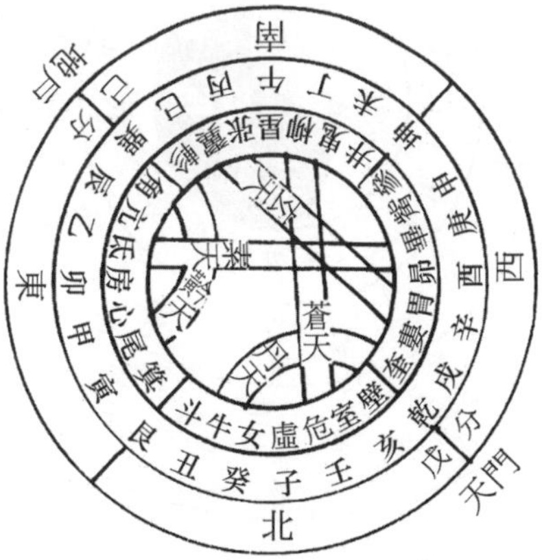

圖 87－2　五運六氣

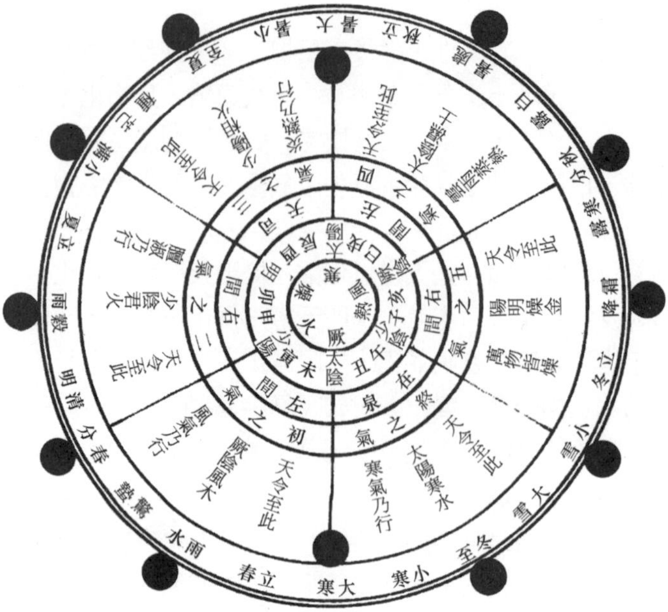

圖 87－3　六氣

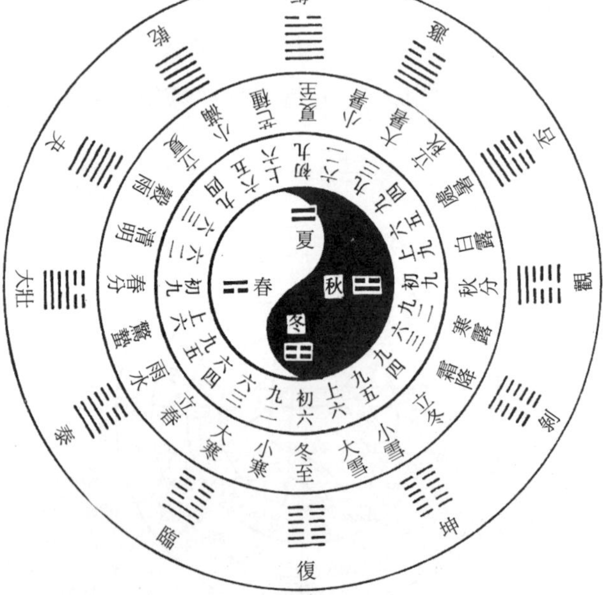

圖 87－4　八卦陰陽氣化示意（1）

二、《周易》卦氣與運氣學說

（一）《周易》卦氣與五運

八卦氣是八卦象數的重要內容，因為易學本於氣，八卦氣是五行的胎源，五行實質上是五行氣，即木、火、土、金、水五氣，八卦氣的內核就是五行氣，性質屬陰陽氣化（圖 87－5，圖 87－6）。

坎卦水氣，屬性為陰。

離卦火氣，屬性為陽。

乾卦金氣，屬性為陰陽平和。

坤卦土氣，屬性為陰。

巽卦木氣，屬性為陽。

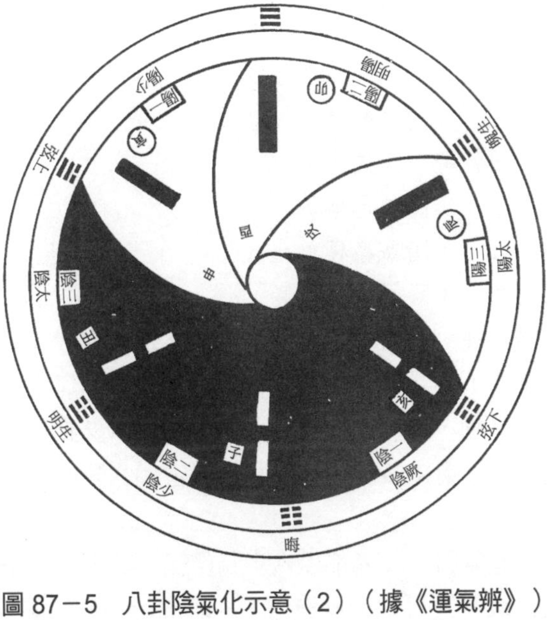

圖 87－5　八卦陰氣化示意（2）（據《運氣辨》）

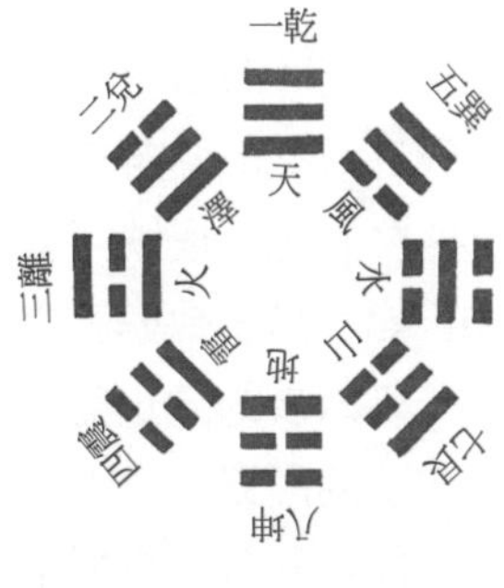

圖 87－6　八卦五行

其餘艮卦為山，山屬土，故艮變為土氣；兌卦為澤，屬金；震卦為雷，風雷皆主動，故震卦變為風氣。《易傳・說卦》之「坎為水」「離為火」「巽為木」「乾為金」「坤為地（土）」，其用正如《易・說卦》之「神也者，妙萬物而為言者也。動萬物者，莫疾乎雷。橈萬物者，莫疾乎風。燥萬物者，莫熯乎火，說萬物者，莫說乎澤。潤萬物者，莫潤乎水。終萬物，始萬物者，莫盛乎艮」，以及「雷以動之，風以散之，雨以潤之，日以烜之，艮以止之，兌以說之，乾以君之，坤以藏之」。

八卦氣是以陰陽五行為內核的氣化象徵，八卦氣中既包含著五行的依存制約關係，又蘊含著陰陽盈虛的消長轉化規律。

《周易》陰陽五行是天地之道，是萬事萬物的綱紀，同樣是運氣五運陰陽原理的先導，運氣五運陰陽是運氣學說在中醫學上的具體應用，也是對《周易》陰陽五行理論的發展，二者之間的密切關係可以見得矣。

（二）《周易》爻氣與六氣

《周易》的卦象由六爻所組成，六爻由於包含了時氣的陰陽盛衰內容，因此實質上又為六爻氣。爻氣所包含的氣化盈虛內容也存在於八卦及六十四卦，並由爻辭、卦意、爻位置的升降及陰陽爻數量的增減而反映。例如，爻辭中反映爻氣陰陽盛衰。

乾卦從「初九」到「上九」代表著陽氣從微到盛，從盛極到衰的陰陽氣化消長、轉化原理，這些爻氣的陰陽盛衰反映於爻辭對龍的潛、在、躍、飛、亢的描述，如乾卦：

初九爻（第一爻）：潛龍勿用。（陽氣尚微）
九二爻（第二爻）：見龍在田。（陽氣初盛）
九三爻（第三爻）：君子終日乾乾。（同上）
九四爻（第四爻）：或躍在淵。（陽氣已盛）
九五爻（第五爻）：飛龍在天。（陽氣盛極）
上九爻（第六爻）：亢龍有悔。（陽氣盛極必衰）

乾卦各爻的爻辭透過龍的潛、在、終日乾乾（持）、躍、飛、亢代表的陽氣盛衰狀況，反映了乾卦六爻的不同卦氣。六爻的變化是三陰三陽氣化之源，正如《易·繫辭》之「六爻之動，三極之道也」。《周易》六爻卦氣反映了一年六步的氣化盛衰狀況，是運氣六步紀歲的鼻祖，對古代六分曆法產生了深遠的影響。

古代六分曆，包括甲子曆及運氣曆，二者都以六步為歲紀。其中，甲子曆「日六竟而周甲，甲六復而終歲，三百六十日法也」，即 60 天為 1 個甲子，6 個甲子即為 1 周歲。運氣曆則「六氣始終」，即「始於木而終於水」（初之氣為巳亥厥陰風木；二之氣為子午少陰君火；三之氣為寅申少陽相火；四之氣為丑未太陰濕土；五之氣為卯酉陽明燥金；終之氣為辰戌太陽寒水），反映了一年中的氣化盛衰及陰陽消長關係。運氣學說雖然不是直接源於《周易》，但其受易理的影響是不言而喻的。

三、《周易》象數對運氣佈陣格局的影響

《易經》八卦由陽爻「—」及陰爻「--」構成，《周易》認為奇數為

陽數，偶數為陰數，《易・繫辭》曰：「易有太極，是生兩儀，兩儀生四象，四象生八卦。」八經卦的組成結構則體現了一分為三的觀點。象徵日與月、地的關係，日為陽，月、地為陰，以此衍生萬數，堪謂萬數之宗。

《易經》由陽爻「—」及陰爻「--」演化為八卦、六十四卦。其中，六十四卦的性質和內容又由爻數及爻位的變化而改變，也即陰陽爻的奇偶數是八卦、六十四卦佈陣格局的基石。總之，《周易》六十四卦以陰陽爻的奇偶數為基礎，由八經卦重疊組成，從而象徵萬事萬物。

五運六氣由干支甲子表組成，天干地支相對應，天干往復 6 周，地支循環 5 次。運氣汲取了易理陽爻（奇數）、陰爻（偶數）的原理，以陽干為太過，陰乾為不及，這充分證實了易學象數對運氣的重大影響。

四、《周易》象數對運氣九宮說的影響

《周易》九宮說最早為《易緯》所闡述，漢代鄭玄在《易緯・乾鑿度》根據八卦方位說提出了九宮說。鄭玄的九宮說把卦氣和方位進行了更好的銜接。

八卦被稱為卦氣的原因是八卦可以和四時之氣相應，漢代易學家孟喜強調卦氣原因就在於此。八卦分為四正卦及四維卦，具體如下。

（一）四正卦（圖 87－7）

坎居正北方，《易・說卦》：「坎者，水也，正北方之卦也，……萬物之所歸也。」

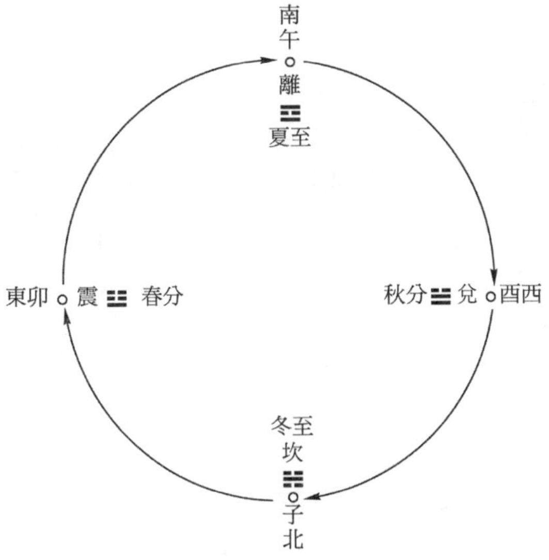

圖 87－7　四正卦消息

震卦居正東方，《易·說卦》：「震，東方也。」「萬物出乎震。」

離卦居正南方，《易·說卦》：「離也者，南方之卦也。」「離也者，明也，萬物皆相見。」

兌卦居正西方，《易·說卦》：「兌，正秋也，萬物之所說也。」

（二）四維卦

艮卦居東北方，《易·說卦》：「艮，東北之卦也，萬物之所成終。」

巽卦居東南方，《易·說卦》：「巽，東南也。」「言萬物之絜齊也。」

坤卦居西南方，《易·說卦》：「坤也者，地也，萬物皆致養焉。」

乾卦居西北方，《易·說卦》：「乾，西北之卦也，言陰陽相薄也。」

上述八卦，每一卦主司三個節氣，和一個方位。故卦氣象徵著一年中的時令和方位的變化，反映了一年中陰陽二氣的消長轉化。

在八卦氣的基礎上，鄭玄在《易緯·乾鑿度》提出了九宮說。鄭玄的太一行九宮從坎卦始，周行八卦，故九宮說實際上就是八卦卦氣方位說的另一形式（圖 87－8，圖 87－9）。

《內經》的九宮八風是九宮說的再發展，其特點在於把九宮八卦和斗綱建月相結合，也即把北斗視運動作為太一移宮的坐標，從而增強了九宮八卦

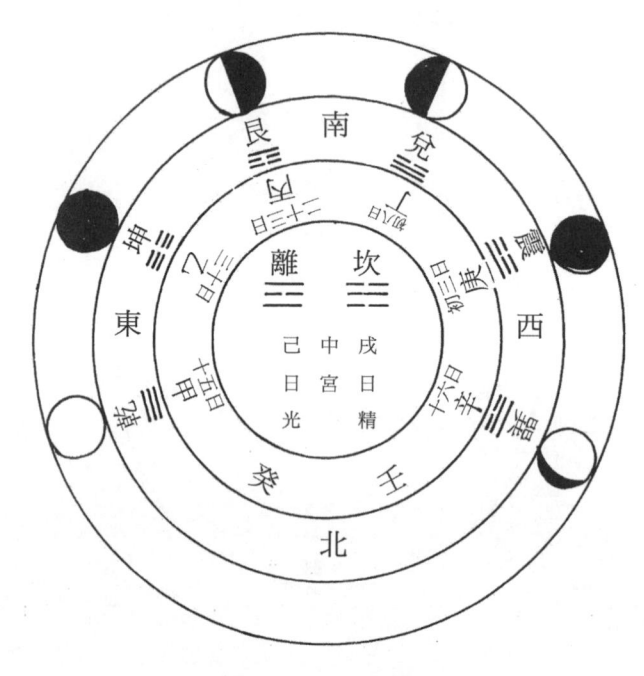

圖 87－8　月體納甲

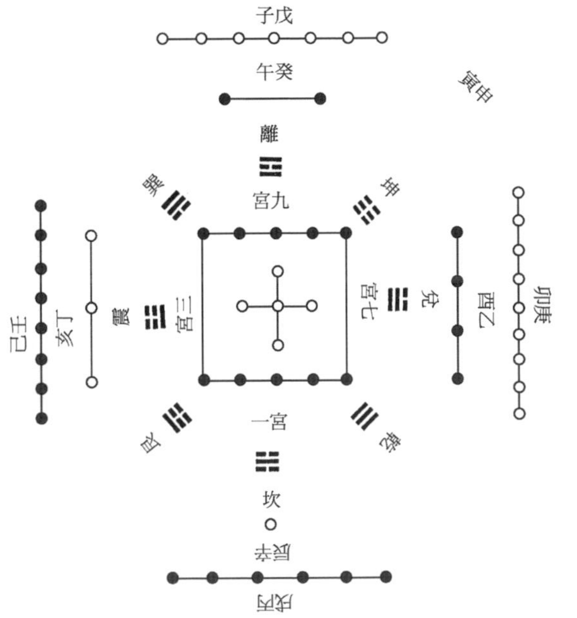

圖 87－9　河圖八卦九宮

的天文背景。

《靈樞・九宮八風》把八卦、星宿、方位和月建統一，論述二十四節氣交替的氣候變化規律，是對九宮說的再發展。

運氣七篇主要把九宮應用於對氣化方位的表述，如《素問・六元正紀大論》所載的「災三宮」「災一宮」「災七宮」「災九宮」等。

從《周易》卦氣方位說到《易緯》九宮說，《靈樞・九宮八風》及運氣七篇的「災九宮」，反映了運氣「災九宮」的淵源，進一步證實了運氣學說與易學的密切關係。

綜上所述，運氣學說屬於象數學，《周易》是象數學之祖，對運氣學說的形成和發展產生了重要的影響。

第四節　《周易》義理學及其對運氣學說的影響

《周易》義理學以陰陽對立統一及變易思想為核心，包含辯證的邏輯思維體系以及天道、人道、地道相統一的宏觀整體思想，對運氣理論有著至為重要的影響，主要為以下幾方面。

一、《周易》陰陽理論及其對運氣學說的影響

《周易》是中國陰陽觀念的導源。陰陽理論是易理的核心理論，正如莊子所肯定的：

易以道陰陽。

（《莊子・天下》）

《周易》的陰陽觀是最早的對立統一思想，可從多方面進行闡述。

（一）八卦陰陽爻的陰陽對立統一觀

《周易》八卦、六十四卦由陽爻「—」及陰爻「--」所組成。八卦及六十四卦都由陰陽爻位的變化及數量的增減反映陰陽消長轉化規律。

十二消息卦典型地體現了陰陽對立統一陰陽消長轉化的關係，如圖87－10。

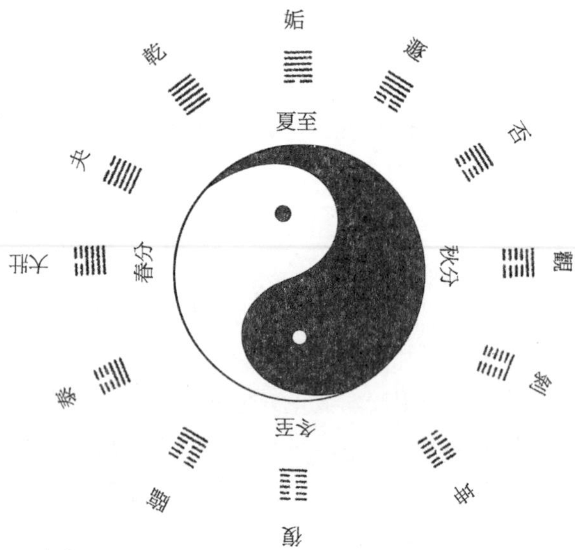

圖 87－10　十二消息陰陽消長

由於陰陽爻位及數的變化，八卦和六十四卦都呈現著陰陽對立統一的關係。

八卦

乾☰	離☲	震☳	巽☴
坤☷	坎☵	艮☶	兌☱

十二消息卦

復䷗　臨䷒　泰䷊　大壯䷡　夬䷪　乾䷀

姤䷫　遯䷠　否䷋　觀䷓　剝䷖　坤䷁

四象

老陽⚌　少陽⚍

老陰⚏　少陰⚎

（二）太極圖中的陰陽對立統一觀

太極圖是易學中的重要內容之一。

易有太極，是生兩儀，兩儀生四象，四象生八卦。

（《易・繫辭》）

太極圖充分反映了太極的陰陽合抱原理，體現了陰中有陽，陽中有陰，陰陽相互維繫，相互制約的關係，堪謂陰陽對立統一關係的縮影。太極圖的陰陽各半不用直線而用「S」曲線表示，表示了陰陽之間的平衡是動態的平衡。其中黑點和白點是太極陰陽的眼目，象徵陰極陽生、陽極陰長，即陰陽之間的消長轉化規律。太極圖中的陰陽消長轉化規律，是陰陽氣化的象徵，是宇宙陰陽氣化的縮影。

（三）《周易》具有精湛的陰陽辯證理論

《周易》關於陰陽理論提出了許多著名的觀點。

一陰一陽之謂道。

（《易・繫辭》）

陰陽之間的相互作用、相互關係是萬事萬物的普遍規律，陰陽之間的對立統一關係是宇宙的普遍規律，陰陽的變化是無窮無盡的。

陰陽不測之謂神。

（《易・繫辭》）

《周易》還由剛柔、動靜，水火、天地、日月、父母、男女等對立面闡述陰陽觀，尤其強調剛柔動靜的關係。

動靜有常，剛柔斷矣。

陰陽合德，而剛柔有體。

剛柔相推，變在其中矣。

（《易・繫辭》）

《易經》的卦辭及爻辭中也有不少關於陰陽消長和陰陽轉化的論述，如乾卦六爻的「潛、在、躍、飛、亢、悔」，坤卦的「履霜堅冰至」等。《周易》的陰陽觀，既強調了自然界中的陰陽對立統一關係，又突出了社會中的陰陽對立統一關係，豐富而全面，擴大了陰陽的普遍意義。總之，《周易》中有關陰陽的論述極其精湛而全面，幾乎達到了包羅萬象的程度。

陰陽雖備於《內經》，而變化莫大乎《周易》。

（《類經圖翼·醫易義》）

故《周易》陰陽原理具有普遍的指導意義，對古代各學科的發展都產生了重大影響。

運氣學說的陰陽原理是在易學陰陽理論基礎上的再發展。運氣七篇中也提出了許多論述陰陽的傑出觀點。

夫五運陰陽者，天地之道也，萬物之綱紀，變化之父母，生殺之本始，審明之府也。

……

天以陽生陰長，地以陽殺陰藏。天有陰陽、地亦有陰陽。……故陽中有陰、陰中有陽。

（《素問·天元紀大論》）

夫陰陽者，數之可十，推之可百，數之可千，推之可萬。

（《素問·五運行大論》）

運氣學說對《周易》陰陽的再發展主要在於，突出了宇宙陰陽氣化與中醫學的關係。具體包括宇宙陰陽氣化的一般規律及特殊規律對物候、病候的影響，運氣學說把中醫的陰陽氣化上升到了一個更宏觀、更深奧的境界。

運氣學說是宇宙陰陽氣化在中醫學上的應用，豐富了《周易》的陰陽氣化理論，促進了易學陰陽理論在各領域的深入。

二、《周易》宏觀整體理論及其對運氣學說的影響

宏觀整體思想是《周易》的精髓，《周易》的人——自然——社會三維觀是《周易》宏觀整體思想的核心。《周易》中的一個卦是一個小整體，八卦是一個大整體，六十四卦則是一個更大的整體。

這些整體之間也不是孤立的，而是互相聯繫著的。如六十四卦中任何一個局部的變化都影響著整體，任何一個爻的變化都影響著六十四卦，所謂「牽一髮而動全身」。《周易》的整體屬於開放系統，因此《周易》的整體是宏觀的、動態的整體和發展的整體。

有天道焉，有人道焉，有地道焉，兼三才而兩之，故六。六者非它也，三才之道也。

（《易·繫辭》）

宇宙萬事萬物都是一個統一於「社會——人——自然」的整體。《周

易》的三才整體觀在古代辯證思維中占有重要地位，對中國人的思維模式產生著極為深刻的影響。

《周易》的整體觀還有一個重要特色是強調訊息的整體性，這也是《周易》能包羅萬象和具有高濃度訊息量的原因。

仰則觀象於天，俯則觀法於地，觀鳥獸之文，與地之宜，近取諸身，遠取諸物，於是始作八卦，以通神明之德，以類萬物之情。

（《易．繫辭》）

「以通神明之德，以類萬物之情」，表明了《周易》理論具有「通神明」「類萬物」的整體訊息優勢。

運氣七篇的整體觀思想導源於《周易》的三才宏觀整體思維，並且在中醫學的角度進行了再發展。運氣七篇的整體觀以「氣候——物候——病候」對《周易》「社會——人——自然」三才整體觀進行了具體應用。運氣七篇不但強調了「氣候——物候——病候」三者的密切關係，還突出了氣候在其中的主導作用，反映了生命與宇宙的密切聯繫，對人體生命科學的探索有重大的啟示作用。

如前已論及的「太虛寥廓，肇基化元」以及「候之所始、道之所生」「虛者列應天之精氣也，形精之動，猶根本與枝葉」，都說明了運氣學說的整體觀不但注重人體內環境的調整，更注重內環境與外環境的統一，所謂「出入廢則神機化滅，升降息則氣立孤危」。運氣七篇極大地發展了中醫的整體觀理論，亦從中醫學的角度傑出地發展了易理的宏觀整體思想。

三、《周易》變易理論及其對運氣學說的影響

《易經》之所以名「易」，就是因為《易經》是一部講變易的經典。「易」原來為日、月之意，反映了日、月運動變化。八卦的「卦」拆開則為「圭」與「卜」，圭是為古代的圭表（古代測日影的天文儀），說明《易經》變易建立在古人對天空的觀察的基礎上。

易還有物候的含義。易又有蜥蜴的意思，蜥蜴或許是龍最早的前身，因一天十二變故又稱為變色龍，是物候對氣候的反映，這又是「易」的又一解釋。

變易是《周易》的精髓。《易經》的「易」有三種含義：易，不易，交易。

（一）易

易指運動、變化。《易經》強調永恆的運動變化，並認為運動變化是事物發展的根源。

易窮則變，變則通，通則久。

……

日新之謂盛德。生生之謂易。

（《易・繫辭》）

運動變化是永恆的，生命在於運動變化，每天的太陽都是新的。

易理的變易思想強調運動是事物變化發展的原因，對運氣理論影響很大。運氣七篇從氣化的角度對《周易》的變易觀點進行了傑出的發展。

物之生從乎化，物之極由乎變，變化之相薄，成敗之所由也。

（《素問・六微旨大論》）

萬物產生於六氣六化，萬物的消亡也因於六氣六化，故萬物的盛衰生亡皆根由於氣化的正常與否。

成敗倚伏游乎中。

……

成敗倚伏生乎動。

（《素問・六微旨大論》）

事物的成敗（發展或衰亡）取決於事物內部的矛盾運動。事物的生、長、化、收、藏或生、長、壯、老、已根源於六氣的陰陽氣化運動。運氣七篇的這些變易觀點是對易理變易觀的發展。

（二）不易

易，指絕對的運動；不易，指相對的靜止。絕對的運動和相對的靜止構成一個對立的統一體，動靜相兼，即動與靜的統一。

「不易」一詞，明確提出於《易緯・乾鑿度》，根本原則在於易是絕對的，不易是相對的。該理論對運氣的自穩調節機制有著重要影響。

《素問・氣交變大論》所言「夫五運之政，猶權衡也，高者抑之，下者舉之，化者應之，變者復之」，體現了在事物的運動過程中必須有相對的平衡，相對的修整，故運氣七篇也強調相對靜止，如曰：「不生不化，靜之期也。」（《素問・六微旨大論》）

所謂靜，是與動相對而言的，如晝日為動，則夜晚為靜；春夏為動，則秋冬為靜；青少年時期為動，則老年時期為靜。動靜相兼才能生化不停，動靜的統一是氣化運動的最高形式。

（三）交易

交易是《易經》之「易」的第三個內涵。交易是變易的必要過程。《易經》強調交易，旨在指出事物的運動是互相聯繫著的，而不是孤立的。交易是事物運動發展的手段。

天地不交而萬物不興。

（《易・歸妹卦・彖》）

又如泰卦強調天地之氣交而萬物安泰，既濟卦認為水火相濟則氣化正常。反之，否卦天地不交則象徵氣化痞塞不通，未既卦水火不濟則意味著氣化不行。

《周易》認為氣化根源於天地氣交運動，具體為宇宙日月的交往運動。

日往則月來，月往則日來，日月相推，而明生焉。寒往則暑來，暑往則寒來，寒暑相推，而歲成焉。有天地，然後有萬物。

（《易・序卦》）

乾，陽物也；坤，陰物也。陰陽合德，而剛柔有體。

（《易・繫辭》）

陰陽氣化出於乾坤天地氣交，又源於宇宙日月交往。

總之，《周易》交易理論的重大價值在於，把交易原理立足於宇宙日、月氣交運動，開創了宏觀氣交運動的領域，奠定了宏觀整體觀的理論基礎。《周易》還提出「一闔（入）一闢（出）謂之變」（《易・繫辭》），奠定了升降出入理論的基礎。

運氣學說在《周易》天地氣交理論的基礎上，進一步發展了「六化」氣交及其與人體的關係，並進一步闡述了人體氣機升降運動規律，使運氣氣化學說更為完善。

《內經》運氣七篇設專篇——《氣交變大論》對氣化的交互變化進行了闡述。如在六化氣交方面，論述了司天之氣（上半年之氣）與在泉之氣（下半年之氣）的交替變換對全年氣候、物候的影響。

上下之位，氣交之中，人之居也。

（《素問・六微旨大論》）

運氣氣交理論尤其重視天地氣交對人體氣交的影響。運氣學說在天地氣交的基礎上，揭示了人體氣交理論——臟腑氣機升降理論，使氣交理論在中醫學上的應用達到了登峰造極的程度。

出入廢則神機化滅，升降息則氣立孤危。故非出入，則無以生長壯老已；非升降，則無以生長化收藏。是以升降出入，無器不有，……故無不出入，無不升降。

（《素問・六微旨大論》）

上面這一名論，精湛地揭示了人體內外環境的氣交意義，充分反映了運氣七篇對《周易》氣交理論的傑出應用和發展。

第五節 《周易》辯證思想及其對運氣學說的影響

《周易》有著豐富的辯證法思想，對中國的辯證思維的產生有著深刻的影響。

《周易》的辯證法思想是客觀的、唯物的，精髓在於陰陽矛盾。

陰陽是一對矛盾統一體，陰陽之間相互依存、相互制約，其核心觀點有如下三個方面。

（一）陰陽依存

陰陽依存原理充分反映在太極圖中。陰陽依存，就是陰陽由消長轉化和相互制約的過程體現陰陽之間的互補關係。《易經》以陰陽代表萬事萬物，因此陰陽之間的關係就是萬事萬物的關係，陰陽依存的規律，也就是萬事萬物相互作用的普遍規律。

陰陽是矛盾統一體，分之為二，合之為一，正如張景岳所說：「陰陽者，一分為二也。」（《類經・陰陽類》）陰陽矛盾既存在於萬事萬物之中，又存在於萬事萬物的自始至終。

陰陽法則就是矛盾法則，把握陰陽法則，其實便把握了矛盾法則。陰陽法則是最全面的矛盾法則。研究《周易》的陰陽法則便是研究古代辯證法的最高原則。

陰陽依存是萬事萬物的普遍真理，萬事萬物都不是孤立的、靜止的，而是互相聯繫的、互相依存的。依存是在制約之中的依存，制約由運動來實現。因此《周易》的依存是動態中的依存、發展中的依存，以及平衡中的依存，是依存的最高形式。

這一觀點對運氣學說產生了極大的影響。

運氣學說認為人體氣化不是孤立的，而是和宇宙陰陽氣化相依存的。這一觀點開拓了運氣辯證的新領域，打破了人體內孤立的局部辯證的束縛，運氣辯證是中醫辯證的昇華。

（二）相反相成

相反相成是《周易》陰陽矛盾中的又一重要法則，《周易》的陰爻「--」和陽爻「—」，八卦中的四對卦如乾天與坤地，坎水與離火，以及六十四卦中的泰卦、既濟卦都是體現相反相成的典型。泰卦中的天地是相反的，但天地又必須氣交，天下才能安泰，否則就成天地不交的否卦。既濟卦中的水火是相反的，然而水火又必須相濟而不能相離，反之則未濟，事物就會失去聯繫，就不能發展。

《易傳》中關於相反相成的論述就更為精湛。

天尊地卑，乾坤定矣，動靜有常，剛柔斷矣。

剛柔相推，而生變化。

日月相推，而明生焉。

陰陽合德，而剛柔有體。

（《易·繫辭》）

天地定位，山澤通氣，雷風相薄，水火不相射。

（《易·說卦》）

《易傳》中關於相反相成的論述非常卓越，哲理水準極高，不但對自然界進行了精闢的論述而且還應用於社會規律。

安而不忘危，存而不忘亡，治而不忘亂。

（《易·繫辭》）

運氣學說關於相反相成的辯證思維應用得也很多。如在升降方面提出了「升降相因而變作矣」，升與降的相反相成推動了事物的發展變化。此外，還指出氣化之間的相反相成作用，如「相火之下，水氣承之，……制則生化」（《素問·六微旨大論》），相反的氣化相互制約，才能促進事物的生化。在論治方面，運氣七篇提出的「熱因熱用，寒因寒用，塞因塞用，通因通用」，是相反相成論治的典範。

（三）物極必反

物極必反是《周易》陰陽矛盾法則的又一重要內容。《易經》充分反映了這一法則，如《易·乾卦》之「上九，亢龍有悔」，就是亢極必衰，陽極必陰之意。

八卦中，乾卦「☰」陽盛極，則兌卦☱陽極一陰長，坤卦☷陰盛極，則艮卦☶陰極一陽生；六十四卦變然，乾卦䷀陽盛極，則姤卦䷫陽極一陰長，坤卦䷁陰盛極，則復卦䷗陰極一陽生，體現了陰極必陽，陽極必陰的原理。

太極圖陰陽合抱，由「S」曲線更是反映了陰極陽生，陽極陰長的物極必反法則。

運氣學說對這一原理的應用主要反映在勝復鬱發的氣化規律上，具體為勝極必復，鬱極必發。勝氣與復氣，鬱氣與發氣是運氣氣化中的兩對特殊氣化現象。運氣學說對物極必反的原理進行了精闢的闡述，如「鬱極乃發，待時而作」（《素問·六微旨大論》）「有勝則復，無勝則否」（《素問·至真要大論》）。

綜上所述，《周易》的陰陽矛盾法則十分精湛而豐富，對中國的辯證思維有著極其重大的指導意義。

中醫學的辨證論治實質上就是辯證法在中醫學上的應用，中醫學的辯證法要達到更高的境界就必須充分引進易理的辯證精髓，這樣才能更加體現中醫辨證論治的優勢。

運氣學說辨證論治的特色就在於引進了《周易》的辯證思維，使運氣學說的辯證水準達到了較高的層次。

第六節 運氣與奇門遁甲

一、關於奇門遁甲

奇門遁甲以易學陰陽術數為原理，以八卦洛書九宮佈陣及干支甲子為格局。奇門遁甲根據《周易》天、地、人三才理論，把九星作為天盤，八門作為人盤，九宮八風作為地盤，與干支格局二十四節氣密切配合。

奇門遁甲中十天干的「乙、丙、丁」為三奇，十天干隱去「甲」，除去三奇，剩下的「戊、己、庚、辛、壬、癸」即為六儀。

「遁甲」，指「六甲」常隱於「六儀」之內，即十干中「三奇」「六儀」皆各占九宮之中的一宮，甲不露面（不單獨占一宮）故曰「遁甲」。「八門」為「休、生、傷、杜、景、死、驚、開」，以休、生、開三門為吉，其餘五門為凶。

奇門遁甲有4320局，一個時辰就是一局，一天12個時辰（古代1個時辰相當於現在2個小時），一個節氣15日，分為上中下三元，即上元五日，中元五日，下元五日，每元六十個時辰（12×5）。一個節氣即為180個時辰，故一年共有4320個時辰，這就是奇門遁甲的4320局。

二、五運六氣與奇門遁甲的比較

（一）五運六氣和奇門遁甲的共同點

（1）二者皆以《周易》天、地、人三才觀為指導，即皆立足於天、地、人三者的整體關係。如奇門遁甲有天盤、地盤、人盤，三盤合參，其中天盤是九星，人盤為八門，地盤是九宮八風。五運六氣同樣有天氣、地氣和人氣，並指出「人在氣交之中」「大氣舉之也」。另外，二者都以《周易》陰陽理論為立論基礎，如五運六氣陽干太過陰干不及，奇門遁甲的陰遁、陽遁，皆建立在《周易》陰陽的基礎上。

（2）五運六氣和奇門遁甲都以干支甲子為格局。如五運六氣的氣化運轉以六十年干支甲子表為依據，無論大運、司天、在泉皆建立在干支甲子的基礎上。奇門遁甲同樣以六十甲子為格局，如「三奇」「六儀」「奇門」「遁甲」，也都以干支甲子為基礎。

（3）五運六氣和奇門遁甲都和二十四節氣有緊密聯繫，二者都以太陽回歸年為基礎。奇門遁甲將二十四節氣分佈於九宮八卦之中，每一宮（卦）包含 3 個節氣。五運六氣主客氣每一步皆為 4 個節氣，六步共 24 個節氣。

（二）五運六氣和奇門遁甲的不同點

五運六氣更強調天人關係，尤其突出天象。奇門遁甲則立論於天、地、人三者的綜合效應，奇門遁甲結合了八卦、九宮、洛書，不但強調天，而且很注重地。

綜上所述，五運六氣和奇門遁甲都以《周易》陰陽五行為立論基礎，以干支甲子為格局，是我國古代術數中的兩顆燦爛的明珠。二者各有所長，應共同發掘、互為補充。

第八十八章

《周易》圓道與中醫圓運動

《易經》圓道是天道、地道、人道相關的樞紐。八卦、太極圖都是圓運動的高度濃縮。

東方文化是圓的文化，《周易》是這一類文化現象的開山。

第一節 《周易》圓道原理

圓道是天道，是《周易》的精髓。《易・泰卦》之「九三，無平不陂，無往不復」反映了天道是循環往復的，《易・繫辭》曰：「日往則月來，月往則日來，日月相推而明生焉，寒往則暑來，暑往則寒來，寒暑相推而歲成焉。」

《周易》認為天體的運動是週期性的，天道如此，物道亦隨天道，一切事物都呈現著週期的、動態的循環。

《易經》六十四卦、先天八卦、後天八卦都是圓周循環的，《周易》太極圖更是圓運動的徵象。

《周易》圓道反映在天道上，是日、月、地三者的運行呈圓的循環、旋轉，於自然界氣候則為陰陽消長、晝夜寒暑的週期性循環，於物道上則出現萌、長、茂、枯、死的周轉，於人道方面則為生、長、壯、老、已的動態往復。

圓道不僅包括形象的圓，更重要的是強調內在的運動呈周而復始的規律，或者說事物是以圓的形式相互聯繫著、發展著的。宇宙間萬事萬物都以圓周的形式循環著。

從宇宙銀河、太陽系到細胞的原子、電子、質子都是圓的動態循環，說明圓道是萬事萬物運動的普遍規律。當然，這種循環不是簡單的重複，而是更高一級的，發展著的循環。

《周易》圓道對中醫學的影響較大，中醫的陰陽五行、臟腑氣機升降運動、經絡循行、營衛循環，無不以圓的規律出現。

人體內的圓相互關聯，又與自然界的圓相關聯，宇宙和人體都是一個密切聯繫的整體。

第二節 人體氣機圓運動

一、人體氣機圓運動的規律

中醫圓運動的精髓在於臟腑氣機升降圓運動。《周易》圓道體現著事物的循環往復和週期性循環。人體臟腑氣機升降運動是《周易》圓道的體現，反映了圓的運動形式。人體臟腑氣機升降圓運動是以脾胃居中，心腎分居上下，肝肺各居左右的圓道，與《周易》文王（後天）八卦相吻合，故心應離卦，腎應坎卦，肝應震卦，肺應兌卦。中醫氣機升降圓運動是臟腑氣化的表現形式。

（一）心腎是升降的根本

腎是升降的啟動力，坎陽發動，腎水溫升，則脾轉肝升，於是水生火降，坎離交泰，從而完成左溫升，右涼降的氣化圓運動。在腎陽命火的發動下，中土樞軸轉動，致使肝脾溫升而心肺涼降。腎水本應下沉，之所以能上濟心火，是因為坎陽的發動；心火本性上炎，卻反下降，又是因為腎水的上濟，正是陰陽互根之理。

圓運動中心腎水火的升降，體現了坎離交泰、水火既濟的易理。腎、命之火乃坎中之陽，為一陽陷於二陰之中，即兩水中之真火，為人身火種，圓運動左半圓之溫升全賴此火種。心陰為離中之陰，乃一陰含於二火之中，為人體之真水，得坎水之濟，始能下蔭，右半圓之涼降，全在於此。若陽虛火衰，坎陽無力發動，腎水不能溫升則肝脾失煦而不轉；或心陰虧耗，心火上炎，肺胃失蔭則弗能涼降，如此，整個升降運動勢必停滯。因此，心腎實為升降圓運動的根本。

（二）脾胃為升降之樞軸

升降的化源全在脾胃，脾為陰土本濕，胃為陽土性燥，燥濕調停，中氣得以化源，中陽發動，樞軸始能運轉，脾升肝才能升，胃降肺始能降。若中土失運，氣虛脾陷，或胃燥氣逆，則升降失職，勢必導致四輪不轉，正如黃元御在《四聖心源》中所言：「中氣不運，升降反作，清陽下降，濁陰上逆，人之衰老病死，莫不由此。」因此，圓運動樞軸的轉動不僅賴坎陽的發動，中土的健運也是升降的關鍵。

（三）肝肺是升降的翼佐

肝肺是升降的翼佐，肝藏血，肺藏氣，肝肺的升降實際上也就是氣血的升降，肝肺一左一右，猶如兩翼一樣。肝主升發，肺司肅降，故左半圓的溫升需賴肝木的溫升，右半圓的涼降必依肺金的順降。若肝肺氣機失調，必致氣血逆亂，則升降悖逆，可見肝肺在升降圓運動中的翼羽作用。

臟腑氣機升降圓運動是一種氣化運動，取決於心腎水火的平衡，脾胃燥濕的調停，以及肝肺氣血的協調，三者共奏氣機升降圓運動之功。

二、人體氣機圓運動的臨床應用

臟腑氣機升降圓運動在辨證論治方面有著重要的指導意義，以圓運動進行辨證是辨證論治中的一個值得開闢的新領域。

（一）左半圓升機失常的辨證論治

臟腑氣機升降圓運動左半圓肝脾腎主升，右半圓心肺胃主降，影響升降的關鍵為脾腎，而起決定意義的又在於腎。臨床上腎陽式微，坎陽不能發動，必致脾陷胃逆、肝木不升，故許多情況下，脾虛氣陷，單純補脾力弱效差，若兼以補腎則效力倍增。

這種情況用理中湯，如再加附子，則效如桴鼓，即前賢所謂「補脾莫若補腎」之意也。

左半圓升機失職，臨床常出現「水寒土濕木鬱」，即腎陽虛、脾濕水泛、肝氣鬱滯不升的綜合症狀，見畏寒肢冷、頭昏腰痠、浮腫便稀、食少納呆、神鬱寡歡，舌質青、苔白膩、脈沉弦、兩尺無力等，應予「暖水、燥土、疏木」治之。

由於腎陽虛衰導致腎寒脾濕、己土不升及水木俱陷，故應溫補腎陽、健脾運濕及疏達肝木予以糾正。

（二）右半圓降機失常的辨證論治

右半圓的降機由心肺胃組成，胃為戊土（燥土），脾為己土（濕土），胃賴心血所蔭，脾濕所濡。正常情況下，燥濕調停脾升胃降，則右半圓能正常右旋。若心陰暗耗，心火上炎不能下蔭，則易導致胃燥上逆，胃逆則肺氣不降而「火炎胃燥金逆」，出現心煩失眠、心情不暢、乾嘔胃脹、鼻乾、胸部不適等症狀。

發展下去則可出現乾咳嗆逆等症狀，治療原則為「清心潤土涼金」，可用竹葉石膏湯以調復。

又如有的情況下，胃逆不降，除用瓜蔞、半夏開結降逆之外，酌加黃連卻顯奇效，此因根源在心，所謂「治胃莫如治心」故也。右半圓降機失職和心肺胃密切相關。

臟腑氣機升降圓運動，導源於《周易》圓道理論，發展於《內經》，對中醫學的臨床實踐有著重要的指導意義。

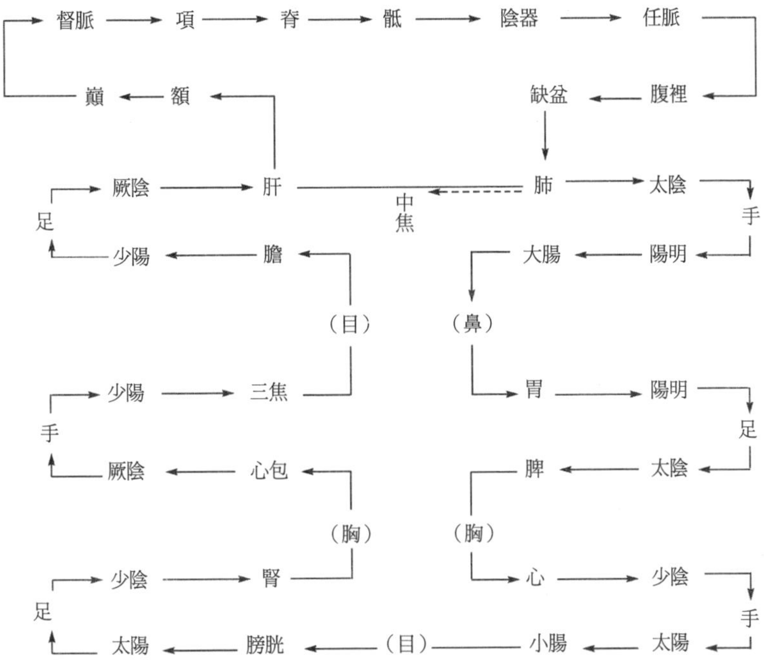

表 88－1　十四經循行

第三節　經絡循行與圓道

人體的經絡循行無論十二經脈或奇經八脈都呈現著圓的循環，十二經脈及任、督二脈的循行是陰陽相襲、首尾相貫的圓周運動，見表 88－1。

十二經脈的循行，自肺經起始經過大腸經、胃經、脾經、心經、小腸經、膀胱經、腎經、心包經、三焦經、膽經、肝經，又復傳至肺經。

如《靈樞・經脈》曰：「手太陰肺經，起於中焦，……肝，足厥陰之脈，……其支者，復從肝別貫膈，上注肺。」

經氣從肺經發出，經過十二經脈的循行又復注於肺經，說明經脈的循行呈現著圓的往復。

經絡循行的圓道，精髓在於與天的圓道相應，如《靈樞・五十營》曰：「天周二十八宿，宿三十六分，人氣行一周，千八分，日行二十八宿，人經脈上下，左右，前後二十八脈，周身十六丈二尺，以應二十八宿。」經脈之氣運行一周歷經二十八脈，和天體運行一周歷經二十八宿相應。

經絡循行之圓道與天道之圓相應，體現了人與天地共脈搏，與日月同呼吸的圓道關係，人體這個小圓道和天地這個大圓道相應，有著「生死與共」的聯繫，這對人體生命科學有著重要意義。

第四節 營衛循行與圓道

營衛之氣在人體的循行同樣體現了圓道，營衛循行同樣是首尾相貫的圓周循環。《靈樞・營氣》曰：「故氣從太陰出，注手陽明，上行注足陽明，下行至跗上，注大指（趾）間，與太陰合，上行抵髀，從脾注心中，循手少陰，出腋下臂，注小指，合手太陽。上行乘腋出內，注目內眥，上巔下項，合足太陽。循脊下尻，下行注小指（趾）之端，循足心，注足少陰。上行注腎，從腎注心，外散於胸中，循心主脈，出腋下臂，出兩筋之間，入掌中，出中指之端，還注小指次指之端，合手少陽。上行注膻中，散於三焦，從三焦注膽，出脅，注足少陽。下行至跗上，復從跗注大指（趾）間，合足厥陰。上行至肝，從肝上注肺，上循喉嚨，入頏顙之竅，究於畜門。其支別者，上額，循巔，下項中，循脊入骶，是督脈也，絡陰器，上過毛中，入臍中，上循腹裡，入缺盆，下注肺中，復出太陰。此營氣之所行也，逆順之常也。」從「太陰出」最後又「復出太陰」，說明營氣的循行仍以圓運動的形式進行。

關於衛氣的循行，《靈樞・衛氣》言「陰陽相隨，外內相貫，如環之無端」，提出是營衛相隨、循環往復的圓周運動，即使《靈樞・衛氣行》提出的衛氣獨立循行，也仍呈圓道規律，如《靈樞・衛氣行》曰：「願聞衛氣之行，出入之合，……終而復始，一日一夜，水下百刻而盡矣。」衛氣的循行「出於目，……復合於目」「注於腎，……復注於腎」，同樣是以圓的形式進行的。

衛氣晝行於陽經（主要行於陽，次行於陰），夜行於陰經（主要行於陰、次行於陽），即白晝於平旦從目起始，序經足太陽膀胱經、手太陽小腸經、足少陽膽經、手少陽三焦經、足陽明胃經、手陽明大腸經，成為一個大圓，如《靈樞・衛氣行》曰：「是故平旦陰盡，陽氣出於目，目張則氣上行於頭，循項下足太陽，循背下至小指（趾）之端。其散者，別於目銳眥，下手太陽，下至手小指之間外側。其散者，別於目銳眥，下足少陽，注小指（趾）次指（趾）之間。以上循手少陽之分，下至小指次指之間。別者以上至耳前，合於頷脈，注足陽明，以下行至跗上，入五指（趾）之間。其散者，從耳下下手陽明，入大指之間，入掌中。其至於足也，入足心，出內踝下，行陰分，復合於目，故為一周。」

夜行於陰，行腎→心→肺→肝→脾→腎的圓周，如《靈樞・衛氣行》曰：「其始入於陰，常從足少陰注於腎，腎注於心，心注於肺，肺注於肝，肝注於脾，脾復注於腎為周。」這兩個圓周，由六腑組成的為陽周，由五臟組成的為陰周，二圓周由蹻脈自腎至目相連。隨著晝夜的交替，這兩個圓的大小也發生著變化，如白晝則衛氣主要行於陽，故陽周大於陰周，也即衛氣在白晝主要行於人體陽分，次行於人體陰分。

夜晚，衛氣主要行於陰，次行於陽，故陰周大於陽周。可以根據原文推算這兩個圓的大小變化，白晝陽周大於陰周，夜晚陰周大於陽周。如《靈樞・衛氣行》曰：「水下一刻，人氣在太陽；水下二刻，人氣在少陽；水下三刻，人氣在陽明；水下四刻，人氣在陰分；水下五刻，人氣在太陽。」衛氣白晝在陽經 3 刻，在陰經只 1 刻（古人計時以每日百刻計算），即衛氣晝行在陽周的時間 3 倍於在陰周的時間。

衛氣循行晝夜各二十五周，其中，白晝行於陽經、陰經各 12.5 周，陽經所占時間為 12.5 周×3 刻＝37.5 刻，陰經所占時間為 12.5 周×1 刻＝12.5 刻，合之為五十刻（半日），衛氣在白晝行於陽的時間三倍於行於陰周的時間。夜晚，恰恰相反，行於陰經三刻，陽經一刻，衛氣行於陰周的時間三倍於陽周的時間。

衛氣夜行人體陰經及陽經各 12.5 周，共計二十五周，晝夜行五十周而大會，如《靈樞・營衛生會》：「願聞營衛之所行，……常與營俱行於陽二十五度，行於陰亦二十五度，一周也，故五十度而復大會於手太陰矣。」

另外，衛氣循行的圓道亦同樣和天體日月運行的圓道相應，如《靈樞・衛氣行》曰：「從房至畢一十四舍，水下五十刻，日行半度。回行一舍，水下三刻與七分刻之四，《大要》曰：常以日之加於宿上也。」人體衛氣循行與天上日行二十八宿的部位相應，因日行二十八宿需時百刻，那麼日行一宿＝100 刻÷28 宿＝$3\frac{4}{7}$ 刻，故日行一舍衛氣行三陽約需時 4 刻，行三陰需時 1 刻。

衛氣晝夜循行陽經及陰經兩個圓周的大小及時間多少的變化，反映了衛氣晝夜在人體臟腑的分佈狀況，對研究人體衛禦及睡眠生理，皆有一定意義。

衛氣行於陽經或行於陰經與人的寤寐生理密切相關，衛氣行於陽經則寤，行於陰經則寐，故失眠病理與衛氣的運行失常極為相關。

《靈樞・大惑論》曰：「夫衛氣者，晝日常行於陽，夜行於陰，故陽氣盡則臥，陰氣盡則寤。」「衛氣留於陰，不得行於陽，……不得入於陽則陽氣虛，故目閉也。」「衛氣不得入於陰，常留於陽。……不得入於陰則陰氣虛，故目不瞑矣。」

衛氣行於陽則三陽經禦御功能增強，行於陰則三陰經衛禦功能增強。衛氣在人體中最大的功能便是行於人體外表及內臟，起到溫煦作用，如《靈樞・本臟》：「衛氣者，所以溫分肉，充皮膚，肥腠理，司開闔者也。」《素問・痺論》：「衛者，水穀之悍氣也，……薰於肓膜，散於胸腹。」

衛氣與人體的免疫機制密切相關，衛氣除具有加強人體的屏障作用外，還具有與深入的邪氣搏擊的作用，因此和疾病的發病學關係密切，如《素問・瘧論》：「衛氣之所在，與邪氣相合，則病作。」衛氣的這些功能和衛氣晝夜入陽或入陰有關。衛氣行於陽周和行於陰周的時間長短，關係著人體諸多生理功能的正常與否，尤其與人體的免疫機制密切相關。

第五節 清濁升降的圓運動生理

清濁升降是人體氣機圓運動的核心，升清，為升其清陽；降濁，即降其濁陰。「清陽」與「濁陰」皆為體攝入的水穀精微所產生，其清輕升發部分是為清陽，濃濁降泄部分則為濁陰。濁陰既包含較重濁的營養物質，也包括體內產生的糟粕，《靈樞・陰陽清濁》曰：「受穀者濁，受氣者清，清者注陰，濁者注陽。……清者上注於肺，濁者下走於胃。胃之清氣，上出於口；肺之濁氣，下注於經，內積於海。」

清升濁降總的規律是清氣注陰，藏於五臟，濁氣注陽，行於六腑，清中有濁，又復下降，濁中寓清，遂再上升，不外乎清者升，濁者降，如是則氣血相順、營衛不悖。總而言之，升降出入是臟腑氣機運動的主要形式，有升降才有出入，升中寓有降，降中寓有升，升清降濁也是升降出入的具體體現。清氣所以能升，濁氣所以能降，皆有賴於五臟的上升功能和六腑的下降作用，故《素問・陰陽應象大論》中「清陽出上竅，濁陰出下竅，清陽發腠理，濁陰走五臟，清陽實四肢，濁陰歸六腑」，是對升清陽降濁陰的生理意義的精闢概括。

清濁的升降出入是一個圓的運轉過程，如脾主運化而升清，胃主受納而降濁，水穀由脾胃的腐熟運化，在小腸泌別清濁，其清者上輸心肺，而後運布周身，其濁者降至大腸而出體外，肺將清中之清者布散於周身，清中之濁者下輸於腎，濁中之清者復上輸於肺，濁中之濁者則下趨膀胱排出體外，正如張景岳所說：「濁之清者，自內而出，故上行，清之濁者，自外而入，故下行。一上一下，氣必交並，二者相合。」

在呼吸吐納功能上，肺主呼氣，腎主納氣，同樣構成一個呼吸圓周，此外，心肺之間的氣血升降，肝膽之間的精汁升降，無不是圓的運動形式。中醫的圓運動不僅體現在經氣、營衛氣血的循行方面，還體現在人體的各種生理活動之中，可見圓道在人體科學中的重要地位。

第八十九章

《周易》與中醫時間醫學

《周易》是時間醫學的鼻祖，《周易》的陰陽消長理論奠定了中醫時間醫學的理論基礎。太極生理時鐘是中醫時間醫學的縮影，《周易》太極陰陽理論在中醫時間醫學中有重大意義。

第一節 《周易》是中醫時間醫學的開山

《易經》六十四卦的陰陽消長盛衰變化是中醫時間醫學的鼻祖。《周易》的「易」即是日與月二字之合，日、月周轉形成的陰陽盛衰變化是《周易》的精髓，如《易・離卦・彖》曰：「日月麗乎天。」《易・繫辭》曰：「日往則月來，月往則日來，日月相推而明生焉。」「日月之道，貞明者也。」日、月以其規律的運行普照著大地。

《周易》以日、月為其宇宙觀的第一要義，十分注重日、月、地三者之間的關係，其六十四卦爻數及爻位的變化亦寓含了陰陽的消長盛衰的變化原理，如伏羲八卦次序圓圖。

十二消息卦亦蘊含著陰陽盛衰規律。十二消息卦，又稱為月卦、十二辟卦。子為復卦，丑為臨卦，寅為泰卦，卯為大壯卦，辰為夬卦，巳為乾卦，午為姤卦，未為遯卦，申為否卦，酉為觀卦，戌為剝卦，亥為坤卦。

十二消息卦象徵一年十二個月日照的變化造成的陰陽盛衰變化，對氣候、物候皆有著重要的意義（圖 89－1，圖 89－2）。

《周易參同契》蘊含著月亮盈虛消長規律，應用八卦表示一個月內月球對地球和人體的影響。據《周易參同契》月亮盈虛消長，作一示意圖說明之，見圖 89－3。

《周易參同契》借月亮的晦、朔、弦、望產生的盈虛消長說明人身能量流的盈虛變化，以此作為養生的時相指標。

月球在日地月系統中也起著重要的調節陰陽的作用。太陽和月球影響著地球的光熱寒溫變化，月球還影響著地球的磁力。《周易》極為突出日和月的作用，《周易參同契》以日月為坎離，《內經》亦十分重視月球與時間醫學的關係，在《素問・八正神明論》有詳細記述。

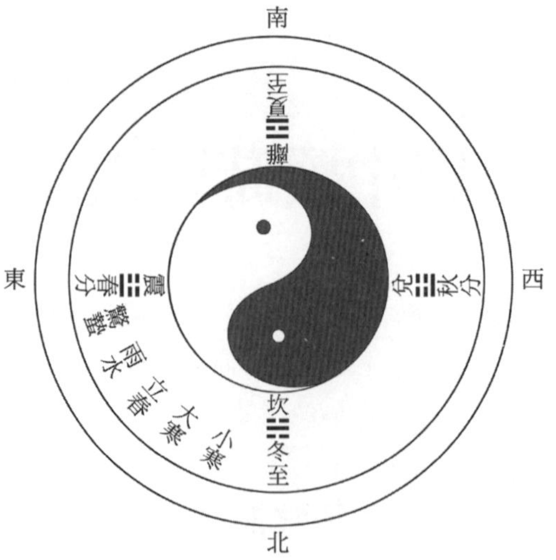

圖 89－1　太極四正卦陰陽節令

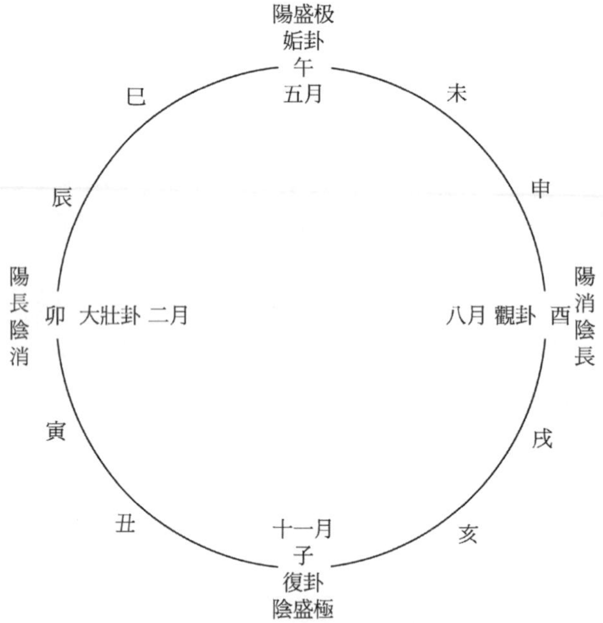

圖 89－2　《周易》消息卦

《周易》蘊含著豐富的時間節律觀，並記載了天象、物象、氣象的時間節律規律。如《易・節卦・象》：「天地節而四時成。」《周易》最基本的時間節律為四正卦與二十四節，西漢易家孟喜等人提倡以震、離、兌、坎四卦為四正卦，分別代表一定的方位、時間。其中，震卦在東，主春，包括立

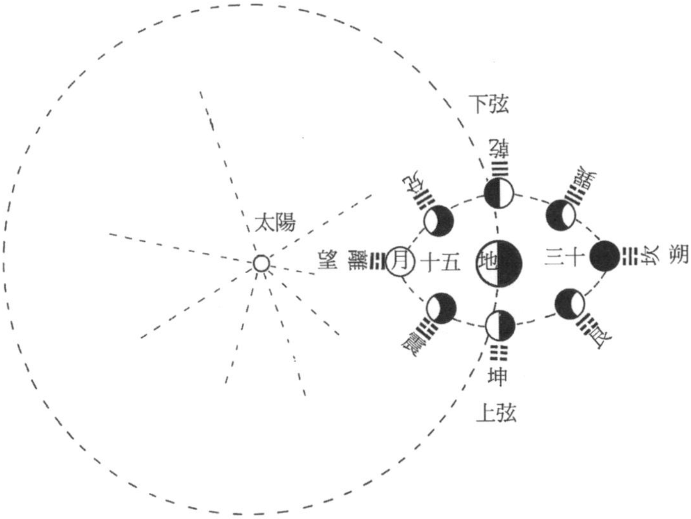

圖 89－3　太極八卦日、月、地消息

春、雨水、驚蟄、春分、清明、穀雨；離卦在南，主夏，包括立夏、小滿、芒種、夏至、小暑、大暑；兌卦在西，主秋，包括立秋、處暑、白露、秋分、寒露、霜降；坎卦在北，主冬，包括立冬、小雪、大雪、冬至、小寒、大寒（圖 89－4）。

《周易》為中醫時間醫學的導源，對中醫時間醫學的發展有著深遠的影響。

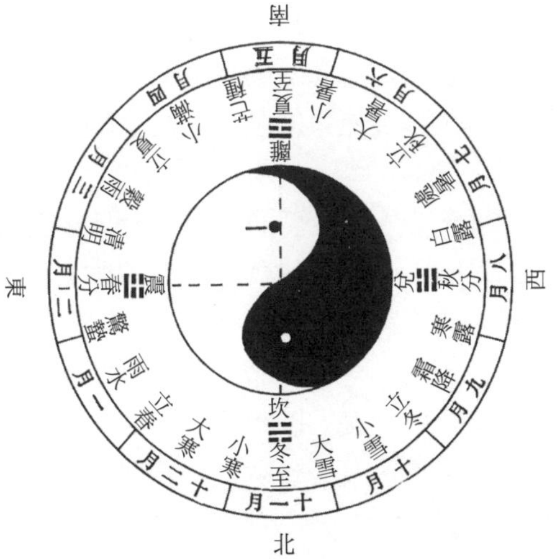

圖 89－4　四正卦與二十四節氣

第二節 《內經》時間醫學

《內經》極為強調日月運轉產生的影響，並以之為根據制定曆法，依「候」（五日謂之候）、「氣」（三候謂之氣）、「時」（六氣謂之時）、「歲」（四時謂之歲）而養生。《內經》曆法共有3種：

第一種為甲子曆，以甲子週期（一個甲子週期為60日）為計算單位，6個甲子週期為一年，故又稱六分曆，如《素問・六節藏象論》所載：「日六竟而周甲，甲六復而終歲，三百六十日法也。」由於此法與日月運行不太相合，故並未沿用。

第二種曆法為陰陽合曆，是在陰曆（月曆）中設置閏月，使之與陽曆一致，即與太陽曆的年序相一致。就是說，陰曆以朔望月計日，以太陽年計年，因朔望月和太陽年不能互相公約，故必須3年一閏月。正如《素問・六藏臟象論》所言：「大小月三百六十五日而成歲，積氣餘而盈閏矣。」陰曆以朔望月計日，每月29.5日，一歲為354日，陽曆以回歸年計日，共365日，因此月份常不足，節氣常有餘。為使月份與節氣復歸一致，每3年必閏1個月，19年中置7個閏月，平均32個月置1個閏月。節氣與月份相符合方能適用於生產及生活實踐，此即陰陽合曆，現在的日曆亦採用此種曆法。

第三種曆法稱為運氣曆，是根據中醫運氣學說創立的最適用於中醫學的一種曆法，運氣曆又稱為氣候曆。運氣曆結合了甲子曆及陰陽合曆之所長，與氣候變化最相符合，既以太陽運行為準度，又以六十甲子推算，其特點為：以三陰三陽六步分主一歲，主氣和客氣的第一步，都從大寒日開始，每步60日又87刻半，形成一年四季12個月，每月30日又43.75刻的曆法。其校正方法為運氣曆的調諧方法，和陰陽合曆不一樣，運氣曆並不調整朔望月和回歸年的差距，而採用年度更長的週期來進行調整，即所謂「四年曆—百刻制」調整時刻法。

《素問・六微旨大論》之「六十度而有奇」，即一年360日盈25刻，4年24步盈餘100刻而成1日，故運氣曆每4年必須閏1日。

《內經》運氣曆是把天文和時間週期相結合的曆法，是日、月、地相應的時相體現。運氣曆與《周易》一樣，都以日、月的運行為準，如《易・離卦・象》曰：「日、月兩作離，大人以繼明照於四方。」虞翻曰：「兩，謂日與月也，……離坎日月之象。」《周易》六十四卦是日、月運轉產生的陰陽二氣消長之勢的標誌。

近代有學者認為六十四卦是六十四種月亮位相的標記，太極、六十四卦來源於月亮的運動[1]。《內經》五運六氣甲子以六十年為準週期，它的天體運動背景也不外乎日、月，這和《易經》六十四卦、八卦週期不謀而合。現代有些學者也發現了天象、地象和氣象等都存在有六十週期這一現象，說明《易經》六十四卦和《內經》運氣七篇的甲子六十週期都不是偶然，其中必然有著深遠的天文學奧義。

一、《內經》的生理時鐘觀點

《內經》認為，天體運動存在著週期性，氣候的變化存在著節律性，因此自然界也就存在著「生理時鐘」現象。所謂生理時鐘是指生物、生命對外界週期性影響的一種節律性應答，包括「日鐘」「月鐘」及「年鐘」，生理時鐘是生物、生命體的一種適應現象，是中醫時間醫學的物質基礎。

《內經》生理時鐘的理論建立在自然界陰陽盛衰的基礎上，重點在於闡述人體對自然界週期變化的應答，突出人體節律是對《周易》陰陽節律的發展。《內經》生理時鐘為中醫時間醫學的創立和發展奠定了基礎。

《內經》生理時鐘主要包括日鐘、月鐘、年鐘和甲子鐘。

（一）日鐘

日鐘是生物、生命對日節律的一種適應反映。《內經》記載甚多，如《靈樞・營衛生會》：「夜半為陰隴，夜半後而為陰衰，平旦陰盡而陽受氣矣。日中為陽隴，日西而陽衰，日入陽盡而陰受氣矣。」人體日節律在生理方面的反映如《素問・生氣通天論》：「故陽氣者，一日而主外，平旦人氣生，日中而陽氣隆，日西而陽氣已虛，氣門乃閉。」在病理方面，《靈樞・順氣一日分為四時》曰：「夫百病者，多以旦慧、晝安、夕加、夜甚，……朝則人氣始生，病氣衰，故旦慧；日中人氣長，長則勝邪，故安；夕則人氣始衰，邪氣始生，故加；夜半人氣入臟，邪氣獨居於身，故甚也。」《素問・臟氣法時論》也說：「心病者，日中慧，夜半甚，平旦靜。」

以上說明了日鐘對人體生理、病理的影響。

（二）月鐘

《內經》記載了人體氣血對由月盈缺引起的潮汐漲落的反映。人體氣血受月引潮力的變化的影響，《素問・八正神明論》有很清楚的記載，如「月廓滿，則血氣實，肌肉堅；月廓空，則肌肉減，經絡虛」，故治療也應隨之，「月生無瀉，月滿無補，月廓空無治」。目前有人統計婦女月經與月的盈虧有關，這都是人體天癸、衝任對月亮引力變化的反映。關於月亮盈虧對人體生理病理的影響，《素問・八正神明論》提出：「月始生，則血氣始精，衛氣始行；月廓滿，則血氣實，肌肉堅；月廓空，則肌肉減，經絡虛，衛氣去，形獨居，是以因天時而調血氣也。」

（三）年鐘

年鐘是人體對天體運動週期導致的四季寒暑變化的一種節律性反映，又稱年生理鐘。其主要依據是四季陰陽呈週期性的消長，如「冬至一陽生、夏至一陰長」主要和太陽周年視運動有關。《內經》極為重視人體年生理鐘的節奏，許多篇章都有記載，如《素問・氣交變大論》之「陰陽往復、寒暑迎隨」，人體生理也隨四季寒暑而發生變化，故《素問・厥論》說：「春夏則陽氣多而陰氣少，秋冬則陰氣盛而陽氣衰。」《素問・六節藏象論》提出「心者，……通於夏氣」「肺者，……通於秋氣」「腎者，……通於冬氣」「脾、胃、大小腸、三焦、膀胱者……通於土氣」，體現了五臟對四時寒暑的反映。在人體病理方面，《素問・金匱真言論》說：「春不病頸項，仲夏不病胸脅，長夏不病洞洩寒中，秋不病風瘧，冬不病痺厥，飧洩而汗出也。夫精者，身之本也，故藏於精者，春不病溫。」

（四）甲子鐘

以天干、地支演義成的六十年週期，是五運六氣獨特的生理時鐘，也是五運六氣的精粹。甲子鐘六十年一循環，對推測預報天象、物候、病候有獨特意義。甲子鐘不是憑空而來的，是五運和六氣的結合。

所謂「五六相合」，《素問・五運行大論》載《太始天元冊》曰：「丹天之氣，經於牛女戊分；黅天之氣，經於心尾己分；蒼天之氣，經於危室柳鬼；素天之氣，經於亢氐昴畢；玄天之氣，經於張翼婁胃。所謂戊己分者，奎壁角軫，則天地之門戶也。夫候之所始，道之所生，不可不通也。」五運規律源自古人觀察天上丹、黅、蒼、素、玄五色六氣在不同方位的天象，是經過長期的實踐觀察總結而來的。六氣指天體運動產生的三陰三陽的消長轉化，及其相應的風、寒、濕、燥、火、暑六氣的推移，甲子鐘包含著六氣的勝復淫治，近代學者研究認為，甲子六十年週期與太陽黑子活動週期相應，說明甲子六十週期有著深遠的天體背景。

時間醫學是生理時鐘在中醫學中的應用，範圍極廣，主要內容是時間生理學、時間病理學及時間治療學。

二、《內經》的臟氣法時理論

時間對藏象的影響極大，《素問・臟氣法時論》便是五臟之氣象法於四時的專論。《素問・臟氣法時論》全面地論述了臟氣生理法時及臟氣病理法時，如「肝主春，心主夏，脾主長夏，肺主秋，腎主冬」「病在肝，癒在夏、夏不癒，甚於秋，秋不死，持於冬，起於春」，提出了疾病的癒、甚、持、起、死與季節的關係。

《素問・臟氣法時論》又曰「腎病者，夜半慧，四季甚，下晡靜」，論述了疾病與一日晝夜晨昏的關係，直接提出「心者，……通於夏氣；肺者，……通於秋氣；腎者，……通於冬氣；肝者，……通於春氣；脾、胃、大小腸、三焦、膀胱者，……通於土氣」，論述了內臟與四季的密切關係，充分體現了臟氣法時的理論。

生理時鍾不僅影響臟腑，其在經絡方面的影響也很突出。如《靈樞・五十營》中記載了關於人體生理節律的精闢論述，其載曰：「黃帝問曰：余願聞五十營奈何？岐伯答曰：天周二十八宿，宿三十六分，人氣行一周，千八分，日行二十八宿，入經脈上下，左右，前後二十八脈，周身十六丈二尺，以應二十八宿。漏水下百刻，以分晝夜，……氣行五十營於身，水下百刻，日行二十八宿，漏水皆盡，脈終矣。所謂交通者，並行一數也，故五十營備，得盡天地之壽矣，凡行八百一十丈也。」

五十營，指營氣在人體經脈中一晝夜運行五十周次，輪行二十八脈，而天體運行一晝夜環經二十八星宿，說明人與天地相應，其中包含著呼吸、脈搏等的相應節律及其與養生的關係。如「人一呼，脈再動，氣行三寸，一吸，脈亦再動，氣行三寸，呼吸定息，氣行六寸，……五十營備，得盡天地之壽矣」，人若能順應經絡氣血運行的規律時序，再參與天象養生，必能盡壽，這一觀點為針灸的循經循時提供了理論基礎。

《靈樞・營氣》敘述了十二經脈在人體的循行次序，如曰：「故氣從太陰出，注手陽明，……注大指（趾）間，與太陰合，……從脾注心中，循於少陰，……合手太陽。……合足太陽。……注足少陰。……循心主脈，……合手少陽。……注足少陽。……合足厥陰。……從肝上注肺，……下注肺中，復出太陰。」如是十二經分值十二時辰，一個時辰相當於現在的兩個小時，其分值時序歌括如下。

肺寅大卯胃辰宮，脾巳心午小未中，
申膀酉腎心包戌，亥焦子膽丑肝通。

針灸治療和藥物治療都遵循上述時間給藥。

中醫時間醫學內容極為豐富，包括臟氣法時、升降法時、經絡法時等，臨床應用如下。

（一）診斷法時

《內經》注重脈診、色診必應四時，如《素問・脈要精微論》指出：「春應中規，夏應中矩，秋應中衡，冬應中權。」《素問・平人氣象論》曰：「春夏而脈瘦，秋冬而脈浮大，命曰逆四時。」在色診應四時方面，同樣強調春天色對應青、夏應赤、長夏應黃、秋應白、冬應黑等，不勝枚舉。

（二）治療法時

《素問・臟氣法時論》提出「合人形以法四時五行而治」，即言治療、給藥如能法時（包括法臟氣主時、經氣值時、陰陽氣交升降趨勢、天時、地宜）則能收事半功倍之效。如以陰陽氣交理論進行治療，則能因勢利導，收到意想不到的效果。如子時、午時，及冬、夏二時期，是陰陽氣交的偏極點，此時由於陰陽皆盛極，故陰陽偏勝的疾病如屬陰盛或陰虛陽亢必然加重。治療則應在子時、午時到來之前給藥，方可有效地調整陰陽，避免病情加重，如果等到子、午時刻已到，陰陽已經偏極，再行給藥，則勢必晚矣。

另外，此時期由於陰陽偏極，不能交通，因此必然導致氣血不繼，當升不升，應降不降的情況，如氣血上逆，或氣虛下陷等。卯時、酉時，及春秋二分時期為陰陽勢均之際，一般人陰陽相對平衡。陰陽失調嚴重者，此時期陰陽難以維持平衡，病情也容易暴露。如卯時（或春分時期）為陰消陽長之際、陽與陰平之期，陰陽平衡的關鍵在於陽氣是否能生長，而陽虛患者陽氣生長不及，無力與陰維持平衡，因此，此階段陽虛患者容易發病。酉時（或秋分時期）為陽消陰長、陰與陽平之時，陰陽平衡取決於陰氣的生長，陰虛患者的陰氣不能正常生長，難以與陽平衡，在此時期病情開始波動，因此治療時扶陽或育陰應提前進行。至於子時至卯時、午時至酉時（或冬至到春分、夏至到秋分時期），分別為陰消陽長及陽消陰長之際。如子時至卯時陰漸消、陽漸長，因此陽虛患者可望好轉；午時至酉時陽消陰長，所以陰虛患者的病情漸趨平穩，而陽虛患者的病情反趨加重。

因此應在子時後順其陽生而予補陽藥，午時後就其陰長而予滋陰藥，如是，便可因勢利導，事半功倍。

參考文獻

〔1〕朱燦生．太極圖來源於月亮運動的統計規律〔J〕．自然雜誌，1983（04）．

下部

第九篇

易、醫著作與中醫學

易著三千，易學長河中的知識是取之不盡的，其中與中醫學關係最密切的除了《易經》和《易傳》，便是《易緯·乾鑿度》和《周易參同契》。這幾部著作和《內經》構成了醫易科學的理論核心，歷代名醫的醫易理論都在此基礎上展開，以張景岳的《醫易義》最為精闢。

第九十章

《易緯・乾鑿度》與中醫理論

《易緯》是對《易經》闡發的重要著作，其中《易緯・乾鑿度》《易緯・乾坤鑿度》對《易經》有重要發展，對《內經》理論的形成起到了奠基作用。《易緯》提出「不易」觀，對中醫的平衡觀影響最為深刻。

第一節 《易緯》概言

《易緯》是解釋《易經》的書籍，已佚。漢代鄭玄對其名篇《乾鑿度》等進行了註釋、整理，乃流傳至今，並成為《易傳》十翼之一，可見《易緯・乾鑿度》及《易緯・乾坤鑿度》的價值。

《易緯》亦為易學象數派的代表著作，而《易緯・乾鑿度》又是《易緯》之精粹。《易緯》出於西漢，包括「乾鑿度」「乾坤鑿度」「稽覽圖」「通卦驗」「是類謀」「坤靈圖」等，對中醫學影響最大的是《易緯・乾鑿度》《易緯・乾坤鑿度》，其內容基本上本於《京氏易傳》，對中醫學的影響極為深刻。

第二節 《易緯・乾鑿度》「不易」與中醫平衡觀

《易緯・乾鑿度》尤注重《周易》之「易」，並釋為三義，即：「簡易，變易和不易」。其曰「孔子曰：易者易也，變易也，不易也」，創立了「不易」一義，補充了《周易》的「變易」和「簡易」觀點，使「不易」和「易」成為動與靜對立統一的象徵，對中醫整體衡動觀的動與靜、動態的平衡具有開拓意義。

《易緯・乾鑿度》的「不易」，體現了「易」是絕對的，「不易」是相對的，「易」和「不易」是對立的統一體，是對《周易》宇宙觀的發展，並對《內經》運氣七篇的自穩協調理論有一定的影響。

《素問・氣交變大論》之「夫五運之政，猶權衡也，高者抑之，下者舉之，化者應之，變者復之」，說明自然界存在著平衡現象。

《內經》的平衡觀是動態的平衡，發展著的平衡，不僅自然界氣化維持著相對平衡，人體內部臟氣也同樣維持著相對的平衡、協調，這是一種自然規律。鑒於平衡在中醫理論中的重要意義，故筆者認為平衡觀應與整體觀、動態觀並列，故中醫的理論思想——整體恆動觀，應為整體衡動觀，方為全面。

第三節 《易緯・乾鑿度》「九宮說」、八卦方位圖與中醫九宮八風及氣機升降學說

九宮，近代阜陽漢墓出土的太一九宮占盤說明，九宮在漢代即有，在《易緯・乾鑿度》中對九宮圖有明確記載，見表 90－1。

表 90－1　鄭玄注九宮

巽　四	離　九	坤　二
震　三	中　五	兌　七
艮　八	坎　一	乾　六

鄭玄注曰：「易一陰一陽合為十五之謂道，……故太一取其數以行九宮，四正四維皆合於十五。」「太一者，北辰之神名也，居其所曰太一，常行於八卦日辰之間，曰天一，或曰太一，出入所遊息於紫宮之內外，……四正四維，以八卦神所居，故亦名之曰宮，……太一下行八卦之宮，每四乃還於中央，中央者，北辰之所居，故因謂之九宮。」

九宮以北極（太一）為準，合八卦、天文、曆法為一體。鄭玄還注曰「天數大分以陽出，以陰入，陽起於子，陰起於午，是以太一下九宮，從坎宮始」，指出了九宮與方位節氣、陰陽消長的聯繫。

《易緯・乾鑿度》方位圖八卦方位說把八卦與十二月節氣相配合（圖 90－1），如曰：「震生物於東方，位在二月；巽散之於東南，位在四月；離長之於南方，位在五月；坤養之於西南方，位在六月；兌收之於西方，位在八月；乾剝之西北方，位在十月；坎藏之於北方，位在十一月；艮終始之於東北方，位在十二月。

八卦之氣終，則四正四維之分明，生長收藏之道備，陰陽之體定，神明之德通，而萬物各以其類成矣。」

八卦方位說，亦即八卦氣說，本源於京房八卦卦氣說，透過八卦與方位，體現了四季陰陽二氣的消長轉化規律。

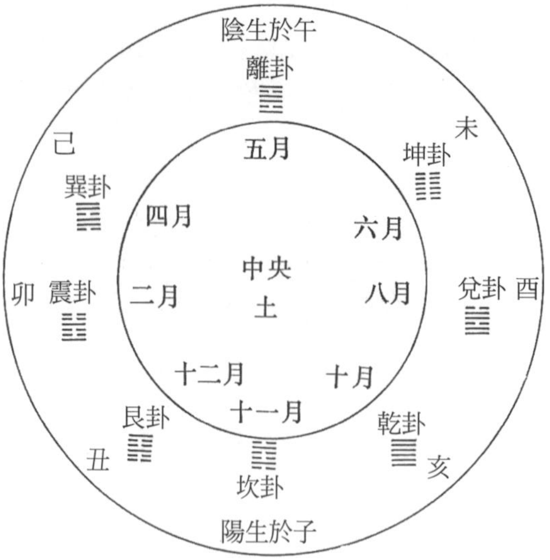

圖 90－1　《易緯・乾鑿度》方位說示意

《靈樞・九宮八風》受《易緯・乾鑿度》九宮說及八卦方位說的影響，又吸取了《左傳》《呂氏春秋》的八風說（如《呂氏春秋・有始》之「東北曰炎風，東方曰滔風，東南曰薰風，南方曰巨風，西南曰淒風，西方曰風，西北曰厲風，北方曰寒風」），從而創立了《九宮八風圖》。

《靈樞・九宮八風》在《易緯・乾鑿度》等的影響下，結合天文、氣象、曆法，把八卦、星宿、方位和斗綱建月，論述了二十四節氣交替的氣候變化規律，及其對人體的影響，對疾病的預防具有一定的積極意義。

《靈樞・九宮八風》提出，每一個季節都有當令的風向，即八正實風，亦有不測的氣候指八正虛風，並提出交換節氣的時期（過宮）必有相應的氣候變化，即「太一移日，天必應之以風雨」，對農業和中醫預防醫學很有影響。

第四節　《易緯・乾鑿度》「太易說」與中醫氣學說

何謂「太易」？《易緯・乾鑿度》曰：「太易者未見氣也，太初者氣之始也，太始者形之始也，太素者質之始也，氣形質具而未離，故曰渾淪。渾淪者言萬物相渾成而未相離。」

指出「太易」為混沌元氣之先祖，即為元氣之原始狀態。「元氣」一詞，語出《淮南子・天文訓》之「宇宙生元氣」。

《易緯・乾鑿度》的「太易」即元氣之母，太極始為太虛元氣，元氣為混沌元氣，即太極，太極再化為陰陽二氣，陰陽二氣再化生萬物。因此，「太易」與「太極」的元氣觀點對中醫的氣學說皆有一定的導源意義，《易緯・乾鑿度》從「太易」到「太極」，突出了氣為形、質之始的理論，認為氣是萬物生化之始。對中醫的氣學說很有影響。

中醫的氣學說在《周易》氣說的影響下，吸取了黃老之學的氣一元論思想，使氣學說進入了中醫學的範疇，創立了具有中醫特色的氣學說，對中醫理論的形成和發展起到了奠基作用。

《易緯》，尤其是《易緯・乾鑿度》《易緯・乾坤鑿度》對中醫學有著深遠的影響。

第九十一章

《周易參同契》與中醫學

《周易參同契》是丹經之祖，書中應用六十四卦原理掌握煉丹火候，是《易經》理論應用於養生學的珍貴寶典。

第一節　《周易參同契》的主要內容

《周易參同契》是東漢魏伯陽所著的丹書，為丹經之祖，對中醫的脈學、針灸、運氣學等都很有影響。

該書主要內容是解釋《周易》爻象，並將之用於論丹之書。其論丹又分為外丹及內丹兩部分，所謂外丹是指煉製外丹，即把某些礦物，置於爐中熔煉，以期煉製出能達到長壽目的的丹藥，而內丹則指「修煉」。

《周易參同契》的作者魏伯陽屬道家學派，因此《周易參同契》中被滲入了道家的觀念，是一部綜合了易理和道家思想的丹經典籍。

《周易參同契》在煉外丹方面，提出「藥物」和「火候」兩大概念。藥物指某些可以冶煉的礦物類藥物，火候指冶煉藥物使之發生質變的最佳時間。

《周易參同契》還進一步提出「採藥」「進火」等概念：「採藥」又稱築基，是煉丹的第一步；「進火」「進陽火候」「退陰符候」為掌握煉丹火候的技術。

《周易參同契》記載了煉丹的設備、具體方法及注意事項。書中的鼎器歌把早期煉丹的丹鼎的形狀尺寸都寫得很清楚，如曰：「圓三五，寸一分，口四八，兩寸唇，長二尺，厚薄勻，腹三齊，坐垂溫。」

煉丹為道教的修煉方法之一，盛行於秦漢至宋代，服食者們希望服金丹達到養生長壽的目的。

煉丹當然不可能達到養生的目的，但煉丹的盛行客觀上促進了礦物冶煉和製藥化學萌芽的產生，有一定的參考價值。

「火候」是《周易參同契》的主要內容，所謂「火候」，是掌握運氣的尺度，火，指升降吐納運氣，候，指事物發展的階段，具體指升降吐納的速度、緩急和進退。

「火候」是《周易參同契》的精髓，《周易參同契》火候的特色在於採用了人體運氣週期與天地、日月運行週期相應的規律，充分應用了《周易》卦象的陰陽消長原理，並和秦漢時期古天文學的週期曆數相合，突出了生理時鐘觀點。

《周易參同契》「火候」的關鍵在於把運氣的升降吐納節律及陰陽消息（消，減也；息，增也）與天體日、月的運行週期相聯繫，也即把人體的吐納運氣的緩急進退和宇宙運動的陰陽消息相應，充分體現了順應自然節律養生的觀點。

《周易參同契》「火候」所採用的節律原理為太陽周年視運動（年節律）、月亮周月視運動（月節律）和地球周日視運動（日節律）。無論地球繞太陽一周或是月亮繞地球一周，或地球自轉一周，都是一個 360° 的圓，雖然圓的大小和旋轉一周所用的時間長短不一，但陰陽消息的轉化規律是一致的。因此無論年節律、月節律或日節律都是圓周循環，其陰陽消息的節律，年、月或日週期皆可通用。火候即根據這一規律掌握「進火」及「退陰符」的「候」。

在日節律及月節律方面，《周易參同契》應用了六十卦，其火候的掌握是朝則吸、暮則呼，月節律六十卦是以屯、蒙卦為首尾、除去乾坤坎離的六十卦，一日二卦、一月三十日共六十卦。

如《周易參同契》：「月節有五六，經緯奉日使，兼併為六十，剛柔有表裡，朔旦屯直事，至暮蒙當受，晝夜各二卦。」一日運二卦，一月六十卦完周。

六十卦雖然指的是月節律，實際上也通日節律，其火候以朝為升吸，以暮為降呼作為內丹功陰陽消息的原則。

在年節律方面，《周易》以十二消息卦，象徵太陽周年視運動產生的陰陽消息，十二消息卦為漢易孟喜首倡，《周易參同契》借用以突出內丹火候的陰陽消息規律，具體為復卦䷗代表十一月（冬），臨卦䷒為十二月（冬），泰卦䷊為正月（春），大壯卦䷡為二月（春），夬卦䷪為三月（春），乾卦䷀為四月（夏），姤卦䷫為五月（夏），遯卦䷠為六月（夏），否卦䷋為七月（秋），觀卦䷓為八月（秋），剝卦䷖為九月（秋），坤卦 為十月（冬）。每一卦代表一月，一年十二卦，分別代表十二個月。

復卦陰極一陽生，自復卦至乾卦，陽爻「--」從一到六逐漸增多，故為陽息陰消；姤卦陽極一陰長，自姤至坤陰爻「—」從一至六不斷遞增，故曰陽消陰息。《周易參同契》根據十二消息卦反映的陰陽消息盈虛，掌握一歲的內丹火候，也即掌握「進陽火」及「退陰符」的火候。

所謂月體納甲即以天干和八卦相配應，用以表示月體的朔望盈缺，即初三為震卦納庚（震對應庚），月相屬新月；初八為兌卦納丁，月相屬上弦；十五為乾卦納甲，月相屬滿月；十六為巽卦納辛，月相屬初缺；二十三為艮卦納丙，月相屬下弦；三十為坤卦納乙，月相屬晦月。如此，在新月、上弦、滿月時期為陽息陰消；在初缺、下弦、晦月之際則為陽消陰息，見圖91－1。

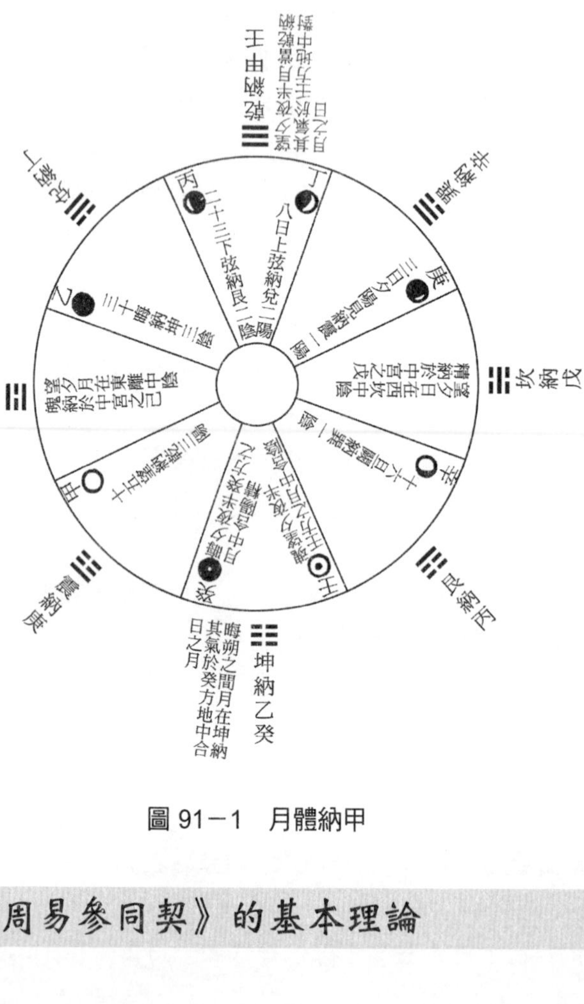

圖 91－1　月體納甲

第二節　《周易參同契》的基本理論

《周易參同契》以「鼎爐」喻人體，以「藥物」象徵人體氣流，周士一及潘啟明稱「人體氣流」為人體「能量流」（《周易參同契新探》），《周易參同契》還把運氣的時空尺度稱為「火候」，周士一和潘啟明把火候稱為涉及時間、方位、質量的變化，而「周天火候」則指週期性的時空尺度。《周易參同契》以月亮的盈虧晦朔及十二消息卦比喻陰陽的盛衰，並以之把握運氣的火候。

《周易參同契》極為重視以下原理。

一、精氣的升降周流

《周易參同契》強調精氣的升降必須靠一定的動力。例如，「牝牡四卦，以為橐籥」，以乾坤坎離為冶煉的鼓風皮囊，比喻乾坤坎離為精氣升降的動力。

《周易參同契》又曰「乾坤者，易之門戶，眾卦之父母，坎離匡廓，運轂正軸」，喻乾坤為車軸，意在指出車子的行進靠車軸和車轂，精氣的運行離不開一定的動力。

《周易參同契》之「易為坎離，坎離者乾坤二用，二用無爻位，周流行六虛，往來既不定，上下亦無常，幽潛淪匿，升降於中，包囊萬物為道綱紀」，強調了坎離二氣的升降意義，坎離二氣升降於六虛，即乾南坤北，離東坎西，以及天地，坎離二氣的升降運轉如車輪之軸心，震、兌、巽、艮四象各為陰陽四布，坎離升降於其間。

圖 91－2 中白半環為陽，黑半環為陰，象徵氣呈圓周循環不息，《周易參同契》認為精氣是不停流動著、進行著圓周運動的，呈現著坎離交通。坎離相交，子午升降，子時陽氣上升，陰氣漸退，午時陽氣下降，陰氣漸長，所謂「子當右轉，午乃東旋」，即言子午升降有時，運轉有序。

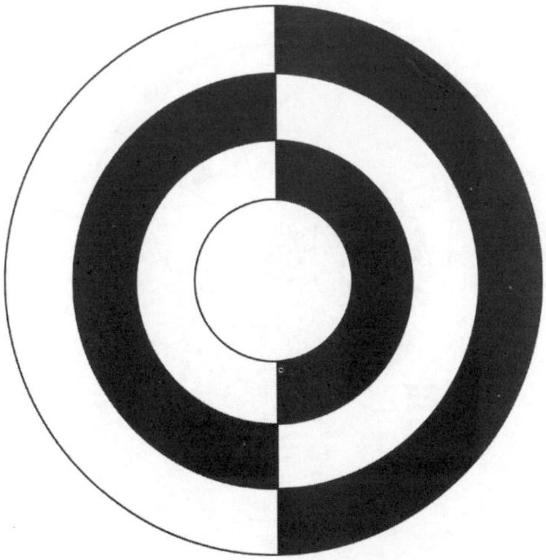

圖 91－2　水火匡廓

《周易參同契》的乾坤坎離方位，象徵陰陽氣化的動態結構。其中，乾坤定南北方位，坎離升降於其間，正如原文所說：「坎離者，乾坤二用，……周流行六虛，……升降於中。」坎離升降為人體氣的升降，中醫將之與任督升降結合。任脈為陰脈之海，督脈為陽脈之海，任督通則百脈達。

二、陰陽維繫

《周易參同契》注重陰陽的維繫，其理論特點是以坎離為中心，以日、月（火、水）代表陰陽的對立統一，從而提出坎離相抱、龍虎相交、水火互濟、陰陽相合的原理，如曰：「坎戊月精，離己日光，日月為易，剛柔相當。」

《周易參同契》的陰陽維繫是借月亮的盈虛消長和《周易》十二消息卦體現的。《周易參同契》的八卦納甲以坎、離（象徵月、日）為主卦，其餘巽、艮、乾、坤、兌、震卦則分別代表月亮盈虧的不同狀態，即以月亮的晦、朔、弦、望代表陰陽消長的關係，如圖 91－1。

說明陰陽是互根的，其消長取決於日月的運轉，對順應陰陽養生等理論有一定的啟示（圖 91－1，圖 91－3，圖 91－4）。

《周易參同契》用震卦、兌卦、乾卦、巽卦、艮卦、坤卦分別表示陰曆初三、初八、十五、十六和二十三、三十的月相，象徵著陰陽的消長，如曰：「三日出為爽，震受庚西方，八日兌受丁，上弦平如繩，十五乾體就，

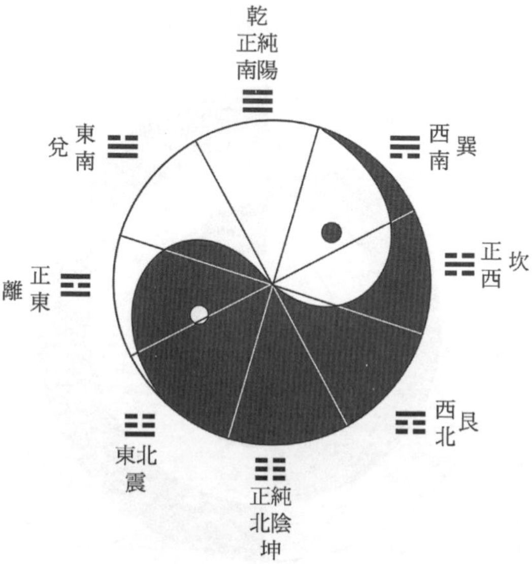

圖 91－3　太極八卦方位

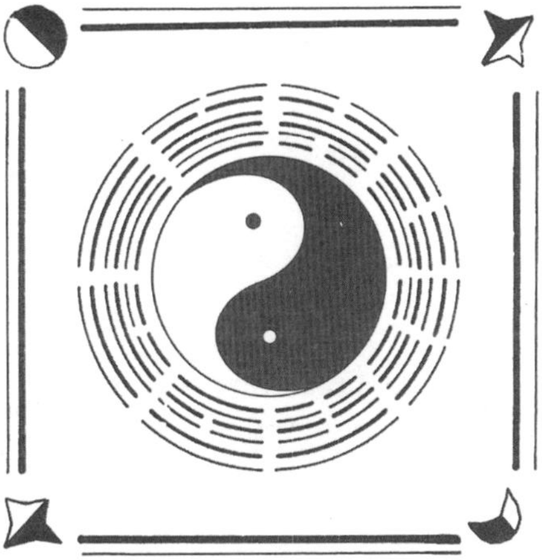

圖 91－4　太極八卦

盛滿甲東方，七八道已訖，屈折低下降，十六轉受統，巽辛見平明，艮直於丙南，下弦二十三，坤乙三十日，東北喪其明，節盡相禪衣，繼體復生龍，壬癸配甲乙，乾坤括始終。」震、兌、乾示陰出陽入，謂之陽息陰消，巽、艮、坤示陽出陰入，謂之陰息陽消。

《周易參同契》還強調十二消息卦，並以之象徵一年的陰陽消長，以復、臨、泰、大壯、夬、乾、姤、遯、否、觀、剝、坤卦分別代表十一、十二、正、二、三、四、五、六、七、八、九、十月。其中，復、臨、泰、大壯、夬、乾卦代表的月份為「六陽時」，象徵陽息陰消，姤、遯、否、觀、剝、坤卦代表的月份則為「六陰時」，象徵陰息陽消。

《周易參同契》：「朔旦為復䷗，陽氣始通，……臨䷒爐施條，開路正光，……仰以成泰䷊，剛柔並隆，……漸歷大壯䷡，俠列卯門，……夬䷪陰以退，陽升而前，……乾䷀健盛明，廣被四鄰，……姤䷫始紀緒，履霜最先，……遯䷠世去位，收斂其精，……否䷋閉不通，萌芽不生，……觀䷓其權量，察仲秋情，……剝䷖爛肢體，消滅其形，……道窮則反，歸乎坤䷁元。」

三、週期節律

《周易參同契》極為重視週期節律，無論精氣的升降或內氣的運轉，都應升降有序，運轉應時。如一天之內，以子午為標誌，子則氣升，午則氣降，升則曰陽息陰消，降則曰陰息陽消，如曰：「子當右轉，午乃東旋。」

「子北午南互為綱紀，九一之數，終則復始。」一年之內，則以復姤為終始，自復至乾為陽息陰消，自姤至坤為陰息陽消。

《周易參同契》所謂「朔旦為復，陽氣始通，出入無疾，立表微剛，黃鍾見子，兆乃滋彰」「姤始紀緒，履霜最先，井底寒泉，午為蕤賓」可說明之。

《周易參同契》提出根據周天節律掌握火候，如一月之內於震、兌、乾時，一日之內於子至午時，一年之中於十一月至五月，為陽息陰消之際，則應「息陽火」，息，增也，即言在此階段應益陽氣為主。反之，一月之內，在巽、艮、坤時，一日之內於午至子時，一年之中於五至十一月時，又為陰息陽消之期，又應「退陰符」，即應益陰氣，說明《周易參同契》的精旨是火候進退皆必應時，正如原文：「天符有進退，屈伸以應時，……消息應中律，升降據斗樞。」

第九十二章

巢元方《諸病源候論》與《周易》

隋代巢元方《諸病源候論》，是中醫第一部病因病機專著，是隋代以前中醫病因病機的集大成著作，在病因學方面有突破性成就。該書提出了許多開拓性觀點，為中醫病因病機學的形成和發展奠定了基礎。尤其可貴的是，《諸病源候論》接受了易學的一些主要觀點，具有很高的研究價值。

第一節 陰陽觀

《周易》可以說是一部陰陽觀的專著。《周易》的陰陽觀念以陰爻（--）和陽爻（—）為基礎，演變為六十四卦，每一卦都蘊含了陰陽的消長盛衰規律，如乾卦的潛、在、躍、飛、亢、悔，即反映了這一規律。

巢元方將這一觀點融於中醫學中，如在《諸病源候論・時氣病諸侯》中提出陽氣的盛衰對時病發展的影響，曰：「從春分以後至秋分節前，天有暴寒者，皆為時行寒疫也。一名時行傷寒。此是節候有寒傷於人，非觸冒之過也。若三月、四月有暴寒，其時陽氣尚弱，為寒所折，病熱猶小輕也；五月、六月，陽氣已盛，為寒所折，病熱則重也；七月、八月，陽氣已衰，為寒所折，病熱亦小微也。」

《周易》強調陰陽的相互作用，如《易・繫辭》之「一陰一陽之謂道」「陰陽合德而剛柔有體」，巢元方吸收了《周易》的陰陽觀點，應用於解釋人體的生理及病理，如曰：「陰陽和調，二氣相感，陽施陰化，是為有娠。」（《諸病源候論・婦人妊娠病諸侯》）「人稟陰陽而生，含二氣而長。」（《諸病源候論・注病諸侯》）

在病理方面，巢元方充分應用陰陽理論進行分析，如曰：「陰陽不利，邪氣乘之。」「虛勞而熱者，是陰氣不足，陽氣有餘，故內外生於熱，非邪氣從外來乘也。」「勞傷則血氣虛，使陰陽不和，互有勝弱故也，陽勝則熱，陰勝則寒，陰陽相乘，故發寒熱。」「陰陽不守，臟腑俱衰。」（《諸病源候論・虛勞病諸侯》）

巢元方以八卦配合方位表示邪氣的陰陽剛柔，如《諸病源候論・風病諸侯下》之「西北方乾為老公，名曰金風，……此風奄奄忽忽，不覺得時，以經七年，眉睫墮落。東風震為長男，名曰青風，……東北風艮為少男，名曰石風，……北風坎為中男，名曰水風，……西南方坤為老母，名曰穴風，……東南方巽為長女，名曰角風，……南方離為中女，名曰赤風，……西方兌為少女，名曰淫風，……其狀似疾，此風已經百日，體內蒸熱，眉髮墮落」，與《易・說卦》之「乾，天也，故稱乎父，坤，地也，故稱乎母，震一索而得男，故謂之長男，巽一索而得女，故謂之長女，坎再索而得男，故謂之中男，離再索而得女，故謂之中女，艮三索而得男，故謂之少男，兌三索而得女，故謂之少女」的蘊義相合。

另外，《周易》突出天—地—人三維關係，《諸病源候論》也充分體現了這一觀點，如曰：「人處三才之間，稟五行之氣，陽施陰化，方能有子。」（《諸病源候論・婦人將產病諸侯》）

第二節 醫易陰陽觀的具體應用

巢元方把《周易》的陰陽剛柔理論應用於導引養生，在《諸病源候論》中論述了各種養生方法，並貫穿於煉精、氣、神，如曰：「朝服玉泉，使人丁壯，有顏色，去蟲而牢齒也，玉泉，口中唾也，朝未起，早漱口中唾，滿口而吞之，輒琢齒二七過，如此者三乃止，名煉精。」在煉氣方面，《諸病源候論》注重閉息，如曰：「不息行氣。」「不息，不使息出，極悶已，三噓而長細引。」在養神方面，《諸病源候論》注重腦，主張「上引泥丸，下達湧泉」。泥丸即為腦，《黃庭經・黃庭內景經》曰：「腦神精根字泥丸。」此外，《易・繫辭》認為「乾為首」「為君」，頭被列為諸卦之首，眾象之君，說明《周易》對頭、腦的重視。《素問・本病論》也很關注「泥丸」，並已認識到了與心、神的關係，如曰：「神失守位，即神遊上丹田，在帝太一帝君泥丸宮下。」巢元方在《周易》《內經》《黃庭經》等經典的影響下，注重養神，強調「安心定意，調和氣息，莫思餘事，專意念氣」（《諸病源候論・風病諸侯》）。

巢元方極為重視與天地日月相應，如《諸病源候論・婦人雜病諸侯》說：「月初出時，日入時，向月正立，不息八通，仰頭吸月光精入咽之，令人陰氣長，……陰氣長，益精腦髓。」

巢元方注重醫與易的關係，並將其相互關係體現於《諸病源候論》中，為提高中醫理論水準有極大貢獻。

第九十三章

孫思邈《千金方》與醫易相通

孫思邈是唐代大醫家，其在著作《千金方》和《千金翼方》中融入了許多易學觀點，對醫易學的發展產生了深刻的影響。

第一節 醫理源於易理

孫思邈是唐代著名的大醫家，其著《千金方》（又稱《千金要方》《備急千金要方》）及《千金翼方》為中醫巨著之一。書中醫理與易理融會貫通，不少篇章皆滲透了易具醫理、醫為易用的內容。孫思邈十分注重醫易關係，認為「凡欲為大醫，必須諳素問，……周易六壬」（《千金方・大醫習業》），對後世醫易相通的觀點具有很大的影響。

具體表現在孫思邈在《周易》《內經》的影響下，十分重視天人關係。如《千金方》：「夫天布五行，以植萬類，人稟五常以為五臟，經絡腑輸陰陽，會通玄冥幽微，變化難極，易曰：非天下之至賾，其孰能與於此。」「人者稟受天地中和之氣，法律禮樂，莫不由人。」《易・乾卦・文言》曰：「夫大人者，與天地合其德，與日月合其明，與四時合其序。」「先天而天弗遠，後天而奉天時，天且弗違，況於人乎。」

以上《千金方》與《周易》所論的道理是一致的，體現了人與自然相應的醫易同源關係。

孫思邈大量引用了巢元方《諸病源候論》及其他有關醫易同源的著作，如曰：「論曰：易稱天地變化，各正性命，然則變化之跡無方，性命之功難測。」（《千金方・傷寒方上》）

孫思邈還突出了陰陽相互作用的應用，如曰：「論曰：陰陽調和，二氣相感，陽施陰化，是以有娠。」（《千金方・婦人方上》）

第二節 易理與養性的關係

把易理用於養性，是孫思邈最突出的成就之一，無論在《千金方》或《千金翼方》中，都專設有養性篇。

孫思邈養性注重《周易》盈虛消息，《千金翼方・養性》引《列子》曰「一體之盈虛消息，皆通於天地，應於物類，……是以和之於始，治之於終，靜神滅想，此養生之道備也」，強調養性應與天地盈虛消息相合。

孫思邈還主張根據盈虛施以補瀉，如《千金翼方・養性》曰：「彭祖曰每施瀉訖，輒導引以補其虛，不爾，血脈髓腦日損。犯之者生疾病。」此外，孫思邈在易學的影響下強調運動，如曰：「真人曰，……養性之道，常欲小勞，但莫大疲及強所不能堪耳，且流水不腐，戶樞不蠹，以其運動故也。」

孫思邈養性的成就主要在於房中補益，他根據《周易》損盈益虛理論在《千金方・養性・房中補益》篇中強調「年四十須識房中之術」，並提倡固精術，指出「但數交而慎密者，諸病皆癒，年壽日益」「能百接而不施瀉者，長生矣」，並主張房中固精補腦，如曰：「人年二十者，四日一洩，三十者八日一洩，四十者十六日一洩，五十者二十日一洩，六十者閉精勿洩。」

第九十四章

王冰《重廣補註黃帝內經素問》的醫易成就

唐代大醫家王冰，對醫易學的發展同樣有著貢獻，他在對《內經》的註釋中引進了易理的精髓。

第一節 重視《周易》與中醫學的關係

王冰是醫易相通的大師，對中醫學的發展有卓著貢獻，其著《重廣補註黃帝內經素問》對《內經》的整理和研究有其不朽的貢獻。

王冰對《易經》十分推崇，如他在序言中強調說：「夫釋縛脫艱，全真導氣，拯黎元於仁壽，濟羸劣以獲安者，非三聖道則不能致之矣。」「三聖道」，指伏羲（《易經》）、神農（《神農本草經》）、黃帝（《內經》），即言治療疾病、養生防病，非精通上述經典巨著不能達到。

王冰又引孔安國序《尚書》曰「伏羲、神農、黃帝之書，謂之三墳，言大道也」，崇《易經》《神農本草經》《內經》為三皇之書，認為此三書是研究事物規律的三祖。王冰把《易經》列為三祖之首，說明其對《易經》的高度重視。

第二節 重視以易釋經

王冰對《易經》的研究頗為精湛，並深得其要，王冰對《內經》的註釋蘊含著豐富的易理，在《內經》的許多重要部分用《易經》原文進行註釋，說明了《內經》與《易經》有直接的聯繫，體現了易理和醫理的密切關係，並把對《內經》的理解提高到了一個新的高度，對促進中醫理論的發展有一定的作用。

王冰學識淵博，理義精湛，通曉各說，對《內經》的註釋博採《周易》及老莊著作之眾長，並融會貫通，對中醫學的研究領域起了開拓作用。王冰引用《周易》《老子》釋經十分得當，加深了對《內經》研究的深度，為後世研究醫易的重要文獻，具體如下。

《內經》多次提到「道」，王冰用《周易》和《老子》理論加以深化，如《內經》之「陰陽者，天地之道也」（《素問・陰陽應象大論》），王冰注曰：「謂變化生成之道也。」《老子》曰：「萬物負陰而抱陽，沖氣以為和。」《易・繫辭》曰：「一陰一陽之謂道，此之謂也。」「陰陽不測之謂神。」《老子》提出「負陰而抱陽」是從太極陰陽互抱引申的，而《周易》則直接提出「道」指陰陽的相互作用。因此，《周易》《老子》指出「道」代表著陰陽運動的規律，是萬事萬物的共同規律，王冰的引注加深了對「道」含義的理解。

另外，《內經》很注重「數」，如《素問・上古天真論》以數字代表男女的生、長、盛、衰、老現象，如曰：「女子七歲，腎氣盛，齒更髮長。二七而天癸至，任脈通，太衝脈盛，月事以時下，故有子。三七，腎氣平均，故真牙生而長極。……丈夫八歲，腎氣實，髮長齒更。……四八，筋骨隆盛，肌肉滿壯。五八，腎氣衰，髮墮齒槁。六八，陽氣衰竭於上，面焦，髮鬢頒白。七八，肝氣衰，筋不能動，天癸竭，精少，腎臟衰，形體皆極。八八，則齒髮去。……男不過盡八八，女不過盡七七，而天地之精氣皆竭矣。」

對於女子用七數、男子用八數的問題，王冰引易學進行解釋曰：「老陽之數極於九，少陽之數次於七，女子為少陰之氣，故以少陽數偶之，明陰陽氣和，乃能生成其形體。」「老陰之數極於十，少陰之數次於八，男子為少陽之氣，故以少陰數合之，《易・繫辭》曰：天九地十，則其數也。」

此外，王冰還以術數解釋運氣七篇的「天門地戶」，如他引《遁甲經》曰：「六戊為天門，六己為地戶，晨暮占雨，以西北、東南，義取此。」王冰還常以八卦釋經義，如《素問・陰陽離合論》說：「聖人南面而立，前曰廣明，後曰太衝。」王冰注曰：「廣，大也，南方丙丁，火位主之，陽氣盛明，故曰大明也，向明治物，故聖人南面而立。《周易》曰：相見乎離，謂此也。」

王冰以離卦釋南面，結合八卦方位進行解釋，加深了對原文的理解。王冰還重視陰陽交感，動靜相依，並以《周易》八卦進行解釋，如他註釋《素問・六微旨大論》「升降相因」曰：「易曰：天地交，泰，是以天地之氣升降，常以三十日半下上，下上不已，故萬物生化，無有休息，而各得其所也。」王冰透過泰卦天地二卦交泰，闡述了自然界陰陽二氣的相互作用。

《重廣補註黃帝內經》充分體現了王冰應用易理發展醫理，是極有成就的，所論皆發人深思，足資借鑑。

第九十五章

趙獻可《醫貫》醫易互通思想分析

趙獻可是明代醫家，師承於薛立齋，屬於溫陽派。趙獻可受《周易》的影響較深，善於將易理貫通於中醫學，在中醫基礎理論如心腎水火方面頗有獨見，在命門學說的創立上多有建樹。

其著《醫貫》為中醫名著之一，最突出的成就為創腎間命門說。該書中的「陰陽論」和「相火龍雷論」是醫易同源的重要文獻。

第一節 太極與命門學說的創立

趙獻可在《周易》太極圖說的啟示下，創立腎間命門說，對中醫命門學說的形成和發展有一定的促進作用。

趙獻可說：「繫辭曰，易有太極，是生兩儀，……無極而太極，無極者，未分之太極；太極者，已分之陰陽也。」

趙獻可把命門喻為太極，定命門在兩腎中間各旁開一寸五分處，所謂「命門即在兩腎各一寸五分之間，當一身之中，易所謂一陽陷於二陰之中」；又喻兩腎為陰陽兩儀，如《醫貫》曰：「左邊一腎屬陰水，右邊一腎屬陽水，各開一寸五分，中間是命門所居之宮，即太極圖中之白圈也。」

趙獻可所作陰陽水火圖與易家水火匡廓圖相似，為一個大圓圈內套著一個小圓圈，黑白相間各居一半，白色象徵陽，黑色象徵陰，正中為陰水及陽火，表示無極生太極，太極生兩儀。

《醫貫》：「命門在人身中。……此一水一火俱屬無形之氣，相火稟命於命門，真水又隨相火。」趙獻可把太極易理應用於命門學說，為張景岳的命門元陰元陽合一說奠定了基礎。

趙獻可還宗《易經》乾陽離火的重要意義。如《易・繫辭》之「離為日，為火」「日以烜之」，《易・乾卦・象》之「天行健，君子以自強不息」，趙獻可從而喻命門火為走馬燈，象徵乾元不息，如曰：「其中間惟是火耳，火旺則動速，火微則動緩，火熄則寂然不動。」

趙獻可認為「人生先生命門火」「先有火會，而後聚精」「火為陽氣之根」，此火一旦熄滅則生命皆休矣。故趙獻可認為命火為君火，乃一身之君主，「若無一點先天火氣，盡屬死灰矣，故曰主不明，則十二官危」，強調了命火在人身中的重要意義，實為對命門學說的發揚。

在這一理論的指導下，趙獻可在辨證論治上取得了卓效，如辨治寒熱，他說：「命門火衰，火不歸元，水盛而逼其浮游於火之上，上焦咳嗽氣喘，惡熱面紅、嘔吐痰涎出血，此係假陽之證，須用八味丸引火歸元。」（《醫貫·卷三·血症論》）

在辨咽喉痛方面，趙獻可提出：「又有色慾過度，元陽虧損，無根之火，游行無制，客於咽喉者，須八味腎氣丸大劑煎成，冰冷與飲，庶幾可救。」（《醫貫·卷三·咽喉痛論》）

在辨治氣虛中滿方面，他提出：「中滿之病，原於腎中之火氣虛，不能行水，此方內八味丸為主，以補腎中之火。」（《醫貫·卷三·氣虛中滿論》）

在辨治消渴方面，他說：「總之是下焦命門火不歸元，游於肺則為上消，游於胃即為中消，以八味腎氣丸，引火歸元，使火在釜底，水火既濟，氣上薰蒸，俾肺受濕潤之氣而渴疾癒矣。」（《醫貫·卷三·消渴論》）

第二節 《醫貫·陰陽論》中的醫易觀

《醫貫·陰陽論》是一篇以易理為指導的精粹文獻。趙獻可精通《周易》，《醫貫·陰陽論》不僅對陰陽原理進行了闡述，而且應用於臨床甚為得當，趙獻可對醫易的研究足見匠心。

首先，趙獻可強調「古人善體易義」「於乾則曰大哉乾元乃統天，於坤則至哉坤元，乃順承天」，意在引申《周易》乾坤為陰陽統乎天、包乎地的觀點，以之闡明「陰陽之理，變化無窮，不可盡數」的道理。

其次，在陰陽的對立統一方面，趙獻可結合易理進行了精湛的剖析，如以《易經》泰、否二卦闡述陰陽交感關係，並應用於闡述藥物的陰陽升降，如《醫貫》：「天上地下，陰陽之定位，然地之氣每交於上，天之氣每交於下，故地天為泰，天地為否，聖人參贊天地有轉否為泰之道，故陽氣下陷者，用品薄氣輕之品，若柴胡、升麻之類，舉而揚之，使地道左旋，而升於九天之上，陰氣不降者，用感秋氣肅殺為主，若瞿麥、扁蓄之類，抑而降之，使天首右遷而入於九地之下。」

再次，趙獻可注意陰陽之間的轉化關係，如《醫貫》曰：「冬至一陽生，夏至一陰生，此二至最為緊要，至者極也，陰極生陽，絕處逢生，自無而有，陽極生陰，從有而無，陽變陰化之不同也。」

趙獻可把陰陽的轉化結合於臨床辨證，如曰：「陽衰於下，逼陰於上，……陰盛於下，逼陽於上，……今人病面紅口渴、煩躁喘咳者，誰不曰火盛之極，抑孰知其為腎中陰寒所逼乎，以寒涼之藥進而斃者，吾不知其幾矣。」

另外，趙獻可對易理陰陽互根之妙用，更是深中肯綮，如他言：「陰陽之理，有根陰根陽之妙，不窮其根，陰陽或幾乎息矣，……陰陽各互為其根，陽根於陰，陰根於陽，無陽則陰無以生，無陰則陽無以化，從陽而引陰，從陰而引陽，各窮其屬而窮其根也。」

趙獻可將陰陽互根結合於心腎水火氣血，如曰：「世人但知氣血為陰陽，而不知水火為陰陽之根，能知水火為陰陽，而誤認心腎為水火之真。」

他認為水火陰陽之根非根於心腎，而是根於命門，趙獻可所論命門實較他人高出一籌，為諸書之所未及，《醫貫》命門理論，為後世命門學說的發展奠定了基礎。

我國歷代醫家極為重視醫易相通關係，不但注意研究易理，並且還在實踐中應用易理，以易理為指導，對推動中醫學的發展具有一定的積極意義。

第九十六章

張景岳《類經附翼・醫易義》醫易同源思想分析

《類經附翼・醫易義》的作者是明代著名中醫學家張景岳，是中醫應用《周易》的傑作。文中論述了中醫理論與易理的淵源關係，認為《周易》對中醫理論的形成和發展有著重要的指導意義。

張景岳提出「醫不可以無易，易不可以無醫」，強調「醫易同源」的理論，為中醫學的發展可說具有重要貢獻。

第一節 「雖陰陽已備於內經，而變化莫大乎周易」的指導意義

張景岳非常重視陰陽二氣之間的相互作用，並指出陰陽之間的變化關係是醫易同源的關鍵。

《類經附翼・醫易義》曰：「天地之道，以陰陽二氣造化萬物；人生之理，以陰陽二氣而長養百骸。易者，易也，具陰陽動靜之妙；醫者，意也，合陰陽消長之機，雖陰陽已備於內經，而變化莫大平周易，故曰天人一理者，一此陰陽也；醫易同源者，同此變化也。」可見，《類經附翼・醫易義》十分強調「變化」二字，張景岳提出的「乾坤設位，而易行乎其中矣」「天地變化、聖人效之」與《易・繫辭》之「易窮則變，變則通，通則久」義理相同。

張景岳將《周易》「變易」「不易」概括為「常」與「變」的關係，故提出「不通變不足以知常；不知常，不足以通變」。

張景岳又言「以常變言之，則常易不易，太極之理也，變易常易，造化之動也，……常者易之體，變者易之用」，闡述了知常達變的重要性，實深得《周易》之精旨矣。

故張景岳主張理、法、方、藥在臨證中靈活變通，從而提出「易之變化出乎天。醫之運用由乎我，運一尋之木，轉萬斛之舟，撥一寸之機，發千鈞之弩。為虛為實者易之，為寒為熱者易之，為剛為柔者易之，為動為靜者易

之，高下者易其升降，表裡者易其浮沉，緩急者易其先後，逆順者，易其假真」，體現了「易」在中醫實踐中的具體應用。

第二節 「天地形也，其交也以乾坤，……其交也以坎離，……曰陰曰陽而盡之」觀點

張景岳在《周易》乾為健陽、坤為柔陰的啟迪下著《類經圖翼・大寶論》及《類經圖翼・真陰論》，宗《周易》乾、坤、坎、離、陰、陽、水、火在自然界中的重要意義，論述了人體陽氣陰精及心腎的寶貴作用。

如《類經圖翼・大寶論》強調天陽的重要意義為「天之大寶，只此一丸紅日；人之大寶，只此一息真陽」，駁斥了「陽常有餘」論，認為「得陽則生，失陽則死」「生化之權，皆由陽氣」，與《周易》乾元為萬物資始，乾元健運不息相呼應。

張景岳又根據《周易》「坤厚載物」「萬物資生」，立《類經圖翼・真陰論》，提出「凡物之生，本由陽氣」，然「不知此一陰字，正陽氣之根也」，強調了「陰不可以無陽」「陽不可以無陰」的思想，從而辯證地強調了在保陽的同時，護陰的重要性，如曰：「實熱為病者，十中不過三四；虛火為病者，十中嘗見六七。」「此陰以陽為主，陽以陰為根，……陰虛則無氣，無氣則死矣。」

張景岳辯證地反駁了「陰有餘論」的觀點，提出「凡陰氣本無有餘，陰病惟皆不足」的論點，對中醫陰精學說的發展具有一定的促進意義。

綜上，景岳在《周易》乾卦的啟迪下，重視乾陽，提倡以陽為主導的學術思想，然又不忽視坤陰的物質基礎，在陰陽互根理論及應用方面進行了重要的發展，無論在命門的陰陽互根理論或陰陽相引的治療原則方面都有著傑出的貢獻。

第三節 「既濟為心腎相諧，未濟為陰陽個別」觀點

張景岳法《周易》卦象，以之觀測病象，如以坎卦象腎、水；以離卦象心、火；以既濟、未濟卦，象心腎相交；以頤卦象中土；以剝、復卦象隔陽脫陰；以夬、姤卦寓隔陰脫陽；又「觀卦，象陽衰之漸；遯卦，藏陰長之因。大過，小過卦，示入則陰寒漸深，而出為症痞之象」。

可見，張景岳重視《周易》卦象的研究，並將其結合於中醫學說，豐富了中醫藏象學說的內容。

第四節 「陽生於子而極於午，陰生於午而極於子」觀點

張景岳宗《周易》六十四卦陰陽爻的變化，對陰陽氣交進行了精闢論述，對中醫時間醫學理論有一定的影響。

如《醫易義》曰：「陽生於子而極於午，故復曰天根，至乾為三十二卦，以應前之一世；陰生於午而極於子。故姤曰月窟，至坤為三十二卦，以應後之半生。前一世始於復之一陽，漸次增添，至乾而陽盛已極，乃象人之自少至壯；後半生始於姤之一陰，漸次耗減，至坤而陽盡已終，乃象人之自衰至老。」

張景岳由《周易》六十四卦總結出自然界的氣機升降、陰陽消長規律，並應用於解釋人體的生老盛衰。

張景岳：「縱觀之，則象在初爻，其乾盡於午，坤盡於子，當二至之令，為天地之中而左右以判，左主升而右主降，升則陽居東南，主春夏之發生，以應人之漸長；降則陰居西北，主秋冬之收斂，以應人之漸消。橫觀之，則象在二爻，其離盡於卯，坎盡於酉，當二分之中，為陰陽之半而上下以分，上為陽而下為陰，陽則日出於卯，以應晝之為寤；陰則日入於酉，以應夜之寐焉。即此一圖，而天人之妙，運氣之理，無不具矣。」

文辭不多卻勾畫了中醫時間醫學的理論輪廓，為中醫時間醫學的發展起到了促進作用。

第九十七章

唐宗海《醫易通說》醫易相通思想分析

《醫易通說》是清代醫家唐宗海的醫易專著。唐宗海在序言中提出：「發明陰陽者，莫備於易。」

書中對《周易》作了概論，在醫易相通方面，唐宗海大約著重論述了兩個方面——人體八卦以及《周易》「交易」與人體氣化，對中醫理論有一定的開拓意義。

第一節 重視人身八卦

《易・繫辭》：「乾為首，坤為腹，震為足，巽為股，坎為耳，離為目，艮為手，兌為口。」唐宗海極重視《周易》八卦與人身的理論，並加以闡述，其曰：「乾，天也，陽也，首居上法天，鼻通呼吸以受生氣，人之與天相通，全在於鼻，……三陽經皆聚於頭，故頭面獨不畏寒，……仲景傷寒論太陽病先言脈浮以見太陽，如天包於身外也，次言頭痛以見頭為太陽所總司，用藥升散皆是乾為首之義。坤為腹，三陰經皆會於腹也，……乾為首而統皮毛，坤為腹而主肌肉，二者相連，如地配天。震卦一陽在下，人身陽氣自下而生。」（《醫易通說・人身八卦》）

唐宗海又言：「坎為水，在天為雨，即坎上之一卦，在地為泉，即坎下之一卦，雨不降則泉不發，上下相資而後水源滾滾也。離為火，在天為日，在地為火，互相資生，故曰重離。」

唐宗海認為八卦不僅配人體的外形，而且可以配人體的功能，並以八卦物象來比喻人體胚胎的形成過程。如《醫易通說・先天八卦》說：「推衍八卦之序而知人之初胎在母腹中，第一月只是一點元陽之氣以應乾一，有氣即有液；第二月氣又化液以應兌二，主津液；第三月氣澤合化為熱以應離三；第四月振振而動以應震四，既震動則有呼吸象風氣；第五月子隨母氣有呼吸以應巽五；第六月胎水始盛以應坎六；第七月子之腸胃已具以應艮七，主中土；第八月肌肉皆成以應坤八，形體俱全。」

第二節 重視坎離與心腎的關係

唐宗海對心腎二臟與坎離二卦的關係頗有研究，其曰：「日者，離之精，水者，坎之氣，化生人物，全賴水火，蓋乾南坤北一交而變為坎離，所以後天功用全在水火，人身心配離火，腎配坎水。」（《醫易通說・後天八卦》）「離為火，在天為日，在地為火，互相資生。」（《醫易通說・重卦》）唐宗海著重論述了坎離、心腎在生理、病理、治療等方面的應用，如在坎卦（腎）方面，論述了腎與耳的治療關係及滋陰潛陽在坎卦中的應用，他說：「氣虛耳鳴則宜補腎，以復坎中之爻，然中爻之陽又賴兩爻之陰以封蟄之，設陰虛陽動亦能耳鳴，宜滋腎陰，少陽經風火壅塞耳鳴者，是火擾其陰不能成，坎卦外陰內陽之象，須清火以還其陰爻則耳自清澈。」

在離卦（心）方面，唐宗海提出了離卦、心與目的治療關係以及抑離陽卦的治則。如曰：「離卦配心火，心中之神晝出於目則醒，夜歸於心則寐，神隨天日以為晝夜而目隨醒睡以司光暗，眸子內陰而陽光外發合於離體，眼科多主退火是抑離陽之太過也。」（《醫易通說・人身八卦》）

第三節 重視「交易」

「易」，是《周易》的理論核心，交感是《周易》極為強調的變易形式。如唐宗海極為推崇「易窮則變，變則通，通則久矣」（《易・繫辭》），「天地交而萬物通也」（《易・泰卦・彖》），他說：「交易者，八卦相交而化成者也，有如乾坤兩卦，乾天在上而不下交於坤，則為天地否，否者，陰陽不通也，必天氣下降，地氣上騰則天地交泰萬物亨通，人之初胎秉受父母之氣，乾男本在上，坤女本在下，及其交媾成胎，則乾陽下交，坤陰上合為泰卦，是以生人耳目鼻。」陳修園亦說：「乾坤相交，是以化成坎離，乾得坤陰而成坎，在人為腎，良由己身陰陽交泰，是以水火既濟，為無病也。」故唐宗海強調曰：「人合天道在交泰，天地交而萬物通。」唐宗海還突出坎離交泰，認為坎離交泰體現了易的交易原理。他說：「天地定位以後乾坤之功用寄於坎離，天地間物多是坎離相交而生有絕異者。」此外，唐宗海還注意到其他卦相交的重要意義，如否泰相交方面，他論述道：「否泰二卦，可知興廢之機，醫家以火氣上逆，水氣不下，結於胸中，名曰痞疾。張仲景五瀉心湯，瀉火之亢，使之下交，即是轉痞為泰之大法，……又如山本在上，澤本在下，山澤相交則為咸卦，咸感也，氣感而後能生萬物。」（《醫易通說・交易》）

下部

第十篇

《周易》選析及其與中醫學

《周易》原文有很高的概括力，濃縮著豐富的訊息，句句段段更是包羅萬象。所以，研究《周易》與中醫學，不僅要從理論剖析，更要從《周易》原文發微，方能得其全璧。

為闡明醫易相通的理論，本篇將從《易經》及《易傳》的原文對《周易》與中醫學的關係進行剖析。

第九十八章

《易經》選析及其與中醫學

《易經》原文十分精闢，蘊含著豐富的哲理、事理及物理，尤其那飽含春秋筆法特色的文字，可以說字字珠璣，真正達到了「一字千金」的水準。

本章所列各卦包括《易經》《彖》《象》《文言》原文。

第一節 乾卦☰ 乾下乾上

〔**原文**〕乾，元亨，利貞。

（一）詞解

（1）乾：由陽爻「—」組成，是純六陽爻所成，故為至陽，其體至健，其性純陽。

（2）元：始之意，亦大也。

（3）亨：通也。

（4）利：和也，宜也。

（5）貞：正也，固也。

（二）義析

乾卦☰為兩乾相重，六爻皆陽，性純陽剛健，乃天元之始，萬物之父，由於乾德四備，故《周易》所以道乾也。《易・說卦》曰：「乾，健也。」天之體以健為用，運行不息，應化無窮。所謂乾行四德，即乾具元、亨、利、貞四德；所謂元、亨、利、貞，子夏傳曰：「元，始也，亨，通也，利，和也，貞，正也。」即言和諧、堅美、元氣渾淪，無所不包，萬物昌茂，各得其宜，皆歸於乾健之德（「一元論」思想的體現）。

《周易尚氏學》注「元、亨、利、貞」為春夏秋冬，即東南西北，也同樣寓示乾之德無所不統，無所不包。從《易經》筮占角度理解，元、亨、利、貞也可為指天時人事，盡括於其中。

元、亨、利、貞四字，理義深奧，合之為乾德，分之為八卦之德，故又為六十四卦之根本，乾卦首列《易經》之首，此即意也。

（三）選注

《周易本義》：「乾者，健也。陽之性也，……畫一奇以象陽，畫一偶以象陰……此卦六畫皆奇，上下皆乾，則陽之純而健之至也。故乾之名天之象皆不易焉。所謂彖辭者也：元，大也；亨，通也；利，宜也；貞，正而固也，文王以為乾道大通而至正。」

《易內傳》：「元者乾之生氣，貞者元之積也，元亨為乾德之發，……利貞為乾德之藏。」

《周易正義》：「乾卦本以象天，天乃積諸陽氣而成天，故此卦六爻皆陽畫成卦也，此既象天夫何不謂之天，而謂之乾者？天者定體之名，乾者體用之稱，故說卦云，乾健也，言天之體以健為用。」

《周易集解》：「案說卦乾健也，言天之體以健為用運行不息，運化無窮，故聖人則之慾使人法天之用，不法天之體，故名乾不名天也。」

《御纂周易折中》：「集說：林氏希元曰乾德則健，則以體言，健兼用言，剛則有立，健則有為，人而有立有為，則志至氣至，本立道生，事無不立，功無不成，不見艱難，無能阻止如乾旋坤轉。」

〔原文〕初九(1)，潛龍(2)勿用(3)。

（一）詞解

（1）初九：初，卦爻之始，象徵萬物之始，故言初不言一。九，老陽之數，為陽爻「—」之代名詞，河圖陽的生數是九，故以「九」象徵「陽」性。

（2）潛龍：潛匿之龍。

（3）勿用：不可行施作用。

（二）義析

初九，爻題也，《易經》之爻題，以「九」代表陽，以「六」代表陰。至於「初」「二」「三」「四」「五」「上」，是六爻的自下而上的順序。乾卦☰初九為陽爻，居一卦之最下位，《說文》曰：「潛，藏也。」乾卦為天，至大也，龍亦至大之物，故以龍喻乾，當之無愧。初九乃初陽在下、陽氣伊始，故宜藏不宜用，喻陽氣初生，宜蓄不宜洩。此借龍以喻天陽，以強調乾天之用，萬卦莫及。亦有釋為子時當冬至，一陽初生、伏藏地下，故曰勿用，如《周易尚氏學》所釋即是。從《易經》本義出發，占筮於此，提示龍喻君子，君子宜藏不宜出，隱居不出，靜處不動以為吉。

（三）選注

《周易集解》：「子夏傳曰，龍所以象陽也。馬融曰：物莫大於龍，故借龍以喻天之陽氣也。初九建子之月，陽氣始動於黃泉，既未萌芽猶是潛伏，故曰潛龍也。」

《周易廓》：「六十四卦首乾，初九又為乾之首，……千變萬化皆從一生。」

《周易函書》：「初爻在下，潛必在於地下，初象也，勿用者，陽德初萌，生機之方動未盛，而未可遽用也。」

《周易正義》：「言天之自然之氣起於建子之月，陰氣始盛，陽氣潛在地下故言初九潛龍也，此自然之象。」

〔原文〕九二(1)，見龍在田(2)，利見大人(3)。

（一）詞解

（1）九二：乾第二陽爻。

（2）見龍在田：龍出於地面，象徵陽曦照相，萬物始動，大自然開始施德。

（3）利見大人：天地開始普德，大人，亦指有大才德之人。

（二）義析

九二，陽出於地面，乾始用事，乾陽昭明，萬物始動，或筮遇此爻為大人普施才德，遇之有利。

（三）選注

《周易注》：「出潛離隱故曰見，龍處於地上故曰在田，德施周普，居中不偏，雖非君位，君之德也。」

《周易指》：「九二是乾二九十有八變，卦成而六十四卦皆以二見龍始而變化成始，二大哉元萬物資始是也，乾二初地，爻二坤地、萬物役於坤田。」

《周易觀象》：「乾爻，皆有龍德，而二五獨居中，故有大人之象。」

《易解心燈》：「以剛中之德當出潛離隱之時，是以聖人而值仕進之候，翊運飛龍澤沛寰區，如龍之見於田而霖雨及於物也。」

〔原文〕九三，君子終日乾乾(1)，夕惕若(2)，厲(3)，無咎(4)。

（一）詞解

（1）終日乾乾：整日勤勉不息。

（2）夕惕若：夕，晚也；惕，警惕，提防。

（3）厲：危也。

（4）咎：災也。

（二）義析

君子晝夕辛勞，時時提防，則雖居處險地也無恙。《象》曰：「終日乾乾，反復道也。」意即如行正道則雖危無災，若行反道則有咎。

（三）選注

《周易尚氏學》：「三居下卦之終，故曰終日，日夕，惕。憂思也，厲危也。憂危故無咎。」

《周易本義》：「九，陽爻，三陽位。重剛不中，居下之上，乃危地也，然性體剛健，有能乾乾惕之象，故其占如此。」

〔**原文**〕九四，或躍(1)在淵(2)，無咎。

（一）詞解

（1）躍：起也。

（2）在淵：深淵，指深水之處。

（二）義析

九四為上卦之下，不居天，不在地，處於交界地。故或躍而出水，或潛而入淵，可出可入，隨時變動，才能無咎。

（三）選注

《周易古經今注》：「龍本水中動物，龍躍於淵，得其所之象，人得其所可以無咎，故曰或躍在淵，無咎。」

《周易注》：「履重剛之險，而無定位，所處斯誠進退無常之時也。」

《周易正義》：「躍，跳躍也。言九四陽氣漸進似若龍體欲飛猶疑或也，躍在於淵未即飛也，此自然之象。」

〔**原文**〕九五，飛龍在天，利在大人。

（一）義析

九五，陽氣已盛於天，萬物興茂，故曰龍飛在天，人得天時之助，故利在大人。表示物皆各從其類。

（二）選注

《周易正義》：「九五，陽氣盛至於天，故云飛龍在天，此自然之象，猶若聖人有龍德飛騰而居天位，德備天下為萬物所瞻睹，故天下利見此居王位之大人。」

《周易注》：「不行不躍而在乎天，非飛而何？故曰飛龍也，龍德在天，則大人之路亨也，夫位以德興，德以位敘，以至德而處盛位，萬物之睹，不亦宜乎！」

《周易本義》：「剛健中正以居尊位，如以聖人之德居聖人之位在上之大人爾。」

〔**原文**〕上九(1)，亢龍(2)有悔(3)。

（一）詞解

（1）上九：至極之意，謂陽之極。卦爻已不能再加。

（2）亢龍：陽盛亢之至。

（3）有悔：物極必反。

（二）義析

九為老陽之數，上九為乾陽之已極，亢龍即言陽之已極，有悔指物極必反，全句指盛陽至極則必轉於陰，事物大盛之後必漸趨衰所謂盈則虧，滿則損之義。

另一說認為六爻之上，故曰高，高者易危，窮則事盡，故有悔。

（三）選注

《周易正義》：「上九亢陽之至，天上而極盛，故曰亢龍此自然之象。」

《周易尚氏學》：「乾盈於已，盈則虧，滿則損，乃天道之自然，太玄云，成功者退。」

〔原文〕用九[(1)]，見群龍無首，吉。

（一）詞解

（1）用九：用九為乾卦所特有，用，動用也，言遇九則動。遇其他則不動。

（二）義析

本爻辭曰逢九則變，因九為陽數之極，故九為陽之大用，大用則陽盛無邊，故見不到頭，言陽用變化之莫測。

（三）選注

《周易本義》：「蓋六陽皆變剛而能柔，吉之道也，故為群龍無首之象。」

《易解心燈》：「妙在一用字，是總六爻聽吾變化，當潛則潛，當飛則飛，即時乘六龍也，無首謂變化屈伸莫測。」

〔原文〕彖[(1)]曰，大哉乾元，萬物資始，乃統天。雲行雨施，品物流形。大明終始[(2)]，六位時成[(3)]，時乘六龍以御天[(4)]。乾道變化，各正性命[(5)]，保合大和，乃利貞[(6)]。首出庶物，萬國成寧。

（一）詞解

（1）彖：《彖》，是《易傳》（又稱《十翼》）之一，敘卦之總義。

（2）大明終始：乾元之陽貫穿宇宙萬物之終始。

（3）六位時成：六位即六爻，依四時而成。

（4）時乘六龍以御天：六龍指六爻位，即乾元依六爻位自下而上，歷經始、漸盛、盛、大盛、漸衰、衰六個時位變化。

（5）乾道變化，各正性命：指天道運動變化，賦予萬物生命力。

（6）保合大和，乃利貞：太和指乾元剛德，即保固乾元之生氣，不使妄耗，萬物才能保持良貞。

（二）義析

本句指出乾元剛德是宇宙萬物之化源，乾即天，天地運動是萬物資始的動力，是生命之根蒂，有了乾天、坤地的運動。大地才產生雲雨氣候。四季始有陰陽盛衰變化，乾陽的大德普施光明，萬物才能產生，品物方能貞正。

本句被《內經》充分吸收，《素問·天元紀大論》曰：「太虛寥廓，肇基化元、萬物資始，五運終天，布氣真靈、揔統坤元，九星懸朗，七曜周旋，曰陰曰陽，曰柔曰剛，幽顯繼位，寒暑弛張，生生化化，品物咸章。」

王冰又注之曰：「易曰：大哉乾元，萬物資始，乃統天，雲行雨施，品物流形。」又曰：「易曰：至哉坤元，萬物資生，乃順承天也。」皆說明易理對醫理的影響之深刻。

（三）選注

《周易正義》：「大哉乾元萬物資始，乃統天者，此三句總釋乾與元也，乾是卦名，元是乾德之首，故以元德配乾釋之，大哉乾元者，陽氣昊大乾體廣遠又以元大始生萬物。故曰大哉乾元萬物資始者釋其乾元稱大之義，以萬象之物皆資取乾元而各得始生，不失其宜，所以稱大也。乃統天者以其至健而為物始以此乃能統領於天，天是有形之物，以其至健能總統有形是乾元之德也，雲行雨施，品物流形者，此二句釋亨之德也，……以乾之為德大明曉乎萬物，終始之道，始則潛伏，終則飛躍，可潛則潛，可飛則飛，是明達乎始終之道，故六爻之位，依時而成，……乾之為德以依時乘駕六爻之陽氣以控御於天體六龍，……乾元資始之義，道體無形自然，使物開通，謂之為道。……性者，天生之質，若剛柔遲速之別，……利貞也，純陽剛暴，若無和順則物不得利，……萬物得利而貞正也。」

《易解心燈》：「乾道即乾元變化，就天道本體默運上說，元亨為變，利貞為化，自變而化從元亨而利貞也，性命太和共是萬物資始時所受於乾元者，各正保合不平諸各正物之性命，以保合此太和。太即元氣也，各正者，大小有定，彼此適均保合者，機緘醇和有以含來春生意乃利貞切云，即物之收藏驗氣之利貞，只云物之遂且成者，乃利貞之氣候使之也。」

〔原文〕象(1)曰，天行健，君子以自強不息。

（一）詞解

（1）象：《象》，為《易傳》之一，《十翼》中之第三翼，解卦、爻之象義。總一卦之象，故又謂之大象。

（二）義析

天行健，指乾元為純剛之象，故為健，天體之行晝夜不息，乾元施德，終始無盡，君子應法天行之健而蒸蒸日上，自強不息。

（三）選注

《周易函書》：「周易為天人合一之道也，此後諸卦大象，或言物理，或言人事，莫不皆然。」

《周易集解》：「虞翻曰：君子謂三乾健故強天一日一夜過周一度故自強不息，老子曰自勝者強。」

《易象數理分解》：「孔子大象曰周天三百六十五度四分度之一，半覆地上、半繞地下，天之運行晝夜一周，左旋不已，見其極健，君子法天行之健，主敬自強。」

〔原文〕象曰，「潛龍勿用」，陽在下也。「見龍在田」，德旋普也。「終日乾乾」，反復道也[(1)]。「或躍在淵」，進無咎也。象曰，「飛龍在天」，大人造也。「亢龍有悔」，盈不可久也。

（一）詞解

（1）終日乾乾，反復道也：此以人事言之指君子應終日乾乾自強不息。

（二）義析

此六句為小象，《易傳》之《象》中，凡解卦辭之象曰大象，解六爻辭之為小象。此六小象說明，乾之「大爻辭」意在闡述乾卦六爻反映宇宙事物由微至盛、由盛極至衰的發展規律。

六爻自下而上，從初九至上九皆反映了這一真理，即物衰必盛、物盛必衰的亢極必返、盈極必虧的自然規律（詳釋參前）。

（三）選注

《周易正義》：「以初九陽潛地中，故云陽在下也，經言龍而『象』言陽者明經之稱龍則陽氣也，……此一爻之象專明天之自然之氣也。……九五是盈也，盈而不已則至上九，而致亢極有悔恨也，故云盈不可久也。但此六爻象辭，第一爻言陽在下是舉自然之象，明其餘五爻皆有自然之象，舉初以見末，五爻並論人事，則知初爻亦有人事，互文相通也。」

〔原文〕象曰，「用九」，天德[(1)]不可為首也。

（一）詞解

（1）天德：乾道也。

（二）義析

天德周普，乾元既亨則「六爻象群龍並出，各秉剛健之天德」，萬物資始之首，自然不能得見，總言事物處於不斷的發展變化之中，故開始之頭，已不能復見。

（三）選注

《易象數理分解》：「歲首春月首朔，然春陽生於子初，朔氣潛於始魄，渾渾全全莫知所終，何有其始，更無可為首。」

《周易函書》：「天德，即乾道也，不可為首，是乾元已亨，萬物已得所資，各正性命，皆能自有其始，與最初之元，復不相屬故耳。」

〔原文〕文言[1]曰，「元」者，善之長也。「亨」者，嘉之會也。「利」者，義之和也。「貞」者，事之干也。君子體仁，足以長人，嘉會足以合禮，利物足以和義，貞固足以於事。君子行此四德者，故曰：乾，元亨利貞。

（一）詞解

（1）文言：為《易傳》之一，《十翼》中的第七翼，理深義奧，為乾、坤二卦之專論，闡發乾、坤二卦之卦辭、爻辭之辭義。

（二）義析

本句為文言著者藉以發揮儒家思想之言：「仁」是以孔子為代表的儒學中心思想。禮、仁、義、善是儒家的倫理道德觀，供儒學參考。

〔原文〕初九曰：「潛龍勿用。」何謂也？子曰：「龍德而隱者也。不易乎世，不成乎名。遁世無悶，不見是而無悶。樂則行之，憂則違之。確乎其不可拔，潛龍也。」

（一）義析

此段從初九至上九，皆以人事釋各爻爻辭。潛龍勿用時的品德應為：穩健自持、剛愎自用、泰然處世、逆境奮發、堅韌不拔。

（二）選注

《周易正義》：「子曰龍德而隱者也，此夫子以人事釋潛龍之義，……雖逢險難不易本志也。」

《周易廓》：「乾積氣自初起，堅定不搖，故初九之德，確乎不拔。」

〔原文〕九二曰：「見龍在田，利在大人。」何謂也？子曰：「龍德而正中者也。庸言之信，庸行之謹[1]。閑邪存其誠，善世而不伐，德博而化。易曰：『見龍在田，利見大人。』君德也。」

（一）詞解

（1）庸行之謹：指過拘於小節。庸，常也，從始至終，常言之信實常行之謹慎。

（二）義析

本句言九二居中，故象徵才得者應：不偏不倚、不亢不卑、謹慎守信、一絲不苟。

（三）選注

《周易正義》：「龍德而正中者，九二居中不偏，然不如九五居尊得位，故但云龍德而正中者也，……庸，常也，從始至末，常言之信實常行之謹慎。」

《易解心燈》：「九二尚未得位，只宜重德不宜重時，……其曰正中不過以此別潛龍耳。」

〔原文〕九三曰：「君子終日乾乾，夕惕若，厲，無咎。」何謂也？子曰：「君子進德修業。忠信，所以進德也。修辭立其誠，所以居業也。知至至之，可與幾也(1)。知終終之，可與存義也(2)。是故居上位而不驕，在下位而不憂。故乾乾因時而惕，雖危而無咎矣。」

（一）詞解

（1）知至至之，可與幾也：至，將至，指事物之將發生；至之，言準備事之，即防患於未然之意；可與幾也，言有準備方可完成精微之事。

（2）知終終之，可與存義也：善始善終方可備全。

（二）義析

句言九三居下卦與上卦之交界，有不寧的潛危，因此德行應困境猶奮鬥、能進能退、有始有終、不驕不躁，方可化險為夷。

（三）選注

《周易集解》：「翟玄曰，知五可至而至之，故可與幾微之事也。」「知至至之，可與言微也。」

《周易正義》：「以九三處進退之時，若可進則進，可退則退，兩意並行。是故居上位而不驕者，謂居下體之上位而不驕也，以其知終故不敢懷驕慢，在下位而不憂者，處上卦之下，故稱下位以其知事將至，務幾欲進，故不可憂也。」

〔原文〕九四曰：「或躍在淵，無咎。」何謂也？子曰：「上下無常(1)，非為邪也。進退無恆，非離群也。君子進德修業，欲及時也。故無咎。」

（一）詞解

（1）上下無常，非離群也：九四為上卦之初爻也居上下卦之交際，故有進退變動之象，以人事而言，為居上而未離人位，故非離群。

（二）義析

該句言九四為上卦之初爻，位居上下卦之際，故有進退變動之虞，君子修德應適時應變、能上能下，方能無恙。

（三）選注

《周易正義》：「言上下者，據位也，進退者，據爻也，所謂非離群者，言雖進退無恆猶依。」

《周易廓》：「九四位當上下進退之爻，躍淵之象取之，謂其上而仍在下，謂其進而尚若退，上下進退，皆釋躍也。」

〔原文〕九五曰：「飛龍在天，利見大人。」何謂也？子曰：「同聲相應，同氣相求。水流濕，火就燥。雲從龍，風從虎。聖人作而萬物睹。本乎天者親上，本乎地者親下，則各從其類也。」

（一）義析

本句提出自然界互相感應的觀點：同氣相求，水流濕，火就燥。該條為《內經》標本中氣所取，標本中氣燥從濕化，火助風威，即同氣相求之理。同氣相感、陰陽互移是標本中氣從化理論的基礎，其原理即在於此。

（二）選注

《周易函書》：「卵生之羽，二翼而上飛，本天親上也，胎生之獸，四足而地行，本地親下也，日星明麗於天，山川流峙於地，鳶飛魚躍，皆是也。」

〔原文〕上九曰：「亢龍有悔。」何謂也？子曰：「貴而無位，高而無民，賢人在下位而無輔，是以動而有悔也。」

（一）義析

本句以「上九」（至高之位）陽極必衰，象徵人事居高不謙，必至孤立，所謂「貴而無位，高而無民」是也。

（二）選注

《周易大傳今注》：「《文言》之意：亢者，在龍則言其飛至天空極高之處，自呈其能也，在統治者則言其居於至高之位驕傲自滿也。驕傲自滿，則認為自己之國家事業，有進無退，有存無亡，有得無喪，僅知進、存、得之一面，不知退、亡、喪之一面，則愚人也，至於知進退存亡之兩面，保持警惕，不失其正道者，則是聖人也。」

〔提示〕

（1）乾卦卦辭「乾，元亨利貞」，體現了《周易》的精髓，乾，剛也，天也；元，始動之意；亨，布達周施；利，乾元施德；貞，正也。宇宙自然界萬物產生的根源在於天體運動，即所謂乾元，乾元動則萬物資始，故乾元是萬物之根蒂。本句對中醫氣化學說、運氣學說、元氣學說等中醫基礎理論有著重要的啟示意義。

（2）乾卦爻辭及六爻時位「潛、見、躍、飛、亢」，象徵著事物的盛衰變化規律，為中醫陰陽消長轉化理論開了先河。

（3）《文言》「同聲相應，同氣相應」觀點對中醫同氣歸類、標本中見理論，藏象理論及五行理論都具有奠基意義。

（4）乾卦之「自強不息」「終日乾乾」「知至至之，可與幾也」「知終終之，可與存義也」，對中醫倫理道德觀有一定影響。

（5）乾卦之初九至上九爻辭體現了事物的整體聯貫性及事物的發展變化規律，對中醫的整體衡動觀的產生，有重要開拓意義。

第二節 坤卦䷁ 坤下坤上

〔原文〕坤，元亨，利牝馬之貞。君子有攸往，先迷後得主[1]，利。西南得朋，東北喪朋[2]。安貞，吉。

（一）詞解

（1）先迷後得主：坤為至陰，必與乾陽相交，陰陽得合，天氣得化，地道得開才無迷。

（2）西南得朋，東北喪朋：坤為至陰，陰應得陽，西南為陽，得西南為陽得陽故吉。東北為陰，得東北為陰逢陰故喪。

（二）義析

坤為陰，為柔順，為地，坤陰元亨始能利貞。乾為陽，為剛健，為天，乾陽坤陰氣交，萬物始能資生。坤道厚載，純陰渾厚，然氣不可純陰，須與乾陽剛健之氣相交，方能氣化道開，品物咸章，故「西南得朋，……安貞吉」；如至陰再逢陰，有陰無陽則「東北喪朋」。

天道如此人事當然也應效之，天質剛者宜與柔合，稟體陰質應與陽近，此剛得柔、陰逢陽，方能安貞吉。此句為中醫「陽為陰主，陰為陽基」的理論淵源，《內經》在《周易》乾天坤地的影響下，極為重視人體陰陽的關係，坤厚載物的觀點為中醫陰精理論開了先河。

（三）選注

《周易正義》：「去陰就陽乃得貞吉，……與乾相對不可純剛敷乾，故利牝馬下句論凡所交接不可純陰當須剛柔交錯。」

《周易本義》：「此卦三晝皆偶，故名坤，而象地。重之又得坤焉則是陰之純順之至。故其名與象皆不易也，牝馬，順而健行者，陽先陰後，陽主義，陰主利，西南陽方，東北陰方，安、順之，為也，貞、健之，守也，遇此卦者，其占為大亨，而利以順健為正，如有所往則先迷後，得而主於利往西南則朋，往東北喪此朋，大抵能安於正則吉也。」

《周易廓》：「至者至極之稱，坤之生物，無所不至也，九家易曰坤者純陰，配乾生物，亦善之始，……乾言資始，坤言資生者，朱子曰，始者，氣之始，生者形之始也。今按坤之元亦乾之元，乾元不可見，於坤之後物見之，坤之生，承天以生，承天之謂順，觀於品物，知坤之亨矣，乾曰品物流形，不言亨者，乾積氣坤積形。」

《周易集解》：「虞翻曰謂陰極陽生，乾流坤形，坤含光大凝乾之元始終於坤亥出乾初子品物咸亨，故元亨也坤為牝震為馬初動得正故利牝馬之貞矣。」

《周易大傳今注》：「《經意》：坤，卦名，元，大也，亨即享字，祭也。貞，吉。」

〔原文〕彖曰，至哉坤元，萬物資生，乃順承天。坤厚載物，德合無疆。含弘光大(1)，品物咸亨，「牝馬」地類，行地無疆，柔順利貞。君子攸行，先迷失道，後順得常(2)。「西南得朋」，乃與類行。「東北喪朋」，乃終有慶。「安貞」之吉，應地無疆。

（一）詞解

（1）含弘光大：坤厚載物，坤為地體，德宇廣宏，所施之坤德無窮無盡。

（2）先迷失道，後順得常：坤為至陰，孤陰無陽則道迷濛，陰得陽乾之交方為常道，人事也不例外。

（二）義析

本句云坤元為陰氣，乃萬物生化之基礎。坤元為地，寬宇載厚，故「含弘光大」。坤元與乾元陰陽相合而生長萬物，坤地虛懷能受，育孕生機，故萬物俱生於乾坤。又坤性柔順，利貞，然坤陰需與乾陽交運，坤必得乾，始能資生，得乾陽則利貞吉，失乾陽則迷喪。

（三）選注

《周易函書》：「乾資始，坤資生，非乾坤各一元也。天地未闢。均出此一元而亨，乾坤陰陽耳，故乾象天，而坤象地，其資始則歸其能於健運之乾，資生則歸其能與翕受之坤，止此一元，乾坤同有之，……坤既不能違乾，則乾之四德，坤皆受而載之，故曰乃順承天。」

《易內傳》：「坤之順，坤之厚也，厚者順之體，惟其堅凝，故能載含弘者以此也光大而亨物厚之見端也，順而健行者厚也，無疆厚之用也，既云德合無疆，又曰行地無疆終以應地，無疆一本於厚，猶悠久無疆，本乎至誠無息也。」

《周易注》：「坤之所以得無疆者，以卑順行之故也，乾以龍御天，坤以馬行地，地者，形之名，坤者，用地者也，……若夫行之不以牝馬，利之不以永貞，方而又剛，柔而又圓，求安難矣。」

〔**原文**〕象曰，地勢坤[(1)]，君子以厚德載物。

（一）詞解

（1）地勢坤：坤地，形不順而其勢順。

（二）義析

坤勢柔順，德厚無疆，乾天以行為德，坤地以受為德，坤弘光大、萬物始彰，君子效之以虛懷厚道是以為德。

（三）選注

《周易注》：「地形不順，其勢順。」

《周易尚氏學》：「坤，古文巛為順，……自正義改作坤而順字遂無由識，至清儒王引之等，據說卦乾健坤順之文，謂天行健，即天行乾，地勢順即地勢坤。」

〔**原文**〕初六[(1)]，履霜堅冰至。

（一）詞解

（1）初六：坤卦為六陰爻組成，六爻為一陰之象，爻位自下而上為初六、六二、六三、六四、六五、上六，因六為老陰之數，故六代表陰爻。

（二）義析

坤為至陰，其性柔寒，初六為坤卦始，陰氣之初，故初六反寒露凝霜，但初寒雖微，其勢必盛，故雖為凝霜，卻知堅冰必至，體現了陰陽消長的必然規律。

（三）選注

《周易本義》：「六陰爻之名，陰數六老而八少，故謂陰爻為六也，霜，陰氣所結，盛則水凍而為冰，此爻陰始生於下，其端甚微，而其勢必盛，故其象如履霜則知堅冰之將至也。夫陰陽者造化之本，不能相無，而消長有常，亦非人所能損益也，然陽主生，陰主殺，……至其消長之際，淑慝之分，則未嘗不致其扶陽抑陰之意焉。」

《周易廓》：「坤十月之卦，九月霜始降，則剝卦也，陰之消陽起於姤，即坤初六至霜降則陽剝盡而坤成霜，其肅殺之氣所凝者也，十月水始冰，其壯在仲冬堅在季冬，距霜降尚遠，而君子履之。早怵然為戎蓋，霜雖陰之始凝而大勢所趨，不至於堅冰不止，積漸然也。」

《御纂周易折中》：「孔子文言以善惡之積、君父臣子之漸方之，意深切矣。」

《周易注》：「始於履霜，至於堅冰，所謂至柔而動也剛，陰之為道，本於卑弱，而後積著者也。」

《周易指》：「乾坤六位，其初爻一，一陰一陽之謂道，……陰陽皆天道，震陽出地天之陽，兌陽人地天之陰，霜冰陰以固陽，秋冬陰收藏之固，則春夏陽生養之盛地，順天四時順成，無有反者，用觀人事察天地盛衰。」

〔原文〕象曰，「履霜」「堅冰」，陰始凝也。順致其道[(1)]，至堅冰也。

（一）詞解

（1）順致其道：順勢漸成之意。

（二）義析

寒霜雖始，其勢甚，故漸積堅冰為必然之勢。本句寓含量變引發質變（漸變到突變）的深刻哲理，在哲學和中醫學中都有很大的指導意義，中醫治未病、防微杜漸的觀點正是為了截斷漸變向突變的發展。

（三）選注

《易內傳》：「陰氣發露，人知防之，惟凝於內故足憂曰始凝謂宜及時防也。」

《易象數理發解》：「孔子釋曰，初行不正，陰邪始為之凝結，陰為天地肅殺之氣，天之氣莫險於陰殺，人之惡莫險於陰邪，馴順極致其陰邪之道，必致猖獗也，至猖獗大為家國之憂，烏可履又烏可馴，人應防微杜漸。」

〔原文〕六二，直方大[(1)]，不習無不利[(2)]。

（一）詞解

（1）直方大：直，坤雖柔順然性正固；方，天大圓地方，坤體為地，故方；大，坤德厚大無疆。

（2）不習無不利：坤德為自然之性，不習無不利，即坤德並不以人們的意志為轉移。

（二）義析

六二居下卦之中位，其坤德已漸厚，於柔順中見固質故曰直；坤德秉於地之性，博大宏宇故曰方；坤主生長，生之不息，故曰大。坤德弘光自然之性，乃自然發展規律，以人事而言人稟堅固之質，則無往而不利也。

（三）選注

《周易廓》：「六二中正坤之本位也，故坤德備於六二，洪範曰無反無側，王道正直，故為直、天圓而地方故為方，老子曰域中有四大地居一焉故為大習，重也，天有九重，地唯一也，卦之用多因重而見地之利備於二矣。故不習無不利。」

《周易正義》：「直方大習不利者，文言云直其正也，二得其位極地之質故亦同地也，俱包三德，生物不邪謂之直也，地體安靜是其方也，無物不載是其大也，既有三德極地之美，自然而生，不假修營，故云不習，無不利物皆自成，無所不利，以此爻居中得位極於地體，故盡極地之義，此因自然之性，以明人事。居在此位亦當如地之所為，象曰：六二之動直以方者言，六二之體所有興動，任其自然之性，故云直以方也，不習無不利地道光者，言所以不假修習物無不利，猶地道光大故也。」

〔原文〕象曰，六二之動[1]，「直」以「方」也。「不習無不利」，地道光也。

（一）詞解

（1）六二之動：六二之爻居坤卦下卦之中，乾陽之動為行、為散，坤陰之動為固、為藏，故各有所殊，實皆為動。

（二）義析

六二之爻位於坤卦下卦之中，陰氣漸隆盛。其動為資生亦為固藏，故「直以方也」，地道弘光，故「地道光也」，乃自然發展規律，故「不習無不利」。

（三）選注

《周易正義》：「質謂形質地之形質直方又大，此六二居中得正是盡極地之體質也，所以直者，言氣至即生物由是體正直之性，其運動生物之時，又能任其質性直，而且方，故《象》云：六二之動直以方也。」

《御纂周易折中》：「沈氏該曰坤至柔而動也剛，直也，至靜而德方，方也，含萬物而化光，大也，坤之道，至簡也，至靜也，承天而行，順物而成，初無假於修習也，是以不習無不利也。朱子語類云，坤卦中惟這一爻最純粹，……惟九五一爻足以當之，若坤之六二，柔順中正，得坤道之純，是又當得一全坤也，若初則陰之微，上則陰之極，三則不中且不正，四則不中，五則不正，惟六二之柔順中正，為獨得坤道之純。」

〔原文〕六三，含章可貞[1]，或從王事，無成，有終。

（一）詞解

（1）含章可貞：六三為下卦之極，為陰中隆盛之期，坤貞之美德已含備漸全，故曰含章可貞。

（二）義析

六三之爻，位居下卦之極，坤德已漸至隆，坤貞之美德漸備，章，美也，萬物皆資藏於坤，坤德渾厚方直，為萬物之所賴托。以人事言之，秉陰質之厚道者，可以重任，縱不成大就，也必成為有希望之士。

（三）選注

《周易廓》：「含宏者坤之德也，百產皆藏於坤，故曰含章，章，美也。姤九五含章傳曰中正三非中正而坤厚載之體至，三而全精華悉蘊不得以不中正相訾故爻曰可貞，貞者事之幹，可貞者，可以幹事也。」

《周易本義》：「六陰三陽內含章美可貞為以守，然居下之上，不終含藏，故或時出而從上之事，則始雖無成，而後必有終，爻有此象，故成占者有此德，則如此占也。」

〔原文〕象曰，「含章可貞」，以時發也(1)。「或從王事」，知光大也。

（一）詞解

（1）以時發也：坤德廣大，不斷資生以蓄藏萬物。

（二）義析

三爻之位，為下卦之終，陰氣隆盛，坤厚載之體，精陰盛滿，故不斷秉德於萬物，坤光之大，坤德之美皆諸卦莫能相比，故《象》盛讚其光大也。

（三）選注

《周易廓》：「坤內卦至三而極，正盛滿之地，三無成代終，知莫如之，所以能有坤光大之美。」

《易內傳》：「含章者自度其分不可專，故審時而發此審勢之正道也。」

〔原文〕六四，括囊(1)，無咎，無譽。

（一）詞解

（1）括囊：束緊袋子，即收閉之意。

（二）義析

六四之爻，居坤卦之中，為重陰之象，陰之動為藏，故六四以藏固為象義，如此方為坤質之用。以人事而言，應法坤而城府宜深不宜露。此理論與中醫陰主蟄藏，冬主蟄藏相關。

（三）選注

《周易函書》：「坤虛象囊，四柔變剛，居囊之上，結囊口象。」

《周易觀彖》：「四於時為過中，過中則收斂之候。故有括囊之象，無咎，無譽，本坤，道也，況當括囊之時乎。」

〔原文〕象曰，「括囊」「無咎」，慎不害也。

（一）義析

法坤之藏，人事應持重守誠。慎言方無害。

（二）選注

《周易指》：「大過乾藏坤藏之固，上下兌口閉，陽固陰不害，……括囊不括，害之機動，可不慎乎。」

〔原文〕六五，黃裳(1)。元吉。

（一）詞解

（1）黃裳：黃色的衣服。

（二）義析

六五之爻，陰象茂隆，黃為土色，為坤土之象，衣著黃色，因象徵坤色，故大吉。此《易經》之五色，對中醫五行五色之說有一定影響。

中醫將自然界五色與人體五臟相聯繫，例如，黃為土色，入脾；赤為火色，入心；青為木色，入肝；白為金色，入肺；黑為水色，入腎。此為中醫基礎理論內容之一。

（三）選注

《易解心燈》：「此爻重一中字，五只是個中帶順以為言耳，非以中貼黃以順貼裳，也不以中色下飾別黃裳，而以中順別黃裳誤矣。」

《周易本義》：「黃中色，裳，下飾，六五以陰居尊，中順之德，充諸內而見於外，故其象如此。」

《周易古經今注》：「易則以黃為吉祥之色，……由是可知黃裳者吉祥之服也，元吉猶言大吉也。」

〔原文〕象曰，「黃裳，元吉」，文在中也。

（一）義析

黃為坤吉之色，黃裳在外，坤柔在內，故曰「文在其中」。

（二）選注

《周易函書》：「此爻居天位之下，天包地外，乾為衣履於外，則在中者為裳，故遂以中順為裳，文在中與含章相似，皆為虛中能受，交乾而有得也。」

《周易集解》：「王肅曰坤為文，五在中，故曰文在中也。」

〔原文〕上六，龍戰於野，其血玄黃(1)。

（一）詞解

（1）其血玄黃：玄為黑色，黃為土色，土色正色為明黃色，反變為暗黃色表示土已受損。

（二）義析

上六為坤卦之最上一爻，為陰之至極，物極必反，陰極一陽生，陽與陰爭，龍為陽之徵，陽氣之龍與之交戰，陰陽相傷，故土色變為玄黃。

（三）選注

《周易正義》：「龍戰於野，其血玄黃者以陽謂之龍上六是陰之至極、陰盛似陽，故稱龍焉，盛而不已。固陽之地，陽所不堪，故陽氣之龍與之交戰，即說卦云戰乎乾是也，戰於卦外，故曰於野陰陽相傷，故其血玄黃。」

《周易本義》：「陰盛之極，至與陽爭，兩敗俱傷，其象如此，占者如是，其凶可知。」

〔原文〕象曰，「龍戰於野」，其道窮[1]也。

（一）詞解

（1）窮：窮，盡也，上六為陰之極，故也。

（二）義析

上六為坤卦之極，陰極陽生，陰陽相爭，陰消陽長，陰漸盡，故「龍戰於野」，即陽氣漸盛，「其道窮」也，即陰氣漸盡。

〔原文〕用六[1]，利永貞。

（一）詞解

（1）用六：為六之大用，六為老陰之數，為坤卦六爻總辭，象徵陰質柔順。

（二）義析

用六，即坤卦皆為陰爻，皆俱陰質，秉柔順，載物資生，為萬物之母，賦萬物予坤德，故曰「用六，利永貞」。

（三）選注

《周易正義》：「正義曰用六利永貞者，此坤之六爻總辭也，言坤之所用，用此眾爻之六，六是柔順不可純柔，故利在永貞。」

《周易本義》：「用六，言凡筮得陰爻者，皆用六而不用八，亦通例也，以此卦純陰而居首，故發之，遇此卦而六爻俱變者，其占如此辭，蓋陰柔而不能固守，變而為陽，則能永貞矣。」

《周易函書》：「用字不言於他卦，蓋謂六子悉出乾坤二用也，乾具四德，而用九節詳釋元亨，乾統天而資始者也；坤亦具四德，而用六獨言利用貞，坤成終而資生者也，乾彖獨贊乾元，用九之上特添乾元，元重元可知；坤之用六，獨以永字加貞，坤之重貞可知，萬物資生後，何有窮極，故永也。」

〔原文〕象曰，用六「永貞」，以大終也。

（一）義析

坤卦六爻皆陰，質柔性順，稟藏固賦資生之力，稱謂利永貞，坤德四備則天地能成，故曰「以天終也」。此句為《象》對坤德之評價。

（二）選注

《易內傳》：「陰以柔順為體，又以不過於柔為順之正，永守其正而不渝，則善用其柔矣，永貞即安貞惟安故永使少有強飾豈能歷久不衰，不習無不利其永而安乎。」

《周易觀象》：「順乾而至於有終，則與乾德合一矣。元，首也，而統天終始，則不可為首也，即用九之義也，貞終也而承天終始，則是以大終也，即用六之義也，以大終則坤道無終亦如乾之無首矣。」

〔原文〕文言曰，坤至柔而動也剛，至靜而德方，後得主而有常，含萬物而化光。坤道其順乎，承天而時行。

（一）義析

坤雖主柔，而柔中有剛，所謂體陰柔而氣質剛（其動亦剛），即體柔用剛之謂。乾陽主動，坤陰主靜，德方廣大，資生萬物不息。故坤德光明昭著，為行天道（自然之性）終始不息。此句坤至靜與中醫陽主動、陰主靜理論有關，進一步說明了醫易同源的道理。

（二）選注

《周易廓》：「動則為陽，柔變剛也，方故靜，物之方者，皆靜，東西南北各有定向，不可移易，是其德也，以陰從陽，惟奉一尊，始終以之，故有常靜翕動闢，積中發外，……萬物生長收藏皆地承天之氣，由翕而闢之使出，又由闢而翕之使入，無非以行其代終者而已。」

《周易尚氏學》：「坤柔動剛，義與用六大終同，言坤雖至柔，遇六則變陽矣。故曰動剛後得主而有常者，言最後變六為陽，以陽為主也。」

〔原文〕積善之家，必有餘慶。積不善之家，必有餘殃。臣弒其君，子弒其父，非一朝一夕之故，其所由來者漸矣。由辯之不早辯也。易曰：「履霜堅冰至。」蓋言順也。

（一）義析

本條以坤卦初六「履霜堅冰至」寓言人的倫理道德，哲理倫理性極強，主要意義在於突出善、惡皆由漸積而致，非一朝一夕可成，故冰凍三尺非一日之寒，防微杜漸才能防患於未然。此觀點對中醫治未病的觀點有一定影響。

（二）選注

《周易正義》：「欲明初六，其惡有漸，故先明其所行，善惡事由久而積漸，故致後之吉凶其所由來者漸矣，……非一朝一夕，率然而起，其禍患所以來者積漸久遠矣，由辨之不早，……所以久包禍心，……不早分辨故也，……凡萬事之起皆從小至大，從微至著。」

《周易廓》：「易以陰為不善，此言防微杜漸之道，當辨之於早。」

〔原文〕「直」，其正也。「方」，其義也。君子敬以直內，義以方外，敬義立而德不孤。「直方大，不習無不利」，則不疑其所行也。

（一）義析

坤質直正，作用廣大，人事法之，應立德則不孤，以得道多助也。

（二）選注

《周易廓》：「正言其體也，義言其用也，……方直者內之質幹，方者，外之禁閒，在坤為直方，在人為敬義。」

《周易觀彖》：「陰陽之類，在人心則為理欲之消長而有善惡，在人事則為君父臣子之順逆而有治亂其理一也。」

〔原文〕陰雖有美，「含」之以從王事，弗敢成也。地道也，妻道也，臣道也。地道「無成」，而代「有終」也。

義析

坤為陰卦，雖有伏陽，含藏不顯。一歲之中，自復至乾為陽道，乃陽主之；由姤迄坤為陰道，乃陰主之。天門始於陽而終於陰，坤乃一歲之終，坤為至陰，故曰「代有終」，代陽終事也。

〔原文〕天地變化，草木蕃。天地閉，賢人隱。易曰：「括囊無咎無譽。」蓋言謹也。

（一）義析

本句闡發六四爻辭之未盡，言天地氣交則茂，天地不交則凋閉，於人事則當藏則藏，應露則露，「括囊」方「無咎」。

（二）選注

《周易觀彖》：「天地有變化生物之時，雖草木亦應之而蕃，況於人乎，當其閉塞，則藏用不施，故君子亦象之而隱晦。」

《易解心燈》：「天地閉塞道隨時否，賢人則亦斂其才而不輕試，易曰：括囊無咎無譽，蓋言四當閉塞之時，賢人韜晦之日，正宜戒慎謹密，勿露其穎以來覆竦之謗也。」

〔原文〕君子「黄」中通理，正位居體，美在其中，而暢於四支，發於事業，美之至也。

（一）義析

本句為六五爻辭之闡發，六五爻居坤卦上卦之中，坤陰濃厚，陰氣茂盛，美德內涵，故外形也必然華美雍容。其「美在其中，而暢於四肢」與中醫「有諸內者，必形於外」相近，人事也應法之，既要有外在之美，更應有內在之麗，方為完備。

（二）選注

《周易正義》：「黃中通理者，以黃居中，兼四方之色，奉承臣職是通曉物理也，正位居體者，居中得正是正位也。處上體之中是居體也，黃中通理是美在其中，……必通暢於外。故云暢於四肢，四肢猶人手足比於四方，物務也，外內俱善能宣發於事業所營謂之事，事成謂之業，美莫過之故云美之至也。」

《周易廓》：「在天曰文，在地曰理，理條理之名，通達於外也，黃，中央正色，君子惡文之著，而闇然日章，積中發外，條理秩然故曰黃中通理，夫是以德稱其位，服宜其身，四體不言而喻，富有之謂大業，其象皆備於黃裳矣。」

〔原文〕陰疑於陽必戰，為其嫌於無陽也，故稱龍焉。猶未離其類也，故稱「血」焉。夫「玄黃」者，天地之雜也，天玄而地黃。

（一）義析

本句為上六爻義之發微，上六為坤卦之至上，為陰之極，物極必反，陰極必陽，所謂窮則變矣。未變之前乃為純陰無陽之卦，故須陽以濟之，血類陰也，故稱血焉，其血玄黃為雜色之故。

（二）選注

《易內傳》：「乾坤之氣時時流行，以乾為主，而坤從之，則乾坤之正氣自全，或乾之氣盛而不輔以坤，或坤之氣盛而不承乎乾，則正氣乖矣，資始變化乘龍首出，乾之正氣也。亢悔乾之乖氣也，柔靜剛方無成代終坤之正氣也，奉乾為君也，戰野玄黃坤之乖氣也，陰為政而無乾也。

自潛而至於亢，自陰凝而至於戰，又自亢戰而剝盡剛，僅則乾坤之終，又所以，為乾坤之始，易道變通不窮豈易測哉。」

《周易廓》：「純陰以為無陽也，故特稱龍以明之，夫凝於陽必且肆然自以為出乎其類然而牝雞之為牝者自若也，呂武女主豈能自謂其非女哉，……陽為氣陰為血，……天地類雜、陰陽無別，故曰夫玄黃者，天地之雜也。」

〔提示〕

（1）坤卦為陰，稟地之柔氣，性順而凝藏，坤虛載物，資生萬物，德厚而廣，弘光昭著，所謂「直」而「方」也。故坤為萬物之母，為中醫養陰學派的理論淵源。

（2）坤卦強調坤陰須與乾陽交，即陰必得陽氣，乾主氣，坤主形，氣行則陰至，方賦生機。所謂萬物資始於乾而資生於坤，乾坤氣交則天地成。孤陰不生，獨陽不長。說明陰陽的氣交互根作用，中醫認為「陰陽者，天地之道也，萬物之綱紀，變化之父母，生殺之本始，神明之紀也」，說明《周易》對中醫的影響。

（3）「初六，履霜堅冰至」反映了量變到質變、漸變到突變的自然規律。《文言》據此爻辭闡發善惡由漸積而成，故提出禍心早伏，須防微杜漸，對中醫治未病思想有重要影響。

（4）「美在其中而暢於四肢」與中醫「有諸內者，必形於外」有一定關係。

（5）「六四，括囊，無咎無譽」提出了陰主蟄藏，對中醫冬主蟄藏的觀點有一定影響。

（6）「龍戰於野，其道窮也」提示了物極必反陰極似陽，柔極則剛的理論與中醫陰陽轉化規律有一定關係。

〔乾坤小結〕

（1）乾坤二卦列為《周易》之首，乾為純陽、坤為純陰，一為剛健主氣、一為柔順主形，然皆各備元、亨、利、貞四德。

元：乾陽坤陰氣交，陰陽合德所具備的生機，或謂原始推動力，謂之元。

亨：乾之剛健與坤之柔順，剛柔相濟，而資生萬物，氣達陰至，運動不息、生化不止故曰亨。

利：乾陽、坤陰互相協調，共同維持相對的平衡，使萬物具備一定的自穩協調機制謂之利，利者，和也，衡也。

貞：正也，以乾之得散，坤之凝直，一行一藏一闢一闔，而使萬物保持一定的形質，不過柔脆，也不過剛烈，堅柔得中，故曰貞。

天地乾坤由於具備四德，因此成為萬物之父母，生命之源泉，正如《易・序卦》之「有天地然後萬物生焉」，強調了陰陽是宇宙萬物之根本，為中醫「陰陽為生之本」，開了先河。

（2）乾坤二卦，雖剛為乾之體，柔為坤之質，然皆以其動為之用，如乾卦之潛、見、躍、飛、亢，坤卦之牝馬、括囊、龍戰都說明乾坤之氣在不停地運動。《周易》以乾為龍，以坤為馬，都體現了動在其中的觀點：由於乾坤的氣交運動，才有了生機，也才產生了天地萬物。動在其中的觀點為中醫氣化、氣機升降理論奠定了基礎。

（3）乾坤陰陽，由六爻的變化，體現了陰陽氣在不停變易，陰陽存在著消長轉化，一切都不是固定不變的。二卦自下爻而向上，皆反映了初微、中盛、末衰的規律，對中醫的陰陽消長理論有著一定的影響。

（4）乾、坤二卦的第六爻，皆反映了物極必反的陰陽轉化規律，乾卦之「上九，亢龍有悔」，坤卦的「龍戰於野，窮極思變」皆可說明。物極必反的觀點和中醫理論的「重陰必陽，重陽必陰」「陰極似陽、陽極似陰」密切相關。

（5）乾卦的「君子以自強不息」，坤卦的「履霜堅冰至」皆為著名命題，在倫理修養和中醫預防醫學方面都有著極為深刻的影響。

《周易》乾坤二卦，寓含著豐富的陰陽哲理，對中醫基礎理論的形成和發展有著重要的影響。

第三節 屯卦☵☳ 震下坎上

〔原文〕屯，元亨，利貞。勿用，有攸往，利建侯。初九，磐桓(1)，利居貞，利建侯。六二，屯如邅如(2)，乘馬班如(3)，匪寇婚媾。女子貞不字(4)，十年乃字。六三，即鹿無虞(5)，惟入於林中，君子幾不如舍，往吝。六四，乘馬班如，求婚媾，往吉，無不利。九五，屯其膏。小貞吉，大貞凶。上六，乘馬班如，泣血漣如(6)。

（一）詞解

（1）磐桓：磐，巨石；桓，大柱；為奠基之象徵。

（2）屯如邅如：邅，轉也；屯，聚也；指人流聚集擁擠難行。

（3）乘馬班如：班，旋也，形容進退為難。

（4）不字：不許婚。

（5）即鹿無虞：虞，山林小吏，即逐鹿至林中遇管林之小役。

（6）泣血漣如：血淚交流。

（二）義析

屯卦為坎震合卦，為乾坤相交的第一卦，上卦為坎水，《序卦》指出「六卦皆不離坎，坎者天一所生」，表明乾坤相交，天一生水的重要意義。

屯卦震下坎上，震為雷，屬陽；坎為水，為陰。震坎相交，雷雨滋露萬物得利。故曰「元亨利貞」，震陽發動，坎陽蔭露，屯德四布，萬物之建樹端倪於屯，故曰「利建侯」。

初九，屯卦的初爻，為屯建之桓柱，屯之奠基，基礎牢固方能高築，從六二故曰「初九，磐桓，利居貞，利建侯。」

從六二，「屯如邅如，乘馬班如」，至六三，「即鹿無虞」，又以行進維艱，表明震下坎上。坎，又為險義，故路途艱難，多有不吉，通過進林不遇引路人，不能婚嫁等，說明君子須有先見之明，即「君子幾」，始能啟程。

从六四至六五又說明，爻卦漸居高位，屯德漸充，膏澤恩惠，坎境終究可以度過，吉祥就會到來。所謂「乘馬班如，……往吉，無不利」「九五，屯其膏，小貞吉，大貞凶」。

（三）選注

《周易本義》：「震坎，皆三畫卦之名，震一陽動於二陰之下，故其德為動，其象為雷，坎一陽陷於二陰之間，故其德為陷為險，其象為雲為雨，為水，屯，六畫卦之名也，難也，物始生而未通之意。故其屯字，象山穿地，始出而未申也，其卦以震遇坎，乾坤始交而遇險陷，故其名為屯。震動在下，坎險在上是能動乎險中，能動雖可以亨，而在險則宜守正，而未可遽進。……磐桓，難進之貌，屯難之初，以陽在下，又居動體，而上應陰柔險陷之爻，故有磐桓之象。」

《周易正義》：「屯，難也，剛柔始交而難生，初相逢遇故云屯難也。以陰陽始交而為難，因難物始大通故元亨也，萬物大亨乃得利益而貞正故利貞也。但屯之四德，劣於乾之四德，故屯乃元亨，亨乃利貞，乾之四德，無所不包。」

《周易廓》：「乾坤之後首屯，是繼天立極者也，故具四德。震為行，坎在前，互艮止之。故勿用有攸往，震為諸侯，惟天生民有欲，無主乃亂，故利建侯，屯次乾坤天地之責付於君也。」

《周易注》：「屯難其膏，非能廣其施者也，固志同好，不容他間，小貞之吉，大貞之凶。」

《易象數理分解》：「義圖下震上坎，以震動而遇坎險，文王因名之為屯：雷為長子主器，雷驚百里，百里侯封。」

《周易大傳今注》：「屯，卦名。元，大也，亨，即亨字，祭也。貞，占問。建侯，天子封侯授國或命新侯嗣位。卦辭言；筮遇此卦，可舉行大亨之祭，乃有利之占問，不可有所往，又利於建立諸侯。」

〔原文〕彖曰，屯，剛柔始交而難生。動乎險中，大亨貞。雷雨之動滿盈，天造草昧。宜建侯，而不寧。象曰，雲雷，屯。君子以經綸[(1)]。象曰，雖磐桓，志行正也。以貴下賤，大得民也。象曰，六二之難，乘剛也。「十年乃字」，反常也。象曰，「即鹿無虞」，以從禽也。君子捨之，「往吝」窮也。象曰，「求」而「往」，明也。象曰，「屯其膏[(2)]」，施未光也。象曰，「泣血漣如」，何可長也。

（一）詞解

（1）經綸：經與綸分別主綱與目，為經緯之意。

（2）屯其膏：屯德如膏澤滋濡。

（二）義析

本段為《易傳》中《彖》《象》對《易經》屯卦的闡發，《彖》從屯卦為震遇坎險，提出「難生」「險中」「草昧」「不寧」，以闡述雷逢陰雨對萬物晦昧的一面，從而提出萬事開頭難的哲理。如「宜建侯而不寧」「剛柔始交而難生」「雷雨之動滿盈，天造草昧」等，說明屯雖有雨濡萬物及雷振生機之德，但也有陰晦致草昧的一面。

《象》提出「君子以經綸」，即初諸未就緒，必先定其規模，體現了「創業維艱」需「志行正」的意義。《象》一再以「即鹿無虞」「往吝窮也」「泣血漣如」重申坎陷（「一陽陷於二陰之中」），提出萬事不能忽略其困難的一面。

（三）選注

《周易正義》：「屯剛柔始交而難生者，比一句釋屯之名，以剛柔二氣始欲相交，未相通感情，意未得故難生也。……坎為險、震為動，震在坎下，是動於險中，初動險中故屯難動而不已。」

《周易廓》：「天一生水，故乾坤之後，下卦首震，上卦加坎，合而為屯，初九乾，六二坤象地，天交故曰剛，始交，震為生坎為難，震生在下，坎難在上，故曰剛柔始交而難生，……坎為險，震為動，故曰動乎險中，……物非動不生，靜者陰，動者陽，萬物皆生於動，雷雨之動滿盈者，動而生意。」

《周易注》：「夫息亂以靜，守靜以候，安居在正，弘正在謙，屯難之世，陰求於陽，弱求於強，民思其主之時也，初處其首，而又下焉，爻備斯義，宜其得民也。」

《周易函書》：「入山有虞，乃可有獲，無正應則無虞，故為獨入林中，震之末，行之盡，故為陷入，震陽木，坎叢木，艮木堅多節，故稱林，坎伏離明，見幾象。捨，艮止象，近險而前有所止，宜捨矣；若往而不捨，必致羞吝。」

《易解心燈》：「詞曰元亨利貞以卦德，震動坎險，是以旋乾坤之才震動於險難中，非若萎靡不振為險所困也，如是則太平之經，略具見於斯非大亨之貞乎。」「易上凡彖傳言卦德皆自內卦起說至外卦如震下動自內也，動乎險中則在坎矣。」

《御纂周易折中》：「程傳：屯有大亨了道而處之利在貞固，非貞固何以濟屯，方屯之時，未可有所往也，天下之屯，豈獨力所能濟，必廣資輔助，故利建侯也。」

《周易大傳今注》：「屯，聚也，即屯積，膏，肥肉，貞，占問，小貞，占問小事，大貞，占問大事，爻辭曰：人屯積肥肉，不以予人，正如屯積貨財，不以施人，其吝嗇甚矣。以此占問小事則吉，以其不須他人輔助也；占問大事則凶，以其無他人輔助也。」

〔**提示**〕

（1）《周易》序卦曰：「盈天地之間者，唯萬物故受之以屯，屯者盈民，屯者物之始生也。」說明屯卦有賦予萬物生機之德，屯由下卦震及上卦坎組成，震為陽，主雷動，萬物賴之以鼓動，坎為水，為陰，萬物賴之以滋露，是為元亨利貞。胡煦曰：「六卦皆不離坎，坎者天一所生。」所謂一陽震動於水下，陰中有陽，才能有萬物，說明雷雨交動為屯德之主要作用，屯卦由於具備震陽及坎水對資生萬物有著重要作用，所謂「雷雨之動滿盈」，故列為第三卦。其中坎為天一所生。坎水與中醫學中腎水，天一之水有一定的醫易關係。

（2）屯卦為乾坤交合的第一卦，為眾卦之基石，故曰：「磐桓，利居貞，利建侯。」屯德聚也，貯也，寓儲材是固基的開始，只有打好堅牢的基礎，才能「更上一層樓」。

以上為取象派觀點。

（3）屯卦為剛柔初交，遇坎卦，坎險也，陷也，初生即遇險，寓含萬事開頭難、創業難的深刻意義。此外，上遇坎卦，說明屯卦既有雷雨交動、鼓動滋濡生機的一面，也有雷雨陰晦的一面。因此，創業須經緯其綱，還須有先見之明，所謂「君子幾」是也。

第四節 復卦䷗ 震下坤上

〔**原文**〕復[1]，亨[2]，出入無疾，朋友無咎，反復其道，七日來復，利有攸往。初九，不遠復，無祇悔，元吉。六二，休復，吉。六三，頻復，厲，無咎。六四，中行[3]獨復。六五，敦[4]復，無悔。上六，迷復，凶，有災眚[5]。用行師，終有大敗，以其國君，凶，至於十年不克征。

（一）詞解

（1）復：陽氣來復。

（2）亨：通也，指陽氣通達。

（3）中行：中途。

（4）敦：通屯，停頓。

（5）眚：災也，損害之意。

（二）義析

復，指陽氣來復，陽氣漸通故曰亨，復卦六爻之中，只有初九（最下一爻）為陽爻，餘皆為陰爻，這一爻象徵陽氣漸復，雖只一陽爻，卻猶如初生之犢，具有震動之力。

又，震下坤上，意味著坤土柔陰還需要震陽之動方能復甦，起動生機。

以人事而言，來復，告誡我們天無絕人之路，陰霾散後，必見陽光。

（三）選注

《周易正義》：「復，亨者，陽氣反復而得亨通，故云復亨也，出入無疾者，出則剛長入，則陽反理會其時，故無疾病也，朋來無咎者，朋謂陽也，反復眾陽朋聚而來則無咎也，……陽氣始；剝盡謂陽氣始於剝盡之後，至陽氣來復時，凡經七日觀注之意，陽氣從剝盡之後至於反復凡經七日其注分明。如褚氏莊氏並云五月一陰生至十一月一陽生凡七月而云，七日不云月者，欲見陽長須速故變月，……冬至陰之復，夏至陽之復者，謂反本靜為動本。冬至一陽生，是陽動用而陰復於靜也，夏至一陰生是陰動用而陽復於靜也，動復則靜，行復則止，事復則無事者動而反，復則歸靜，行而反復則歸止，事而反復則歸於無事也。」

《周易本義》：「復，陽復生於下也，剝盡則為純坤，十月之卦而陽氣已生於下矣。積之逾月，然後一陽之體始成而來復，故十有一月其卦為復。以其陽既往而復反，故有亨道，又內震外坤，有陽動於下而以順上行之象，……自五月姤卦一陰始生，至此七爻而一陽來復，乃天運之自然，……一陽復生於下，復之主也，祗，抵也，……以陰居陽不中不正，又處動極，復而不固，屢失屢復之象，屢失故危，復則無咎故其占又如此。」

《周易觀象》：「一陽在下，是陽氣盡而又生，既往而還之象，故謂之復，雷在地中，陽為陰壓，欲動而未奮發，亦復之義也。陽復生則亨通之勢美。……性者體也，情者用也，心者統性情而兼體用者也，言其體則曰天地之大德曰生，言其用則曰天地感而萬物化生，此卦一陽初反動靜之間謂之性，則已發謂之情則未著，故特以心言之蓋全體，於是而呈大露大用於此乎，端倪言心以括性情之妙也。……失而後有復，非失則無復，一陽為卦之主。」

《周易古經今注》：「迷，失路也，失其往路並失其歸路也，迷路而始返，不識歸路，終不得返。將遭大禍，故曰迷復凶，有災眚，行師迷路而始返，必為敵所乘，而致大敗，若其國君在師中，亦不免此難，大敗之後，十年之內，不能興師，故又曰用行師，終有大敗。」

《易解心燈》：「卦以初陽為復，六在群陰之上，而遠於初痼蔽已深，善端滅息，迷而不復者也，從欲惟危凶可知矣。」「敦者，堅固完成之義，六五天性渾，全無待於復亦云復者以當復之時也，無悔與無祗悔異波不至於悔此則全無悔矣。」

〔原文〕彖曰，復，亨。剛反[(1)]動而以順行[(2)]。是以「出入無疾，明來無咎」。「反復其道，七日來復」，天行[(3)]也。「利有攸往」，剛長也。復，其見天地之心[(4)]乎。彖曰，雷在地中，復。先王以至日閉關，商旅不行，後不省方[(5)]。彖曰，「不遠」之「復」，以修身也。彖曰，「休復」之「吉」，以下仁也。彖曰，「頻復」之「厲」，義「無咎」也。……彖曰，「敦[(6)]復，無悔」，中以自考[(7)]也。彖曰，「迷復」之「凶」，反君道也。

（一）詞解

（1）剛反：指陽氣來復。

（2）動而以順行：陰隨陽行。

（3）天行：宇宙自然界的運行。

（4）天地之心：自然界陰陽消長的規律。

（5）後不省方：指君主不省政。

（6）敦：通屯，停屯，有暫緩復之意。

（7）自考：考察之意。

（二）義析

《彖》以「動而以順行」「天行也」「天地之心」闡述陰極陽復是陰陽消長的自然規律。

又震卦在地卦之下，一陽蘊萌於中，復卦位居冬至，冬至一陽生，陽氣尚微，冬陽其勢雖不可阻擋但質還較弱，故宜注意保護弱陽，即所謂「至日閉關，商旅不行，後不省方」。

其餘與人事有關的不運復、休復、頻復、獨復、敦復、迷復等，為各種復的原則。復又為恢復，寓含著事物是可以轉化的、可塑的、天無絕人之路等哲理。

（三）選注

《易象數理解》：「彖曰，復亨者當剝之時，陰柔欲盡變乎陽剛，復則陽剛方反而為主自長盛而曰亨通，……陽氣鼓動，於地中而以之順行於地上，是以一出一入，皆在順動之中，無所疾害，朋類之來，其動亦順，無所差咎。……利有攸往，陽剛既復，日漸長也，剛長則正氣已伸，前途之往決為有利。」

《易內傳》：「雷，陽也，復，陽之動也，不靜則無以動，一陽之生方微，不防危則無以守微，故雷伏地而不發其聲，天地為萬物養陽也，……國家值復之時，宜慎重以養元氣，不可更長太驟，驟則逆時不順矣。」

《周易廓》：「復之一陽即乾元，亨從元出，故彖直言，亨復之義為反傳言，剛反釋亨之由也，自剝歷坤，剛幾去而不反，曰剛反喜之也，猶春秋之書，季子來歸也。出入無疾者，震為出，巽為入，復直十一月，於時為坎，坎為疾。復初一陽出震，姤初一陰入巽，其無疾者內震外坤，震為動為行，坤為順，……一日之內，晝陽夜陰，皆有復姤。」

《周易大傳今注》：「此釋卦名及卦辭之前三句，剛反即剛返，復之內卦為震，外卦為坤，震為陽卦，為剛，坤為陰卦，為柔、然則復之卦象是剛反，即剛返於內。其次，震，動也，坤，順也，然則復之卦象又是『動而以順行』，本卦所以名復者，因其卦象是剛返於內，即剛者復還，例如，君上、男子、君子等外出而復還其故居也。卦辭所以云『亨』者，因其卦象是動而以順行，動而已順行則亨通矣。卦辭云『出入無疾，朋來無咎』者，亦因復之卦象是動而以順行，則其出入何疾之有，朋友來助之，何咎之有。」

〔提示〕

（1）復卦䷗位居伏羲六十四卦圓圖的冬至（北方），為陽氣來復的第一卦，陽氣在五月夏至時最隆。自姤卦䷫一陰生，十月陰氣盛而陽氣消盡即坤卦䷁，為純陰卦，十一月冬至陰極一陽生，自復卦開始陽爻逐漸增多，陰氣漸消，陽氣漸盛，至夏至乾卦則為純陽無陰。《周易》六十四卦由復卦一陽復及姤卦一陰生，說明了陰陽存在著互根消長進退的關係，對中醫陰陽消長理論產生了重要的影響。

（2）復卦為陰極陽生的標誌，黑夜過去，白晝就會來臨，冬天過去，春天就會到來，此自然之性也，宇宙萬物如此，人事亦不例外，一切事物都存在著轉機，天無絕人之路。

第五節　姤卦䷫　巽下乾上

〔原文〕姤(1)，女壯(2)，勿用取女。初六，繫於金柅(3)，貞吉，有攸往，見凶，羸豕孚(4)，蹢躅。九二，包有魚，無咎。不利賓。九三，臀無膚，其行次且，厲，無大咎。九四，包無魚，起凶。九五，以杞包瓜(5)，含章，有隕自天。上九，姤其角，吝，無咎。

（一）詞解

（1）姤：遇也。

（2）女壯：此「壯」作「戕」解，即傷戕之意，意為柔弱女子。

（3）繫於金柅 ：控制剎車的金屬製具。

（4）孚：同捋，引取之義。

（5）以杞包瓜：杞，杞柳；包瓜，瓠瓜（葫蘆），即纏繞在杞樹上的葫蘆。

（二）義析

姤卦巽下乾上，乾為陽，風也為陽，陽得風鼓，而資生萬物，故《彖》曰：「天地相遇，品物咸章也。」

姤卦為一陰爻生於五陽爻之下，一陰不敵五陽，故稚陰必須被保護，原文透過弱女不能早婚（「女壯，勿用取女」）、行進須緩慢（「繫於金柅，貞吉，有攸往」）等，指出稚陰弱且柔，不可被消耗，要保陰養柔。

（三）選注

《周易本義》：「姤，遇也，夬盡則為純乾，四月之卦，至姤，然後一陰可見，而為五月之卦，以其木非所望，而卒然值之，如不期而遇者，故為遇，遇已非正，又一陰而遇五陽，則女德不貞，而壯之甚也，取以自配，必害乎陽，故其象占如此。」

《周易正義》：「此卦一柔而遇五剛，故名為姤，……天地若各亢所處，不相交遇，則萬品庶物，無由彰顯，必須二氣相遇，乃得化生，故日天地相遇，品物咸章也，……風行天下則無物不遇，故為遇象。」

《周易廓》：「姤，一陰生於乾下，五月之卦，陰象女姤，陰未壯，而日女壯。蓋陰者，人所視為柔弱易制，不如純乾之體，一陰漸積可以消之，使盡至壯，莫如女也，懲其壯故戒其取是女皆壯，持於姤陰始生發之也。」

《周易古經今注》：「姤，卦名也。釋文：『姤，薛云古文作遘，鄭同』按媾媾古通用。取，釋文作娶，云：『本亦作取』。按取借為娶，筮遇此卦，女雖壯亦勿娶，故曰女壯勿用取女，或曰，壯亦借為戕，傷也。因娶女則女傷，故不可娶女也。」

《周易尚氏學》：「歸藏曰夜，古娶必以夜，故曰昏，娠陰遇陽，即女遇男，亦婚姤也，是夜與姤義同也，女謂陰，虞翻云：壯傷也，陰傷陽，柔消剛，故曰女壯，勿用取女，戒詞也。」

〔原文〕彖曰，姤，遇也，柔遇剛也。「勿用取女」，不可與長也。天地相遇，品物咸章也。剛遇中正[1]，天下大行也[2]。姤之時，義大矣哉。象曰，天下有風，姤。後以施命告四方。象曰，「繫於金柅」，柔道牽也。象曰，「包有魚」，義不及「賓」也。象曰，「其行次且」，行未牽也。……象曰，九五「含章」，中正也。「有隕自天」，志不捨命也。象曰，「姤其角」，上窮「吝」也。

（一）詞解

（1）剛遇中正：姤卦第二爻及第五爻正居中當位。

（2）天下大行也：姤卦天地相遇，品物咸章，姤德大行。

（二）義析

《彖》透過「天地相遇，品物咸章，剛遇中正，天下大行也」闡述了姤卦資生萬物的作用，姤卦之下卦為風（巽卦），即所謂「天下有風」。風性為陽，由於風之鼓動，萬物始能復甦。同時《象》也提出對陰的保護，如「繫於金柅，柔道牽也」，即以剎住車，行進緩慢，比喻柔陰宜養不宜伐耗的觀點。

（三）選注

《周易觀彖》：「陰陽相遇，理之常也，然必陽先於陰，乃得倡和之義，此卦以一陰為主而遇五陽，則非剛之遇柔而柔之遇剛也，又其象天下有風，風陰聚之陽必散之，天下有風，陰始遇也，故為姤。」

《易解心燈》：「姤者不期而遇之義也，卦以一柔遇五剛是君子用事而小人忽逅遇非所願也，詞曰勿用取女者，以小人進而有為皆君子與之權而使長耳故當防微杜漸，不可與長也。……一陰始生，端甚微而勢必盛，此陰陽一大消息也。」

《周易大傳今注》：「天地相遇，猶言天地相交。咸，皆也，章，盛也。姤之卦象是剛柔相遇，以自然界言之，天地相遇，陰陽交流，則萬種品物皆能盛長，故曰：天地相遇，品物咸章也。……剛遇中正，天下大行也，此是姤卦之又一義，但天地相遇，在循其時序，剛遇中正，在合乎時宜，遇而得時，其意義：甚大，故曰：『姤之時，義大矣哉。……繫於金柅。』比喻人與人之關係，則是柔者被牽於剛者，柔道被牽於剛道，遇事甚難自主，故柔者能持正乃吉。」

〔提示〕

（1）姤卦位居伏羲六十四卦圓圖的夏至（南方），為陰氣來復的第一卦，陰氣在十月最盛。自復卦一陽生，四月陽氣盛而陰氣消盡，即乾卦☰為純陽卦。五月夏至陽極一陰生，自姤卦開始，陰爻逐漸增多，陽氣漸消，陰氣漸盛。至十月坤卦☷為純陰無陽。故《周易》六十四卦由姤卦一陰生，與復卦共同體現了陰陽消長的理論，成為中醫陰陽理論的奠基。

（2）姤卦為陽極陰生的象徵，是自然規律，姤卦在人事來說喻「盛宴必散」「居安思危」「福兮，禍所伏」等哲理，提示要有創業難，守業更難的思想。

（3）姤卦提示了對弱陽稚陰應加予保護的原則。

第六節　泰卦☰☷　乾下坤上

〔原文〕泰[1]，小往大來[2]，吉亨。初九，拔茅茹[3]，以其匯，征吉。九二，包荒[4]，用馮河[5]，不遐遺朋[6]亡，得尚於中行[7]。九三，無平不陂，無往不復，艱貞，無咎。勿恤其孚[8]，於食有福。六四，翩翩，不富以其鄰，不戒以孚[9]。六五，帝乙[10]歸妹，以祉[11]，元吉。上六，城復於隍[12]，勿用師。自邑告命，貞吝[13]。

（一）詞釋

（1）泰：交泰，乾坤氣交，元亨利貞，萬物得資，故曰泰，通泰安和之意。

（2）小往大來：內外陰陽的相互作用。

（3）茅茹：《說文》曰「茅蒐，茹藘，人血所生，可以染絳」。

（4）包荒：包，與匏同；荒，虛、中空；把葫蘆挖空。

（5）馮河：馮通「淜」，渡涉，馮河即浮水渡河；包荒馮河，把挖空的葫蘆繫在腰間以防下沉。

（6）不遐遺朋：不遐，遠也；遺，棄也；不遺棄朋友。

（7）得尚於中行：攜朋友一起渡河的義舉受到人們的讚賞。

（8）勿恤其孚：勿恤即勿憂；孚，信也；不用擔憂，高亨注之曰：「勿憂，能誠信則於食有福。」

（9）不戒以孚：不以誠相待。

（10）帝乙：殷朝的帝名曰乙，為紂的父親。

（11）祉：福也。

（12）城復於隍：復，覆，傾覆，隍，指護城河。

（13）貞吝：貞，占也；吝，難也。

（二）義析

泰卦為乾坤陰陽交通之象，天地相交、陰陽相合，則萬物資生，萬物資茂則天地安和，故曰泰。陰陽互根故曰吉，天地陰陽氣交為泰德，泰德通即所謂「吉亨」。

（三）選注

《周易本義》：「泰，通也，為卦天地交而二氣通，故為泰，正月之卦也，小謂陰、大謂陽言坤往居外，乾來居內，又自歸妹來則六往居四，九來居三也，占者有陽剛之德，則吉而亨矣。」

《周易正義》：「所以得名為泰者，上由天地氣交而生養萬物，物得大通故云泰也。」

《周易廓》：「天位乎上，地位乎下，其體絕也，泰則下者上而上者下，體絕而氣通，故曰交，天道人事不交則閉塞，交則吉亨矣。」

《周易古經今注》：「泰，卦名也，小往大來者，所失者小。所得者大也，筮遇此爻，將失小而得大，故曰小往大來吉，亨即亨字，古人舉行亨祀，曾筮遇此卦，故記之曰亨。」

《周易集解》：「序卦曰履而泰然後安故受之以泰，泰者通也。」

《周易尚氏學》：「陽性上升，陰性下降，乃陰在上，陽在下，故其氣相接相交而為泰，泰通也，陽大陰小，爻在外曰往，在內曰來，故曰小往大來，泰寅月卦、陽長故亨。……陽上升，陰下降，故氣交，坤為萬物，為心志，交則萬物氣通，心志和合，故曰同。」

〔原文〕彖曰，「泰，小往大來，吉亨」，則是天地交而萬物通也，上下交而其志同也，內陽而外陰，內健而外順，內君子而外小人，君子道長，小人道消也。象曰，天地交，泰。後以財成天地之道，輔相天地之宜，以左右民。象曰，「拔茅」「征吉」，志在外也。象曰「包荒」「得尚於中行」，以光大也。象曰，「無往不復[(1)]」，天地際也。……象曰，「以祉，元吉」，中以行願[(2)]也。象曰，「城復於隍」，其命亂也。

（一）詞解

（1）無往不復：平必陂，往必復之意。

（2）中以行願：五位尊，故曰元吉，中以行願，即五願歸二。

（二）義析

《彖》提出「天地交而萬物通」「上下交而其志同」，強調了交泰安和的重要意義，《象》以「城復於隍」，比喻泰極必否、物極必反的自然規律，因上六爻為泰卦之極故也。此外，《彖》以「內陽而外陰，內健而外順」，闡述了內外陰陽和諧、剛柔互調為泰德之體現。

（三）選注

《周易正義》：「所以得名為泰者，上由天地氣交而生養萬物，物得大通。故云泰也。上下交而其志同者，此以人事象天地之交，上謂君也下謂臣也，君臣交好故志意和同內陽而外陰，內健而外順，內健則內陽，外順則外陰，內陽外陰，據其象內健外順、明其性，此說泰卦之德也。陰陽言爻，健順言卦，此就卦爻釋小往大來吉亨也。」

《周易廓》：「乾坤交際之間在卦義則陰正往，在爻義則陰將來（無往不復，天地際也），……泰極否來，如城圮而復於隍也，不可力爭於遠，但當修德於近，自邑告命者，勤於內治之象也。」

《易內傳》：「天地萬物之交通，上下之交為之也。惟上下交方有裁成輔相之業，蓋陰陽剝復之數，兆自微茫，吉凶貞勝之端，蘊於念慮，內之外之，止一人主之，而邪正消長之幾決矣，故泰運雖兆於天地。」

《易象數理分解》：「彖曰泰，小往大來吉亨，則是天氣下降，地氣上騰，交相感孚，而萬物化生之氣通也，……天氣下降，地氣上騰，其氣交通，泰舒之象，王后於以有開泰之道，……剛中之大臣，處泰之道，寬容大度，包容。」

《周易集解》：「荀爽曰：坤氣上升以成天道，乾氣下降以成地道，天地二氣若時不交，則為閉塞，今既相交，乃通泰，……九家易日謂陽息而升，陰消而降也，陽稱息者，長也，起復成巽，萬物盛長也，陰言消者，起姤終乾，萬物成熟，成熟則給用，給用則分散故陰用特言消也。」

《周易大傳今注》：「泰，通也。其卦象是天地萬物，國家事業，個人事業皆通泰也。泰之下卦為乾、上卦為坤，乾為天，坤為地，然則泰之卦象是天氣下降，地氣上升。天地相交。天地相交，則萬物備遂其生。故曰，則是天地交而萬物通也。此是自然界之泰。乾又為君上。坤又為臣下，然則泰之卦象又是君上之意達於下，臣下之意達於上，上下相交。上下相交則上下同心，故曰：上下交而其志同也。君臣上下關係如此，則國家昌隆，此是國家之泰。」

〔提示〕

（1）《周易》六十四卦，上經始以乾坤，終於水火，而以否泰為樞紐。天陽上升，地陰下降，天地交泰則萬物安和。

（2）泰德之「小往大來，吉亨」即寓天地交泰，往來互通則萬物資生，吉。所謂天地交而萬物通也。此言泰德在外則強調天地上下之交通，在內則提示「內陽而外陰，內健而外順」，說明陰陽剛柔的內外調和是泰之大德。

（3）以人事而言，則強調上下同心同德、志同道合，方為國家昌隆之徵、事業興盛之象。

（4）「上六，城復於隍」，寓含泰極必否（否為不交），物極必反之意，提示安泰中要防隱患，居安中還須思危的道理。

（5）泰卦提示「天地交，泰」「天地不交，否」的哲理。

（6）以「荒虛」提示泰德須具寬容大度、虛懷若谷的為人。

第七節　否卦☷☰　坤下乾上

〔原文〕否[1]，否之匪人[2]，不利君子貞。大往小來[3]。初六，拔茅茹，以其匯[4]，貞吉，亨。六二，包承[5]，小人吉，大人否，亨。六三，包羞[6]。九四，有命，無咎，疇離祉[7]。九五，休否[8]，大人吉。其亡其亡[9]，繫於苞桑[10]。上九，傾否，先否後喜[11]。

（一）詞解

（1）否：否，卦名，閉也，塞也，天地不交言否。

（2）否之匪人：匪，非也，匪人即非其人。即閉塞者非其人。

（3）大往小來：由於不交而閉塞，故事物由盛而衰倒退。

（4）拔茅茹，以其匯：茅，茅草；茹，草根；匯，類也；拔去茅草根及其同類以除害。

（5）包承：包，庖也；承，脭也，肉類，即蒸肉；祭祀用之肉，貴族階級只能用蒸肉祭祀，為沒落之象。

（6）包羞：包，庖；羞，熟肉。

（7）疇離祉：疇，壽也；離，麗附；祉，福也；疇離祉指壽福相依。

（8）休否：休，怵也；否，不利也；常恐懼否運，便可有準備。

（9）其亡其亡：亡，滅亡，失敗。

（10）繫於苞桑：常憂慮否運，所謂近憂而遠慮，國家方能堅固，事業才能昌茂如桑。

（11）傾否，先否後喜：傾，頃也，頃刻之間。

（二）義析

天地交則泰，不交則否，否則失其常序，常序失則萬物不利，於是逐漸由盛至衰而敗，故曰「否之匪人，不利君子貞，大往小來」。

以「拔茅茹，以其匯，貞吉，亨」，寓含雖處困境，只要中正自守、排除萬難，是會有轉機的。而「其亡其亡，繫於苞桑」則言縱雖處於否閉之世，若能憂慮深謀劣境猶鬥，就不但不會失敗，反能逐漸堅固如「繫於苞桑」。上六爻提出「傾否，先否後喜」，指出否極必泰，先苦後甘的觀點。

（三）選注

《易象數理分解》：「二氣不交而閉塞，文王名為否，……否出泰來，……否泰之極無有不變。然泰變為否甚易，故於內卦，即言之否變為泰則難，故於外卦乃言之。泰雖極治以命亂而成否，否雖極亂，以有命而成泰。……世當否極之時，能以陽剛之才，撥亂反正，傾倒其否使歸於泰喜可知矣。……泰之六爻，由泰而變為否，示人以保養之道，否之六爻，由否而反於泰，勉人以濟否之功，聖人之意深矣。」

《周易注》：「居否之初，處順之始，為類之，首者也，順非健也，何可以徵，居否之時，動則入邪，三陰同道：皆不可進，故茅茹以類貞而不諂則吉亨。……居否之世，而得其位，用其至順包承於上，小人路通，內柔外剛，大人否之，其道乃亨。」

《周易玩辭集解》：「先儒謂泰則歸之天否則責之人，故卦彖第一句便說匪人。程傳云天地不交，則萬物不生。是無人道，故曰匪人。胡雲峰曰，以天地言，陰陽不交，生道絕矣。以一身言，陽亢陰滯元氣竭矣。」

《周易函書》：「泰初震爻變巽，否初巽爻變震，故皆象茅茹，……泰否茅茹，皆從初字立象，有初則必有繼。茹而有匯，並及其餘也。」

《周易古經今注》：「否字當重，否。否之匪人者，上否字乃卦名，下否字乃卦辭，此全書之通例也，說詳《通說》。釋文：否，閉也，塞也。《集解》引《崔憬》曰：否，不通。」

〔原文〕彖曰，「否之匪人，不利君子貞，大往小來」，則是天地不交而萬物不通也，上下不交而天下無邦也。內陰而外陽，內柔而外剛，內小人而外君子，小人道長，君子道消也(1)。象曰，天地不交，否。君子以儉德避難，不可榮以祿。象曰，「拔茅」「貞吉」，志在君也。象曰，「大人否，亨(2)」，不亂群也。象曰，「包羞」，位不當也(3)。象曰，「有命，無咎」，志行也。象曰，「大人」之「吉」，位正當也。象曰，「否」終則「傾」，何可長也。

（一）詞解

（1）小人道長，君子道消也：得勢之小人邪道囂張，正直的人反遭誹謗，正義不能戰勝邪惡。

（2）大人否，亨：正直之人，雖處否境，也必將有亨通之時；或有志之士，雖歷困境，也會有轉機之到來。

（3）「包羞」，位不當也：祭祀熟肉，或指才德不稱職。

（二）義析

《彖》闡述了「天地不交」，帶來「萬物不通」的危害，所謂「否之匪人，不利君子貞」，《象》強調處於否境應「儉德避難，不可榮以祿」的重要意義，尤其要勤儉自守才不致沉淪下去。此外，《象》提出「否終則傾」，表示否極泰來，物極必反的道理，以增強戰勝厄運的信心。

（三）選注

《周易正義》：「上下不交而天下無邦者與泰卦反也，泰卦云：上下交而其志同。此應云上下不交則其志不同也，非但其志不同。上下乖隔，則邦國滅亡故變云天下無邦也。內柔而外剛者，欲取否塞之義，故內至柔弱，外禦剛疆，所以否閉若欲取通泰之義，則云內健順各隨義為文，故此云剛柔不云健順。」

《周易廓》：「傾，覆也，否覆則為泰，否之終，泰之始也，否本但為閉塞，未至於傾，而極小人之能，不傾不已，傾則否亦終矣。」

《周易觀彖》：「凡陰陽消息，因其時而論其義，不必定以爻。為人也。泰之拔茅，拔而進也，否之拔茅，拔而退也。見幾而作，斂德辟難。所謂貞也，遠小人之害，故吉，守，道，以俟時，故又有亨道。」

《易解心燈》：「轉否為泰，君子之志也，惟有命而無以咎承之則造化之權，自我為用而志無不行也。」

《周易大傳今注》：「爻辭云：傾否，先否後喜，言厄運已屆終段，則只是頃刻而已，何能長久哉，象傳此釋乃以上九之爻位為據。上九是否卦之終爻，象人之否運屆於終段。」

〔提示〕

（1）泰否二卦為《周易》六十四卦交泰的樞紐，如上下不交，天地閉塞則於萬物不利，事物則將由盛至衰發生轉化，所謂「大往小來」，生機將息。

（2）否卦提示，處於否閉之厄境，只要「儉德避難，不可榮以祿」「拔茅貞吉」，排除異端，中正自守是可以轉危為安的，能否轉危？「志在君也。」

（3）否卦之「否終則傾」，表示否盡泰來，物極必反，於人事則啟示逆境成人，困境猶鬥。

第八節　咸卦䷞　艮下兌上

〔原文〕咸(1)，亨，利貞，取(2)女，吉。彖曰，咸，感也。柔上而剛下(3)，二氣感應以相與，止而說，男下女，是以「亨，利貞，取女，吉」也。天地感而萬物化生，聖人感人心而天下和平，觀其所感，而天地萬物之情可見矣。象曰，山上有澤，咸。君子以虛受人。初六，咸其拇(4)。象曰，「咸其拇」，志在外也。六二，咸其腓(5)，凶，居吉。象曰，雖「凶，居吉」，順不害也。九三，咸其股(6)，執其隨，往吝(7)。象曰，「咸其股」，亦不處也。志在「隨」人，所「執」下也。九四，貞吉，悔亡。憧憧往來，朋從爾思。象曰，「貞吉，悔亡」，未感害也。「憧憧往來」，未光大也。九五，咸其脢，無悔。象曰，「咸其脢(8)」，志未也。上六，咸其輔頰(9)舌。象曰，「咸其輔頰舌」，滕口說(10)也。

（一）詞解

（1）咸：感也，交感。

（2）取：娶。

（3）柔上而剛下：兌上卦為柔，艮下卦為剛，故曰柔上而剛下。

（4）拇：足大趾。

（5）腓：小腿肚。

（6）股：大腿。

（7）往吝：發展下去必有吝辱。

（8）脢：背部中央之肉。

（9）輔頰：口角兩頰面頰。

（10）滕口說：張口貌。

（二）義析

（1）咸卦為下經之始，以男女交感而寓天地陰陽交感，提示交感而生萬物的重要意義。

（2）咸德以人而言，交感乃人倫之常情，《周易》主張正而感，反對不正而感的倫理道德。

（3）咸卦透過少男少女相感、由淺至深的過程，說明陰陽相感、自然之性的道理。

（三）選注

《御纂周易折中》：「咸序卦有天地，然後有萬物，有萬物然後有男女，有男女然後有夫婦，有夫婦然後有父子，……天地，萬物之本；夫婦，人倫之始，所以上經首乾坤，下經首咸繼以恆也，……咸，感也，以說為主，恆，常也，以正為本，……咸之為卦，兌上艮下，少女少男也男女相感之深，莫如少者。故二少為咸也。」

《周易廓》：「程傳天地萬物之本，夫婦人倫之始，故上經首乾坤。下經首咸恆，咸之為卦，兌上艮下，少男少女，男女相感之深，莫如少者。故二少為咸也。咸也，本義感有必通之理。」

《周易玩辭集解》：「咸，彼此相感之義，有感而無應，不可謂咸，相感必以心，故咸加心而為感，感中便含應字意，剛柔以質言，感應以氣言。」

《周易函書》：「公元曰乾咸寧，坤咸亨，乾恆易，坤恆簡。乾坤之咸恆也，咸化生，恆化成，咸恆之乾坤也，……感必有應，無應何由稱感，內外陰陽相應故也。」

《周易注》：「天地萬物之情見於所感也。凡感之為道，不能感，非類者也。」

《周易尚氏學》：「否三上交，故曰柔上而剛下，山澤通氣，故曰二氣感應以相與，艮止兌悅，故曰止而悅，兌上艮下，故曰男下女，天地感即陰陽和合，和合則萬物生，……蓋天地萬物之事莫不由感而通，由感而成。」

《周易大傳今注》：「咸，感也。剛柔相應也。咸之上卦為兌，下卦為艮，兌為陰卦為柔：艮為陽卦為剛，然則咸之卦象是『柔上而剛下』，剛柔相交，相感相應。以陰陽二氣言之，陽氣為剛，陰氣為榮，咸之卦象是陰氣升在上，陽氣降在下，二氣交流，是為『二氣感應以相與』，……即陰陽相感相應以共處。」

第九節　恆卦䷟　巽下震上

〔原文〕恆[1]，亨，無咎，利貞，利有攸往。彖曰，恆，久也。剛上而柔下，雷風相與，巽而動，剛柔皆應，恆。恆「亨，無咎，利貞」，久於其道也。天道之道，恆久而不已。「利有攸往」，終則有始也。日月得天而能久照，四時變化而能久成，聖人久於其道，而天下化成。觀其所恆，而天地萬物之情可見矣。象曰，雷風，恆。君子以立不易方。初六，浚[2]恆，貞凶，無攸利。象曰，「浚恆」之「凶」，始求深也。九二，悔亡。象曰，九二「悔亡」，能久中也。九三，不恆其德，或承之羞[3]，貞吝。象曰，「不恆其德[4]」，無所容也。九四，田無禽。象曰，久非其位，安得「禽」也[5]。六五，恆其德，貞，婦人吉，夫子凶。象曰，「婦人」貞「吉」，從一而終也，「夫子」制義，從婦「凶」也。上六，振恆[6]，凶。象曰，「振恆」在上，大無功也。

（一）詞解

（1）恆：不變，恆久，不易。

（2）浚：深也。

（3）或承之羞：羞辱受之。

（4）不恆其德：指無恆德者，無恆德指多變。

（5）安得「禽」也：無禽之地行獵，安得禽也。

（6）振恆：恆，持久，即不停地振動。

（二）義析

（1）咸恆為下經之首，咸卦以人事應天地，喻陰陽交感而萬物生。恆言有變易即有不易，變易與不易是矛盾的對立統一體，有變易就必須有不易，事物方能保持相對的平衡。

（2）恆卦又寓天地運動恆久不已，由於天地不停地運轉，萬物才能不停地發生發展和變化。恆中有變，變不離恆。

（3）恆卦提出「不恆其德」，《內經》運氣七篇亦有「不恆其德」，指出常與變的相互關係，不恆其德，即五運六氣不循一定的常規，則氣候失常而逆，因此貴有恆其常德。

（4）恆卦於人事則喻萬物貴持之以恆，但與不敢越雷池一步的墨守成規並不相同。

（5）恆有二義，即不易之恆及不已之恆，因由下巽上震組成，震動故謂之不已，巽順故曰不易，合之則為動之持久，故動之持久為恆德亨是也。

（三）選注

《御纂周易折中》：「恆，常久也，為卦，剛震在上，巽柔在下，震雷巽風，二物相與，巽順震動，為巽而動，二體六爻陰陽相應，四者皆理之常，故為恆。」

《周易注》：「得其常道，故終則復始往無窮極。言各得其所恆，故皆能長久，天地萬物之情見於所恆也。」

《周易函書》：「雷風交相為用，萬古不易之理，恆象也，巽性入而在內，震性動而出外，各得其位，不易方之象，不易，然後能久於其道。」

《周易外傳》：「陰陽之相與，各從其類以為匹合，其道皆出乎泰否，雷風相際，或恆或益，水火相合，或濟或未，山澤相偶，或咸或損，泰通而否塞，咸感而損傷，既濟往而未濟來，恆息而益生。以澤注山，則潤而生滋，以山臨澤，則涸而物蔽，以水承火，則蘊而養和，以火煬水，則沸而就竭，以雷起風，則興而及遠，以風從雷，則止而向窮。」

第十節　損卦☶☱　兌下艮上

〔原文〕損[(1)]，有孚[(2)]，元吉，無咎，可貞，利有攸往。曷之用？二簋[(3)]可用享。彖曰，損，損下益上，其道上行，損而「有孚，元吉，無咎，可貞，利有攸往[(4)]。曷之用？二簋可用享」，二簋應有時，損剛益柔有時，損益盈虛，與時偕行[(5)]。象曰，山下有澤，損。君子以懲忿窒慾。初九，已事遄往[(6)]，無咎；酌損之。象曰，「已事遄往」，尚合志也。九二，利貞。征凶，弗損益之。象曰，九二「利貞」，中以為志也。六三，三人行則損一人，一人行則得其友。象曰，「一人行」，「三」則疑也。六四，損其疾，使遄有喜[(7)]，無咎。象曰，「損其疾」，亦可喜也。六五，或益之十朋之龜[(8)]，弗克違，元吉。象曰，六五「元吉」，自上祐也[(9)]。上九，弗損益之，無咎，貞吉，利有攸往，得臣無家[(10)]。象曰，「弗損益之」，大得志也。

（一）詞解

（1）損：卦名，又為減意。

（2）孚：信也。

（3）簋：音軌，祭祀器皿。

（4）利有攸往：即利有所往。

（5）與時偕行：因時而行，即依具體情況而定損益盈虛原則。

（6）已事遄往：遄，迅速；暫停祀事速往。

（7）使遄有喜：使之迅速好轉。

（8）十朋之龜：朋，十貝曰朋，為西周貨幣。十朋之龜，乃價值昂貴之大龜。

（9）自上祐也： 同佑，願上天保佑。

（10）得臣無家：臣猶僕也，無家，謂臣無家室也。

（二）義析

（1）損卦為下澤上山組成，澤深在下，山高在上，故有「損下益上」之象徵，山為陽，為剛，澤為陰，為柔，故損卦為「損剛益柔」，抑陽益陰的寓意，正如《彖》之「損，損下益上，……損剛益柔有時，損益盈虛」。

（2）損，又作節減言，即認為損非傷，乃減抑，抑其有餘，從而維持平衡，故損德亦為元吉，如無損而任其有餘，則害萬物，因此損德只要損得其時，是有益無害的，故曰：「損，有孚，元吉，無咎，可貞，利有攸往。」

（3）損，《周易》強調「酌損之」，即因時而損，「當損而損則損亦為益，……當損而損則損而弗損，但見益不見其損」，非其時損則害，當其時損則益。

（4）「上九，弗損益之，無咎，貞吉，利有攸往」言損極反益，損益是可以相互轉化的。

（5）於人事而言，儉約之損道，是一種美德，《象》提出「懲忿窒慾」（戒慾），即在困境時要注意勤儉創業。

（6）《周易》損有餘，益不足，對中醫學有一定影響，如中醫的損有餘、補不足、有益損之、抑陽益陰等重要治則，皆淵源於《周易》。

（三）選注

《周易注》：「艮為陽，兌為陰，凡陰順於陽者也。陽止於上，陰兌而順，損下益上，上行之義也，……損之為道，損下益上，損剛益柔也，損下益上，非補不足也，損剛益柔，非長君子之道也，……損剛益柔不以消剛，損下益上不以盈上。」

《周易本義》：「損，減省也，為卦損下卦上畫之陽，益上卦上畫之陰，損兌澤之深，益艮山之高，損下益上，損內益外，……下卦本乾，而損上爻以益坤，三人行而損一人也，一陽上而一陰下，一人行而得其友也。」

《周易正義》：「損時應時行之，非時不可也，損剛益柔有時者，明損下益上之道，亦不可以為常。損之所以能損下益上者，以下不敢剛亢貴於奉上，則是損於剛亢而益柔順也，損剛者，謂損兌陽之陽爻也，益柔者，謂益艮之陰爻也。」

《周易廓》：「損益因時，不當益而益則益亦為損，當損而損則損亦為益，……當損而損則損而弗損。但見益不見其損。」

《周易玩辭集解》：「損兌澤之深，益艮山之高，損下益上，剝民奉君之象，所以為損，……以陽有餘，補陰之不足，……以天下之理言之。不當虛之時而益，不當盈之時而損，皆非可常之道。」

《周易大傳今注》：「艮為陽卦，為剛，象貴族；兌為陰卦，為柔，象民。然則損之卦象是貴族高居民上也。貴族高居民上，對民取賦稅。征力役，以益其財物，民對貴族納賦稅出力役，而損其財物，是為『損下益上。』故曰：損，損下益上，其道上行（可見《彖》認為本卦所以名損，損在民，自民之角度言之）。」

《周易外傳》：「泰者，天地之正也，惟至正者為能大通。故曰：一陰一陽之謂道，建立於自然，而不憂品物之不亨矣。乃性靜而止，情動而流。止以為蓄，蓄厚則流，迨其既流，不需其長，隨應而變，往而得損者，亦固然之勢矣。」

第十一節　益卦☴☳　震下巽上

〔原文〕益[(1)]，利有攸往，利涉大川。彖曰，益，損上益下，民說無疆。自上下下，其道大光。「利有攸往」，中正有慶[(2)]。「利涉大川」，木道乃行[(3)]，益動而巽[(4)]，日進無疆。天施地生[(5)]，其益無方。凡益之道，與時偕行[(6)]。象曰，風雷，益。君子以見善則遷，有過則改。初九，利用為大作，元吉，無咎。象曰，「元吉，無咎」，下不厚事[(7)]也。六二，或益之十朋之龜，弗克違，永貞吉。王用享於帝[(8)]，吉。象曰，「或益之」，自外來也。六三，益之用凶事。無咎。有孚[(9)]中行[(10)]，告公用圭[(11)]。象曰，益用「凶事」，固有之也。六四，中行，告公從[(12)]，利用為依遷國[(13)]。象曰，「告公從」，以益志也。九五，有孚惠心，勿問元吉，有孚惠我德。象曰，「有孚惠心[(14)]」，「勿問」之矣。「惠我德

[15]」，大得志也。上九，莫益之，或擊之，立心勿恆，凶。象曰，「莫益之」，偏辭也。「或擊之」，自外來也。

（一）詞解

（1）益：益卦，助也，利也，增也。

（2）中正有慶：因居正位，守中位，故得喜慶。

（3）木道乃行：以木舟行大川。

（4）益動而巽：巽為風，象徵乘風破浪，乘勝奮進則日有進益。

（5）天施地生：施，予也；天施予萬物雨露，大地秉天澤而生。

（6）與時偕行：偕，《說文》：「偕，俱也。」應時之意；指益亦應因時而益。

（7）下不厚事：厚事指大作為，即一般人幹不了大事。

（8）王用享於帝：帝王用以享祭天帝。

（9）有孚：孚，信也，有信於他國。

（10）中行：行其中道。

（11）圭：珪，玉器，古代之信物。

（12）中行，告公從：中行告之公，公遵從。

（13）依遷國：依，為殷，指殷商國；遷國，遷都也。

（14）有孚惠心：孚，信也，信以惠心。

（15）惠我德：以誠德惠我。

（二）義析

（1）損、益、否、泰，此四卦為全六十四卦之樞紐。如高亨所言：「損者，泰之終，否之始，益者，否之終，泰之始，以見否泰雖屬天道。而由否而泰，由泰而否，損之，益之，難挽之權，全在人為。」

（2）益德為增也，助也，利也，故益之為用施於未足也。故益德之浩猶如「利涉大川」。

（3）益卦為風雷之卦，風雷之勢，交相助益，鼓行者莫疾於風，振陽者莫震於雷。故風雷之德在於醒蘇大地，振動生機，正如《彖》：「損上益下，……益動而巽，日進無疆；天施地生，其益無方。」

（4）《彖》提出「凡益之道，與時偕行」，指出益非妄施，乃施於未足也，滿而益之則為害也，是當因時而益。

（5）風以動之，雷以振之，「君子以見善則遷，有過則改」，指人事應像益卦之雷厲風行。

（6）損極反益，益極反損，損益是相對而言的，是相互轉化的，「上九，莫益之」，寓含益極必損，「莫益之」「或擊之」言益極不可再益，酌損之。

（7）於人事，益卦強調「益志」，如克己，「見善則遷，有過則改」等。

（8）損益二卦對中醫損益理論有著深刻的影響。《內經》的「抑陽益陰，扶陽制陰」「虛則補之，實則瀉之」，以及「形不足者，溫之以氣；精不足者，補之以味」「因其重而減之」「因其衰而彰之」等皆為損益理論的應用。

（三）選注

《周易注》：「震，陽也，巽，陰也，巽非違震者也，處上而巽，不違於下，損上益下之謂也。……益之為用，施未足也，滿而益之，害之道也，故凡益之道，與時偕行也。……處益之初，居動之始，體夫剛德，以蓓其事，而之乎巽，以斯大作，……處益之極，過盈者也，求益無已，心無恆者也，無厭之求。」

《周易本義》：「益，增益也，為卦損上卦，初畫之陽，益下卦初畫之陰。自上卦而下於下卦之下，故為益。……六二當益下之時，虛中處下，故其象占與損六五同，然爻位皆陰，故以永貞為戒，以其居下而受上之益，故又為卜郊之吉占。六三陰柔，不中不正，不噹噹益者也，然當益下之時，居下之上，故有益之以凶事者。……以陽居益之極，求益不已，故勿益而或擊之。立心勿恆，戒之也。」

《周易正義》：「損卦則損下益上，益卦則損上益下，……上九處益之極，益之過盛者也，求益無厭，怨者，非一故曰莫益之，或擊之也。勿猶無也，求益無已是立心無恆者也。」

《周易外傳》：「震位乎寅卯，近水而受滋，木之壯者也。巽位乎巳，近火而施炳，木之老者也，由震而陽上行乎巽。木漸乎老，故無見於此者曰：『木王於卯，衰於辰，病於巳。』其然，將怙養吝施，苟全其形質，以居繁富。而沮喪於功用，以避菁華之竭，其亦鄙矣，故彖曰：利涉大川，木道乃行。」

《周易玩辭集解》：「先儒多謂風雷之勢，交相助益，愚竊謂撓物者莫疾乎風，動物者莫疾乎雷，風雷一過，而天地為之改觀，惟其疾也，……震巽一陰一陽之始生。幾之謂也。」

《周易廓》：「震為作，乾為元，坤為厚，厚事即大作，初居最下事之始也。」「損下益上則為損，損上益下則為益。」

《易內傳》：「風得雷之奮而威以行和則其入物也有勢，雷得風之入而和以濟威，則其動物也有情，此天地時行之益道也。」

《周易古經今注》：「益，卦名也，筮遇此卦，有所往則利，涉大川亦利，故日利有攸往，利涉大川。」

《周易尚氏學》：「按否泰者，天道之自然，為運會所必有，故以次於上經十卦之候，損益者，人事之進退，為人為之所關，故以次於下經第十卦之後，十者數之終。終則變。變則否泰迭更，損益互見。此其義也。又損者泰之終。否之始。益者否之終，泰之始。以見否泰雖屬天道。而由否而泰，由泰而否。損之，益之，推挽之權，則在人為。有定而無定也，此上下經天人之分，動靜之別，非參育之聖人，固不能知其故也。故於上經之否泰，自為一卷。下經之損益。自為一卷，以見此四卦為全經之樞紐。與他卦絕不同也。」

《周易函書》：「損益皆損乾益坤，特益處常而損處變。故損曰有時，則有時不然，益日進無疆，則不可以時限矣。……天施者。乾陽來初而為震，地生者。坤陰上四而為巽：乾施則天道下濟而資始，坤升則地道上行而資生，所以品物咸亨而其益無方。」

第十二節 既濟卦䷾ 離下坎上

〔原文〕既濟[1]，亨，小利貞。初吉，終亂。彖曰，既濟，「亨」，小者亨也。「利貞」，剛柔正而位當也。「初吉」，柔得中也。「終」止則「亂」，其道窮也。象曰，水在火上，既濟。君子以思患而豫防之。初九，曳其輪[2]，濡其尾[3]，無咎。象曰，「曳其輪」，義「無咎」也。六二，婦喪其茀[4]，勿逐，七日得。象曰，「七日得」，以中道也[5]。九三，高宗伐鬼方，三年克之，小人勿用。象曰，「三年克之」，憊也。六四，繻有衣袽[6]，終日戒。象曰，「終日戒」，有所疑也。九五，東鄰殺牛，不如西鄰之禴祭[7]，實受其福。象曰，「東鄰殺牛」，不如西鄰之時也。「實受其福」，吉大來也。上六，濡其首，厲。象曰，「濡其首，厲」，何可久也。

（一）詞解

（1）既濟：卦名，濟，成也；既濟，事已既成；為卦水火相交，坎離既濟之謂。

（2）曳其輪：曳，拉掣；輪，同綸；牽拉貴重衣飾。

（3）濡其尾：濡，沾濕；尾，一般衣飾；涉水之人手拉貴重的衣飾不讓其沾水，賤平的衣飾則任其水濡。

（4）婦喪其茀：茀，帔大巾也；喪，失也。

（5）以中道也：中道，中正，拾金不昧，正道之行也。

（6）繻有衣袽：繻，濕也；袽，衣絮，涉水時濕其衣絮。

（7）禴祭：西鄰祭品微薄，僅用飯菜而未祭牛。

（二）義析

（1）既濟卦上水下火，火性炎上，水性下沉，水火互交，自然之性也。人體則相反，坎水在下而離火居上，何以能水火相交，坎離既濟？因人體坎水寓真陽，真陽發動，坎水上升，離火得濟則心火下交腎水。又由於中央脾土的樞轉，水火氣血才得以升降。心腎水火升降理論是中醫氣機升降理論的重要組成部分。

中醫心腎相交理論既吸收了《周易》的坎離既濟理論又結合了中醫學的特點，是《內經》對《周易》既濟理論的發展。心腎相交理論在中醫臨床中具有一定的指導意義及應用價值。

（2）既濟卦德為坎離交合，陰陽亨通，剛柔得濟，「既濟，亨，小利貞」。

（3）既濟卦上六爻辭曰：「濡其首，厲。」指出既濟太過則反為未濟，既濟與未濟之間是會發生轉化的。

（4）於人事而言，象法既濟，則處人處事應剛柔得當，不亢不卑。

（三）選注

《周易折中》：「既濟。事之既成也，為卦，水火相交，各得其用，六爻之位，各得其正，故為既濟，亨。小當為小亨，大抵此卦及六爻占辭，皆有警戒之意，時當然也。……天地交為泰，不交則為否，水火交為既濟，不交為未濟，以治亂之運推之。泰否其兩端也，既未濟其交際也，既濟當在泰之後而否之先，未濟當在泰之先而否之後。泰猶夏也，否猶冬也，未濟猶春也，既濟猶秋也。故先天之圖，乾坤居南北，是其兩端也。離坎居東西是其交濟也。既濟之義不如泰者，為其泰而將否也。未濟之義優於否者，為其否而將泰也。」

《周易注》：「既濟者，以皆濟為義者也。小者不遺乃為皆濟故舉小者以明既濟也，……柔得中則小者亨也，柔不得中，則小者未亨。小者未亨，雖剛得正，則為未既濟也，故既濟之要，在柔得中也。……（九五），處既濟之極，既濟道窮，則之於未濟。」

《易解心燈》：「水在火上，交相為用，既濟之象也，君子以既濟雖非有患而患，每生於既濟之日，於是戰戰恐懼，思慮，夫患之將至，而防微杜漸預為之防則有備無患濟可長保矣。」

《易象數理分解》：「邵子曰，乾坤天地之體，坎離，天地之用，故易始於乾坤，中於坎離，終於既，未濟。項安世曰，坎離者，乾坤之用，故上經終於坎離，下經終於既，未濟，……集說，有患在於能防，能防在於能豫，能豫在於能思，既濟之患，伏於無形，不思不知，既濟之防，設於未然，不豫不可，故思患乃可弭患，豫防則無患可防。」

《周易觀彖》：「六十四卦，惟此卦之剛柔正而各居其位，有貞之象也。既未濟之善，皆在柔中者，既濟之外卦，是治而將亂未濟之外卦，是亂而復治也。易貴剛中，而此二卦不然者，時為大也。」

《周易集解》：「虞翻曰泰五之二小謂二也，柔得中故亨，小六爻得位各止性命，保合大和，故利貞，初始也，謂泰乾乾知大始，故稱初坤五之乾二得正處中故初吉柔得中也。」

《周易外傳》：「未濟與乾坤同世，而未濟足以一終者，何也？陰陽之未交也，則為乾坤，尤其未交，可以得交，乃既交而風雷，山澤亦變矣。其尤變者，則莫若水火，一陽而上生一陰，一陰而上生一陽，以為離，一陰而上生一陽，一陽而上生一陰，以為坎，互入相交，三位相錯，間而不純，既或以為坎，或以為離矣，因而重之，離與坎遇，離三之陽，上生一陰，因以成坎，而為既濟，坎與離遇，坎三之陰，上生一陽，因以成離，而為未濟。互交以交，六位相錯，閒而不純，陰陽之交，極是乎而甚，故此二卦者，乾坤之至變者也。尤其盡交。非有未交，極是乎雜，無可復變，是故有終道焉。……既濟水生火降，……未濟水降火升，降極而無可復降，升極而可復升，……故人物非水火不生，而其終也亦非水火不殺。」（未濟卦）

《周易正義》：「水在火上既濟君子以思患而預防之者水在火上，坎爨之象，飲食以之而成，性命以之而濟，故曰水在火上，既濟也，但既濟之道初吉終亂，故君子思其後患而預防之也。」

《周易大傳今注》：「患，災患也。豫讀為預，預防，事先防止，既濟之上卦為坎，下卦為離，坎為水，離為火。然則既濟之卦象是水在火上，水在火上乃指水救火而言，即發生火災，澆之以水，水勢壓倒火勢，水滅其火，是救火之功已成，是以卦名曰既濟。然救火災於既生之後，不如防火災於未生之時，有患而能救，不如有備而無患。」

第十三節　未濟卦☲☵　坎下離上

〔原文〕未濟，亨[1]。小狐汔濟[2]，濡其尾，無攸利。彖曰，未濟，「亨」，柔得中也。「小狐汔濟」，未出中也。「濡其尾，無攸利」，不續終也。雖不當位，剛柔應也。象曰，火在水上，未濟。君子以慎辨物居方。

初六，濡其尾，吝。象曰，「濡其尾」，亦不知極也。九二，曳其輪，貞吉。九二「貞吉」，中以行正也。九三，未濟，征凶，利涉大川。象曰，「未濟，征凶」，位不當也。九四，貞吉，悔亡。震用伐鬼方(3)，三年有賞於大國。象曰，「貞吉，悔亡」，志行也。六五，貞吉，無悔。君子之光。有孚，吉。象曰，「君子之光」，其暉「吉」也。上九，有孚，於飲酒，無咎。濡其首，有孚，失是。象曰，「飲酒」濡首，亦不知節也。

（一）詞解

（1）未濟，亨：未濟，未成之時也，水火不交，不相為用，卦之六爻，皆失其位，故為未濟。

（2）小狐汔濟：汔，借為迄，直行也，小狐過河，水淹沒其尾。

（3）震用伐鬼方：震交鬼方，三年戰勝。

（二）義析

（1）未濟為《周易》六十四卦之終，之所以言未濟，是因火位水上，火自炎上，水自潤下，水火分離，坎離不交故也。

（2）坎離既濟的實質是剛柔相濟，「位不當」，故未濟，「剛柔應」，又可濟。

（3）坎離互為其根，坎中有離，離中有坎，交則既濟，不交而未濟，中醫心腎水火互根，水火既濟、水火未濟即淵源於此。

（4）《周易》六十四卦中始乾坤而終既未，說明《周易》重視乾坤天地及坎離日月，坎離可謂乾坤之中樞，乾坤交而成坎離，坎離交而成既濟。

（5）於人事而言，最忌未濟，未濟象徵分離，人事以和為貴，故《象》曰：「未濟征凶，位不當也。」

（三）選注

《周易本義》：「未濟，事未成之時也，水火不交，不相為用，卦之六爻，皆失其位，故為未濟，汔，幾也。幾濟而濡尾，猶未濟也，占者如此，何所利哉。以陰居下，當未濟之初，未能自進，故其象占如此，……陰柔不中正居未濟之時，以征則凶，然以柔乘剛，將出乎坎，有利涉之象。以剛明居未濟之極。時將可以有為，而自信自養以俟命，無咎之道也，若縱而不反，如孤之涉水，而濡其首，則過於自信而失其義矣。」

《周易注》：「以柔處中，不違剛也，能納剛健，故得亨也，……處未濟之初，最居險下，不可以濟者也，而欲之其應，進則溺身，未濟之始，始於既濟之上六也，……然以陰處下，非為進亢遂其志者也，困則能反，故不曰凶，事在己量，而必困乃反，頑亦甚矣，故曰吝也。」

《周易正義》：「火在水上，未濟者，火在水上不成烹飪，未能濟物，故曰火在水上，未濟君子以慎辨。物居方者君子見未濟之時，剛柔失正，故用慎為德辨。則眾物各居其方使皆得求，其所以濟也。」

《易內傳》：「剛柔相濟以為用乃能慎始而勵終，未濟所以終濟者，在於柔得中而與剛應也。……既未濟水火之用，水火承先天乾南坤北之位，以為用，故坎離終上篇，而既未濟終下篇，且既濟六爻俱當位，未濟六爻俱正應，天地之大道也，位正而氣應，後來之功化於是不窮，故曰物不可窮也，受之以未濟終焉，終而不終也。」

《周易外傳》：「未濟與乾坤同世，而未濟足以一終者，何也？陰陽之未交也，則為乾坤，尤其未交，可以得交，乃既交而風、雷、山、澤亦變矣。其尤變者，則莫若水火，一陽而上生一陰，一陰而上升一陽，以為離，一陰而上升一陽，一陽而上升一陰以為坎。互入相交，三位相錯，間而不純，既或以為坎，或以為離矣。因而重之，離與坎遇，離三之陽，上生一陰，因以成坎，而為既濟。坎與離遇坎三之陰，上生一陽，因以成離，而為未濟。互交以交，六位相錯，問而不純，陰陽之交極是乎而甚，故此二卦者乾坤之至變者也。尤其盡交，非有未交，交極乎雜，無可復變，是故有終道焉。」

《周易廓》：「既濟之終，乃未濟之始，既濟之首，乃未濟之尾，……首尾循環，原始要終，終復有始，不續終則乾坤或幾乎息。……既濟之為既濟，亦不過剛柔相應，由未而既，一反復手只在能終而已，能終則未濟之終亦既濟之終，而乾元即於此始。」

《周易大傳今注》：「俞樾曰：未濟之上卦為離，下卦為坎，離為火，坎為水，然則未濟之卦象是火在水上，火在水上也指以水求救火而言。即發生火災，澆之以水，而火勢壓倒水勢火炎在上，水浸在下，水未能滅火，是救火之功未成，是以卦名曰未濟，水火具有矛盾相剋之性質，其鬥爭之勝負，在其勢力之大小與方位之上下（水勢大，火勢小，如水在火上，則水能勝火；如水在火下，則水不能勝火，水勢小，火勢大，無論水在火上或水在火下，水均不能勝火）。」

《周易玩辭集解》：「李衷一曰，卦所重者離也，既濟離在下，未濟離在上，未濟有既濟之理，既濟懷未濟之心，兩卦合為一卦，而易道終矣，坎乃真一之水，與火相逮而不相射，相濟而不相悖者也，坎中有離，離中有坎，所謂互藏其宅，互為其根，坎離者，乾坤之中氣，乾坤交而成坎離，坎離交而成既未。」

第十四節 坎卦☵ 坎下坎上

〔原文〕習坎，有孚[1]維心，亨[2]，行有尚[3]。彖曰，習坎，重險也。水流而不盈。行險而不失其信。「維心，亨」，乃以剛中也。行有尚，往有功也。天險，不可升也。地險，山川丘陵也。王公設險，以守其國。險之時，用大矣哉。象曰，水洊至[4]，習坎。君子以常德行，習教事。初六，習坎，入於坎窞[5]，凶。象曰，「習坎」入坎，失道「凶」也。九二，坎有險，求小得。象曰，「求小得」，未出中也。六三，來之坎坎，險且枕[6]。入於坎窞，勿用。象曰，「來之坎坎」，終無功也。六四，樽[7]酒，簋貳，用缶納約自牖[8]，終無咎。象曰，「樽酒，簋貳」，剛柔際也。九五，坎不盈，祗既平，無咎。象曰，「坎不盈」，中未大也。上六，系用徽纆寘[9]於叢棘，三歲不得，凶。象曰，上六失道，凶「三歲」[10]也。

（一）詞解

（1）習坎，有孚：習，重也；八純卦皆重，獨坎為習者，險不重人也，表明坎卦為雙險相逢，逆也。

（2）維心，亨：中為心，亨，通也；指坎之中爻，中為心，亨通也。

（3）行有尚：尚，賞也，其行為給予讚賞。

（4）水洊至：洊，在也；前水方至，後水續至。

（5）窞：同陷，坎陷凹之坑，險也。

（6）險且枕：枕同沉，深也。

（7）樽：盛酒之器。

（8）牖：音酉，自牖，為囚人送酒食不得不納取。

（9）徽纆寘：徽纆，黑索，囚人之用，寘，置也。

（10）凶「三歲」：凶禍達三年之久。

（二）義析

（1）坎為水卦，天一生水，故坎德為水，以滋養萬物，離為火，坎為水，有水火方有萬物。

（2）《周易》以乾坤為天地，以坎離為日月，故上經始於乾坤而終於坎離。

（3）坎象險，雙坎又為重險，故屢曰「坎窞，凶」「天險而不可升」「習坎，重險也」「險且枕」，皆表明遇險示凶之意。

（4）坎於人事，提示「行險而不失其信」「雖險而心則亨，心亨故無阻，而險者皆夷也」，人只要臨危不懼，是可以化險為夷的。

（5）序卦曰「陷必有所麗，故受之以離。離者，麗也」，指出物極必復，坎即必離。

（6）坎為水，水為至柔，《象》以水形容人之美德，所謂「水洊至，習坎。君子以常德行，習教事」。

（三）選注

《周易廓》：「一陽陷於二陰，險即在是。……坎水應月，朝潮夕汐，隨月盈虛，不失其時，是為有孚（有信），……天一生水，本以養人形，雖險而心則亨，心亨故無阻，而險者皆夷也。人見至柔莫如水，不知一陽貫乎二陰之中，乃至剛心。」

《周易函書》：「坎離、乾坤之交，既未，坎離之交，乾坤未交前，坎離為日月之體，乾坤即交後，坎離為男女之用，故以終上經而開下經，……日月者，先天之水火，水火者後天之日月。」

《周易玩辭集解》：「同一水也，井以上出為功，坎以下流為險，取義各不同，……坎之性下，下則為陷，故習坎入富之凶歸焉。」

《周易本義》：「習，重習也，坎，險陷也，其象為水，陽陷陰中，外虛而中實也，此卦上下皆坎，是為重險，中實為有孚心亨之象，是以而行，必有功矣。以陰柔居重險之下，其陷益深，故其象占如此。」

《周易玩辭集解》：「王輔嗣云，最處坎底者也，愚按坎底有穴曰窞，習坎合上下之卦言，人於坎窞指下卦之下言，初柔居最下，不但不能出險，且入於坎窞之中，一入不可復出，陷溺之象，故凶。」

《周易注》：「坎以險為用，故特名曰重險，言習坎者，習重乎險也，哨之釋。故水流而不能盈也，處至險而不失剛中，行險而不失其信者，習坎之謂也。」

《周易大傳今注》：「按象傳以水比人之美德，以水濘至比人之美德日有進步，君子觀此卦象，從而尊尚德行，學習教事，既以淑己，又以淑人。故曰：水洊至，習坎。君子以常德行，習教事。」

第十五節　離卦☲　離下離上

〔原文〕離[(1)]，利貞，亨。畜牝牛，吉。象曰，離，麗也。日月麗乎天，百穀草木麗乎土，重明以麗乎正，乃化成天下，柔麗乎中正，故「亨」，是以「畜牝牛，吉」也。象曰，明兩作，離。大人以繼明照於四方。初九，履錯然[(2)]，敬之，無咎。象曰，「履錯」之「敬」，以辟咎也。六二，黃離[(3)]，元吉。象曰，「黃離，元吉」，得中道也。九三，日昃之離(4)，不鼓缶而歌，則大耋(5)之嗟(6)，凶。象曰，「日昃之離」，何可久也。九四，突如其來如，焚如，死如，棄如。象曰，「突如其來如」，無所容也。六五，出涕沱若，戚嗟若，吉。象曰，六五之「吉」，離王公也。上九，王用出征，有嘉折首，獲匪其醜，無咎。象曰，「王用出征」，以正邦也。「獲匪其醜」，大有功也。

（一）詞解

（1）離：卦名，離，麗也，日月麗乎天，百穀草木麗乎土。

（2）履錯然：履，鞋也；錯，金黃之色，以示貴人。

（3）黃離：離，借螭也，黃螭即黃霓，為吉祥之色。

（4）日昃之離：日昃，日偏中。

（5）大耋：耋，老年人也。

（6）嗟：傷感之歎息。

（二）義析

（1）《周易》以離象日，如《彖》曰：「日月麗乎天，百穀草木麗乎土。」離日之在天，為明，為火，坎象月，坎離日月水火組成上經之終，說明坎離二卦在《易經》六十四卦中的重要地位。

（2）離，麗也，離德為火，重離重明，離火賦予萬物溫熱及光明，離又為剛燥之卦，故離德為陽剛火熱，為萬物成熟的必備條件。中醫以心為離火，重視離火與坎水的心腎相交作用。心腎坎離相交理論在臨床上有很大指導意義。

（3）離卦並非純陽卦，為二陽爻之間藏一陰爻，即剛中有柔，陽中有陰，然一點真陰藏於二陽之中，故貴在保存離中之真陰。中醫認為心為火臟，故尤其注意保護心之真陰，原理即來源於《周易》離卦。

（4）離卦為二陽爻內含一陰爻，坎卦為兩陰爻內含一陽爻，體現了陰中含陽、陽中含陰的觀點。

（5）離為火，於人事而言象火的熾熱光明，故對應熱烈上進，蒸蒸日上。

（三）選注

《周易廓》：「麗，附麗，程傳，離為火，火麗於物而明者也，物莫不各有所麗。本乎天者親上，則麗於天，本乎地者親下則麗於地，日月之在天，百穀草木之在地，其最著也，乾二五之乾成離，離為明，重離重明，麗乎正，……離為日為火。」

《周易注》：「離之為卦，以柔為正，故必貞而後乃亨，故曰利貞亨也。柔處於內，而履正中，牝之善也，外強而內順，牛之善也，離之為體，以柔順為主者也，故不可以畜剛猛之，物而吉於畜牝牛也。柔著於中正，乃得通也，柔通之吉，極於畜牝牛，不能及剛猛也。」

《易象數理分解》：「吳慎曰，坎性下而不已，則入坎窞，離性炎而過盛，則至突焚。坎窞者，欲之類，離炎者忿之類，坎為心亨，行以剛中，則不至於窞。離畜牝牛，養以中順，則不至於突。象曰，離日之在天，今日明，來日又明，為離德位兼隆之大人，觀象而體之日新又新，……離為日為火，剛燥之卦，六爻惟柔麗中正者吉，反是者凶，初九上九剛而不柔，故初象錯履，必持之以敬，而後無咎。」

《周易本義》：「離，麗也，陰麗於陽，其象為火，體陰而用陽也，物之所麗，貴乎得正，牝牛柔順之物也。故占者能正則亨，而畜牝牛則吉也。……重離之間，前明將盡，故有日晨之象。」

《周易玩辭集解》：「明者，離之德，火者，離之象李子思曰坎藏天之陽，中受明為月，離、麗地之陰，中含明為日，月司夜，日司晝，坎為水而司寒，離為火而司署，天地造化之妙，孰有出於此哉。又曰水在人為精，火在人為神，一陽居中，即精藏於中，而水積於淵之象，一陰在中，即神寓於心，而火明於薪之象。」

《周易古經今注》：「離，卦名也，集解離作離，古字通用，筮遇此卦，舉事則利，故曰利貞，亨即享字，古人舉行享祀，曾筮遇此卦，故記之曰亨。」

第九十九章

《易傳》選析及其與中醫學

《易傳》是對《易經》的再發展，《易傳》的哲理相比於《易經》，有更新的高度。《易・繫辭》是其精品中的珍品，其精湛的理論，對哲學、自然科學都有很高的指導價值。

第一節 《易・繫辭上》選析及其與中醫學

〔原文〕天尊地卑，乾坤定矣。卑高以陳，貴賤位矣。動靜有常，剛柔斷矣。方以類聚，物以群分，吉凶生矣。在天成象，在地成形，變化見矣。是故剛柔相摩，八卦相盪。鼓之以雷霆，潤之以風雨。日月運行，一寒一暑。乾道成男，坤道成女。乾知大始，坤作成物。

（一）提示

（1）本句是對《易經》乾、坤二卦的闡述，指出乾坤為天地，乃易之門戶，為萬物化生之父母，故曰「在天成象，在地成形，變化見矣」，進一步強調了乾坤在《周易》中的重要位置。

（2）以「剛柔相摩，八卦相盪」，說明乾坤的陰陽健順屬性，乾坤交感，運生八卦，說明八卦皆出於天地乾坤氣化。

（3）以「動靜有常，剛柔斷矣」，說明乾坤天地在不停地運動著，同時又是動靜結合的，有動必有靜，陰陽運動，既健運不息，又有相對的穩定，陰陽的運動遵循著動靜相間的規律進行。

（二）選注

《周易注》：「乾坤其易之門戶，先明天尊地卑，以定乾坤之體，天尊地卑之義既列則涉乎萬物，貴賤之位明矣。剛動而柔止也，動止得其常體，則剛柔之分著矣，方有類，物有群，則有同有異有聚有分也，順其所同則吉，乖其所趣則凶，故吉凶生矣、相切摩也，言陰陽之交感也，相推盪也，言運化之推移。」

《周易本義》：「天地者陰陽形氣之實體，乾坤者，易中純陰純陽之卦名也，卑高者，天地萬物上下之位，貴賤者，易中卦爻上下之位也。動者，陽之常，靜者，陰之常，剛柔者，易中卦爻陰陽之稱也。」

《周易廓》：「此言八卦出於天地，乾坤氣化也，天地形體也，氣化與形體不相離，即形體可以知氣化也，貴賤從乎尊卑，剛柔根乎動靜，……剛柔相摩，乾之坤成，震坎艮坤之乾成巽離兌也，八卦相盈，因而重之也。」

〔**原文**〕易則易知，簡則易從。易知則有親，易從則有功。……易簡而天下之理得矣。天下之理得而成位乎其中矣。

（一）提示

（1）此段提示易的含義除變易之外，還曰「易簡」，所謂易簡，言平易簡明，即天地乾坤變化雖然複雜，但並非神秘莫測，仍有規律可循。

（2）易又作容易，謂天道平易，地道易從，人是能認識天地規律的。

（二）選注

《周易注》：「順萬物之情，故曰有親，通天下之志，故曰有功，天下之理，莫不由於易簡而各得順其分位也。」

《周易本義》：「人之所為，如乾之易，則其心明白而人易如，如坤之簡，則其事要約而人易從，易知則與之同心者多。」

《周易函書》：「易簡猶是說乾坤，而易知易從，則已說到人上，唯其知之也易，……若無奇僻險阻之見，何不知之易也。若無艱難煩苦之行，何不從之易也。」

〔**原文**〕聖人設卦，觀象繫辭焉，而明吉凶，剛柔相推，而生變化。……變化者，進退之象也。剛柔者，晝夜之象也。

（一）提示

（1）《易經》立卦是觀象而來的，卦非臆測，乃古人對自然現象長期觀察的總結。八卦是古人對自然規律的抽象概括，是《易經》的基本內容。六十四卦由八卦演化而成，是古人對當時自然科學、社會實踐的總結。八卦包羅萬象，根據八卦而類推各種事物、現象，從而成為言行之圭臬，傳言設卦為伏羲，觀象繫辭源文周。

（2）「剛柔相推，而生變化」說明《易經》以剛柔二氣相推，陰爻陽爻交變而為六十四卦。六十四卦之始，只有陰爻（--）及陽爻（—）兩畫，兩相摩而為四，四相摩而為八，八相盈而為六十四。陽爻為剛，陰爻為柔，剛柔相摩，即陰陽相互作用之意，象徵事物由於內部矛盾而相推變化。

（3）由於陰陽爻的相摩、剛柔的相濟才產生運動變化，有了運動變化才有晝夜交替、寒暑進退。事物的變化，來源於陰陽二氣的相互作用。

（二）選注

《周易廓》：「伏羲之畫，文王周公之辭，有二也，八卦重為六十四卦，爻位既定剛柔叛焉，以其剛柔上下推盪，變化從此而生，所謂交易也，不交不變則易之用不見也。」

《周易注》：「繫辭所以明吉凶，剛柔相推所以明變化也。吉凶者存乎人事也，變化者存乎運行也。」

《周易集解》：「荀爽曰春夏為變，秋冬為化，息卦為進，消卦為退也，剛為乾，柔為坤，乾為晝，陰為夜，晝以喻君，夜以喻臣也。」

〔原文〕六爻之動，三極[1]之道也。是故君子所居而安者，易之序也。

（一）詞解

（1）三極：六爻分為天、地、人三才，上兩爻為天，中兩爻為人，下兩爻主地。

（二）提示

（1）八卦以六爻三極之變化推摩為三百八十四爻、六十四卦，而象萬事萬物的變化，說明萬物變化全在一卦六爻之間，所謂「六爻之動，三極之道也」。

（2）人之所以能安處，因有萬事萬物不停地變化調整，故「君子所居而安者，易之象也」，人事若能法易，可以安矣。

（三）選注

《周易本義》：「六爻，初二為地，三四為人，五上為天，動，即變化也，極，至也，三極，天地人之至理，三才各一，太極也，此明剛柔相推，以生變化。」

《周易廓》：「觀象玩辭，平日以易為寢食，觀變玩占，臨事以易決從違，自動合天則為天所 也。」

〔原文〕易與天地準，故能彌綸天地之道。仰以觀於天文，俯以察於地理，是故知幽明之故。

（一）提示

（1）本句指出《易經》是以觀察天地運動規律為物質基礎的，不是憑空臆測的，故曰「易與天地準」。

（2）「準，符合也，彌，同浹也。綸，經緯也，言易包羅天地，無有間罅，而其中條理秩然不紊也。」（《周易廓》）

（3）明陰陽而知生死，是以知易即知幽明之故，也即明白易之陰陽變易，則可知生死變異。

（二）選注

《易經本義》：「易書卦爻，具有天地之道，與之齊準，彌，如彌縫之彌，有終竟聯合之意。綸，有選擇條理之意。此窮之事。以者，聖人以易之書也，易者陰陽而已，幽明死生鬼神，皆陰陽之變，天地之道也。」

《周易尚氏學》：「準，同也，彌綸包絡也，幽明即陰陽，乾始於坎終於離，坤始於離終於坎，故云原始反終，始終即生死。」

〔原文〕一陰一陽之謂道。

（一）提示

道，規律；陰陽者，陰陽二氣也，為太極之用。一陰一陽之謂道，言陰陽二氣相互作用而化生萬物。「元、亨、利、貞」為陰陽二氣的具體體現。《易經》以陰爻（--）和陽爻（—）象徵陰陽，陰陽爻交錯而組成八卦，從而包羅萬物的變化，所謂「太極生兩儀，兩儀生四象，四象生八卦」是也。天地日月為陰陽之象，剛柔為陰陽之性，由於陰陽二氣運化不息，而四時迭運，寒暑弛張，氣化道成。這就是一陰一陽之謂道的理論，是陰陽對立統一規律的高度概括。

「一陰一陽之謂道」是《周易》陰陽理論的精闢論斷，對中醫陰陽學說的形成和發展具有深遠的影響。

（二）選注

《周易函書》：「陰陽者，太極之動，神化之妙用也，道者大用之充周，各得也。因在方動時，非形氣可執，故但言陰陽此元之亨也，乃利貞之大用，悉出其中，故謂為道。未亨之元即太極，是不可思議，不可言說者也，圖自兩儀，如至六畫，而萬事萬物之理悉備，皆此陰陽之疊運所為，……故曰一陰一陽之謂道。」

《周易折中》：「集說：邵子曰，道無聲無形不可得而見者也，故假道路之道而為名，人之有形，必由乎道，一陰一陽天地之道也，物由是而生，由是而成也。程子曰離了陰陽，便無道，所以陰陽者，是道也。」

《易象數理分解》：「天地間陰陽二氣一陰一陽對待不倚，道之體迭運不息，道之用此謂之道。天理流行繼續不息者，元亨利貞之善也，人物稟受凝成有主者，仁義禮智之性也。」

〔原文〕生生之謂易。

（一）提示

言陰陽二氣之化生作用是變易的根本，「有陰陽相易才能有相生」，無「生」則無「易」，有「易」才能「生」，故生化與變易是相關聯的。「生生之謂易」的前一個生字指陰生陽，後一個生字言陽生陰，說明陰陽二氣相互作用產生變易，從而造化萬物。

本句與《易・繫辭》下之「天地之大德曰生」相呼應，皆為強調陰陽二氣的生化作用，對中醫氣化理論有深遠的影響。如《素問・天元紀大論》曰

「物生謂之化，物極謂之變」，即言生化與變易在造化萬物中的相互關係。

（二）選注

《周易折中》：「本義曰，陰生陽，陽生陰，其變無窮，理與書皆然也。徐氏在漢曰一陰一陽，無時而不生生，是謂之易。成此一陰一陽，生生之象，是之謂乾。效此一陰一陽生生之法，是之謂坤。極一陰一陽生生之數而知來，是之謂占。通一陰一陽生生之變，是之謂事。」

《周易大傳今注》：「陰陽與萬物皆新陳代謝，生生不已，是謂變易。繫辭作者認為易經之易即變易之義，以其講陰陽萬物變化之道也。」

〔原文〕陰陽不測之謂神。

（一）提示

本句指陰陽之變化是深遠莫測的，神指變化之極妙，亦說明萬物的造化莫不由於陰陽之變化。「陰陽不測之謂神」是《周易》陰陽理論的又一精闢論斷，對中醫陰陽學說有著一定的影響。如《素問・天元紀大論》曰「陰陽不測之謂神，神用無方謂之聖」，即言陰陽變化複雜，其必然性部分為可測，非必然性部分則高深莫測，然其規律終究是可以掌握的，只要掌握了陰陽變易的規律，便可通曉萬事萬物的變化。

（二）選注

《周易大傳今注》：「陰陽之變化，有其必然性而可測者，有其偶然性而不可測者；其道理亦有可知者，有不可知者，其不可測者謂之神。」

《周易函書》：「此皆生生變易之理，托於陰陽而呈露者也，至陰陽何以變易而不測，何以充周而不測，各著而仍有互根之妙，互根而乃有各著之能，如此不測，則神之為也。」

〔原文〕夫易，廣矣大矣，以言乎遠則不御，以言乎邇則靜而正，以言乎天地之間則備矣。

（一）提示

本句言易理深遠，易道精深，易象廣羅，遠近萬物，無不悉備，無論由內觀外或由外觀內，皆博大無際。《周易》是中國文化的搖籃，博大精深，對中國文化有著深遠的影響，哲學、社會科學、自然科學等，無不以之為導源。

（二）選注

《周易大傳今注》：「集解引虞翻曰：『御，止也。』以易經論遠處之事物，則通而無阻。《說文》：『邇，近也。靜，審也。』以易經論近處之事物，則精審而正確。以易經論天地間之事物，則無所不包。」

《周易折中》：「本義，乾坤各有動靜，於其四德見之，靜體而動用，靜別而動交也，乾一而實，故以質言而曰大，坤二而虛，故以量言而曰廣。蓋天之形，雖包於地之外，而其氣常行乎地之中也，易之所以廣大者以此。」

〔原文〕夫乾，其靜也專，其動也直，是以大生焉。夫坤，其靜也翕，其動也闢，是以廣生焉。廣大配天地，變通配四時，陰陽之義配日月，易簡之善配至德。

（一）提示

乾卦雖主動，然動中有靜，動靜相合是以化生；坤卦雖為靜，然靜中亦有動，即有開也有闔，故曰「其靜也翕，其動也闢」（翕，閉也，闢，開也）。

陰陽氣交，動靜相合，天地相感，日月合明，則萬物化生，正如《易・繫辭》曰：「是以廣生焉，廣大配天地，變通配四時，陰陽之義配日月，易簡之善配至德。」

（二）選注

《周易函書》：「易之體用，廣大如此，此言廣大所由生也，……莫大於乾，莫廣於坤，……乾坤之動，方能有生，然動由靜來，……翕言收斂，坤之含宏也，辟言發越，坤之品物咸亨也，……乾坤各有動靜，靜體而動用，靜別而動交，乾資萬物以始而不可限量，故大坤之行地無疆而非有邊際故廣，贊其德，則乾大而坤至，言其生則乾大而坤廣，乾本資始，坤本資生而茲皆言生，蓋資生之所生，皆資始之所始也。」

〔原文〕天一，地二；天三，地四；天五，地六；天七，地八；天九，地十。

（一）提示

此為易數之母，河圖之祖即衍源於此：一、六居下，二、七居上，三、八居左，四、九居右，五、十居中。《易經》以陽爻畫為天一，以陰爻畫為地二，一為奇數，二為偶數，則推衍出十數。其中，中五為衍母，一、二、三、四、五為生數，六、七、八、九、十為成數，是為生成數。河圖洛書之數及五行生成數皆起源於《易經》之數。

（二）選注

《周易大傳今注》：「此二十字原在後文，『子曰易有聖人之道四焉此之謂也』之下。《漢書律曆志》引《周易》曰：天一，地二；天三，地四；天五，地六；天七，地八；天九，地十。天數五，地數五。五位相得而各有合。天數二十有五。地數三十。凡天地之數五十有五。此所以成變化而行鬼神也。可證班固所見本此二十字在此處。今據移正（此例足以證明今本繫辭中確有錯簡），易經以陽爻一畫象天，故天數為一；以陰爻兩畫象地，故地數為二，一為奇數，推之則奇數三、五、七、九亦皆為天數，二為偶數，推之則偶數四、六、八、十亦皆為地數。」

〔**原文**〕是故闔戶謂之坤，闢戶謂之乾。一闔一闢謂之變。

（一）提示

（1）本句提示乾坤為易之門戶，乾開天門謂之闢，坤閉地戶謂之闔，開闔出入而生變化。一開一闔也即一動一靜，坤主靜而闔，乾主動而開，開闔為動靜之機，故動靜為乾坤之性，開闔為動靜之用。《內經》運氣七篇的「天門地戶」即源於此，如《素問‧五運行大論》：「所謂戊己分者，奎壁角軫，則天地之門戶也，夫候之所始，道之所生，不可不通也。」言春分司啟，日漸暖，晝漸長，猶如打開了天門，秋分司閉，日漸涼，夜漸長，好像打開了地門。乾坤開闔意味著陽入陰出、陰入陽出的道理。

（2）本句開、闔言陰陽氣化之協調互用，一分為二謂之開，合二為一謂之闔，《內經》的陰陽離合理論即吸收了《周易》的開闔理論。如《素問‧陰陽離合論》：「是故三陽之離合也，太陽為開，陽明為合，少陽為樞，三經者，不得相失也，搏而勿浮，命曰一陽。」《內經》在《周易》開闔理論的基礎上創立了三陰三陽開闔樞理論，為中醫的辨證論治理論有極大的貢獻。

（二）選注

《周易集解》：「虞翻曰，闔，閉翕也，謂從巽之坤，坤柔象夜，故以閉戶者也。闢，開也，謂從震之乾，乾剛象晝故以開戶也。陽變闔陰，陰變闢陽，剛柔相推，而生變化也。荀爽曰謂一冬一夏陰陽相變易也，十二消息陰陽往來無窮已故通也。」

〔**原文**〕是故易有太極，是生兩儀，兩儀生四象，四象生八卦。

（一）提示

本句提示八卦的來源，由太極宇宙合抱陰陽二氣即陰爻（--）和陽爻（—）構成，陰陽之上又各生一陰一陽，即：太陰⚏少陽⚎少陰⚍太陽⚌，是謂四象，四象再生為八卦坤☷艮☶坎☵巽☴震☳離☲兌☱乾☰。八卦重疊又構成六十四卦。

另一說認為太極為宇宙本體，兩儀為天地，四象為四時，天地生四時。

（二）選注

《周易本義》：「一每生二，自然之理也，易者，陰陽之變，太極者，其理也，兩儀者始為一畫，以分陰陽，四象者，次為二畫，以分太少，八卦者，次為三畫，而三才之象始備。」

《周易大傳今注》：「太極者宇宙之本體也，兩儀，天地也，四象四時也，……八卦由此四種爻構成，故曰『四象生八卦』。」

第二節 《易・繫辭下》選析及其與中醫學

〔**原文**〕古者包羲氏之王天下也，仰則觀象於天，俯則觀法於地，……近取諸身，遠取諸物，於是始作八卦。

（一）提示

本句伏羲作八卦，並無證據，現早已被否定了。《易經》並非出自一人之手，但本句闡明了一個重要的問題，即八卦產生於古人對社會實踐及生產實踐的長期觀察，所謂「仰則觀象於天，俯則觀法於地」「遠取諸物，近取諸身」是也。

高保衡、林億在《重廣補註黃帝內經素問序》亦曰「上窮天紀，下極地理，遠取諸物，近取諸身，更相向難，亦法以福萬世」，說明《內經》學者們也盛讚《周易》的上述觀點。

此外，本句還闡述了八卦有會通及類比的特點。

（二）選注

《周易集解》：「虞翻曰，庖羲太昊氏以木德王天下，位乎乾五，五動見離，離生於木，故知火化，炮啖犧牲，號庖羲氏也，庖羲觀鳥獸之文，則天八卦效之，易有太極，是生兩儀，兩儀生四象，四象生八卦，八卦乃四象所生，非庖羲之所造也，故曰象者，象此者也。」

《周易大傳今注》：「釋文：『包，孟京作伏，犧字又作羲。』古書多作伏犧或伏羲，乃傳說中原始社會人物。法，法則也，地之宜謂植物也，植物生於地上備有其宜，故曰地之宜。物謂器物也，此言包犧畫八卦時，觀察天象、地法、鳥獸、草木、人身、器物等，分為八類，畫八卦以象之。」

〔**原文**〕易窮則變，變則通，通則久。

（一）提示

（1）變易為《易經》之精髓，易的含義為變易及不易，變易則動，不易則靜，動靜相召，變化由生，變易與不易為矛盾統一體。有變易才有運動，有不易才有平衡，運動是為了獲得新的平衡，有了平衡才可能有正常的運動。因此，不易與變易為「易」的精髓，易的動靜相召產生氣化，生命才得以維持。

《周易》的這一光輝論點，對《內經》產生了深刻的影響，《素問・六微旨大論》提出的「成敗倚伏生乎動」即強調運動變化對宇宙萬物發生發展的重要意義。這一觀點和《周易》的「易窮則變，變則通，通則久」一致。

（2）「窮則變，變則通，通則久」的第二個提示為物極必反，窮盡則變，說明事物總是在不停地發展變化著，是沒有止境的。於人事方面尤有指導意義，提示了天無絕人之路的道理，所謂「山重水復疑無路，柳暗花明又一村」，鼓勵人們相信事物是會變化發展的，一切都會有轉機的。

（二）選注

《周易集解》：「陸績曰，陰窮則變為陽，陽窮則變為陰，天之道也。」

〔原文〕是故易者，象也。象也者，像也。

（一）提示

《周易》以象、數、易為其主要內容，其中象指卦象，亦包括爻象，以象事物。象為形象之象，「象也者，像也」，即言易象可以象萬物。

研易學者，有取象說卦的，也有取義說卦的，取象派從形象論述事物，如言乾卦則取其象天，坤卦則取其象地。取義派則從理義析卦，如乾卦不言天而言剛健，坤卦不言地而言柔順。又如坎卦，取象派言其水，取義派則言其險。中醫學以取象為主，如坎水為腎，離火為心，並不取坎為險。

（二）選注

《周易大傳今注》：「易經之內蘊是卦象，卦象是以卦象事物。」

〔原文〕日往則月來，月往則日來，日月相推，而明生焉。寒往則暑來，暑往則寒來，寒暑相推，而歲成焉。

（一）提示

（1）《周易》以離坎象日月，離為日，坎為月，「日往則月來，月往則日來，日月相推，而明生焉」，說明《周易》的宇宙觀是物質的、客觀的。

（2）《周易》強調天體的運動現象，認為宇宙是運動變化著的，是互相聯繫著的，這種辯證的宇宙觀無疑是十分可貴的。《內經》吸取了《周易》的這一光輝思想，如《素問·天元紀大論》之「九星懸朗，七曜周旋，……幽顯既位，寒暑弛張」即是。

（二）選注

《周易大傳今注》：「往者屈而退也，來者伸而進也。屈伸相感交替，而後有利於物，有利於人。」

《周易折中》：「夫子引此爻是發明貞一之理，故也從天地日月說來，日月有往來，而歸於生明，所謂貞明者也，寒暑有往來而歸於成歲，所謂貞觀者也。天下之動有屈有信，而歸於生利，順理則利也，所謂貞夫一者也，言天地則應在日月之前，言寒暑則應在日月之後，何則，四時者，日月之所為也。」

〔原文〕是故君子安而不忘危，存而不忘亡，治而不忘亂，是以身安而國家可保也。……知小而謀大，力少而任重，……君子知微知彰，知柔知剛。

（一）提示

本句在倫理思想方面含義較為深刻，提出了居安思危、防微杜漸、力少而任重等重要倫理，誠可為後世之鑒。

（二）選注

《周易大傳今注》：「統治者之身家與國，總是安轉變為危，存轉變為亡，治轉變為亂，故今日之危、亡、亂者在昔日則是安於其位，則保持其存，具有其治者也，不忘者常存警惕之心也。安、存、治可轉變為危、亡、亂，但君子處安、存、治之境，警惕危、亡、亂之來，可免於危、亡、亂之禍，……微，隱微也，彰明顯也。望，仰望也，此言君子既知微章之事，又知剛柔之宜，故為萬夫之所仰望。按易傳釋此爻辭，尚合於經意。」

〔原文〕天地絪縕，萬物化醇。男女媾精，萬物化生。

（一）提示

指天地相感，陰陽交合，萬物始能發生。絪縕為氤氳，言陰陽二氣相交融，則產生氣化現象，男女交合、雌雄相配則生命形成。總言陰陽二氣相互作用而產生氣化，氣化又為萬物之化源。

《內經》「陰陽者，生之本也」「陰陽者，變化之父母」，皆表明陰陽二氣相互作用的重要意義。

（二）選注

《周易集解》：「虞翻曰：二氣絪縕共相和會，感應變化而有精醇之生，萬物自化。若天地有心，為一則不能使萬物化醇者也。泰初之上成損，艮為男兌為女，故男女媾精，乾為精損反成益，萬物出震故萬物化生也。」

《周易玩辭集解》：「絪縕交密之狀。言氣化者也，……天地以氣化言，化之統體，在損則乾坤之交也，男女以形化言。化之支分，在損則兌艮之交也，……天地交而萬物俱受醞釀之氣，男女交而萬物方成。生物之形。從卦變看來，損本自泰變，其未成卦也，下乾為天，上坤為地，天氣下降，地氣上升，即天地絪縕之象，其既成卦也，上坤變艮為少男、下乾變兌為少女，即男女媾精之象。」

〔原文〕子曰：「乾坤，其易之門邪。」

（一）提示

（1）乾為天，坤為地，萬物無不由乾坤兩象而出，故曰門。乾象陽，坤象陰，陰陽交感，剛柔合濟而生萬物，故生生不窮之物皆生於乾坤。

（2）乾坤兩卦為《周易》六十四卦之所從出，故曰門。

（3）乾為陽極，坤為陰極，乾坤為幽明之配，寒暑之異，自然界幽明、寒溫無不由之而彰顯，是以明顯幽開，故曰門。《素問・至真要大論》曰：「幽明何如？……兩陰交盡，故曰幽，兩陽合明故曰明，幽明之配，寒暑之異也。」其中，「明」為陽之極，「幽」為陰之盡，皆表明乾坤為幽明之彰顯也。

（4）乾坤兩卦蘊含著《易經》的主要旨義，明乎此二卦，全部易經皆可通，猶如入《易經》之門。

（二）選注

《周易函書》：「門者，從出之地，乾坤兩象，乃六十四卦所從出，故謂為門，……此言門，自其在外者，言無物不由乾坤兩象，即羲圖初畫之兩儀，……生生不窮之物，皆生於乾坤，……一曰撰猶事也，此解亦當，蓋八卦之象即成事物皆在其中穎，……無形之易，括於兩畫中，謂之組，故兼形上之稱，有象之易，癖於兩畫後，謂之門。」

〔原文〕陰陽合德，而剛柔有體，……上下無常，剛柔相易。

（一）提示

此言《周易》以陰為柔、以陽為剛，並以乾為剛中之至剛，以坤為柔中之至柔，剛性健，柔性順。八卦中乾（天）、震（雷）、巽（風）、離（日）皆為剛，而坤（地）、坎（水）、兌（澤）、艮（山）俱為柔。

每一卦又剛中有柔，柔中有剛，如乾卦雖為剛，但剛中也有柔，剛柔相濟，陰陽調和，氣化始立，中醫脾胃剛柔理論把《周易》剛柔理論和中醫學相結合，對脾胃學說的發展有一定的促進作用。

（二）選注

《周易集解》：「虞翻曰，謂立地之道，曰柔與剛，發動揮變，變則生柔，爻變柔生剛，……陰為柔以象夜，陽為剛以象晝，剛柔者晝夜之象。」

第三節　《易・說卦》選析及其與中醫學

〔原文〕天地定位，山澤通氣。雷風相薄，水火不相射。八卦相錯，……雷以動之，風以散之，雨以潤之，日以烜之，艮以止之，兌以說之，乾以君之，坤以藏之。

（一）提示

本段提示八卦的德性為雷（動）、風（散）、雨（潤）、日（烜）、兌（說）、乾（君）、坤（藏），體現了八卦的功能，說明不同的卦象有不同的作用。

《內經》在《周易》八卦功能的基礎上提出了六氣的作用：「燥以乾之，暑以蒸之，風以動之，濕以潤之，寒以堅之，火以溫之」（《素問・五運行大論》）以及六氣的病理：「風勝則動，熱勝則腫，燥勝則乾，寒勝則浮，濕勝則濡洩」（《素問・陰陽應象大論》），對中醫六淫學說的形成及發展具重要的作用。

（二）選注

《周易集解》：「虞翻曰，謂乾坤五貴二賤故定位也，艮兌同氣相求故通氣，震巽同聲相應故相薄，坎離射厭也，水火相通，坎戊離己月三十日一會於壬故不相射也，錯摩則剛柔相摩八卦相盪也。……孔穎達曰此又重明八卦之功用也，上四舉象下四舉卦者，王肅以為互相備也，則明雷風與震巽同用，乾坤與天地同功也。」

《周易玩辭集解》：「胡雲峰曰：自動至烜，物之出機，自止至坤，物之入機，出無於有，氣之行也，故以象言，八有於無，質之具也。故以卦言，愚又按天之生物成物，動則出而藏者入，五行唯土為善藏，當其發也，百晶咸遂，及其斂也，一物無有，及遏震則藏者復出，此化裁之終始也，故首雷而終坤焉。」

〔原文〕乾，健也。坤，順也。震，動也。巽，入也。坎，陷也。離，麗也。艮，止也。兌，說也。

（一）提示

本句提示八卦的性能，為乾（天）、坤（地）、震（雷）、巽（風）、坎（水）、離（火）、艮（山）、兌（澤）象的羽翼。乾天、坤地等為取象派的依據，而乾健、坤順等則為取義派的依據。

二者為易學研究的兩大流派，各從不同的角度對《易經》進行了闡述。其中取象派從八卦象形方面進行發揮，對自然科學的影響較大，中醫學即屬取象派。取義派從八卦義理方面進行探索，於社會學方面貢獻較大。

兩大派中取象派於漢代最為鼎盛，代表著作以王弼的《周易注》為首選，取義派在唐宋比較興盛，以唐代李鼎祚的《周易集解》和孔穎達的《周易正義》為著稱，宋代朱熹的《周易本義》則為綜合兩派研究之著作，兩派研究都對《周易》具有傑出的貢獻。

（二）選注

《周易集解》：「虞翻曰：精剛自勝，動行不休，故健也，純柔承天時行故順，陽出動行，乾初入陰，陽陷陰中，日麗乾剛，陽位在上故止，震為大笑，陽息震成，兌震言出口，故說此上虞義也。」

《周易大傳今注》：「乾為天，天道剛健，故乾為健；坤為地，地道柔順，故坤為順；震為雷，雷能自動，又能動萬物，故震為動；巽為風，風吹萬物，無孔不入，故巽為入；坎為水，水存於窪陷之處。麗，附也。離為火，火必附麗於燃之物，故離為麗；艮為山，山是靜止不動之物，故艮為止；兌借為悅，兌為澤，湖泊也，水草生於澤，魚游於澤，鳥飛於澤，獸飲於澤，人取養於澤，澤為萬物所悅，故兌為悅。」

〔原文〕乾為天，……坤為地，……震為雷，……巽為木，……坎為水，……離為火，……艮為山，……兑為澤。

（一）提示

本句為八卦之形象，為易學象形派的依據。其中乾天坤地為萬物生化之母，震雷為之鼓動，巽風取其復甦，坎水在於滋柔之美，離火外象日之光熱，艮山是為坤德之積，兌澤又為濕濡之悅，此為八卦之氣性，為後學八卦氣之起源。

（二）選注

《周易玩辭集解》：「程伊川曰：此所謂類萬物之情也。程沙隨曰：八卦之象，皆物充其類，所謂百物不廢，……君道也，即父道也。徐進齋曰：坤之德。動辟而廣生，故為母。李資始曰：龍，君相也，乾為君，震為儲君，皆得稱龍，乾坤始交而生震，巽為木。徐子與曰：物之善入者，莫如木，氣之善入者莫如風。來矣鮮曰：陽畫為水，二陰夾之故為溝瀆，陽匿陰中，為柔所掩，故為隱伏，離為火。張彥陵曰，火外明而內暗，日者火之精，電者火之光，離內陰外陽故為火。艮為山，吳草廬曰，徑路之小者，艮與震反，高山之上成蹊，非如平地之大涂也。兌為澤，說統曰：坎上下皆虛為陽水，兌上虛下實為陰水，故以壅於地者為澤。」

第四節　《易・序卦》《易・雜卦》選析及其與中醫學

〔原文〕序卦曰，損而不已必益，……益而不已必決。

雜卦曰，損益，衰盛之始。

（一）提示

《周易》損益原理為損盈益虛，損與益是相對的，盈極必損，損極必益，損與益的目的在於調整盛衰變化，是維持事物平衡的重要措施。中醫借鑑了《周易》的損益理論，如抑陽益陰觀點。《內經》本著損益原則，在治療學方面，提出了許多治療手段，在養生方面，也以損益為指導。可見，易理對醫理的影響是極為深刻的。

（二）選注

《易象數理分解》：「震以二艮以二損下乃衰，所由始陽起下，陽止上益下乃盛所由始。」

《周易集解》：「損泰初益上衰之始，益否上益初盛之始。」

《周易折中》：「郭氏雍曰，損已必盛，故為盛之始，益已必衰，故為衰之始，消長相循，在道常如是也。」

第一百章

著名文獻選摘

歷代著名醫易作品對醫易學都有不同角度的發揮，借鑑前聖的思路，可以使我們站得更高、探索得更深。

一、《〈參同契〉要點研讀》

《周易參同契新探》潘啟明、周士一

（一）乾坤者，易之門戶，眾卦之父母，坎離匡廓，運轂正軸。牝牡四卦，以為橐籥。

空同道士鄒訢註：「以宇內言之，則乾天在上，坤地在下，而陰陽變化在其間，以人身言之，則乾陽在上，坤陰在下，而一身之陰陽變化在其間。此乾坤之所以為易之門戶，眾卦之父母也。凡言易皆指陰陽變化而言，在人身則所謂金丹大藥者也，然則乾坤其爐鼎歟？乾坤位乎上下而坎離升降於其間。如車軸之貫轂以運輪而一下一上也。牝牡謂配合之四卦，震艮巽兑是也。橐鞴囊籥其管也。」

天地設位，而易行乎其中矣。天地者乾坤也，設位者列陰陽配合之位也。易謂坎離，坎離者乾坤二用。二用無爻位，周流行六虛，往來既不定，上下亦無常，幽潛淪匿，升降於中，包囊萬物，為道紀綱。

金陽子俞琰註：乾天坤地，吾身之鼎器也；離日坎月，吾身之藥物也。先天八卦，乾南坤北。列天地配合之位，離東坎西，分日月出入之門。反求吾身其致一也。乾坤為體，坎離為用，坎離二者周流升降於六虛，往來上下，本無爻位，吾身坎離運行乎鼎器之內，潛天潛地，豈有爻位哉！

言不苟造，論不虛生，引驗見效，校度神明，推類結字，原理為徵，坎戊月精，離己日光，日月為易，剛柔相當，土旺四季，羅絡始終，青赤白黑，各居一方，皆稟中宮，戊己之功。

彭曉註：坎戊月精者，月陰也，戊陽也，乃陰中有陽，象水中生金，虎也：離己日光者，日陽也，己陰也，乃陽中有陰，象鉛中生汞，龍也。

陳顯微註：易卦納甲法，坎納六戊，離納六己，坎為月，離為日，故曰：坎戊月精，離己日光，日月二字合為易字，故曰：推類結字，是皆原理為證，而非虛造言論也。

周按：以上摘引的三段，主要對鼎器和藥物作一般性的說明。以乾☰坤☷為爐鼎，坎☵離☲為藥物，以乾坤二卦定人身上下南北的總方位，以坎離二卦象徵人身能量流的往來上下升降出入，牝牡四卦指震☳兌☱巽☴艮☶，其中巽艮為牝，震兌為牡。這四個卦表明了人身火候的方位和時間。其次為了更加形象化，打了幾個比方。

一是將乾坤比喻為門戶，因為《周易》的系詞中有「闢戶謂之乾，闔戶謂之坤」的話，把乾比喻為開門，把坤比喻為閉戶。但具體含義是，陽出陰入是乾；陰出陽入是坤。

二是將火候運用比喻為古代鐵匠所使用的風箱。

三是將坎離的運轉比喻為車軸貫轂，運輪上下。

有的方士作《水火匡廓圖》以示意。中心為車軸，左邊為離☲，右邊為坎☵，白色象徵陽，黑色象徵陰。畫成圓形，表明這是循環運轉的動流。但這僅僅是示意而已，因為它的實際運轉不是平面的，也不是平常視覺所感到的立體。在一定的時候，還會發生坎離易位的情形。關於坎離的實際運轉情形，只能參照「二用無爻位，周流行六虛，往來既不定，上下亦無常」這句話去領悟。最後一段說明，「易」這個字就是日月兩個字結合起來的，而日月兩個字就是坎戊和離己的異名。坎離戊己如果用另一個符號表示就是「土」。以上均為「藥物」（即能量流）的各種代號。「土旺四季，羅絡始終」是說，坎離藥物在四季循回，周而復始。

青、赤、白、黑四種顏色，象徵木火金水，也可象徵春夏秋冬。十個天干數字與五行分別配合為東方甲乙木，南方丙丁火，中央戊己土。西方庚辛金，北方壬癸水，而土居中央，運行於四季和四方。

（二）三日出為爽，震受庚西方，八日兌受丁，上弦平如繩，十五乾體就，盛滿甲東方，七八道已訖，屈折低下降，十六轉受統，巽辛見平明，艮直於丙南，下弦二十三，坤乙三十日，東北喪其明，節盡相祥與，繼體復生龍，壬癸配甲乙，乾坤括始終。

晦朔之間，合符行中，渾沌鴻蒙。牝牡相從，滋液潤澤，施化流通。天地神靈，不可度量，利用安身，隱形而藏，始乎東北，箕斗之鄉，旋而右轉，樞輪吐萌，潛潭見象，發散精光。畢昴之上，震☳出為征，陽氣造端，初九潛龍，陽以三立，陰以八通，故三日震☳動，八日兌☱行，九二見龍，和平有明，三五德就，乾☰體乃成，九三夕惕，虧折神符，盛衰漸革，終還其初巽☴繼其統，固際操持，九四或躍，進退道危，艮☶主進止，不得逾時，二十三日，典守弦期，九五飛龍，天位加喜，六五坤☷承，結括終始，蘊養眾子，世為類母，陽數已訖，訖則復起，推情合性，轉而相與，上九亢龍，戰德於野，用九翩翩，為道規矩，循降璇璣，升降上下，周流六爻，難得察睹，故無爻位，為易宗祖。

周按：《參同契》上的這兩段，引用了很多《周易》上的話，逐句直譯是很困難的，而且沒有必要。因為它的實際含義只是以月亮的晦朔弦望和早晚出現的方位，象徵周天火候，即人身能量流的消長變化和方位，故方士流行過「有人問我修行事，遙指天邊月一輪」的詩句。古人曾經畫過各式各樣的納甲圖作說明，現在選擇其中的一個，並作簡要的註釋。

按：《周易參同契》為東漢魏伯陽所著，形式上為煉丹之書，實質上寓含了人體氣運的科學，對中醫元氣學說的研究頗有啟示。

上文出自《周易參同契新探》，該書為現代潘啟明、周士一所著。該書對《周易參同契》的坎離升降進行了研究並深得其要，上文即為對坎離升降的精闢論述，對元氣學說具有重要的參考價值。

二、《醫易義》

《類經附翼》明・張景岳

賓嘗聞之孫真人曰：不知易，不足以言太醫，每竊疑焉。以謂易之為書。在開物成務，知來藏往；而醫之為道，則調元贊化，起死回生。其義似殊，其用似異，且以醫有內經，何借於易？捨近求遠。奚必其然？而今也年逾不惑，茅塞稍開，學到知羞，方克漸悟。乃知天地之道，以陰陽二氣而造化萬物；人生之理，以陰陽二氣而長養百骸。

易者，易也，具陰陽動靜之妙：醫者，意也，合陰陽消長之機。雖陰陽已備於內經，而變化莫大乎周易。故曰天人一理者，一此陰陽也；醫易同源者，同此變化也。豈非醫易相通，理無二致，可以醫而不知易乎？……今夫天地之理具乎易，而身心之理獨不具乎易乎？矧天地之易，外易也；身心之易，內易也，內外孰親？天人孰近？故必求諸己而後可以求諸人，先乎內而後可以及乎外；是物理之易猶可緩，而身心之易不容忽。

醫之為道，身心之易也，醫而不易，其何以行之哉？然易道無窮，而萬生於一，一分為二，二分為四，四分為八，八分為十六，自十六而三十二，三十二而六十四，以至三百八十四爻，萬有一千五百二十策，而交感之妙，化生之機，萬物之數，皆從此出矣。……所謂一分為二者，是生兩儀也，太極動而生陽，靜而生陰，……一動一靜，互為其根，分陰分陽，兩儀立焉。是為有象之始，因形以寓氣，因氣以化神，而為後天體象之祖也。醫而明此，乃知陰陽氣血，皆有所鍾，則凡吾身之形體氣質，可因之以知其純駁偏正，而默會其稟賦之剛柔矣。

所謂二分為四者，兩儀生四象也。謂動之始則陽生，動之極則陰生；靜之始則柔生，靜之極則剛生。太少陰陽，為天四象；太少剛柔，為地四體；耳目口鼻以應天，血氣骨肉以應地。醫而明此，乃知陽中有陰，陰中有陽，則凡人之似陽非陽，似陰非陰，可因之以知其真假逆順，而察其五臟之幽顯矣。所謂四分為八者，四象生八卦也，謂乾一，兌二，離三，震四，巽五，坎六，艮七，坤八也，……自復至同人，當內卦離震之地，為陰中少陽之十六，在人為二八；自臨至乾；當內卦兌乾之地，為陽為太陽之十六，在人為四八；自姤至師，當內卦巽坎之地，為陽中少陰之十六，在人為六八；自遯至坤，當內卦艮坤之地，為陰中太陰之十六，在人為八八。陽生於子而極於午，故復曰天根，至乾為三十二卦，以應前之一世；陰生於午而極於子，故姤曰月窟，至坤為三十二卦，以應後之半生，前一世始於復之一陽，漸次增添，至乾而陽盛已極，乃象人之自少而壯；後半生始於媚之一陰，漸次耗減，至坤而陽盡以終，乃象人之自衰至老，……質諸人身，天地形體也，乾坤情性也，陰陽氣血也，左右逢原，纖毫無間，詳求其道，無往不然。故以爻象言之，則天地之道，以六為節，三才而兩，是為六爻，六奇六偶，是為十二。

……以藏象言之，則自初六至上六為陰為臟，初六次命門，六二次腎，六三次肝，六四次脾，六五次心，上六次肺；初九至上九為陽為腑，初九當膀胱，九二當大腸，九三當小腸，九四當膽，九五當胃，上九當三焦。知乎此，而臟腑之陰陽，內景之高下，象在其中矣。

以形體言之，則乾為首，陽尊居上也；坤為腹，陰廣容物也；坎為耳，陽聰於內也，離為目，陽明在外也；兌為口，拆開於上也，巽為股，兩垂而下也；艮為手，陽居於前也；震為足，剛動在下也。天不足西北，故耳目之左明於右，地不滿東南，故手足之右強於左。知乎此，而人身之體用，象在其中矣。

以動靜言之，則陽主乎動，陰主乎靜；天圓而動，地方而靜，靜者動之基，動者靜之機，剛柔推盪，易之動靜也；陰陽升降，氣之動靜也；形氣消息，物之動靜也，晝夜興寢，身之動靜也，欲詳求夫動靜，須精察乎陰陽，動極者鎮之以靜，陰亢者勝之以陽，病治脈藥，須識動中有靜；聲色氣味，當知柔裡藏剛。知剛柔動靜之精微，而醫中運用之玄妙，思過其半矣。

以升降言之，則陽主乎升，陰主乎降；升者陽之生，降者陰之死。故日在於子，夜半方升，升則向生，海宇俱清，日在於午，午後為降，降則向死，萬物皆鬼，死生之機，升降而已。欲知升降之要，則宜降不宜升者，須防剝之再進；宜升不宜降者，當培復之始生。畏剝所從衰，須從觀治，求復之漸進，宜向臨行，此中有個肯綮，最在形情氣味。欲明消長之道，求諸此而得之矣。

以神機言之，則存乎中者神也，發而中者機也；寂然不動者神也，感而遂通者機也，蘊之一心者神也，散之萬殊者機也。知乎此，則財原其始，直要其終，我之神也；揮邪如匠石之斤，忌器若郢人之鼻，我之機也。見可而進，知難而退，我之神也；疾徐如輪扁之手，輕重若庖丁之刀，我之機也。神之與機，互相倚伏，故神有所主，機有所從；神有所決，機有所斷；神為機之主，機為神之使。知神知機，執而運之，是即醫之神也矣。

以屈伸言之，如寒往則暑來，晝往則夜來，壯往則衰來，正往則邪來，故難易相成，是非相傾，剛柔相制，冰炭相刑。知乎此，則微者甚之基，盛者衰之漸；大由小而成，遠由近而遍。故安不可以忘危，治不可忘亂；積羽可以沉舟，群輕可以折軸。是小事不可輕，小人不可慢，而調和相濟，以一成功之道，存乎其中矣。

以變化言之，則物生謂之化，物極謂之變；陰可變為陽，陽可變為陰。知此一二，交感生成，氣有不齊，物當其會，而變化之由，所以出矣。故陽始則溫，陽極則熱；陰始則涼，陰極則寒。溫則生物，熱則長物，涼則收物，寒則殺物，而變化之盛，於斯著矣。

至若夷父羌母，蠻男苗女，子之肖形，虯髯短股；杏之接桃，梨之接李，實必異常，多甘少苦。迨夫以陰孕陽，以柔孕剛，以小孕大，……以常變言之，則常易不易，太極之理也；變易常易，造化之動也。常易不變，而能應變，變易不常，靡不體常。是常者易之體，變者易之用：古今不易易之體，隨時變易易之用；人心未動常之體，物欲一生變之用：由是以推，則屬陰屬陽者，稟受之常也；或寒或熱者，病生之變也。

素大素小者，脈賦之常也；忽浮忽沉者，脈應之變也。恒勞恒逸者，居處之常也；乍榮乍辱者，盛衰之變也。瘦肥無改者，體貌之常也；聲色頓異者，形容之變也；常者易以知，變者應難識。

故以寒治熱得其常，熱因熱用為何物？痛隨利減得其常，塞因塞用為何物？檢方療病得其常，圓底方蓋為何物？見病治病得其常，不治之治為何物？是以聖人仰觀俯察，遠求近取，體其常也；進德修業，因事制宜，通其變也。故曰不通變，不足以知常；不知常，不足以通變。知常變之道者，庶免乎依樣畫瓠蘆，而可以語醫中之權矣。

……推之於醫，則神聖工巧，得其神也；凡庸淺陋，類乎鬼也，精進日新，志惟神也；苟且殃人，心猶鬼也。察之形聲，則堅凝深邃，形之神也；輕薄嬌柔，形之鬼也。長洪圓亮，聲之神也；短促輕微，聲之鬼也。診之脈色，則綿長和緩，脈之神也，細急休囚，脈之鬼也。清蒼明淨，色之神也；淺嫩灰頹，色之鬼也，是皆鬼神之徵兆也。……以故多陽多善者，神強而鬼滅：多陰多惡者，氣戾而鬼生。然則神鬼從心，皆由我造；靈通變幻，匪在他求。……丹經云：分陰未盡則不仙，分陽未盡則不死。故原始而來屬乎陽，是生必生於復，陽生而至乾；反終而歸屬乎陰，是死必死於坤，陽盡而歸土。得其陽者生，故陽無十，陽無終也；得其陰者死，故陰無一，陰無始也。是以陽候多語，陰證無聲；無聲者死，多語者生。魂強者多寤，魄強者多眠：多眠者少吉，多寤者易安。

……以疾病言之，則泰為上下之交通，否是乾坤之隔絕。既濟為心腎相諧，未濟為陰陽各別。大過小過，入則陰寒漸深，而出為癥痞之象；中孚頤卦，中如土臟不足，而頤為臌脹之形，剝復如隔陽脫陽，夬姤如隔陰脫陰。觀是陽衰之漸，遯藏陰長之因。姑象其概，無能贅陳。……惟是坎本屬水，而陽居乎中；離本屬火，而陰藏乎內。……可見離陽屬火，半為假熱難猜；坎水是陰。豈盡真寒易識？雲從龍，風從虎，消長之機；水流濕，火就燥，死生之竅。倘知逆順堪憂，須識假真顛倒。是以事變之多，譬諸人面，面人人殊，……然神莫神於易，易莫易於醫，欲該醫易，理只陰陽。故天下之萬聲，出於一闔一闢：天下之萬數，出於一偶一奇：天下之萬物，出於一動一靜；天下之萬象，也於一方一圓。方圓也，動靜也，奇偶也，合闢也，總不出於一與二也。故曰天地形也，其交也以乾坤，乾坤不用，其交也以坎離：坎離之道，曰陰曰陽而盡之。然合而言之，則陰以陽為主，而天地之大德生。……天地之道，陽常盈陰常虧，以為萬物生生之本，此天地造化之自然也。……然而易天地之易誠然，未敢曰轉旋造化：易身心之易還易，豈不可燮理陰陽？故以易之變化參乎醫，則有象莫非醫，醫盡回天之造化；以醫之運用贊乎易，則一身都是易，易真繫我之安危。

予故曰易具醫之理，醫得易之用。學醫不學易，必謂醫學無難，如斯而已也。……則易之變化出乎天，醫之運用由乎我。運一尋之木，轉萬斛之舟；撥一寸之機，發千鈞之弩，為虛為實者易之，為寒為熱者易之，為剛為柔者易之，為動為靜者易之，高下者易其升降，表裡者易其浮沉，緩急者易其先後，逆順者易其假真。知機之道者，機觸於目，神應於心，無能見有，實能見虛，前知所向，後知所居。故可以易危為安，易亂為治，易亡為存，易禍為福。致心於玄境，致身於壽域。……然而用易者所用在變，用醫者所用在宜。宜中有變。變即宜也，……第恐求宜於變，則千變萬變，孰者為宜？求變於宜，則此宜彼宣，反滋多變，有善求者，能於紛雜中而獨知所歸，千萬中而獨握其一，斯真知醫易之要者矣。

三、《易三義》

《易緯略義》張惠言

乾鑿度曰：易者，易也，變易也，不易也，管三成德為道苞籥。鄭注管猶兼也，一言而兼此三事以成其德道之苞籥（齊魯之間名門戶及藏器之管為籥，此依初學記所引與四庫本異）。易者，以言其德也，通情無門藏神無內也，光明四通俲易立節（俲易者，寂然無為之謂也，俲易無為俲依，明錢叔寶本、四庫本作傚，下同，故無下之性莫不自得也），無地爛明，日月星辰布設八卦，錯序律曆調列五緯順軌（五緯，五星也）。四時和慄孳結（慄舊作栗依文選注改，孳，育也，結成也）；四瀆通情優游信潔（水有信而清潔），根著浮流（根著者，草木也，浮流者人兼鳥獸也），氣更相實（此皆言易道無為故無地萬物各得以自通也），虛無感動清靜炤哲（夫唯虛無也，故能感天下之動，惟清靜也，故能照天下之明）。移物改耀至誠專密（移動也，天確爾至誠，故物得以自動，寂然皆專密，故物得以自專也），不煩不撓淡泊不失此其易也（此即經云乾以易知也，鄭注經亦云易，俲易也），變易也者其氣也（氣一作變），天地不變不能通氣（否卦是也），五行迭終四時更廢（天道如之而況於人乎）。君臣取象變節相和能消者息（文王是也），必專者敗（殷紂是也）。君臣不變不能成朝紂行酷虐天地反（不能變節以下賢也），文王下呂九尾見（文王師呂尚遂致九尾狐瑞也），夫婦不變不能成家，妲己擅寵殷以之破（不變節以逮眾妾也）。大任順季享國七百，此其變易也（乾坤所以用九六），不易者也，其位也，天在上，地在下，君南面，臣北面，父坐子伏，此其不易也（鄭所以言禮，虞所以言既濟，荀所以言乾升坤降）。故易者天地之道也，乾坤之德，萬物之寶，至哉易一元以為元紀（天地之元萬物所紀）。易含三義皆元也，天地合於一元，易義於此為大。

四、《易數》

《易緯略義》張惠言

乾鑿度曰：文王（此節上下卷各見此，依下卷上卷作聖人）因陰陽定消息立乾坤統天地，夫有形者生於無形，則乾坤安從生（消息寒之氣而陰陽定，謂六十卦候也，……）三微生著而立乾坤（謂十二卦消息，復臨泰乾成），以天地之道（寒溫微著皆法天地），則是天地先乾坤生也（此以卦氣疑始畫卦也，文王據此則作明矣）。天有象可見，地有形可處，若先乾坤（謂若天地先於乾坤），則是乃天地生乾坤，或云有形生於無形則為反矣，如是則乾坤安從生焉，若怪而問之。故曰有太易有太初，有太始有太素，太易者未見氣，太初者氣之始，太始者形之始，太素者質之始（太易之始，漠然無氣可見，四庫本見下有者字，太初者，氣寒溫始生也，太始有兆始萌也，太素者質始形也）。氣形質具而未相離故曰渾淪（雖含此三始而猶未有分判，老子曰有物渾成先天地生，此易所謂太極也，此以下用上卷之注），言萬物相渾淪而未相離（言萬物莫不資此三者也），視之不見聽之不聞，循之不得，故曰易也易無形埒也（此明太易無形之時，虛豁寂寞不可以視聽尋，繫辭曰易無體，此之謂也，下卷注云夏小正十二月雞始乳也），易變而為一（一主北方氣漸生之始，云主北方氣者借卦候明之）。

此則太極（成孫案四庫本太下無極字，初氣之所生也），一變而為七（七主南方陽氣壯盛之始也，萬物皆形見焉此，則太始氣之所生者），七變而為九（西方陽氣所終究之始也，此則太素氣之所生也），九者氣變之究也，乃復變而為一（此一則元氣形見而未分者，太極也上所謂渾淪，夫陽氣內動周流終始，易陽氣也，然後化生一之形氣也）。一者形變之始清輕上為天（象形見矣）濁重下為地（質形見矣），物有始有壯有究，故三畫而成乾（象一七九也，大陽則言乾成者，陰則坤成可知矣，謂二與一併生八與七，並變俱生，六與九併成下，言乾坤相併俱生是也）。乾坤相併俱生，物有陰陽，因而重之，故六畫而成卦（陰陽剛柔之與仁義也）。卦者卦也，掛萬物視而見之故三畫已上（成案四庫本孫上作下），為地，四畫已上為天，物感以動類相應也，陽氣從下生（陽氣上卷作易氣為易，易本無形自微及著，故氣從下生以下爻為始也），動於地之下則應於天之下，動於地之中則應於天之中，動於地之上則應於天之上（天氣下降以感地則成孫案四庫本則作故，地氣升動而應天也，動亦應陽也）。

故初以四二以五三以上此謂之應，陽動而進，陰動而退，故陽以七陰以八為彖，易一陰一陽合而為十五之謂道（彖者，成孫案四庫本者作曰誤，爻之不變動者，五象天數奇也，十象地之數偶也，合天地之數乃謂之道，乾坤相併俱生，故一陰一陽），陽變七之九，陰變八之六亦合於十五，則彖變之數若一（九六爻之變動者，係曰爻效天下之動也，然則連山歸藏占彖本其質性也，同易占變者效其流動也，彖者斷也），陽動而進，變七之九象其氣之息也，陰動而退，變八之六象其氣之消也，故太一取其數行九宮，四正四維，皆合於十五（自陽動以下上卷無，太一者北辰之神名也，居其所曰，太一常行於八卦日辰之間，曰天一或曰太一出入所遊息於紫宮之內外，其星因以為名焉故星經曰，天一太一主氣之神行猶待也，四正四維以八卦神所居，故亦名之曰宮，天一下行，猶天子出巡狩省方岳之事，每率也，當為卒，則復太一下行八卦之宮，每四乃還於中央，中央者北神也當為辰之所居，故因謂之九宮，天數大分，以陽出以陰入，陽起於子，陰起於午。是以太一下九宮，從坎宮始，坎中男始亦言無適也，自此而從於坤宮，坤，母也；又自此而從震宮，震，長男也；又自此而從巽宮，巽，長女也，所行者半矣，還息於中央之宮；即又自此而從乾宮，乾，父也，自此而從兌宮，兌，少女也；又自此從於艮宮，艮，少男也，又自此從於離宮，離，中女也，行則周矣，上遊息於天……太，成孫案四庫本太作天。一之宮而反於紫宮行從坎宮始，終於離宮。數自太一行之坎為名耳，謂太一先之，坎為一次之，坤為二次之，震為三也。……因陰陽男女之偶為終始云，從自坎宮必先之坤者，母於子養之勤勞者，次之震又之巽母從異性來，此其所以敬為生者，從息中而復之，乾者父於子教之而已於事逸也，次之兌又為艮父，或老順其心所愛以為長育多少大小之行已亦為旋此數者，……太一行九宮，陳摶所謂河圖也，太一取八卦之數，則八卦不自此生亦明矣）。

五音六律七宿，……由此作焉（作起也，見八卦行太一之宮則八卦各有主矣，推此意則又知日辰及到宿亦有事焉，亦如太一之行八卦，故曰由此起日辰及列宿皆係八卦，各行八卦但不如太一之數耳，是以云也）。故大衍之數五十所以成變化而行鬼神也。……日十干者五音也（甲乙角也，丙丁徵也，戊己宮也，庚辛商也，壬癸羽也），辰十二者六律也（六律益六呂合十二辰），星二十八者七宿也（四方各七四七二十八周天也）。凡五十所以大閡物而出之者也，……此原七八九六之始一陰一陽之位說詳虞氏消息。

按：本文出自清代張惠言的《易緯略義》，該書對《易緯》的一些主要觀點進行了闡述，對研究《易緯》有一定的益處，《易三義》及《易數》是該書對《易緯・乾鑿度》關於易的 3 個含義及易數的闡發，對研究易理有一定的啟發。

五、《先後天八卦平議》

《學易筆談》清・杭辛齋

先天八卦，不始於邵子，前集已述其略矣，但先後天之關係甚大，不明先天後天之義，無以明八卦變化之由，不明八卦變化之由，無以知六十四卦變化之序，……唐宋以前，易家之傳授，均未有圖，至邵康節始悟一二三四五六七八之旨。以乾兌離震巽坎艮坤之次繪為先天八卦之圖，更依帝出乎震一章指陳之方位，繪為後天八卦之圖，而先天後天之名，遂傳於世，康節更以先天八卦，依次重之為六十四卦，卦分為七級。第一級為太極，二為兩儀，三為四象，四為八卦，五為十六事，六為三十二，七為六十四，所謂一生二，二生四，四生十六，十六生三十二，三十二生六十四。……伏羲畫卦，當然先後天與六十四卦同時並有，使伏羲而僅畫先天八卦，將何以施之於用，而炎黃之蓮山歸藏，又何以經卦八而別卦六十四乎，而後天八卦定為文王所畫，求諸經傳，實無依據，先儒有疑及此者乃改伏羲八卦為天地定點陣圖，文王八卦為帝出乎震圖，以為根據說卦較為典切。……故乾一兌二一圖，只能正其名曰先天卦，震東兌西者只能正其名曰後天卦，不必繫之曰伏羲文王名斯當矣。……先天八卦之妙，尚非南北東西之位所能盡之，邵子當日發明此圖，不得不用四方四隅之位，以與後天之方位相參互，以見義而明用，然又特標圓方兩說，正以補圖所未盡之義也。

夫天圓而地方，先天圓而後天方，學者也詳聞其說矣。……納甲者，實康節先天圖之所本，然自漢以前，雖傳其說，未始有圖也，若按說以求之，則乾坤列東，艮兑列南，震巽列西，離坎居中，此後人言虞氏易者所擬之卦位，與先天八卦又迥然不同，……蓋先天與後天，往復相循，如環無端，泰否反類，先後天之無往不復，亦如是也，譬如於後天為否者，而先天為泰，後天為泰者，而先天為否，兑見巽伏，震起艮止，皆先後互相循環，故吉凶得失進退，無不互相倚伏，……故學者環索先後天之卦象者，必將陰陽卦象之理，爛熟於胸中，則先天後天，分之合之，均各得自然之妙。

六、《河洛平議》

《學易筆談》清・杭辛齋

河圖洛書之爭議，其辯駁紛紜，亦無異於先後天，而河洛又多劉牧、范諤昌輩九圖十書之說，於是同一言河洛者，各有其辯駁爭論。較先天又多一重紛擾矣，夫河出圖，洛出書，聖人則之。孔子繫傳固明言之。而河不出圖。又見於論語天球河圖，亦陳於顧命，是河圖洛書之非妄，與聖人作易之取則於河洛，雖蘇張之辨，不能蔑其說也。

顧自漢以後，未傳其圖，但天一地二至地十之數。孔子固明白言之，又申之曰天數五，地數五，五位相得而各有合。天數二十有五，地數三十，則亦不啻形容如繪矣。而一六二七三八四九五十之合，與東木南火西金北水中土之位。楊子雲、鄭康成，均所傳略同。雖無河圖與洛書之名，而捨此以求河圖洛書，更無有象數確當，而又與易相合如此者，且五十五與四十五兩圖，其數之縱橫加減千變萬化，其為象數不祧之祖。雖反對者，亦無以難也。故言漢學者，雖極力排斥，只能不認其為河圖洛書，而象數之妙合，無可辨也。於是顧亭林、毛西河諸氏，名五十五者曰天地生成圖，名四十五者曰太乙九宮圖，然二圖之妙，固在於象，在於數，而其名之異同，初無礙也。邵子先天之學，實探源於此。云傳自希夷，而希夷亦必有所受。與傳周子之太極圖，皆出自道藏之秘傳（唐真元妙品經有太極先天圖與周子通書之圖無異）。

蓋自老子西行，為關尹所要，僅留道德五千言，傳於中土。其餘秘書法象，為三代所傳，而藏於柱下者，皆隨而西去。故道藏諸圖，皆出陝蜀。而蔡季通之三圖（古太極圖其一也）亦入陝始得。朱子所謂本儒家故物，散佚而落於方外，得邵子而原璧歸趙，非無見而云然也。邵子之書，未確指何者為圖，何者為書。朱子以蔡元定之考訂，以五十五者為河圖四十五者為洛書，冠於大易之首，遂開是非之門，劉牧亦託名於希夷所傳授，易置其名，以四十五為河圖，五十五為洛書。

宋元說易者，遂分兩派，各宗其說。至明太祖以程傳朱義課士，刊諸太學，明清兩代學者，皆宗朱子，而劉牧之說，幾無聞矣。唯漢學家益藉以為攻擊之利械。實則朱子說易，固未能滿意，啟蒙以先後天八卦，生吞活剝，配合河洛，牽強補湊，益資攻者之口實。至以五十五為河圖，四十五為洛書，確較劉牧之說為長，未可非也。

夫圖書之名，邵子雖未分言，而希夷之龍圖，非劉牧之所祖述者乎。……劉牧之鉤隱圖，膚淺已甚，以視康節，其相去不可以道裡計，而崇信之者，尚比比焉。則震於希夷之名，而好奇之心又乘之也，故讀古人之書。無定識定力以鑒核之，受古人之欺多矣。夫天地五十五數，孔子所謂神變化而行鬼神者也，今以二圖考之。其體用相生，參互交錯，與先後天八卦之體用變化，無不妙合。即納甲納音，五運六氣，與大乙六壬遁甲，及後世之子平風鑒，無一能越其範圍。

所謂建諸天地而不悖，質之鬼神而無疑者，殆謂是矣。故但得其數而神其用，固無投而不合。至其名稱之如何，宜可無問焉。然以施諸用而稱諸口，終不可無名以別之，則五十五為河圖，四十五為洛書，自以從朱子所定者為差勝焉。至此河圖洛書是否即繫傳所稱之河圖洛書，載籍既無可徵信，又烏敢臆斷。然其為天一地二至地十。孔子所謂通變化而行鬼神之數。則斷斷然其無可疑也。

夫學易能至通變化行鬼神，亦庶幾矣，又奚為捨其實而名是競哉。至兩圖象數之推衍變化，宋之丁易東、張行成，元之張純，清之江慎修，及朱子之易學啟蒙，已闡發極詳。雖精粗不同，皆具有條理，學者循求之。引申觸類，已足應用而不窮，茲限於篇幅不贅述焉。

余姚黃氏易學象數論，其排斥河洛先天及皇極經世諸說最力。為毛西河胡東樵諸氏之先驅。實則皆梨洲先生違心之論焉，蓋先生非不知象數者。少壯之時，氾濫百家於陰陽禽遁等學。實有心得，至晚年學成而名亦日高，恐平日之研求術數，近於小道，足為盛明之累。故撰此書，極力排斥，以存大儒之身矣。是以言之甚詳，斥之正所以存之也，即毛氏胡氏之書。雖極端辯駁，然所斷斷以爭者，亦僅於名稱。而其援引之博，考據之詳，且適足為河洛先天之疏證，較宋學家之崇奉河洛。而空談性理，羌無故實者，力且倍蓰焉。於是知天下事物之理，愈辯駁則愈精，究其真理所在，則顛撲不破，天地鬼神所不能違，而況於人乎。然人之知識，本極有限，又蔽於物慾，惑於習染，逐明明真理當前。亦瞠乎莫辨，是則讀書之大患也。

七、《太極圖新說》

《學易筆談》清・杭辛齋

宋儒有太極圖說矣，故曰新說，所以別於宋儒之太極圖說也。無極而太極之誤，前集既辨之矣，且明言太極之決不可有圖，茲何以復為太極圖新說也，曰太極圖新說者，非謂太極之可以有圖。實以自宋以來相傳之太極，既皆有圖，且不止一圖。更習俗相沿，家喻戶曉，雖村夫俗子，幾無不能舉太極圖之名而識其狀者。是變太極之本而加之厲，將易有太極之精義，淪胥殆盡，習非浸以勝是，而易道之大本大源，更無人能識焉。烏得不為之說，以明各家太極圖之源流，庶太極之真理，且借此圖而益顯也。

宋儒之太極圖說，以說周濂溪之太極圖也，圖載周子通書，濂溪得自陳希夷，希夷得自道藏。唐真元妙品經，已有此圖，名曰太極先天圖，上一圓圖，分黑白三層，左右相錯，中分金木水火土五行，下為兩圓圈，與周子之圖正同，可見此圖相傳已古。宋儒恐其出自道家，有異端之嫌，故諱希夷而不言。謂周子之所發明，其實可以不必也。

此一太極圖也，朱子晚年，頗信道家之說，既注參同契，而悟其功用，知源流悉出於易，必尚有秘傳之圖 為世所未見者，故囑蔡季通入陝蜀以求之。季通於蜀得三圖，珍秘之甚，其一即今世俗習見之太極圖。一圓圈內分黑白環互之形，而白中有一黑點，黑中有一白點，為陰陽之互根，故狀如兩魚首尾之交互，北俗謂之陰陽魚兒者是也（陰陽魚之魚字改為儀字則其名甚當矣）。此圖朱子已不及見，至元時由季通子孫傳出，逮明初始盛行於世，今則家喻戶曉，人人能知之識之。周濂溪之圖，已為所掩矣。

來瞿塘氏自繪一圖，以明所心得，亦曰太極圖，乃名此曰古太極圖，此又一太極圖也。來氏之圖，大體亦與蔡氏所傳無異。惟空其中為一圈，以象太極，其黑白者為太極所生之陰陽，又改兩點為黑白兩直線，為陽極生陰，陰極生陽之狀，此又一太極圖也。今日濂溪之圖，僅存於周子通書，朱子於圖說雖極推崇，而作周易本義，獨取邵子之九圖弁於經首，而不及此。故承學之士，未見通書者，亦莫辨此圖之作何狀矣。來氏所作，雖苦心孤詣，自謂有所獨得，然亦未大行於世。

今所盛行，僅蔡氏之一圖，以辟邪鎮惡之用。與八卦並傳，而無遠勿屆，實藉道家之力，與易道無關。然易道亦借此而普被，使人知此太極圖，尚非易有之太極，而闢邪鎮惡之效，已宏大廣遠。如是，則孔子所稱易有太極者，其神妙不可思議，當較此更十百千萬也。

道本無形，即物而寓，然則此陰陽交互之圖，雖非太極，亦未始不可謂太極之理所寓也。因勢利導，使夫人而知之，夫人而識之，豈非易道廣被之一助哉，此太極圖新說之所以不得已而作也（參看前集辯無極而太極之誤與後卷易太極是生兩儀可以互證）。

八、《進化新論》

《學易筆談》清・杭辛齋

易者進化之書也，進化者何，隨時變易以從道也。窮則變，變則通，通則久。自有天地以來，氣運之遷移殆無日不變，無時不變，但變之微者，不自覺積微成著。閱時已千百年，人之壽又不能待，是以世之人，恆不能睹其變之跡，而窮變通久，非徵之歷史，無以見焉。世界之有史，莫古於中國，而中國之書，又莫古於易，觀繫傳制器尚象之十三卦，由游牧（以佃以漁取諸離），而進於農商（耒耨取益日中為市取諸噬嗑），由穴居野處而進於宮室。由衣薪葬野而進於棺槨，由結繩為治而進於書契，上古進化之跡，因歷歷可考焉。

西儒達爾文氏著世界進化論，乃謂世界萬物，皆由漸而進化，皆簡而進於繁，由劣而進於優，天地生物之始，只如爬蟲類之下等動物，逐漸進化，而至於高等動物。高等動物，如猿猴猩猩類者，已略具人形，或能人言，又進化即為人，……天地初分之始，盈於地之間者，氣而已矣。氣勝於形，故盈於地間之萬物，無不以氣化而成形者也。

孔子曰天地絪縕，萬物化醇者是也。逮物既成形，則氣為形奪，氣化不勝於形化，形有陰陽，自相匹偶，生生不已。孔子曰男女媾精萬物化生是也，迄於今日，形化雖勝而氣化之物，亦仍不絕於世，但只化生微細之蟲類，其賦形較巨者，則悉為形化矣。……天地之氣得人而通，萬物之用，得人而彰。……天地曲成萬物，以維持人類以不敝者也。是以變化莫備於易，天地間萬事萬物，由變化而進化之理，亦莫備於易，易之進化，各有其類，而不相越，各合其時，而不相違。

易六十四卦，三百八十四爻，無一卦不變，無一爻不變，而卦有類，爻有等，變有時，象無定而有定，數可測而不可測，理無在而無不在，氣無至而無不至，雖萬變而不離其宗，是非深明乎乾元廣大之矣者，未足與語也。……庶乎人類之真進化可期，所謂優勝劣敗者，更不在物競，而在人之不競，不在天擇，而在人之不自擇耳。

按：《學易筆談》是清代杭辛齋所著，對《周易》的闡述有許多獨見，其特點為以專題形式論述觀點，頗具新意，不失為研究《周易》的一部較好的參考文獻。《先後天八卦平議》《河洛平議》及《太極圖新說》亦出自此書，杭辛齋進行了精闢論述。

九、《明象》

《繫辭注》魏晉·韓康伯

夫象者，出意者也。言者，明象者也（立象所以表出其意，作其言者顯明其象，若乾能變化，龍是變物，欲明乾象，假龍以明乾。若明龍者，假言以象龍，龍則象之意也），盡意莫若象，盡象莫若言（象以表意，言以盡象），言生於象，故可尋言以觀象（若言能生龍，尋言可以觀意）。象生於意，故可尋象以觀意（乾能明意，尋乾以觀其意），意以象盡，象以言著（意之盡也，象以盡之，象之著也，言以著之），故言者，所以明象得象而忘言。象者，所以存意，得意，而忘象（既得龍象，其言可忘，既得乾意，其龍可捨），猶蹄者所以在兔，得兔而忘蹄（蹄以喻言，兔以喻象，存蹄得兔，得兔忘蹄），筌者所以在魚，得魚而忘筌也（求魚在筌，得魚棄筌）。然則言者象之蹄也，象者意之筌也（蹄以喻言，筌以比象），是故，存言者，非得象者也。

存象者，非得意者也（未得象者存言，言則非象，未得意者為象，象則非意），象生於意而存象焉，則所存者乃非其言也（所存者；在意也），言生於象而存言焉，則所存者乃非其言也（所存者，在象也），然則忘象者乃得意者也。忘言者乃得象者也（忘象得意，忘言得象），得意在忘象，得象在忘言（棄執而後得之），故立象以盡意，而象中忘也，重畫以盡情，而畫可忘也（盡意可遺象，盡情可遺畫，若盡和同之意，忘其天火之象，得同志之心，拔茅之畫盡可棄也），是故，觸類可為其象，含義可為其徵（徵，驗也，觸逢事類則為象。魚龍牛馬鹿狐鼠之類，大人君子，義同為驗也），義苟在健，何必馬乎，類苟在順，何必牛乎（大壯九三有乾，亦云羝羊，坤卦無乾，彖亦云牝焉），爻苟合順，何必坤乃為牛，義苟應健，何必乾乃為馬（胚無坤，六二亦稱牛，明夷無乾，六二亦稱馬），而或者定馬於乾（唯執乾為馬，其象未弘也），案文責卦，有馬無乾，則偽說滋漫，難可紀矣。

互體不足。遂及卦變，變又不足，推致五行（廣推金木水火土為象也），一失其原，巧愈彌甚（一失聖人之原旨，廣為譬喻失之甚），縱復或值，而義無所取，蓋存象忘意之由也，失魚兔則空守筌蹄，遺健順則空說龍馬，忘象以求其意，義斯見矣。

按：本篇出自魏晉韓康伯《繫辭注》。韓康伯的《繫辭注》與王弼的名著《周易注》一起被唐代易學家孔穎達合集於《周易正義》之中，此為義理學派的代表作之一。

《繫辭注》吸收了易學及老子的觀點並在王弼《周易注》的基礎上進行了發展，具有新的觀點。本文對《周易》象義進行了闡述，對研究《周易》象的含義有一定的啟示。

十、《易傳序》

宋．程頤易

變易也，隨時變易以從道也。其為書也廣大悉備，將以順性命之理，通幽明之故，盡事物之情，而示開物成務之道也。聖人之憂患後世，可謂之矣。

去古雖遠，遺經尚存，然而前儒失意以傳言，後學誦言而忘味，自秦而下，蓋無傳矣。予生千載之後，悼斯文之湮晦，將俾後人沿流而求源，此傳所以作也。

易有聖人之道四焉，以言者尚其辭，以動者尚其變，以制器尚其象，以卜筮者尚其占。吉凶消長之理，進退存亡之道，備於辭，推辭考卦，可以知變，象與占在其中矣。

君子居則觀其象而玩其辭，動則觀其變而玩其占。得於辭不達其意者有矣，未有不得於辭而能通其意者也。至微者理也，至著者象也，體用一源，顯微無間，觀會通以行其典禮，則辭無所不備。故善學者求言必自近，易於近者，非知言者也。予所傳者辭也，由辭以得意，則存乎人焉。

十一、《卦爻辭中的故事》

《周易探源》李鏡池

顧頡剛先生有這樣的一篇文章：周易卦爻辭中的故事（載於燕京學報第六期）。他從卦、爻辭所載的故事推定周易的著作年代。這是很有力的一個印證，故這裡節錄顧先生的話來作為論據。

（一）王亥喪牛羊於有易的故事

大壯六五，「喪羊於易，無悔」。旅上九，「鳥焚其巢，旅人先笑後號咷，喪牛於易，凶」。王國維從甲骨卜辭中研究出商的先祖有個王亥，並從楚辭、山海經、竹書紀年三書中找出他的事蹟來。竹書紀年載「殷王子亥賓於有易而淫焉，有易之君帛緜臣殺而放之」。大荒東經載「有易殺王亥，取僕牛」。天問裡用疑問的話對於王亥（天問作該）的事蹟說得更詳細，說他在有扈（有易之誤）過著快活的日子，後來被害。

這與周易「旅人先笑後號咷，喪牛於易」的話是相同的。可見周易那兩節爻辭說的是王亥的故事。王國維還說：「蓋夏初奚仲作車，或尚以人挽之，至相土作乘馬，王亥作服牛，而車之用益廣。古之有天下者，其先皆有大功德於天下。……然則王亥祀典之隆，亦以其為製作之聖人，非徒以其為先祖。」王亥是作服牛的人物，有功於人，他的事蹟為人所注意，故卦、爻辭作者亦採述之，而且凡兩見。

（二）高宗伐鬼方的故事

既濟九三，「高宗伐鬼方，三年克之。小人勿用」。未濟九四，「震用伐鬼方，三年有賞於大國」。詩商頌殷武篇說，「昔有成湯，自彼氐羌，莫敢不來享，莫敢不來王」。可見商的勢力早已遠被西北民族。到高宗時，伐鬼方至三年之久而後克之，可稱是古代的大規模的戰爭，所以作爻辭的人用為成功的象徵。

（三）帝乙歸妹的故事

泰六五，「帝乙歸妹，以祉，元吉」。歸妹六五，「帝乙婦妹，其君之袂不如其娣之袂良，月幾望，吉」。從詩大明篇「文王嘉止，大邦有子。大邦有子，俔天之妹。文定厥祥，親迎於渭」的話，及帝乙與文王同時這兩方面看來，周易記的是帝乙嫁女於文王的故事。帝乙為什麼要婦妹與周文王呢？這是就當時的情勢可以推知的。自從太王「居岐之陽，實始翦商」（魯頌閟宮）以來，商日受周的威脅，不得不用和親之策以為緩和之計，像漢之與匈奴一般。所以王季的妻就從殷商嫁來，雖不是商的王族，也是商畿內的諸侯之女。至帝乙婦妹，詩稱：「俔天之妹」，當是王族之女了。後來繼娶的莘國之女，也是出於商王畿內的侯國的。周本是專與姜姓通婚姻的，而在這一段「翦商」期間，卻常娶東方民族的女子了。這在商是不得已的親善，而在周則以西夷高攀諸夏，正是他們民族沾沾自喜的舉動呢。所以這件事就兩見於爻辭。

（四）箕子明夷的故事

明夷六五，「箕子之明夷，利貞」。箕子為殷末的仁人，他不忍見殷之亡，致有「為奴」（論語）及「佯狂」（楚辭）的痛苦。「明夷」是一種成語，其義已不可知。彖傳裡把箕子與文王對舉，可見明夷六五說的：「箕子」，很早是當作殷之仁人箕子說的。

（五）康侯用錫馬蕃庶的故事

晉卦辭，「康侯用錫馬蕃庶，晝日三接」。康侯即衛康叔：因焉他封於康，故曰「康侯」；又因為他是武王之弟，故曰「康叔」。康侯用錫馬蕃庶的故事久已失傳。就本文看，當是封國之時，王有錫馬，康侯善於畜牧，用以蕃庶。

除了以上幾事約略可以考定之外，還有幾條爻辭也是用來說成文王的故事的：

（1）升六四云：「王用亨於岐山，吉，無咎。」

（2）隨上六云：「拘繫之，乃從維之，王用亨於西山。」

（3）既濟九五云：「東鄰殺牛，不如西鄰之禴祭實受其福。」

雖然這些話說的未必一定是文王的故事，但總是有個故事隱藏在裡面。此外還有許多爻辭似乎在稱說故事的，例如：

伏戎於莽，升其高陵，三歲不興。（同人九三）

繫用徽纆，寘於叢棘，三歲不得，凶。（坎上六）

明夷於南狩，得其大首，不可疾貞。（明夷九三）

震來厲，意喪貝，躋於九陵，勿逐，七日得。（震六二）

睽孤，見豕負塗，載鬼一車；先張之弧，後說之弧。匪寇，婚媾；往遇雨則吉。（睽上九）

或錫之鞶帶，終朝三褫之。（訟上九）

日昃之離，不鼓缶而歌。則大耋之嗟，凶。（離九三）

田有禽，利執言，無咎。長子帥師，弟子輿屍，貞凶。（師六五）

密雲不雨，自我西郊；公弋取彼在穴。（小過六五）

中行，告公從，利用為依遷國。（益六四）

豐其蔀，日中見斗，遇其夷主，吉。（豐九四）

顯比，王用三驅，失前禽，邑人不誡，吉。（比九五）

「這些話也許只就卦爻的象作為繫辭，也許用了與卦爻的象相合的故事作為繫辭；只為我們現在習熟於口耳間的故事唯有戰國、秦、漢以來所傳說的，而西周人所傳說的則早已亡佚，故無從判別。」

「作卦、爻辭時流行的幾件大故事是後來消失了的，作易傳時流行的幾件大故事是作卦、爻辭時所想不到的：從這些故事的有與沒有上，可以約略地推定卦、爻辭的著作時代。它裡邊提起的故事，兩件是商的，三件是商末周初的，我們可以說，它的著作時代當在西周的初葉，著作人無考，當出於那時掌卜筮的官。著作地點當在西周的都邑中，一來是卜筮之官所在，二來因其言『岐山』言『缶』都是西方的色彩。」

顧先生的結論所定卦、爻辭的著作時代、著作人及著作地點，我認為很對的，不過這裡邊要補充一下，卦、爻辭的材料，大部分是周民族還在從遊牧到農業時代的記錄，西周初葉的材料比較的少，從甲骨卜辭上「黍年」「有年」「其雨」等話看，殷民族已進到農業時代，卦、爻辭所說的農業，也還是開始經營，材料的年代頗早。這是說，卦、爻辭的大部的材料來源是在西周之前。然而周易之成功為周易，是經過一次編纂而成的（這一點在上面講卦、爻辭著作體例時已說過，在下面講卦、爻辭中的比興詩歌時還要論及），這編纂的時期當在西周初葉。

按：本文出於《周易探源》，作者李鏡池為近代易學家，該書具有較高的文獻研究價值。書中考據引證都比較嚴謹、可靠，是研究《周易》的一部重要歷史考據資料。該文所引顧頡剛的《周易卦爻辭中的故事》，對進一步深入領會《周易》卦爻辭的含義很有幫助。《周易》卦、爻皆為對殷周時期，社會實踐及生產實踐的總結，故《周易》卦辭、爻辭基本都是有來歷的，並非為作者所隨意編造。

十二、《御纂周易折中序》

李光地等

易學之廣大悉備秦漢，而後無復得其精微矣。至有宋以來，周、邵、程、張闡發其奧，唯朱子兼象數天理違眾而定之，五百餘年，無復同異。宋元明至於我朝因先儒已開之微旨，或有議論已見漸至啟後人之疑。朕自弱齡留心經義五十餘年，未嘗少輟，但知諸書大全之駁雜，奈非專經之純熟。深知大學士李光地，素學有本，易理精詳，特命備周易折中上律河洛之本末，下及眾儒之考定，與通經之不可易者，折中而取之，越二寒暑子夜披覽片字，一畫斟酌無怠，康熙五十四年春告成而傳之天下，後世所以正學為事者，自有所見矣。

十三、《雜卦傳》

《周易外傳》王夫之

夫錯因向背，同資皆備之材；綜尚往來，共役當時之實；會其大全而非異體，乘乎可見而無殊用。然則卦雜而德必純，德純而無相反之道，其亦曙矣。而雜卦之德，恆相反者，何也？道之所凝者性也，道之所行者時也，性之所承者善也，時之所承者變也。性載善而一本道，因時而萬殊也。

則何以明其然邪？一陰而不善，一陽而不善，乃陽一陰一而非能善也。堅軟合則熨之而不安，明暗交則和之而必疑，求與勤則施之而不忘，非能善也。其善者，則一陰一陽之道也：為主持之，而不任其情；為分劑之，而不極其才；乃可以相安相忘而罷其疑，於是乎隨所動而皆協於善。

雖然，陰陽之外無物，則陰陽之外無道。堅軟、明暗、求與，賅而存焉，其情不可矯，其才不可易也。則萬殊仍乎時變，而必有其相為分背者矣。往者一時，來者一時，同往同來者一時，異往異來者一時。時亟變而道皆常，變而不失其常，而後大常貞，終古以協於一。小變而輸於所委，大變而反於所銜，性麗時以行道，時因保道以成性，皆備其備，以各實其實。豈必其始之有殊心，終之無合理，而後成乎相反哉？故純者相峙，雜者相遷，聽道之運行不滯者，以各極其致，而不憂其終相背而不相通。是以君子樂觀其反也。

雜統於純，而純非專一也。積雜共處而不憂，如水穀燥潤之交養其生，先固純矣。變不失常而常非和會也。隨變屢遷而合德，如溫暑涼寒之交成乎歲，歲有常矣。雜因純起，即雜以成純；變合常全，奉常以處變；則相反而固會其通，無不可見之天心，無不可合之道符也。

是以乾為剛積，初則潛而「不飛」；坤用柔成，二則值而「不括」。比逢樂世，「後夫」抱戚於「無號」；師蹈憂危，「長子」諧心於「三錫」；未濟男窮，君子之暉有吉；夬剛道長，獨行之慍若濡。即此以推，反者有不反者存，而非極重難回，以孤行於一徑矣。

反者，疑乎其不相均也，疑乎其不相濟也。不相濟，則難乎其一揆；不相均，則難乎其兩行。其惟君子乎！知其源同之無殊流，聲葉之有眾響也。故樂觀而利用之，以起主持分劑之大用。是以肖天地之化而無慚，用萬物之誠而自樂。下此者，驚於相反而無所不疑，道之所以違，性之所以缺，其妄滋矣。規於一致，而昧於兩行者，庸人也。乘乎兩行，而執為一致者，妄人也。

夫君子盡性不安於小成，因時不僥其極盛。性無小成，剛柔之向背而同體；時不僥盛，憂樂之往來而遞用。故道大無私，而性貞不亂。其不然者：一用其剛，一用其柔，且有一焉不剛不柔，以中剛柔、而屍為妙；一見為憂，一見為樂，且有一焉不憂不樂，以避憂樂，以偷其安。則異端以為緣督之經，小人以為詭隨之術矣。

異端者，小人之捷徑也。有莊周之〔寓庸〕，斯有胡廣之〔中庸〕；有莊周之〔至樂〕，斯有馮道之〔長樂〕。曰：盛一時也，衰一時也，盛德必因於盛時，涼時聊安於涼德，古人之道可（及）〔反〕，而吾心之守亦可反也，吾自有所保以怙成於一德，而他奚恤哉？怙成於消而迷其長，嚴光際光武而用蠱。怙成於往而迷其來，許衡素夷狄而用隨。其尤者，譙周賣國而自鳴其愛主，可云既濟之定；張邦昌篡位而苟托於從權，且矜大過之顛。匡之以大，則云吾循其一致；責之以正，則云吾善其兩行。始以私利為詖行，繼以猖狂為邪說，如近世李贄之流，導天下以絕滅彝性，遂致日月失其貞明，人禽毀其貞勝，豈不痛與！

天之生斯人也，道以為用，一陰一陽以為體。其用不滯，其體不偏。向背之間，相錯者皆備也；往來之際，相綜者皆實也。跡若相詭，性奚在而非善？勢若相左，變奚往而非時？以生以死，以榮以賤，以今以古，以治以亂，無不可見之天心，無不可合之道符。是故神農、虞、夏世忽徂，而留於孤竹之心；周禮、周官道已墜，而存於東魯之席。亦奚至驚心於險阻，以賊道於貞常也哉？

是以君子樂觀其雜以學易，廣矣，大矣，言乎天地之間則備矣。充天地之位，皆我性也；試天地之化，皆我時也。是故歷憂患而不窮，處死生而不亂，故人極立而道術正。傳曰：「苟非其人，道不虛行」，聖人讚易以俟後之君子，豈有妄哉！豈有妄哉！

按：本文出自清代王夫之《周易外傳》，王夫之的《周易內傳》及《周易外傳》都是影響比較大的易學著作。本書闡述易理較為深刻而有見地，是研究《周易》較好的參考書。《雜卦序》雜論八卦，對加深八卦的理解，有一定的幫助。

十四、《原象》

《周易本義》宋・朱熹

太乙肇判，陰降陽升，陽一以施，陰兩而承。惟黃昊義，仰觀俯察，奇偶既陳。兩儀斯設，既斡乃支，一各生兩，陰陽交錯，以立四象。奇加以奇，曰陽之陽，奇而加偶，陽陰以章，偶爾加奇，陰內陽外，偶復加偶，陰與陰會，兩一既分，一復生兩，三才在目。

八卦指掌，奇奇而奇，初一曰乾，奇奇而偶，兑次二焉；奇偶而奇，次三日離；奇偶而偶，四震以隨；偶奇而奇，巽居次五；偶奇而偶，坎六斯睹；偶偶而奇，艮居次七；偶偶而偶，八坤以畢。初畫為儀，中畫為象，上畫卦成。人文斯朗，因而重之，一貞八悔。

六十四卦由內達外，交易為體，往此來彼，變易為用時靜而動。降帝而王，傳夏歷商，有占無文民用弗彰。文王系彖。周公系爻，視此八卦，二純六爻，乃乾斯父。乃坤斯母，震坎艮男，巽離兑女，離南坎北，震東兑西，乾坤艮巽，位以四維。建官立師，命曰周易，孔聖傳之是為十翼，遭秦弗燼，及宋而明，邵傳羲畫，程演周經，象陳數列，言盡理得，彌意萬年，永著常式。

按：朱熹是宋代大儒，其著《周易本義》是易學重要著作，是研究《周易》的必備參考文獻。《周易本義》理義精深，註釋準確得當，並融取義派及取象派為一體，為宋明前易學研究之集大成著作。

上文出自《周易本義》，文章對《周易》陰陽升降、八卦奇偶進行了闡述，有一定見地。

十五、《論易之三名》

《周易正義》唐·孔穎達

夫易者，變化之總名，改換之殊稱。自天地開闢，陰陽運行，寒暑迭來，日月更出，孚萌庶類，亭毒群品，新新不停，生生相續，莫非資變化之力，換代之功。

然變化運行，在陰陽二氣，故聖人初畫八卦設剛柔兩畫，象二氣也；布以三位，象三才也，謂之為易，取變化之義。

既義總變化，而獨以易為名者，易緯乾鑿度云：易一名而含三義，所謂易也，變易也，不易也。又云：易者其德也，光明四通，簡易立節，天以爛明，日月星辰，佈設張列，通精無門，藏神無窮，不煩不擾，淡泊不失，此其易也。變易者其氣也。天地不變，不能通氣，五行迭終，四時更廢；君臣取象，變節相移；能消者息，必專者敗，此其變易也。不易者其位也，天在上，地在下，君南面，臣北面，父坐子伏，此其不易也。

鄭玄依此義作《易贊》及《論易》云：易一名而含三義：易簡一也，變易二也，不易三也。故繫辭云，乾坤其易之蘊邪。又云，易之門戶邪。又云，夫乾確然示人易也，夫坤隕然示人簡也，易則易知，簡則易從，此言其易簡之法則矣。

又云：為道也屢遷，變動不居，周流六虛，上下無常，剛柔相易，不可為典要，唯變所適。此言順時變易，出入移動者也。又云：天尊地卑，乾坤定矣；卑高以陳，貴賤位矣；動靜有常，剛柔斷矣。此言其張設布列，不易者也。……故有太易，有太初，有太始，有太素。

太易者，未見氣也；太初者，氣之始也；太始者，形之始也；太素者，質之始也。氣形質具而未相離，謂之渾沌。渾沌者，言萬物相渾沌，而未相離也，視之不見，聽之不聞，循之不得，故曰易也。是知易理備包有無，而易象唯在於有者，蓋以聖人作易本以垂教，教之所備，本備於有，故繫辭云：形而上者謂之道，道即無也：形而下者謂之器，器即有也。故以無言之存乎道體；以有言之，存乎器用；以變化言之，存乎其神。

按：孔穎達的《周易正義》是唐代《周易》研究的名著，該書對《周易》的注釋及闡發都十分精闢，為易學的傑作之一。

本篇結合《易·緯乾鑿度》對易的三個含義即變易、不易與簡易進行了闡述，並論述了太易與太初、太始、太素之間的聯繫，頗具深度，是研究易理的重要參考文獻。

十六、《太極圖說》

宋・周敦頤

無極而太極，太極動而生陽，動極而靜，靜極復動，一動一靜，互為其根，分陰分陽，兩儀立焉。

陽變陰合，而生水火木金土。五氣順布，四時行焉。

五行一陰陽也，陰陽一太極也，太極本無極也。五行之生也，各一其性。無極之真，二五之精，妙合而凝，乾道成男，坤道成女，二氣交感，化生萬物，萬物生生，而變化無窮矣。

唯人也，得其秀而最靈，形既生矣，神發知矣，五性感動而善惡分，萬事出矣。

聖人定之以中正仁義而主靜，立人極焉。故聖人與天地合其德，日月合其明，四時合其序，鬼神合其吉凶。君子修之吉，小人悖之凶。

故曰立天之道，曰陰與陽；立地之道，曰柔與剛；立人之道，曰仁與義。又曰原始反終，故知生死之說。

大哉易也，斯其至矣！

十七、《談易數之謎》（選摘）

——中國古代的數理哲學

劉蔚華

號稱「言天下之至賾（幽深難明）」的古文獻——《周易》就是一部記載了我國古代哲學思想、科學知識、歷史事件和筮占巫術的神秘典籍。古今不少學者，從不同方面探究其意蘊，力圖揭明《周易》的真面目。說《易》之書，卷帙浩繁，足以汗九牛。但是有一些謎，至今還沒有解開，《易》數就是其中之一個。……伏羲氏可謂是數學家的鼻祖，而易數則是古代數學的胚胎。

（一）陰陽之爻與奇偶數律

《易》有三個要素：象、數、理。《繫辭下》云：「古者包羲氏（即伏羲氏）之王天下也，仰則觀象於天，俯則觀法於地，觀鳥獸之文，與地之宜，近取諸身，遠取諸物，於是始作八卦，以通神明之德，以類萬物之情。」我們且拋開那些屬於神話傳說方面的內容，單就觀物取象而作卦來說，並沒有什麼神秘性。「日月為易，象陰陽也。」（《說文》）

《易》把陰陽兩種特性，作為探究天地、萬物、人事各種關係的基礎，這樣就把一切事物的本質關係歸結為對立統一。—是陽的象，--是陰的象。這兩個符號又是一和二兩個古寫的數字，陽為奇數，陰為偶數。宇宙間有物體，就有數量關係，人逐個地去數，就形成了自然數列，如 1、2、3、4、5……古人在無限多的自然數中，抽象出奇數與偶數兩種基本特性，這也是認識上的飛躍。

《易》的象、數、理是統一的。就象而言，是⚊與⚋；就數而言，是奇與偶；就理而言，是陰與陽的對立統一。這個三位一體的觀念，便構成了易數哲學的理論基石。過去許多易學家對⚊、⚋兩個符號的含義，有種種說法。有的認為是男女生殖器圖騰的遺跡，有的認為是龜卜兆紋的演進，有的認為是筮占所用蓍草的象徵，有的則認為僅僅代表奇數與偶數，當然多數都認為這兩個符號象徵著陰陽。總之，有的側重於考證其特殊含義，有的側重於探討其一般含義；但是，他們共同的特點都是肯定這兩個符號只有一種含義。其實，《說卦》中早已說過：「參天兩地而倚數，觀變於陰陽而立卦。」可見，象、數、理是應當統一起來理解的，這似乎更符合於《易》的本貌。

奇數而言，《繫辭上》說：「天一、地二、天三、地四、天五、地六、天七、地八、天九、地十。」「天數五，地數五，五位相得而各有合：天數二十有五，地數三十，凡天地之數五十有五。」乍一看來，好像是無聊的數字遊戲。但是仔細分析一下，這裡說的是推求連續奇數之和、連續偶數之和以及連續奇偶數（即自然數）之和的含義與方法。

我們知道，求連續奇數之和的公式：前 n 個奇數之和 $=n^2$。「天數五」即 n 為 5，則天數為：

$$1+3+5+7+9=5^2=25$$

求連續偶數之和的公式：前 n 個偶數之和 $=n(n+1)$。「地數五」即 n 為 5，則地數為：

$$2+4+6+8+10=5\times(5+1)=30$$

求連續奇偶數（自然數）之和的公式：$\frac{n(n+1)}{2}$。「天數五」與「地數五」共十項，即 n 為 10，則天地之數為：

$$1+2+3+4+5+6+7+8+9+10=\frac{10\times 11}{2}=\frac{110}{2}=55$$

亦即奇偶數之和：$25+30=55$

作為數學知識，這並沒有什麼高深的地方，值得重視的是其中的哲學觀點。

《易》把陰陽作為一切事物的基本矛盾，同時又把奇偶律作為自然數中的基本矛盾，它們之間確有許多共同之處。

首先，事物的矛盾屬性，非陰必陽，非陽必陰；而自然數的屬性，則非奇必偶，非偶必奇，都是對立統一的。

其次，奇偶同陰陽一樣，都可以在一定條件下互相轉化。奇數±1＝偶數，偶數±1＝奇數，加減一就是條件，奇數和偶數的相互轉化，可以連續地無止境地發展下去，這樣就構成了自然數的無窮序列。同樣，陰陽無休止地轉化下去，便構成了宇宙發展的無限性。所謂「通其變，遂成天下之文；極其數，遂定天下之象」的命題，就是樸素地表達了這一觀念。

再次，《繫辭下》說：「陽卦多陰，陰卦多陽，其故何也？陽卦奇，陰卦偶。」又說：「唯變所適，其出入以度。」這說明，《易傳》所以重視易數，是把事物的變化同數量的變化聯繫在一起的，並以粗淺的形式接觸到了事物轉化中量變與質變的關係。陰與陽，具有不同的質，它們之間的轉化，其數量方面，在《易》作者看來，是服從於奇數與偶數的轉化法則的。

（二）八卦成列與排列組合

陽奇陰偶之數，是構成易數體系的基礎或元素。我們如果停留在這裡，還只是窺了一斑，而未見全貌。

⚊與⚋，是成卦的爻。「爻也者，效天下之動者也。」（《繫辭下》）《說文》：「爻，交也。」合而言之，爻是陰陽交錯而生變化的矛盾運動。從易數來說，陰陽兩爻的交錯排列，便形成了易卦體系。《繫辭上》說：「易有太極，是生兩儀，兩儀生四象，四象生八卦。」所謂太極，是指的天地未分、宇宙混一的狀態；太極是完整的、統一的，其數為一。混沌分化為陰陽，形成天地，稱為兩儀，這是《易傳》中關於矛盾的概念。陰陽交錯，產生了四象：⚌太陽，⚍少陰，⚎少陽，⚏太陰。關於四象，有多種解釋。我取此一說，是因為它符合由⚊、⚋兩爻形成八卦、六十四卦的內在邏輯。這四種象，是從兩類不同元素（⚊、⚋）中每次取二個元素的有重複的排列。如把元素的種類數作 m，每次取數作 n，其所有排列種數的式子：m^n，即 $2^2=4$。這樣，陰陽一對矛盾，進而演化為太陽與太陰、少陽與少陰兩對矛盾。

在易數體系中，如果說陰和陽的轉化服從於奇偶數轉化法則，那麼矛盾的演化發展則服從於排列數學的法則。按照這種易數邏輯，必然會演變出八卦、六十四卦來，如果必要，也可以推衍出更多的卦象。但是，易數畢竟不是單純的數學，它始終是為闡明一種宇宙觀和方法論服務的。因此，由四象演為八卦以至六十四卦，都以一定的哲理為根據。

「易之為書也，廣大悉備，有天道焉，有人道焉，有地道焉，兼三材而兩之，故六。六者非它也，三材之道也。」（《繫辭下》）又說：「六爻之動，三極之道也。」（《繫辭上》）三材或三極之道，指的是天、地、人的矛盾關係。把—與--按照三個一組進行排列，就是「八卦成列」：乾☰、坤☷、震☳、巽☴、坎☵、離☲、艮☶、兑☱。$2^3=8$。八種卦象包含了乾坤、震巽、坎離、艮兑四對矛盾。

八卦是單卦，共有二十四爻之變，還不足以說明較複雜的矛盾關係。所以又按照「兼三材而兩之」的原則，再使「八卦相錯」，發展為「重卦」，如乾䷀、坤䷁、泰䷊、否䷋等。即以六爻為一組進行排列，或者說以八卦相疊，便形成了六十四卦的體系。$2^6=8^2=64$。由八卦的四對矛盾，演變為三十二對矛盾，共有三百八十四爻。在《周易》作者看來，這樣就可以說明較為複雜多變的矛盾關係了。

根據《左傳》《國語》的占例記載，在春秋初期已盛行「雙卦占法」，前卦為「本卦」，後卦為「之卦」即「變卦」，把兩卦聯繫起來相互印證，加以比較，推究爻變的義理，用以分析更加複雜的矛盾關係。這實際上等於在重卦的基礎上又將指數增加了一倍，即 $2^{12}=64^2=4096$，其中的爻變自然就更多了。在古人看來，這是一個很神妙的體系，可以「變動不居，周流六虛」，囊括世界上一切複雜的矛盾變易關係。「易簡而天下之理得矣。」（《繫辭上》）

從占卦的實用價值來說，單卦發展為重卦，又運用雙卦占法，已經足夠了，無須再疊加下去了。但是從數的發展來說，有了上述排列知識為基礎，就可以無限地推演下去。所以，易卦是個不封閉的體系，六十四卦以「未濟」（未完成）卦作結束，表明《易》作者是意識到了這一特點的。將這一觀點應用於分析矛盾，恰好說明矛盾運動具有無限多樣性。儘管排列數學並不能揭示矛盾運動的一般規律，但是闡明矛盾運動的無限多樣化，卻是一個合理的觀念。

易數不僅含有豐富的哲理，也是我國數學的搖籃。《九章》與《周髀》，是我國最早的算經，論其淵源都和易數有關，或同出一源。晉時數學家劉徽在《九章序文》中說：「古者包羲氏始畫八卦，以通神明之德，以類萬物之情，作九九術，以合六爻之變。及於黃帝，神而化之，引而伸之，於是建曆紀，協律呂，用稽道原，然後兩儀四象精微之氣，可得而效焉。」這一說法，早在《管子・輕重戊》中已有記載：「虙戲（伏羲）作造六峜，以迎陰陽，作九九之數，以合天道。」關於「六峜」，近人多認為是指乾、離、艮、兑、坎、坤「六卦」。這說明，易數確實是與九九術、編制曆法、協調樂律、測定方位的應用數學同出一源的，甚至是它們的濫觴。《周髀》

是一部天文算學，相傳周公向商高問以「周天曆數」，答曰：「數之法出於圓方，圓出於方，方出於矩，矩出於九九八十一。」這裡說的也是九九術。至於數出於圓方，《周髀經解》把它直接同河圖洛書、太極四象聯繫起來，正好表明《周髀》算學同易數的淵源關係。在我國古代，易數被運用於天文、曆數、音律、丈量、羅盤與筮占等各個方面，堪稱一門古老的應用數學。（選摘）

十八、《黃氏醫書八種》（選摘）

清·黃元御

（一）少陰君火

熱者，少陰君火之所化也，在天為熱，在地為火，在人為心。少陰以君火主令，手少陰心火也，足少陰腎水也，水火異氣，而以君火統之，緣火位於上而生於下，坎中之陽，火之根也，坎陽升則上交離位而化火，火升於水，是以癸水化氣於丁火，水化而為火則寒從熱化故少陰之氣，水火並統而獨以君火名也。……凡少陰病熱乃受累於相火，實非心家之過，而方其上熱必有下寒，以水火分離而不交也，見心家之熱當顧及腎家之寒，……彼此相交則為一氣，不交則離析分崩。

（二）太陽寒水

寒者，太陽水氣所化也，在天為寒，在地為水，在人為膀胱。太陽以寒水主令，足太陽膀胱水也，手太陽小腸火也，水火異氣而以寒水統之。緣水位於下而生於上，離中之陰，水之根也，離陰降而下交坎位而化水，水降於火，是以丙火化氣於壬水，火化而為水則熱從寒化，故太陽之氣，水火並統而獨以寒水名也。

按：黃元御是清代著名醫家，所著《黃氏醫書八種》，對中醫的《內經》《難經》《傷寒論》《金匱要略》及中藥都有很精闢的論述，尤其在應用易理剖析醫理方面頗具特色，具有一定的參考意義。

十九、《醫理真傳》（選摘）

清·鄭壽全

（一）坎卦解

坎為水，屬陰，血也。而真陽寓焉，中一爻，即天也，天一生水，在人為腎，一點真陽含於二陰之中，居於至陰之地，乃人立命之根，真種子也。……坎中一陽也，一陽本先天乾金所化，故有龍之名，一陽落於二陰之中，化而為水，立水之極，水性下流，此後天坎卦定位，不易之理也。

（二）離卦解

離為火屬陽氣也，而真陰寄焉，中一爻，即地也，地二生火，在人為心，一點真陰藏於二陽之中。……坎中真陽，肇自乾元一也，離中真陰，肇自坤元二也，一而二，二而一，彼此互為其根，故子時一陽發動，起真水上交於心，午時一陰初生，降心火下交於腎，一升一降，往來不窮，性命於是乎立。

按：《醫理真傳》與《醫法圓通》二書是清代鄭壽全的傑作，理易精通，見解不凡，頗有新義，論述中十分推崇易理，其中，《坎卦解》及《離卦解》是用易理論述醫理的代表作，對後世影響頗大。

二十、《醫易通論》（選摘）

清・唐宗海

（一）先天八卦

推衍八卦之序，而知人之初胎在母腹中第一月只是一點元陽之氣以應乾一，有氣即有液；第二月氣又化液以應兑二，主澤液；第三月氣澤合化為熱以應離三；第四月振振而動以應震四，即震動則有呼吸象風氣；第五月子隨母氣有呼吸以應巽五；第六月胎水始盛以應坎六；第七月子之腸胃已具以應艮七，主中土；第八月肌肉皆成以應坤八，形體具全。

（二）人身八卦

乾天陽也，首居上法天鼻通呼吸以受生氣，人之與天相通全在於鼻。……坤為腹，三陰經皆會於腹也。……乾為首而統皮毛，坤為腹而主肌肉，……震卦一陽在下，人身陽氣自下而生故象震。……巽卦，陰生於下，陽應於上配厥陰肝經，……坎水配腎，腎開竅於耳，……離卦配心，心中之神晝出於目，……艮為手，艮與震對，觀震陽在下，故配足艮陽在上，……兑金屬肺，肺氣出於口，兑為澤，主津液。

（三）交易

交易者，八卦相交而化成者也。有如乾坤兩卦，乾在天在上而不下交於坤，則為天地否，否得陰陽不通也，必天氣下降地氣上騰則天地交泰萬物亨通。……道家修煉欲返人道為神仙，取坎中之陽填離中之陰，使離乃變為乾坎仍變為坤，是返為天地。否卦在十二辰，否當申位，申即神也，神道與人道否塞隔絕，故避谷絕欲乃能成否卦之象。……人合天道在交泰天地交而萬物通上下交而志同，……天地定位，以後乾坤之功用寄於坎離，凡天地間物多是坎離相交而生有絕異者。

本書引注《周易》書目
（參考文獻略）

《子夏易傳》：春秋時期卜商著，在黃氏逸書考，1934 年江都朱長圻補刊甘泉黃氏刻本第一冊。
《易緯・乾鑿度》：漢代鄭玄注，清代乾隆三十一年（丙子）德州盧氏雅雨堂刻本一卷。
《周易上下經》：三國時期魏國王弼著，晉代韓康伯注，《十三經註疏》永懷堂本。
《周易集解》：唐代李鼎祚著。
《周易本義》：宋代朱熹著，清代金陵奎壁齋刻本四卷。
《易傳》：宋代程頤著。
《周易本義》：宋代朱熹著。
《周易玩辭》：宋代項安世著。
《易解心燈》：明代蔣士龍著。
《類經附翼・醫易義》：明代張景岳著。
《周易廊》：清代陳士喀著。
《易說》：清代惠士奇著。
《周易函書》：清代胡煦著。
《周易指》：清代青田端木國瑚著。
《易緯略義》：清代張惠言著。
《易象數理分解》：清代謝維岳著。
《周易折中》：清代李光地著。
《周易觀象》：清代李光地著。
《學易筆談》：清代杭辛齋著。
《易內傳》：清代清江金士升初允著。
《周易外傳》：清代王夫之著。
《周易大傳今注》：現代高亨著。
《周易尚氏學》：現代尚秉和著。
《周易古經今注》：現代高亨著。
《中國哲學史新編》：現代馮友蘭著。
《周易探源》：現代李鏡池著。
《周易參同契新探》：現代周士一、潘啟明著。
《周易新論》：現代宋祚胤著。
《周易思想研究》：現代張立文著。
《易學應用之研究》：現代陳立夫著。
《易學哲學史》：現代朱伯崑著。
《周易概論》：現代劉大鈞著。
《科學無玄的周易》：現代沈宜甲著。
《時病易序文》：現代田成慶等著。

附錄

附錄一

太極科學與人體生命科學

楊　力*

（在比利時世界太極金獎頒獎大會演講文）

以《周易》為代表的中華文化曾經為中國及世界文化的發展，有著卓越的貢獻。《周易》是中國文化的瑰寶，是中國文化中最為閃光的巨著，其對世界的影響是無與倫比的。

《周易》是中國傳統文化的總源頭，太極科學是易理的精髓，《周易》的核心理論是陰陽理論，太極科學是陰陽理論最精闢的概括。太極科學是東方思維之母，是生命科學的最高理論指導，21 世紀將是太極科學的世紀。

一、太極思維是東方思維之母

太陽最早從地球的東方升起，從伏羲畫八卦開始，黃河流域便孕育了人類思維的最早萌芽，作為東方思維之母的太極思維日愈顯示了她強大的生命力。

美麗而神秘的太極圖象徵著東方思維的深意，太極：太，大也；極，無窮無盡。太極即無限之意，包括時間的無限及空間的無極，所謂無極指無方向、無形狀、無限量的太始混沌，代表宏觀世界的無限，亦象徵微觀世界的無極。

太極圖是《周易》宇宙生成論的基本觀點。「太」字在我國遠古數學中曾被作為未知數的代表，說明「太」字有無限的意義。因此，太極即表示宇宙是無窮無盡的。

太極的物質基礎是陰陽二氣。《易・繫辭》：「一陰一陽之謂道。」陰陽不是孤立的、分割的，而是互抱的，太極圖最好地體現了這一宗旨，所謂「一生二」。

負陰而抱陽，陽中有陰，陰中有陽，陰陽是互相聯繫、互相制約、分之

* 作者為 1993 年世界太極科學獎獲得者，中國中醫研究院研究生部教授。

為二、合之為一的統一體。然陽中又有至陽，陰中尚有至陰，陰極則陽生，陽極則陰長，終於構成了完整的、最能象徵陰陽對立統一關係的太極圖。

太極圖是圓形的，蘊含著氣一元論的原理。氣一元論認為宇宙萬物始於元氣，元氣為氣化之始，故太極亦即「無極」，亦謂「太虛」，其始為圓形，意即在此。

太極圖陰陽線何以不以直線而用環抱曲線？不以直線，象徵陰陽各半，但是相對的，而非絕對，此時陰多陽少，彼時陰少陽多，陰陽不是絕對平均而是互為消長、互為制約的。

至於黑眼和白眼，代表至陰、至陽，象徵陰極陽生、陽極陰長，陰陽是互相轉化的，白眼和黑眼亦表示陰中含陽、陽中含陰之意，至於太極圖陰陽合抱之間的曲線區，則表示陰陽之間的消長是漸變而不是突變。從數字來說，太極圖蘊含著由零到一，由一到二，由二到四，由四到八，由八到十六，再到三十二、六十四，乃至無窮。

太極思維是太極科學的精髓，太極思維是《周易》的根本性思維，其核心是陰陽思維，也即是對矛盾法則的高度概括。陰陽矛盾是宇宙萬事萬物的普遍規律，因此太極思維揭示的是宇宙萬物最普遍的思維規律。

宇宙間萬事萬物皆可歸納於陰陽兩大範疇之內，太極思維則是陰陽思維規律的高度濃縮。太極圖的陰陽魚是陰陽運動相互作用的象徵，它標誌著陰陽相互依存、相互制約和相互轉化的動態協作。「S」曲線則意味著事物兩對立面之間的轉化是螺旋式的、非平衡態的發展關係，而不是靜止的、絕對均衡的對稱關係。

東方思維的特徵是圓的思維，太極圖的圓由陰陽魚的首尾交貫所構成，其運動規律意味著思維的螺旋發展形式，蘊藏著《周易》否定之否定思維規律的原胚，而非簡單的循環往復。

總之，具有高度象數思維特色，濃縮了東方思維特徵的太極思維，必將在下一世紀思維科學中進一步展示其優勢。

二、太極科學是生命科學的最高理論指導

太極，太，大也；極，至也。太極既是宏觀世界的縮影，也是至小的微觀世界的全息圖，太極蘊含著整個宇宙陰陽運動的規律，也包括生命運動規律。從人的發生過程開始，便和太極原理結下了不解之緣。從受精卵到合子，從合子到分裂為兩個子細胞的裂球，再到四細胞期，八細胞期，十六、三十二細胞期等，正如《易・繫辭》所說：「太極生兩儀，兩儀生四象，四象生八卦。」人體的發生開始和太極八卦的衍生模式相吻合。

天地是一個大太極，人體是一個小太極，也即是一個陰陽合抱的整體，中醫學認為陰陽原同一氣，命門為元陰元陽之宅，水火之根蒂，也就是說人體臟氣的陰陽，胎源和統一於命門的元陰元陽，人體存在著太極全息。

當今至為複雜的科學莫過於人體生命科學，多少奧秘尚待我們去揭示，對此，歷代科學家付出了多少努力，但人體奧秘卻遲遲難以揭開。然而令人驚奇的是，積累了幾千年中華民族智慧的《周易》已蘊藏著一把打開人體生命科學的鑰匙，《周易》神秘莫測的八卦、太極、河圖洛書蘊含著人體生命科學的奧秘，揭示這些潛科學，對展示人體生命科學的前景將具有深遠的意義。

（一）太極科學與人體生命週期

太極科學是揭示宇宙陰陽運動規律的科學，陰陽運動規律是宇宙萬事萬物的普遍規律。無論宏觀或微觀的事物運動規律都是太極陰陽的運動規律，都可以用太極陰陽原理進行概括。

易理是生命科學的最高理論，太極科學是易理的核心，對人體生命科學有著極為重要的指導意義，人體生命科學要有新的突破必須以太極科學為啟導。

整個自然界都在進行著陰陽運動，都存在著週期節律，其實質皆為太極陰陽的消長節律。人體生命運動同樣是陰陽運動，人的生命過程也呈現著太極陰陽的消長過程。

太極陰陽合抱理論揭示了人的前半生為陽生階段，後半生為陰長時期，人的生命週期是一個太極陰陽相互作用的週期，這一理論對人體的生理、病理及抗衰老、養生、修煉皆有著重大指導意義。

（二）太極科學與人體藏象科學

宇宙是一個大太極，人是一個小太極，人體的陰陽氣化根源於宇宙運動所產生的陰陽氣化，故人體的臟腑氣化規律和宇宙陰陽氣化密切相關，這就是人體藏象科學的最高理論。這一理論揭示了研究人體的生命現象及臟腑功能是不能孤立進行的，必須與宇宙太極陰陽氣化相結合。

太極是一個陰陽合抱體，整個人體也是一個陰陽合抱體，其中人體各臟又都呈現著陰陽合抱，無論心腦肝腎肺皆然，這就提示了調整人體左右兩半陰陽的理論基礎。

太極全息理論又提示了人體臟氣呈現著太極全息分佈，為全息診斷和全息治療打開了新的領域。如從臍太極藏象圖即可見太極與人體藏象關係之一斑。

太極圖又是易學圓運動規律的縮影，為研究人體氣機升降規律提示了新的途徑。

（三）太極科學與人體腦科學

我國著名科學家錢學森曾說過：「人類出現治療醫學為醫學史上的第一次飛躍，預防醫學為第二次飛躍，康復醫學為第三次飛躍，而智力醫學則為第四次飛躍。」大腦的高度發達使人類超越了其他動物，要探索人體生命的奧秘，仍須以大腦為突破口。

腦科學是人體科學的尖端科學，腦科學的開發同樣必須以太極科學為指導。人腦也是一個太極，同樣呈現著太極陰陽合抱。根據太極陰陽理論，事物的對立面之間是互相制約和依存互補的。因此左右兩半腦的思維也應該是互為依存制約的關係。

（四）太極科學與養生修煉原則

太極是陰陽動靜的統一體，易理早已提出生命運動的原則是動靜相兼。陽主動，陰主靜，動則生陽，靜則生陰，動靜相兼方能陰陽協調，因此動靜相兼是養生修煉的重要原則。

「生命在於運動」是絕對正確的，生命在於靜止的提法則是片面的。生命包括靜止而不能認為「生命在於靜止」。因為生命運動是動靜相兼的運動，動是起主導作用的，靜則是動的又一存在形式。

由於生命運動是動靜相兼的運動，因此養生修煉的原則必須是協調動靜，只有科學地協調動靜才能協調好陰陽。

如何才能科學地協調好動靜？人的生命好比燃燒著的燭，燃燒得愈旺，熄滅得也愈早。故如何調撥生命的節奏是養生的重要奧秘。

人生的價值又並非取決於壽命的長短，人生的價值在於對社會的奉獻。因此調撥生命節奏的快慢，應當根據社會需要才是積極的養生原則，這就是孔子「仁者壽」的最高意義。如果但求個人長壽而不以社會價值為前提，那麼於社會無益的壽命再長也是沒有意義的。

因此，養生的原則按照太極科學動靜統一的原理，必須科學應用動靜相兼的原則。

（五）太極科學與抗衰老原則

太極科學對抗衰老有著重大的指導意義。人的生命過程，是一個太極陰陽消長的過程，也即呈現著一個太極生理時鐘的固定程式。從出生到死亡，寓含著陽長陰消、陽消陰長的過程。

人出生後，自子時，陽氣逐漸生長，致卯時陽長加速，陽盛極時則相當於太極圖的午時；午時陽極一陰生，至酉時，陰氣生長加速，衰老來臨，到子時陽氣漸亡陰氣盛極，死亡將至。

根據太極陰陽消長理論，衰老與死亡是生命必然出現的過程，是不可避免的。陽生意味著生命的開始，陽生之後必然陰長，陰氣充斥勢必導致生命的終止。陰盛陽必衰，生與死和陰與陽一樣，是一對矛盾統一體。故死亡是不可避免的，死亡是生與死矛盾統一的結果。

太極生理時鐘強調生長衰老是按照從陰極一陽生之後的太極生命函數展開的，生長衰老的過程遵循的是一個太極生理時鐘的過程，和當前生命存在著壽命鐘的觀點是一致的。

根據太極生理時鐘理論，陽極一陰生，提示衰老開始於陽極，也就是太極圖的午時。從後天八卦而言，則衰老開始於離卦，離卦為陽之極，陽極則陰生，故《易・離卦》曰：「日昃之離。」日昃謂中陽已偏，表明陽極一陰生，陽氣開始漸衰。

人生如同一個太極鐘，壽命鐘愈長則陽極愈遠，衰老開始得也愈晚。每一物種都有固定的壽命鐘，人的壽命鐘並不短，約 100～125 歲，《內經》稱之為「天年」，也認為人的壽命鐘為百歲，如《靈樞・天年》：「百歲五臟皆虛，神氣皆去，形骸獨居而終矣。」如百歲的壽命鐘，按照太極八卦理論，陽極應為 50 歲，即 50 歲開始衰老，80 歲的壽命鐘則陽極為 40 歲，即 40 歲才開始衰老。

性成熟期在卯時階段，並不屬於陽極時期，因此不可能出現衰老，如以人而言，女子青春期開始於 13～15 歲，男子則為 15～17 歲，這個年歲正值豆蔻年華，根本談不上衰老。

再以生長期結束即發生衰老的觀點而言，人的生長期結束為 20 歲左右，還是青年期也談不上衰老，即使壽命鐘小到只有 60 歲的人，陽極期也要到 30 歲，陽極階段為人的體力、智力、生殖的旺盛時期，故根據太極陰陽理論，衰老應開始於陽極一陰生階段，即 30 歲、40 歲、50 歲，但也只是開始，從午時到酉時，雖然陽已漸消陰已漸長，但佔優勢的仍然是陽氣，只有到酉時以後，陽氣才處於劣勢，於是從酉時開始，衰老大幅度加速進展，到子時則衰亡，說明人的生長衰老遵循著太極陰陽消長的規律。

（六）太極生理時鐘對抗衰老的重大啟示

（1）據太極生理時鐘陰陽消長理論提示衰老的起始時間為陽極，這就是說只要延長陽極期以前的任何階段，使陽極盛期推遲，則衰老必將得到延緩。

（2）據太極生理時鐘陰陽消長理論提示延長卯時（性發育成熟期）以前的階段，可以推遲陽極期的到來，從而有利於延後衰老期的來臨。這涉及一個重要的問題，即少年期如何盡量發展智力延緩性成熟期的問題。卯時推後，午時陽極盛年的時期就可後移，那麼衰老就可大大延後。因為性成熟期的到來，能加快進入陽盛極期的速度。反之，性成熟期稍微推遲就可使生命的極期延後。

（3）太極陰陽消長，陽極必陰，盛極必衰的理論，提示人在中年以前就應開始關注養生。但現代人往往不注意推延陽極期的到來，在中年以前過用陽氣，導致陽極期提早到來，衰老也就接踵而至了。過度操勞，長期超負荷勞動、工作過度緊張、早婚、早育等皆可導致衰老的來臨。中年階段是人體生命週期的重要轉折關口，在中壯年以前尤其要注意防止超過生理限度的活動，延緩陽極期的到來，則可使衰老週期延長。

綜上所述，太極科學對人體生命週期、人體藏象科學、人體腦科學、養生修煉原則以及抗衰老科學都有著重大的指導意義。

三、21 世紀將是太極科學的世紀

21 世紀是東西方文化大碰撞的世紀，太極科學必將是東西方文化碰撞的焦點。西方科學以實驗科學為先進，東方科學則以思維科學為優勢。實驗科學需要思維科學的啟導，思維科學提出的理論又需要實驗科學來證實。

在 21 世紀，古老而悠久的太極理論必將煥發出新的魅力。

附錄二

21 世紀是醫易科學的世紀

楊　力

（在首屆國際醫易學大會演講文）

以《周易》為代表的中華文化，曾經為中國及世界文化的發展做出了卓越的貢獻。《周易》是中國文化的瑰寶，是中國文化中最為閃光的巨著，其對世界的影響是無與倫比的。

《周易》是中國傳統文化的主源頭，易理是《周易》的精髓，是生命科學的最高理論指導。21 世紀將是醫易科學的世紀。

一、《周易》與中醫學是中華文化與中醫學的核心

自古以來，以《周易》為主體的中華文化是中醫學植根的豐厚土壤，千百年來哺育著中醫學的成長，為中華民族的繁衍昌盛具不朽的貢獻。

《周易》與中醫學的關係是中華文化與中醫學關係的核心，其焦點為《周易》與《內經》的密切聯繫。

《內經》吸取了《周易》的精華，又創造性地發展了《周易》的許多理論，從而成為一部集漢代以前中醫學之大成的巨著，這些成就和《周易》的影響是分不開的。

《周易》的核心理論是陰陽，正如《莊子》所說：「易以道陰陽。」中醫學是以陰陽五行為基礎的學科，因此中醫學和《周易》的關係至為密切。張景岳所言：「陰陽雖備於《內經》，變化莫大乎《周易》。」可以證實這一真理。

中醫學的思維體系、中醫學的理論基礎，無論是陰陽學說、五行學說，還是藏象學說、氣化學說、運氣學說，都脫胎於易理，深受易理和象數的影響。《周易》蘊含的陰陽哲理是中國陰陽思維的總源頭，也是中醫陰陽學說的胎源。

《周易》與中醫學相通的焦點又在於思維模式的同源，主要集中體現於運動觀、整體觀及平衡觀等方面。《周易》比《內經》成書早，其豐富的哲理及自然科學的原胚必然滲入《內經》，《內經》吸取了《周易》的精華，

進行了卓越的再發展，故閃爍著科學的光芒。《內經》把《周易》陰陽哲理靈活地應用於中醫學，既奠定了中醫學的理論核心，又對《周易》的陰陽原理進行了特殊的發展和應用，對中國文化的發展有不朽的貢獻。《周易》與中醫學有著極為密切的「血緣」關係，千百年來唇齒相依經歷著共同的命運。

總之，醫理源於易理，又發展了易理。歷代醫家研究《內經》無不求索於《周易》，醫易的研究打開了中醫理論研究的新領域，展示了中醫學研究的廣闊前景。

二、易理是生命科學的最高理論指導

當今至為複雜的科學莫過於人體生命科學，有許多奧秘尚待我們去揭示。對此，歷代科學家付出了諸多努力，但人體奧秘卻遲遲難以揭開。

然而令人驚奇的是，積累了幾千年中華民族智慧的《周易》卻蘊藏著一把打開人體生命科學的鑰匙。《周易》神秘莫測的八卦、太極、河圖洛書蘊含著人體生命科學的奧秘，揭示這些「潛科學」，對展示人體生命科學的前景將具有深遠的意義。

宇宙是一個大太極，人是一個小太極，人體生命運動同樣是陰陽運動。人體的陰陽變化根源於宇宙運動所產生的陰陽變化，故探索人體的生命現象是不能孤立進行的，必須與宇宙太極陰陽變化相聯繫。

易理是生命科學的最高理論，太極科學是易理的精髓，對人體科學有著重要的指導意義。

《周易》太極原理是揭示宇宙陰陽規律的科學。陰陽運動規律是宇宙萬事萬物的普遍規律。無論宏觀或微觀的事物運動規律都是太極陰陽運動規律，都可以用太極原理進行概括。

現在國際上十分重視太極科學，作為太極科學發源地的中國，更應對太極科學的發展做出新的貢獻。

三、21 世紀將是醫易科學的世紀

醫易學從《內經》時代起便有了萌芽。幾千年來，醫易文化經過了漫長的考驗和實踐。在無數代醫家的努力下，醫易學的發展已取得了輝煌的成就，至今正向醫易科學邁進，醫易學必須昇華為醫易科學才能有更輝煌的發展。

當今，隨著東西方文化的大碰撞、大互補，醫易學昇華為醫易科學的時代已經到來。現在國際上非常重視中醫學與現代醫學的結合，醫易科學必將成為二者碰撞的焦點。

現代醫學以實驗科學為先進，中醫學又以辯證思維為優勢。中醫學的辯證思維根源於《周易》太極思維。太極思維是太極科學的精髓，太極思維是《周易》的根本性思維，其核心是陰陽思維，也即對矛盾法則的高度概括。陰陽矛盾是宇宙萬事萬物的普遍規律，因此《周易》太極思維揭示的是宇宙萬物最普遍的思維規律（詳見楊力 1993 年世界太極科學金獎頒獎儀式的演講文《太極科學與生命科學》，載《太極拳·靜坐氣功·保健按摩》，吉林人民出版社，或見《首屆世界太極文化研討會論文集》）。

中醫學與現代醫學皆須互補和啟迪，故醫易科學的發展不僅對中醫理論領域的開拓有重大意義，而且也必將是中醫學與現代醫學結合的橋樑。

易學和中醫學是中國傳統文化中最光彩奪目的兩大寶藏，醫易科學正在走向世界，必將對中國傳統文化在全世界的傳播起到重要的推動作用。

隨著醫易科學的推廣，中醫學的地位在國內外將愈加提高，醫易科學研究已引起海內外廣泛的興趣，這是中醫學研究的新動向、新形勢。

21 世紀是醫易科學的世紀，醫易科學必將以勢不可擋的威力成為匯通中醫學與現代醫學最強大的動力，為地球人類的健康文明再現輝煌。

附錄三

論醫源於易

楊　力

（在《周易》與自然科學國際學術大會的演講文）

《周易》是中國文化的總源頭，對中國的歷史文化、自然科學和社會科學的發展都有著深遠的影響。中醫學是中國傳統文化的瑰寶，《周易》和中醫學有著密切的關係。

中醫學之所以歷數千年而不衰，之所以在現代醫學進入後不但沒有被擠垮，而且愈來愈發展壯大，就是因為中醫學有著一套完整的理論體系，而這一套理論體系正是紮根於易理的。醫理源於易理，易理對醫理的形成和發展有著重要的作用，醫理的發展反過來又促進了易理的發展，醫理和易理之間有著密不可分的「血緣」關係，以《周易》為代表的中國傳統文化是哺育中醫學的土壤。

一、醫源於易理論分析

中醫學的奠基巨著——《內經》，和《易經》的成書年代雖然相距甚遠，但和《易傳》的成書年代相近，故深受易理的影響。《周易》的主要哲理都滲入《內經》，《內經》汲取了《周易》的精華，又創造性地發展了《周易》的許多理論，使之與中醫學相結合，從而成為一部漢代以前中醫學的集大成著作，這些成就和《周易》的影響是分不開的。

中醫學的學術思想體系、理論基礎，無論是陰陽學說、五行學說、藏象學說、氣化學說還是運氣學說，都脫胎於易理，深受易理「象、數、易、占」的影響。其中，《周易》陰爻、陽爻的陰陽關係，以及《周易》蘊含的陰陽哲理是中國陰陽思想的總源頭，也是中醫陰陽學說的起源。

《周易》卦象、爻象是中醫藏象學說的導源。《周易》六爻與中醫六經、六經體系、六經辨證密切相關。《周易》乾、坤、陰爻、陽爻、八卦佈陣，是中醫氣化學說、運氣學說干支格局的藍圖。《周易》無極、太極圖是中醫精氣學說、陰陽學說的根基，《周易》乾坤天地是中醫氣一元論的溯源，《周易》河洛數理與中醫九宮八風、子午流注、靈龜八法、七損八益密切相關。《周易》坎離二卦與中醫心腎相交、命門學說、靈龜八法、七損八益密切相關。《周易》河洛與中醫五行學說、生成數密切相關。《周易》卦爻天、地、人位與中醫三維醫學密切相關，是中醫整體觀的藍本。《周易》中和觀與中醫平衡論、協調論密切相關，《周易》圓道是中醫圓運動的導源等，足見易理與中醫理論密切相關。

二、醫易相通的焦點

《周易》與中醫學相通的焦點在於思維模式的同源，主要集中體現於運動觀、整體觀及平衡觀等方面。

（一）運動觀相通

《周易》強調的是圓道，目前有學者強調《周易》圓道觀與中醫思維密切相關。劉長林提出《周易》蘊藏著圓道規律，所謂圓道，指宇宙存在著圓的運動規律，《周易》六十四卦是一個大圓，每一卦六爻是一個小圓，一切都充滿著圓的循環。正如《易・泰卦》所言：「無平不陂，無往不復。」《易・繫辭》曰：「往來不窮，謂之通。」「日往則月來，月往則日來，日月相推而相生焉，寒往則暑來，暑往則寒來，寒暑相推而歲成焉。」太極圖可以說是圓道的縮影，蘊含著圓的循環。

《周易》圓道是一種動態循環，一切都存在著週期性的往復，這一規律對中醫理論有著重要的影響，圓道觀奠定了整體觀的基礎，整體，是圓的整體，整體觀實際上是一種圓的體現。而陰陽五行學說更是滲透了圓道的觀點，如陰陽的相互作用，五行的生剋制約等無不是圓的現象，中醫時間醫學，也是《周易》循環論圓節律的具體反映。

（二）整體觀相通

中醫的人——自然——社會三維醫學，導源於《周易》人——自然——社會三維觀。三維觀的實質是整體觀，整體觀是系統論的核心，《內經》的原始系統論也是同源於《周易》系統模式的，系統論是把握整體和部分動態關係的理論。《周易》是一種儲備各種訊息的開放系統，其中，六十四卦是一個大訊息系統，每一個卦是一個小訊息系統，是六十四卦大系統的組成部分。系統中的任何一個局部的變化都牽動著整個大系統的變化，如《周易》六十四卦，每一爻的變化都影響著六十四卦，所謂「牽一髮而動全身」，說明系統不但是整體的，而且是動態的，動態中的整體，動態中的協調。

《周易》八卦、六十四卦都是系統模式，蘊含著現代系統論的基本原理，對《內經》系統論的形成產生著深刻的影響，如中醫五行理論、藏象理論、十二經絡的聯繫，以及方劑學中君臣佐使的組成原則等，皆用系統的結構和觀點把握人體的生理、病理規律。以上說明中醫的整體觀念重視人體自身的統一及其與外界環境的統一性，中醫的整體觀正是在《周易》系統論基礎上的應用和發展。

（三）平衡觀相通

《周易》強調均衡、中和及對稱。《周易》八卦及六十四卦的卦爻排列都是對等的，無論八卦的爻卦結構或是十二消息卦的爻卦排列，皆反映了陰陽消長的對稱性及均衡性。《周易》八卦所反映的陰陽消長盛衰是均衡的、對稱的和互補的，奠定了中醫平衡觀的基礎。中醫平衡觀是建立在對立統一基礎上的，包括自然界的平衡、人體內的平衡以及體內外之間的平衡。其中，自然界的平衡以運氣學說為代表，主要指透過勝、復、鬱、發規律達到氣候的穩態平衡，人體內部的平衡則包括臟腑的相關及經絡的調節，並由氣機升降出入形式完成體內外的協調與平衡。中醫的平衡理論主要根源於《周易》的陰陽平衡觀，《周易》陰陽平衡觀是對立統一觀，亦是平衡的統一觀，滲透在中醫的自然觀、社會觀和人體的生理病理之中。

《周易》的陰陽平衡觀除反映在八卦、六十四卦爻結構及太極圖等方面，在文字方面也蘊含著精闢的陰陽平衡理論。如《易・繫辭》曰：「陽卦多陰，陰卦多陽，其故何也。」又如《易・豐卦・彖》：「日中則昃，月盈則食，天地盈虛，與時消息，而況於人乎。」

三、《內經》與易理及其再發展

《周易》的成書時期比《內經》早，其豐富的哲理及自然科學的原胚必然滲入《內經》，《內經》吸取了《周易》的精華，進行了卓越的發展。

《周易》與《內經》的關係主要體現在以下幾個方面。

（一）《內經》與《周易》陰陽理論及其再發展

《周易》的《易經》雖未直接言陰陽，但陰陽觀念已寓含於剛柔及卦爻之中。《易傳》已明確提出陰陽概念，如《易・繫辭》曰「一陰一陽之謂道」，即言陰陽矛盾運動是事物發展的動力。《易傳》是一部偉大的哲學著作。《莊子・天下》說：「易以道陰陽。」即言陰陽學說是《周易》的思想核心。而《周易》陰陽又是以「--」「—」即陰爻、陽爻為體現的，陰陽的對立、統一、消長、轉化皆取決於這兩個基本符號的變化。陰陽概念最早見於《國語・周語》，西周伯陽父用陰陽二氣的變化來說明地震，「陽伏而不能出，陰迫而不能蒸，於是有地震」。老子的「萬物負陰而抱陽」進一步明確了陰陽的對立統一關係，但真正把陰陽作為完整的哲學體系是《易傳》。《易傳》的特點是用陰爻、陽爻兩個基本符號來體現陰陽的關係，這樣就使《易經》陰、陽爻擺脫了占卜的束縛，而昇華進入哲學的範疇，從而使《周易》轉變為一部偉大的哲學著作。《周易》的哲學觀點在於認為陰陽的矛盾運動存在於天地萬物之中，包括社會現象，擴大了陰陽的普遍意義，即陰陽的對立統一運動變化決定著一切事物的發生、發展和轉化。

《內經》在《周易》和當時陰陽學說思想的影響下，吸取了《周易》的陰陽理論精華，《內經》對《周易》陰陽哲學的發展，在於把陰陽哲學結合於中醫學，成為中醫理論的基礎理論，有力地促進了中醫學的發展。

《內經》不但設專篇討論陰陽，而且全書皆貫穿了陰陽哲理，是醫理和哲理相結合的典範。《內經》的《陰陽應象大論》《陰陽離合論》、運氣七篇等對陰陽皆有專論。所提出的命題，都有很高的哲理。如《素問・陰陽應象大論》：「陰陽者，天才之道也，萬物之綱紀，變化之父母，生殺之本始，神明之府也。」「陰在內，陽之守也；陽在外，陰之使也。」《素問・上古天真論》「法於陰陽，和於術數。」《素問・陰陽離合論》以陰陽離合精闢地概括了陰陽之間的辯證關係，蘊含了陰陽分之為二、合之為一的對立統一觀點，進一步明確了陰陽之間的主導關係。此外，《內經》還把陰陽與自然界四時及人體相結合，創造性地提出了四時五臟陰陽的觀點，把陰陽哲學靈活地應用於解釋中醫學，是對陰陽的特殊性發展。這是《內經》最卓越的成就，也是對《周易》的超越。

（二）內經與《周易》藏象理論及其再發展

《周易》框架是以卦爻象為結構的，爻象、卦象構成了《周易》的形式，《周易》以爻象、卦象作為事物的象徵，一部《易經》實際上就是一部《大象》。象也者，像也。宇宙間的萬物雖然錯綜複雜、變化萬千，然而掌握了象的規律便可執簡馭繁，系統地認識事物的變化規律。《易經》中的六十四卦象、三百八十四爻象，因能「引而伸之，觸類而長之」，從而可以包羅萬象。故《易經》之象又有萬象之稱，《易經》的象，是客觀事物的形象，是人們從實踐中透過觀察事物現象而抽象出來的意象。正如《易・繫辭》所言：「見乃謂之象。」由直觀的現象，抽象為意象。如此，一卦、一爻便可系統歸類許多類事物，可見《周易》之象具有代表性，因此，法象便可知常達變，掌握自然規律。《易經》的象除注重天象、物象之外，還注重人象（即社會現象），故《易經》的卦象，可以算得上是一幅天、地、人、物象相關的縮影。

《內經》法《周易》之象，創造了獨特的中醫藏象學說，為中醫學基礎理論的形成和發展奠定了基礎。所謂「藏」，即內臟；「象」即外在的徵象，由於外象是內臟的象徵，故以象便能測臟，這是中醫藏象學說在診斷學上的應用。中醫藏象學說是據外象研究人體內臟生理病理規律及其相互關係的學說。中醫藏象學說的特點在於：其一，把天象和藏象相聯繫，如《素問・六節藏象論》「心者生之本，……通於夏氣」；其二，形象和神象相統一，如五神藏理論，即五神內藏於五臟，由五神的徵象，可以內象五臟的狀況；其三，法卦象議病象，如法《易經》既濟、未濟卦議心腎不交病理，法乾、坤議陰陽偏盛病理，法巽卦以觀肝病等。以上說明，《內經》把《周易》象理應用於中醫藏象學說，對中醫的發展起到了很大的推動作用。

（三）《內經》與《周易》氣化理論及其再發展

《周易》的「爻」是氣化的象徵，由於「爻」之升降變動而使卦發生變動。「爻」代表著陰陽氣化，由於「爻」之動而有卦之變，故「爻」是氣化的始祖。《周易》是一部體現變易之書，其變易表現於卦變，而根源於爻變，由於爻變而產生陰陽氣化的變動，如由於爻的升降、增減而發生「潛龍勿用」「亢龍有悔」「履霜堅冰至」，可謂「牽一髮而動全身」。

《周易》「生生易之為易」「易窮則變，變則通，通則久」皆說明氣化孕育於《周易》。

《內經》氣化起源於《周易》，有太易始有太素。《內經》氣化學說在《周易》太極陰陽氣化的基礎上發展了運氣學說及氣機升降學說。運氣學說著重於論述自然界的氣化，主要由五運六氣理論說明天時、地理、疾病之間的關係。氣機升降學說則以論述人體臟腑精氣的升降為樞要。中醫氣化學說貫穿於中醫的生理、病理、診斷、治療之中，是中醫基礎理論的核心。中醫氣化學說的特點在於把自然界氣化和人體氣化有機地結合起來，是對《周易》氣化的昇華。

《內經》汲取了《周易》的精華又創造性地發展了《周易》的許多理論，從而成為一部集漢代以前中醫學成就的巨著。《周易》中的不少理論，在《內經》中已經進行了昇華。《內經》不僅是一部中醫學經典書籍，而且是一部集天文學、氣象學、心理學、曆算學、生物學、地理學、人類學和邏輯學等多種學科為一體的偉大科學文獻。

醫理和易理是一脈相承的，醫理源於易理，又發展了易理，歷代醫家研究《內經》無不求索於《周易》。醫易的研究開闢了中醫理論研究的新領域，展示了中醫研究的廣闊前景。

《周易》和中醫同是中國傳統文化的重要寶藏，二者有著極密切的「血緣」關係，千百年來經歷著共同的命運，為中華民族的繁榮昌盛具有卓越的貢獻。今後，為深入研究《內經》，有必要沿著《周易》系列上下求索，為中醫理論的突破獨闢蹊徑，使中醫學發揚光大。

附錄四

八卦圖與 DNA

秦新華

（發表於 1984 年《潛科學》雜誌第 1 期）

八卦圖是我國古人用卦爻、圖像來模擬、演繹、認識世界萬物起源、結構及物質運動內在規律的宇宙模型。八卦圖中的每一卦，都是由代表兩種對立的、相互作用的巨大自然力的符號（—）陽爻和（--）陰爻，分上、中、下三個層次不同排列所構成。

八卦圖系出現後，經數千年的變遷，經中外許多學者的研究，雖然對圖像再沒有什麼新的發明，然而對八卦圖系的科學內容卻逐步有所認識。

一、八卦圖與數字

在八卦圖中，我們只見到（一、二、三……八）幾個數字。正是在這幾個簡單數字與圖畫裡，蘊藏著八卦圖系說明「宇宙自然界的數學結構的深奧理論」，人們稱它為「易數之謎」。

劉蔚華在解「易數之謎」時認為：八卦圖中象、數、理三者是統一的，就象而言是「—」與「--」的統一；就數而言是「奇與偶」；就理而言是「陰與陽」的對立統一。八卦的排列則是取 m^n，以 $m=2$ 的組合排列。

八卦圖系「一分為二」的宇宙生成論則寓有「2^0、2^1、2^2……2^n」的趨向無限的無窮極數。周易三角與其後我國著名的「賈憲——楊輝三角」有直接關係。「河圖洛書中天地之數」是古人推求連續奇數之和、連續偶數之和、連續奇偶數之和的含義與方法。河圖的數字關係，也在數字上揭示了方和圓的關係。

二、八卦圖與計算機

八卦圖系是陰陽爻的排列體系，其非常巧妙地包含著二進制和十進制等的記數原理（圖 104－1）。現代電子計算機正是以二進制為記數基礎的。人體的生理活動，特別是神經系統的訊息傳遞均遵守二進制的數學規律。這正是計算機模擬人體功能的依據。

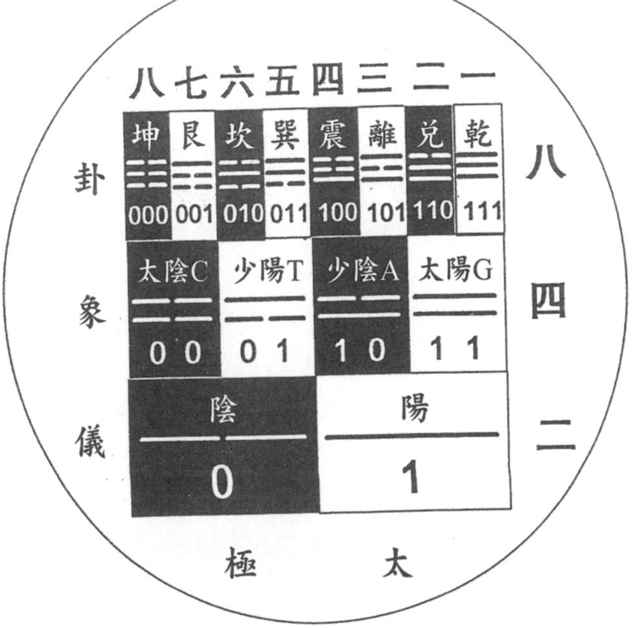

圖 104－1　伏羲八卦次序（與二進制和 DNA 鹼基配對的關係）

三、八卦圖與 DNA 雙螺旋模型

一切生物都是用同一本密碼表翻譯它們的遺傳訊息的。生物的遺傳訊息都貯藏在 DNA 分子中。DNA 是由 A（腺嘌呤）、G（鳥嘌呤）、T（胸腺嘧啶）、c（胞嘧啶）四種鹼基形成的脫氧核糖核苷酸排列組合而成的巨大分子，並以 A—T、G—c 配對的原則形成雙鏈，稱為 DNA 雙螺旋結構模型（圖 104－2）。

在八卦圖四象層次，用少陰——少陽配對代替 A—T 配對，用太陽——太陰配對代替 G—c 之配對，DNA 雙鏈之象就可由四象之體呈現了出來（圖 104－3）。

細胞分裂時，透過半保留複製合成信使核糖核酸 mRNA，其鹼基序列嚴格地同原板 DNA 段相互補，只是由 U（尿嘧啶）代替了 DNA 中的胸腺嘧啶 T。蛋白質是由二十種不同種氨基酸排列組合成的大分子，而 mRNA 只由 A、U、G、c 四種鹼基組成，怎樣將二十種氨基酸的訊息編碼到 mRNA 分子上呢？自然界用三體密碼的方式非常巧妙地解決了這一難題。這種巧妙的方式正是由八卦層次預示出來。

四種鹼基以三體密碼的方式共有六十四種組合排列，即生物共有六十四個遺傳密碼。這些密碼恰巧可用六十四卦方圓圖書寫出來（圖 104－4）。

在中醫學中，六十四卦圖（圖 104－5）還是最早的人體結構與生理功能模型；是自然界大宇宙和人身小宇宙間，物質流、訊息流、能量流相互交流、循環、轉化的系統理論模型。八卦圖系是一幅用嚴密數理邏輯語言、遺傳密碼的生命語言，描繪書寫出來的美麗畫卷！

東漢魏伯陽著《周易參同契》，這是我國最早用八卦圖系這把生命語言鑰匙打開人體能量運行規律大門，研究怎樣和死亡作鬥爭，以及嘗試延長人類壽命的光輝記錄。

魏伯陽最傑出的貢獻就在於：他把八卦圖的象、數、理模型應用到導引功領域裡，給人體內部能量運行，提供了一個準確的計算機模式。

現代物理學、現代生物學等取得的成就，對八卦圖系揭示的物質發展，由簡單到複雜、由低級到高級的總趨勢，給予了有力的說明。研究表明，八卦圖系曾對東西方哲學產生過重大影響。擦去了污泥，八卦圖這顆凝聚著我國人民勤勞和智慧的寶石，將閃爍出科學的光輝。

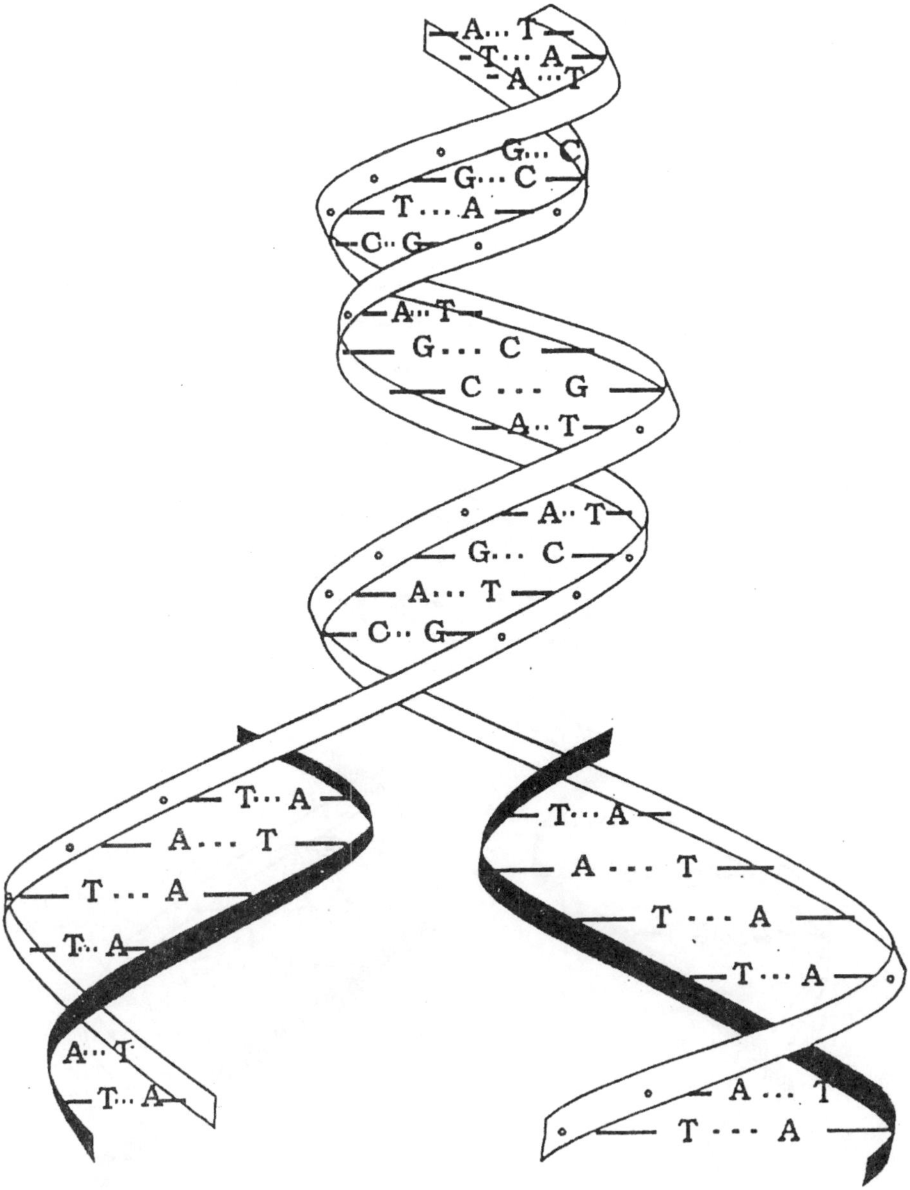

圖 104－2　DNA 雙螺旋結構模型

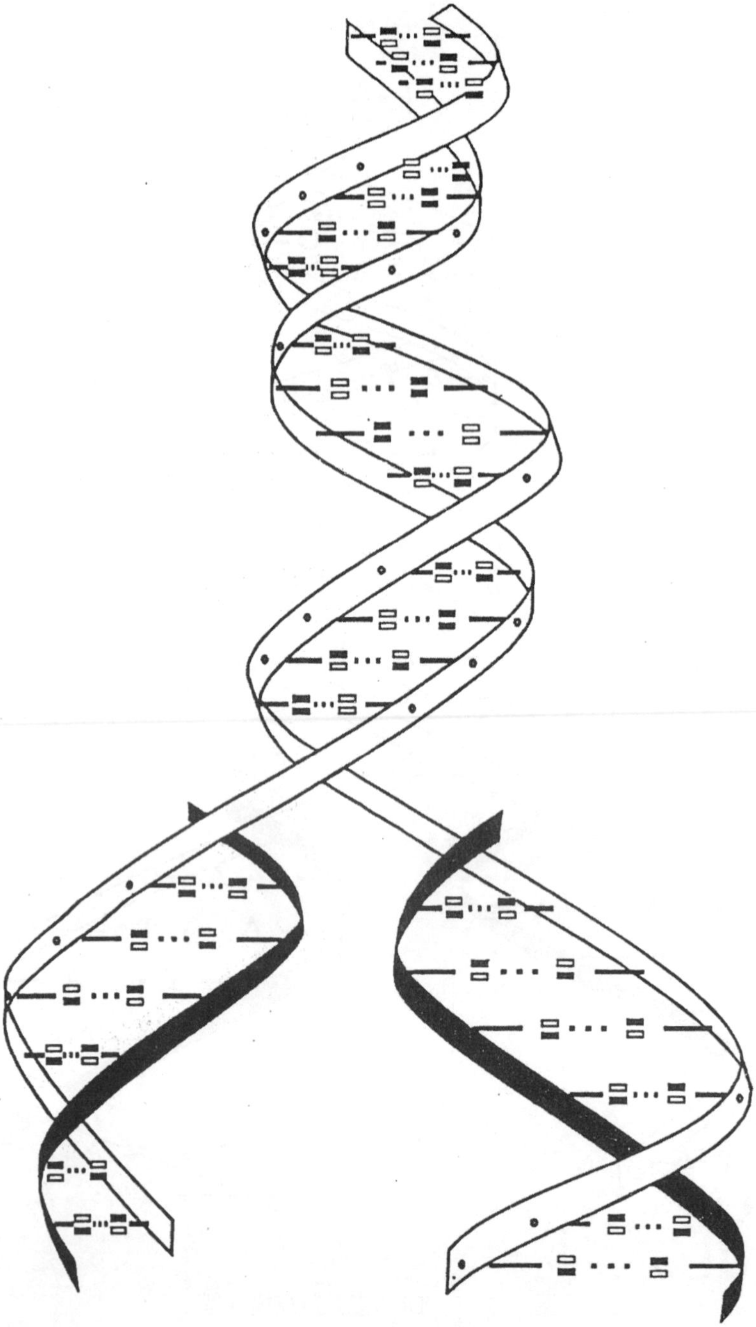

圖 104－3　DNA 雙螺旋模型的八卦四象體

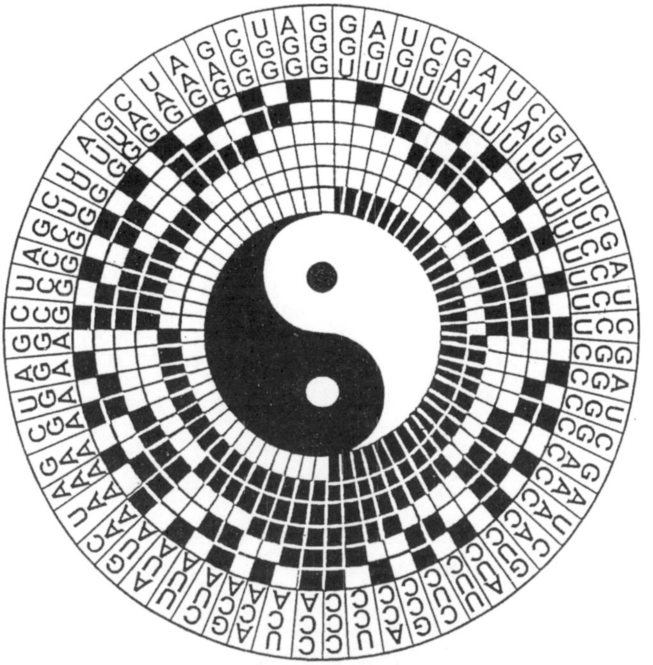

圖 104－4　六十四卦與 DNA 遺傳密碼

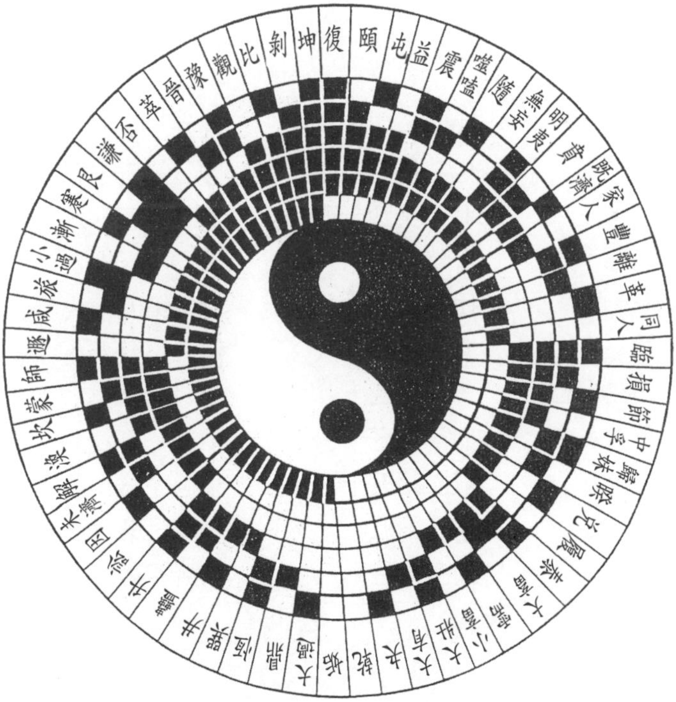

圖 104－5　六十四卦

附錄五

一、《易經》

上　經

乾　第一
坤　第二
屯　第三
蒙　第四
需　第五
訟　第六
師　第七
比　第八
小畜　第九
履　第十
泰　第十一
否　第十二
同人　第十三
大有　第十四
謙　第十五
豫　第十六
隨　第十七
蠱　第十八
臨　第十九
觀　第二十
噬嗑　第二十一
賁　第二十二
剝　第二十三
復　第二十四
無妄　第二十五
大畜　第二十六
頤　第二十七
大過　第二十八
坎　第二十九
離　第三十

下　經

咸　第三十一
恆　第三十二
遯　第三十三
大壯　第三十四
晉　第三十五
明夷　第三十六
家人　第三十七
睽　第三十八
蹇　第三十九
解　第四十
損　第四十一
益　第四十二
夬　第四十三
姤　第四十四
萃　第四十五
升　第四十六
困　第四十七
井　第四十八
革　第四十九
鼎　第五十
震　第五十一
艮　第五十二
漸　第五十三
歸妹　第五十四
豐　第五十五
旅　第五十六
巽　第五十七
兌　第五十八
渙　第五十九
節　第六十
中孚　第六十一
小過　第六十二
既濟　第六十三
未濟　第六十四

上經

乾　第一

䷀ 乾下乾上 乾，元亨，利貞。

初九　潛龍勿用。

九二　見龍在田，利見大人。

九三　君子終日乾乾，夕惕若，厲，無咎。

九四　或躍在淵，無咎。

九五　飛龍在天，利見大人。

上九　亢龍有悔。

用九　見群龍無首，吉。

坤　第二

䷁ 坤下坤上 坤，元亨，利牝馬之貞。君子有攸往，先迷後得主，利。西南得朋，東北喪朋。安貞，吉。

初六　履霜堅冰至。

六二　直方大，不習無不利。

六三　含章可貞，或從王事，無成，有終。

六四　括囊，無咎，無譽。

六五　黃裳，元吉。

上六　龍戰於野，其血玄黃。

用六　利永貞。

屯　第三

䷂ 震下坎上 屯，元亨，利貞。勿用，有攸往，利建侯。

初九　磐桓，利居貞，利建侯。

六二　屯如邅如，乘馬班如，匪寇婚媾。女子貞不字，十年乃字。

六三　即鹿無虞，惟入於林中，君子幾不如舍，往吝。

六四　乘馬班如，求婚媾，往吉，無不利。

九五　屯其膏。小貞吉，大貞凶。

上六　乘馬班如，泣血漣如。

蒙　第四

䷃ 坎下艮上 蒙，亨，匪我求童蒙，童蒙求我。初筮告，再三瀆，瀆則不告。利貞。

初六　發蒙，利用刑人，用說桎梏，以往吝。

九二　包蒙古，納婦吉。子克家。

六三　勿用取女，見金，夫不有躬，無攸利。

六四　困蒙吝。

六五　童蒙吉。

上九　擊蒙，不利為寇，利禦寇。

需　第五

䷄ 乾下坎上 需，有孚，光亨，貞吉，利涉大川。

初九　需於郊，利用恆，無咎。

九二　需於沙，小有言，終吉。

九三　需於泥，致寇至。

六四　需於血，出自穴。

九五　需於酒食，貞吉。

上六　入於穴，有不速之客三人來，敬之，終吉。

訟　第六

䷅ 坎下乾上 訟，有孚，窒惕，中吉。終凶。利見大人。不利涉大川。

初六　不永所事，大有言，終吉。

九二　不克訟，歸而逋，其邑人三百戶無眚。

六三　食舊德，貞厲，終吉。或從王事，無成。

九四　不克訟，復即命諭，安貞，吉。

九五　訟，元吉。

上九　或錫之鞶帶，終朝三褫之。

師　第七

䷆ 坎下坤上 師，貞，丈人吉，無咎。

初六　師出以律，否臧凶。

九二　在師中，吉，無咎，王三錫命。

六三　師或輿屍，凶。

六四　師左次，無咎。

六五　田有禽，利執，言，無咎。長子帥師，弟子輿屍，貞凶。

上六　大君有命，開國承家，小人勿用。

比　第八

䷇ 坤下坎上 比，吉，原筮，元永貞，無咎。不寧方來，後夫凶。

初六　有孚比之，無咎。有孚盈缶，終來有它吉。

六二　比之自內，貞吉。

六三　比之匪人。

六四　外比之，貞吉。

九五　顯比，王用三驅，失前禽。邑人不誡，吉。

上六　比之無首，凶。

小畜　第九

䷈ 乾下巽上 小畜，亨，密雲小雨，自我西郊。

初九：復自道，何其咎？吉。

九二　牽復，吉。

九三　輿說輻，夫妻反目？

六四　有孚，血去，惕出，無咎。

九五　有孚攣如，富以其鄰。

上九　既雨既處，尚德載。婦貞厲，月幾望，君子征凶。

履　第十

䷉ 兌下乾上 履，履虎尾，不咥人，亨。

初九　素履，往無咎。

九二　履道坦坦，幽人貞吉。

六三　眇能視，跛能履，履虎尾，咥人凶，武人為於大君。

九四　履虎尾，愬愬終吉。

九五　夬履，貞厲。

上九　視履考祥，其旋元吉。

泰　第十一

䷊乾下坤上　泰，小往大來，吉亨。

初九　拔茅茹，以其匯，征吉。

九二　包荒，用馮河，不遐遺朋亡，得尚於中行。

九三　無平不陂，無往不復，艱貞，無咎。勿恤其孚，於食有福。

六四　翩翩，不富以其鄰，不戒以孚。

六五　帝乙歸妹，以祉，元吉。

上六　城復於隍，勿用師。自邑告命，貞吝。

否　第十二

䷋坤下乾上　否，否之匪人，不利君子貞。大往小來。

初六　拔茅茹，以其匯，貞吉，亨。

六二　包承，小人吉，大人否，亨。

六三　包羞。

九四　有命，無咎，疇離祉。

九五　休否，大人吉。其亡其亡，繫於苞桑。

上九　傾否，先否後喜。

同人　第十三

䷌離下乾上　同人，於野，亨，利涉大川，利君子貞。

初九　同人於門，無咎。

六二　同人於宗，吝。

九三　伏戎於莽，升其高陵，三歲不興。

九四　乘其墉，弗克攻，吉。

九五　同人，先號咷而後笑，大師克，相遇。

上九　同人於郊，無悔。

大有　第十四

䷍乾下離上　大有，元亨。

初九：無交害，匪咎，艱則無咎。

九二　大車以載，有攸往，無咎。

九三　公用亨於天子，小人弗克。
九四　匪其彭，無咎。
六五　厥孚交如，威如，吉。
上九　自天祐之，吉，無不利。

謙　第十五

䷎ 艮下坤上 謙，亨，君子有終。

初六　謙謙君子，用涉大川，吉。
六二　鳴謙，貞吉。
九三　勞謙，君子有終，吉。
六四　無不利，謙。
六五　不富以其鄰，利用侵伐，無不利。
上六　鳴謙，利用行師，征邑國。

豫　第十六

䷏ 坤下震上 豫，利建侯，行師。

初六：鳴豫，凶。
六二　介於石，不終日，貞吉。
六三　盱豫，悔；遲，有悔。
九四　由豫，大有得，勿疑，朋盍簪。
六五　貞吉，恆不死。
上六　冥豫，成有諭，無咎。

隨　第十七

䷐ 震下兌上 隨，元亨，利貞，無咎。

初九　官有諭，貞吉，出門交有功。
六二　系小子，失丈夫。
六三　系丈夫，失小子，隨有求，得，利居貞。
九四　隨有獲，貞凶。有孚在道以明，何咎？
九五　孚於嘉，吉。
上六　拘系之，乃從維之，王用亨於西山。

蠱　第十八

䷑ 巽下艮上 蠱，元亨，利涉大川，先甲三日，後甲三日。

初六　干父之蠱，有子，考無咎。厲，終吉。
九二　干母之蠱，不可貞。
九三　干父之蠱，小有悔，無大咎。
六四　裕父之蠱，往見吝。
六五　干父之蠱，用譽。
上九　不事王侯，高尚其事。

臨　第十九

䷒ 兌下坤上 臨，元亨，利貞。至於八月，有凶。

初九　咸臨，貞吉。
九二　咸臨，吉，無不利。
六二　甘臨，無攸利。既憂之，無咎。
六四　至臨，無咎。
六五　知臨，大君之宜。吉。
上六　敦臨，吉，無咎。

觀　第二十

䷓ 坤下巽上 觀，盥而不薦，有孚顒若。

初六　童觀，小人無咎，君子吝。
六二　窺觀，利女貞。
六三　觀我生進退。
六四　觀國之光，利用賓於王。
九五　觀我生，君子無咎。
上九　觀其生，君子無咎。

噬嗑　第二十一

䷔ 震下離上 噬嗑，亨，利用獄。

初九　屨校滅趾，無咎。
六二　噬膚滅鼻，無咎。

六三　噬臘肉，遇毒，小咎，無咎。

九四　噬乾胏，得金矢，利艱貞，吉。

六五　噬乾肉，得黃金，貞厲，無咎。

上九　何校滅耳，凶。

賁　第二十二

離下艮上　賁，亨，小利有攸往。

初九　賁其趾，捨車而徒。

六二　賁其須。

九三　賁如，濡如，永貞吉。

六四　賁如，皤如，白馬翰如，匪寇婚媾。

六五　賁於丘園，束帛戔戔，吝，終吉。

上九　白賁，無咎。

剝　第二十三

坤下艮上　剝，不利有攸往。

初六　剝床以足，蔑貞，凶。

六二　剝床以辨，蔑貞，凶。

六三　剝之，無咎。

六四　剝床以膚，凶。

六五　貫魚以宮人寵，無不利。

上九　碩果不食，君子得輿，小人剝廬。

復　第二十四

震下坤上　復，亨，出入無疾，朋來無咎，反復其道，七日來復，利有攸往。

初九　不遠復，無祗悔，元吉。

六二　休復，吉。

六三　頻復，厲，無咎。

六四　中行獨復。

六五　敦復，無悔。

上六　迷復，凶，有災眚。用行師，終有大敗，以其國君，凶，至於十年不克征。

無妄　第二十五

䷘ 震下 乾上 無妄，元亨，利貞。其匪正有眚，不利有攸往。

初九　無妄，往吉。

六二　不耕穫，不菑畬，則利有攸往。

六三　無妄之災，或繫之牛，行人之得，邑人之災。

九四　可貞，無咎。

九五　無妄之疾，勿藥有喜。

上九　無妄行有眚，無攸利。

大畜　第二十六

䷙ 乾下 艮上 大畜，利貞。不家食，吉。利涉大川。

初九　有厲，利已。

九二　輿說輹。

九三　良馬逐，利艱貞，曰閑輿衛，利有攸往。

六四　童牛之牿，元吉。

六五　豶豕之牙，吉。

上九　何天之衢，亨。

頤　第二十七

䷚ 震下 艮上 頤，貞吉，觀頤，自求口實。

初九　捨爾靈龜，觀我朵頤，凶。

六二　顛頤，拂經，於丘頤，征凶。

六三　拂頤，貞凶，十年勿用，無攸利。

六四　顛頤，吉。虎視眈眈，其欲逐逐，無咎。

六五　拂經，居貞，吉。不可涉大川。

上九　由頤，厲吉，利涉大川。

大過　第二十八

䷛ 巽下 兌上 大過，棟橈，利有攸往，亨。

初六　藉用白茅，無咎。

九二　枯楊生稊，老夫得其女妻，無不利。

九三　棟橈，凶。

九四　棟隆，吉。有它，吝。

九五　枯楊生華，老婦得其士夫，無咎，無譽。

上六　過涉滅頂，凶，無咎。

坎　第二十九

䷜ 坎下坎上　習坎，有孚維心，亨，行有尚。

初六　習坎，入於坎窞，凶。

九二　坎有險，求小得。

六三　來之坎坎，險且枕。入於坎窞，勿用。

六四　樽酒，簋貳，用缶納約自牖，終無咎。

九五　坎不盈，祗既平，無咎。

上六　繫用徽纆於叢棘，三歲不得，凶。

離　第三十

䷝ 離下離上　離，利貞，亨。畜牝牛，吉。

初九　履錯然，敬之，無咎。

六二　黃離，元吉。

九三　日昃之離，不鼓缶而歌，則大耋之嗟，凶。

九四　突如其來如，焚如，死如，棄如。

六五　出涕沱若，戚嗟若，吉。

上九　王用出征，有嘉折首，獲匪其醜，無咎。

下　經

咸　第三十一

䷞ 艮下兌上　咸，亨，利貞，取女，吉。

初六　咸其拇。

六二　咸其腓，凶，居吉。

九三　咸其股，執其隨，往吝。

九四　貞吉，悔亡。憧憧往來，朋從爾思。

九五　咸其脢，無悔。

上六　咸其輔頰舌。

恆　第三十二

䷟ 巽下震上　恆，亨，無咎，利貞，利有攸往。

初六　浚恆，貞凶，無攸利。

九二　悔亡。

九三　不恆其德，或承之羞，貞吝。

九四　田無禽。

六五　恆其德，貞，婦人吉，夫子凶。

上六　振恆，凶。

遯　第三十三

䷠ 艮下乾上　遯，亨，小利貞。

初六　遯尾，厲，勿用有攸往。

六二　執之用黃牛之革，莫之勝說。

九三　係遯，有疾，厲；畜臣妾，吉。

九四　好遯，君子吉，小人否。

九五　嘉遯，貞吉。

上九　肥遯，無不利。

大壯　第三十四

䷡ 乾下震上　大壯，利貞。

初九　壯於趾，征凶；有孚。

九二　貞吉。

九三　小人用壯，君子用罔。貞厲，羝羊觸藩，羸其角。

九四　貞吉，悔亡。藩決不羸，壯於大輿之輹。

六五　喪羊於易，無悔。

上六　羝羊觸藩，不能退，不能遂，無攸利。艱則吉。

晉　第三十五

䷢ 坤下離上　晉，康侯用錫馬蕃庶，晝日三接。

初六　晉如摧如，貞吉。罔孚，裕，無咎。

六二　晉如，愁如，貞吉。受茲介福於其王母。

六三　眾允，悔亡。
九四　晉如鼫鼠，貞厲。
六五　悔亡，失得勿恤，往吉，無不利。
上九　晉其角，維用伐邑，厲吉，無咎，貞吝。

明夷　第三十六

䷣離下坤上　明夷，利艱貞。

初九　明夷，於飛垂其翼。君子於行，三日不食。有攸往，主人有言。
六二　明夷，夷於左股，用拯，馬壯，吉。
九三　明夷，於南狩，得其大首，不可疾，貞。
六四　入於左腹，獲明夷之心，於出門庭。
六五　箕子之明夷，利貞。
上六　不明晦，初登於天，後入於地。

家人　第三十七

䷤離下巽上　家人，利女貞。

初九　閑有家，悔亡。
六二　無攸遂，在中饋，貞吉。
九三　家人嗃嗃，悔，厲，吉。婦子嘻嘻，終吝。
六四　富家，大吉。
九五　王假有家，勿恤，吉。
上九　有孚威如，終吉。

睽　第三十八

䷥兌下離上　睽，小事吉。

初九　悔亡。喪馬，勿逐自復。見惡人，無咎。
九二　遇主於巷，無咎。
六三　見輿曳，其牛掣，其人天且劓。無初，有終。
九四　睽孤遇元夫，交孚，厲，無咎
六五　悔亡，厥宗噬膚，往何咎？
上九　睽孤見豕負塗，載鬼一車。先張之弧，後說之弧，匪寇，婚媾。往遇雨則吉。

蹇　第三十九

䷦ 艮下坎上 蹇，利西南，不利東北。利見大人，貞吉。

初六　往蹇來譽。

六二　王臣蹇蹇，匪躬之故。

九三　往蹇來反。

六四　往蹇來連。

九五　大蹇朋來。

上六　往蹇來碩吉。利見大人。

解　第四十

䷧ 坎下震上 解，利西南。無所往，其來復，吉。有攸往，夙吉。

初六　無咎。

九二　田獲三狐，得黃矢，貞吉。

六三　負且乘，致寇至，貞吝。

九四　解而拇，朋至斯孚。

六五　君子維有解，吉，有孚於小人。

上六　公用射隼於高墉之上，獲之，無不利。

損　第四十一

䷨ 兌下艮上 損，有孚，元吉，無咎，可貞，利有攸往。曷之用？二簋可用享。

初九　已事遄往，無咎；酌損之。

九二　利貞。征凶，弗損益之。

六三　三人行則損一人，一人行則得其友。

六四　損其疾，使遄有喜，無咎。

六五　或益之十朋之龜，弗克違，元吉。

上九　弗損益之，無咎，貞吉，利有攸往，得臣無家。

益　第四十二

䷩ 震下巽上 益，利有攸往，利涉大川。

初九　利用為大作，元吉，無咎。

六二　或益之十朋之龜，弗克違，永貞吉。王用享於帝，吉。

六三　益之用凶事。無咎。有孚中行，告公用圭。
六四　中行，告公從，利用為依遷國。
九五　有孚惠心，勿問元吉，有孚惠我德。
上九　莫益之，或擊之，立心勿恆，凶。

夬　第四十三

䷪ 乾下兌上 夬，揚於王庭，孚號，有厲。告自邑，不利即戎，利有攸往。

初九　壯於前趾，往不勝，為咎。
九二　惕號，莫夜有戎，勿恤。
九三　壯於，有凶。君子夬夬，獨行遇雨若濡，有慍，無咎。
九四　臀無膚，其行次且，牽羊悔亡。聞言不信。
九五　莧陸夬夬。中行，無咎。
上六　無號，終有凶。

姤　第四十四

䷫ 巽下乾上 姤，女壯，勿用取女。

初六　繫於金柅，貞吉，有攸往，見凶，羸豕孚，蹢躅。
九二　包有魚，無咎。不利賓。
九三　臀無膚，其行次且，厲，無大咎。
九四　包無魚，起凶。
九五　以杞包瓜，含章，有隕自天。
上九　姤其角，吝，無咎。

萃　第四十五

䷬ 坤下兌上 萃，亨，王假有廟，利見大人，亨，利貞。用大牲吉。利有攸往。

初六　有孚不終，乃亂乃萃。若號，一握為笑，勿恤，往無咎。
六二　引吉，無咎。孚乃利用禴。
六三　萃如，嗟如，無攸利。往無咎，小吝。
九四　大吉，無咎。
九五　萃有位，無咎。匪孚，元永貞，悔亡。
上六　齎咨涕洟，無咎。

升　第四十六

䷭ 巽下坤上 升，元亨。用見大人，勿恤。南征吉。

初六　允升，大吉。

九二　孚乃利用禴，無咎。

九三　升虛邑。

六四　王用亨於岐山，吉，無咎。

六五　貞吉，升階。

上六　冥升，利於不息之貞。

困　第四十七

䷮ 坎下兌上 困，亨，貞，大人吉，無咎。有言不信。

初六　臂困於株木，入於幽谷，三歲不覿。

九二　困於酒食，朱紱方來，利用享祀。征凶，無咎。

六三　困於石，據於蒺藜。入於其宮，不見其妻，凶。

九四　來徐徐，困於金車，吝，有終。

九五　劓刖，困於赤紱。乃徐有說，利用祭祀。

上六　困於葛藟，於臲卼，曰動悔有悔，征吉。

井　第四十八

䷯ 巽下坎上 井，改邑不改井，無喪無得。往來井井，汔至，亦未繘井，羸其瓶，凶。

初六　井泥不食，舊井無禽。

九二　井谷射鮒，甕敝漏。

九三　井渫不食，為我心惻。可用汲，王明，並受其福。

六四　井甃，無咎。

九五　井冽，寒泉食。

上六　井收勿幕，有孚元吉。

革　第四十九

䷰ 離下兌上 革，巳日乃孚。元亨，利貞，悔亡。

初九　鞏用黃牛之革。

六二　巳日乃革之，征吉，無咎。

九三　征凶，貞厲。革言三就，有孚。

九四　悔亡。有孚，改命吉。

九五　大人虎變，未占，有孚。

上六　君子豹變。小人革面，征凶。居，貞吉。

鼎　第五十

☲☴巽下離上　鼎，元吉，亨。

初六　鼎顛趾，利出否，得妾以其子，無咎。

九二　鼎有實，我仇有疾，不我能即，吉。

九三　鼎耳革，其行塞，雉膏不食，方雨虧悔，終吉。

九四　鼎折足，覆公餗，其形渥，凶。

六五　鼎黃耳，金鉉，利貞。

上九　鼎玉鉉，大吉，無不利。

震　第五十一

☳☳震下震上　震，亨，震來虩虩，笑聲啞啞，震驚百里，不喪匕鬯。

初九　震來虩虩，後笑言啞啞，吉。

六二　震來厲，億喪貝。躋於九陵，勿逐，七日得。

六三　震蘇蘇，震行，無眚。

九四　震遂泥。

六五　震往來厲，億無喪，有事。

上六　震索索，視矍矍，征凶。震不於其躬，於其鄰，無咎。婚媾有言。

艮　第五十二

☶☶艮下艮上　艮，艮其背，不獲其身，行其庭，不見其人。無咎。

初六　艮其趾，無咎，利永貞。

六二　艮其腓，不拯其隨，其心不快。

九三　艮其限，列其夤，厲薰心。

六四　艮其身，無咎。

六五　艮其輔，言有序，悔亡。

上九　敦艮，吉。

漸　第五十三

䷴艮下巽上 漸，女歸吉，利貞。

初六　鴻漸於干，小子厲，有言，無咎。

六二　鴻漸於磐，飲食衎衎，吉。

九三　鴻漸於陸，夫征不復，婦孕不育，凶。利禦寇。

六四　鴻漸於木，或得其桷，無咎。

九五　鴻漸於陵，婦三歲不孕，終莫之勝，吉。

上九　鴻漸於陸，其羽可用為儀，吉。

歸妹　第五十四

䷵兌下震上 歸妹，征凶，無攸利。

初九　歸妹以娣，跛能履，征吉。

九二　眇能視，利幽人之貞。

六三　歸妹以須，反歸以娣。

九四　歸妹愆期，遲歸有時。

六五　帝乙歸妹，其君之袂不如其娣之袂良。月幾望，吉。

上六　女承筐，無實。士刲羊，無血。無攸利。

豐　第五十五

䷶離下震上 豐，亨，王假之，勿憂，宜日中。

初九　遇其配主，雖旬無咎，往有尚。

六二　豐其蔀，日中見斗，往得疑疾，有孚發若，吉。

九三　豐其沛，日中見沬。折其右肱，無咎。

九四　豐其蔀，日中見斗，遇其夷主，吉。

六五　來章，有慶譽，吉。

上六　豐其屋，部其家，窺其戶，闃其無人，三歲不覿，凶。

旅　第五十六

䷷艮下離上 旅，小亨，旅貞吉。

初六　旅瑣瑣，斯其所取災。

六二　旅即次，懷其資，得童僕貞。

九三　旅焚其次，喪其童僕貞，厲。

九四　旅於處，得其資斧，我心不快。

六五　射雉，一矢亡，終以譽命。

上九　鳥焚其巢，旅人先笑後號咷，喪牛於易，凶。

巽　第五十七

䷸ 巽下巽上　巽，小亨，利有攸往，利見大人。

初六　進退，利武人之貞。

九二　巽在床下，用史巫紛若，吉，無咎。

九三　頻巽，吝。

六四　悔亡，田獲三品。

九五　貞吉，悔亡，無不利，無初有終。先庚三日，後庚三日，吉。

上九　巽在床下，喪其資斧，貞凶。

兌　第五十八

䷹ 兌下坎上　兌，亨，利貞。

初九　和兌，吉。

九二　孚兌，吉。悔亡。

六三　來兌，凶。

九四　商兌未寧，介疾有喜。

九五　孚於剝，有厲。

上六　引兌。

渙　第五十九

䷺ 坎下巽上　渙，亨，王假有廟，利涉大川，利貞。

初六　用拯，馬壯，吉。

九二　渙奔其機，悔亡。

六三　渙其躬，無悔。

六四　渙其群，元吉，渙有丘，匪夷所思。

九五　渙汗其大號，渙王居，無咎。

上九　渙其血，去逖出，無咎。

節　第六十

䷻ 兌下坎上 節，亨，苦節，不可貞。

初九　不出戶庭，無咎。

九二　不出門庭，凶。

六三　不節若，則嗟若，無咎。

六四　安節，亨。

九五　甘節，吉，往有尚。

上六　苦節，貞凶，悔亡。

中孚　第六十一

䷼ 兌下巽上 中孚，豚魚吉。利涉大川。利貞。

初九　虞吉，有它不燕。

九二　鳴鶴在陰，其子和之，我有好爵，吾與爾靡之。

六三　得敵，或鼓或罷，或泣或歌。

六四　月幾望，馬匹亡，無咎。

九五　有孚攣如，無咎。

上九　翰音登於天，貞凶。

小過　第六十二

䷽ 艮下震上 小過，亨，利貞。可小事，不可大事。飛鳥遺之音，不宜上，宜下，大吉。

初六　飛鳥以凶。

六二　過其祖，遇其妣，不及其君，遇其臣，無咎。

九三　弗過防之，從或戕之，凶。

九四　無咎，弗過遇之。往厲必戒。勿用，永貞。

六五　密雲不雨，自我西郊，公弋取彼在穴。

上六　弗遇過之，飛鳥離之，凶，是謂災眚。

既濟　第六十三

䷾ 離下坎上 既濟，亨，小利貞。初吉，終亂。

初九　曳其輪，濡其尾，無咎。

六二　婦喪其茀，勿逐，七日得。

九三　高宗伐鬼方，三年克之，小人勿用。

六四　繻有衣袽，終日戒。

九五　東鄰殺牛，不如西鄰之禴祭，實受其福。

上六　濡其首，厲。

未濟　第六十四

䷿ 坎下
離上　未濟，亨。小狐汔濟，濡其尾，無攸利。

初六　濡其尾，吝。

九二　曳其輪，貞吉。

六三　未濟，征凶，利涉大川。

九四　貞吉，悔亡。震用伐鬼方，三年有賞於大國。

六五　貞吉，無悔。君子之光。有孚，吉。

上九　有孚，於飲酒，無咎。濡其首，有孚，失是。

二、《易傳》

（一）《易傳》彖傳、象傳

1. 乾卦

彖傳：

大哉乾元，萬物資始，乃統天。雲行雨施，品物流形。大明終始，六位時成，時乘六龍以御天。乾道變化，各正性命，保合大和，乃利貞。首出庶物，萬國咸寧。

象傳：

天行健，君子以自強不息。

「潛龍勿用」，陽在下也。

「見龍在田」，德施普也。

「終日乾乾」，反復道也。

「或躍在淵」，進無咎也。

「飛龍在天」，大人造也。

「亢龍有悔」，盈不可久也。

「用九」，天德不可為首也。

2. 坤卦

彖傳：

至哉坤元，萬物資生，乃順承天。坤厚載物，德合無疆。含弘光大，品物咸亨。「牝馬」地類，行地無疆，柔順利貞。君子攸行，先迷失道，後順得常。「西南得朋」，乃與類行。「東北喪朋」，乃終有慶。「安貞」之吉，應地無疆。

象傳：

地勢坤，君子以厚德載物。

「履霜」「堅冰」，陰始凝也。馴致其道，至堅冰也。

六二之動，「直」以「方」也。「不習無不利」，地道光也。

「含章可貞」，以時發也。「或從王事」，知光大也。

「括囊」「無咎」，慎不害也。

「黃裳，元吉」，文在中也。

「龍戰於野」，其道窮也。

用六「永貞」，以大終也。

3. 屯卦

彖傳：

屯，剛柔始交而難生。動乎險中，大亨貞。雷雨之動滿盈，天造草昧。宜建侯，而不寧。

象傳：

雲雷，屯。君子以經綸。

雖「磐桓」，志行正也。以貴下賤，大得民也。

六二之難，乘剛也。「十年乃字」，反常也。

「即鹿無虞」，以從禽也。君子捨之，「往吝」窮也。

「求」而「往」，明也。

「屯其膏」，施未光也。

「泣血漣如」，何可長也。

4. 蒙卦

彖傳：

蒙，山下有險，險而止，蒙。蒙「亨」，以亨行，時中也。「匪我求童蒙，童蒙求我」，志應也。「初筮告」，以剛中也。「再三瀆，瀆則不告」，瀆蒙也。蒙以養正，聖功以。

象傳：

山下出泉，蒙。君子以果行育德。

「利用刑人」，以正法也。

「子克家」，剛柔接也。

「勿用取女」，行不順也。

「困蒙」之「吝」，獨遠實也。

「童蒙」之「吉」，順以巽也。

「利」用「禦寇」，上下順也。

5. 需卦

彖傳：

需，須也。險在前也，剛健而不陷。其義不困窮矣。需，「有孚，光亨，貞吉」，位乎天位，以正中也。「利涉大川」，往有功也。

象傳：

雲上於天，需。君子以飲食宴樂。

「需於郊」，不犯難行也。「利用恆，無咎」，未失常也。

「需於沙」，衍在中也。雖「小有言」，以「吉」「終」也。

「需於泥」，災在外也。自我「致寇」，敬慎不敗也。

「需於血」，順以聽也。

「〔需於〕酒食，貞吉」，以中正也。

「不速之客」來，「敬之終吉」。雖不當位，未大失也。

6. 訟卦

彖傳：

訟，上剛下險，險而健，訟。訟，「有孚，窒惕，中吉」，剛來而得中也。「終凶」，訟不可成也。「利見大人」，尚中正也。「不利涉大川」，入於淵也。

象傳：

天與水違行，訟。君子以做事謀始。

「不永所事」，訟不可長也。雖「小有言」，其辯明也。

「不克訟」，歸逋竄也。自下訟上，患至掇也。

「食舊德」，從上吉也。

「復即命渝」，「安貞」不失也。

「訟，元吉」，以中正也。

以訟受服，亦不足敬也。

7. 師卦

彖傳：

師，眾也。「貞」，正也。能以眾正，可以王矣。剛中而應，行險而順，以此毒天下，而民從之，「吉」又何「咎」矣。

象傳：

地中有水，師。君子以容民畜眾。

「師出以律」，失律「凶」也。

「在師中，吉」，承天寵也。「王三錫命」，懷萬邦也。

「師或輿屍」，大無功也。

「左次，無咎」，未失常也。

「長子帥師」，以中行也。「弟子輿屍」，使不當也。

「大君有命」，以正功也。「小人勿用」，必亂邦也。

8. 比卦

彖傳：

比，吉也；比，輔也，下順從也。「原筮，元永貞，無咎」，以剛中也。「不寧方來」，上下應也。「後夫凶」，其道窮也。

象傳：

地上有水，比。先王以建萬國，親諸侯。

比之初六，「有它」吉也。

「比之自內」，不自失也。

「比之匪入」，不亦傷乎。

「外比」於賢，以從上也。

「顯比」之「吉」，位正中也。捨逆取順，「失前禽」也。「邑人不誡」，上使中也。

「比之無首」，無所終也。

9. 小畜

彖傳：

小畜，柔得位而上下應之，曰小畜。健而巽，剛中而志行，乃「亨」。「密雲不雨」，尚往也。「自我西郊」，施未行也。

象傳：

風行天上，小畜。君子以懿文德。

「復自道」，其義「吉」也。

「牽復」在中，亦不自失也。

「夫妻反目」，不能正室也。

「有孚」「惕出」，上合志也。

「有孚攣如」，不獨富也。

「既雨既處」，「德」積「載」也。「君子征凶」，有所疑也。

10. 履卦

彖傳：

履，柔履剛也。說而應乎乾，是以「履虎尾，不咥人，亨」。剛中正，履帝位而不疚，光明也。

象傳：

上天下澤，履。君子以辯上下，定民志。

「素履」之「往」，獨行願也。

「幽人貞吉」，中不自亂也。

「眇能視」，不足以有明也。「跛能履」，不足以與行也。「咥人」之「凶」，位不當也。「武人為於大君」，志剛也。

「愬愬終吉」，志行也。

「夬履，貞厲」，位正當也。

「元吉」在上，大有慶也。

11. 泰卦

彖傳：

泰，「小往大來，吉亨」，則是天地交而萬物通也，上下交而其志同也，內陽而外陰，內健而外順，內君子而外小人，君子道長，小人道消也。

象傳：

天地交，泰。後以財成天地之道，輔相天地之宜，以左右民。

「拔茅」「征吉」，志在外也。

「包荒」「得尚於中行」，以光大也。

「無往不復」，天地際也。

「翩翩，不富」，皆失實也。「不戒以孚」，中心願也。

「以祉，元吉」，中以行願也。

「城復於隍」，其命亂也。

12. 否卦

彖傳：

「否之匪人，不利君子貞，大往小來」，則是天地不交而萬物不通也，上下不交而天下無邦也。內陰而外陽，內柔而外剛，內小人而外君子，小人道長，君子道消也。

象傳：

天地不交，否。君子以儉德辟難，不可榮以祿。

「拔茅」「貞吉」，志在君也。

「大人否，亨」，不亂群也。

「包羞」，位不當也。

「有命，無咎」，志行也。

「大人」之「吉」，位正當也。
「否」終則「傾」，何可長也。

13. 同人卦

彖傳：

同人，柔得位得中，而應乎乾，曰同人。同人曰：「同人於野，亨，利涉大川」，乾行也。文明以健，中正而應，「君子」正也。唯君子為能通天下之志。

象傳：

天與火，同人。君子以類族辨物。
出門「同人」，又誰「咎」也。
「同人於宗」，「吝」道也。
「伏戎於莽」，敵剛也。「三歲不興」，安行也。
「乘其墉」，義弗克也。其「吉」，則困而反則也。
「同人」之「先」，以中直也。「大師」「相遇」，言相「克」也。
「同人於郊」，志未得也。

14. 大有卦

彖傳：

大有，柔得尊位大中，而上下應之，曰大有。其德剛健而文明，應乎天而時行，是以「元亨」。

象卦：

火在天上，大有。君子以遏惡揚善，順天休命。
大有初九，「無交害」也。
「大車以載」，積中不敗也。
「公用亨於天子」，「小人」害也。
「匪其彭，無咎」，明辨晳也。
「厥孚交如」，信以發志也。「威如」之「吉」，易而無備也。
大有上吉，「自天祐之」。

15. 謙卦

彖傳：

謙「亨」，天道下濟而光明，地道卑而上行。天道虧盈而益謙，地道變盈而流謙，鬼神害盈而福謙，人道惡盈而好謙。謙尊而光，卑而不可逾，

「君子」之「終」也。

象卦：

地中有山，謙。君子以哀多益寡，稱物平施。

「謙謙君子」，卑以自牧也。

「鳴謙，貞吉」，中心得也。

「勞謙君子」，萬民服也。

「無不利，撝謙」，不違則也。

「利用侵伐」，征不服也。

「鳴謙」，志未得也。可「用行師，征邑國」也。

16. 豫卦

彖傳：

豫，剛應而志行，順以動，豫。豫順以動，故天地如之，而況「建侯，行師」乎。天地以順動，故日月不過，而四時不忒。聖人以順動，則刑罰清而民服。豫之時義大矣哉。

象傳：

雷出地奮，豫。先王以作樂崇德，殷薦之上帝，以配祖考。

初六「鳴豫」，志窮「凶」也。

「不終日，貞吉」，以中正也。

「盱豫」「有悔」，位不當也。

「由豫，大有得」，志大行也。

六五「貞疾」，乘剛也。「恆不死」，中未亡也。

「冥豫」在上，何可長也。

17. 隨卦

彖傳：

隨，剛來而下柔，動而說，隨。大「亨」貞「無咎」，而天下隨時，隨時之義大矣哉。

象傳：

澤中有雷，隨。君子以向晦入宴息。

「官有渝」，從正「吉」也。「出門交有功」，不失也。

「系小子」，弗兼與也。

「系丈夫」，志舍下也。

「隨有獲」，其義「凶」也。「有孚在道」，明功也。

「孚於嘉，吉」，位正中也。
「拘系之」，上窮也。

18. 蠱卦

彖傳：

蠱，剛上而柔下，巽而止，蠱。「蠱，元亨」，而天下治也。「利涉大川」，往有事也。「先甲三日，後甲三日」，終則有始，天行也。

象傳：

山下有風，蠱。君子以振民育德。
「干父之蠱」，意承考也。
「干母之蠱」，得中道也。
「干父之蠱」，終無咎也。
「裕父之蠱」，往未得也。
「干父」「用譽」，承以德也。
「不事王侯」，志可則也。

19. 臨卦

彖傳：

臨，剛浸而長，說而順，剛中而應。大「亨」以正，天之道也。「至於八月，有凶」，消不久也。

象傳：

澤上有地，臨。君子以教思無窮，容保民無疆。
「咸臨，貞吉」，志行正也。
「咸臨，吉，無不利」，未順命也。
「甘臨」，位不當也。「既憂之」，「咎」不長也。
「至臨，無咎」，位當也。
「大君之宜」，行中之謂也。
「敦臨」之「吉」，志在內也。

20. 觀卦

彖傳：

大觀在上，順而巽，中正以觀天下，觀。「盥而不薦，有孚顒若」，下觀而化也。觀天之神道，而四時不忒。聖人以神道設教，而天下服矣。

象傳：

風行地上，觀。先王以省方觀民設教。

初六「童觀」，「小人」道也。

「窺觀」「女貞」，亦可醜也。

「觀我生進退」，未失道也。

「觀國之光」，尚「賓」也。

「觀我生」，觀民也。

「觀其生」，志未平也。

21. 噬卦

彖傳：

頤中有物，曰噬嗑。噬嗑而「亨」，剛柔分，動而明，雷電合而章。柔得中而上行，雖不當位，「利用獄」也。

象傳：

雷電，噬嗑。先王以明罰敕法。

「屨校滅趾」，不行也。

「噬膚滅鼻」，乘剛也。

「遇毒」，位不當也。

「利艱貞，吉」，未光也。

「貞厲，無咎」，得當也。

「何校滅耳」，聰不明也。

22. 賁卦

彖傳：

賁，亨，柔來而文剛，故「亨」。分，剛上而文柔，故「小利有攸往」。剛柔交錯，天文也。文明以止，人文也。觀乎天文，以察時變。觀乎人文，以化成天下。

象傳：

山下有火，賁。君子以明庶政，無敢折獄。

「捨車而徒」，義弗乘也。

「賁其須」，與上興也。

「永貞」之「吉」，終莫之陵也。

六四當位，疑也。「匪寇婚媾」，終無尤也。

六五之吉，有喜也。

「白賁，無咎」，上得志也。

23. 剝卦

彖傳：

剝，剝也，柔變剛也。「不利有攸往」，小人長也。順而止之，觀象也。君子尚消息盈虛，天行也。

象傳：

山附於地，剝。上以厚下安宅。

「剝床以足」，以滅下也。

「剝床以辨」，未有與也。

「剝之，無咎」，失上下也。

「剝床以膚」，切近災也。

「以宮人寵」，終無尤也。

「君子得輿」，民所載也。「小人剝廬」，終不可用也。

24. 復卦

彖傳：

復，亨。剛反動而以順行。是以「出入無疾，朋來無咎」。「反復其道，七日來復」，天行也。「利有攸往」，剛長也。復，其見天地之心乎。

象傳：

雷在地中，復。先王以至日閉關，商旅不行，後不省方。

「不遠」之「復」，以修身也。

「休復」之「吉」，以下仁也。

「頻復」之「厲」，義「無咎」也。

「中行獨復」，以從道也。

「敦復，無悔」，中以自考也。

「迷復」之「凶」，反君道也。

25. 無妄卦

彖傳：

無妄，剛自外來，而為主於內，動而健，剛中而應。大「亨」以正，天之命也。「其匪正有眚，不利有攸往」，無妄之往何之矣？天命不祐，行矣哉？

象傳：

天下雷行，物與無妄。先王以茂對時育萬物。

「無妄」之「往」，得志也。

「不耕獲」，未富也。

「行人」得牛，「邑人」災也。

「可貞，無咎」，固有之也。

「無妄」之「藥」，不可試也。

「無妄」之「行」，窮之災也。

26. 大畜卦

彖傳：

大畜，剛健篤實，輝光日新。其德剛上而尚賢，能止健，大正也。「不家食，吉」，養賢也。「利涉大川」，應乎天也。

象傳：

天在山中，大畜。君子以多識前言往行，以畜其德。

「有厲，利已」，不犯災也。

「輿說輹」，中無尤也。

「利有攸往」，上合志也。

六四「元吉」，有喜也。

六五之「吉」，有慶也。

「何天之衢」，道大行也。

27. 頤卦

彖傳：

頤，「貞吉」，養正則吉也。「觀頤」，觀其所養也。「自求口實」，觀其自養也。天地養萬物，聖人養賢以及萬民。頤之時，大矣哉。

象傳：

山下有雷，頤。君子以慎言語，節飲食。

「觀我朵頤」，亦不足貴也。

六二「征凶」，行失類也。

「十年勿用」，道大悖也。

「顛頤」之「吉」，上施光也。

「居貞」之「吉」，順以從上也。

「由頤，厲吉」，大有慶也。

28. 大過卦

彖傳：

大過，大者過也。「棟橈」，本未弱也。剛過而中，巽而說行。「利有攸往」乃「亨」。大過之時，大矣哉。

象傳：

澤滅木，大過。君子以獨立不懼，遁世無悶。

「藉用白茅」，柔在下也。

「老夫」「女妻」，過以相與也。

「棟橈」之「凶」，不可以有輔也。

「棟隆」之「吉」，不橈乎下也。

「枯楊生花」，何可久也。「老婦」「士夫」，亦可醜也。

「過涉」之「凶」，不可咎也。

29. 坎卦

彖傳：

習坎，重險也。水流而不盈。行險而不失其信。「維心，亨」，乃以剛中也。行有尚，往有功也。天險，不可升也。地險，山川丘陵也。王公設險，以守其國。險之時，用大矣哉。

象傳：

水洊至，習坎。君子以常德行，習教事。

「習坎」入坎，失道「凶」也。

「求小得」，未出中也。

「來之坎坎」，終無功也。

「樽酒，簋貳」，剛柔際也。

「坎不盈」，中未大也。

上六失道，凶「三歲」也。

30. 離卦

彖傳：

離，麗也。日月麗乎天，百穀草木麗乎土，重明以麗乎正，乃化成天下，柔麗乎中正，故「亨」，是以「畜牝牛，吉」也。

象傳：

明兩作，離。大人以繼明照於四方。

「履錯」之「敬」，以辟咎也。
「黃離，元吉」，得中道也。
「日昃之離」，何可久也。
「突如其來如」，無所容也。
六五之「吉」，離王公也。
「王用出征」，以正邦也。「獲匪其醜」，大有功也。

31. 咸卦

彖傳：

咸，感也。柔上而剛下，二氣感應以相與，止而說，男下女，是以「亨，利貞，取女，吉」也。天地感而萬物化生，聖人感人心而天下和平，觀其所感，而天地萬物之表可見矣。

象傳：

山上有澤，咸。君子以虛受人。
「咸其拇」，志在外也。
雖「凶，居吉」，順不害也。
「咸其股」，亦不處也。志在「隨」人，所「執」下也。
「貞吉，悔亡」，未感害也。「憧憧往來」，未光大也。
「咸其脢」，志未也。
「咸其輔頰舌」，滕口說也。

32. 恆卦

彖傳：

恆，久也。剛上而柔下，雷風相與，巽而動，剛柔皆應，恆。恆「亨，無咎，利貞」，久於其道也。天地之道，恆久而不已。「利有攸往」，終則有始也。日月得天而能久照，四時變化而能久成。聖人久於其道，而天下化成。觀其所恆，而天地萬物之情可見矣。

象傳：

雷風，恆。君子以立不易方。
「浚恆」之「凶」，始求深也。
九二「悔亡」，能久中也。
「不恆其德」，無所容也。
久非其位，安得「禽」也。
「婦人」貞「吉」，從一而終也。「夫子」制義，從婦「凶」也。

「振恆」在上，大無功也。

33. 遯卦

彖傳：

遯，「亨」，遯而亨也。剛當位而應，與時行也。「小利貞」，浸而長也。遯之時，義大矣哉。

象傳：

天下有山，遯。君子以遠小人，不惡而嚴。

「遯尾」之「厲」，不往何災也。

「執」「用黃牛」，固志也。

「係遯」之「厲」，有疾憊也。「畜臣妾，吉」，不可大事也。

「君子」「好遯」，「小人否」也。

「嘉遯，貞吉」，以正志也。

「肥遯，無不利」，無所疑也。

34. 大壯卦

彖傳：

大壯，大者壯也。剛以動，故壯。大壯「利貞」，大者正也。正大，而天地之情可見矣。

象傳：

雷在天上，大壯。君子以非禮弗履。

「壯於趾」，其「孚」窮也。

九二「貞吉」，以中也。

「小人用壯」，「君子」罔也。

「藩決不羸」，尚往也。

「喪羊於易」，位不當也。

「不能退，不能遂」，不詳也。「艱則吉」，咎不長也。

35. 晉卦

彖傳：

晉，進也。明出地上，順而麗乎大明，柔進而上行，是以「康侯」用「錫馬蕃庶，晝日三接」也。

象傳：

「明出地上」，晉。君子以自昭明德。

「晉如摧如」，獨行正也。「裕」「無咎」，未受命也。

「受茲介福」，以中正也。

「眾允」之志，上行也。

「鼫鼠，貞厲」，位不當也。

「失得勿恤」，往有慶也。

「維用伐邑」，道未光也。

36. 明夷卦

彖傳：

明入地中，明夷。內文明而外柔順，以蒙大難，文王以之。「利艱貞」，晦其明也，內難而能正其志，箕子以之。

象傳：

明入地中，明夷。君子以蒞眾，用晦而明。

「君子於行」，義「不食」也。

六二之「吉」，順以則也。

「南狩」之志，乃大得也。

「入於左腹」，獲心意也。

「箕子」之「貞」，明不可息也。

「初登於天」，照四國也。「後入於地」，失則也。

37. 家人卦

彖傳：

家人，女正位乎內，男正位乎外。男女正，天地之大義也。家人有嚴君焉，父母之謂也。父父，子子，兄兄，弟弟，夫夫，婦婦，而家道正。正家，而天下定矣。

象傳：

風自火出，家人。君子以言有物，而行有恆。

「閑有家」，志未變也。

六二之「吉」，順以巽也。

「家人嗃嗃」，未失也。「婦子嘻嘻」，失家節也。

「富家，大吉」，順在位也。

「王假有家」，交相愛也。

「威如」之「吉」，反身之謂也。

38. 睽卦

彖傳：

睽，火動而上，澤動而下。二女同居，其志不同行。說而麗乎明，柔進而上行，得中而應乎剛，是以「小事吉」。天地睽而其事同也。男女睽而其志通也，萬物睽而其事類也。睽之時，用大矣哉。

象傳：

上火下澤，睽。君子以同而異。

「見惡人」，以辟「咎」也。

「遇主於巷」，未失道也。

「見輿曳」，位不當也。「無初有終」，遇剛也。

「交孚」「無咎」，志行也。

「厥宗噬膚」，往有慶也。

「遇雨」之「吉」，群疑亡也。

39. 蹇卦

彖傳：

蹇，難也，險在前也。見險而能止，知矣哉。蹇，「利西南」，往得中也。「不利東北」，其道窮也。「利見大人」，往有功也。當位「貞吉」，以正邦也。蹇之時，用大矣哉。

象傳：

山上有水，蹇。君子以反身修德。

「往蹇來譽」，宜待也。

「王臣蹇蹇」，終無尤也。

「往蹇來反」，內喜之也。

「往蹇來連」，當位實也。

「大蹇朋來」，以中節也。

「往蹇來碩」，志在內也。「利見大人」，以從貴也。

40. 解卦

彖傳：

解，險以動，動而免乎險，解。解「利西南」，往得眾也。「其來復，吉」，乃得中也。「有攸往，夙吉」，往有功也。天地解，而雷雨作。雷雨作，而百果草木皆甲坼。解之時，大矣哉。

象傳：

雷雨作，解。君子以赦過宥罪。

剛柔之際，義「無咎」也。

九二「貞吉」，得中道也。

「負且乘」，亦可醜也。自我致戎，又誰咎也。

「解而拇」，未當位也。

「君之」「有解」，「小人」退也。

「公用射隼」，以解悖也。

41. 損卦

彖傳：

損，損下益上，其道上行。損而「有孚，元吉，無咎，可貞，利有攸往。曷之用？二簋可用享」，二簋應有時，損剛益柔有時，損益盈虛，與時偕行。

象傳：

山下有澤，損。君子以懲忿窒慾。

「巳事遄往」，尚合志也。

九二「利貞」，中以為志也。

「一人行」，「三」則疑也。

「損其疾」，亦可喜也。

六五「元吉」，自上祐也。

「弗損益之」，大得志也。

42. 益卦

彖傳：

益，損上益下，民說無疆。自上下下，其道大光。「利有攸往」，中正有慶。「利涉大川」，木道乃行。益動而巽，日進無疆。天施地生，其益無方。凡益之道，與時偕行。

象卦：

風雷，益。君子以見善則遷，有過則改。

「元吉，無咎」，下不厚事也。

「或益之」，自外來也。

益用「凶事」，固有之也。

「告公從」，以益志也。

「有孚惠心」，「勿問」之矣。「惠我德」，大得志也。

「莫益之」，偏辭也。「或擊之」，自外來也。

43. 夬卦

彖傳：

夬，決也，剛決柔也。健而說，決而和。「揚於王庭」，柔乘五剛也。「孚號有厲」，其危乃光也。「告自邑，不利即戎」，所尚乃窮也。「利有攸往」，剛長乃終也。

象卦：

澤上於天，夬。君子以施祿及下，居德則忌。

「不勝」而往，「咎」也。

「有戎，勿恤」，得中道也。

「君子夬夬」，終「無咎」也。

「其行次且」，位不當也。「聞言不信」，聰不明也。

「中行無咎」，中未光也。

「無號」之「凶」，終不可長也。

44. 姤卦

彖傳：

姤，遇也，柔遇剛也。「勿用取女」，不可與長也。天地相遇，品物咸章也。剛遇中正，天下大行也。姤之時，義大矣哉。

象卦：

天下有風，姤。後以施命誥四方。

「繫於金柅」，柔道牽也。

「包有魚」，義不及「賓」也。

「其行次且」，行未牽也。

「無魚」之「凶」，遠民也。

九五「含章」，中正也。「有隕自天」，志不捨命也。

「姤其角」，上窮「吝」也。

45. 萃卦

彖傳：

萃，聚也。順以說，剛中而應，故聚也。「王假有廟」，致孝亨也。「利見大人，亨」，聚以正也。「用大牲吉。利有攸往」，順天命也。觀其所聚，而天地萬物之情可見矣。

象卦：

澤上於地，萃。君子以除戎器，戒不虞。

「乃亂乃萃」，其志亂也。

「引吉，無咎」，中未變也。

「往無咎」，上巽也。

「大吉，無咎」，位不當也。

「萃有位」，志未光也。

「齎咨涕洟」，未安上也。

46. 升卦

彖傳：

柔以時升，巽而順，剛中而應，是以大亨。「利見大人，勿恤」，有慶也。「南征吉」，志行也。

象傳：

地中生木，升。君子以順德，積小以高大。

「允升，大吉」，上合志也。

九二之「孚」，有喜也。

「升虛邑」，無所疑也。

「王用亨於岐山」，順事也。

「貞吉，升階」，大得志也。

「冥升」在上，消不富也。

47. 困卦

彖傳：

困，剛揜也。險以說，困而不失其所。「亨」，其唯君子乎。「貞大人吉」，以剛中也。「有言不信」，尚口乃窮也。

象傳：

澤無水，困。君子以致命遂志。

「入於幽谷」，幽不明也。

「困於酒食」，中有慶也。

「據於蒺藜」，乘剛也。「入於其宮，不見其妻」，不祥也。

「來徐徐」，志在下也。雖不當位，有與也。

「劓刖」，志未得也。「乃徐有說」，以中直也。「利用祭祀」，受福也。

「困於葛藟」，未當也。「動悔有悔」，吉行也。

48. 井卦

彖傳：

巽乎水而上水，井。井養而不窮也。「改邑不改井」，乃以剛中也。「往來井井，汔至，亦未繘井」，未有功也。「羸其瓶」，是以凶也。

象傳：

木上有水，井。君子以勞民勸相。

「井泥不食」，下也。「舊井無禽」，時捨也。

「井谷射鮒」，無與也。

「井渫不食」，行「惻」也。求「王明」，受福也。

「井甃，無咎」，修井也。

「寒泉」之「食」，中正也。

「元吉」在「上」，大成也。

49. 革卦

彖傳：

革，水火相息，二女同居，其志不相得曰革。「巳日乃孚」，革而信之。文明以說，大「亨」以正。革而當，其「悔」乃「亡」。天地革而四時成。湯武革命，順乎天應乎人。革之時，大矣哉。

象傳：

澤中有火，革。君子以治曆明時。

「鞏用黃牛」，不可以有為也。

「巳日」「革之」，行有嘉也。

「革言三就」，又何之矣。

「改命」，之「吉」，信志也。

「大人虎變」，其文炳也。

「君子豹變」，其文蔚也。「小人革面」，順以從君也。

50. 鼎卦

彖傳：

鼎，象也，以木巽火，亨飪也。聖人亨以享上帝，而大亨以養聖賢。巽而耳目聰明，柔進而上行，得中而應乎剛，是以元「亨」。

象傳：

木上有火，鼎。君子以正位凝命。

「鼎顛趾」，未悖也。「利出否」，以從貴也。

「鼎有實」，慎所之也。「我仇有疾」，終無尤也。

「鼎耳革」，失其義也。

「覆公餗」，信如何也。

「鼎黃耳」，中以為實也。

「玉鉉」在上，剛柔節也。

51. 震卦

彖傳：

震，「亨。震來虩虩」，恐致福也。「笑言啞啞」，後有則也。「震驚百里」，驚遠而懼邇也。「不喪匕鬯」，出可以守宗廟社稷，以為祭主也。

象傳：

洊雷，震。君子以恐懼修省。

「震來虩虩」，恐致福也。「笑言啞啞」，後有則也。

「震來厲」，乘剛也。

「震蘇蘇」，位不當也。

「震遂泥」，未光也。

「震往來厲」，危行也。其事在中，大「無喪」也。

「震索索」，中未得也。雖凶「無咎」，畏鄰戒也。

52. 艮卦

彖傳：

艮，止也。時止則止，時行則行，動靜不失其時，其道光明。艮其止，止其所也。上下敵應，不相與也。是以「不獲其身，行其庭，不見其人，無咎」也。

象傳：

兼山，艮。君子以思不出其位。

「艮其趾」，未失正也。

「不拯其隨」，未退聽也。

「艮其限」，危「薰心」也。

「艮其身」，止諸躬也。

「艮其輔」，以中正也。

「敦艮」之「吉」，以厚終也。

53. 漸卦

彖傳：

漸之進也。「女歸吉」也，進得位，往有功也。進以正，可以正邦也。其位剛得中也。止而巽，動不窮也。

象傳：

山上有木，漸。君子以居賢德善俗。

「小子」之「厲」，義「無咎」也。

「飲食衎衎」，不素飽也。

「夫征不復」，離群醜也。「婦孕不育」，失其道也。「利」用「禦寇」，順相保也。

「或得其桷」，順以巽也。

「終莫之勝，吉」，得所願也。

「其羽可用為儀，吉」，不可亂也。

54. 歸妹卦

彖傳：

歸妹，天地之大義也。天地不交，而萬物不興。歸妹，人之終始也。說以動，所歸妹也。「征凶」，位不當也。「無攸利」，柔乘剛也。

象卦：

澤上有雷，歸妹。君子以永終如敝。

「歸妹以娣」，以恆也。「跛能履」，吉相承也。

「利幽人之貞」，未變常也。

「歸妹以須」，未當也。

「愆期」之志，有待而行也。

「帝乙歸妹」「不如其娣之袂良」也。其位在中，以貴行也。

上六「無實」，承虛「筐」也。

55. 豐卦

彖傳：

豐，大也。明以動，故豐。「王假之」，尚大也。「勿憂，宜日中」，宜照天下也。日中則昃，月盈則食，天地盈虛，與時消息，而況於人乎，況於鬼神乎？

象傳：

雷電皆至，豐。君子以折獄致刑。

「雖旬無咎」，過旬災也。

「有孚發若」，信以發志也。

「豐其沛」，不可大事也。「折其右肱」，終不可用也。

「豐其蔀」，位不當也。「日中見斗」，幽不明也。「遇其夷主」，「吉」行也。

六五之「吉」，「有慶」也。

「豐其屋」，天際翔也。「窺其戶，闃其無人」，自藏也。

56. 旅卦

彖傳：

旅，「小亨」，柔得中乎外，而順乎剛，止而麗乎明，是以「小亨，旅貞吉」也。旅之時，義大矣哉。

象卦：

山上有火，旅，君子以明慎用刑，而不留獄。

「旅瑣瑣」，志窮「災」也。

「得童僕貞」，終無尤也。

「旅焚其次」，亦以傷矣。以旅與下，其義「喪」也。

「旅於處」，未得位也。「得其資斧」，心未快也。

「終以譽命」，上逮也。

以旅在上，其義「焚」也。「喪牛於易」，終莫之聞也。

57. 巽卦

彖傳：

重巽以申命。剛巽乎中正而志行。柔皆順乎剛，是以「小亨，利有攸往，利見大人」。

象卦：

隨風，巽。君子以申命行事。

「進退」，志疑也。「利武人之貞」，志治也。

「紛若」之「吉」，得中也。

「頻巽」之「吝」，志窮也。

「田獲三品」，有功也。

九五之「吉」，位正中也。

「巽在床下」，上窮也。「喪其資斧」，正乎「凶」也。

58. 兌卦

彖傳：

兌，說也。剛中而柔外，說以「利貞」，是以順乎天而應乎人。說以先民，民忘其勞。說以犯難，民忘其死。說之大，民勸矣哉。

象卦：

麗澤。兌。君子以朋友講習。

「和兌」之「吉」，行未疑也。

「孚兌」之「吉」，信志也。

「來兌」之「凶」，位不當也。

九四之「喜」，有慶也。

「孚於剝」，位正當也。

上六「引兌」，未光也。

59. 渙卦

彖傳：

渙，「亨」，剛來而不窮，柔得位乎外而上同。「王假有廟」，王乃在中也。「利涉大川」，乘木有功也。

象卦：

風行水上，渙。先王以享於帝，立廟。

初六之「吉」，順也。

「渙奔其機」，得願也。

「渙其躬」，志在外也。

「渙其群，元吉」，光大也。

「王居」「無咎」，正位也。

「渙其血」，遠害也。

60. 節卦

彖傳：

節，「亨」，剛柔分而剛得中。「苦節，不可貞」，其道窮也。說以行險，當位以節，中正以通。天地節，而四時成。節以制度，不傷財，不害民。

象傳：

澤上有水，節。君子以制數度，議德行。

「不出戶庭」，知通塞也。

「不出門庭，凶」，失時極也。

「不節」之「嗟」，又誰「咎」也。

「安節」之「亨」，承上道也。

「甘節」之「吉」，居位中也。

「苦節，貞凶」，其道窮也。

61. 中孚卦

彖傳：

中孚，柔在內而剛得中，說而巽，孚乃化邦也。「豚魚吉」，信乃豚魚也。「利涉大川」，乘木舟虛也。中孚以「利貞」，乃應乎天也。

象傳：

澤上有風，中孚。君子以議獄緩死。

初九「虞吉」，志未變也。

「其子和之」，中心願也。

「或鼓或罷」，位不當也。

「馬匹亡」，絕類上也。

「有孚攣如」，位正當也。

「翰音登於天」，何可長也。

62. 小過卦

彖傳：

小過，小者過而「亨」也。過以「利貞」，與時行也，柔得中，是以「小事」吉也。剛失位而不中，是以「不可大事」也。有「飛鳥」之象焉，「飛鳥遺之音，不宜上，宜下，大吉」，上逆而下順也。

象傳：

山上有雷，小過。君子以行過乎恭，喪過乎哀，用過乎儉。

「飛鳥以凶」，不可如何也。

「不及其君」，臣不可過也。

「從或戕之」，「凶」如何也。

「弗過遇之」，位不當也。「往厲必戒」，終不可長也。

「密雲不雨」，已上也。
「弗遇過之」，已亢之。

63. 既濟卦

彖傳：

既濟，「亨」，小者亨也。「利貞」，剛柔正而位當也。「初吉」，柔得中也。「終」止則「亂」，其道窮也。

象傳：

水在火上，既濟。君子以思患而豫防之。
「曳其輪」，義「無咎」也。
「七日得」，以中道也。
「三年克之」，憊也。
「終日戒」，有所疑也。
「東鄰殺牛」，不如西鄰之時也。「實受其福」，吉大來也。
「濡其首，厲」，何可久也。

64. 未濟卦

彖傳：

未濟，「亨」，柔得中也。「小狐汔濟」，未出中也。「濡其尾，無攸利」，不續終也。雖不當位，剛柔應也。

象傳：

火在水上，未濟。君子以慎辨物居方。
「濡其尾」，亦不知極也。
九二「貞吉」，中以行正也。
「未濟，征凶」，位不當也。
「貞吉，悔亡」，志行也。
「君子之光」，其暉「吉」也。
「飲酒」濡首，亦不知節也。

（二）《易傳》繫辭上

天尊地卑，乾坤定矣。卑高以陳，貴賤位矣。動靜有常，剛柔斷矣。方以類聚，物以群分，吉凶生矣。在天成象，在地成形，變化見矣。是故剛柔相摩，八卦相盪。鼓之以雷霆，潤之以風雨。日月運行，一寒一暑。乾道成男，坤道成女。乾知大始，坤作成物。乾以易知，坤以簡能。易則易知，簡則易從。易知則有親，易從則有功。有親則可久，有功則可大。可久則賢人之德，可大則賢人之業。易簡而天下之理得矣。天下之理得而成位乎其中矣。

聖人設卦，觀象繫辭焉，而明吉凶，剛柔相推，而生變化。是故吉凶者，失得之象也。悔吝者，憂虞之象也。變化者，進退之象也。剛柔者，晝夜之象也。六爻之動，三極之道也。是故君子所居而安者，易之序也。所樂而玩者，爻之辭也。是故君子居則觀其象而玩其辭，動則觀其變而玩其占。是以自天 之，吉無不利。

彖者，言乎象者也。爻者，言乎變者也。吉凶者，言乎其失得也。悔吝者，言乎其小疵也。無咎者，善補過也。是故列貴賤者存乎位，齊小大者存乎卦，辨吉凶者存乎辭，憂悔吝者存乎介，震無咎者存乎悔。是故卦有小大，辭有險易。

辭也者，各指其所之。易與天地準，故能彌綸天地之道。仰以觀於天文，俯以察於地理，是故知幽明之故。原始反終，故知死生之說。

精氣為物，遊魂為變，是故知鬼神之情狀，與天地相似，故不違。知周乎萬物，而道濟天下，故不過。旁行而不流，樂天知命，故不憂。安土敦乎仁，故能愛。範圍天地之化而不過，曲成萬物而不遺，通乎晝夜之道而知，故神無方而易無體。一陰一陽之謂道。繼之者，善也。成之者，性也。仁者見之謂之仁，知者見之謂之知。百姓日用而不知，故君子之道鮮矣。

顯諸仁，藏諸用，鼓萬物而不與聖人同憂，盛德大業至矣哉！富有之謂大業，日新之謂盛德。生生之謂易，成象之謂乾，效法之謂坤，極數知來之謂占，通變之謂事，陰陽不測之謂神。夫易，廣矣大矣，以言乎遠則不御，以言乎邇則靜而正，以言乎天地之間則備矣。夫乾，其靜也專，其動也直，是以大生焉。夫坤，其靜也翕，其動也闢，是以廣生焉。廣大配天地，變通配四時，陰陽之義配日月，易簡之善配至德。

子曰：「易，其至矣乎。夫易，聖人所以崇德而廣業也。知崇禮卑，崇效天，卑法地。天地設位，而易行乎其中矣。成性存存，道義之門。」

聖人有以見天下之賾，而擬諸其形容，象其物宜，是故謂之象。聖人有以見天下之動，而觀其會通，以行其典禮。繫辭焉以斷其吉凶，是故謂之爻。言天下之至賾而不可惡也，言天下之至動而不可亂也。擬之而後言，議之而後動，擬議以成其變化。

「鳴鶴在陰，其子和之。我有好爵，吾與爾靡之。」子曰：「君子居其室，出其言善，則千里之外應之，況其邇者乎。居其室，出其言不善，則千里之外違之，況其邇者乎。言出乎身，加乎民。行發乎邇，見乎遠。言行君子之樞機，樞機之發，榮辱之主也。言行，君子之所以動天地也，可不慎乎？」「同人，先號咷而後笑。」子曰：「君子之道，或出或處，或默或語，二人同人，其利斷金。同心之言，其臭如蘭。」

初六，「藉用白茅，無咎。」子曰：「苟錯，諸地而可矣。藉之用茅，何咎之有，慎之至也。夫茅之為物薄，而用可重也。慎斯術也，以往，其無所失矣。」

「勞謙君子，有終，吉。」子曰：「勞而不伐，有功而不德，厚之至也。語以其功下人者也。德言盛，禮言恭。謙也者，致恭以存其位者也。」

「亢龍有悔。」子曰：「貴而無位，高而無民。賢人在下位而無輔，是以動而有悔也。」

「不出戶庭，無咎。」子曰：「亂之所生也，則言語以為階。君不密則失臣，臣不密則失身，幾事不密則害成，是以君子慎密而不出也。」子曰：「作易者，其知盜乎？易曰：『負且乘，致寇至』。負也者，小人之事也。乘也者，君子之器也。小人而乘君子之器，盜思奪之矣。上慢下暴，盜思伐之矣。慢藏誨盜，冶容誨淫。易曰『負且乘，致寇至』，盜之招也。」

大衍之數五十，其用四十有九。分而為二以象兩，掛一以象三，揲之以四以象四時，歸奇於扐以象閏，五歲再閏，故再扐而後掛。天數五，地數五，五位相得而各有合。天數二十有五，地數三十。凡天地之數五十有五，此所以成變化而行鬼神也。乾之策二百一十有六，坤之策百四十有四，凡三百有六十，當期之日。二篇之策，萬有一千五百二十，當萬物之數也。是故四營而成易。十有八變而成卦。八卦而小成，引而伸之，觸類而長之，天下之能事畢矣。顯道，神德行，是故可與酬酢，可與祐神矣。

子曰：「知變化之道者，其知神之所為乎？易有聖人之道四焉，以言者尚其辭，以動者尚其變，以制器者尚其象，以卜筮者尚其占。」是以君子將有為也，將有行也，問焉而以言。其受命也如響，無有遠近幽深，遂知來物。非天下之至精，其孰能與於此。參伍以變，錯綜其數，通其變，遂成天下之文，極其數，遂定天下之象。非天下之至變，其孰能與於此。

易，無思也，無為也，寂然不動，感而遂通天下之故。非天下之至神，其孰能與於此。夫易，聖人之所以極深而研幾也。唯深也，故能通天下之志。唯幾也，故能成天下之務。唯神也，故不疾而速，不行而至。子曰，「易有聖人之道四焉」者，此之謂也。

天一，地二；天三，地四；天五，地六；天七，地八；天九，地十。子曰：「夫易，何為者也？夫易，開物成務，冒天下之道，如斯而已者也。」

是故聖人以通天下之志，以定天下之業，以斷天下之疑。是故蓍之德圓而神，卦之德方以知，六爻之義易以貢。聖人以此洗心，退藏於密，吉凶與民同患。神以知來，知以藏往，其孰能與於此哉。古之聰明睿知，神武而不殺者夫，是以明於天之道，而察於民之故，是興神物，以前民用。聖人以此齋戒，以神明其德夫。是故闔戶謂之坤，闢戶謂之乾。一闔一闢謂之變，往來不窮謂之通。見乃謂之象，形乃謂之器，制而用之謂之法，利用出入，民咸用之謂之神。

是故易有太極，是生兩儀，兩儀生四象，四象生八卦，八卦定吉凶，吉凶生大業。是故，法象莫大乎天地，變通莫大乎四時，縣象著明莫大乎日月，崇高莫大乎富貴。備物致用，立（功）成器，以為天下利，莫大乎聖人。探賾索隱，鉤深致遠，以定天下之吉凶。成天下之亹亹者，莫大乎蓍龜。是故天生神物，聖人則之。天地變化，聖人效之。天垂象，見吉凶，聖人象之。河出圖，洛出書，聖人則之。易有四象，所以示也。繫辭焉，所以告也。定之以吉凶，所以斷也。易曰：「自天 之，吉無不利。」子曰：「 者助也，天之所助者順也；人之所助者信也。履信思乎順，又以尚賢也。是以『自天 之，吉無不利也』。」

子曰：「書不盡言，言不盡意。然則，聖人之意，其不可見乎？」子曰：「聖人立象以盡意，設卦以盡情偽，繫辭焉以盡其言，變而通之以盡利，鼓之舞之以盡神。」乾坤其易之緼邪。乾坤成列，而易立乎其中矣。乾坤毀，則無以見易，易不可見，則乾坤或幾乎息矣。是故，形而上者謂之道，形而下者謂之器。化而裁之謂之變，推而行之謂之通，舉而錯之天下之民謂之事業。是故夫象，聖人有以見天下之賾，而擬諸其形容，象其物宜，是故謂之象。聖人有以見天下之動，而觀其會通，以行其典禮，繫辭焉以斷其吉凶，是故謂之爻。

極天下之賾者存乎卦，鼓天下之動者存乎辭，化而裁之存乎變，推而行之存乎通，神而明之存乎其人，默而成之，不言而信，存乎德行。

（三）《易傳》繫辭下

八卦成列，象在其中矣。因而重之，爻在其中矣。剛柔相推，變在其中矣。繫辭焉而命之，動在其中矣。吉凶悔吝者，生乎動者也。剛柔者，立本者也。變通者，趣時者也。吉凶者，貞勝者也。天地之道，貞觀者也。日月之道，貞明者也。

天下之動，貞夫一者也。夫乾，確然示人易矣。夫坤，然示人簡矣。爻也者，效此者也。象也者，像此者也。爻象動乎內，吉凶見乎外，功業見乎變，聖人之情見乎辭。天地之大德曰生，聖人之大寶曰位。何以守位？曰仁，何以聚人？曰財，理財正辭，禁民為非，曰義。

古者包犧氏之王天下也，仰則觀象於天，俯則觀法於地，觀鳥獸之文，與地之宜，近取諸身，遠取諸物，於是始作八卦，以通神明之德，以類萬物之情。作結繩而為網罟，以佃以漁，蓋取諸離。包犧氏沒，神農氏作，木為耜，揉木為耒，耒耨之利，以教天下，蓋取諸益。日中為市，致天下之民，聚天下之貨，交易而退，各得其所，蓋取諸噬嗑。神農氏沒，黃帝、堯、舜氏作，通其變，使民不倦，神而化之，使民宜之。易窮則變，變則通，通則久。是以「自天祐之，吉無不利」。

黃帝、堯、舜垂衣裳而天下治，蓋取諸乾坤。刳木為舟，剡木為楫，舟楫之利，以濟不通，致遠以利天下，蓋取諸渙。服牛乘馬，引重致遠，以利天下，蓋取諸隨。重門擊柝，以待暴客，蓋取諸豫。斷木為杵，掘地為臼，臼杵之利，萬民以濟，蓋取諸小過。弦木為弧，剡木為矢，弧矢之利，以威天下，蓋取諸睽。上古穴居而野處，後世聖人易之以宮室，上棟下宇，以待風雨，蓋取諸大壯。古之葬者，厚衣之以薪，葬之中野，不封不樹，喪期無數，後世聖人易之以棺槨，蓋取諸大過。上古結繩而治，後世聖人易之以書契，百官以治，萬民以察，蓋取諸夬。

是故易者，象也。象也者，像也。彖者，材也。爻也者，效天下之動者也。是故，吉凶生而悔吝著也。陽卦多陰，陰卦多陽，其故何也？陽卦奇，陰卦偶。其德行何也？陽一君而二民，君子之道也。陰二君而一民，小人之道也。

易曰：「憧憧往來，朋從爾思。」子曰：「天下何思何慮？天下同歸而殊途，一致而百慮，天下何思何慮？日往則月來，月往則日來，日月相推，而明生焉。寒往則暑來，暑往則寒來，寒暑相推，而歲成焉。往者，屈也。來者，信也。屈信相感，而利生焉。尺蠖之屈，以求信也。龍蛇之蟄，以存身也。精義入神，以致用也。利用安身，以崇德也。過此以往，未之或知也。窮神知化，德之盛也。」

易曰：「困於石，據於蒺藜，入於其宮，不見其妻，凶。」子曰：「非所困而困焉，名必辱。非所據而據焉，身必危。既辱且危，死期將至，妻其可得見耶？」

易曰：「公用射隼於高墉之上，獲之，無不利。」子曰：「隼者禽也，弓矢者器也，射之者人也。君子藏器於身，待時而動，何不利之有？動而不括，是以出而有獲，語成器而動者也。

子曰：「小人不恥不仁，不畏不義，不見利不勸，不威不懲，小懲而大戒，此小人之福也。易曰：『屨校滅趾，無咎。』此之謂也。善不積，不足以成名，惡不積不足以滅身。小人以小善為無益，而弗為也。以小惡為無傷，而弗去也。故惡積而不可揜，罪大而不可解。易曰：『何校滅耳，凶。』」

子曰：「危者安其位者也，亡者保其存者也，亂者有其治者也。是故君子安而不忘危，存而不忘亡，治而不忘亂，是以身安而國家可保也。易曰：『其亡其亡，繫於苞桑。』」

子曰：「德薄而位尊，知小而謀大，力小而任重，鮮不及矣。易曰：『鼎折足，覆公餗，其形渥，凶。』言不勝其任也。」

子曰：「知幾其神乎？君子上交不諂，下交不瀆，其知幾乎。幾者動之微，吉〔凶〕之先見者也。君子見幾而作，不俟終日。易曰：『介於石，不終日，貞吉。』介如石焉，寧用終日，斷可識矣。君子知微知彰，知柔知剛，萬夫之望。」

子曰：「顏氏之子，其殆庶幾乎。有不善未嘗不知，知之未嘗復行也。易曰：『不遠復，無祇悔，元吉。』」天地絪縕，萬物化醇。男女媾精，萬物化生。易曰：『三人行，則損一人；一人行，則得其友。』言致一也。」

子曰：「君子安其身而後動，易其心而後語，定其交而後求，君子修此三者，故全也。危以動，則民不與也；懼以語，則民不應也。無交而求，則民不與也。莫之與，則傷之者至矣。易曰：『莫益之，或擊之，立心勿恆，凶。』」

子曰：「乾坤，其易之門邪。乾，陽物也。坤，陰物也。陰陽合德，而剛柔有體，以體天地之撰，以通神明之德。其稱名也，雜而不越。於稽其類，其衰世之意邪。夫易，彰往而察來，而微顯闡幽。開而當名，辨物正言，斷辭則備矣。其稱名也小，其取類也大。其旨遠，其辭文。其言曲而中，其事肆而隱。因貳以濟民行，以明失得之報。」

易之興也，其於中古乎。作易者，其有憂患乎。是故，履，德之基也；謙，德之柄也；復，德之本也；恆，德之固也；損，德之修也；益，德之裕也；困，德之辨也；井，德之地也；巽，德之制也。履，和而至；謙，尊而光；復，小而辨於物；恆，雜而不厭；損，先難而後易；益，長裕而不設；困，窮而通；井，居其所而遷；巽，稱而隱。履，以和行；謙，以制禮；復，以自知；恆，以一德；損，以遠害；益，以興利；困，以寡怨；井，以辨義；巽，以行權。

易之為書也不可遠，為道也屢遷。變動不居，周流六虛，上下無常，剛柔相易，不可為典要，唯變所適。其出入以度，外內使知懼，又明於憂患與故，無有師保，如臨父母。初率其辭，而揆其方，既有典常，苟非其人，道不虛行。易之為書也，原始要終，以為質也。六爻相雜，唯其時物也。其初難知，其上易知，本末也。初辭擬之，卒成之終。若夫雜物撰德，辨是與非，則非其中爻不備。噫！亦要存亡吉凶，則居可知矣。知者觀其彖辭，則思過半矣。

二與四同功而異位，其善不同。二多譽，四多懼，近也。柔之為道，不利遠者，其要無咎，其用柔中也。三與五同功而異位；三多凶，五多功，貴賤之等也。其柔危，其剛勝邪。易之為書也，廣大悉備。有天道焉，有地道焉，有人道焉，兼三才而兩之，故六。

六者非它也，三才之道也。道有變動，故曰爻。爻有等，故曰物；物相雜，故曰文。文不當，故吉凶生焉。易之興也，其當殷之末世，周之盛德邪？當文王與紂之事邪？是故其辭危，危者使平，易者使傾，其道甚大，百物不廢，懼以終始，其要無咎，此之謂易之道也。

夫乾，天下之至健也，德行恆易以知險。夫坤，天下之至順也，德行恆簡以知阻。能說諸心，能研諸侯之慮，定天下之吉凶，成天下之亹亹者。是故變化云為，吉事有祥，象事知器，占事知來。天地設位，聖人成能，人謀鬼謀，百姓與能。

八卦以象告，爻彖以情言。剛柔雜居，而吉凶可見矣。變動以利言，吉凶以情遷。是故，愛惡相攻，而吉凶生。遠近相取，而悔吝生。情偽相感，而利害生。凡易之情，近而不相得則凶。或害之，悔且吝。將叛者，其辭 。中心疑者，其辭枝。吉人之辭寡，躁人之辭多。誣善之人，其辭游。失其守者，其辭屈。

（四）《易傳》文言

乾

「元」者，善之長也。「亨」者，嘉之會也。「利」者，義之和也。「貞」者，事之幹也。君子體仁，足以長人，嘉會足以合禮，利物足以和義，貞固足以幹事。君子行此四德者，古曰：乾，元亨利貞。

初九曰：「潛龍勿用。」何謂也？子曰：「龍德而隱者也。不易乎世，不成乎名。遁世無悶，不見是而無悶。樂則行之，憂則違之。確乎其不可拔，潛龍也。」

九二曰：「見龍在田，利在大人。」何謂也？子曰：「龍德而正中者也。庸言之信，庸行之謹。閑邪存其誠，善世而不伐，德博而化。易曰：『見龍在田，利見大人。』君德也。」

九三曰：「君子終日乾乾，夕惕若，厲，無咎。」何謂也？子曰：「君子進德修業。忠信，所以進德也。修辭立其誠，所以居業也。知至至之，可與幾也。知終終之，可與存義也。是故居上位而不驕，在下位而不憂。故乾乾因其時而惕，雖危無咎矣。」

九四曰：「或躍在淵，無咎。」何謂也？子曰：「上下無常，非為邪也。進退無恆，非離群也。君子進德修業，欲及時也。故無咎。」

九五曰：「飛龍在天，利見大人。」何謂也？子曰：「同聲相應，同氣相求。水流濕，火就燥。雲從龍，風從虎。聖人作而萬物睹。本乎天者親上，本乎地者親下，則各從其類也。」

上九曰：「亢龍有悔。」何謂也？子曰：「貴而無位，高而無民，賢人在下位而無輔，是以動而有悔也。」

「潛龍勿用」，下也。「見龍在田」，時舍也。「終日乾乾」，行事也。「或躍在淵」，自試也。「飛龍在天」，上治也。「亢龍有悔」，窮之災也。乾元用九，天下治也。

「潛龍勿用」，陽氣潛藏。「見龍在田」，天下文明，「終日乾乾」，與時偕行。「或躍在淵」，乾道乃革。「飛龍在天」，乃位乎天德。「亢龍有悔」，與時偕極。乾元用九，乃見天則。

乾「元」者，終而亨者也。「利貞」者，性情也。乾始能以美利利天下，不言所利，大矣哉！大哉乾乎！剛健中正，純粹精也。六爻發揮。旁通情也。時乘六龍，以御天也。雲行雨施，天下平也。

君子以成德為行，日可見之行也。「潛」之為言也，隱而未見，行而未成，是以君子弗「用」也。

君子學以聚之，問以辯之，寬以居之，仁以行之。易曰：「見龍在田，利見大人。」君德也。

九三重剛而不中，上不在天，下不在田，故「乾乾」因其時而「惕」，雖危「無咎」矣。

九四重剛而不中，上不在天，下不在田，中不在人，故「或」之。或之者，疑之也。故「無咎」。

夫「大人」者，與天地合其德，與日月合其明，與四時合其序，與鬼神合其吉凶。先天而天弗違，後天而奉天時。天且弗違，而況於人乎，況於鬼神乎。

「亢」之為言也，知進而不知退，知存而不知亡，知得而不知喪。其唯聖人乎？知進退存亡，而不失其正者，其唯聖人乎。

坤

坤至柔而動也剛，至靜而德方，後得主而有常，含萬物而化光。坤道其順乎，承天而時行。

積善之家，必有餘慶。積不善之家，必有餘殃。臣弒其君，子弒其父，非一朝一夕之故，其所由來者漸矣。由辯之不早辯也。易曰：「履霜，堅冰至。」蓋言順也。

「直」，其正也。「方」，其義也。君子敬以直內，義以方外，敬義立而德不孤。「直方大，不習無不利」，則不疑其所行也。

陰雖有美，「含」之以從王事，弗敢成也。地道也，妻道也，臣道也。地道「無成」，而代「有終」也。

天地變化，草木蕃。天地閉，賢人隱。易曰：「括囊，無咎無譽。」蓋言謹也。

君子「黃」中通理，正位居體，美在其中，而暢於四支，發於事業，美之至也。

陰疑於陽必「戰」，為其嫌於無陽也，故稱龍焉。猶未離其類也，故稱「血」焉。夫「玄黃」者，天地之雜也，天玄而地黃。

（五）《易傳・說卦》

昔者聖人之作易也，幽贊於神明而生蓍，參天兩地而倚數，觀變於陰陽而立卦，發揮於剛柔而生爻，和順於道德而理於義，窮理盡性以致於命。

昔者聖人之作易也，將以順性命之理，是以立天之道，曰陰與陽，立地之道，曰柔與剛，立人之道，曰仁與義。兼三才而兩之，故易六畫而成卦。分陰分陽，迭用柔剛，故易六位而成章。

天地定位，山澤通氣。雷風相薄，水火不相射。八卦相錯，數往者順，知來者逆，是故易逆數也。

雷以動之，風以散之，雨以潤之，日以烜之，艮以止之，兌以說之，乾以君之，坤以藏之。

帝出乎震，齊乎巽，相見乎離，致役乎坤，說言乎兌，戰乎乾，勞乎坎，成言乎艮。萬物出乎震，震，東方也。齊乎巽，巽，東南也。齊也者，言萬物之絜齊也。離也者，明也，萬物皆相見，南方之卦也。聖人南面而聽天下，向明而治，蓋取諸此也。坤也者，地也，萬物皆致養焉，故曰：致役乎坤。兌，正秋也，萬物之所說也，故曰：說言乎兌。戰乎乾，乾，西北之卦也，言陰陽相薄也。坎者，水也，正北方之卦也，勞卦也，萬物之所歸也，故曰：勞乎坎。艮，東北之卦也，萬物之所成終，而所成始也，故曰：

成言乎艮。

神也者，妙萬物而為言者也。動萬物者，莫疾乎雷。橈萬物者，莫疾乎風。燥萬物者，莫熯乎火。說萬物者，莫說乎澤。潤萬物者，莫潤乎水。終萬物，始萬物者，莫盛乎艮。故水火不相逮，雷風不相悖。山澤通氣，然後能變化，既成萬物也。

乾，健也。坤，順也。震，動也。巽，入也。坎，陷也。離，麗也。艮，止也。兌，說也。

乾為馬。坤為牛。震為龍。巽為雞。坎為豕。離為雉。艮為狗。兌為羊。

乾為首。坤為腹。震為足。巽為股。坎為耳。離為目。艮為手。兌為口。

乾，天也，故稱乎父。坤，地也。故稱乎母。震一索而得男，故謂之長男。巽一索而得女，故謂之長女。坎再索而得男，故謂之中男。離再索而得女，故謂之中女。艮三索而得男，故謂之少男。兌三索而得女，故謂之少女。

乾為天，為圜，為君，為父，為玉，為金，為寒，為冰，為大赤，為良馬，為老馬，為瘠馬，為駁馬，為木果。

坤為地，為母，為布，為釜，為吝嗇，為均，為子母牛，為大輿，為文，為眾，為柄，其於地也為黑。

震為雷，為龍，為玄黃，為旉，為大塗，為長子，為決躁，為蒼筤竹，為萑葦。其於馬也，為善鳴，為馵足，為作足，為的顙。其於稼也，為反生。其究為健，為蕃鮮。

巽為木，為風，為長女，為繩直，為工，為白，為長，為高，為進退，為不果，為臭。其於人也，為寡髮，為廣顙，為多白眼，為近利市三倍，其究為躁卦。

坎為水，為溝瀆，為隱伏，為矯輮，為弓輪。其於人也，為加憂，為心病，為耳痛，為血卦，為赤。其於馬也，為美脊，為亟心，為下首，為薄蹄，為曳。其於輿也，為多眚，為通，為月，為盜。其於木也，為堅多心。

離為火，為日，為電，為中女，為甲冑，為戈兵。其於人也，為大腹，為乾卦，為鱉，為蟹，為蠃，為蚌，為龜。其於木也，為科上槁。

艮為山，為徑路，為小石，為門闕，為果蓏，為閽寺，為指，為狗，為鼠，為黔喙之屬。其於木也，為堅多節。

兌為澤，為少女，為巫，為口舌，為毀折，為附決。其於地也，為剛鹵，為妾，為羊。

（六）《易傳》序卦

有天地，然後萬物生焉。盈天地之間者唯萬物，故受之以屯。屯者，盈也。屯者，物之始生也。物生必蒙，故受之以蒙。蒙者，蒙也，物之稚也。物稚不可不養也，故受之以需。需者，飲食之道也。飲食必有訟，故受之以訟。訟必有眾起，故受之以師。師者，眾也。眾必有所比，故受之以比。比者，比也。比必有所畜，故受之以小畜。物畜然後有禮，故受之以履。〔履者，禮也。〕履而泰然後安，故受之以泰。泰者，通也。物不可以終通，故受之以否。物不可以終否，故受之以同人。與人同者，物必歸焉，故受之以大有。有大者，不可以盈，故受之以謙。有大而能謙必豫，故受之以豫。豫必有隨，故受之以隨。以喜隨人者必有事，故受之以蠱。蠱者，事也。有事而後可大，故受之以臨。臨者，大也。物大然後可觀，故受之以觀。可觀而後有所合，故受之以噬嗑。嗑者，合也。物不可以苟合而已，故受之以賁。賁者，飾也。致飾然後亨則盡矣，故受之以剝。剝者，剝也。物不可以終盡剝，窮上反下，故受之以復。復則不妄矣，故受之以無妄。有無妄，〔物〕然後可畜，故受之以大畜。物畜然後可養，故受之以頤。頤者，養也。不養則不可動，故受之以大過。物不可以終過，故受之以坎。坎者，陷也。陷必有所麗，故受之以離。離者，麗也。

有天地，然後有萬物。有萬物，然後有男女。有男女，然後有夫婦。有夫婦，然後有父子。有父子，然後有君臣。有君臣，然後有上下。有上下，然後禮義有所錯。

夫婦之道，不可以不久也，故受之以恆。恆者，久也。物不可以久居其所，故受之以遯。遯者，退也。物不可以終遯，故受之以大壯。物不可以終壯，故受之以晉。晉者，進也。進必有所傷，故受之以明夷。夷者，傷也。傷於外者必反於家，故受之以家人。家道窮必乖，故受之以睽。睽者，乖也。乖必有難，故受之以蹇。蹇者，難也。物不可以終難，故受之以解。解者，緩也。緩必有所失，故受之以損。損而不已必益，故受之以益。益而不已必決，故受之以夬。夬者，決也。決必有遇，故受之以姤。姤者，遇也。物相遇而後聚，故受之以萃。萃者，聚也。聚而上者謂之升，故受之以升。升而不已必困，故受之以困。困乎上者必反下，故受之以井。井道不可不革，故受之以革。革物者莫若鼎，故受之以鼎。主器者莫若長子，故受之以震。震者，動也。物不可以終動，止之，故受之以艮。艮者，止也。物不可以終止，故受之以漸。漸者，進也。進必有所歸，故受之以歸妹。得其所歸者必大，故受之以豐。豐者，大也。窮大者必失其居，故受之以旅。旅而無所容，故受之以巽。巽者，入也。入而後說之，故受之以兌。兌者，說也。說而後散之，故受之以渙。渙者，離也。物不可以終離，故受之以節。節而信之，故受之以中孚。有其信者必行之，故受之以小過。有過物者必濟，故受之以既濟。物不可窮也，故受之以未濟。終焉。

（七）《易傳》雜卦

乾剛坤柔，比樂師憂。臨觀之義，或與或求。屯見而不失其居。蒙雜而著。震，起也。艮，止也。損益，盛衰之始也。大畜，時也。無妄，災也。萃聚，而升不來也。謙輕，而豫怠也。噬嗑，食也。賁，無色也。兌見，而巽伏也。隨，無故也。蠱，則飭也。剝，爛也。復，反也。晉，晝也。明夷，誅也。井通，而困相遇也。咸，速也。恆，久也。渙，離也。節，止也。解，緩也。蹇，難也。睽，外也。家人，內也。否、泰，反其類也。大壯則止，遯，則退也。大有，眾也。同人，親也。革，去故也。鼎，取新也。小過，過也。中孚，信也。豐，多故也。親寡旅也。離上而坎下也。小畜，寡也。履，不處也。需，不進也。訟，不親也。大過，顛也。姤，遇也，柔遇剛也。漸，女歸待男行也。頤，養正也。既濟，定也。歸妹，女之終也。未濟，男之窮也。夬，決也，剛決柔也，君子道長，小人道憂也。

（附錄五主要參考蘇勇點校《易經》，北京大學出版社，1989 年 8 月第一版）

附篇

象數科學的偉大意義
——為什麼提出象數科學

楊　力

世界上不是只有以西方為代表的實驗科學，還有以東方中國為代表的象數科學。這兩種科學各有各的理論基礎和驗證方法，二者是不能互相取代的，只能相輔相成的。

世上萬物不是只有明的、顯的，更有暗的、隱的，所以探索暗物質和暗規律尤顯重要。象數科學就是探索暗物質和暗規律的科學。

象數科學是自然科學的魂，而中醫學也是一門象數科學。

一、什麼是象數科學

（一）何謂象數思維？

象數科學是源於《易經》象數思維的科學。象數思維是以象思維為核心，以象數為基礎的思維方式，是《易經》獨特的思維方法，也是東方獨特的思維方式。

象數思維是《易經》認識事物的一種傑出的世界觀和方法論。

象：起源於卦象和爻象，如「☰」（乾卦）、「☷」（坤卦）、「⚊」（陽爻）、「⚋」（陰爻）。

數：源於《易經》爻數及八卦數。

象數思維是一種透過事物的象數來認識事物本質和規律的思維方式，具體方法是觀象取義和運數取義，特點是以象測藏，以明探幽。

（二）何謂觀象取義？

觀象取義就是「以象測藏」，也就是從外象測內藏。比如從脈象、面象、舌象便可測知內藏五臟狀況。筆者根據《易經》象數原理又提出體質象、基因象，特點是以顯測藏、以明探幽。

觀象取義，就是從「象」知「義」，《易經》對象的解釋是「象也者，像也」，從「象」到「像」，就是觀象取義的過程。第二個「像」，比

「象」多了偏旁「亻」，表示經過了人的思考。

《內經》提出了「有諸內者，必形諸外」的觀點，就是說，凡是內藏的隱象都必然在外有顯示，哪怕是蛛絲馬跡。這就為「以象測藏」提供了理論基礎。

觀象取義包括取類比象，物質之間，即使本質不同，只要「象」同，便可類比。比如，中藥紅花有活血化瘀的作用，那麼只要紅色的「象」相同，便可以類比，紅色的山楂（水果）、紅豆（豆類）、紅色的蘿蔔（蔬菜）、血竭（礦物）等，都可據此類比，皆能化瘀。

觀象取義還包括象形及象意兩類。

第一，象形取義就是根據外象取義。比如，核桃長得像人腦，可補腦，這就是以形養形、以臟補臟之延伸。

第二，象意取義就是觀察事物的意蘊取義。比如，長在水田的水稻可以養陰，種在地裡的小麥可以養陽；又如，長在高空的堅果可以補腦，長在高寒之處的附子可以溫陽散寒，長在懸崖的石斛因其生存艱難而能強免疫力等。

筆者為什麼要設計象數科學代表圖呢？萬物皆既有顯的一面，又有隱的一面。顯的稱為「形」，只是滄海一粟；隱的、暗的稱為「象」，是如滄海般廣袤無邊的，而「數」則在「象」與「形」之間時隱時顯。象、數、形三者互相包含，是你中有我、我中有你的關係，數在一定的時空及氣化狀況下可以轉化為形。所以，筆者認為大象無形亦有形，並根據象、數、形三者的關係設計了象數科學代表圖。

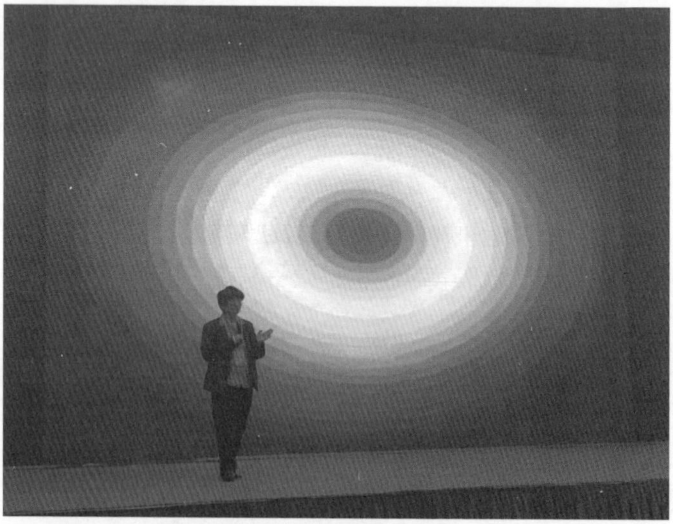

圖 106－1　大象無形亦有形

（三）何謂運數取義？

數蘊含在象與形之中，不僅是量化的數，更是時空數和氣化數。「數」經過一定的時空條件和氣化狀態便可轉化為「形」。

1. 數在一定氣化條件下的運數取義

比如《內經》中的「女七男八」：女子七歲還是一個小女童，腎氣始盛；「二七」十四歲，成為了少女，天癸至，月經至，生殖器官發育並逐漸成熟；「三七」二十一歲，長成青年女子了，腎氣平均；到了「四七」二十八歲，筋骨堅，身體盛壯，成為壯年女子；到了「五七」三十五歲，面始焦，髮始墮，變成中年女人了；「六七」四十二歲，面更焦髮更白，開始衰老了；「七七」四十九歲，天癸竭，逐漸絕經，開始步入老年了。

由此可知，腎氣盛衰在生命過程的生、長、壯、老、已中發揮著決定性作用。男人也一樣，在不同的生命氣化成長過程中，腎氣同樣體現了關鍵的作用：男子八歲還是一個小男童，腎氣始實；到了「二八」十六歲就長成了少男，腎氣盛精氣溢瀉，生殖器官發育並逐漸成熟；到了「三八」二十四歲，筋骨勁強；到了「四八」三十二歲，肌肉滿壯，變成了壯年男子；到了「五八」四十歲，腎氣衰，髮墮齒槁，變成中年男人了；「六八」四十八歲，面焦髮鬢白，逐漸開始衰老；「七八」五十六歲，天癸竭，精少腎氣衰，開始步入老年了；到了「八八」六十四歲，則天癸盡，變成頭髮蒼白的老年人了。以上足可說明腎氣在人的生命過程中的重大作用。

《內經》對「女七男八」的總結，提示了腎氣在人的生、長、壯、老、已中的重要意義，這便是「運數取義」的運用，同時也體現了「數」與「形」之間，「數」在一定氣化條件下可轉化為「形」的關係。

2. 數在一定時空條件下的運數取義

「1」數在時間上對應冬至，在空間上對應正北方，在氣化上對應寒，寒氣通於腎；

「2」數在時間上對應夏至，在空間上對應正南方，在氣化上對應熱，熱氣通於心；

「3」數在時間上對應春分，在空間上對應正東方，在氣化上對應溫，溫氣通於肝；

「4」數在時間上對應秋分，在空間上對應正西方，在氣化上對應涼，涼氣通於肺；

「5」數在時間上對應長夏，在空間上對應正中，在氣化上對應濕，濕氣通於脾。

運數取義：透過河洛數代表的時空數，可知太極陰陽消長轉化是影響一

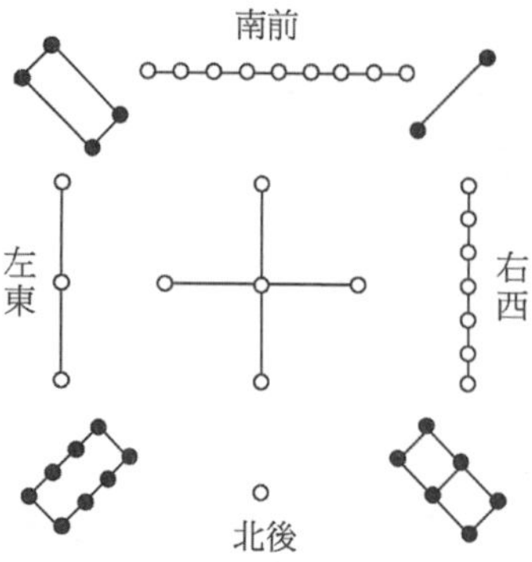

圖 106－2　洛書

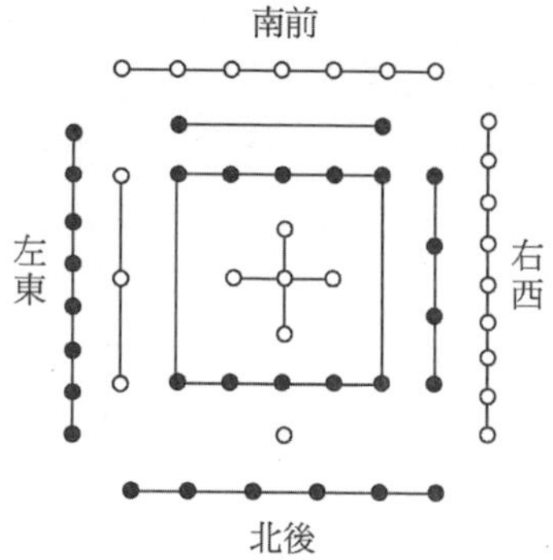

圖 106－3　河圖

年四季生、長、化、收、藏與溫涼寒熱變化的基礎。這也是對運數取義的應用，參見圖 106－2、圖 106－3。

生命數同樣有數據中心，也有數據傳導系統和數據庫。人去世了，為「氣數已盡」，說明萬物不僅有「形」更有「數」。所以探索事物的規律不僅要觀象取義，更要把握運數取義，二者相輔相成，缺一不可。相對而言，觀象取義較為形象，而運數取義則更抽象。

二、象、數、形三者的轉化規律及啟示

（一）為什麼要提出「大象無形亦有形」？

萬物都是無垠無際的「象」，在這個「象海」中包含著極少部分已顯露的「形」，以及在一定氣化條件和時空條件下可以轉化為「形」的「數」。所以象、數、形三者其實可以一分為三，合三為一。

已顯露的「形」只不過是滄海一粟，更多的「形」還等待著人們去發現。人們不但要揭示已顯露的「形」的規律，更要探索未顯露的大量「象」及「數」的暗物質及暗規律。

廣義的「象」十分博大，不僅包含物象還包括事象，所以象數規律不僅包括自然科學還包括社會科學，社會科學也同樣可以用觀象取義及運數取義去認識。

（二）象、數、形怎樣轉化？

象與形的規律是象數科學的要素，其關鍵是：大象無形亦有形。一般條件下，「形」隱藏於「象」海中，並不顯現，這種象中的「形」（尚未顯露的「形」）是無法看到其實質的，必須用觀象取義及運數取義才能揭示其規律。

博大的象數科學既包括實驗科學驗證的、顯而易見的物質結構，更包括用象數科學規律揭示的隱性物質結構。這是一種非線性的、更為複雜的物質結構。

（三）啟示

世界上萬物的規律有幽（隱性）和明（顯性）兩大類，揭示這兩大類物質規律的途徑和方法亦不相同。這是西方實驗科學和淵源於《易經》以中醫學為代表的東方科學方法的區別。

三、東方象數科學和西方實驗科學的根本區別

西方實驗科學的宗旨是要看到實物，用分析的、局部的和實驗的方法去觀察物質的結構以發現其規律。它的對象是實物，是在靜態的和分割狀態下的，也就是主客觀絕對二元二分的，其高度強調的是實體對象。所以西方實驗科學是強調在顯微鏡下能重複觀察到實物的科學。

東方淵源於《易經》、實踐於《內經》的象數科學卻不需要在顯微鏡下看到實物。其對象是動態的、整體的，而且是隨機的、非線性的，也就是主客一元一體的。所以東方象數科學不一定也不完全需要在顯微鏡下找到實物答案。經絡、藏象、脈象、體質象、「氣」和「氣化」等，或許永遠無法在顯微鏡下找到它們的物質結構，如果用西方的實驗科學手段去尋找東方象數科學的實體結構將是徒勞無益的。

四、象數科學的偉大意義

象數科學在自然科學的研究上具有偉大意義，其領域涉及中醫學、天文學、地理學、地質學、環境學、生態學、曆法學等，尤其中醫學、針灸學、中藥學。

筆者在《周易與中醫學》的內容提要中強調，「探索自然科學的途徑不是只有一條，自然科學的探索不僅存在著西方分析的、局部的和實驗的方法，還存在著以《周易》方法論為特色的，注重全息的、整體的和綜合的東方研究途徑。這兩條途徑應該是互補並存的，而不是要互相取代的」，其實它們也取代不了彼此。

象數科學包含著顯的「形」和隱的「形」，因此博大的象數科學需要實驗科學來證實已顯的「形」。

象數科學和實驗科學的關係是象數科學既依靠實驗科學，但不受實驗科學的束縛。同樣，實驗科學在「形」的探索方面陷入困境時，也同樣要依靠象數科學來指導，二者相輔相成，缺一不可。

五、象數科學的重要啟示

既然東方象數科學和西方的實驗科學截然不同，那麼就不能只用同一種方法進行研究。這就啟示了中醫學的研究方法，絕不能只用西方實驗科學的思路，更不可用這套思路來證實中醫是否足夠科學。應該採用以《易經》為代表的東方象數科學的規律和方法進行中醫研究。

有部分人提出廢醫存藥，主張把中醫的理論去掉，只用顯微鏡研究中藥，他們忽視了中藥象，更忽視了象形中藥和象意中藥的重大意義。

這就提示我們中醫學的天象、藏象、經絡象、中藥象、舌象、體質象、脈象、面象、氣象等這些「象」的探索，必須以象數科學為指導。如果單純以西方的實驗科學方法來證實，中醫將永遠無法被正確認知。

中醫學只有用象數科學的思路及方法才能被正確認識，中醫學只有擺脫了西方實驗科學單一思維的束縛，才能開啟新的思路、新的起點。

六、象數科學的重要價值

象數科學有以下五個重要價值。

第一，對於無法觀察到形體的物質，可以應用象數科學觀象取義和運數取義的方法，獲得隱性物質的暗規律，如中醫的經絡。

第二，象數科學具有探索隱性物質包括高維物質暗規律的優勢。

第三，象數科學不但適用於微觀世界，同樣適用於宏觀世界的探索。

第四，象數科學具有化繁為簡的特點。

第五，象數科學不但適用於中醫學，而且廣泛適用於物理學、天文學、地理學、地質學、氣象學等多門學科。

後記一

《周易》對生命科學的重大啟示

楊　力

易理是《周易》的理論，包括象數及義理兩大內涵，對《內經》理論的形成和發展產生了重大影響。

醫易科學是易理和醫理相結合，探討中醫學、人體生命科學（包括胚胎學、遺傳學及衰老壽學）、養生學、運氣學等學科的科學。

人體生命科學是研究人體生命現象及其規律的科學。易理對人體生命科學有著重要啟示，太極科學是易理的精髓，與人體生命科學有著極為密切的關係。

拙著《周易與中醫學》對人體生命科學進行了專門論述，以闡明易理對人體生命科學的重大啟示。

一、《周易》對生命起源的啟示

《周易》是中國古代哲學經典的代表，其核心理論是陰陽理論，它的光輝論斷「一陰一陽之謂道」，體現著宇宙萬事萬物都是陰陽的運動，生命活動也概莫能外，如曰「陰陽合德，剛柔有體」，即表明一切生命活動都是陰陽的運動，陰陽運動伴隨著生命過程的自始至終。

《周易》陰陽運動這一元規律對生命科學的探索有著重要的啟示。

3000 多年前的《周易》就提出著名論斷，「天地絪緼，萬物化醇」（《易·繫辭》），絪緼為氤氳，即氤氳之氣，是陰陽二氣交融時產生的氣化現象。這句話堪稱人類第一道化學反應的「方程式」，表明生命起源於陰陽氣化。《易·繫辭》「陰陽合德，剛柔有體」進一步論證了這一觀點。此觀點和恩格斯指出的「生命的起源是從非生命的物質，演變成為原始生命的過程，亦即最初是一個化學進化的階段」（《反杜林論》）是一致的。

醇，指萬物的醞釀生機。氤氳之氣即原始太氣，是生命化學最原始的物質基礎。

原始太氣是由天地互相作用而產生的。《周易》極為重視天地的交感，如泰卦即由天卦及地卦組成，象徵「坤氣上升以成天道，乾氣下降而成地道」，《易・序卦》之「有天地然後萬物生焉」，皆言天地二氣相交為氣化的動力。

天地的相互作用，包括星球的運動，日月的運轉，行星的劃空，隕石的墜落，火山的爆發，宇宙射線和地球上的磁力，甚至霹靂、閃電、海潮等所產生的各種能量，都是生命演化的「催化劑」。在各種熱能、光能、電能、磁力、放射能的激化下，生命逐漸由無機物演化為有機小分子，再演變為生物大分子，逐漸形成蛋白質，從而產生生命。如是，《周易》「天地交感，萬物化醇」點明了宇宙運動產生陰陽氣化，氣化產生萬物，物化產生生命的規律，闡明了生命起源的光輝原理。

另外，關於「先有蛋，還是先有雞」這個困擾人們已久的哲學問題，儘管有多少人為之探索，但至今尚未見分曉。然而，《易經》對這個問題有著深刻的啟示。

《易經》反覆強調生命產生於宇宙陰陽運動。其中，「天地絪縕」，意味著宇宙孕育著生命物質基礎；「萬物化醇」，表明受到陽的激活，提示了陰是生命的基礎，陽是生命的活力。

又如，八卦中，有四個卦是陰卦，四個卦是陽卦，陰主貯備，陽主啟動，尤其強調坤陰是八卦的母卦，足見《周易》對陰的重視。

再如，《周易》生成數強調陰的重大意義，如河圖生成數以一為水數，水代表陰，陰為陽之基，故生數起於一；火為二數，代表陽，陰無陽無以化。水陰火陽，陰陽氣化，萬物始生，陰為萬物之祖，生命之源。

所以，《尚書・洪範》把水列為五行之首，張景岳重視「天一生水」的道理皆在於此。

上述皆突出先有陰，陰是陽的物質基礎。蛋與雞相對而言，蛋主靜為陰，雞主動為陽，這就啟示了先有蛋，後有雞理論，蛋和雞，孰先孰後雖然重要，但更要緊的是啟示了對「陰」應重新評估的問題。

從人體生命活動來說，保養陰氣，減少耗散，是長壽的秘訣之一，因為陽氣是源於陰精的，如《素問・陰陽應象大論》「陽化氣」「精食（飼）氣」，即言保護陰精，減少耗散是維護陽氣的根本。

人們一般都比較重視陽氣，對陰氣的印象常常被疾病觀念所影響。其實，生理陰盛和病理陰盛有著本質的差別，生理陰氣愈盛者，壽命愈長。如龜、蛇這些冷血動物，壽命都相當長，西北高寒地帶的人壽命也都很長。因此，對陰氣在生命中的重要意義，應被重新評估。應用到養生學中，對道教、佛教以靜養為主、益陰為要的養生方法，應引起重視。

二、《周易》對生命延續的啟示

生命的延續是生命活動的重要過程，生物遺傳學是生命延續的核心內容。易理對生命的延續有重要啟示。

筆者在拙作《周易與中醫學》中提出，人體生命的發生過程從受精卵到合子，從合子到分裂為兩個子細胞的裂球，再到四細胞期、八細胞期、十六細胞期、三十二細胞期等，與易理「太極生兩儀，兩儀生四象，四象生八卦」的陰陽衍生規律相吻合，啟示了微觀生命運動同樣呈現著太極陰陽運動規律，說明生命活動自始至終都是按照陰陽運動規律進行的，這就提示了養生和抗衰老都必須立足陰陽運動，包括對陰陽消長轉化規律的駕馭和調整。

《易經》強調變易與不易這一重要原理，與遺傳學的變異及遺傳原理是相通的。變易指一切事物都在不停地運動變化，如《周易》指出：「變化者，進退之象也。」一切事物包括一切生物都在不停地運動變化著，變化的目的在於「進退」，「進退」的結果是生物的進化。因此應發展的要延續，該摒棄的要廢除。不易，則指事物的相對靜止，有事物的靜止才有事物的質的規定性。變易和不易，是事物動與靜的統一，整個生命的延續過程都是這一哲理的體現。

遺傳和變易共同構成生物的遺傳內容，體現的都是生物的運動和發展。其中，遺傳相對而言體現的是靜止的一面，是生物種系基因的保留性的發展，所謂「種豆得豆，種瓜得瓜」。《周易》強調「易」，即言一切事物都處於不停變化發展之中，所謂「易窮則變，變則通，能則久」，遺傳體現的也正是這一原理。

子代個體雖然與親代相似，但不會相同，大自然不會複製相同的個體。這就是說，生命過程除存在遺傳之外，還存在著變異，遺傳的個體永遠是一個新的個體，這就是《易經》重要哲理「生生之謂易」及「日新觀」的體現。

遺傳和變易之間的關係，與《周易》的易與不易的辯證原理，都是矛盾統一體，遺傳與變異、易與不易都是互相依存、互為制約的，既要發展，又要保留；既有漸變，也可突變。

三、《周易》對生命現象的啟示

太極，是陰陽合抱的縮影，太極原理，是《周易》陰陽運動原理的高度概括。《周易》「易有太極，是生兩儀」是這一原理的著名論斷。

宇宙無處不太極。無論宏觀和微觀世界，都顯現著太極陰陽運動規律，天地是一個大太極，人體是一個小太極，人體生命現象亦呈現著太極現象。

太極是一個陰陽合抱體，整個人體也是一個陰陽合抱體。其中，人體五臟又都呈現著陰陽合抱，無論心、肝、脾、肺、腎皆然，如左右肝葉、左右肺葉、左右腎等皆是。陰陽合抱何止五臟？眼、耳、鼻孔、唇、手、足皆體現了陰陽合抱太極現象。

太極原理與人體太極現象的吻合，提示了太極原理對生命現象的研究有重大指導意義，這就是太極科學與人體生命科學的精髓。

人的生命過程，同樣是一個太極陰陽消長的過程，也即呈現著太極生理時鐘的現象。從出生到死亡，寓含著陽長陰消、陽消陰長的過程。太極生理時鐘強調生長衰老按照從陰極一陽生之後的太極生命函數展開，生長衰老的過程遵循著太極生理時鐘。

（1）太極生理時鐘陰陽消長理論提示之一：衰老的起始時間為陽極，這就是說只要延長陽極期以前的任何階段，使陽極盛期推遲，則衰老將得到延緩。

（2）太極生理時鐘陰陽消長理論提示之二：延長卯時（性發育成熟期）以前的階段，可以推遲陽極期的到來，從而有利於延遲衰老期的來臨。這涉及一個重要的問題，即少年期如何盡量發展智力，延緩性成熟期的到來。如果卯時被推後，午時陽極盛的時期就會後移，那麼衰老就可大大延後，因為性成熟期的到來，能加快進入陽極期的速度。反之，性成熟期稍推遲就可使生命的陽極期延後。

（3）太極陰陽消長，陽極必陰、盛極必衰的理論提示：人在中年以前就應開始關注養生。現代人往往不注意推延陽極期的到來，在中年以前過用陽氣，導致陽極期提早到來，衰老也就接踵而至。如過早操勞、長期超負荷勞動、工作過度緊張、早婚、早育等皆可導致衰老的來臨。中年階段是人體生命週期的重要轉折關口，在中壯年以前尤其要注意防止超過生理限度的勞累，延緩陽極期的到來，則可使衰老週期延長。

四、《周易》對生命終止的啟示

有生必有死，生和死是生命過程的一對矛盾統一體。

何為死亡？人的一生，是陰陽消長的一生，前半生以陽長陰消為主，後半生則以陰長陽消為要。而生命的終止則是陰陽運動的停止，所以死亡是陰陽運動停止的標誌。

死亡，大約可分兩大類。

第一類是壽終死亡，屬自然死亡，主要是陰盛陽竭，這就提示了保護陽氣在延緩死亡中的重要意義，保護陽氣，具體主要是保護臟氣，也即五臟之氣，五臟之氣衰是導致死亡的根本因素。

《內經》指出：「五十歲，肝氣始衰，……六十歲，心氣始衰，……七十歲，脾氣虛，……八十歲，肺氣衰，……九十歲，腎氣焦，……百歲，五臟皆虛，神氣皆去，形骸獨居而終矣。」充分保護臟氣、陽氣，才可能長壽。

第二類是非壽終死亡，屬非自然死亡，導致死亡的主要因素並非陰陽消長而是陰陽離合的失常。可因陽盛陰竭而亡，也可因陽竭陰盛而死，或因陰陽分離、氣血不接而卒，這就提示了協調陰陽在一生中的重大意義。

後記二

醫與易的啟示

楊　力

《周易》是中國文化的元典，《內經》是中醫學的經典，二者是東方哲理思維及東方養生文化的代表。

這兩大寶典的碰撞產生了醫易科學這一閃光的學問，對易學、中醫學及自然科學都有重大啟迪意義。

一、對自然科學探索的重大啟示

在自然科學中，《周易》與中醫學的關係是最密切的，筆者透過對《周易》與中醫學的研究，得出結論：對自然科學的探索不僅存在著以西方為優勢的、分析的、局部的和實驗的方法，還存在著以《周易》方法論為特色的全息的、整體的和綜合的方法。

這兩條途徑應該互補並存，如今中醫學與現代醫學的並重和互補證實了這一觀點。隨著對《周易》與中醫學研究的深入，醫易科學必將為中醫學的發展貢獻良多。

筆者認為，對科學的概念、探索科學的途徑及科學研究的方法都應有新的反思。科學的概念應包括廣義的和狹義的兩種。狹義科學指用現代科學手段在實驗室中能重複的科學，廣義科學則應該包括用現代實驗手段尚不能證實物質結構的科學。

任何事物的運動都是物質的運動，抽掉物質結構勢必陷入唯心主義。因此，探索各種物質的運動規律是各科學者的使命。然而現在有一些物質運動，如中醫的經絡理論，用現代實驗手段尚不能完全揭示其物質結構，但不等於經絡不存在物質基礎，這就啟示了探索科學的途徑不是只有一條。有的物質運動形式有其特殊規律，如中醫的藏象、經絡、運氣等，它們是整體的、相關的、動態的，有的甚至是隨機的、虛實的、正反的和多維的，用當前的手段很難證實。這就要求我們要依據物質運動的獨特規律去尋找新的探索途徑，才能揭示更深層次物質結構的奧秘。

筆者透過對《周易》與中醫學的研究，經過長年的反思，以《周易》與中醫學為突破口，認為 21 世紀是從多途徑、多角度探索物質運動規律及結構形式的世紀。

二、對陰陽運動規律的重新評估

筆者在撰寫《周易與中醫學》的過程中，發現《周易》的「一陰一陽之謂道」是概括萬事萬物，包括宏觀、微觀物質運動的規律。宇宙萬事萬物的運動都是陰陽的運動，陰陽運動規律不僅適合於中醫學，而且普遍適合於自然科學及社會科學。

筆者認為：各門自然科學的研究都可以用陰陽運動規律去探索，包括遺傳學、生態學、天文學、氣象學、地理學、生物化學、物理學等。其中，中醫學是應用陰陽運動規律闡述自然科學的典範。

生命科學是研究生命現象及其規律的科學，筆者根據《周易》與中醫學的研究，認為生命現象自始至終都是陰陽運動。陰陽運動規律不僅適用於自然科學，而且適用於對社會科學各方面的研究，諸如文學、歷史、哲學、經濟、音樂、舞蹈、美術、繪畫、雕塑等，陰陽運動規律必將成為探索萬物運動的普遍規律。

三、對哲學與自然科學的反思

醫易科學對易學、中醫學的理論昇華與再發展，啟示了自然科學是哲學的土壤，哲學研究只有和自然科學相結合才有活力。

從《周易》與中醫學的關係推而廣之，進一步啟迪了一條真理：社會科學要以自然科學為基礎，自然科學離不開社會科學的啟導，二者結合得愈好，愈有生命力。正如中醫學離不開哲學，經濟學不能沒有自然科學一樣，只有相互碰撞、相互融合，才能迸發出像醫易科學一樣的光芒。

Note

Note

Note

Note

周易與中醫學

著　　者｜楊力
責任編輯｜張敬德、秦笑嬴

發 行 人｜蔡森明
出 版 者｜大展出版社有限公司
社　　址｜臺北市北投區（石牌）致遠一路 2 段 12 巷 1 號
電　　話｜（02）28236031，28236033，28233123
傳　　真｜（02）28272069
郵政劃撥｜01669551
網　　址｜www.dah-jaan.com.tw
E-mail｜service@dah-jaan.com.tw
登 記 證｜局版臺業字第 2171 號

承 印 者｜傳興印刷有限公司
裝　　訂｜佳昇興業有限公司
排 版 者｜菩薩蠻數位文化有限公司
授 權 者｜北京科學技術出版社
初版 1 刷｜2024 年 12 月

定　　價｜1000 元

國家圖書館出版品預行編目（CIP）資料

周易與中醫學／楊力著. -- 初版.
一臺北市：大展出版社有限公司，2024.12
　面；　公分
ISBN 978-986-346-501-0（平裝）
1.CST: 易經 2.CST: 中醫
413.15　　113016930

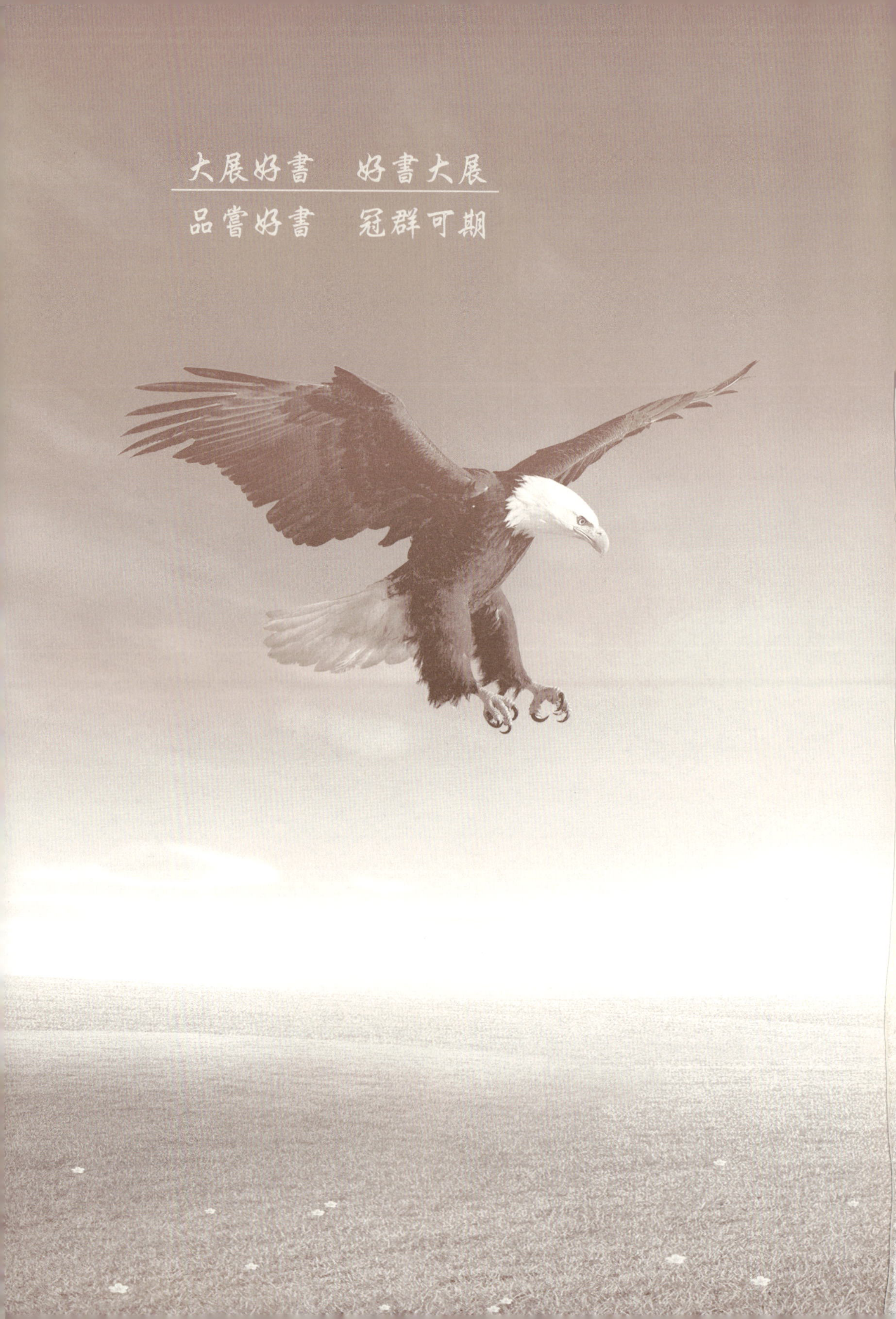
大展好書　好書大展
品嘗好書　冠群可期

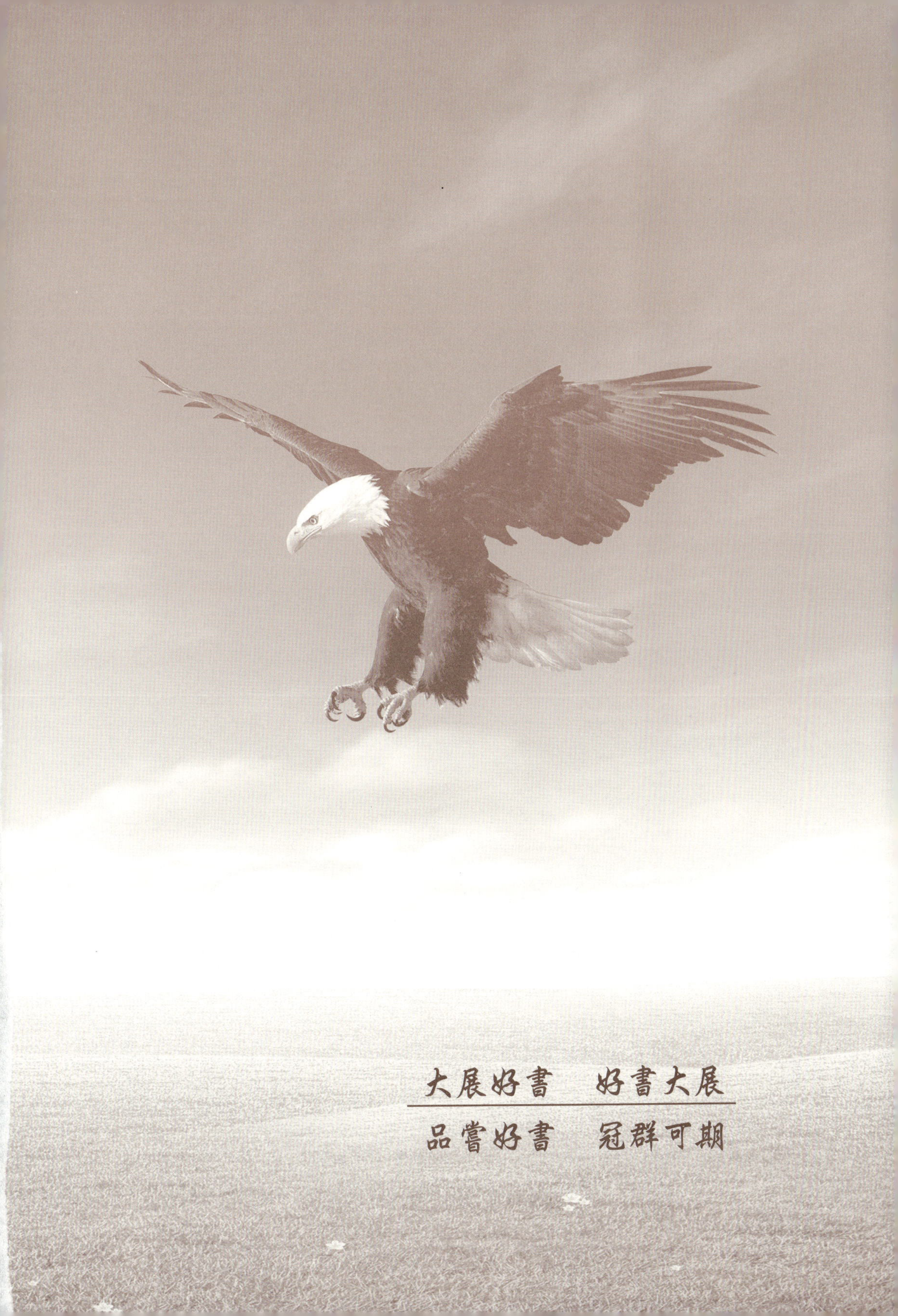
大展好書　好書大展
品嘗好書　冠群可期